T0213289

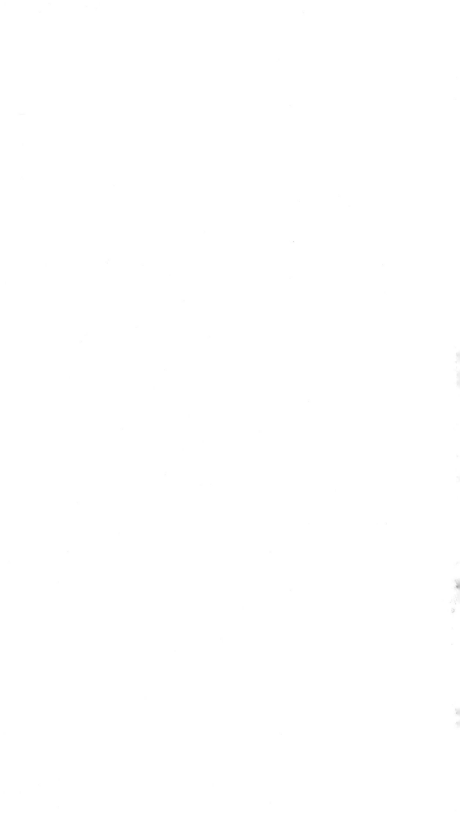

CAMBRIDGE LIBRARY COLLECTION

Books of enduring scholarly value

Classics

From the Renaissance to the nineteenth century, Latin and Greek were
compulsory subjects in almost all European universities, and most early
modern scholars published their research and conducted international
correspondence in Latin. Latin had continued in use in Western Europe long
after the fall of the Roman empire as the lingua franca of the educated classes
and of law, diplomacy, religion and university teaching. The flight of Greek
scholars to the West after the fall of Constantinople in 1453 gave impetus
to the study of ancient Greek literature and the Greek New Testament.
Eventually, just as nineteenth-century reforms of university curricula were
beginning to erode this ascendancy, developments in textual criticism and
linguistic analysis, and new ways of studying ancient societies, especially
archaeology, led to renewed enthusiasm for the Classics. This collection
offers works of criticism, interpretation and synthesis by the outstanding
scholars of the nineteenth century.

Claudii Galeni Opera Omnia

Galen (Claudius Galenus, 129–c. 199 CE) is the most famous physician of the
Greco-Roman world whose writings have survived. A Greek from a wealthy
family, raised and educated in the Greek city of Pergamon, he acquired his
medical education by travelling widely in the Roman world, visiting the
famous medical centres and studying with leading doctors. His career took
him to Rome, where he was appointed by the emperor Marcus Aurelius as his
personal physician; he also served succeeding emperors in this role. A huge
corpus of writings on medicine which bear Galen's name has survived. The
task of editing and publishing such a corpus, and of identifying the authentic
Galenic texts within it, is a hugely challenging one, and the 22-volume
edition reissued here, edited by Karl Gottlob Kühn (1754–1840) and
published in Leipzig between 1821 and 1833, has never yet been equalled.

Cambridge University Press has long been a pioneer in the reissuing of out-of-print titles from its own backlist, producing digital reprints of books that are still sought after by scholars and students but could not be reprinted economically using traditional technology. The Cambridge Library Collection extends this activity to a wider range of books which are still of importance to researchers and professionals, either for the source material they contain, or as landmarks in the history of their academic discipline.

Drawing from the world-renowned collections in the Cambridge University Library, and guided by the advice of experts in each subject area, Cambridge University Press is using state-of-the-art scanning machines in its own Printing House to capture the content of each book selected for inclusion. The files are processed to give a consistently clear, crisp image, and the books finished to the high quality standard for which the Press is recognised around the world. The latest print-on-demand technology ensures that the books will remain available indefinitely, and that orders for single or multiple copies can quickly be supplied.

The Cambridge Library Collection will bring back to life books of enduring scholarly value (including out-of-copyright works originally issued by other publishers) across a wide range of disciplines in the humanities and social sciences and in science and technology.

Claudii Galeni
Opera Omnia

VOLUME 15

EDITED BY KARL GOTTLOB KÜHN

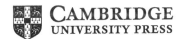

CAMBRIDGE
UNIVERSITY PRESS

CAMBRIDGE UNIVERSITY PRESS

Cambridge, New York, Melbourne, Madrid, Cape Town,
Singapore, São Paolo, Delhi, Tokyo, Mexico City

Published in the United States of America by Cambridge University Press, New York

www.cambridge.org
Information on this title: www.cambridge.org/9781108028417

© in this compilation Cambridge University Press 2011

This edition first published 1821-3
This digitally printed version 2011

ISBN 978-1-108-02841-7 Paperback

MEDICORVM GRAECORVM

OPERA

QVAE EXSTANT.

EDITIONEM CVRAVIT

D. CAROLVS GOTTLOB KÜHN

PROFESSOR PHYSIOLOGIAE ET PATHOLOGIAE IN
LITERARVM VNIVERSITATE LIPSIENSI PVBLICVS
ORDINARIVS ETC.

VOLVMEN XV.

CONTINENS

CLAVDII GALENI T. XV.

LIPSIAE

PROSTAT IN OFFICINA LIBRARIA CAR. CNOBLOCHII

1828.

ΚΛΑΥΔΙΟΥ ΓΑΛΗΝΟΥ

ΑΠΑΝΤΑ.

CLAVDII GALENI

OPERA OMNIA.

EDITIONEM CVRAVIT

D. CAROLVS GOTTLOB KÜHN

PROFESSOR PHYSIOLOGIAE ET PATHOLOGIAE IN
LITERARVM VNIVERSITATE LIPSIENSI PVBLICVS
ORDINARIVS ETC.

TOMVS XV.

LIPSIAE

PROSTAT IN OFFICINA LIBRARIA CAR. CNOBLOCHII

1828.

CONTENTA TOMI XV.

I. Galeni in Hippocratem de natura
      hominis commentarius . . Pag. 1 — 173

II.   —   in Hippocrat. vel Polyb.
      de falubri victus ratione . — 174 — 223

[III.   —   in Hippocrat. de alimento — 224 — 417]*

IV.   —   in Hippocrat. de acutor.
      morbor. victu . . . . — 418 — 919

*) Commentariis his uti non licet, quos falsarius saeculi XVI e libris Galeni
aliorumque medicorum compilaverit, cf. notas bibliographicas vol. XX adnexas.

ΙΠΠΟΚΡΑΤΟΥΣ ΠΕΡΙ ΦΥΣΙΟΣ ΑΝΘΡΩΠΟΥ ΒΙΒΛΙΟΝ ΠΡΩΤΟΝ ΚΑΙ ΓΑΛΗΝΟΥ ΕΙΣ ΑΥΤΟ ΥΠΟΜΝΗΜΑ.

Ed. Chart. III. [91.]   Galen. V. (1.)

[91.] (1.) *Προοίμιον Γαλήνου.* Περὶ τῶν καθ᾽ Ἱπποκράτην στοιχείων πάλαι ποθ᾽ ὑπόμνημα τῶν ἑταίρων τινὶ πρὸς ἀποδημίαν στελλομένῳ γράψας ἐπιδέδωκα, τῆς ἐκείνου στοχαζόμενος ἕξεως· ἅπερ οὖν ᾔδειν αὐτὸν ἀκριβῶς ἐπιστάμενος, οὔτ᾽ ἀπέδειξα κατὰ τὴν ἀρχὴν τοῦ συγγράμματος οὔτ᾽ ἀνέμνησα καί περ εἰωθὼς

HIPPOCRATIS DE NATURA HOMINIS LIBER PRIMUS ET GALENI IN EUM COMMENTARIUS.

Prooemium Galeni. Quem olim de elementis ex Hippocratis *fententia* commentarium confcripfi, amicorum cuidam peregrinationem fufcipienti pro ingenii illius conjectura tradidi. Quae igitur ipfum accurate fcire noveram, ea neque operis initio demonstravi, neque commemoravi; etfi ita facere confueveram, quum fermo omni_

οὕτω πράττειν, ὅταν κοινὸς ὁ λόγος ἅπασι τοῖς ἀναγνωσο-
μένοις αὐτὸν ἔσεσθαι μέλλοι. φθάσαντος δ᾽ οὐκ οἶδ᾽ ὅπως
εἰς πολλοὺς ἐκπεσεῖν τοῦ συγγράμματος, οὐκέθ᾽ ἕτερον ἐπ᾽
αὐτῷ ποιεῖν ἔδοξέ μοι, καὶ τὴν ἐξήγησιν τοῦ περὶ φύσιος
ἀνθρώπου βιβλίου διὰ τοῦτ᾽ ἀνεβαλλόμην, ὅτι τὰ συνέχοντα
πάντα διὰ τοῦ προεκδοθέντος ὑπομνήματος, ὃ περὶ τῶν καθ᾽
Ἱπποκράτην στοιχείων ἐπιγέγραπται, σαφῶς ἐδέδεικτο. νῦν
οὖν ἐπειδὴ καὶ αὐτοῦ τοῦ Ἱπποκρατείου συγγράμματος ἐξήγησιν οὐ μόνον τῶν ἀναγκαίων εἰς τὸ δόγμα λέξεων, ὡς
ἐν ἐκείνῳ πρότερον ἐπεποιήμην, ἀλλ᾽ ἁπασῶν ἐφεξῆς, ἐδεή-
θησαν οἱ ἑταῖροι παρ᾽ ἐμοῦ λαβεῖν, ἀρχόμενος τῆς ἐξηγήσεως ἐκεῖνα λέξω πρότερον, ὅσα παρέλιπον εἰπεῖν ἐν ἀρχῇ
τοῦ περὶ τῶν καθ᾽ Ἱπποκράτην στοιχείων, [92] ἐπειδὴ γινώσκειν αὐτὰ τὸν ἑταῖρον ἐπιστάμην. ἓν μὲν δὴ καὶ πρῶτόν ἐστιν εἰπεῖν, ὅ τί ποτε σημαίνεται πρὸς τοῦ τῆς φύσεως ὀνόματος, ἀφ᾽ οὗ καὶ τῶν παλαιῶν φιλοσόφων ἔνιοι
παρονομασθέντες ἐκλήθησαν φυσικοί. γενήσεται δ᾽ ἡμῖν
ὧν ἕνεκεν λέγω τοῦτο δῆλον ἀναγνοῦσι τὰ περὶ φύσεως αὐ-

bus ipſum lecturis eſt communis futurus. Quum autem
ad multos liber haud novi qua ratione elabi praece-
piſſet, nondum alterum poſt ipſum conſtruere mihi viſum
eſt, explicationem etiam libri de natura hominis ea de
re diſtuli, quod quae ibi continentur omnia. in commentario prius edito (quod de elementis ex Hippocratis
ſententia inſcriptum eſt) manifeſte ſint prodita. Nunc
itaque (quandoquidem familiares mei hujus etiam Hippocratici operis non modo neceſſariarum ad dogma ſen-
tentiarum, ut in illo prius attigi, ſed deinceps omnium
explicationem a me accipere rogarunt) exordium ducens
explicationis, illa prius docebo quae in operis de elementis ex Hippocratis ſententia principio dicere omiſe-
ram, quum ea familiarem noſtrum ſcirem agnoſcere.
Fiet autem nobis perſpicuum id cujus gratia hoc dico,
ſi libros de natura ab ipſis conſcriptos perlegamus. Ii
namque videntur primam ſubſtantiam qualisnam ſit ex-

τοῖς γεγραμμένα βιβλία. φαίνεται γὰρ ἐξηγούμενα τὴν πρώτην οὐσίαν ὁποῖα τίς ἐστιν, ἣν ἀγέννητόν τε καὶ ἀΐδιον εἶναί
φασιν, ὑποβεβλημένην ἅπασι τοῖς γεννητοῖς καὶ φθαρτοῖς
σώμασι, τά θ' ὑπάρχοντα κατὰ τὸν ἴδιον λόγον ἑκάστῳ
τῶν γεννωμένων τε καὶ φθειρομένων, οἷς γνωσθεῖσιν ἕπεται καὶ ἡ τῶν ἄλλων γνῶσις, ὅσα μὴ κατὰ τὸν ἴδιον λόγον
ἑκάστῃ τῶν κατὰ μέρος οὐσιῶν συμβαίνει. τελεία μὲν οὖν
διδασκαλία τῆς ἑκάστου τῶν ὄντων φύσεως οὕτω γίγνεται·
κἂν ἕν δή τις ἢ δύο τῶν ὑπαρχόντων τινὶ διέρχηται καὶ
οὕτως εἰθισμένοι λέγειν εἰσὶν οἱ ἄνθρωποι, ἐν ᾧ περὶ τῆς
τοῦ πράγματος φύσεως ἀποφαίνεσθαί τι, καθάπερ καὶ ὁ
ποιητής. προειπὼν γὰρ

Ὣς ἄρα φωνήσας πόρε φάρμακον Ἀργειφόντης
Ἐκ γαίης ἀνελών, καί μοι φύσιν αὐτοῦ ἔδειξεν.

ἐφεξῆς φησιν

Ῥίζην μὲν μέλαν ἔσχε, γάλακτι δὲ ἴκελον ἄνθος.

οὕτω δὲ καὶ οἱ περὶ τῶν βοτανῶν γράψαντες ἢ ὅλως περὶ

plicare, quam et increatam ac perpetuam eſſe tradunt
omnibus corporibus ortui et interitui obnoxiis ſubjectam;
ac praeterea quae peculiari ratione inſunt ſingulis quae
generantur et intereunt, quibus cognitis ſequitur et aliorum cognitio, quae non propria ratione cuique particulari ſubſtantiae accidunt. Perfecta igitur naturae
cujusque rei exiſtentia doctrina hunc in modum efficitur,
etſi unum aliquis aut duo eorum quae rei cuipiam inſunt recenſeat. Atque ſunt homines qui ita loqui conſueverunt ubi nonnihil de rei natura pronunciant, quemadmodum et poëta; nam quum praedixiſſet,

Sic jam praefatus medicamen porrigit Hermes

mox concinit

E terra evulſum, naturamque edocet ejus,
Nigra ipſi radix, ſed lacti concolor eſt flos.

Sic etiam qui de herbis aut in univerſum de plantis

φυτῶν ἐκδιδάσκουσι τὴν αἰσθητὴν αὐτῶν φύσιν, ὁποῖόν
ἐστιν ἕκαστον ἁπτομένῳ καὶ γευομένῳ καὶ ὀσμωμένῳ καὶ
βλέποντι διηγούμενοι τίνα τ᾽ ἔχει δύναμιν ἢ εἴσω τοῦ
σώματος λαμβανόμενον ἢ ἔξωθεν ἐπιτιθέμενον. ἐν τούτοις
γὰρ ἡ αἰσθητὴ φύσις ἑκάστου τῶν ὄντων ἐστίν. ἡ δὲ τούτων ἀνωτέρω καὶ πρώτη, περὶ ἧς ἐγώ τε προείρηκα καὶ
Πλάτων ἐπίστασθαι συμβουλεύει τὸν βουλόμενον ὁτιοῦν
πρᾶγμα μεθόδῳ μεταχειρίζεσθαι. παραγράψω δέ σοι καὶ
τὴν ῥῆσιν αὐτοῦ. ΣΩ. Ψυχῆς οὖν φύσιν ἀξίως λόγου κατανοῆσαι οἴει δυνατὸν εἶναι ἄνευ τῆς τοῦ ὅλου φύσεως;
ΦΑΙ. εἰ μὲν οὖν Ἱπποκράτει τῷ τῶν Ἀσκληπιαδῶν δεῖ τι
πείθεσθαι, οὐδὲ περὶ σώματος ἄνευ τῆς μεθόδου ταύτης.
ΣΩ. καλῶς γὰρ, ὦ ἑταῖρε, λέγει· χρὴ μέντοι πρὸς τῷ Ἱπποκράτει τὸν λόγον ἐξετάζοντας σκοπεῖν εἰ συμφωνεῖ. ΦΑΙ.
φημί. ΣΩ. τὸ τοίνυν περὶ φύσεως σκόπει τί ποτε λέγει
Ἱπποκράτης τε καὶ ὁ ἀληθὴς λόγος, ἆρ᾽ οὐχ ὧδε; δεῖ διανοεῖσθαι περὶ ὁτουοῦν φύσεως. πρῶτον μὲν εἰ ἁπλοῦν ἢ

scripserunt, sensilem ipsarum naturam edocent, qualis
quaeque sit tangenti et gustanti et odoranti et conspi-
cienti, quamque habeat facultatem declarant, quum vel
intra corpus assumuntur, vel foris admoventur. In his
enim sensilis cujusque natura existit. At haec superior ac
prima est *naturae exceptio*, de qua tum ego prius loquutus sum, tum quam Plato eum scire consulit qui
quamcumque rem methodo tractare desiderat. Ascribam
autem tibi et ipsius verba. *SO. Naturamne animae absque universi natura, prout rationi consentaneum est, intelligere posse arbitraris? PHAE. Si sane Hippocrati
et Asclepiadi fides quaedam adhibenda sit, neque etiam
corporis naturam citra hanc methodum poteris. SO.
Recte quidem ille, o amice, edocet. Attamen qui supra
Hippocratem rationem perpendunt, ipsis an consentanea
sit, speculandum est. PHAE. Assentior. SO. De natura
igitur quidnam et Hippocrates et vera ratio dicat, velim
animadvertas. Nam sic de cujusque rei natura statuen-*

πολυειδές ἐστιν, οὗπερ βουλησόμεθα εἶναι αὐτοὶ τεχνικοὶ
καὶ ἄλλους δυνατοὶ ποιεῖν. ἔπειτα δὲ ἂν μὲν ἁπλοῦν ᾖ,
σκοπεῖν τὴν δύναμιν αὐτοῦ, τίνα πρὸς τί πέφυκεν εἰς τὸ
δρᾶν ἔχον, ἢ τίνα εἰς τὸ παθεῖν ὑπὸ τοῦ. ἐὰν δὲ πλείω
εἴδη ἔχῃ, ταῦτ᾽ ἀριθμησάμενον, ὅπερ ἐφ᾽ ἑνός, τοῦτ᾽ ἰδεῖν
ἐφ᾽ ἑκάστου, τὸ τί ποιεῖν αὐτὸ πέφυκεν, ἢ τὸ τί παθεῖν
ὑπὸ τοῦ. αὕτη σοι καὶ ἡ τοῦ Πλάτωνος ῥῆσις ἐκ τοῦ
Φαίδρου, διδάσκουσα τοῦ τε τῆς φύσεως ὀνόματος τὸ σημαινόμενον, ὅπως τε χρὴ μεθόδῳ τὴν οὐσίαν αὐτῆς ἐπισκοπεῖσθαι. τοιαῦτα δ᾽ εὕροις ἂν ἅπαντα τὰ περὶ φύσεως
ἐπιγεγραμμένα βιβλία τῶν παλαιῶν φιλοσόφων, Ἐμπεδοκλέους, Παρμενίδου, Μελίσσου, Ἀλκμαίωνος, Ἡρακλείτου.
τινὲς δ᾽ οὐχ ἕν, ἀλλὰ πλείονα βιβλία τῆς θεωρίας ἐποιήσαντο ταύτης. ἔνιοι δὲ καὶ πάνυ πολλά, καθάπερ Ἐπί-
κουρος. ἄρχεται γὰρ καὶ αὐτὸς ὥσπερ οὖν καὶ οἱ ἄλλοι
πάντες ἀπὸ τοῦ ζητῆσαι πότερον ἕν τι καὶ ἁπλοῦν ἐστιν
οὗ τὴν φύσιν εὑρεῖν ἐπιχειροῖμεν, ἢ σύνθετον ἔκ τινων

dum eſt. *Primum quidem utrum illud ſimplex ſit an
multiplex*, *cujus artis periti ipſi eſſe voluerimus*, *et alios
efficere voluerimus? poſtea vero ſi ſimplex fuerit*, *explo-
randa eſt ipſius facultas*, *quam certam ad quid agendum aut ab aliis patiendum a natura ſortiatur. At ſi
plures ſpecie habeat*, *his dinumeratis*, *quae in uno*, *ea
in ſingulis aliquid agendi*, *aut ab alio aliquid patiendi natura facultas inſpicienda eſt* Haec tibi et Platonis verba
ſunt ex Phaedro, quae tum quod naturae nomen ſignifi-
cet, tum quomodo ipſius ſubſtantiam inſpicere oporteat,
edocent. Tales vero omnes verbum philoſophorum libros
de natura conſcriptos comperias, Empedoclis, Parmeni-
dis, Meliſſi, Alcmeonis et Heracliti. Quidam autem *ex
his* non unum, ſed plures hujus ſpeculationis libros com-
poſuerunt; nonnulli vero etiam permultos, quemadmodum Epicurus. Is etenim exorditur quemadmodum et
alii omnes a quaeſtione utrum unum ſit ac ſimplex cujus
naturam invenire conemur, an compoſitum ex ſimplicibus
quibusdam ſe prioribus, quae veterum ipſorum ſucceſſores

ἑαυτοῦ προτέρων ἁπλῶν, ἅπερ οἱ μετ᾽ αὐτοὺς τοὺς παλαιοὺς εἰθίσθησαν ὀνομάζειν στοιχεῖα. καθάπερ ἐπὶ τῆς φωνῆς οἱ γραμματικοὶ τέτταρα καὶ εἴκοσι φασὶν εἶναι στοιχεῖα, [93] τουτέστιν ἁπλᾶ τε καὶ πρῶτα μόρια, μηκέτι
εἰς ἄλλα διαιρεῖσθαι δυνάμενα, καθάπερ αἱ συλλαβαί· τῆς
γοῦν στρα συλλαβῆς ἐστιν ἀφελόντι σοι τὸ πρῶτον στοιχεῖον τὸ σ, τὴν ὑπόλοιπον ἔχειν τὴν τρα μένουσαν ἔτι
συλλαβήν. οὕτω δὲ καὶ εἰ αὐτῆς πάλιν τῆς τρα τὸ πρῶτον ἀφέλῃς γράμμα τὸ τ, τὸ ταύτης ὑπόλοιπον ἕξεις διαιρεῖσθαι δυνάμενον τὴν ρα. οὐ μὴν τήν γε α διαιρήσεις ἔτι
καὶ δείξεις ἐκ δυοῖν ἢ τριῶν φθόγγων, ὥσπερ ἄλλας πολλὰς συγκειμένην. ἀλλ᾽ ἔστιν εἷς αὐτῆς ἀδιαίρετος φθόγγος,
οὐ κατὰ ποσὸν ἁπλῶς, ὡς ἑτέρωθι δεδείχαμεν ἡμεῖς τε καὶ
ἄλλοι πολλοὶ τῶν φιλοσόφων, ἀλλὰ κατὰ μόνον τὸ εἶδος.
οὕτω δὲ καὶ οἱ τὰ τέτταρα στοιχεῖα τῶν ἐν γενέσει καὶ
φθορᾷ σωμάτων εἶναι λέγοντες, ἀέρα καὶ πῦρ καὶ γῆν καὶ
ὕδωρ, ἐπεὶ μηκέτι δυνατόν ἐστιν ἕκαστον αὐτῶν εἰς εἴδη
πλείω τμηθῆναι, διὰ τοῦτο τῆς φυσιολογίας ἀρχὰς αὐτὰ

elementa nominare confueverunt, quemadmodum gram-
matici in voce quatuor et viginti effe elementa pronunciant, hoc eft fimplices primasque particulas, quae non
amplius in alias dividi poffunt, ficuti fyllabae. Nam fi
de hac fyllaba *ftra* primum adimas elementum *f*, licet
reliquam adhuc integram habere fyllabam *tra*. Ita fi
rurfus ab ipfa *tra* primam demas litteram *t*, id quod
ex hac reliquum eft habebis *ra*, quod dividi poteft; non
tamen *a* adhuc dividere licet, neque illam ex duobus
tribusve fonis, ficut alias multas conftare oftendes, verum
individuus unus ipfius fonus eft, non fecundum quantitatem fimpliciter, ut alibi et nos et alii plerique philofophi oftendimus, verum fecundum folam fpeciem. Eodem quoque modo qui corporum generationi et corruptioni obnoxiorum elementa quatuor effe afferunt, aërem,
ignem, terram et aquam, quod amplius fingula ipfa in
plures fpecies fecari nequeant, eo phyfiologiae principia
ipfa ftatuunt. Prima fiquidem minimorum corporum

τίθενται. πρώτη μὲν γάρ ἐστι σωμάτων ἐλαχίστων ἔννοια
κατὰ ποσόν, ἐφεξῆς δ' ἄλλη δευτέρα κατὰ τὸ ποιόν, ὡς
ἐπὶ τῶν τῆς φωνῆς στοιχείων ἐδείχθη, καὶ διέστησάν γε
πρὸς ἀλλήλους οἱ φυσικοὶ φιλόσοφοι. τινὲς μὲν κατὰ τὸ
ποσὸν ὑποτιθέμενοι τὰ στοιχεῖα τῶν ἐν γενέσει καὶ φθορᾷ
σωμάτων ἐλάχιστα μόρια, τινὲς δὲ κατὰ τὸ ποιόν. ἀλλὰ
περὶ μὲν τοῦ σημαινομένου πρὸς τῆς στοιχείου φωνῆς ἐν
τῷ πρώτῳ περὶ τῶν ἰατρικῶν ὀνομάτων ἐπὶ πλεῖστον εἴρηται, καθάπερ γε καὶ περὶ τοῦ τῆς φύσεως ἐν τῷ πέμπτῳ.
νυνὶ δὲ οὐ περὶ προσηγοριῶν ἢ σημαινομένων, ἀλλὰ περὶ
τῶν πραγμάτων αὐτῶν ὁ λόγος ἡμῖν ἐστιν, (2) ἐξ ὧν
ἐλαχίστων, εἴτε κατὰ μέγεθος εἴτε κατ᾽ εἶδος, ἡ πρώτη
σύνθεσις γίνεται τῶν γεννητῶν σωμάτων, ἅπερ Ἀριστοτέλης
καὶ ἡμεῖς ὀνομάζομεν ὁμοιομερῆ. δευτέρα γὰρ ἐκ τούτων
ἄλλη σύνθεσις γίγνεται σωμάτων, ἃ καλοῦμεν ὀργανικά, χειρὸς, σκέλους, ὀφθαλμοῦ τε καὶ γλώττης καὶ πνεύμονος καὶ
καρδίας, ἥπατός τε καὶ σπληνὸς καὶ νεφρῶν καὶ γαστρὸς
καὶ μήτρας, ὅσα τ᾽ ἄλλα τοιαῦτα. σύγκειται γὰρ ἐκ τῶν

notio eft penes quantitatem, altera vero quae fequitur
penes qualitatem, ut in vocis elementis monftratum eft.
Atque hinc phyfici philofophi inter fe difcreparunt. Quidam enim corporum quae generantur ac intereunt mini-
mas quantitate particulas elementa fuppofuerunt, quidam
vero qualitate. Verum de fignificatione vocis elementi
primo libro de medicis vocabulis, ut et de naturae *vocabuli fignificatione* quinto a me ampliffime concertatum
eft. Jam vero non de appellationibus ant fignificationibus, fed de rebus ipfis fermo eft inftituendus, ex quibus
minimis fine fecundum magnitudinem, fine fecundum
fpeciem prima compofitio fit generalium corporum, quae
Ariftoteles et nos fimilaria appellamus. Secunda namque
ex his alia compofitio fit corporum, quae organica vocamus, manus, pedis, oculi etiam et pulmonis et cordis, hepatis et lienis et renum et ventriculi et uteri et id genus
aliorum. Horum enim organorum natura ex primis illis

πρώτων καὶ ὁμοιομερῶν, ἃ δὴ καὶ πρωτόγονα καλεῖν εἴωθεν ὁ Πλάτων, ἡ πρώτη τῶν τοιούτων ὀργάνων φύσις.
ὑπὲρ τούτων τῆς διαφορᾶς εἴρηται μὲν ἤδη καὶ καθ᾽ ἕν
τι γράμμα, εἰρήσεται δὲ καὶ νῦν ἐπὶ κεφαλαίων, ἕνεκα
σαφοῦς διδασκαλίας. ὁμοιομερὲς μέν ἐστιν ὀστοῦν καὶ χόνδρος καὶ σύνδεσμος, ὁμοιομερὲς δὲ καὶ ὑμὴν καὶ πιμελὴ
καὶ σάρξ, ἥ τε τῶν μυῶν ταῖς ἰσὶ περιπλαττομένη καὶ αὐταῖς οὔσαις ὁμοιομερέσιν, ἥ τ᾽ ἐν τοῖς σπλάγχνοις, ἣν δὴ
καὶ παρέγχυμα καλεῖν Ἐρασίστρατος εἴωθεν. ἐδείχθη δ᾽
εὐθὺς ἐν ἀρχῇ τῆς πραγματείας, ἐν ᾗ τὴν θεραπευτικὴν
μέθοδον, ὁποία τίς ἐστιν, ἀπεδείκνυον, ἀδύνατον ὂν ἐν-
δεικτικῶς θεραπεύειν περὶ τῶν ὁμοιομερῶν σωμάτων ἄνευ
τοῦ γνῶναι πότερον ἁπλοῦν ἕκαστον αὐτῶν ἐστιν, ἢ ἐκ
πλειόνων σύγκειται, καὶ πότερον ἐκεῖνα κέκραται δι᾽ ὅλων,
ἢ ψαύει μόνον. ἐδείχθη δὲ καὶ ὡς ἔνιοι τῶν ἰατρῶν, ὧν
ἐστι καὶ ὁ Ἐρασίστρατος, ἐξ ἡμίσεως μέρους εἰσὶ δογματι-
κοί, τὰ μὲν τῶν ὀργανικῶν μορίων νοσήματα λογικῶς θε-
ραπεύοντες, τὰ δὲ τῶν ὁμοιομερῶν ἢ οὐδ᾽ ὅλως, ἢ ἐμ-

fimilaribus, quae utique Plato primigenia vocare confuevit. De horum vero differentia dictum jam eſt uno
quodam volumine, nunc autem et per capita, clarioris
doctrinae gratia, dicetur. Similare quidem eſt os, cartilago et ligamentum; fimilare quoque membrana, adeps
et caro, five quae mufculorum fibris, quae ipfae etiam
funt fimilares, obducitur, five quae in vifceribus habetur,
quam Erafiſtratus etiam parenchyma vocitare folitus eſt.
Proditum eſt ſtatim ab initio operis (quo medendi methodum, qualisnam ea fit demonſtravimus) fieri non poſſe,
ut quis per indicationes fimilaribus corporibus medeatur,
nifi prius agnofcat, utrum eorum quodque fimplex fit, an
ex pluribus compofitum, et utrum illa per tota tempera-
rata fint, an folum *se mutuo* tangant. Praeterea demonſtratum eſt nonnullos medicos, ex quibus eſt Erafiſtratus, ex dimidia parte dogmaticos eſſe, qui partium organicarum morbos ratione curavit, fimilarium autem aut

πειρικῶς. οἱ πλεῖστοι δ᾽ αὐτῶν οὐδ᾽ ὅπη διαφέρει τὰ τῶν
ὀργανικῶν νοσήματα τῶν ἐν τοῖς ὁμοιομερέσι γιγνομένων
ἐπίστανται, καθάπερ οὐδὲ περὶ τοῦ καθ᾽ ἑκάτερον αὐτῶν
ἀριθμοῦ. ἀλλ᾽ ὑμεῖς γε, ὦ ἑταῖροι, καὶ περὶ τῆς τῶν νοσημάτων διαφορᾶς ἔν τι τῶν ἡμετέρων ὑπομνημάτων ἔχετε
καὶ τῶν ἰαμάτων οὐ σμικρὰν πραγματείαν, ἣν ἐπέγραψα
μέθοδον θεραπευτικήν. ἀλλὰ καὶ ταῦτα καὶ τὰ ἄλλα τὸν
περὶ τῆς φύσεως τοῦ σώματος ἡμῶν ἀπαιτοῦσι λόγον, ὃς
ἐν τῷ προκειμένῳ συγγράμματι διδάσκεται. [94] διὸ καὶ
θαυμάσειεν ἄν τις ἐκείνων, ὅσοι νομίζουσι τὸ περὶ φύσιος
ἀνθρώπου βιβλίον οὐκ εἶναι τῶν γνησίων Ἱπποκράτους,
ἀλλ᾽, ὡς αὐτοὶ καλεῖν εἰώθασι, νόθον, ἀπατηθέντες ἐκ τῶν
ἐν αὐτῷ διεσκευασμένων τε καὶ παρεγγεγραμμένων, ὑπὲρ
ὧν ἐπὶ πλέον μὲν ἐν αὐτοῖς τούτοις ἐπιδείξω τοῖς ὑπομνήμασιν, ἀρκεῖ δὲ νῦν ἐρεῖν ὅσα κἂν τῷ γνησίῳ ἢ καὶ νόθῳ
Ἱπποκράτους συγγράμματι εἴρηται, κατὰ λέξιν οὕτως ἔχοντα.
τούτου τοῦ βιβλίου τὸ μὲν κατὰ τὸ ἓν γράμμα μέρος τὸ
πρῶτον εἰς διακοσίους καὶ τεσσαράκοντα στίχους ἐξήκει,

nequaquam, aut empirico more. Imo eorum plurimi quomodo organicarum partium morbi ab iis differant qui
fimilaribus oboriuntur, minime norunt; quemadmodum
neque utrorumque ipforum numerum. Sed vos, o amici,
etiam de morborum differentiis unum e noftris commentariis aliquem habetis et remediorum non exiguum opus,
quod infcripfi methodum medendi. Verum tum haec, tum
alia de natura corporis noftri orationem expoftulant, quae
propofito hoc in volumine docetur. Quare etiam mirari
aliquis poffit illos qui librum de natura hominis non effe
germanum Hippocratis judicant, fed, ut ipfi vocare confueverunt, fpurium, decepti ab iis quae in eo digefta ac
inferta funt, de quibus his in commentariis fufius tracta-
bo. Nunc vero fatis eft explicaffe quae in germano vel
etiam adulterino Hippocratis opere narrata funt, ex
lectione ita fefe habentia. Hujus libelli prima in uno
volumine pars in ducentos et quadraginta verfus excedit,
quae ex calido, frigido, ficco et humido animalium cor-

δεικνύον ἐκ θερμοῦ καὶ ψυχροῦ καὶ ξηροῦ καὶ ὑγροῦ τὰ
μὲν ζώων σώματα γεγονέναι, μετὰ τοῦ καὶ διδάξαι περὶ
τῆς τῶν χυμῶν φύσεως, τὸ δὲ ἀπὸ τοῦδε ποικίλον τ'
ἐστί. τὸ μὲν γὰρ πρῶτον αὐτοῦ μέρος διακρίνει τὰς σπο-
ραδικὰς ὀνομαζομένας νόσους ἀπὸ τῶν ἐπιδημιῶν γε καὶ
λοιμωδῶν, ἰδίαν τε θεραπείαν ἑκατέρου τοῦ γένους, ἐν τῷ
καθόλου διδάσκει. τὸ δὲ μετ' αὐτὸ ἀνατομὴν φλεβῶν διέρχεται. κἄπειτα περὶ νοσημάτων ἐστὶ ποικίλη διδασκαλία
καὶ μετὰ ταῦτα ὑγιεινὴ δίαιτα πρὸς ἰδιώιας γεγραμμένη.
κἄπειτ' ἐφεξῆς ὅπως ἄν τις τοὺς παχυτάτους ἀνθρώπους
λεπτύνειεν, ἢ τοὺς λεπτοτάτους σαρκώσειεν, οἷς ἔζευκται
διδασκαλία περὶ ἐμέτων. εἶτά τις ὑπογραφὴ διὰ βραχέων
διαίτης παιδίων καὶ μετὰ ταῦτα γυναικῶν, εἶτα τῶν γυμναζομένων, εἶτ' ἐπὶ τέλει πρόσκειται διὰ στίχων ὡς δέκα,
περὶ τῶν ἐγκεφάλου νόσων εἰκῇ καὶ ὡς ἔτυχε προσερριμ-
μένων. εὔδηλον οὖν ὅτι τὸ μὲν ὅλον βιβλίον ἐκ πολλῶν
διεσκεύασται καὶ σύγκειται σχεδὸν εἰς ἑξακοσίους στίχους
ἢ βραχύ τι ἧττον ἐκτεταμένον. ἔχει δὲ τὸν μὲν πρῶτον

pora conſtituta eſſe demonſtrat, ſimulque de humorum
natura docet. Altera poſt hanc pars varia eſt. Etenim
prima ipſius pars ſporadicos, quos appellant, morbos et
ab epidemiis et a peſtilentibus diſcernit, et propriam
utriusque generis curationem ſummatim praeſcribit. Quae
pars libri ſubſequitur, venarum diſſectionem perſequitur.
Deinde de morbis varia eſt doctrina, et poſtea ſalubris
victus ratio ad privatos conſcripta. Poſtremo qua ratione
quis craſſiſſimos homines attenuet, aut tenuiſſimos carne
repleat; quibus conjuncta eſt de vomitu praeceptio, mox
brevis quaedam puerorum victus rationis deſcriptio, deinde mulierum, poſt eorum qui exercentur, ad finem adjecta eſt verſibus circiter decem cerebri morborum doctrina
temere et ſine judicio. Proinde clarum eſt univerſis hunc
libellum ex multis conſtructum conflatumque eſſe, ad
ſexcentos fere verſus aut paulo minus extenſum. Habet
autem primum ſane librum ubi de elementis et humori-

λόγον, ἔνθα περὶ τῶν στοιχείων καὶ τῶν χυμῶν διέρχεται,
παντοίως ἐχόμενον τῆς Ἱπποκράτους τέχνης. ὥσπερ γε καὶ
τὸν δεύτερον, τὸν διακριτικὸν τῶν ἐπιδημιῶν τε καὶ σπο-
ραδικῶν νοσημάτων. τὸν δὲ περὶ τῆς τῶν φλεβῶν ἀνατομῆς ἐναργῶς παρεγκείμενον ἔχει μοχθηρὸν ὅλον. οὔτε
γὰρ τοῖς φαινομένοις ὁμολογεῖ καὶ τοῖς ἐν τῷ δευτέρῳ τῶν
ἐπιδημιῶν εἰρημένοις μάχεται. τῶν δ' ἑξῆς τὰ μὲν παρέγκειται, περὶ ὧν ὅτ' ἐξηγούμεθά σοι τὸ βιβλίον, ἀκριβωθή-
σεται· τὰ δέ ἐστιν ἀξιόλογα καὶ διὰ βραχέων καλῶς εἰρημένα καὶ τῆς Ἱπποκράτους ἐχόμενα τέχνης, ὥσπερ ὅσα
περὶ τῆς ὑγιεινῆς διαίτης εἴρηται. τὸ μὲν ὅλον τὸ βιβλίον
ἐκ τούτων σύγκειται, τὸ δὲ πρῶτον αὐτοῦ μέρος ἁπάσης
τῆς Ἱπποκράτους τέχνης ἔχει τὴν οἷον κρηπῖδα, διὸ καὶ
θαυμάζειν ἔφην ἐνίων ἀποξενούντων αὐτὸ τῆς τοῦ Ἱπποκράτους ἐννοίας. οἱ πλεῖστοι μὲν γὰρ τῶν γνόντων Ἱπποκράτειον τέχνην τοῖς γνησίοις αὐτὸ συγκαταριθμοῦσι, νομίζοντες τοῦ μεγάλου Ἱπποκράτους σύγγραμμα, τινὲς δὲ
Πολύβου τοῦ μαθητοῦ τε ἅμα καὶ διαδεξαμένου τὴν τῶν

bus agit, omnino Hippocratis arti confentaneum, quemadmodum et fecundum, qui morbos epidemios et fpora-
dicos ab invicem diftinguit.　At eam quae de venarum
diffectione eft oratio evidenter ab aliis interpofita totum
continet vitiofum.　Neque enim iis quae apparent confo-
nat, et cum iis pugnat quae in fecundo Epidemiorum
funt comprehenfa.　Subfequentium alia interjecta funt, de
quibus, quum tibi librum interpretabimur, exacte agetur;
alia vero funt mentione digna et paucis recte dicta, nec
artem Hippocratis callentia, fieuti quae de falubri victus
ratione prodita funt.　Ex his totus quidem liber conftat,
verum prima ipfius pars totius Hippocraticae artis veluti
fundamentum continet; quare demirari nonnullos me dixi,
qui eam ab Hippocratis fenfu alienam effe tuentur.　Plurimi fiquidem qui Hippocratis artem habent cognitam,
germanis ipfam afcribunt, judicantes magni Hippocratis
effe commentarium, quidam vero Polybi ejus difcipuli,

12   ΙΠΠΟΚΡΑΤΟΥΣ ΠΕΡΙ ΦΥΣΙΟΣ ΑΝΘΡΩΠΟΥ Α.

Ed. Chart. III. [94. 95.]   Galen. V. (2.)
νέων διδασκαλίαν, ὃς οὐδὲν ὅλως φαίνεται μετακινήσας τῶν
Ἱπποκράτους δογμάτων ἐν οὐδενὶ τῶν ἑαυτοῦ βιβλίων,
ὥσπερ οὐδὲ Θεσσαλὸς ὁ αὐτοῦ υἱός, θαυμάσιος μὲν ἀνὴρ
καὶ οὗτος γενόμενος, ἀλλ' οὐ καταμείνας ἐν τῇ πατρίδι καθάπερ ὁ Πόλυβος. Ἀρχελάῳ γὰρ τῷ Μακεδονίας βασιλεῖ
συνεγένετο. πεπιστεύκασι μὲν οὖν, ὡς ἔφην, καὶ ἄλλοι σχεδὸν ἅπαντες ἰατροί, πλὴν ὀλίγων δή τινων, Ἱπποκράτους
εἶναι τὸ περὶ φύσιος ἀνθρώπου βιβλίον, οὐκ ἀγνοεῖ δὲ οὐδὲ
Πλάτων αὐτός. γράφει γοῦν ἐν Φαίδρῳ προγεγραμμένην
ῥῆσιν ὀλίγον ἔμπροσθεν, ἧς ἡ ἀρχή, ΣΩ. Ψυχῆς οὖν φύσιν ἀξίως λόγου κατανοῆσαι οἴει δυνατὸν εἶναι ἄνευ τῆς
τοῦ ὅλου φύσεως; ΦΑΙ. εἰ μὲν οὖν Ἱπποκράτει τῷ τῶν
Ἀσκληπιαδῶν δεῖ τι πείθεσθαι, οὐδὲ περὶ τοῦ σώματος
ἄνευ τῆς μεθόδου ταύτης. ταύτην τὴν ῥῆσιν ἐχρῆν ἀνα-
γνούντας τοὺς εἰκῇ φλυαροῦντας ἐπισκέψασθαι τίνι τῶν βιβλίων Ἱπποκράτους ἢ ὑπὸ Πλάτωνος ἐπαινουμένη μέθοδος
[95] γέγραπται. φανεῖται γὰρ οὐ καθ' ἓν ἄλλο παρὰ τὸ
προκείμενον ἡμῖν σύγγραμμα τὸ περὶ φύσιος ἀνθρώπου.

fimul et in juvenibus docendis fuccefforis, qui nullum
plane Hippocratis dogmatum videtur transmutaffe in ullo
fuo libro, quemadmodum neque Theffalus ejus filius, mi-
rabilis fane vir et hic exiftimatus, fed qui non in patria
ficuti Polybus permanferit, nam Archelao regi Macedoniae
familiariter convixit. Itaque perfuafum habent, ut dixi,
et alii prope univerfi medici, praeter paucos quosdam,
Hippocratis effe librum de natura hominis, id quod nec
Plato ipfe ignorat. Scribit itaque in Phaedro fententiam
paulo ante a me recitatam, cujus initium hoc eft: *SOC.*
Animae igitur naturam fine univerfi natura intelligere
te, ut convenit, poffe arbitraris? PHAE. Si fane Hip-
poerati Afclepiadae credendum eft, ne corporis quidem
naturam citra hanc methodum poffis. Haec verba per-
legentes inconfultos illos nugatores confiderare oportebat,
quo in libro Hippocratis methodus, quam Plato commendat, perfcripta fit; quippe non in alio quam praefenti hoc commentario de natura hominis tradita effe

ἔπειτα δὲ καὶ τῶν ἄλλων ἕκαστον ὧν ὁ Πλάτων διῆλθεν,
ἃ κἀγὼ διά τε τῶν περὶ τῶν καθ' Ἱπποκράτην στοιχείων
ἐδίδαξα καὶ νῦν οὐχ ἧττον ἔρχομαι δείξων, ἐπειδήπερ ὑμῖν
οὕτως ἔδοξεν. ἐκεῖνο δ' οὖν ἔτι προσθεὶς τῷ λόγῳ πρὸς
τὴν ἐξήγησιν ἀφίξομαι τῶν ἐν τῷ βιβλίῳ ῥήσεων· ἐκπε-
σόντος εἰς πολλοὺς τοῦ γραφέντος μοί ποτε βιβλίου περὶ
τῶν καθ' Ἱπποκράτην στοιχείων, ἐπαινεθέντος τε πρὸς
ἁπάντων τῶν πεπαιδευμένων, ὀλίγοι τινὲς τῶν ἀπαιδεύτων,
ὅσοι τῶν μὲν ἐν αὐτῷ γεγραμμένων ἀποδείξεων οὐδεμίαν
ἠδυνήθησαν ἐλέγξαι, καίτοι γ' ἐπιχειρήσαντες, ἀπεπνίγοντο
δὲ ὑπὸ τοῦ φθόνου, τοῦτο ᾠήθησαν ἱκανὸν εἶναι πρὸς διαβολὴν, ὡς οὐκ ἔστιν Ἱπποκράτους αὐτοῦ. τὸ σύγγραμμα
τοίνυν ἔστω μήθ' Ἱπποκράτους μήτ' αὐτοῦ Πολύβου, μηδ',
εἰ βούλοιντο, γεγράφθω τὴν ἀρχὴν τι σύγγραμμα περὶ φύσιος ἀνθρώπου, δεικνύον ἐκ θερμοῦ καὶ ψυχροῦ καὶ ξηροῦ
καὶ ὑγροῦ τὰ σώμαθ' ἡμῶν γεγονέναι. εἰ γὰρ καὶ τοῦτ'
αὐτοῖς χαρισόμεθα, τό γε ἐκ τούτων συγκεῖσθαι τὰ σώμαθ'
ἡμῶν, Ἱπποκράτους ἐστὶ δόγμα. φαίνεται γὰρ ἐν τοῖς

videbitur. Deinde vero et alia fingula quae Plato enu-
meravit, quae etiam ego in opere de Elementis fecundum Hippocratem edocui et nihilo minus in praefentia
perfequar, ad idque me nunc accingo, quandoquidem ita
vobis vifum eft; illud fane adhuc ubi fermoni adjecero,
orationum quae in libro funt expofitionem aggrediar.
Quum liber de Elementis fecundum Hippocratis fententiam a me aliquando confcriptus in multorum manus
incidiffet, probatusque ab omnibus effet eruditis, pauculi
indocti (qui demonftrationum in eo fcriptarum nullam
potuerunt reprehendere, quamvis id aggreffi) contabefce-
bant, rumpebanturque invidia, hoc fatis effe ad calumniam putantes, fi dicerent opus non effe ipfius Hippocratis. Efto igitur neque Hippocratis, nec ipfius Polybi, nec,
fi velint, omnino confcriptus liber fit de hominis natura,
qui oftendat corpora noftra ex calido, frigido, ficco et
humido effe conflata. Etfi enim hoc ipfis donabimus,
tamen corpora noftra ex his conftare Hippocratis eft

Ed. Chart. III. [95.]   Galen. V. (2. 3.)

γνησιωτάτοις ἑαυτοῦ βιβλίοις οὐ μόνον τὰς τῶν νόσων διαφορὰς ἀκολούθως ταῖς ἀρχαῖς ταί- (3) ταις ποιούμενος,
ἀλλὰ καὶ τοὺς τῶν ἰάσεων τρόπους ἐντεῦθεν εὑρίσκων. τὰ
νοσήματα μὲν γὰρ αὐτῶν κατὰ τὸ θερμόν τε καὶ ψυχρὸν,
ὑγρόν τε καὶ ξηρὸν ἀλλήλων διαφέρει. ἡ θεραπεία δὲ γίγνεται τῶν μὲν θερμῶν ψυχομένων, τῶν δ' ὑγρῶν ξηραινομένων, ὥσπερ γε καὶ τῶν μὲν ψυχρῶν θερμαινομένων, τῶν
δὲ ξηρῶν ὑγραινομένων. ἔτι τε τούτων ἔμπροσθεν αὐτῶν
τῶν κατὰ τοὺς ἀνθρώπους φύσεων τὰς μὲν θερμὰς ἡγεῖται, τὰς δὲ ψυχρὰς, τὰς δὲ ὑγρὰς, τὰς δὲ ξηρὰς, ἡλικίας
τε ὡσαύτως καὶ χώρας κατὰ τὸν αὐτὸν τρόπον ἀλλήλων
διαφέρειν ὑπολαμβάνει, μηδὲν τούτων Ἐρασιστράτου ποτὲ
φθεγξαμένου, καθάπερ οὐδὲ ἄλλου τινὸς, ὅσοι τὸ θερμὸν
ἐπίκτητον, οὐ σύμφυτον εἶναι νομίζουσιν. οὕτω δὲ καὶ τἆλλα
πάντα τὰ κατὰ μέρος ὁ μὲν Ἱπποκράτης εἰς τὰς ἀρχὰς
ταύτας ἀναφέρει, οὐ φυλάττει δ' Ἐρασίστρατος, ὡς διὰ
τοῦτο καὶ τῶν φυσικῶν ἔργων ἀνεπιζήτητα καταλιπεῖν ἔνια,
καθάπερ ἐδιδάξαμεν ἐν τοῖς τῶν φυσικῶν δυνάμεων ὑπο-

dogma. Nam in libris, maxime germanis ipfius, non
modo differentias morborum his principiis confentaneas
facere videtur, fed etiam curationum modos illinc invenire. Siquidem morbi, ipforum principiorum ratione
calidi, frigidi, humidi et ficci, inter fe differunt. Curatio autem fit calidorum refrigerantibus, humidorum fic-
cantibus, ut et frigidorum calefacientibus, ficcorum humectantibus. Praeterea ante haec ipfas naturas hominum alias calidas, alias frigidas, has humidas, illas fic-
cas arbitratur; aetatesque fimiliter et regiones etiam pari
modo invicem differre autumat, quum nihil horum Erafiftratus unquam prodiderit, ficut nec alius quispiam eorum,
qui calidum afcititium non innatum effe putant. Sic
etiam alia omnia particularia Hippocrates fane ad haec
principia refert, Erafiftratus autem non obfervat, quae
caufa eft ut nonnulla naturae opera indifcuffa reliquerit,
quemadmodum in commentariis de facultatibus naturalibus docuimus. Quoniam vero qui omnibus honeftis

Ed. Chart. III. [95.] Galen. V. (3.)

μνήμασι. ἐπεὶ δὲ οἱ πᾶσι λωβώμενοι τοῖς καλοῖς ἐγκα-
λοῦσι τῷ μήκει τοῦ λόγου, πάντα μᾶλλον ἢ ὑπομνήματα
γράφειν ἡμᾶς εἰπόντες, ἔγνωκα καὶ ταύτην αὐτῶν ἀποκό-
ψαι τὴν ἐπήρειαν, ἰδίαν γράψας ἑτέραν πραγματείαν, ἐν
ᾗ δείξω τὴν αὐτὴν δόξαν Ἱπποκράτει ἐμὲ διαφυλάττοντα,
τῇ κατὰ τὸ περὶ φύσεως ἀνθρώπου γεγραμμένη καὶ κατὰ
τὰ ἄλλα πάντα συγγράμματα. οἶδα δὲ πάλιν ὥσπερ ἐν
ἅπασι τοῖς ἀποδεικνυομένοις ὑφ' ἡμῶν, οἱ βάσκανοι διαβάλλειν αἰδεσθέντες τὰ πρὸς ἁπάντων ἐπαινούμενα, μέμ-
φονταί τινα θεωρήματα τῶν κοινωνούντων αὐτοῖς, οὕτω
καὶ νῦν πράξοντας αὐτούς. ἐπὶ μὲν γὰρ τῶν γραφησομέ-
νων βιβλίων ἐροῦσι χρῆσθαι μὲν ὄντως Ἱπποκράτην σκοποῖς στοιχειώδεσι, τῷ θερμῷ καὶ ψυχρῷ καὶ ξηρῷ καὶ
ὑγρῷ, οὐ μήν γ' ἀληθῶς ὑπολαμβάνειν αὐτόν. ὅταν δ' ἀπο-
δεικνύῃ πάλιν, ἐκ τούτων τὰ σώμαθ' ἡμῶν συγκεῖσθαι, μὴ
δοκεῖν Ἱπποκράτει τοῦτο ἐροῦσιν, οὐ γὰρ εἶναι τὸ περὶ
φύσεως ἀνθρώπου βιβλίον Ἱπποκράτους. ὥσπερ οὖν ἐκεῖνοι
κακουργοῦντες οὐ παύονται, οὕτω καὶ ἡμεῖς μεμνῆσθαι τῶν

obſtrepunt, ſermonis prolixitatem criminantur, dicentes
nos quidvis potius quam commentarios ſcribere, decrevi
et hanc ipſorum contumeliam recidere, proprio alio opere
a me conſcripto, in quo opinionem eandem cum Hippocrate me tueri oſtendam, quae in libro de natura hominis ſcripta eſt et in aliis omnibus commentariis. Novi
autem rurſus quemadmodum in omnibus iis quae a nobis
demonſtrantur, invidi ea calumniari veriti quae ab omnibus collaudantur, criminantur aliqua theoremata eorum
qui ipſis communicant, ita etiam nunc facturos ipſos
[cogito]. Etenim in libris qui ſcribentur, dicunt Hippocratem uti quidem vere ſcopis elementaribus, calido,
frigido, ſicco et humido, non tamen vere ipſum ſentire.
Quum autem demonſtret rurſus ex iis corpora noſtra
conflari, non videri hoc Hippocrati dictitant, quippe
librum de natura humana non eſſe Hippocratis. Sicut
igitur illi malefacere non deſinunt, ita et nos convenit
memores eorum, quae in ſingulis commentariis erant pro-

προκειμένων ἐν ἑκάστῳ τῶν ὑπομνημάτων ἀναμιμνήσκειν αὐτοὺς καὶ μήθ᾽ ὅταν ἀποδεικνύωμεν Ἱπποκράτην κατὰ πάντα
τὰ συγγράμματα θεμέλιον τῆς ἑαυτοῦ τέχνης τιθέμενον ἐν
τῇ περὶ τῶν εὑρημένων στοιχείων ἐπιστήμῃ, [96] κατα-
λιπόντες τοῦτο, περὶ τῆς ἀληθείας αὐτῶν ζητῶσι, μήθ᾽
ὅταν περὶ τῆς ἀληθείας ζητῶμεν, ἢ καὶ ἀποδεικνύωμεν,
ἀποχωρείτωσαν ἐπὶ τὴν περὶ τῆς γνώμης αὐτοῦ σκέψιν,
ἀλλ᾽ ἰδίᾳ μὲν εἰ ἀληθὴς ὁ περὶ τῶν στοιχείων λόγος ἐξε-
ταζέτωσαν, ἰδίᾳ δὲ, εἰ ταῦθ᾽ Ἱπποκράτης ἐτίθετο στοιχεῖα.
δυοῖν οὖν ὄντοιν τούτοιν τοῖν προβλημάτοιν, τὸ πρότερον
ἔν τε τῷ περὶ τῶν καθ᾽ Ἱπποκράτην στοιχείων κἂν τῷ
νῦν προκειμένῳ λόγῳ σκοπείτωσαν. ἐκ περιουσίας δὲ κατὰ
τὴν ἀκολουθίαν τοῖς οὐκ ἀσυνέτοις φαίνεται τὰ αὐτὰ τι-
θέμενος ἀεὶ στοιχεῖα, τό τε βιβλίον τὸ νῦν ἡμῖν προκείμενον αὐτὸς γράψας.

────────

α'.

Ὅστις μὲν εἴωθεν ἀκούειν λεγόντων ἀμφὶ τῆς φύσιος τῆς

posita, in memoriam illis revocare et neque, quum de-
monſtramus Hippocratem in omnibus commentariis artis
ſuae fundamentum in ſcientia de Elementis repertis ſtatuere: hoc omiſſo, de veritate ipſorum inquirant. Neque quum de veritate inquirimus, aut etiam demonſtra-
mus, digrediantur ad ſententiae ipſius conſiderationem:
ſed privatim quidem an vera de elementis diſputatio ſit
diſquirant, privatim quoque an haec elementa Hippocrates ſtatuerit. Quum itaque duo haec diſquirenda proponantur, prius in opere de Elementis ſecundum Hippocratem et in diſputatione modo propoſita conſiderent.
Hinc abunde ex conſequentia colligitur, eadem ſemper
elementa ſtatuiſſe, librumque nunc nobis propoſitum con-
ſcripſiſſe, viris non imprudentibus apparet.

────────

I.

Quicunque de natura humana ulterius quam quod ejus

ανθρωπίνης προσωτέρω, ἢ ὁκόσον αὐτέης ἐς ἰητρικὴν
ἀφήκει, τουτέῳ μὲν οὐκ ἐπιτήδειος ὅδε ὁ λόγος ἀκούειν.
οὔτε γὰρ τὸ πάμπαν ἠέρα λέγω τὸν ἄνθρωπον εἶναι,
οὔτε πῦρ, οὔτε ὕδωρ, οὔτε γῆν, οὔτε ἄλλο οὐδὲν, ὅ τι
μὴ φανερόν ἐστιν ἓν ἐὸν ἐν τῷ ἀνθρώπῳ. ἀλλὰ τοῖσι
βουλομένοισι ταῦτα λέγειν παρίημι.

Ὅσον ἐπὶ τῇ ῥήσει ταύτῃ γνῶναι σαφῶς τὴν τοῦ συγγραφέως γνώμην οὐ πάνυ τι δόξει δυνατὸν εἶναι. μέμφεται γὰρ τοῖς προσωτέρω τὸν περὶ τῆς φύσεως λόγον ἀπά-
γουσι τῆς ἰατρικῆς χρείας. προσωτέρω δ' ἀπάγειν ὑπονοή-
σειεν ἄν τις ἐκείνους, ὅσοι τε πῦρ καὶ ὕδωρ καὶ ἀέρα καὶ
γῆν εἶναι λέγουσι τὰ στοιχεῖα τῆς ἀνθρώπου φύσεως, εἰ μὴ
μιγέουσι τὰ στοιχεῖα, ὅσοι τε τούτων τὸ στοιχεῖον ἕν τι·
κατὰ μὲν τὴν πρόχειρον φαντασίαν ἐπὶ τὸ πρότερον ἀφικ-
νουμένων ἡμῶν, κατὰ δὲ τὴν ἀκριβεστέραν σκέψιν ἐπὶ τὸ
δεύτερον. τοὺς γὰρ ἐκ πυρὸς καὶ γῆς ὕδατός τε καὶ ἀέρος
ἀλλήλοις κραθέντων ἡγουμένους τὰ σώμαθ' ἡμῶν γεγονέναι

---

*ad medicinam spectat differentes audire consuevit, huic
certe ut auscultet, minime est accommodata haec oratio. Neque enim omnino aërem dico hominem esse,
neque ignem, neque aquam, neque terram, neque aliud
quicquam, quod minime appareat unum in homine
esse. Verum iis haec volentibus dicere concedo.*

Quantum ad hanc dictionum seriem spectat, haud
adeo fieri posse videbitur ut manifesto auctoris sententiam
intelligas; accusat enim eos qui disputationem de natura
ulterius abducunt quam medicinae usui sit. Ulterius autem abducere aliquis poterit intelligere illos, qui ignem,
aquam, aërem et terram hominis naturae elementa esse
dicunt, si non misceant ipsa elementa: item illos, qui
elementum unum aliquod ponunt, quorum priorem sententiam prompta imaginatione, secundam vero exacta magis
consideratione percipimus. Nam qui corpora nostra ex
igne, terra, aqua et aëre invicem temperatis constare ar-

μοχθηρῶς ἄν τις ἀξιώσειε κρίνεσθαι ὕδωρ, ἢ πῦρ, ἢ γῆν,
ἢ ἀέρα δεικνύοντας ἐν ἡμῖν, ἢ μὴ δεικνύοντας ἐξελέγχεσθαι
φάσκειν. ὅμοιον γὰρ τοῦτο τῷ κατὰ τὴν τετραφάρμακον
δύναμιν ἀξιοῦν ἤτοι κηρὸν, ἢ πίτταν, ἢ στέαρ, ἢ ῥητίνην
εἰλικρινῆ δεικνύειν, ἢ μὴ δυναμένους δεῖξαι, μὴ συγχωρεῖν
ἐκ τούτων αὐτὴν συγκεῖσθαι. ἐν γὰρ τῷ κεκρᾶσθαι φάναι
τὰ τέτταρα τὸ μηδὲν εἰλικρινὲς αὐτῶν εἶναι δηλοῦται. δυνατὸν μὲν οὖν ἐστιν ἄμφω νοῆσαι κατὰ τὴν προκειμένην
ῥῆσιν· ἐν δὲ τοῖς ἑξῆς εἰρησομένοις φαίνεται τὸ δεύτερον
ὑπὸ τοῦ συγγραφέως κατασκευαζόμενον. εἰ δέ τις ἀκριβῶς
προσέχοι τὸν νοῦν καὶ κατ᾽ αὐτὴν τήνδε τὴν λέξιν, ἔνθα
φησίν. [97] οὔτε γὰρ ἠέρα τὸ πάμπαν εἶναι τὸν ἄνθρωπον, οὐ τοῦτό φησιν, ὡς οὐκ ἔστιν ὅλως ἐν ἡμῖν ἀὴρ,
ὥσπερ οὐδ᾽ ὅτι πῦρ, ἢ ὕδωρ ἢ γῆ, ἀλλ᾽ ὡς τὸ πάμπαν. ἐκ
δὲ τῆς φωνῆς ταύτης σημαίνεται τὸ μὴ παντελῶς, οὐ τὸ
μηδ᾽ ὅλως· οὐ γὰρ ἀναιρεῖται παντάπασιν ὑπὸ τῆς τοῦ
πάμπαν λέξεως τὸ πρᾶγμα περὶ οὗ ποιούμεθα τὸν λόγον,

hitrantur, ab iis inique poſtulabit aliquis ut ſecernant
demonſtrantes in nobis aquam aut ignem aut terram aut
aërem; aut ſi non demonſtrant, convinci dicat. Simile
enim id eſt ac ſi voles in medicamento tetrapharmaco
vel ceram vel picem vel ſevum vel reſinam puram ſin-
ceramque oſtendi: aut iis qui nequeant oſtendere, non
concedas ex his ipſum eſſe compoſitum. Nam dum quatuor contemperari dicuntur, nullum ex ipſis ſincerum
eſſe oſtenditur. Poſſis igitur ambo in propoſita oratione
intelligere. Verum in iis quae mox dicentur, ſecundum
ab auctore aſtrui videtur. At (ſi quis animum diligenter
advertat) etiam hac ipſa oratione, ubi inquit: neque enim
hominem in totum aërem eſſe dixerim, non hoc dicit,
quod non ſit omnino in nobis aër; quemadmodum neque
quod ignis vel aqua vel terra, ſed quod non in totum
ſit, οὐ τὸ πάμπαν: ex qua dictione ſignificatur μὴ παντελῶς non omnino, non μηδ᾽ ὅλως, nulla ex parte. Neque
enim res, de qua verba facimus, per dictionem πάμπαν

ἀλλὰ τὸ τέλειον αὐτοῦ καὶ ἄμικτον παραθραύεται. φαίνεται γοῦν ὅ τε ποιητὴς κατὰ τοῦτο τὸ σημαινόμενον χρώμενος τῷ πάμπαν φωνῇ, δι' ὧν φησιν

— οὐδ' ὅτι πάμπαν
Ἤθελε λαὸν ὀλέσσαι Ἀχαϊκὸν Ἰλιόθι πρύ.

αὐτός θ' Ἱπποκράτης, ἡνίκα ἂν λέγῃ· τῶν ὀξέων νοσημάτων οὐ πάμπαν ἀσφαλέες αἱ προσαγορεύσιες, οὔτε τῆς
ὑγιείης οὔτε τοῦ θανάτου. ὁ μὲν γὰρ ποιητὴς τὸν Δία
φησὶ χαριζόμενον τῇ Θέτιδι πολὺν μὲν ὄλεθρον ἐθέλειν
ἐργάσεσθαι τῶν Ἑλλήνων, οὐ μὴν παντελῶς γ' αὐτοὺς δια-
φθεῖραι. ὁ δ' Ἱπποκράτης πολλὰς μὲν τῶν προρρήσεων
εἶναι βεβαίας, ὡς ἐπεδείξαμεν ἐν τοῖς εἰς τὸ προγνωστικὸν
ὑπομνήμασιν, οὐ μὴν ἁπάσας γε, βέλτιον ἀκούειν, ὅπερ
καὶ διὰ τῶν ἐφεξῆς δηλοῦται, μὴ συγχωρεῖν τὸν Ἱπποκράτην τοῖς ἀέρα μόνον εἶναι λέγουσι τὸ στοιχεῖον τοῦ ἀνθρω-
πείου σώματος, ὥσπερ οὐδὲ τὴν γῆν μόνην, ἢ ὕδωρ, ἢ
πῦρ. οὐδὲ γὰρ ἕν τι τούτων ἐστὶν, ἀλλ' ἅπαντα στοιχεῖα.

tollitur omnino, fed quod in ea absolutum eft et mixtu-
rae expers comminuitur. Quin et poeta eo fignificatu
voce πάμπαν uti videtur, in quibus vaticinatur,

— quia prorfus Achivum
Noluit is populum pro Troiae perdere muris.

Item Hippocrates ipfe, quum ait: Morborum acutorum
non in totum fecurae funt praedictiones, tum fanitatis
tum mortis. Etenim poeta fcribit Iovem in gratiam The-
tidis magnam Graecorum cladem velle moliri, non tamen
omnino ipfos extinguere. Hippocrates vero multas fane
praedictiones firmas effe dicit, ut in commentariis in librum Prognofticon oftendimus, non tamen omnes, praeftat
intelligere. Quod etiam fubfequentibus declarat, Hippocratem non concedere iis, qui aërem folum humani corporis effe elementum dictitant, quemadmodum neque his
qui terram folam aut aquam aut ignem. Neque enim
unum aliquod horum eft, fed omnia elementa. Proinde

Ed. Chart. III. [97.]   Galen. V. (3. 4.)

διὸ καὶ τὴν κατὰ τὸ τέλος τῆς ῥήσεως φωνὴν, ἀμφίβολον
οὖσαν ἐν τῷ παρὰ διαίρεσιν καὶ σύνθεσιν γένει ἀμφιβολίας,
ἄμεινόν ἐστι κατὰ διαίρεσιν ἀναγινώσκειν, ἔνθα φησίν· οὔτ᾽
ἄλλο οὐδὲν ὅ τι μὴ φανερόν ἐστιν ἓν ἐὸν ἐν τῷ ἀνθρώπῳ.
τὸ γὰρ ἓν ἐὸν οὐχ ὡς οἱ τὴν προτέραν τῶν ἐξηγήσεων
πρεσβεύοντες οἴονται, μέρος ἕν ἐστι λόγου, λεγόμενον ὑπὸ
τῶν ἄλλων Ἑλλήνων ἐν δυοῖν συλλαβαῖν, ἓν ὄν. ὑπὸ δὲ
τῶν Ἰώνων ἐν τρισὶν, ἐνεὸν, ἀλλὰ δύο ἐστὶ λόγου μέρη. τὸ
μὲν ἕτερον ὄνομα μονοσύλλα- (4) βον, ὡς ἐπειδὰν λέγωμεν
ἀριθμοῦντες ἕν, δύο, τρία. τὸ δ᾽ ἕτερον, ὅπερ ἡμεῖς μὲν ὂν
λέγομεν, οἱ δ᾽ Ἴωνες ἐὸν ἐν δυοῖν συλλαβαῖν. ἐπιδειχθήσε-
ται γὰρ ἐν τοῖς ἑξῆς ὁ Ἱπποκράτης ἀντιλέγων οὐ τοῖς περιέχεσθαι κατὰ τὸ σῶμα τῶν τεσσάρων στοιχείων ἕκαστον
οἰομένοις, ἀλλὰ τοῖς ἓν μόνον ἐξ αὐτῶν τὴν φύσιν εἶναι
τοῦ ἀνθρώπου νομίζουσι. πῶς οὖν φησί τις προσωτέρω ἢ
κατὰ τὴν ἰατρικὴν ὁ λόγος οὗτος ἀποχωρεῖ, καθ᾽ ὃν ἓν
ὁτιοῦν στοιχεῖον ὑποτίθενταί τινες εἶναι τὴν φύσιν τοῦ ἀνθρώπου; ὅτι, καθάπερ αὐτὸς ὀλίγον ὕστερόν φησι, ταύτῃ

etiam dictionem ad finem orationis pofitam, quum ambigua fit, in eo ambiguitatis genere, quod ex divifione et
compofitione nascitur, fatius eft divifim legere, ubi inquit, neque aliud quicquam, quod non unum effe in homine appareat; in qua fententia ἐνεὸν non, ut priorem
interpretationem celebrantes cenfent, una eft orationis
pars, quae ab aliis Graecis duabus fyllabis effertur, ἓν ὄν,
ab Ionicis tribus, ἓν ἐὸν, verum duae funt orationis partes; prior nomen monofyllabum, ut quum numerando dicimus, ἕν unum, duo, tria; altera, quam nos quidem ὂν,
ens dicimus; Iones autem duabus fyllabis ἐόν. Oftende-
tur enim in fubfequentibus Hippocrates refragari non iis
qui putant fingula quatuor elementorum in corpore contineri; fed iis qui unum duntaxat ex ipfis naturam hominis effe arbitrantur. Quomodo igitur, inquies, ulterius
quam medicina poftulat, disputatio haec procedit, in qua
unum quodlibet elementum nonnulli naturam hominis effe
ftatuunt? quoniam, ut ipfe paulo poft dicet, hanc opi-

τῇ δόξῃ τὸ μή ποτε ἀλγεῖν τὸν ἄνθρωπον ἕπεται, καίτοι
κἂν τοῦτό τις συγχωρήσῃ, ἓν καὶ τὸ ἰώμενον εἶναι. φαίνεται δὲ ἀλγοῦν καὶ θεραπευόμενον πολυειδῶς, ὥστε ψευδὴς
ἀληθῶς. ἴδωμεν οὖν τῶν εἰρημένων ἕκαστον ἐν ταῖς ἐφεξῆς ῥήσεσιν, ὅπως αὐτὰ κατασκευάζῃ.

Οὔτε γὰρ τὸ πάμπαν ἠέρα λέγω τὸν ἄνθρωπον εἶναι, οὔτε
πῦρ, οὔτε ὕδωρ, οὔτε γῆν, οὔτε ἄλλο οὐδὲν, ὅ τι μὴ
φανερόν ἐστιν ἓν ἐὸν ἐν τῷ ἀνθρώπῳ. ἀλλὰ τοῖσι βουλομένοισι ταῦτα λέγειν παρίημι.

Ἀρτεμίδωρος ὁ ἐπικληθεὶς Καπίτων ἔκδοσιν ἐποιήσατο
τῶν Ἱπποκράτους βιβλίων, εὐδοκιμήσασαν οὐ μόνον παρὰ
Ἀδριανῷ τῷ αὐτοκράτορι, ἀλλὰ καὶ νῦν ἱκανῶς ὑπὸ πολλῶν
σπουδαζομένην, ὥσπερ καὶ ἡ τοῦ συγγενοῦς αὐτῷ Διοσκου-
ρίδου. πολλὰ μὲν οὖν ἀμφότεροι μετέγραψαν, ὑπαλλάττον-
τες τὰς παλαιὰς γραφὰς, ἃς μόνας ἴσασιν οἱ ἐξηγησάμενοι
τὰ Ἱπποκράτους βιβλία. πρὸς δὲ τοῖς πολλοῖς καὶ τήνδε

nionem fequitur, nunquam hominem dolere, et fi quis
hoc concefferit, unum etiam remedium effe: fed dolere et
curari videtur multifariam: eoque falfa plane eft opinio.
Infpiciamus igitur fingula iam dicta, quomodo ipfa in fub-
fcriptis verbis comprobet.

Neque enim τὸ πάμπαν in totum dico hominem effe ae-
rem, neque ignem, neque aquam, neque terram, ne-
que aliud quidquam: quia unum in homine effe non
apparet: fed iis haec volentibus dicere concedo.

Artemidorus, cognomento Capito, Hippocratis libros
edidit: quae editio non folum apud Adrianum imperato-
rem in pretio eft habita, verum etiam nunc admodum a
multis ftudiose affectatur, probaturque ut et ea Diofcori-
dis ipfi coaetanei. Multa igitur uterque tranfcribendo
corrigens veteres fcripturas immutavit, quas folas norunt,
Hippocratis libros interpretati funt. Capito autem prae-

τὴν νῦν προκειμένην λέξιν ὑπήλλαξε Καπίτων, ὧδέ πως
γράψας· [98] οὔτε γὰρ τὸ πᾶν ἠέρα λέγω τὸν ἄνθρωπον
εἶναι, οὔτε πῦρ, οὔτε ὕδωρ. ἐπειδὴ γὰρ οὔτε βιβλίον ηὔ-
ρισκεν ἀνδρὸς παλαιοῦ τὴν γῆν μόνην εἰπόντος εἶναι στοιχεῖον, οὔτε παρὰ τοῖς μάλιστα τὴν τοιαύτην ἱστορίαν ἀνα-
λεξαμένοις ἀνδράσι τοῖς Περιπατητικοῖς ἱστορούμενον, τῆς
δόξης ταύτης προθεῖναί τινα τὴν λέξιν ὑπήλλαξε τολμηρῶς.
ἄμεινον δ᾽ ἦν ἐπιτιμῆσαι τοῖς φιλοτίμως ἐζητηκόσι τίνος
ἦν ἀνδρὸς ἡ περὶ τῆς γῆς ὡς μόνης στοιχείου δόξα. παραπλήσιον γάρ ἐστι τοῦτο τῷ ζητῆσαι, τίς μὲν οὖν ὁ ἀξιῶν
ἐκτετραμμένην ἐπιδεῖσθαι τὴν χεῖρα ὑπτίαν. καὶ τίς μὲν
ὁ τὴν τῆς πτέρνης ἐπίδεσιν ἑτέρως ἢ ὡς Ἱπποκράτης
ἀξιῶν ποιεῖσθαι· τίς δὲ ὁ τὴν τῆς κλειδός, ἢ τίς ὁ τὰ
μεθ᾽ ἕλκους κατάγματα, κατ᾽ αὐτὸ μὲν τὸ ἕλκος οὐκ ἐπιδῶν,
ἑκατέρωθι δὲ ἐπιδῶν· ἢ τίς ἐν τῷ καίειν τὸ κατ᾽ ὦμον
ἄρθρον, οὐκ ἐν οἷς χρὴ μέρεσιν ἐτίθει τὰς ἐσχάρας. ἢ
τίνες ἦσαν οὓς ἐν τῷ περὶ ῥάχεων λόγῳ μέμφεται. πολλὰ
γὰρ τοιαῦτα κατά τε τὸ περὶ ἀγμῶν καὶ περὶ ἄρθρων εἴρη-

ter pleraque alia hanc modo propofitam orationem immutavit, huncque in modum fcripfit, *neque enim in to-*
tum aërem dixerim effe hominem, neque ignem, neque
aquam. Quia enim neque librum viri veteris invenit,
qui terram folum elementum effe diceret, neque apud eos
viros Peripateticos qui maxime huiusmodi hiftoriam per-
tractaverunt, huius opinionis auctorem quenquam prodi;
lectionem audacter immutavit. Satius autem erat incre-
pare eos, qui contentiose inveftigarunt, quis effet vir,
qui terram folam elementum opinatus fit. Perinde enim
hoc eft, ac fi quaeras, quis erat qui manum luxatam fu-
pinam deligari voluerit? et quis ille qui calcanei deligationem aliter quam Hippocrates fieri praecepit? quis rurfus, qui claviculam; aut quis qui fracturas cum ulcere
coniunctas in ipfo quidem ulcere non deliget, in utraque
autem ipfius parte deliget? aut quis in adurendo humeri
articulum non in quibus convenit partibus efcharas
induxit? aut qui erant quos in oratione de fpinis dorfi

ται τῷ Ἱπποκράτει, ποτὲ μὲν ὡς ἑνὸς, ἐνίοτε δ᾽ ὡς πολλῶν ἁμαρτανόντων, ὥσπερ κἀν τῷ περὶ διαίτης ὀξέων. ἅμα
γὰρ κἀκεῖ πολλοὺς ἰατροὺς μεμφόμενος ἔγραψεν ὧδέ πως.
οἶδα τοὺς ἰητροὺς τὰ ἐναντιώτατα ἢ ὡς δεῖ ποιέοντας·
βούλονται γὰρ πάντες ὑπὸ τὰς ἀρχὰς τῶν νούσων προταριχεύσαντες τοὺς ἀνθρώπους, ἢ δύο, ἢ καὶ τρεῖς, ἢ καὶ
πλείους ἡμέρας, οὕτω προσφέρειν καὶ τὰ ῥοφήματα καὶ τὰ
ποτά. τίνες οὖν ἦσαν οἱ διαιτῶντες οὕτω δεικνύτωσαν
ἡμῖν οἱ ἐξηγηταί. τίνες δὲ οἱ νομίζοντες φλέγμα μόνον
εἶναι τὸν ἄνθρωπον, τίνες οἱ ξανθὴν χολὴν, ἢ τίνες οἱ
μέλαιναν. ἐφεξῆς γάρ τοι κατὰ τοῦτο αὐτὸ τὸ περὶ φύσεως
ἀνθρώπου βιβλίον εἶναί τινάς φησιν, οἳ οὕτως ἐδόξασαν.
ἄμεινον μὲν οὖν εἰρῆσθαι τοῖς ἐξηγηταῖς ὡς τάχα μὲν οἰδ᾽
ἔγραψαν πάντες οὗτοι τὰς ἑαυτῶν δόξας. ἐγχωρεῖ δὲ καὶ
γραψάντων αὐτῶν μὴ διασωθῆναι. φαίνεται γὰρ τοῦτο
κατὰ πλείους αἰτίας γιγνόμενον. ἔνιοι μὲν γὰρ τοὺς δια-
δεξαμένους αὐτῶν τὴν διδασκαλίαν οὐκ ἔσχον, ἔνιοι δὲ οὐκ

accufat? Multa enim huius generis Hippocrates et in opere
de fracturis et de articulis eſt perſequutus,   nunc quaſi
uno, nunc quaſi multis aberrantibus, quemadmodum in
opere de victus ratione in morbis acutis ſimul multos
medicos accuſans hunc in modum ſcripſit: *Novi medi-*
cos iis quae oportet maxime contraria moliri; volunt enim
omnes ſub morborum initiis, ubi homines aut duos aut
tres aut etiam plures dies fame crueiaverint, ita iam et
ſorbitiones et poculenta offerre. Qui igitur fuerunt, qui
ita victus rationem tradebant, oſtendant nobis interpretes:
qui rurſus erant, qui pituitam ſolam eſſe hominem arbitrarentur, qui flavam bilem, aut qui atram bilem hominem eſſe iudicabant: nam inferius in hoc ipſo de natura
hominis libello eſſe nonnullos ait, qui ſic opinati ſunt.
Quare praeſtiterat interpretibus dixiſſe quod forſan omnes
hi ſuas ipſorum opiniones ne ſcriptis quidem mandave-
rint. Rurſus fieri potuit ut ipſi conſcripſerint, ſed libri
interciderint; nam hoc pluribus de cauſis fieri videtur.

ἐξέδοσαν ζῶντες τὰς βίβλους, εἶτα ἀποθανόντων αὐτῶν, ἕν
ἢ δύο που σωζόμενα τῶν ἀντιγράφων, ἀπώλετο. δυνατὸν
δέ ἐστι καὶ διότι κατεφρονήθη τὰ συγγράμματα αὐτῶν,
ἀμεληθῆναί τε καὶ τῷ χρόνῳ τελέως ἀπολέσθαι. καὶ μέντοι
καὶ φθονεροί τινες ἤτοι κατακρύπτουσιν, ἢ τελέως ἀφα-
νίζουσι τὰ τῶν πρεσβυτῶν βιβλία. τινὲς δ' ὑπὲρ τοῦ λέγειν ὡς ἴδια τὰ ἐν αὐτοῖς γεγραμμένα πράττουσι ταὐτό.
ἢ καὶ τί θαυμαστὸν ἀπολέσθαι τῶν ἀλλοκότους δόξας γραψάντων, ὅπου γε καὶ παρὰ τοῖς Ἀθηναίοις εὑρίσκονταί
τινες εὐδοκίμως ἠγωνισμένοι κωμικοί τε καὶ τραγικοὶ ποιη-
ταὶ δράμασιν οὐκέτι διασωζομένοις. ἵνα γὰρ παραλείπω
τὰς ἄλλας ἁπάσας αἰτίας, δυοῖν δὲ μόνοιν τῶν ἔναγχος ἐν
Ῥώμῃ γιγνομένων μνημονεύσω. πολλάκις μὲν ἐμπρησθέν-
τες σηκοί, πολλάκις δὲ ἐν σεισμοῖς καταπεσόντες, ἢ κατ'
ἄλλην αἰτίαν, οὐκ ὀλίγων βιβλίων ἀπωλείας αἴτιοι γεγονέναι
φαίνονται. κακῶς μὲν ὁ Καπίτων ἐτόλμησε μεταγράψαι
τὴν παλαιὰν ῥῆσιν, οὐκοῦν οὐδὲ τοῦτο προσθείς, ὡς ἐνε-
δέχετο τὸν πρῶτον βιβλιογράφον ἁμαρτεῖν, ἀντ' ἄλλου

Nonnulli enim qui ſuſciperent ipſorum diſciplinam, non
habebant; nonnulli vero libros dum viverent non ediderunt: deinde mortuis ipſis unum aut alterum exemplar
quod ſupererat, periit. Iam potuerunt etiam, quia ſcripta
ipſorum in pretio nullo erant, negligi et temporis ſpatio
prorſus interiro. Quin etiam invidi quidam aut ſupprimunt
aut omnino abolent veterum libros. Sunt qui id faciant,
ut quae in eis ſint tradita, ſua eſſe dictitent. Vel quid
mirum eſt, eorum libros qui alienas opiniones literis prodiderunt, perire, quum etiam apud Athenienſes nonnulli
inveniantur tum comici tum tragici poëtae, magna ce-
lebritate operum commendati, quorum fabulae non amplius ſuperſint? Ut enim alias univerſas cauſas omittam,
duarum duntaxat quae Romae nuper acciderunt memi-
nero. Saepe conflagrata incendio templa, ſaepe terrae
motibus collapſa, aut alia de cauſa, fecerunt ut non pauci
libri interierint. Prave igitur Capito anſus eſt antiquam
lectionem abrogare, ita ut ne hoc quidem adjecerit, fieri

γράψαντ᾿ ἄλλο. κακῶς δὲ καὶ τῶν ἐξηγητῶν ἔνιοι κατε-
ψεύσαντο Ξενοφάνους, ὥσπερ καὶ Σαβῖνος, ὡδὶ πως γράψας
αὐτοῖς ὀνόμασιν. οὔτε γὰρ πάμπαν ἀέρα λέγω τὸν ἄνθρωπον, ὥσπερ Ἀναξιμένης, οὔτε ὕδωρ ὡς Θαλῆς, οὔτε γῆν
ὡς ἔν τινι Ξενοφάνης. οὐδαμόθεν γὰρ εὑρίσκεται ὁ Ξενοφάνης ἀποφηνάμενος οὕτως. [99] ἀλλὰ καὶ ὁ Σαβῖνος
αὐτὸς εὔδηλός ἐστιν ἐκ τῶν αὐτοῦ καταψευδόμενος, οὐχ
ὑπ᾿ ἀγνοίας ἐσφαλμένος, ἢ πάντως ἂν ὀνομαστὶ προσέγραψε
τὸ βιβλίον ἐν ᾧ ταῦτα ἀπεφήνατο. νῦν δ᾿ οὕτως ἔγραψεν,
οὔτε γῆν ὡς ἔν τινι Ξενοφάνης· καὶ Θεόφραστος δ᾿ ἂν ἐν
ταῖς τῶν φυσικῶν δοξῶν ἐπιτομαῖς τὴν Ξενοφάνους δόξαν,
εἴπερ οὕτως εἶχεν, ἐγεγράφει. καί σοι πάρεστιν εἰ χαί-
ροις τῇ περὶ τούτων ἱστορίᾳ, τὰς τοῦ Θεοφράστου βίβλους
ἀναγνῶναι, καθ᾿ ἃς τὴν ἐπιτομὴν ἐποιήσατο τῶν φυσικῶν
δοξῶν. ὥσπερ γε πάλιν εἰ τὰς τῶν παλαιῶν ἰατρῶν δόξας
ἐθέλοις ἱστορῆσαι, πάρεστί σοι τὰς τῆς ἰατρικῆς συναγω-
γῆς ἀναγνῶναι βίβλους, ἐπιγεγραμμένας μὲν Ἀριστοτέλει,

potuiſſe ut primus librorum ſcriptor erraverit, pro alio ſcribens aliud. Male etiamnum interpretes quidam de Xe-
nophane mentiti ſunt: quemadmodum et Sabinus qui ſic
ſuis ipſis verbis ſcripſit: *Neque enim in totum aërem
dico hominem, ſicut Anaximenes; neque aquam ut Thales; neque terram ſicut alicubi Xenophanes.* Nullo enim
in loco ſic pronuntiaſſe Xenophanes invenitur. Quin etiam
Sabinus ipſe ex ſuismet verbis mentiri perſpicitur, non
prae inſcitia in errorem prolapſus; alioqui certe librum
in quo haec pronuntiavit nominatim protuliſſet. Nunc
autem ſic ſcripſit. Neque terram, ſicut quodam in loco
Xenophanes. Theophraſtus autem in naturalium opinionum compendio Xenophanis opinionem, ſi ita haberet,
conſcripſiſſet. Ac tibi licet, ſi hiſtoria de his prodita te
oblectat, Theophraſti libros perlegere, in quibus naturales opiniones in compendium redegit: quemadmodum ſi
veterum medicorum opiniones voles diſcere, integrum tibi
eſt medica collectione libros evolvere, qui ſane Ariſtoteli

ὁμολογουμένας δὲ ὑπὸ τοῦ Μένωνος, ὃς ἦν μαθητὴς αὐτοῦ,
γεγράφθαι, διὸ καὶ Μενώνεια προσαγορεύουσιν ἔνιοι ταυτὶ
τὰ βιβλία. δῆλον δὲ ὅτι καὶ ὁ Μένων ἐκεῖνος, ἀναζητήσας
ἐπιμελῶς τὰ διασωζόμενα κατ᾿ αὐτὸ ἔτι τῶν παλαιῶν ἰατρῶν βιβλία, τὰς δόξας αὐτῶν ἐκεῖθεν ἀνελέξατο. τῶν δ᾿
ἤδη διεφθαρμένων παντάπασιν, ἢ σωζομένων μὲν, οὐ θεω-
ρηθέντων δ᾿, αὐτῷ τὰς γνώμας οὐκ ἠδύνατο γράψαι. κατὰ
ταῦτ᾿ οὖν τὰ βιβλία χολὴν ξανθὴν, ἢ μέλαιναν, ἢ φλέγμα
στοιχεῖον ἀνθρώπου φύσεως οὐκ ἂν εὕροις οὐδ᾿ ὑφ᾿ ἑνὸς
εἰρημένον. αἷμα δὲ καὶ τῶν μεθ᾿ Ἱπποκράτην φαίνονται
πολλοὶ μόνον εἶναι νομίζοντες ἐν ἡμῖν, ὥστε καὶ τὴν πρώτην γένεσιν ἡμῶν ἐξ αὐτοῦ γίγνεσθαι, καὶ τὴν μετὰ ταῦτα
κατὰ τὴν μήτραν αὔξησιν καὶ ἀποκυηθέντων τελείωσιν. ἀλλ᾿
ὅ γε Ἱπποκράτης ὀλίγον ὕστερον ἔγρα (5) ψεν ὡς ὄντων
τινῶν οἳ καὶ φλέγμα καὶ χολὴν ἐνόμιζον εἶναι τὸν ἄνθρωπον, οὐκ ἂν οὕτω γράψας, εἰ μή τινες ἦσαν ἤτοι κατ᾿
αὐτὸν, ἢ πρὸ αὐτοῦ δοξάζοντες οὕτως.

----

afcribuntur, fed a Menone eius difcipulo fcriptos effe
pro confeffo habetur: quare etiam nonnulli hos libros
Menonios appellant. Conftat autem quod et Menon ille,
inveftigatis diligenter veterum medicorum libris, qui ipfius
tempore adhuc fupererant, opiniones ipforum inde colle-
gerit. Eorum vero qui jam prorfus interiiffent aut fuperftites quidem effent, fed non in lucem editi, fententias
haud potuit fcribere. In his itaque libris haud invenias
vel ab uno proditum, flavam bilem aut nigram aut pituitam hominis naturae effe elementum. Sanguinem vero
etiam qui Hippocrati fuccefferunt permulti folum nobis
ineffe arbitrati funt, quod prima generatio noftra ex ipfo
fiat: mox in utero incrementum: deinde in lucem edito-
rum perfectio. Sed Hippocrates paulo poft fcripfit, tanquam nonnulli fint, qui pituitam et bilem hominem effe
arbitrarentur, non ita fcripturus, nifi quidam fuiffent vel
ipfius tempore vel ante ipfum, qui fic opinarentur.

β'.

Δοκέουσι δέ μοι οὐκ ὀρθῶς γινώσκειν οἱ τὰ τοιαῦτα λέγοντες. γνώμη μὲν γὰρ τῇ αὐτῇ πάντες χρέονται, λέγουσι
δὲ οὐ τὰ αὐτά. ἀλλὰ τῆς μὲν γνώμης τὸν ἐπίλογον τὸν
αὐτὸν ποιέονται. φασὶ γὰρ ἕν τε εἶναι ὅ τι ἐστὶ καὶ
τοῦτ' εἶναι ἕν τε καὶ τὸ πᾶν, κατὰ δὲ τὰ οὐνόματα οὐχ
ὁμολογέουσι. λέγει δὲ αὐτέων ὁ μέν τις φάσκων ἠέρα
τοῦτο εἶναι τὸ ἕν τε καὶ τὸ πᾶν, ὁ δὲ πῦρ, ὁ δὲ ὕδωρ,
ὁ δὲ γῆν. καὶ ἐπιλέγει ἕκαστος τῷ ἑωϋτοῦ λόγῳ μαρτύ-
ριά τε καὶ τεκμήρια, ἅ γε ἐστὶν οὐδέν. ὅτι μὲν γὰρ τῇ
αὐτῇ γνώμη πάντες χρέονται, λέγουσι δὲ οὐ τὰ αὐτά,
δῆλον ὅτι οὐδὲ γινώσκουσι αὐτά. γνοίη δ' ἂν τόδε τις
μάλιστα, παραγενόμενος αὐτέοισιν ἀντιλέγουσι. πρὸς γὰρ
ἀλλήλους ἀντιλέγοντες οἱ αὐτοὶ ἄνδρες τῶν αὐτέων ἐναντίον ἀκροατέων, οὐδέποτε τρὶς ἐφεξῆς ὁ αὐτὸς ἄνθρωπος περιγίνεται ἐν τῷ λόγῳ, ἀλλὰ ποτὲ μὲν οὗτος ἐπικρατέει, ποτὲ δὲ οὗτος, ποτὲ δὲ ᾧ ἂν τύχη μάλιστα ἡ
γλῶσσα ῥυεῖσα πρὸς τὸν ὄχλον. καίτοι δίκαιόν ἐστι

II.

Qui vero talia proferunt, non mihi recte id agnofcere
videntur ; eadem enim fententia utuntur omnes ; verum
non eadem dicunt, fed fententiae fuae epilogum eundem efficiunt. Ajunt enim unum quid effe quodcunque
eft, et id ipfum unum effe ac univerfum ; nominibus
autem non confentiunt. Eorum autem aliquis aërem
effe hoc unum et univerfum afferit ; alius ignem, alius
aquam, alius terram ; tum unusquisque fuae orationi
teftimonia et conjecturas addit, quae nihili funt. Quod
etenim in eadem verfentur omnes fententia, nec eadem
dicant, eos ipfa ignorare manifeftum eft. Atque id ex
eo maxime is cognoverit qui ipfis difceptantibus inter-
fuerit. Nam nunquam ter continua ferie idem homo
eodem in fermone fuperior evadit, fed modo hic vincit,
modo ille, modo ifte, cui potiffimum lingua fluens ad
populum contigerit. Quanquam par eft, qui recte fe

Ed. Chart. III. [99. 100.]   Galen. V. (5.)
τὸν φάντα ὀρθῶς γινώσκειν περὶ τῶν πραγμάτων, παρέχειν ἀεὶ ἐπικρατέοντα τὸν λόγον τὸν ἑωυτοῦ, εἴπερ ἐόντα
γινώσκει καὶ ὀρθῶς ἀποφαίνεται. ἀλλὰ ἐμοί γε δοκέουσιν οἱ τοιοῦτοι ἄνθρωποι αὐτοὶ σφᾶς αὐτοὺς καταβάλλειν ἐν τοῖσιν ὀνόμασι τῶν λόγων αὐτέων ὑπὸ ἀσυνεσίης,
τὸν δὲ Μελίσσου λόγον ἐπανορθοῦν. περὶ μὲν οὖν τουτέων ἀρκέει μοι τὰ εἰρημένα.

[100] Ὡς πρὸς εἰδότας ἃ λέγουσιν οἱ στοιχεῖον ἓν ὑποτιθέμενοι, ποιεῖται τὸν λόγον. οἵ τε γὰρ τὸ πῦρ εἶναι στοιχεῖον λέγοντες ἐκ τούτου βούλονται τὰ ἄλλα γεννᾶσθαι,
πυκνουμένου τε καὶ συναγομένου καὶ πιλουμένου, τῆς μὲν
ὀλίγης αὐτοῦ πιλήσεως ἀέρα γεννώσης, τῆς πλείονος δὲ ὕδωρ,
τῆς τελεωτάτης τε καὶ πλείστης γῆν. οἵ τε τὸ ὕδωρ, οἵ τε
τὸν ἀέρα, κατὰ τὸν αὐτὸν λόγον ἐκ τοῦ πιλοῦσθαι καὶ
χεῖσθαι τἆλλα γεννᾶσθαι λέγουσι. πιληθὲν μὲν γὰρ τὸ ὕδωρ
γῆν γεννᾶσθαί φασι, χυθὲν δὲ ἀέρα. καθάπερ γε καὶ
τὸν ἀέρα πιληθέντα μὲν ὕδωρ, χυθέντα δὲ πῦρ, ὥστ' ἐκ

de rebus aliquid cognoscere profitetur, suam enim ra-
tionem perpetuo superiorem adferre, si quae sunt vera
agnoscit recteque pronunciat. Verum mihi videntur
ejusmodi homines seipsos in suarum rationum vocabulis
prae inscitia evertere, Melissi vero sententiam erigere.
Sed de his mihi dicta sufficiunt.

Qui elementum unum statuunt, iis tanquam quae proferunt scientibus orationem struit. Nam qui ignem esse
elementum affirmant ex hoc quum excrassescit et cogitur
et densatur, alia generari volunt, ita ut ex modica quidem ipsius densatione aërem generet, ex ampliore vero
aquam, ex absolutissima et plurima terram. Qui aquam
quique aërem ponunt elementum, pari modo ex densatione et fusione illorum alia procreari tuentur. Densatam
siquidem aquam, terram gignere dicunt; fusam aërem,
sicut et aërem densatum aquam, fusum ignem. Quare ex

τῆς εἰς ἄλληλα μεταβολῆς τῶν τεττάρων ὁ λόγος ὁρμᾶται
τῶν ἕν ὁτιοῦν ὑποτιθεμένων εἶναι στοιχεῖον. καὶ διὰ τοῦτο
γνώμη μὲν αὐτῇ φησιν αὐτοὺς χρῆσθαι, λέγειν δ᾽ οὐ τὰ
αὐτά. φανερῶς οὖν ἐν τούτῳ τῷ λόγῳ παντὶ τοῖς ἕν τι
μόνον τῶν τεττάρων στοιχείων ἡγουμένοις εἶναι τὸν ἄνθρωπον ἀντιλέγει καὶ φησιν αὐτοὺς ἁμαρτάνειν. ὅτι γὰρ
μηδὲν ἀποδεικνύουσιν, ἐσχάτως ἀπίθανος ἦν ὁ λόγος αὐτῶν.
ἕν μὲν γὰρ τῶν τεττάρων εἶναι τὸν ἄνθρωπον οὐ κατασκευάζουσι. τὸν δὲ Μελίσσου λόγον ὀρθοῦσιν, ἡγουμένου
μὲν ἕν εἶναι καὶ αὐτοῦ τοῦτο, οὐ μὴν ἐκ τῶν τεττάρων γ᾽
ἕν τι τούτων, ἀέρος καὶ γῆς, ὕδατός τε καὶ πυρός. ἔοικε
δὲ ὁ ἀνὴρ οὗτος ἐννοῆσαι μὲν εἶναί τινα οὐσίαν κοινὴν,
ὑποβεβλημένην τοῖς τέτταρσι στοιχείοις, ἀγέννητόν τε καὶ
ἄφθαρτον, ἣν οἱ μετ᾽ αὐτὸν ὕλην ἐκάλεσαν, οὐ μὴν διηρ-
θρωμένως γε δυνηθῆναι τοῦτο δηλῶσαι. ταύτην δ᾽ οὖν αὐτὴν τὴν οὐσίαν ὀνομάζει τὸ ἕν καὶ τὸ πᾶν. ἀληθὴς δὲ
οὐδ᾽ οὗτος ὁ λόγος ἐστίν. οὐ γὰρ ἕν τι μόνον ἐστὶν
ἐκεῖνο τῶν ἐν γενέσει καὶ φθορᾷ σωμάτων ἀρχὴ, καθάπερ

mutua in fe quatuor *elementorum* mutatione ratio orta
eft eorum, qui unum quodlibet elementum effe ftatuunt:
atque ideo fententia ipfos eadem uti, diverfa autem dicere fcribit.   Proinde manifefto hac oratione tota iis adverfatur, qui hominem unum quid folum ex quatuor elementis effe autumant, aitque ipfos aberrare.   Nam quia
nihil demonftrant, fumme improbabilis oratio ipforum ex-
titerat: unum fiquidem quatuor *elementorum* effe hominem non tuentur, aftruuntque. Meliffi vero fententiam
erigunt probantque, qui fane etiam effe unum elementum exiftimet, non tamen ex quatuor illis, aëre, terra,
aqua, igne.   Videtur autem vir hic confideraffe fubftantiam quandam communem, quatuor fubjectam elementis,
non generabilem, incorruptibilem, quam pofteri ipfius materiam appellarunt; non tamen perfecte id potuiffe oftendere.   Hanc igitur ipfam fubftantiam nominat unum et
omne.   Verus autem nequaquam hic fermo eft.   Non enim
illud unum eft folum principium corporum, quae genera-

ὑπέλαβεν ὁ Μέλισσος, ἀλλὰ πρὸς αὐτῷ ποιότητες τέτταρες,
ψυχρότης ἄκρα καὶ ξηρότης καὶ θερμότης καὶ ὑγρότης. οὐ
μὴν στοιχεῖά γε ταῦτ᾽ ἔστιν οὔτε τῶν ἄλλων οὔτ᾽ ἀνθρώπου φύσεως, ἀλλὰ ἀρχαί. συνεκέχυτο οὖν τοῦτο παρὰ τοῖς
ἀρχαίοις. οὐδ᾽ εἰς ἔννοιαν ἀφιγμένοις τῆς διαφορᾶς ἀρχῆς
τε καὶ στοιχείου, διὰ τὸ δύνασθαι χρῆσθαι τῇ τοῦ στοιχείου προσηγορίᾳ, κἀπὶ τῶν ἀρχῶν. ἄλλα δὲ δύο πρά-
γματά ἐστι φανερῶς ἀλλήλων διαφέροντα, τὸ μὲν ἕτερον
ἐλάχιστον μόριον τοῦ ὅλου, τὸ δὲ ἕτερον, εἰς ὃ διέλῃ τις,
κατ᾽ ἐπίνοιαν αὐτὸ τοῦτο ἐλάχιστον. αὐτὸ μὲν γὰρ τὸ πῦρ
οὐχ οἷόν τε διελεῖν εἰς δύο σώματα καὶ δεῖξαι κεκραμένον
ἐξ ἐκείνων, ὥσπερ οὐδὲ τὴν γῆν, ἢ τὸ ὕδωρ, ἢ τὸν ἀέρα.
νοῆσαι μέντοι δυνατὸν ἑτέραν μὲν εἶναι τοῦ μεταβάλλοντος τὴν οὐσίαν, ἑτέραν δὲ τὴν μεταβολὴν αὐτοῦ. οὐ γὰρ
ταὐτό ἐστι τὸ μεταβάλλον σῶμα τῇ κατ᾽ αὐτὸ μεταβολῇ.
τὸ μὲν γὰρ μεταβάλλον ἐστὶ τὸ ὑποκείμενον, ἡ μεταβολὴ δὲ
αὐτοῦ κατὰ τὴν τῶν ποιοτήτων ἀμοιβὴν γίνεται. θερμότητος μὲν γὰρ ἄκρας ἐγγενομένης αὐτῷ, πυρὸς ἀποτελου-

tioni et corruptioni ſubjiciuntur, quemadmodum Meliſſus
opinatus eſt; ſed praeter id qualitates quatuor, frigus
ſummum, ſiccitas, calor et humor: non tamen haec elementa ſunt vel aliorum vel hominis naturae, ſed principia. Hoc autem apud veteres confuſum erat; ut quibus
ne in mentem quidem pervenerat principii et elementi
differentia, eo quod potuerint uti etiam in principiis elementi appellatione. Verum duae res ſunt manifeſto invicem differentes; altera ſane eſt minima totius particula,
altera vero, in quam quis dividet intellectu, ipſam hanc
particulam minimam. Etenim ignem ipſum non licet in
duo corpora dividere et temperatum ex illis oſtendere;
quemadmodum neque terram, aut aquam, aut aërem; conſiderare tamen poſſit, alteram eſſe ejus quod mutatur ſubſtantiam, alteram ipſius mutationem. Non enim idem
eſt corpus quod mutatur, et mutatio quae ei accidit. Siquidem quod mutatur, ſubjectum eſt; mutatio vero ipſius
ex qualitatum viciſſitudine contingit. Nam quum ſummus

μένου, καθάπερ γε καὶ ἀέρος, ὅταν ἄκραν ὑγρότητα δέξε-
ται. κατὰ ταὐτὰ δὲ γῆς μὲν γιγνομένης, ἐπειδὰν ἐκεῖνο τὸ
ὑποκείμενον, ἅπασαν κατὰ τὴν ἑαυτοῦ φύσιν ἄποιον ὕπαρ-
χον εἰς ἑαυτὸ δέξηται ξηρότητα χωρὶς θερμότητος, ὕδατος
δ᾽ ὅταν ὑγρότητα. περὶ μὲν γὰρ τοῦ πρώτου ψυχροῦ ζήτησις οὐ σμικρὰ γέγονεν, ἧς οὐκ ἔστι χρεία εἰς τὰ τῆς
ἰατρικῆς τέχνης ἔργα μηδὲν συντελούσης. τὸ γάρ τι χρήσιμόν ἐστιν ἐν τῷ ζητῆσαι, πότερον ἓν ἁπλοῦν ἐστι τὸ σῶμα
τῶν ἀνθρώπων, ἢ σύνθετον ἐξ ἁπλῶν τεττάρων, ὡς ἥ τε
τοῦ Πλάτωνος ἐδίδαξε ῥῆσις [101] ἡμεῖς τε κατὰ τὴν
θεραπευτικὴν μέθοδον ἐδιδάξαμεν εὐθὺς ἐν τοῖς πρώτοις
αὐτῆς. ἀλλὰ περὶ μὲν τούτου καὶ αὖθις εἰρήσεται. νυνὶ
δὲ ἀναμνήσομαι ὡς ἐν τῇ προκειμένῃ ῥήσει τὴν ἀντιλογίαν ἐποιήσατο πρὸς τοὺς ἕν τι τῶν τεττάρων εἶναι λέγοντας τὸν ἄνθρωπον, οὐ πρὸς τοὺς τέτταρα. βελτίων οὖν
ἀνάγνωσις εἰκότως ἐλέγετο κατὰ τὴν πρώτην ῥῆσιν ἡ δα-
σύνουσα κατὰ τὴν ἐκφώνησιν τὴν πρώτην συλλαβὴν τοῦ
ἓν ἐόν. ὅτι γὰρ οὐχ ἕν ἐστιν, ἀλλὰ πλείω τὰ συντιθέντα τὴν

in eo fuerit calor, ignis efficitur; ficut et aër, ubi fummum humorem acceperit. Simili modo terra fit, ubi illud fubjectum fecundum fuam ipfius naturam qualitatis
expers, omnem in fe receperit ficcitatem fine calore; aqua
vero quum humiditatem. Etenim de primo frigido quaeftio
non exigua oborta eft, quae quum ad medicae artis opera
nihil conferat, non eft ufui. Utilitas enim eft in disqui-
rendo utrum unum corpus hominum fimplex fit, an ex
quatuor fimplicibus compofitum, ut et Platonis verba de-
clararunt, et nos in medendi methodo ftatim inter initia
docuimus. Verum de hoc etiam poftea dicetur: nunc in
memoriam revocabo, quomodo in propofita oratione ad-
verfatus fit iis, qui unum aliquod ex quatuor hominem
effe, non iis qui quatuor affeverant. Melior itaque lectio
merito diceretur in prima fententia, quae primam fyllabam dictionum ἓν ἐὸν, unum exiftens, in pronunciatione
afpirat. Quod enim non unum fit, fed plura hominis
naturam conftituentia, Hippocrates oftendit; non tamen

τοῦ ἀνθρώπου φύσιν, ἐπιδείκνυσιν ὁ Ἱπποκράτης. οὐ μὴν
ὅτι γε μηδὲν ᾖ τῶν τεττάρων στοιχείων εἰλικρινὲς ἐν τῷ
σώματι. τὴν ἀρχὴν γὰρ οὐδὲ λέγουσιν οἱ τῆς δόξης ταύτης ἡγεμόνες τοῦτο, ἕν δέ τι παρὰ τὰ τέτταρα, τὸ ἐξ αὐτῶν συγκείμενον ἀποφαίνονται, ὥς γε τὴν τετραφάρμακον
δύναμιν οὔτε κηρὸν, οὔτε πίτταν, [6] οὔτε στέαρ, ἀλλά τι
παρὰ ταῦτα ἓν ἄλλο, ὃ ἐξ ἁπάντων κραθέντων γέγονεν. οὔσης δὲ πάλιν καὶ αὐτῆς τῆς δόξης διττῆς, ἔνιοι μὲν γὰρ
τὰς τέτταρας ποιότητας μόνας κεράννυσθαι δι᾽ ὅλων ἀλλήλαις, ἔνιοι δὲ τὰς οὐσίας ἀπεφήναντο, Περιπατητικοὶ μὲν
τῆς προτέρας δόξης προστάντες, Στωϊκοὶ δὲ τῆς δευτέρας,
ἔτι τε τούτων ἔμπροσθεν Ἐμπεδοκλῆς ἐξ ἀμεταβλήτων τῶν
τεττάρων στοιχείων ἡγεῖτο γίγνεσθαι τὴν τῶν συνθέτων σωμάτων φύσιν, οὕτως ἀναμεμιγμένων ἀλλήλοις τῶν πρώτων,
ὡς εἴ τις λειώσας ἀκριβῶς καὶ χνοώδη ποιήσας ἰὸν καὶ χαλ-
κῖτιν καὶ καδμίαν καὶ μίσυ μίξειεν, ὡς μηδὲν ἐξ αὐτῶν
δύνασθαι μεταχειρίσασθαι χωρὶς ἑτέρου.

---

quod ullum fit ex quatuor elementis fincerum in corpore.
Neutiquam enim id dicunt principium opinionis hujus
principes, unum vero aliquod praeter quatuor, quod ex
ipfis compofitum enuncient; ficut tetrapharmacum facultate, neque ceram, neque picem, neque refinam, neque
adipem: fed unum quoddam aliud praeter haec, quod ex
omnibus contemperatis provenerit. Porro quum haec rurfus opinio duplex fit, (nonnulli enim quatuor qualitates
folas per totas invicem contemperari, nonnulli vero fub-
ftantias pronunciarunt) Peripatetici fane prioris opinionis
autores, fecundae vero Stoici habentur. Praeterea ante
hos Empedocles corporum compofitorum naturam ex im-
mutabilibus quatuor elementis generari arbitratur, ita
primis illis inter fe commixtis, ut fi quis laevigata exacte
et in pulverem redacta aeruginem, chalcitidem, cadmiam,
mify ita miscuerit, ut nullum ipforum fine altero poffit
in manus affumi.

γ'.

Τῶν δὲ ἰητρῶν οἱ μέν τινες λέγουσιν ὡς ὁ ἄνθρωπος αἷμα
μοῦνόν ἐστιν, οἱ δὲ αὐτέων χολήν φασιν εἶναι τὸν ἄνθρωπον, ἔνιοι δέ τινες φλέγμα.

Ἀντειπὼν ἐν τῷ πρὸ τούτου λόγῳ τοῖς φιλοσόφοις, οἳ
ἢ πῦρ μόνον, ἢ ὕδωρ, ἢ γῆν, ἢ ἀέρα τὴν φύσιν εἶναι νομίζουσι τοῦ σώματος ἡμῶν, καὶ ἐπὶ τοὺς ἰατροὺς μετέβη
κατὰ τὴν προκειμένην ῥῆσιν, ἐπιδεικνὺς καὶ τούτους ὁμοίως
ἁμαρτάνειν ἐκείνοις, ὅσοι νομίζουσιν ἢ αἷμα μόνον εἶναι τὸν
ἄνθρωπον, ἢ χολὴν, ἢ φλέγμα. προφανῶς οὖν ἤδη διώρισται τὸ κατὰ τὴν πρώτην ἁπασῶν ῥῆσιν ἀμφίβολον εἶναι
δόξαν, οὐ τούτοις τὰ τέτταρα στοιχεῖα τιθεμένοις, ἀλλὰ
τοῖς ἕν τι μόνον ἐξ αὐτῶν ἀντιλέγων ἀεὶ φαίνεται. παρα-
λείπεται δ' ἐνταῦθα δόξα τις ἰατρῶν, ἀναλόγως ἔχουσα
τῇ τοῦ Μελίσσου, τῶν λεγόντων ἓν εἶναι τὸν ἄνθρωπον,
ὃ μεταβάλλον, ἕκαστον τῶν εἰρημένων γίγνεται.

III.

*At e medicis nonnulli hominem sanguinem solum esse di-
cunt; ex ipsis bilem hominem esse asserunt; quidam
denique pituitam.*

Quum superiori oratione adversus philosophos egisset,
qui aut ignem solum, aut aquam, aut aërem, aut naturam terram corporis nostri esse censent, etiam ad medicos digressus est, ex proposita verborum serie ostendens
similiter illis etiam hos aberrare, qui arbitrantur hominem
aut solum esse sanguinem, aut bilem, aut pituitam. Manifesto igitur jam distinctum est, quod in prima omnium
oratione ambiguum esse videatur, non iis, qui quatuor
elementa ponunt, sed illis qui unum aliquod solum ex
ipsis, contradicere semper apparet. Caeterum relinquitur
hic opinio quaedam medicorum, absurditate Melissi pla-
cito respondens: eorum scilicet, qui dicunt hominem esse
unum, quod dum mutatur, unumquodque eorum quae
dicta sunt efficitur.

δ´.

Ἐπίλογον δὲ ποιέονται καὶ αὐτοὶ πάντες τὸν αὐτόν· ἕν γάρ
τι εἶναί φασιν, ὅ τι ἕκαστος ἠθέλησεν ὀνομάσαι αὐτέων,
καὶ τοῦτο ἓν ἐὸν μεταλλάσ- [102] σειν τὴν ἰδέην καὶ
τὴν δύναμιν, ἀναγκαζόμενον ὑπό τε τοῦ θερμοῦ καὶ τοῦ
ψυχροῦ καὶ γίνεσθαι καὶ γλυκὺ καὶ πικρὸν καὶ λευκὸν
καὶ μέλαν καὶ παντοῖόν τι ἄλλο· ἐμοὶ δὲ οὐδὲ ταῦτα
δοκέει οὕτως ἔχειν. οἱ μὲν οὖν πλεῖστοι τοιαῦτά τινα
καὶ ἔτι ἐγγύτατα τουτέων ἀποφαίνονται.

Καὶ τοὺς ἰατρούς φησιν ὅσοι χυμὸν ἕνα μόνον ἔφασαν
εἶναι κατὰ φύσιν, ἐπίλογον ποιεῖσθαι τὸν αὐτὸν ἀλλήλοις
τε καὶ τοῖς φιλοσόφοις, ἐπιδεικνύντας τὸν ἕνα τοῦτον χυμὸν, ὃν ἂν ἕκαστος αὐτῶν ὑποτίθεται, μεταβάλλειν εἰς τοὺς
ἄλλους. ἃ δὲ κατασκευάζων ἕκαστος τὴν ἑαυτοῦ δόξαν ἔλα-
βεν, οὐδένα τῶν τεττάρων χυμῶν ἀποδείκνυσιν εἶναι κατὰ
φύσιν, ἕτερον δὲ ἀντ᾽ αὐτῶν τινα πρότερον, ἐξ οὗ μεταβάλλοντος οὗτοι γίγνονται. δόγματός τινος τοιοῦδε μὴ δυνα-

IV.

*Atque hi omnes epilogum eundem faciunt. Unum enim
effe quid affirmant, quodcunque eorum quisque appellare voluerit; atque id unum exiftens transmutare formam et facultatem, quum a calido et frigido cogitur,
fierique et dulce et amarum et album et nigrum et cujuscumque generis quid aliud. Mihi vero neque haec
fic fe habere videntur. Plurimi igitur talia quaedam
et amplius his proxima pronunciant.*

Medicos etiam ait, qui humorem unum folum fecundum naturam effe affirmarunt, idem inter fe quod philofophos concludere, indicantes unum hunc humorem, quem-
cumque finguli illi ftatuunt, mutari in alios. Quae vero
aftruens fuam quisque opinionem affumpfit, nullum ex
quatuor humoribus fecundum naturam effe declarant, fed
loco ipforum alium quendam priorem, ex cujus mutatione
hi fiant: dogmatis ejusmodi funt, quod in medica fpecu-

μένου συστῆναι κατὰ τὴν ἰατρικὴν θεωρίαν, ἀνάλογον τῇ
τοῦ Μελίσσου κατὰ τὴν φυσικήν. ἐν οἷς γοῦν φασι τὸ ἓν
τοῦτο μεταβάλλειν ἀναγκαζόμενον ὑπὸ τοῦ θερμοῦ καὶ τοῦ
ψυχροῦ καὶ γίγνεσθαι γλυκὺ καὶ πικρὸν καὶ λευκὸν καὶ
μέλαν, οὐδὲν ἐκ τούτων τῶν τεσσάρων εἰπεῖν ἐοίκασιν ἐκεῖνοι, πρὸς οὓς ἀντιλέγων, οὐ τὸ κατὰ φύσιν εἶναι φάσκει,
ἀλλ᾽ ἕτερόν τι μεταβάλλον εἰς ταῦτα. γλυκὺ μὲν γὰρ τὸ
αἷμα, πικρὰν δὲ τὴν ξανθὴν χολὴν καὶ λευκὸν μὲν τὸ
φλέγμα. μέλαν δὲ τὴν μέλαιναν εὐλόγως εἰρῆσθαι νῦν, εἰς
ἃ τὸ ἓν ἐκεῖνο μεταβάλλειν φησὶν, ἀναγκαζόμενον ὑπὸ τοῦ
θερμοῦ καὶ τοῦ ψυχροῦ. τὸ δὲ ἐπὶ τῇ τελευτῇ τοῦ λόγου
προσκείμενον τὸ καὶ παντοῖον τοὺς ἐν ταῖς χαλεπαῖς
οὔσαις νόσοις γιγνομένους ἰχῶρας ἐνδείκνυται. φαίνεται
οὖν καὶ ἰώδης καὶ φαιὰ χολή, καλοῦσι δ᾽ αὐτὴν ἰσα-
τώδη καί τις ἐρυθρὰ καὶ πρασοειδής. ἄλλαι τέ τινες ἀνώ-
νυμοι καὶ μάλισθ᾽ ὅταν ᾖ σηπεδονῶδες τὸ νόσημα.

ε΄.

Ἐγὼ δέ φημι, εἰ ἓν ἦν ὁ ἄνθρωπος, οὐδέποτ᾽ ἂν ἤλγεεν.

latione nequit confiftere, quemadmodum neque Meliſſi ſententia in phyſica. In quibus igitur dicunt unum hoc mutari, fi a calido et frigido cogatur, fierique dulce, amarum, nigrum et album, nullum ex his quatuor dicere
illi videntur: quibus contradicens profert id non fecundum naturam eſſe, fed aliud quippiam quod in haec mutatur. Dulcem enim fanguinem; amaram vero flavam
bilem; albam pituitam: nigram vero atram bilem, merito
dicta eſſe, in quae unum illud transmutari inquit, fi a
calido et frigido cogatur. Quod autem ad finem orationis adjectum eſt καὶ παντοῖον, cujuscumque generis fanies
in difficilibus morbis oborientes indicat. Apparet enim et
aeruginofa et fufca bilis, hanc et glafteam vocant et quaedam rubra et prasma; aliaeque nonnullae nominis indigae,
praefertim ubi morbus fuerit putridus.

V.

Ego autem dico, fi unum eſſet homo, neutiquam doleret.

οὐδὲ γὰρ ἂν ἦν ὑφ᾽ ὅτου ἀλγήσειεν ἓν ἐόν. εἰ δ᾽ οὖν καὶ
ἀλγήσειεν, ἀνάγκη καὶ τὸ ἰώμενον ἓν εἶναι.

Ἔμπροσθεν μὲν αὐτοὺς τοὺς λόγους διέβαλλεν, οὓς
ἔλεγον οἱ ἓν εἶναι τὸν ἄνθρωπον ὑπολαβόντες, ἀποδείξας
οὐ μόνον ἀναποδείκτους, ἀλλὰ καὶ ἀπιθάνους. τὰ νῦν δὲ
τὴν δόξαν αὐτῶν ἀνατρέπει τῶν ἓν οἰομένων εἶναι τὸν ἄνθρωπον. ἔστι δὲ οὐ ταὐτὸ, ἢ λόγον προτεινόμενον ἐλέγχειν,
ἢ δόξαν ὡς οὐκ ἀληθῆ διαβάλλειν. ἐνδέχεται γὰρ ἀληθῆ
μὲν εἶναι τὴν δόξαν, οὐκ ὀρθῶς δὲ ὑπό τινων συνηγορεῖ-
σθαι καὶ διὰ τοῦτο μὴ τῆς δόξης μὲν τὸν ἔλεγχον, ἀλλὰ
τῶν συνηγορησάντων αὐτῇ γεγονέναι. νῦν οὖν ἐάσας τοὺς
λόγους αὐτῶν, ἐλέγχει τὴν δόξαν αὐτὴν μόνην ἀφ᾽ ἑαυτῆς,
οὐ μόνον ἰσχυροτάτῳ χρησάμενος, ἀλλὰ καὶ βραχυτάτῳ λόγῳ.
εἴπερ γὰρ ἓν ἦν ὁ ἄνθρωπος, οὐκ ἂν ἤλγεεν. ὅντινα λόγον
ἔφην ἐξελέγχειν καὶ τοὺς ἄτομα καὶ ἄναρμα καὶ ἐλάχιστα
στοιχεῖα τιθεμένους. ἓν γὰρ τῷ εἴδει καὶ κατὰ τούτους

Neque enim effet, quum unum exiftat, a quo doleret.
Quod fi etiam doleat, neceffe eft et remedium quod
medetur unum effe.

Superius quidem rationes ipfas reprehendebat, quas
qui hominem unum effe arbitrantur, adducunt; indicans
non folum demonftrationis expertes, fed etiam improba-
biles effe. In praefentia vero opinionem illorum fubver-
tit, qui hominem unum effe autumant. At idem non eft,
aut rationem productam coarguere, aut opinionem ut non
veram criminari. Quippe fieri poteft, ut vera fit opinio,
non recte autem a quibusdam fit defenfa, eoque non
opinio, fed hi qui ipfam tuentur coarguendi funt. Nunc
igitur relictis eorum rationibus, opinionem ipfam folam
coarguit, oratione per fe non folum validiffima, fed bre-
viffima quoque ufus. Si enim homo unum effet, non doleret: quam fententiam coarguere dixi etiam eos qui elementa individua, incompactilia et minima ftatuunt. Unum

ἐστὶ τὸ ὄντως ὄν. οὕτω δὲ ὠνόμασται τὸ πρῶτον σῶμα
τὸ ἀγέννητόν τε καὶ ἄφθαρτον, [103] ἐπειδὴ τἄλλα πάντα
τὴν γένεσιν ἐκ τῆς ἐκείνου συνθέσεως λαμβάνει. γενήσεται
γὰρ ἡ ἐκ τούτων δόξα, τὴν γένεσιν ἡμῶν ἐν ποίᾳ συνθέσει
τῶν ἀϊδίων ἐκείνων σωμάτων τιθεμένη. καθάπερ ἡ Ἱπποκράτους ἐν τῇ κράσει τῶν τεσσάρων στοιχείων, ἣν Ἀριστοτέλης τε καὶ οἱ Στωϊκοὶ προσήκαντο. ὅτι δὲ εἴπερ ἓν
ἦν ἁπλοῦν στοιχεῖον, οὐκ ἂν ἤλγει τὸ συγκείμενον ἐκ τοῦ
τοιούτου στοιχείου σῶμα, τεκμήριον εἶναί φησι τὸ μηδὲν
ἕτερον ὑπάρχειν δεύτερον, εἰς αὐτὸ δρᾶσαι δυνάμενον. οὐ
γὰρ δὴ αὐτό γε ὑφ' ἑαυτοῦ πάσχειν ἐγχωρεῖ τὸ ἓν ἐκεῖνο
σῶμα. πρὸς τῷ καὶ εἰ συγχωρήσειέ τις ἀλγεῖν αὐτό, πάσχον
ἐξ ἑαυτοῦ, τὴν ἴασιν ἁπλῆν ἔσεσθαι. οὐκ ὄντων γὰρ
πολλῶν παρ' αὐτῷ πολλοὺς τρόπους ἰάσεως ἀδύνατον
γενέσθαι.

στ'.

Νυνὶ δὲ πολλὰ, πολλὰ γάρ ἐστιν ἐν τῷ σώματι ἐνεόντα, ἃ

namque fpecie etiam his auctoribus eft id, quod revera eft.
Si autem nominatum eft primum corpus generationis et
corruptionis expers: quandoquidem alia omnia ex illius
compofitione generationem capiunt. Nafcetur enim ex his
opinio, generationem noftram in certa aeternorum illorum corporum compofitione conftituens: quemadmodum
Hippocratis placitum in quatuor elementorum temperatura, quod Ariftoteles et Stoici admiferunt. Quod autem
fi unum fimplex elementum effet, non doleret corpus ex
hujusmodi elemento conftructum, indicium effe (ait) nullum aliud exiftere fecundum, quod in ipfum poffit agere.
Non enim jam fieri poteft, ut unum illud corpus a feipfo
patiatur. At fi etiam aliquis dolere ipfum conceferit, ex
fe patiens, remedium fimplex erit. Quum enim multa in
eo non fint, multos curandi modos effe non licet.

VI.

Nunc vero multa. Nam multa funt in corpore exiften-

ὁκόταν ὑπ' ἀλλήλων παρὰ φύσιν θερμαίνηταί τε καὶ ψύ-
χηται, ξηραίνηταί τε καὶ ὑγραίνηται, νόσους τίκτει,
ὥστε πολλαὶ μὲν ἰδέαι τῶν νοσημάτων, πολλὴ δὲ ἴησις
αὐτέων ἐστί.

'Εν μὲν τῇ πρὸ ταύτης ῥήσει τοὺς ἕν τι λέγοντας
εἶναι τὸν ἄνθρωπον, ὅπερ ἐστὶ ταὐτὸ τῷ φάναι τὸ συν-
θετικὸν αὐτοῦ στοιχεῖον ἓν εἶναι, διήλεγξεν ἐκ τῶν ἀκολου-
θούντων ἀτόπων τῇ δόξῃ. οὐ γὰρ ἠλγήσαμέν ποτε, μηδενὸς ὄντος δευτέρου τοῦ διαθεῖναι τὸ ἓν ἐκεῖνο δυναμένου.
εἶτ' εἰ καὶ τοῦτο συγχωρήσαιμεν, ἡ ἴασις ἂν γένοιτο μο-
νοειδής, οὐ πο- (7) λυειδής. ἐν δὲ ταύτῃ τῇ νῦν ἡμῖν
προκειμένῃ ῥήσει διῆλθεν ὅσα μέλλει δείξειν ὄντα πρώτως,
ὑφ' ὧν τἆλλα πάντα γίγνεται. ταῦτα δέ ἐστι θερμὸν καὶ
ψυχρὸν ξηρόν τε καὶ ὑγρόν, ἃ ὅταν μὲν ἀλλήλοις κραθῇ
συμμέτρως, ὑγιαίνει τὸ ζῶον. ὅταν δ' ἄλληλα θερμαίνῃ
καὶ ψύχῃ καὶ ξηραίνῃ καὶ ὑγραίνῃ, τὰς ὀδύνας γεννᾶν
πέφυκεν, οὐχ ἑνὶ τρόπῳ θεραπείας ἰωμένας. ἔνιαι μὲν γὰρ

---

tia, quae quum ab invicem praeter naturam et calefiunt et refrigerantur et exiccantur et humectantur,
morbos pariunt: quare multae funt morborum fpecies,
et multiplex quoque eorum curatio exiftit.

Superiore oratione eos qui hominem unum effe dicunt
(quod eft idem, ac fi dicas, compofitorium ipfius elementum unum effe) ex abfurditatibus quae opinionem confequuntur, coarguit. Non enim doleremus unquam, fi nullum omnino alterum effet, quod unum illud poffet affi-
cere: deinde etiam fi hoc donaverimus, curatio una effet
fpecie, non multiplex; praefenti vero fententia nobis expofuit ea, quae oftenfurus eft primario effe, a quibus alia
omnia procreantur. Haec autem funt calidum, frigidum,
ficcum et humidum: quae quum invicem moderate fuerint contemperata, animal fanum eft. Quum autem fe
mutuo calefaciunt, refrigerant, exiccant et humectant,
dolores generare folent, non uno curationis modo confa-

Ed. Chart. III. [103.]   Galen. V. (7.)

αὐτῶν θερμαινομένων τῶν ὀδυνωμένων μορίων, ἔνιαι δὲ
ψυχομένων, ἢ ξηραινομένων ἢ ὑγραινομένων παύονται. δέδεικται δὲ περὶ τούτων ἐπὶ πλεῖστον ἐν τοῖς περὶ τῆς τῶν
ἁπλῶν φαρμάκων δυνάμεως, κἀν τοῖς τῆς θεραπευτικῆς
μεθόδου γράμμασι. χεῖρον δ᾽ οὐδὲν εἰπεῖν τι καὶ νῦν
βραχὺ, πρόδηλον ἔχον τὴν ἔνδειξιν τοῦ διὰ τὸ θερμόν τε
καὶ ψυχρὸν, ὑγρόν τε καὶ ξηρὸν ἀλγεῖν τε ἡμᾶς καὶ θεραπεύεσθαι. τίς γὰρ οὐκ οἶδε τὴν γιγνομένην ὀδύνην, ὅταν
ἐν χειμῶνι τίς ἰσχυρῷ προελθεῖν ἔξω τῆς οἰκίας ἐπιχειρήσῃ;
τί δ᾽ ὅταν ἐν καύματι σφοδρῷ; τίς οὐκ ὀδυνᾶται διψῶν;
ἢ τίς πληρωθεὶς ποτοῦ; τοῦ μὲν διψεῖν ξηραινομένων ἡμῶν
γιγνομένου, τοῦ δ᾽ ὑπερεμπεπλῆσθαι τὴν ἐναντίαν διάθεσιν
ἐργαζομένου. καὶ αἱ φλεγμοναὶ δὲ καὶ πάντες οἱ ὀδυνηροὶ
καὶ παρὰ φύσιν ὄγκοι ποτὲ μὲν ὑπὸ περιττῆς ὑγρότητος
εἰς τὸ μόριον ἐπιῤῥυείσης γίγνονται, ποτὲ δὲ τῷ τοὺς χυμοὺς ἤτοι θερμοὺς παρὰ φύσιν, ἢ ψυχροὺς εἶναι. καὶ
μέντοι καὶ αἱ ἰάσεις τῶν μὲν ὑγρότητος ὑπερπληρωθέν-
των σωμάτων διὰ κενώσεως γίγνονται, τῶν δὲ παρὰ φύσιν

nefcentes. Nonnulli fiquidem ipforum, fi quae partes dolent, incalefcant, nonnulli fi refrigerentur aut ficcentur
aut humectentur, defiuunt. Traditum de his fufiffime eft
in libris de fimplicium medicamentorum facultatibus et
methodi medendi: quanquam nihil mali fit, etiam nunc
paululum aliquid dicere, quum manifeftam habeam indicationem, nos a calido, humido, frigido et ficco dolere
et curari. Quis enim non novit dolorem oboriri, quum
in hieme vehementi quis foras progredi tentaverit? quis
quum in aeftu vehementi? quis non dolet fitiens? aut
quis potu repletus? quum fitis quidem fiat nobis ficcefcen-
tibus: repletio autem nimia contrarium affectum efficiat.
Et inflammationes omnesque tumores praeter naturam do-
lorifici fiunt, interdum a fuperfluo humore in partem
confluente, interdum quod humores aut calidi praeter naturam aut frigidi exiftant. Quin etiam curationes corporum quidem nimio humore repletorum evacuatione
peraguntur; eorum vero quae praeter naturam exiccantur,

ξηραινομένων δι' ὑγρῶν προσφορᾶς, ὥσπερ καὶ τῷ μὲν
διὰ κρύους ὀδυνωμένῳ [104] θερμανθέντι, τῷ δὲ διὰ
θάλπους ἀμέτρου ψυχθέντι. δέδεικται δὲ καὶ τὰ φάρμακα
πάντα διὰ τοῦ θερμαίνειν, ἢ ψύχειν, ἢ ξηραίνειν, ἢ ὑγραίνειν
ἐνεργοῦντα. πρῶται γὰρ αὗται αἱ ποιότητές εἰσι δραστικαί τε
καὶ ἀλλοιωτικαὶ τῶν σωμάτων, ὡς ἐπεδείξαμεν ἐν τῷ περὶ
τῶν καθ' Ἱπποκράτην στοιχείων. ἕπονται δὲ αὐταῖς αἵ τε
κατὰ γεῦσιν ποιότητες, ὧν ὀνόματα στύψις καὶ αὐστηρότης
καὶ στρυφνότης καὶ πικρότης, ἁλυκότης τε καὶ δριμύτης,
ὀξύτης τε καὶ γλυκύτης καὶ λιπαρότης· αἵ τε κατὰ χροιὰν,
ἐν λευκότητι καὶ μελανότητι καὶ ἐρυθρότητι καὶ ταῖς ὁμο-
γενέσιν· αἵ τε κατὰ τὴν ἁφὴν, ἐν σκληρότητι καὶ μαλα-
κότητι καὶ κραυρότητι καὶ γλισχρότητι. ταῖς γευσταῖς δ'
ἰσάριθμοί πώς εἰσι καὶ αἱ κατὰ τὴν ὄσφρησιν, ἀλλ' οὐκ
ἔστιν αὐτῶν τὰ ὀνόματα κατ' εἶδος. ἡ γὰρ κατ' εὐωδίαν
τε καὶ δυσωδίαν διαφορὰ τῶν ὀσμῶν, αὐτὸ δὴ τοῦτο διαφορὰ προσηκόντως ἂν νομίζοιτο καὶ λέγοιτο πολλοῖς εἴδεσιν
ἑπομένη. τὰ μὲν δὴ κεφάλαια τοῦ λόγου ταῦτα. δέδεικται

humidorum adhibitione; ut etiam qui ex perfrictione dolet, fi calefiat; qui ex immoderato calore, fi refrigeretur.
Oftenfum vero a me eft, etiam medicamenta omnia cale-
faciendo aut refrigerando aut ficcando aut humectando
agere. Nam primariae hae qualitates funt et effectrices
et alteratrices corporum, ut in primo de Elementis fecundum Hippocratem explicavimus. Has autem fequuntur
qualitates quae ad guftum fpectant, quarum nomina funt,
aftrictio, aufteritas, acerbitas, amaror, falfedo, acrimonia,
acor, dulcedo et pinguedo. Item coloris qualitates verfantur in albedine, nigredine, rubore et confimilibus.
Quae funt tactus, in duritie, mollitie, friabilitate et len-
tore. Guftatoriis autem pares numero funt et olfactoriae,
quae tactum afficiunt, fed non habent fpeciei nomina.
Nam odorum in fragrantia et foetore differentia: hoc ipfum
differentia convenienter putari queat, dicique multas fpecies confequi. Haec fane orationis capita funt; quaedam

Ed. Chart. III. [104.]   Galen. V. (7.)

δέ τινὰ μὲν αὐτῶν ἐν τῷ περὶ τῶν καθ' Ἱπποκράτην στοιχείων, τινὰ δὲ ἐν τῇ περὶ τῶν ἁπλῶν φαρμάκων πραγματείᾳ. οἱ πολλοὶ δὲ τὰς μὲν ἀποδείξεις ὀκνοῦσι μανθάνειν,
ἀντιλέγουσι δὲ οἷς οὐκ ἴσασιν ἑτοίμως, οὗ τοὐναντίον οἱ
φιλομαθεῖς τε καὶ ἀληθείας ἐρασταὶ πράττουσι, φιλοπόνως
ἐκμανθάνοντες τὰς ἀποδείξεις, ὀκνηρῶς δὲ ἀντιλέγοντες.

ζ.

Ἀξιῶ δ' ἔγωγε τὸν φάσκοντα αἷμα μοῦνον εἶναι τὸν ἄνθρωπον καὶ ἄλλο μηδὲν δεικνύναι αὐτὸν μὴ μεταλλάσσοντα τὴν ἰδέην, μηδὲ γίγνεσθαι παντοῖον. ἀλλ' ἢ ὥρην
τινὰ τοῦ ἐνιαυτοῦ, ἢ τῆς ἡλικίης τῆς τοῦ ἀνθρώπου, ἐν
ᾗ αἷμα ἐνεὸν φαίνεται μοῦνον ἐν τῷ ἀνθρώπῳ. εἰκὸς
γάρ ἐστιν εἶναι μίαν γέ τινα ὥρην, ἐν ᾗ φαίνεται αὐτὸ
ἐφ' ἑωυτῷ ἓν ἐόν. καὶ αὐτὰ δὲ λέγω καὶ περὶ τοῦ φάσκοντος φλέγμα εἶναι τὸν ἄνθρωπον καὶ περὶ τοῦ χολὴν
φάσκοντος.

ipforum in libro de Elementis ex Hippocratis fententia
comprehenfa funt; quaedam in opere de fimplicium medicamentorum facultatibus. Multi autem demonftrationes
addifcere negligunt. Iis autem quae ignorant prompte
adverfantur; e contrario ftudiofi et veritatis amatores faciunt, qui demonftrationes diligenter edifcunt, tarde autem ac inviti contradicunt.

VII.

*Ego vero cenfeo, qui hominem fanguinem folum nihilque
aliud effe afferit, ei monftrandum effe, ipfum neque
ideam transmutare, neque univerfae mutationi fieri obnoxium, vel faltem tempeftatem anni aliquam, vel hominis aetatem, in qua fanguis folus in homine ineffe
appareat. Confentaneum namque eft unam quandam
effe tempeftatem, in qua ipfum per fe unum exiftere
appareat, eademque affero tum de eo qui pituitam effe
hominem loquitur, tum de eo qui bilem affeverat.*

Ἔτι καὶ νῦν ἀντιλέγει πρὸς τοὺς ἓν εἶναι φάσκοντας
τὸν ἄνθρωπον, ὅπερ ἐξ ἀρχῆς ἔφην αὐτῷ προκεῖσθαι. καὶ
πρώτους δὲ ἐλέγχει τοὺς αἷμα φάσκοντας αὐτὸν εἶναι. μάλιστα μὲν γὰρ ἐχρῆν, φησὶ, τοὺς ὑγιαίνοντας ἀνθρώπους
αἷμα μόνον ἔχειν ἐν τῷ σώματι, χωρὶς χολῶν τε καὶ φλέγματος, εἴπερ ἡ φύσις αἷμα μόνον ἐστὶν ἐν τῷ σώματι.
ἔπειτα δὲ εἰ καὶ συγχωρηθείη ποτ᾽ ἐπικτᾶσθαι χολὴν καὶ
φλέγμα καὶ ἡλικίαν μίαν τινὰ, ἢ ὥραν τοῦ ἔτους εὑρίσκεσθαι, καθ᾽ ἣν αἷμα μόνον ἐστὶν ἐν τῷ σώματι χωρὶς τῶν
ἄλλων χυμῶν. ὡσαύτως δὲ ἐλέγχων καὶ τοὺς ἤτοι χολὴν
ἢ φλέγμα φάσκοντας εἶναι τὸν ἄνθρωπον, ὅπερ ἐστὶ τὸ
κατὰ φύσιν εἶναι αὐτὸ μόνον, ἡγουμένους δὲ ἐν τούτῳ καὶ
τὴν πρώτην γένεσιν ἐκ τούτου τοῦ χυμοῦ γεγονέναι.

η'.

[105] Ἐγὼ μὲν γὰρ ἀποδείξω, ἃ ἂν φήσω τὸν ἄνθρωπον εἶναι
καὶ κατὰ τὸν νόμον καὶ κατὰ τὴν φύσιν, ἀεὶ ταῦτα ἐόντα
ὁμοίως καὶ νέου ἐόντος καὶ γέροντος καὶ τῆς ὥρης ψυ-

Nunc quoque adhuc contra illos agit, qui hominem
unum esse tuentur, quod per initia ipsum proposuisse dixi:
ac primum reprehendit eos, qui sanguinem ipsum esse ferunt. Maxime enim conveniebat, inquit, sanos homines
sanguinem citra utramque bilem et pituitam in corpore
obtinere, si natura est sanguis solus in corpore. Deinde
vero etiam si admittatur, bilem aliquando et pituitam colligi, aetatem sane unam aliquam aut anni tempus inveniri, quo sanguis solus sine aliis humoribus in corpore
esset. Pari modo coarguit eos quoque, qui hominem esse
pronuntiant aut bilem aut pituitam, hoc est ex natura
id solum esse: putant in hoc et ex hoc humore primam
generationem provenisse.

VIII.

Enimvero quaecumque ego hominem esse dixero, ea et
lege et natura, tum in juvene, tum in sene, ac tem-
pore tam frigido quam calido semper similia inesse de-

Ed. Chart. III. [105.]   Galen. V. (7.)

χρῆς ἐούσης καὶ θερμῆς καὶ τεκμήρια παρέξω καὶ ἀνάγ-
κας ἀποφανῶ, δι᾽ ἃς ἂν ἕκαστον αὔξηταί τε καὶ φθίνῃ
ἐν τῷ σώματι.

Δείξειν ἐπαγγέλλεται διὰ παντὸς μὲν ἐν τῷ σώματι
περιεχόμενα τὰ πρὸς αὐτοῦ τιθέμενα στοιχεῖα, κατὰ τὰς
ἡλικίας καὶ τὰς ὥρας αὔξησίν τε καὶ φθίσιν, ὅπερ ἐστὶ
μείωσιν ἴσχοντα. κατὰ τὸν νόμον μὲν οὖν ἐστι τὸ πρὸς
τῶν ἀνθρώπων νομιζόμενόν τε καὶ δοξαζόμενον, οὕτως εἰωθότων ὀνομάζειν τῶν παλαιῶν. κατὰ φύσιν δὲ τὸ κατ᾽
αὐτὴν τῶν πραγμάτων τὴν ἀλήθειαν.

θ'.

Πρῶτον μὲν οὖν ἀνάγκη τὴν γένεσιν αἰτίου γίνεσθαι μὴ
ἀφ᾽ ἑνός. πῶς γὰρ ἕν γε ἐόν τι γεννήσειεν ἄλλο, εἰ μή
τινι μιχθείη;

Ὁ μὲν οὖν Ἱπποκράτης ἀεὶ τοῖς ἐναργῶς φαινομένοις

monſtrabo, indicia etiam proferens et cauſas neceſſa-
rias oſtendam, per quas unumquodque in corpore augeatur minuaturque.

Oſtenſurum ſe pollicetur elementa quae ab ipſo ſta-
tuuntur, perpetuo in corpore contineri et ſecundum aetates annique tempeſtates habere tum incrementum, tum
contabeſcentiam, quod eſt imminutionem. Secundum legem quidem eſt, quod homines exiſtimant et opinantur,
quum veteres ita nominare conſueverint: ſecundum naturam autem, id quod ſecundum rerum veritatem eſt.

IX.

Primum itaque generationem non uno fieri neceſſe eſt.
Quomodo enim unum exiſtens aliquid aliud generarit,
niſi alicui miſceatur.

Hippocrates igitur ſemper ea quae manifeſto apparent

ἀκολουθεῖ· διὰ τοῦτο καὶ νῦν ἔφη μηδὲν ἀφ' ἑνὸς γεννᾶσθαι χωρὶς τοῦ δεηθῆναί τινος ἔξωθεν ἑτέρου καὶ τούτου
συμμέτρως ἔχοντος τῆς πρὸς αὐτὸ κράσεως. ἔνιοι δὲ τῶν
φυσικῶν ὀνομασθέντων φιλοσόφων οὐκ οἶδ' ὅπως ἐτόλμη-
σαν ἀποφήνασθαι δόξαν ἀλλόκοτον, ἅπασαν ἀνατρέπουσαν
τὴν φυσικὴν θεωρίαν. ὁ ἓν γὰρ εἶναι τὸ πᾶν εἰπὼν ἀναι-
ρεῖ τῷ λόγῳ γένεσιν ἅπασαν. εἴπερ γὰρ ἓν τὸ γενόμενον
οὐκ ἦν ἔμπροσθεν, ὥσπερ οὐδὲ ἔσεται μικρὸν ὕστερον. οὔτε
γὰρ ὁ Θαλῆς οὔθ' ὁ Μέλισσος οὔθ' ὁ Ἡράκλειτος ἔμπροσθεν ἦσαν, ἢ νῦν εἰσιν. ἀρ' οὖν ἀληθῶς ἄν τις εἴποι
μὴ γεγονέναι τούτους τοὺς ἄνδρας, ἢ ἐγένοντο μὲν καὶ ἔζη-
σαν ἔτεσιν οὐκ ὀλί- (8) γοις ἕκαστος, οὐκ ἦσαν δὲ καθ'
ὃν ἔζων χρόνον, ἢ τὸ μὲν εἶναι κατ' ἐκεῖνον τὸν χρόνον
αὐτοὺς συγχωρήσομεν, ὄντας δὲ οὐκ εἶναι φήσομεν ἡνίκ'
ἦσαν; καὶ μὴν εἴπερ ὄντας τις αὐτοὺς ὁμολογήσει, ὁμολογήσει καὶ γεγονέναι. πῶς δὲ πλάτανος καὶ λίθος καὶ λέων
οὐκ ἦσαν πάλαι γένεσιν ἔχοντα καὶ φθοράν; εἴπερ δέ ἐστι
γένεσις τοῦ πρότερον οὐκ ὄντος, ἀναγκαῖον αὐτὴν ἔκ τινος

sequitur: eoque nunc dicit, nihil ab uno generari, nifi
aliud quidpiam extrinfecus admifceatur, idque commoderatum ipfi temperamentum fortiatur. Nonnulli autem philofophi, naturales appellati, haud fcio quomodo opinionem
abfurdam pronuntiare funt aufi, quae omnem naturalem
fpeculationem evertat. Nam qui univerfum dicit effe unum,
tollit oratione univerfam generationem. Si enim unum
exiftit id quod natum eft, non erat prius, ficut neque
erit paulo poft. Neque enim Thales, neque Meliffus, neque Heraclitus prius erant aut nunc funt.   Aut igitur
vere aliquis dixerit hos viros non fuiffe? an fuerunt
quidem et annis non paucis finguli vixerunt, non erant
autem quo tempore vivebant? An quod effent ipfi illo
tempore concedemus? eos autem qui erant non effe dicemus, quum effent? Atqui fi effe quis ipfos fateatur,
fuiffe quoque fatebitur. Quomodo autem platanus, lapis
et leo non erant olim, generationem habentia et interitum? Si autem eft generatio ejus quod prius non erat,

ὑποκειμένης οὐσίας γενέσθαι. ταύτην δ' ὁρῶμεν οὐ δυναμένην αὐτὴν καθ' αὑτὴν μόνην ὁτιοῦν γεννῆσαι. τὰ γοῦν
τῶν φυτῶν σπέρματα καὶ ὑγρότητος καὶ θερμασίας συμμέτρου τῆς ἔξωθεν δεῖται πρὸς τὸ γεννῆσαί τι. μόνον γὰρ
εἴπερ ἐπεφύκει γεννᾶν τὸ σπέρμα, μηδενὸς ἄλλου προσδεό-
μενον ἔξωθεν, οὐκ ἂν διέμεινεν οὐδὲ ἐν ἐλαχίστῳ χρόνῳ
χωρὶς τοῦ γεννᾶν, ἀλλ' εὐθὺς ἂν ἐφύετο. φαίνεται δὲ διαμένοντα πολλάκις οὐ μῆνας μόνον, ἀλλὰ καὶ ἐνιαυτοὺς οὐκ
ὀλίγα τῶν σπερμάτων· οὐ γὰρ ἐξ ἑαυτῶν μόνον ἔχει τὸ
γεννᾶν, ἀλλὰ δεῖταί τινος ἔξωθεν ἐπικουρίας καὶ ταύτης
[106] οὐ κατὰ θίξιν ἁπλῆν γιγνομένης, ἀλλὰ κατά τινα
τοῦ ψαύοντος δύναμιν, εἴσω διαδιδομένην εἰς ὅλον τὸ ψαυό-
μενον. εἴ γε δι' ὅλου φαίνεται τὴν ἀλλοίωσιν ἴσχον ἐν ταῖς
γενέσεσι τὸ σπέρμα, κατά τε τὰ δένδρα καὶ τὰς πόας καὶ
τὰ ὅλα φυτά, πολὺ δὴ μᾶλλον ἐπὶ τῶν ζώων ἐναργῶς φαίνεται, μήτ' ἐξ ἄρρενος μόνου μήτ' ἐκ θήλεως ἄνευ τοῦ
μιχθῆναι δυνάμενόν τι γενέσθαι.

---

neceſſarium eſt ipſam ex ſubſtantia quadam ſubjecta pro-
veniſſe. Hanc autem videmus non poſſe ipſam per ſe ſolam quicquam generare. Nam ſtirpium ſemina humore
et calore commoderato externo ad aliquid generandum indigent. Quod ſi ſemen ſolum ſuapte natura generare poſſet, nullius alterius externi auxilium requirens haud
differret vel breviſſimo tempore generationem, ſed ſtatim
germinaret. Verum ſaepe non menſem ſolum, ſed etiam
annos haud pauca ſemina perdurare videas. Non enim
ex ſe tantum generandi facultatem habent, ſed externum
quoddam praeſidium poſtulant, idque non ex ſimplici contactu emanans, ſed ex aliqua rei contingentis facultate,
quae intro in totum quod tangitur diſtribuatur. Si jam
ſemen inter generandum alterationem per totum ſubire
videtur, in arboribus, herbis et cunctis ſtirpibus, multo
magis in animalibus evidenter apparet, neque ex maſculo
ſolo, neque ex femina ſine mixtione aliquid poſſe procreari.

i.

Ἔπειτα οἶδ᾽ ἂν μὴ ὁμόφυλα ἐόντα μίσγηται καὶ τὴν αὐτὴν ἔχοντα δύναμιν, γεννᾷ, οὐδ᾽ ἂν τὰ αὐτὰ ἡμῖν ξυν-
τελέοιτο.

Οὐ μόνον ἐξ ἑνὸς ἀδύνατον εἶναι γεννηθῆναί τί φασιν,
ἀλλ᾽ οὐδ᾽ ἐκ δυοῖν, εἰ μὴ ὁμόφυλα ἐόντα μίγνοιτο, τουτέστιν οἰκειότητα τῆς οὐσίας ἔχοντα. φαίνεται δὲ καὶ ταῦτα
σαφῶς ἐπὶ τῇ τῶν ἑτερογενῶν ζώων γενέσει γιγνόμενα καθάπερ ἐπὶ ἵππων ἔχει καὶ ὄνων ἀλωπέκων τε καὶ κυνῶν.
ἐκ γὰρ τῆς τούτων ἐπιμιξίας γεννᾶται τὸ ζῶον, οἷον μικτὸν ἐξ ἀμφοῖν. ὅσα δ᾽ ἐπὶ πολὺ διεστῶσαν ἀλλήλων ἔχει
τὴν φύσιν, οὐδ᾽ ἂν μιχθῇ, ποτὲ δύναται γεννῆσαί τι. τὸ
δ᾽ ἐπὶ τῇ τελευτῇ τῆς ῥήσεως προσκείμενον, οὐδ᾽ ἂν τὰ
αὐτὰ ἡμῖν ξυντελέοιντο, παρέρχονται μὲν ὡς σαφὲς οἱ ἐξηγησάμενοι τὸ βιβλίον, ἀσαφὲς δέ ἐστιν, ἢ μὴ καλῶς ἡρ-
μηνευμένον ὑπὸ τοῦ γράψαντος, ἢ διὰ τοὺς μεταγραψαμέ-
νους ἡμαρτημένον. ὃ δ᾽ οὖν μοι δοκεῖ βούλεσθαι δηλοῦν,

X.

*Deinde quae mifcentur nifi ejusdem fint generis, eandem-
que facultatem habeant, neque generant, neque unquam ad generationem conferunt.*

Non folum ex uno generari aliquid non poffe dicit, fed ne ex duobus quidem, nifi ejusdem generis fint quae mifcentur, hoc eft familiaritatem fubftantiae habentia: at ea manifefto apparent fieri in diverfi
generis animalium generatione, quemadmodum in equis
habet et afinis, vulpibus et canibus: nam ex horum
mixtione generatur animal veluti ex duobus mixtum. Quae
autem naturam habent multum inter fe differentem, neque
fi mifceantur, unquam generare aliquid poffunt. Porro
quod ad orationis finem adjectum eft [neque fimilia nobis
efficiantur] libri interpretes ceu manifeftum praetereunt.
Obfcurum autem eft, aut non probe a fcriptore interpre-
tatum aut a tranfcriptoribus vitiatum. Quod autem mihi

ἔστι τοιόνδε. κἂν μὴ ὁμοειδὲς ᾖ τὸ μιγνύμενον ζῶον ἕτερον ἑτέρῳ, κοινωνίαν δή τινα τῆς φύσεώς φησιν εἶναι. οὐ
γὰρ ἂν τὰ αὐτὰ ἡμῖν συντελέοιντο, τοῦτ᾽ ἔστιν, οὐκ ἂν γένεσις ἐκ τῆς συνόδου γένοιτο, ζώου τοῖς γεννήσασιν ὁμοίου.
τάχα δὲ καὶ ἡ ῥῆσις οὐχ οὕτως εἶχεν, οὐδ᾽ ἂν τὰ αὐτὰ
ἡμῖν συντελέοιτο.

ια΄.

Καὶ πάλιν εἰ μὴ τὸ θερμὸν τῷ ψυχρῷ καὶ τὸ ξηρὸν τῷ
ὑγρῷ μετρίως πρὸς ἄλληλα ἕξει καὶ ἴσως, ἀλλὰ θάτερον
θατέρου πολὺ προέξει καὶ τῷ ἰσχυρότερον τοῦ ἀσθενε-
στέρου, ἡ γένεσις οὐκ ἂν γένοιτο.

Ἔμπροσθεν μὲν ἔφη μὴ δύνασθαι γόνιμον γένεσιν
ἀποτελεσθῆναι μηδέν, εἰ μὴ ὁμόφυλα εἴη τὰ συνιόντα. καὶ
αὐτῶν δὲ τῶν ὁμοφύλων ἡ σύνοδος οὐκ ἐξ ἀνάγκης γεννᾷ.
λέλεκται δὲ ἐν τοῖς ἀφορισμοῖς ὁ λόγος οὗτος αὐτῷ τέλειος
ἔνθα φησίν· Ὁκόσαι ψυχρὰς καὶ πυκνὰς τὰς μήτρας ἔχου-

videtur velle innuere, id eſt, etſi non ſimile ſpecie ſit
animal alterum, quod alteri miſcetur, communionem certe
quandam naturae eſſe dicit. Non enim ſimilia nobis effici poterunt, hoc eſt non generatio ex congreſſu fieri
poteſt animalis, iis quae procrearunt ipſum ſimilis. Forſan etiam oratio non ſic habebat, neque ſimilia nobis ef-
ficientur.

XI.

Praeterea niſi calidum cum frigido et ſiccum cum humi-
dom oderate et aequabiliter inter ſe habeant, ſed alterum alteri et robuſtius imbecilliori multum praepolleat,
nulla generatio futura eſt.

Antea quidem dixit non poſſe prolificam abſolvi generationem ullius, niſi quae coëunt ejuſdem ſint generis;
non tamen eorum quae generis ſunt ejuſdem coitus neceſſario generat. Porro hanc orationem in aphorismis
integre protulit, ubi inquit, quaecunque frigidos denſos-

Ed. Chart. III. [106. 107.] Galen. V. (8.)

σιν, οὐ κυΐσκονται. καὶ ὁκόσαι καθύγρους ἔχουσι τὰς μήτρας, οὐ κυΐσκονται. ἀποσβέννυται γὰρ ὁ γόνος. καὶ ὁκόσαι ξηρὰς μᾶλλον καὶ περικαέας, ἐνδείη γὰρ τῆς τροφῆς
φθείρεται τὸ σπέρμα. ὁκόσαι δ᾽ ἐξ ἀμφοτέρων τῇ κράσει
ἔχουσι συμμέτρως, αἱ τοιαῦται ἐπίτεκνοι γίγνονται. ἐν τούτῳ τῷ λόγῳ διδάσκει μὲν καὶ διά τινας αἰτίας ἄγονοι γίγνονται γυναῖκες. ἐνδείκνυ- [107] ται δὲ καὶ τὸ τούτῳ
συνεπόμενον, ὑπὲρ οὗ καὶ ἡμεῖς ἑτέρωθι καὶ ἄλλοι πολλοὶ
πρὸ ἡμῶν ἔγραψαν. ἐδήλωσε δὲ καὶ Πλάτων, οὐ σμικρὰν
τέχνην εἰπὼν εἶναι, καθ᾽ ἣν ἐπίσταταί τις ζευγνύναι τοὺς
ὁμόλογον κρᾶσιν ἔχοντας εἰς γένεσιν ἄνδρας τε καὶ γυναῖκας. ἃ γὰρ ἐπὶ τῶν κράσεων τῆς μήτρας εἶπε, ταῦτα καὶ
περὶ τῆς τοῦ σπέρματος κράσεως ἐννοῆσαι χρή. καὶ γὰρ
καὶ τοῦτο ποτὲ μὲν ὑγρότερόν ἐστι τοῦ δέοντος, ἢ ψυχρότερον. ἔστι δ᾽ ὅτε ξηρότερον, ἢ διακαέστερον. οἰκεῖον δέ
ἐστι τῇ μὲν ξηροτέρᾳ μήτρᾳ τὸ ὑγρότερον σπέρμα, τῇ δὲ
ὑγροτέρᾳ τὸ ξηρότερον, ὥσπερ γε καὶ τῇ μὲν θερμοτέρᾳ τὸ
ψυχρότερον, τῇ δὲ ψυχροτέρᾳ τὸ θερμότερον. ὑπὲρ ὧν

que habent uteros, non concipiunt, et quaecunque prae-
humidos uteros obtinent, non concipiunt, nam in his ge-
nitura extinguitur. Ad haec quae ficcos magis et ardentes; nam alimenti inopia femen corrumpitur. Quae vero
moderatum ex utrisque temperamentum habent, foecundae
fiunt. His verbis docet quas ob caufas mulieres infoe-
cundae fiant. Indicat autem id etiam, quod hoc confequitur, de quo et nos alibi et alii plerique ante nos
fcripferunt. Innuit et Plato, quum diceret non exiguam
effe artem, qua quis novit et viros et mulieres confentaneum habentes generationi temperamentum conjungere.
Quae enim de uteri temperamentis dixit, eadem etiam de
feminis temperamento intelligere oportet: fiquidem et id
interdum humidius eft quam conveniat, aut frigidius;
aliquando ficcius aut ardentius. Familiare autem eft fic-
ciori utero humidius femen; humidiori ficcius, quemadmodum et calidiori frigidius; frigidiori autem calidius.

Ed. Charr. III. [107.]   Galen. V. (8.)

ἐπὶ πλέον ἕν γε τῷ περὶ τεκνολογίας λόγῳ διερχόμεθα·
νυνὶ δ᾽ ἀρκεῖ γιγνώσκειν ὅτι μήτε δυνατόν ἐστιν ἐξ ἑνός τι
γίγνεσθαι, μήθ᾽ ὅταν ἐκ δυοῖν, ἢ καὶ πλειόνων συνιόντων
γίνηται, χωρὶς οἰκειότητος τῆς πρὸς ἄλληλα καὶ συμμετρίας
τινὸς κράσεως, τῆς ἐκ τῶν συνιόντων ἀποτελουμένης, οἷόν
τέ ἐστι γεννηθῆναι τοῦτο.

ιβ'.

Ὥστε πῶς εἰκὸς ἀφ᾽ ἑνός τι γεννηθῆναι, ὅπου γε οὐδὲ ἀπὸ
τῶν πλειόνων γεννᾶται, ἢν μὴ τύχῃ καλῶς ἔχοντα τῆς
κρήσιος τῆς πρὸς ἄλληλα.

Τὰ μὲν ἄλλα τῆς ῥήσεως ἐκ τῶν προειρημένων ἐστὶ
δῆλα. μεμνῆσθαι δὲ χρὴ τοῦ κατ᾽ αὐτὴν ὀνόματος εἰρημένου τοῦ τῆς κράσεως, ὅπερ διὰ τοῦ κρήσιος εἶπεν. ὅτι
πρῶτος ὧν ἴσμεν Ἱπποκράτης ἀπεφήνατο κεράννυσθαι τὰ
στοιχεῖα, καθάπερ καὶ μικρὸν ἔμπροσθεν ἐδείχθη. καὶ ταύτῃ
διήνεγκεν Ἐμπεδοκλέους. κἀκεῖνος γὰρ ἐκ μὲν τῶν αὐτῶν

De quibus uberius in libro de ratione procreandi liberos
pertractamus. Nunc fatis eſt ſcire, quod neque aliquid
poteſt ex uno gigni, neque ex duobus aut etiam pluribus coëuntibus, niſi familiaritas mutua ſit et commoderatio quaedam temperamenti, quae ex coëuntibus perficitur, id generari poteſt.

XII.

*Quocirca quomodo rationi conſentaneum fuerit, ab uno
aliquid generari, quum ne a pluribus quidem generetur,
niſi probam inter ſe temperiem habere contigerit.*

Reliqua hujus ſententiae ex praedictis ſunt conſpicua.
Meminiſſe autem oportet nominis in ea dicti κράσεως,
temperamenti, quod Ionice κρήσιος protulit. quoniam primus quorum memoria ad nos pervenit Hippocrates elementa κεράννυσθαι id eſt contemperari docuit, quemadmodum et paulo ante oſtenſum eſt. Atque hac ratione

στοιχείων, ὧν καὶ Ἱπποκράτης γεγονέναι φησὶν ἡμᾶς γε
καὶ τὰ ἄλλα σώματα πάντα τὰ περὶ τὴν γῆν, οὐ μὴν κεκραμένων γε δι᾽ ἀλλήλων, ἀλλὰ κατὰ μικρὰ μόρια παρακειμένων τε καὶ ψαυόντων. ὅτι δὲ καὶ ἥδε ἡ δόξα τοὺς
αὐτοὺς ἐλέγχους ἔχει ταῖς ἐξ ἀναισθήτων καὶ ἀπαθῶν τῶν
πρώτων σωμάτων τὸ αἰσθητικὸν σῶμα γεννώσαις δόξαις,
ἐπιδέδεικται διὰ τοῦ περὶ τῶν καθ᾽ Ἱπποκράτην στοιχείων
ὑπομνήματος, ἔνθα καὶ πασῶν σχεδὸν τῶν φυσικῶν δοξῶν
ἐμνημόνευσάμην, ὅσαι περὶ τῶν πρώτων ἀρχῶν, ἢ στοιχείων γεγόνασιν.

ιγ΄.

Ἀνάγκη τοίνυν τῆς φύσιος τοιαύτης ὑπαρχούσης καὶ τῶν
ἄλλων ἀπάντων καὶ τῆς τοῦ ἀνθρώπου, μὴ ἓν εἶναι τὸν
ἄνθρωπον, ἀλλ᾽ ἕκαστον τῶν ξυμβαλλομένων εἰς τὴν
γένεσιν, ἔχειν τινὰ δύναμιν ἐν τῷ σώματι, οἵηνπερ ξυν-
εβάλετο.

---

differt ab Empedocle; is etenim ex eisdem elementis, quibus et Hippocrates nos aliaque omnia corpora, quae circa
terram funt, conftare dicit, non tamen invicem contemperatis, fed per exiguas partes commiffis et fe contingen-
tibus. Quod vero et haec opinio fimili modo coarguitur,
quo illae opiniones quae fenfile corpus ex infenfilibus im-
patibilibusque primis corporibus generant, in commentario de elementis ex Hippocratis fententia oftenfum eft,
ubi etiam omnium fere phyficarum opinionum mentionem
fecimus, quae de primis principiis aut elementis extiterunt.

XIII.

*Quum itaque ejusmodi fit natura cum reliquorum omnium,
tum hominis, non unum effe hominem neceffe eft; fed
unumquodque eorum quae ad generationem conferunt,
talem in corpore facultatem qualem contulit obtinere.*

Ed. Chart. III. [107. 108.]　　　　　　Galen. V. (9.)

(9) Προειρηκὼς ὁ Ἱπποκράτης, εἰ μὴ τὸ θερμὸν τῷ ψυχρῷ καὶ τὸ ξηρὸν τῷ ὑγρῷ μετρίως κραθείη, τὰς γενέσεις τῶν γεν- [108] νητῶν δηλονότι σωμάτων ἀδύνατον εἶναι γενέσθαι νῦν δὴ σαφῶς οὐκ ἀνθρώπου μόνον, ἀλλὰ καὶ πάντων ὅσα γένεσιν ἔχει καὶ φθορὰν σωμάτων ἐκ τῶν αὐτῶν εἶναι τὴν γένεσίν φησιν. ἐκ θερμοῦ γὰρ καὶ ψυχροῦ καὶ ξηροῦ καὶ ὑγροῦ πάντα γέγονε καὶ διὰ τοῦτο κοινὰ πάντων εἶναι ταῦτα στοιχεῖα. τὰ δὲ ἴδια τῆς τοῦ ἀνθρώπου φύσεως, αἷμα καὶ φλέγμα καὶ χολὴ ξανθή τε καὶ μέλαινα. καίτοι γ᾽ οὐδὲ ταῦτα ἴδια καλῶς ἂν λέγοιτο, κοινὰ γάρ ἐστιν ἁπάντων τῶν ἐναίμων ζώων. εὔδηλον δ᾽ ὅτι καὶ τούτων ἕκαστα ἐκ τῶν πρώτων τεττάρων γέγονεν, ἅπερ ἀπὸ τῶν ποιοτήτων ὀνομάζοντες, ὑγρὸν καὶ ξηρὸν καὶ ψυχρὸν καὶ θερμὸν λέγομεν. ἴδια δὲ τῆς οὐσίας αὐτῶν ἐστιν ὀνόματα πῦρ, ἢ ὕδωρ, ἢ ἀὴρ, ἢ γῆ. πρόδηλον γὰρ ὅτι τὰ στοιχεῖα κατὰ τὰς ἁπλᾶς καὶ ἀμίκτους ποιότητας καλεῖται, θερμότητος μὲν ἄκρας ὑπαρχούσης ἐν πυρὶ, καθάπερ γε καὶ ὑγρότητος ἐν ἀέρι, ψυχρότητος δὲ ἐν ὕδατι, ξηρό-

Praefatus Hippocrates nifi calidum frigido et fic cum humido moderate contemperatum fit, corporum videlicet generabilium generationis haud pofſe fieri: nunc ſane manifeſto non hominis tantum, ſed omnium etiam quae generationem corruptionemque corporis ſubeunt, ex ipſis generationem eſſe pronuntiat. Nam ex calido, frigido, ſicco et humido omnia creata ſunt, eoque communia omnium eſſe haec elementa. Propria autem hominis naturae ſanguinem, pituitam, bilem flavam et nigram. Quamquam ne haec quidem propria recte dixeris; ut quae omnium ſanguine praeditorum animantium ſint communia. Conſtat autem et horum ſingula ex primis creata eſſe quatuor *elementis*, quae a qualitatibus nominantes humidum, ſiccum, frigidum et calidum dicimus. Propria vero ſubſtantiae ipſorum nomina ſunt, ignis, aqua, aër, terra. Apertum ſiquidem eſt elementa ſecundum ſimplices, nec mixtas qualitates nuncupari: quum calor ſummus igni inſit, quemadmodum et humor aëri, frigus aquae, ſiccitas

τητος δὲ ἄκρας, ἅμα πιλήσει τε καὶ ψύξει κατὰ τὴν γῆν.
πῶς οὖν οἴονταί τινες ὑγρὸν μὲν καὶ ξηρὸν καὶ ψυχρὸν
καὶ θερμὸν Ἱπποκράτει τίθεσθαι τὰ στοιχεῖα; φαίνεσθαι
γὰρ ἐν ἀνθρώπῳ ταῦτα, πῦρ δὲ καὶ ὕδωρ, ἀέρα τε καὶ
γῆν μὴ προσίεσθαι, διότι μηδὲ φαίνεταί τι τούτων ἐν ἀνθρώπου σώματι. μὴ παρακολουθοῦντες μὴν, ὅτι τὰ φαινόμενα περὶ τὸ σῶμα μέν ἐστι τὰ φαινόμενα, καθάπερ τὸ
σῶμα, θερμὰ καὶ ψυχρὰ καὶ ξηρὰ καὶ ὑγρά. τίς αὖ ταῦτα
τολμήσειε φάναι κοινὰ στοιχεῖα πάντων εἶναι σωμάτων;
οὐδεὶς δήπου τῶν καὶ βραδυτάτων, εἰρηκότος τοῦ Ἱπποκράτους, ἀνάγκη τοίνυν τῆς φύσιος τοιαύτης ἐούσης καὶ
τῶν ἄλλων ἁπάντων καὶ τῆς τοῦ ἀνθρώπου, μὴ τὰ βλεπόμενα κατὰ τὸ σῶμα τοῦ ἀνθρώπου θερμὰ καὶ ψυχρὰ καὶ
ξηρὰ καὶ ὑγρά, λέγειν αὐτὸν οἴεσθαι νῦν, ἀλλὰ τὰ τέτταρα
στοιχεῖα. ταῦτα γὰρ ἄκρας ἔχει καὶ ἀμίκτους ποιότητας,
ἐξ ὧν ἀλλήλαις κεραννυμένων τὰ μεταξὺ σώματα πάντα
γίγνεται, κατ᾽ ἐπικράτειαν οὐ κυρίως ὀνομαζόμενα θερμὰ
καὶ ψυχρὰ καὶ ξηρὰ καὶ ὑγρά. ὡς εἴ γε ταῦτα τὰ ἤδη κε-

fumma una cum denfitate et frigore terrae. Quomodo
igitur nonnulli arbitrantur, Hippocratem humidum quidem, ficcum, frigidum et calidum elementa ftatuere (haec
enim in homine apparere) ignem vero, aquam, aërem et
terram non admittere? eo quod neque horum aliquod in
humano corpore confpiciatur? haud tamen affequentes intellectu, ea quae in corpore apparent, ut calida, frigida,
ficca, humida, effe apparentia et vifibilia corporis elementa. Quae quis audebit elementa omnium corporum
effe communia pronunciare? Nemo profecto, etiam ftu-
pidiffimus, quum Hippocrates dixit: *Neceffe igitur eft,*
quum talis et aliorum omnium et hominis natura fit, non
arbitrandum eft nunc ipfum dicere ea quae in corpore
humano videntur, calida, frigida, ficca et humida; fed
quatuor elementa, quae fummas et expertes mixtionis qualitates obtinent, ex quibus invicem contemperatis omnia
quae in medio funt corpora gignuntur, per exuperantiam
non proprie appellata calida, frigida, ficca et humida.

κραμένα στοιχεῖα θησόμεθα, τὰ τὰς ἄκρας ἔχοντα ποιότητας, οὐκ οἶδ᾽ ὅ τι φήσομεν εἶναι. καὶ κατὰ τὴν ἐχομένην
δὲ ῥῆσιν ἐναργέστερον ἔτι τὴν ἑαυτοῦ γνώμην ἐνδείκνυται.
πρὸς ἣν ἤδη μεταβῶμεν.

ιδ᾽.

Καὶ πάλιν γε ἀνάγκη ἀποχωρέειν εἰς τὴν ἑαυτοῦ φύσιν
ἕκαστον, τελευτῶντος τοῦ σώματος τοῦ ἀνθρώπου, τό τε
ὑγρὸν πρὸς τὸ ὑγρὸν καὶ τὸ ξηρὸν πρὸς τὸ ξηρὸν καὶ τὸ
θερμὸν πρὸς τὸ θερμὸν καὶ τὸ ψυχρὸν πρὸς τὸ ψυχρόν.

Ἀποχωρεῖν φησὶ διακρινόμενον ἐν τῇ τελευτῇ τοῦ ἀνθρώπου, πρὸς τὴν ἑαυτοῦ φύσιν, ἕκαστον τῶν προειρημένων στοιχείων, ἃ θερμὸν ἐκάλει καὶ ψυχρὸν καὶ ξηρὸν
καὶ ὑγρὸν, οὐδέπω λέγων τὸ αἷμα, πρὸς τὸ κατὰ τὸν κόσμον αἷμα· καὶ τὸ φλέγμα πρὸς τὸ φλέγμα. καὶ τὴν χολὴν πρὸς τὴν χολήν. καὶ τὴν ἀρτηρίαν πρὸς τὴν ἀρτη-
ρίαν· καὶ τὴν σάρκα πρὸς τὴν σάρκα· καὶ τὴν φλέβα πρὸς

Nam fi haec jam contemperata elementa ftatuamus, ea
quae fummas habent qualitates haud novi quid effe dicemus. Jam proxima oratione clarius adhuc fuam ipfius
fententiam explicat, ad quam modo digrediamur.

XIV.

Rurfus etiam neceffe eft, intereunte hominis corpore unum-
quodque ad fuam fecedere naturam, humidum ad hu-
midum, ficcum ad ficcum, calidum ad calidum et fri-
gidum ad frigidum.

Quum in hominis obitu unumquodque praedictorum
elementorum dirimitur, ad fuam naturam fecedere commemorat, quae calidum, frigidum, ficcum et humidum
vocabat: non fanguinem dicens ad mundi fanguinem, pituitam ad pituitam, bilem ad bilem, arteriam ad arteriam,
carnem ad carnem, venam ad venam, nervum ad ner-

τὴν φλέβα· καὶ τὸ νεῦρον ἀπιέναι πρὸς τὸ νεῦρον· ἀλλὰ
τὸ καθ᾽ ἕκαστον τούτων θερμόν τε καὶ ψυχρὸν, [109]
ὑγρόν τε καὶ ξηρὸν εἰς τὰ κοινὰ πάντων ἀπέρχεσθαι στοιχεῖα. σύγκειται γὰρ δή που καὶ τὸ νεῦρον ἐκ θερμοῦ καὶ
ψυχροῦ καὶ ξηροῦ καὶ ὑγροῦ τῶν στοιχείων δηλονότι. οὐ
γὰρ δὴ ἐξ ἄλλου γε νεύρου, καθάπερ οὐδ᾽ ἡ φλὲψ ἐξ ἄλλης
φλεβός. ὅτι μηδ᾽ ἐπινοηθῆναι δύναται κεραννύμενα δι᾽
ὅλων ἀλλήλων ταῦτα, σὰρξ καὶ φλὲψ καὶ ὀστοῦν καὶ ἀρτηρία καὶ τὰ ἄλλα μόρια. βούλεται δ᾽ αὐτὸς κεκρᾶσθαι δι᾽
ὅλων ἀλλήλοις τὸ θερμὸν καὶ ψυχρὸν καὶ ξηρὸν καὶ ὑγρὸν,
εἴ τι μεμνήμεθα τῶν ὀλίγον ἔμπροσθεν εἰρημένων. ὥστε οὐ
τὰ σαφῶς βλεπόμενα κατὰ τὸ σῶμα τοῦ ἀνθρώπου θερμὰ
καὶ ψυχρὰ καὶ ξηρὰ καὶ ὑγρὰ μόρια στοιχεῖα τῆς τοῦ ἀνθρώπου φύσεώς ἐστιν, ἀλλὰ τὰ τούτων αὐτῶν συνθετικά τε
καὶ γεννητικά. ταῦτα δέ ἐστιν ὕδωρ τε καὶ πῦρ, ἀήρ τε
καὶ γῆ. ἀποδέδεικται γὰρ περὶ τούτων ἱκανῶς ἐν τῷ περὶ
τῶν καθ᾽ Ἱπποκράτην στοιχείων.

---

vum abire: fed fingulorum horum calidum et frigidum,
humidum et ficcum ad communia omnium elementa difcedere. Nervus enim nimirum ex calido, frigido, ficco et
humido elementis fcilicet compofitus eft: quippe non ex
alio nervo, ficut nec vena ex alia vena, quoniam ne co-
gitari quidem poffunt per tota invicem contemperata effe
haec: caro, vena, os, arteria et aliae partes. Vult autem
ipfe, fi paulo ante dictorum meminimus, per tota invicem
calidum, frigidum, ficcum et humidum effe contemperata.
Quare non hae quae palam in corpore humano videntur
calidae, frigidae, ficcae et humidae particulae, hominis
naturae elementa fuut; fed illa quae has ipfas compofue-
runt generaruntque. Haec autem funt aqua, ignis, aër et
terra; de quibus abunde in opere de elementis fecundum
Hippocratis fententiam differuimus.

ιε'.

Τοιαύτη δὲ καὶ τῶν ζώων ἐστιν ἡ φύσις καὶ τῶν ἄλλων
ἁπάντων.

Τοιαύτη, φησὶν, οὐ μόνον ἡ τοῦ ἀνθρώπου φύσις ἐστὶν,
ἀλλὰ καὶ τῶν ἄλλων ἁπάντων, ἐκ θερμοῦ δηλονότι καὶ ψυχροῦ καὶ ξηροῦ καὶ ὑγροῦ κεκραμένη τῶν ἁπλῶν καὶ ἄκρων.
τὰ γὰρ ἐν τῷ μεταξὺ πάντα τὴν κρᾶσιν ἐκ τούτων ἔσχηκεν. ἀδιανόητον οὖν γίγνεται τὸ λέγειν ἐν τῷ μεταξὺ τὴν
κρᾶσιν γίγνεσθαι τῶν ἐν τῷ μεταξύ. τοῦτο δ᾽ οὐκ αἰσθάνονται λέγοντες οἱ ἐκ τῶν κατὰ τὸ σῶμα βλεπομένων ὑγρῶν
καὶ ξηρῶν, θερμῶν τε καὶ ψυχρῶν, τὴν φύσιν ἡμῶν συγκεῖσθαι φάσκοντες. ἔτι δὲ ἀδιανοητότερον, εἰ καὶ τῶν ἄλλων
ἁπάντων ζώων τε καὶ φυτῶν ἐκ τούτων λέγομεν εἶναι τὴν
φύσιν. Ἱπποκράτης μὲν γὰρ εἴρηκε φανερῶς ἐν τῇ ῥήσει
καὶ τῶν ἄλλων ἁπάντων τὴν τοιαύτην εἶναι φύσιν. οἱ δ᾽
οὐκ οἶδ᾽ ὅ τι φήσουσιν. ὅταν γοῦν εἰς τὴν γῆν ἐκβληθέν-
τος σπέρματος συκῆς, εἰ τύχῃ, γένηται μέγιστον δένδρον,

XV.

*Talis autem tum animantium, tum caeterorum omnium
eſt natura.*

Hujusmodi, inquit, non modo hominis, ſed etiam aliorum omnium natura eſt, ex calido nimirum, frigido, ſicco
et humido, ſimplicibus et ſummis contemperata. Nam
quae in medio conſiſtunt, omnia temperamentum ex his
obtinuerunt. Igitur ab intellectu alienum eſt dicere, eorum quae in medio habentur temperamentum ex iis quae
in medio ſunt fieri. Hoc autem non percipiunt ſe dicere,
qui ex iis quae in corpore conſpiciuntur, humidis, ſiccis,
calidis et frigidis naturam noſtram conſtare tuentur. Adhuc abſurdius eſt, ſi et aliorum omnium animantium ſtirpiumque naturam ex his conflari dicamus. Hippocrates
enim clare dixit in oratione propoſita et aliorum omnium
talem eſſe naturam. Illi vero haud ſcio quid dicent,
quum fici ſemine in terram dejecto, verbi gratia, maxima

ἀδιανόητόν ἐστι λέγειν, οὐκ ἐκ γῆς καὶ ὕδατος, ἀλλ' ἑτέρω-
θεν αὐτῇ τὴν τοσαύτην οὐσίαν ὑπάρξαι. καὶ μὴν ἡ γῆ
κατὰ τὸν ἑαυτῆς λόγον ἄκρως ἐστὶ ψυχρά, θερμότητα δ'
ἔχει πολλὴν ἡ συκῆ δι' ἣν ζῇ, καὶ διὰ τοῦτο κἂν τοῖς ἰσχυροῖς χειμῶσι καταψυχομένη οὐ νεκροῦται. δῆλον οὖν ὅτι
μὴ μόνον ἐξ ὕδατος καὶ γῆς συνέστηκε τὸ σῶμα τῆς συκῆς,
ἀλλὰ καὶ τῆς πυρώδους φύσεως μετείληφεν. εὔδηλον δ' ὅτι
καὶ τῆς ἀερώδους, εἴ γε σαφῶς ἐστι τὸ ξύλον αὐτῆς οὐ
μόνον τῆς γῆς, ἀλλὰ καὶ τοῦ ὕδατος κουφότερον. ἐκ τῶν
τεσσάρων οὖν ἐστι καὶ ἡ συκῆ. καὶ εἴπερ αὐτὴ καὶ τὸ
σῦκον, οὕτω δὲ καὶ οἱ καρποὶ πάντες. εἰσὶ δὲ οἱ πυροὶ
καὶ αἱ κριθαὶ καὶ οἱ κύαμοι καὶ τὰ ἄλλα δημήτρια σπέρματα τῶν καρπῶν μόρια. καὶ αὐτὰ τοίνυν ἐκ τῶν τεσσάρων συνεστήκασι, γῆς, πυρός, ὕδατός τε καὶ ἀέρος. ἐπεὶ
δὲ ἐκ τῆς τῶν καρπῶν τε καὶ φυτῶν ἐδωδῆς οἱ μὲν ἡμῖν
γίγνονται χυμοί, καὶ οὗτοι δηλονότι τὴν πρώτην ἀρχὴν τῆς
γενέσεως ἕξουσιν, ὕδωρ καὶ γῆν, ἀέρα τε καὶ πῦρ. ἀλλ'
ὅπερ ἔφην, ἀποδέδεικται καὶ ταῦτα ἐν τῷ περὶ τῶν καθ'

arbor enafcatur. Abfurdum eſt dictu, non ex terra et aqua,
fed aliunde talem ipfi ineſſe naturam. Atqui terra fui
ratione fumme eſt frigida, calorem vero ficus quo vivit
multum obtinet, eoque etiam fi in valida hieme perfrige-
retur, non emoritur. Liquet igitur corpus fici non folum
ex aqua et terra conftitutum eſſe, fed etiam igneae naturae particeps evaſiſſe. Perfpicuum autem eſt et aëris
partem recepiſſe, fiquidem lignum ipfius palam eſt non
terra folum, fed et aqua levius. Ex quatuor itaque et
ficus conſtat et fi haec inde conſtat, fructus etiam tum
ipfius, tum alii omnes. Sunt autem triticum, hordeum,
fabae aliaque cerealia femina fructuum particulae: atque
ipfae idcirco ex quatuor confiftunt, terra, igne et aqua et
aëre. Quoniam vero ex fructuum ſtirpiumque efu humores qui in nobis funt generantur, et hi nimirum primam
generationis originem habebunt aquam, terram, aërem et
ignem. Sed ut dixi, haec etiam in commentario de ele-

Ed. Chart. III. [109. 110.]   Baſ. V. (9. 10.)

Ἱπποκράτην στοιχείων, ὥστ᾽ ἤδη μεταβαίνειν καιρὸς ἐφ᾽ ἑτέραν ῥῆσιν.

ιστ´.

[110] Γίνεταί τε ὁμοίως πάντα καὶ τελευτᾷ ὁμοίως πάντα.

Οὐδὲ μαντευσάμενός τις ἔσεσθαί τινας ἀνθρώπους οἳ παρακούσουσιν αὐτοῦ, τοσαυτάκις ἂν εἶπε ταὐτὸ δόγμα, καθάπερ νῦν ὁ Ἱπποκράτης ἐποίησε, πάντα φάσκων οὐ μόνον ἄνθρωπον ὁμοίως γίγνεσθαι καὶ τελευτᾶν, ὥσπερ (10) εἴρηται, ἐκ τῶν τεττάρων δηλονότι στοιχείων, οὐ τῶν ἐν τῷ σώματι μορίων θερμῶν, ἢ ψυχρῶν, ἢ ξηρῶν, ἢ ὑγρῶν. ἀλλ᾽ εἰσί γε οὕτω τινὲς ἀναίσθητοι λέξεως Ἑλληνικῆς, ὡς οἴεσθαι τὸ κατὰ τὸ σῶμα τοῦ ἀνθρώπου θερμόν τε καὶ ψυχρὸν, ὑγρόν τε καὶ ξηρὸν αἰσθητῶς διαγιγνωσκόμενα, πάντων εἶναι τῆς γενέσεως κοινὰ στοιχεῖα.

mentis ſecundum Hippocratem demonſtrata ſunt. Quare jam ad alteram ſententiam digredi tempeſtivum eſt.

XVI.

Oriunturque fimiliter omnia et fimiliter omnia occidunt.

Nullus vaticinatus fuerit, quosdam fore homines, qui ipſum toties oscitanter audituri ſint, quoties idem dogma pronunciaverit, ut nunc Hippocrates fecit, [omnia] dicens non tantum hominem fimiliter naſci et interire, quemadmodum dictum eſt, ex quatuor ſcilicet elementis, non corporis partibus, calidis aut frigidis aut ſiccis aut humidis. Verum ſunt nonnulli adeo imperiti graecanicae dictionis, ut putent id quod in corpore humano eſt calidum, frigidum, ſiccum et humidum, ſenſu dignota communia omnium generationis eſſe elementa.

ιζ´.

Ξυνίσταται γὰρ αἰτίων ἡ φύσις ἀπὸ τουτέων τῶν προειρημένων πάντων καὶ τελευτᾷ κατὰ τὰ εἰρημένα, ἐς τὸ
ἑωϋτὸ ὅθενπερ ξυνέστη ἕκαστον. ἐνταῦθα οὖν καὶ ἀπεχώρησεν.

'Επιμένει τῷ δόγματι τὴν φύσιν ἁπάντων ἐκ τῶν εἰρημένων τεττάρων συνίσιασθαι καὶ τελευτᾶν εἰς αὐτὰ βουλόμενος. ὅθεν γὰρ ἕκαστον τῶν ὄντων συνέστη, φησὶν, ἐνταῦθα καὶ ἀπεχώρησεν, εἰς τὰ κοινὰ δηλονότι στοιχεῖα τοῦ
κόσμου, γῆν, ὕδωρ, ἀέρα τε καὶ πῦρ. ἐσχάτως οὖν ἀγνοοῦσι
τὴν Ἱπποκράτους γνώμην καὶ τὸ κατὰ τὴν ἀρχὴν εἰρημένον. οὔτε γὰρ τὸ πάμπαν ἠέρα λέγω τὸν ἄνθρωπον οὔτε
ὕδωρ οὔτε πῦρ οὔτε γῆν, ἀντὶ τοῦ μηδ' ὅλως ἀκούοντες.
ἐφάνη γὰρ οὐ τὸ μηδ' ὅλως εἶναι τὰ κοινὰ πάντων στοιχεῖα
κατὰ τὸ σῶμα βουλόμενος τοῦ ἀνθρώπου ὁ Ἱπποκράτης,
ἀλλὰ τοὺς ἓν μόνον ἐξ αὐτῶν λέγοντας μεμφόμενος.

XVII.

*Eorum enim natura ex praedictis omnibus conſtat; et ut
praedicta ſunt a nobis, in id ipſum ex quo conſtat unumquodque deſinit, proindeque eo ſecedit.*

Immoratur ſuo dogmati naturam omnium cenſens ex
commemoratis quatuor conſtitui et in eadem finire. *Unde
enim ſingula conſtituta ſunt, inquit, illuc etiam recedunt,*
ad communia ſcilicet mundi elementa, terram, aquam,
aërem et ignem. Prorſus igitur Hippocratis ſententiam
ignorant et id quod initio dictum eſt. Neque enim *τὸ
πάμπαν, in totum* hominem dixerim aërem, neque aquam,
neque ignem, neque terram pro *μηδ' ὅλως*, *nequaquam et
nulla in parte* intelligentes. Liquet enim Hippocratem
non velle communia omnium elementa nequaquam in
corpore humano eſſe, verum eos qui unum ſolum ex ipſis
dicunt inſectari.

ΚΑΙ ΓΑΛΗΝΟΥ ΥΠΟΜΝΗΜΑ.   59

Ed. Chart. III. [110. 111.]   Galen. V. (10.)

ιη'.

Τὸ δὲ σῶμα τοῦ ἀνθρώπου ἔχει ἐν ἑωυτῷ αἶμα καὶ φλέγμα καὶ χολὴν διττὴν, ἤγουν ξανθήν τε καὶ μέλαιναν, καὶ
ταῦτά ἐστιν αὐτέῳ ἡ φύσις τοῦ σώματος καὶ διὰ ταῦτα
ἀλγέει καὶ ὑγιαίνει.

───────

Συντελέσας τὸν περὶ τῶν κοινῶν στοιχείων λόγον, ἐπὶ
τὰ τῶν ἐναίμων ζώων, ὧν ἐστι καὶ ὁ ἄνθρωπος, ἐν τῇ
προκειμένη ῥήσει μετέβη, βουλόμενος ἐξ αἵματος καὶ φλέγματος καὶ χολῆς διττῆς, τήν τε ἐξ ἀρχῆς γένεσιν ἡμῶν
γίνεσθαι καὶ τὴν ἐν ὅλῳ τῷ βίῳ διαμονὴν ἐκ τούτων ὑπάρχειν [111] καὶ ταῦτα τὴν ὅλην φύσιν εἶναι τοῦ ἀνθρώπου, τῶν μὲν χυμῶν ἐν τοῖς στερεοῖς περιεχομένων, αὐτῶν δὲ τῶν στερεῶν ἐν τῇ πρώτῃ διαπλάσει κυουμένου τοῦ
ζώου, τὴν γένεσιν ἐκ τούτων ἐχόντων. ἐκ γὰρ τοῦ κατα-
μηνίου πάντα τὰ μόρια γέγονεν, οὐκ εἰλικρινοῦς αἵματος
ὄντος, ἀλλ' ἔχοντος ἐν ἑαυτῷ διττὰς χολὰς καὶ φλέγμα.
δείξει γὰρ ὀλίγον ὕστερον τοῦτο· καὶ μέντοι καὶ τὸ ὑγιαί-

XVIII.

*Corpus autem hominis in ſe ſanguinem et pituitam et bi-
lem duplicem, flavam ac nigram continet. Et haec
ſua ipſi natura eſt corporis et per haec dolet et ſa-
num eſt.*

───────

Finita de communibus elementis diſſertatione ad animalium ſanguine praeditorum (in quorum numero eſt et
homo) elementa in oratione propoſita digreſſus eſt; de-
cernens tum noſtram ab initio generationem ex ſanguine,
pituita et duplici bile, flava et nigra conſtare, tum totius vitae permanſionem, eaque tota eſſe naturam hominis,
quum humores quidem in ſolidis partibus contineantur;
ipſae vero ſolidae in prima animantis quod geſtatur in
utero conformatione generationem ex his ſortiantur. Nam
omnes partes ex menſtruo ſanguine factae ſunt qui non
ſincerus eſt ſanguis, ſed duplicem in ſe bilem pituitam-
que habet; id quod paulo poſt auctor oſtendet   Quin

νειν ἡμῖν ἀλγεῖν τε καὶ νοσεῖν ἐκ τούτων φησὶ γίγνεσθαι, κατὰ τὸν τρόπον καθ᾽ ὃν γίνεται ταῦτα, διὰ τῆς ἐχομένης ῥήσεως.

ιθ'.

Ὑγιαίνειν μὲν οὖν μάλιστα, ὁκόταν μετρίως ἔχῃ ταῦτα τῆς πρὸς ἄλληλα χρήσιος καὶ δυνάμιος καὶ τοῦ πλήθεος καὶ μάλιστα ἢν μεμιγμένα ᾖ.

Κατὰ πάντας ἰατρούς τε καὶ φιλοσόφους τοὺς τελείους δογματικοὺς ἡ συμμετρία τῶν στοιχείων ὑγίειαν ἐργάζεται. διττῆς δ᾽ οὔσης τῷ γένει τῆς ἐν ταῖς λογικαῖς αἱρέσεσι στοιχειώσεως, ἡ μὲν ἑτέρα κατὰ παράθεσίν τε καὶ περιπλοκὴν τῶν πρώτων σωμάτων τὰς γενέσεις τῶν συνθέτων γενέσθαι φησὶν, ἡ δὲ ἑτέρα κατὰ κρᾶσιν. ἡ μὲν οὖν προτέρα τὴν συμμετρίαν ἐν τῇ ποροποιΐᾳ τίθεται. ἡ δὲ ἑτέρα κατὰ τὴν εὐκρασίαν τῶν στοιχείων ἡμᾶς φησιν, ἧς δηλονότι δόξης ὁ Ἱπποκράτης ἐστὶν ἡγεμών. οὔσης δὲ διττῆς συμμε-

etiam quomodo fiat ut ex his fani fimus, doleamus et aegrotemus, proxima oratione perfequitur.

XIX.

Sanum quidem eft maxime, quum haec moderatum inter fe tum facultate tum copia temperamentum habuerint, idque praefertim fi permixta fuerint.

Omnium et medicorum et philofophorum, qui abfoluti dogmatici funt, confenfu elementorum commoderatio fanitatem efficit. Quum autem rationalis fectae prima elementorum inftitutio duplex genere fit; altera appofitione et complexu primorum corporum generationes compofitorum fieri profitetur, altera temperamento. Prior itaque fymmetriam in meatuum ftructura poropoeia ponit; fecunda ex proba elementorum temperie fanitatem conftare affirmat; cujus nimirum opinionis Hippocrates prin-

τρίας, τῆς μὲν ἐν τῇ δυνάμει τῶν κεραννυμένων, τῆς δὲ
ἐν τῷ ποσῷ τῆς οὐσίας, ἑκατέρας ἐμνημόνευσεν Ἱπποκράτης
εἰπὼν, τῆς τε δυνάμεως καὶ τοῦ πλήθεος. τὸ δ᾽ ἐπὶ τέλει
τῆς ῥήσεως εἰρημένων τὸ καὶ μάλιστα ἦν μεμιγμένα ᾖ, τὴν
ἀκρίβειαν τῆς δι᾽ ὅλων αὐτῶν κράσεως ἐνδείκνυται. κατὰ
γὰρ τὴν τελείως ἀμεμπτοτάτην τοῦ σώματος διάθεσιν οὐ
μόνον ἡ συμμετρία τῶν τεσσάρων στοιχείων, ἀλλὰ καὶ ἡ
δι᾽ ὅλων κρᾶσις ἀκριβοῦται. κατὰ δὲ τὰς φαυλοτέρας κράσεις τοῦ σώματος ἐνδέχεταί ποτε καθ᾽ ἕν τι μόριον οὐκ
ἴσως, οὐδ᾽ ὁμοίως οὐδὲ δι᾽ ὅλων ἀλλήλοις κεκρᾶσθαι τοὺς
χυμοὺς, ἀλλ᾽ ὅταν γε μηδέ πω σαφῶς ἐνέργεια βλάπτεται,
μεμπτὴ μὲν ἐστιν ἡ ὑγίεια, νόσος δὲ οὐδέ πω.

κ'.

Ἀλγέει δ᾽ ὁκόταν τι τουτέων ἔλασσον ἢ πλεῖον εἴη ἢ χωρισθῇ ἐν τῷ σώματι καὶ μὴ κεκραμένον ᾖ τοῖς ξύμπασι.

ceps exiſtit. Rurſus quum duplex fit ſymmetria ſeu commoderatio, haec in facultate eorum quae contemperantur,
illa in ſubſtantiae quantitate, utriusque meminit Hippocrates inquiens, *facultate et copia.* Quod ad ſententiae
finem dictum eſt [*et praeſertim fi commixta fint*] accuratam per tota ipſa contemperationem innuit. Nam in dis-
poſitione corporis maxime inculpata non ſolum quatuor
elementorum commoderatio, ſed etiam per tota temperies
mixtioque accurate abſolvitur. In deterioribus autem
corporis temperamentis fieri aliquando poteſt, in una aliqua parte humores non aequaliter, neque ſimiliter neque
per tota invicem eſſe temperatos; verum quum nondum
functio manifeſte laeditur, culpata quidem eſt ſanitas, nec
dum tamen morbus eſt.

XX.

Dolet autem ubi horum quicquam vel parcius vel copio-
ſius fuerit aut in corpore ſeparatum, nec reliquis omni-
bus contemperatum.

Ὥσπερ ἐπὶ τῆς ὑγιείας τὴν ἀκριβῆ συμμετρίαν ἐν ποσότητι καὶ δυνάμει καὶ τῇ δι᾽ ὅλων ἔθετο κράσει, κατὰ τὸν
αὐτὸν τρόπον ἐπὶ τῆς νόσου τὰ τούτων ἐναντία τίθεται,
τὸ μὲν ἔλασσον, ἢ ςλέον εἴς τε τὸ ποσὸν τῆς οὐσίας καὶ
τὴν δύναμιν ἀναγαγών, τὸ δὲ μὴ κεκρᾶσθαι τοῖς πᾶσιν
εἰς δυσκρασίαν ἢ ἀνωμαλίαν κράσεως, ἢ ὅπως ἄν τις ὀνομάζειν ἐθέλοι.

κα΄.

[112] Ἀνάγκη γὰρ ὁκόταν τι τουτέων χωρισθῇ καὶ ἐφ᾽ ἑωυτοῦ
στῇ, ἔνθεν τε ἐξέστηκεν, οὐ μόνον τοῦτο τὸ χωρίον ἐπί-
νοσον γίγνεσθαι, ἀλλὰ καὶ ἔνθα στῇ καὶ ἐπιχυθῇ, ὑπερ-
εκπιμπλάμενον, ὀδύνην τε καὶ πόνον παρέχειν.

Ὅταν τῶν τεσσάρων τις χυμῶν αὐτὸς κατ᾽ ἑαυτὸν ἵστη-
ται πού κατά τι μόριον, ἀποχωρισθεὶς τῶν ἄλλων καὶ μὴ
κεκραμένος ᾖ ὅλος δι᾽ ὅλων αὐτοῖς, ὀδυνᾶται τὸ ζῷον ἐν
δυσκρασίᾳ γενομένων ἀμφοτέρων τῶν μορίων, ἔνθεν τε ἐξέ-

Quemadmodum in ſanitate exquiſitam commoderatio-
nem in quantitate et facultate et temperamento per tota
ſtatuit, eodem modo in morbo horum contraria ponit:
minus quidem aut majus ad ſubſtantiae quantitatem et
facultatem reducens; non autem contemperatum eſſe omnibus ad intemperiem aut inaequalitatem temperaturae aut
quomodocumque aliquis nominare velit.

XXI.

Neceſſe namque eſt quum quid horum ſecretum fuerit et
per ſe conſtiterit, non ſolum eum unde ſeceſſit locum
morbo affici, ſed et eum ubi conſtiterit et in quem ob
exuperantiam diffuſum fuerit, dolore ac labore vexari.

Quum quatuor humorum aliquis per ſe in aliqua parte
conſtiterit ab aliis ſeparatus et non ſit totus per tota ipſis
contemperatus, animal dolet, dum utraque pars intemperiem experiatur, tum unde diſceſſit; tum in quam tranſiit,

ΚΑΙ ΓΑΛΗΝΟΤ ΥΠΟΜΝΗΜΑ. 63

Ed. Chart. III. [112.] Galen. V. (10. 11.)

στη καὶ εἰς ὃ μετέστη. καὶ μάλιστα τοῦτο γίνεται κατὰ
τοὺς ἰσχυρὰς ἔχοντας τὰς δυνάμεις χυμούς. οὗτοι γὰρ οὐ
μόνον τῷ ποσῷ βαρύνοντες τὸ μόριον, εἰς ὃ κατέσκηψαν,
ἀλλὰ καὶ τῷ ποιῷ τὴν ὀδύνην ἐργάζονται, θερμαίνοντες ἢ
ψύχοντες σφοδρῶς.

κβ΄.

Καὶ γὰρ ὁκόταν τι τουτέων ἔξω τοῦ σώματος ἐκρυῇ πλέον
τοῦ ἐπιπολάζοντος, ὀδύνην παρέχει ἡ κένωσις.

Ἀντὶ τοῦ πλεονάζοντος ἀκουστέον εἰρῆσθαι νῦν τὸ
ἐπιπολάζοντος, ἢ εἴπερ μὴ τοῦτό τις ἀκούειν ἐθέλοι, τὸ μὴ
κεκραμένον ἅπασι τοῖς ἄλλοις, ἐπιπολάζον οἰητέον εἰρῆσθαι.
πιθανὸν γὰρ ἑκάτερον αὐτῶν.

κγ΄.

Ἥν τ᾽ αὖθις εἴσω ποιήσηται τὴν κένωσιν καὶ τὴν μετάστασιν καὶ τὴν ἀπόκρι-(11)σιν ἀπὸ τῶν ἄλλων, πολλὴ αὐτέῳ

potiſſimumque hoc accidit in humoribus, qui validas facultates obtinent. Hi enim non ſolum quantitate partem
in quam decubuerunt aggravantes, ſed etiam qualitate
dolorem excitant, dum vehementer calefaciunt aut refrigerant.

XXII.

Etenim quum quid horum plus, quam redundet, extra corpus effluat, evacuatio ipſa dolorem concitat.

Ἐπιπολάζοντος, id eſt innatante, dictum nunc eſſe
loco πλεονάζοντος, id eſt abundante, intelligendum, aut ſi
non hoc quis velit intelligere, pro non temperatum omnibus aliis per ſumma innatans, poſitum eſſe putabimus.
Utrumque enim eſt probabile.

XXIII.

At ſi contra intro vacuationem et translationem ac ab
aliis ſecretionem fecerit, duplicem ſane dolorem (ut ex

ἀνάγκη διπλῆν τὴν ὀδύνην παρέχειν κατὰ τὰ εἰρημένα,
ἔνθεν τε ἐξέστη καὶ ἔνθα ὑπερέβαλεν. εἶπον δὴ ἃ ἂν
φήσω τὸν ἄνθρωπον εἶναι, ἀποφαίνειν ἀεὶ ταῦτα ἐόντα
καὶ κατὰ νόμον καὶ κατὰ φύσιν.

Ὅτι προείρηται τοῦτο καὶ αὐτὸς ἐδήλωσεν εἰπὼν κατὰ
τὰ εἰρημένα. τῇ λέξει γὰρ, οὐ τῇ δυνάμει τῆς νῦν εἰρημένης ῥήσεως διήνεγκεν ἡ μικρὸν ἔμπροσθεν ὑπ᾽ αὐτοῦ γεγραμμένη, καθ᾽ ἣν οὕτως εἶπεν. ἀνάγκη γὰρ ὅταν τι τουτέων χωρισθῇ καὶ ὑφ᾽ ἑωϋτοῦ στῇ, ἔνθεν τε ἐξέστηκεν, οὐ
μόνον τοῦτο τὸ χωρίον νοσερὸν γίγνεσθαι, ἀλλὰ καὶ ἔνθα
ἂν στῇ καὶ ἐπιχυθῇ ὑπερεμπιπλάμενον, ὀδύνην τε καὶ πόνον
παρέχειν. εἰπὼν δὲ ἃ ἂν φήσω τὸν ἄνθρωπον εἶναι, ἀποφαίνειν ἀεὶ ταῦτα ἐόντα κατὰ νόμον καὶ κατὰ φύσιν. κατὰ
νόμον μὲν εἶπε δηλῶσαι βουλόμενος τὴν τῶν [113] ἀνθρώπων
δόξαν, ἣν ἔχουσι περὶ αὐτῶν, κατὰ φύσιν δὲ τὴν τῶν αὐτῶν πραγμάτων ἀλήθειαν. προσέχωμεν οὖν ἤδη ταῖς ἑξῆς

dictis patet) concitare necesse est, et unde secessit et ubi
exuperat. Dixi sane quaecunque hominem esse affirma-
vero, ea me demonstraturum eadem semper esse et lege
et natura.

Hoc superius esse comprehensum etiam ipse innuit,
quum dicit, ut ex dictis patet, nam dictione, non potestate
a nunc dicta oratione differt, quam paulo ante adduxit,
ubi in hunc modum inquit: *Necesse enim est quum ali-*
quod horum secesserit et per se constiterit, non solum lo-
cum ex quo secessit morbo affici, sed eum etiam ubi con-
stiterit et in quem ob exuperantiam diffusum fuerit, dolore
laboreque vexari. Quum autem ait: *Quae vero hominem*
esse dixero, ea semper secundum legem et secundum natu-
ram inesse monstrabo. Secundum legem quidem dixit,
volens innuere hominum opinionem, quam de ipsis habent, secundum naturam vero ipsarum rerum veritatem.
Attendamus igitur jam verbis ipsius subsequentibus, ut

ῥήσεσιν, ἵνα γνῶμεν, εἰ ὅπερ ὑπέσχετο κατὰ τὰς ἀρχὰς τοῦ
συγγράμματος νῦν ἀποδίδωσι.

κδ'.

Φημὶ δὴ εἶναι αἷμα καὶ φλέγμα καὶ χολὴν ξανθήν τε καὶ
μέλαιναν· καὶ τουτέων μὲν πρῶτον κατὰ νόμον τὰ ὀνόματα διωρίσθαι φημὶ καὶ οὐδενὶ αὐτέων τωὐτὸ ὄνομα
εἶναι, ἔπειτα κατὰ φύσιν τὰς ἰδέας κεχωρίσθαι, καὶ οὔτε
τὸ φλέγμα οὐδὲν ἐοικέναι τῷ αἵματι, οὔτε τὸ αἷμα τῇ
χολῇ, οὔτε τὴν χολὴν τῷ φλέγματι. πῶς γὰρ ἂν ἐοικότα εἴη ταῦτα ἀλλήλοισιν, ὧν οὔτε τὰ χρώματα ὅμοια
φαίνεται προσορώμενα, οὔτε τῇ χειρὶ ψαύοντι ὅμοια δοκέει εἶναι; οὔτε γὰρ θερμὰ ὁμοίως ἐστὶν, οὔτε ψυχρὰ,
οὔτε ξηρὰ, οὔτε ὑγρά.

Καὶ σαφὴς ὁ λόγος αὐτοῦ πᾶς ἐστι καὶ ἀποδείκνυσιν ὃ
προὔθετο. κατὰ μὲν γὰρ τὴν προκειμένην ταύτην ῥῆσιν
ἔδειξε τέτταρας εἶναι χυμοὺς ἐν τῷ σώματι διαφέροντας

cognofcamus, an quod initio operis pollicitus eft nunc
praeftet.

XXIV.

Dico etiamnum fanguinem effe et pituitam et bilem tum
flavam tum nigram. Atque horum quidem nomina ex
lege diftincta effe affero nullique ipforum idem effe
nomen inditum. Deinde fpecies natura diftinctus effe
nullamque pituitam fimilem effe fanguini, neque bili
fanguinem, neque bilem pituitae. Quo namque modo
haec inter fe fimilia fuerint, quorum neque colores con-
fpicientibus fimiles apparent, neque qualitates manui
tangenti fimiles effe videntur? Neque enim calida confimiliter funt, neque frigida, neque ficca, neque humida.

Tota ipfius oratio manifefta eft et quod inftituerat
demonftrat. Nam propofita hac ferie quatuor effe humores in corpore invicem differentes docuit. In fubfe-

ἀλλήλων· ἐν δὲ ταῖς ἐφεξῆς, ὅτι καὶ κατὰ φύσιν εἰσὶν οὗτοι
πάντες, οὐχ εἷς ἐξ αὐτῶν. ἀλλ' ἔν γε τῇ προκειμένῃ ταύτῃ
ῥήσει καὶ χροίᾳ καὶ συστάσει καὶ θερμότητι καὶ ψυχρότητι
διαφέρειν ἀλλήλων φησὶ τοὺς χυμούς· καὶ γὰρ καὶ φαίνεται
σαφῶς ταῦτα· προσκρούεται δὲ ἴσως τισὶ τὸ καὶ ξηρότητι
χυμὸν χυμοῦ διαφέρειν, ἁπάντων τῶν χυμῶν ὑγρῶν ὄντων.
ἀναιρείτωσαν οὖν οὗτοι τὸ μηδ' ὑγρότητι διαφέρειν αὐτοὺς,
εἴπερ γ' ὑγρότερον ἕτερον ἑτέρου συγχωροῦσιν εἶναι. καὶ
μέντοι καὶ φαίνεται σαφῶς τοῦτο κατὰ πάντας τοὺς χυμούς. ἥ τε γὰρ ξανθὴ χολὴ πολλάκις μὲν ἐξυγραίνεται
σφοδρῶς, ἡνίκα μηδὲ ξανθὸν, ἀλλ' ὠχρὸν αὐτῆς γίγνεται τὸ
χρῶμα, πολλάκις δ' ὥσπερ λέκιθος γίγνεται παχεῖα, διότι
καὶ λεκιθώδης ὀνομάζεται πρός τινων· ἥ τ' αὖ μέλαινα διὰ
παντός ἐστι παχυτέρα τῆς ὠχρᾶς τε καὶ ξανθῆς. οὐκ ὀλίγον δὲ οὐδὲ κατ' αὐτήν ἐστι τὸ μᾶλλόν τε καὶ ἧττον,
ὥσπερ γε καὶ τὸ αἷμα. φαίνεται γὰρ τοῦτο, ποτὲ μὲν οὕτως ὑγρὸν, ὡς ῥεῖν, ποτὲ δ' ἱκανῶς παχύ. τὸ φλέγμα δὲ
ἔχον τὴν αὐτὴν ἀναλογίαν ἰδεῖν ἐστι τῇ κατὰ τοὺς εἰρη-

quenti vero, quod etiam, fecundum naturam hi omnes
exiftant, non unicus ex ipfis, fed in hac praefenti oratione humores ait et colore et confiftentia et calore et
frigore invicem differre, id quod etiam manifefto apparet.
Perturbat autem forfaffe quosdam, quod humor ab humore
ficcitate discrepet, quum omnes humores fint liquidi et
humidi. Negent igitur hi, quod neque humiditate ipfi
differant, fiquidem alterum altero humidiorem effe concedunt, quod in omnibus pariter humoribus apparet.
Etenim flava bilis vehementer humefcit faepe, quum color ipfius non flavus, fed pallidus efficitur, faepe vero
vitelli modo craffefcit, eoque a nonnullis nominatur vitellina: atra bilis perpetuo craffior eft pallida et flava,
non parva minoris majorisque ratione, quemadmodum et
fanguis. Nam hic interdum humidus adeo, ut fluat, interdum craffus admodum apparet. Pituitam autem commemoratis humoribus proportione refpondere videas. Va-

μένους χυμούς. ὑπαλλάττεται γὰρ ἐν πάχει καὶ λεπτότητι,
ποτὲ μὲν ὑδατῶδες ὂν, ἔστι δ᾽ ὅτε παχυνόμενον, ὡς ἐοικέναι πύῳ. συμβαίνει δὲ τοῦτο τοῖς χυμοῖς, ὡς ἂν οὐκ οὖσιν ὄντως στοιχείοις, ὥσπερ ὕδωρ καὶ γῆ καὶ ἀὴρ καὶ πῦρ
ἐστιν. ἕκαστος γὰρ αὐτῶν ἐκ τῶν τεττάρων τούτων γέγονεν, ἐπικρατοῦντος ἄλλου κατ᾽ ἄλλο αὐτῶν, ὡς δὴ πολλάκις ἐμάθετε.

_____

κε΄.

Ἀνάγκη τοίνυν, ὅτε τοσοῦτον διήλλακται τὴν ἰδέην τε καὶ
τὴν δύναμιν ἀλλήλων, μὴ ἒν αὐτὰ εἶναι, εἴπερ μὴ πῦρ
τε καὶ ὕδωρ ἒν καὶ ταυτόν ἐστιν.

_____

[114]Ἀλλόκοτος μὲν ἡ δόξα τῶν ἡγουμένων ἒν εἶναι τὸν
ἄνθρωπον, ὅμως ὁ Ἱπποκράτης ἀντιλέγων αὐτῇ φαίνεται
διὰ σπουδῆς, ἴσως τινῶν κατ᾽ αὐτὸν ὄντων ἐπιφανῶν ἀνδρῶν, οἳ ταύτην ἐπρέσβευον τὴν δόξαν. ὅπου γὰρ καὶ
συγγράμματα πλεῖστα παλαιῶν ἀνδρῶν οὐκέτι σώζεται, πολὺ
δὴ μᾶλλον οὐδὲ τὰς ἀγράφους δόξας εἰκός ἐστιν αὐτῶν

riat enim craffitie et tenuitate, dum nunc eft aquea, nunc
craffa, ut pus repraefentet. Accidit hoc humoribus, qui
non vere funt elementa, quemadmodum aqua, terra, aër
et ignis funt. Singuli enim ex quatuor his generati funt,
ita ut in alio aliud ipforum praepolleat, quemadmodum
fubinde didiciftis.

_____

XXV.

Quum itaque tantopere inter ſe tum idea tum facultate
differant, ea non unum eſſe neceſſe eſt, niſi ignis et
aqua unum et idem ſint.

_____

Quamvis abfurda eorum fit opinio, qui hominem unum
effe arbitrantur, Hippocrates tamen ftudiofe ei contradicere
videtur, forte quod aliqui illius tempore fuerint infignes
viri, qui hanc opinionem celebrarent. Quum enim plurima veterum virorum opera non amplius fuperfint, multo
verifimilius eft opiniones ipforum nullis mandatas literis

διασώζεσθαι, καὶ μάλισθ᾽ ὅτι μηδ᾽ ἔγραψαν ἔνιοι σύγγραμμα μηδὲν, ὥσπερ Σωκράτης καὶ ὁ Πυθαγόρας καὶ τῶν
καθ᾽ ἡμᾶς ἐνδόξων ἰατρῶν Κόϊντος. ἔτι δὲ μᾶλλόν ἐστι
πιστεῦσαι πολλοὺς ἄνδρας ἐπιφανεῖς γεγονέναι ζῶντας,
ἀποθανόντων δ᾽ αὐτῶν ἀπολωλέναι τὰς περὶ τῶν δογμάτων ὑπολήψεις, ὁπότε καὶ Πλάτωνος τοσαῦτα συγγράμματα γράψαντος ὅμως οἱ μαθηταὶ λέγουσιν εἶναί τινα
παρὰ τὰ γεγραμμένα τῶν ἀγράφων δογμάτων αὐτοῦ. ὥσπερ
δὲ τοῖς μαθηταῖς ἄγραφα δόγματα λέγουσιν εἶναι πιστεύομεν, οὕτω καὶ τῷ Ἱπποκράτει πιστεύομεν εἶναί τινας, οἳ
γῆν μόνην ἔλεγον εἶναι κοινὸν ἁπάντων στοιχεῖον, ἐν ἀνθρώπῳ δὲ χολὴν, ἢ φλέγμα. καὶ γὰρ καὶ νῦν οἶδά τινας
ἄλλα γράφοντας, ὧν τὰ συγγράμματα τοῖς μὲν ἤδη συνα-
πέθανε, τοῖς δὲ συντεθνήξεται, καθάπερ καὶ τοῦ λέγοντος
ἁπάντων εἶναι μητέρα καὶ τιθήνην καὶ ἀρχὴν καὶ στοιχεῖον
τὴν γῆν· αὐτὴν γὰρ καὶ τὸν οὐρανὸν γεννῆσαι, καθάπερ
Ἡσίοδός φησι, καὶ τὰ ζῶα τὰ κατ᾽ αὐτήν. καὶ τῶν Ἀρχι-
γενείων δέ τις, ἀνὴρ οὐ φαυλότατος, ἐπέπειστο μήτ᾽ ἐν

intercidiffe, praefertim quoniam nonnulli ne ullum quidem opus confcripferunt, quemadmodum Socrates, Pytha-
goras et ex claris noftra tempeftate medicis Quintus. Praeterea magis licet credere multos viros illuftres, dum viverent, extitiffe, ipfis autem fato defunctis de dogmatibus
opiniones interjiffe, quum et Plato tot confcripfit opera:
discipuli tamen quaedam ipfius placita non memoriae prodita effe dicant praeter ea quae fcripta videmus. Quemadmodum vero discipulis dogmata non prodita effe dicen-
tibus fidem accommodamus, ita etiam Hippocrati extitiffe
nonnullos credimus, qui terram folam commune omnium
elementum effe dicerent, in homine autem bilem aut pituitam. Etenim nunc etiam quosdam novi, qui alia fcripferunt, quorum opera partim cum ipfis perierunt, partim peribunt, ficut ejus, qui terram omnium effe matrem,
nutricem, principium et elementum affirmat; ipfam namque
etiam coelum generaffe et animantia quae in ea habentur,
uti Hefiodus tuetur.   Jam vero ex Archigenis fectatoribus

ταῖς εἰσπνοαῖς εἴσω τοῦ σώματος ἰέναι τὸν ἀέρα μηΐ ἐν
ταῖς ἐκπνοαῖς ἔξω. καὶ ἄλλος τις ἐβούλετο τὸν πρῶτον
καὶ στοιχειώδη χυμὸν εἶναι φλέγμα. μὴ τοίνυν ζητήσωμεν
ὀνόματα τῶν τὰς ἀλλοκότους δόξας ταύτας πρῶτον ἀποφηναμένων. εἰ γὰρ ὅτι Θαλῆς ἀπεφήνατο στοιχεῖον μόνον
εἶναι τὸ ὕδωρ ἐκ συγγράμματος αὐτοῦ δεικνύναι οὐκ ἔχομεν, ἀλλ' ὅμως ἅπασι καὶ τοῦτο πεπίστευται.

κστ'.

Γνοίης δ' ἂν τοῖσδε ὅτι οὐχ ἓν ταῦτα πάντα ἐστὶν, ἀλλ'
ἕκαστον αὐτέων ἔχει δύναμίν τε καὶ φύσιν τὴν ἑωυτέου.
ἢν γάρ τινι διδῷς ἀνθρώπῳ φάρμακον, ὅ τι φλέγμα ἄγει,
ἀπεμέεταί σοι φλέγμα· καὶ ἢν διδῷς φάρμακον, ὅ τι χολὴν ἄγει, ἐμέεταί σοι χολή. κατὰ τὰ αὐτὰ δὲ καὶ χολὴν μέλαιναν καθαίρει, ἢν διδῷς φάρμακον, ὅ τι χολὴν
μέλαιναν ἄγει. καὶ ἢν τρώσῃς αὐτέῳ τοῦ σώματος μέρος
τι, ὥστε τραῦμα γενέσθαι, ῥυήσεται αὐτέῳ αἷμα. καὶ

aliquis, vir non omnino peſſimus, crediderat neque inſpiratione aërem in corpus ingredi, neque in exſpiratione
foras egredi. Item alius quidam primum et elementarem
humorem pituitam eſſe volebat. Ne igitur inquiramus
nomina illorum, qui abſurdas has opiniones primum edi-
derint. Etſi enim quod Thales aquam ſolam eſſe elementum pronunciavit ex ipſius libris oſtendere nequeamus,
attamen hoc quoque omnibus perſuaſum eſt.

XXVI.

At vero ex his noveris quod non unum haec omnia ſint,
ſed ſuam quodque ipſorum et facultatem et naturam
obtineat. Si enim cuidam homini medicamentum dederis, quod pituitam educat, pituitam tibi evomet; ſi medicamentum quoque dederis, quod bilem ducat, tibi bilis
evometur. Eadem quoque ratione atram bilem purgat
medicamentum quod dederis atram bilem ducens. Quod
ſi ipſi aliquam corporis partem ſauciaris ita, ut vulnus

ταῦτα ποιήσει πάντα σοι πᾶσαν ἡμέρην τε καὶ νύκτα ǀκαὶ
χειμῶνός τε καὶ θέρεος, μέ- (12) χρις ἂν δυνατὸς ᾖ
τὸ πνεῦμα ἕλκειν ἐς ἑωυτὸν καὶ πάλιν μεθιέναι, δυνατὸς
δὲ ἔσται, ἔστ' ἄν τινος τουτέων στερηθῇ τῶν ξυγγεγο-
νότων· ξυγγέγονε δὲ ταῦτα τὰ εἰρημένα. πῶς γὰρ οὐ
ξυγγέγονε; πρῶτον μὲν γὰρ φανερῶς ἐστιν ὁ ἄνθρωπος
ἔχων ἐν ἑωυτῷ ταῦτα πάντα αἰεὶ, ἕως ἂν ζῇ, ἔπειτα δὲ
γέγονεν ἐξ ἀνθρώπου ταῦτα πάντα ἔχοντος, ἔπειτα τέ-
θραπται ἐν ἀνθρώπῳ ταῦτα πάντα ἔχοντι, ὁκόσα ἔγωγε
νῦν φημί τε καὶ ἀποδείκνυμι.

---

[115] Ἐν μὲν τῇ προτέρᾳ ῥήσει δέδεικται πρὸς αὐτοῦ
σαφῶς τε ἅμα καὶ ἀληθῶς, ὡς ἔχει ἄνθρωπος ἐν ἑαυτῷ
πάντα, χολὰς καὶ φλέγμα καὶ αἷμα· κατὰ δὲ τὴν προκειμένην οὐ τοῦτο μόνον ἐπιδείκνυε, ἀλλ' ὅτι καὶ κατὰ φύσιν ἐστὶν, οὐ, καθάπερ ἔνιοί φασιν, ἕν ἐξ αὐτῶν. αἱ μὲν
οὖν ἄλλαι δόξαι τῶν ἕνα λεγόντων εἶναι κατὰ φύσιν ἐν τῷ
σώματι χυμὸν εὐέλεγκτοι· ἡ δὲ τῶν τὸ αἷμα φασκόντων

---

*fiat, effluet ipfi fanguis. Atque haec tibi totam diem
noctemque tum hieme tum aeftate obfervabuntur, quamdiu fpiritum homo ad fe trahere viciffimque reddere
valebit. Valebit autem, quoad aliquo eorum quae cognata
funt privatus fuerit. Cognata vero funt ea praedicta.
Quomodo enim non effent cognata? Primum quidem
haec omnia homo, quoad vita fruitur, femper in fe
manifefte continet; deinde ex homine natus eft haec
omnia habente; poftremo in homine nutritus eft haec
continente omnia, quae nunc ego affevero ac demonftro.*

Superiore oratione ipfe demonftravit manifefte fimul
et vere hominem omnia in fe habere, bilem utramque,
pituitam et fanguinem. In praefenti vero non hoc folum
oftendit, fed etiam quod fecundum naturam fint, non (ut
quidam aiunt) unum ex ipfis. Aliae igitur opiniones eorum, qui unicum humorem in corpore fecundum naturam
effe referunt, facile poffunt convinci. At illorum, qui

Ed. Chart. III. [115.]   Galen. V. (12.)

οὐκ εὐκαταφρόνητος, ἀλλὰ μεγάλου τινὸς ἀγῶνος δεῖται πρὸς
τὸ καταβάλλειν αὐτήν. ἐνστήσασθαι δὲ καιρὸς ἤδη τὴν
ἀρχὴν ἀπὸ τοῦ πρόσθεν εἰρημένου τῷ ἀνδρὶ ποιησαμένους.
λέγει δὲ ᾧδέ πως. Ἀξιῶ δ' ἔγωγε τὸν λέγοντα αἷμα μοῦνον εἶναι τὸν ἄνθρωπον καὶ ἄλλο μηδὲν δεικνύναι αὐτὸν
μὴ μεταλλάσσοντα τὴν ἰδέην μηδὲ γίγνεσθαι παντοῖον, ἀλλ'
ἢ ὥρην τινὰ τοῦ ἐνιαυτοῦ, ἢ τῆς ἡλικίης τοῦ ἀνθρώπου,
ἐν ᾗ αἷμα ἓν ἐὸν φαίνεται μοῦνον ἐν τῷ ἀνθρώπῳ. εἰκὸς
γάρ ἐστιν εἶναι μίαν γέ τινα ὥρην, ἐν ᾗ φαίνεται αὐτὸ ἐφ'
ἑωυτῷ ἓν ἐόν. Ἐὰν οὖν τούτῳ τῷ λόγῳ προσθήσῃς τὸ
κατὰ τὴν νῦν ἡμῖν προκειμένην ῥῆσιν ἀποδεικνύμενον, ὁλό-
κληρον ἐργάσῃ τὸ δόγμα τοῦ Ἱπποκράτους· ἀποδείκνυται
γὰρ ἐνταῦθα μήτε ὥραν μίαν ἐνὸν εἶναί τινα τοιαύτην
μήθ' ἡλικίαν, ἐν ᾗ τὸν ἄνθρωπον ἐπιδείξει τις οὐ μετέχοντα
τῶν ἄλλων χυμῶν. ἀλλὰ καὶ διὰ τῶν καθάρσεων. καὶ γὰρ
ἂν δῷς τινι φάρμακον ἤτοι χολὴν ἄγον ἢ φλέγμα, κενούμενον ὄψει τὸ πρὸς αὐτοῦ πεφυκὸς ἕλκεσθαι, ὡς ἐν παντὶ

sanguinem affirmant, non contemnenda eft, fed magnum
aliquod certamen, quo fubvertatur, requirit. Hoc autem
aggredi jam tempus eft, exordio ab eo, quod prius vir
dixit, defumpto. Dicit autem hunc in modum. *Ego vero
cenfeo, qui hominem fanguinem duntaxat et nihil aliud
effe afferit, ut is nec ideam ipfum transmutare nec univerfae mutationi fieri demonftret obnoxium, aut faltem
tempeftatem anni aliquam aut ullam hominis aetatem
oftendat, qua fanguis unum exiftens elementum folus ineffe homini appareat. Verifimile namque eft tempeftatem
unam quandam effe, qua is unum per fe exiftens appareat.* Si igitur huic fermoni adjeceris id, quod in fententia modo nobis propofita demonftratur, integrum Hippocratis dogma efficies, Nam oftenditur inibi, neque anni
tempeftatem aliquam hujusmodi effe neque aetatem, in
qua hominem commonftret aliquis aliorum humorum non
effe participem: imo etiam per purgationes *liquet.* Si
namque dederis alicui medicamentum vel bilem ducens
vel pituitam, id vacuari videbis, quod ab eo trahi natum

καιρῷ πάντων περιεχομένων ἐν τῷ σώματι. τούτῳ δὲ
ἐνίστανται τῷ λόγῳ τινὲς οὐ συγχωροῦντες ἕλκειν τὸ καθαρτικὸν ἐκ τοῦ σώματος τὸν οἰκεῖον χυμὸν, ἀλλὰ μεταβάλλειν εἰς ἣν αὐτὸ πέφυκεν ἰδέαν. ἀλλ᾽ ὅτι γε ψευδὴς ὁ
λόγος αὐτῶν ἐπιδέδεικται μὲν ἡμῖν καθ᾽ ἓν ὑπόμνημα περὶ
τῆς τῶν καθαιρόντων φαρμάκων δυνάμεως ἐπιγεγραμμένον,
εἰρήσθω δὲ καὶ νῦν ἔν τι τῶν ἐν ἐκείνῳ λελεγμένων ἕνεκα
παραδείγματος. ἐθεάσασθε γὰρ ἐπ᾽ αὐτῶν τῶν ἔργων τῆς
τέχνης οὐκ ὀλιγάκις ἐλεγχομένους τοὺς μὴ συγχωροῦντας
ἕλκεσθαι τὸ κενούμενον ὑπὸ τῶν καθαιρόντων φαρμάκων,
οἷον οἱ ὑδεριῶντες τῷ ἀσκίτῃ καλουμένῳ λαβόντες μὲν
ὑδραγωγὸν φάρμακον ἐκκενοῦνται πλῆθος οὐκ ὀλίγον ὑδατώδους ὑγρότητος καὶ προστέλλονται τὸν ὄγκον τῆς γαστρός.
εἰ δὲ χολῆς ξανθῆς ἢ μελαίνης ἀγωγὸν αὐτοῖς τις δοίη
φάρμακον, ὀλιγοστόν τ᾽ ἐκκενοῖ τὸν χυμὸν, ὅ τ᾽ ὄγκος αὐτοῖς τῆς γαστρὸς οὐ μόνον οὐδὲν ἐλάττων, ἀλλὰ καὶ μείζων
γίνεται. τοὐναντίον δὲ συμβαῖνον ἐπὶ τῶν δι᾽ ἔμφραξιν
ἥπατος ἰκτεριώντων ἐθεάσασθε. προεκφραχθέντος γὰρ αὐ-

eft, ut quum omni tempore omnes in corpore contineantur humores. Huic autem rationi quidam renituntur, qui
non concedunt purgans medicamentum familiarem ex corpore humorem attrahere, fed in formam in quam natum
eft transmutare. Verum quod falfa fit ipforum fententia,
commentario uno de facultatibus medicamentorum purgantium infcripto a nobis demonftratum eft. Dicetur autem etiam nunc unum quippiam eorum, quae illic enarrata funt, caufa exempli. Vidiftis enim in ipfis artis
operibus non raro convinci eos, qui id, quod evacuatur,
a medicamentis purgantibus trahi non admittunt: utpote
hydero afcite dicto laborantes, medicamento aquam du-
cente fumpto, non exiguam aquofi humoris copiam evacuant tumoremque ventris demittunt. Quod fi flavae bilis
aut nigrae eliciens medicamentum ipfis aliquis propinet,
pauciffimum evacuabit humorem et tumor ventris non
modo nihilo minor, fed etiam major evadet. Contrarium
accidere ictero ex jecoris obftructione laborantibus con-

τοῖς τοῦ σπλάχνου διὰ τῶν τοῦτο δρᾶν δυναμένων φαρμάκων, ὅταν ἐπιδοθῇ τὸ χολαγωγὸν, ἥ τε κένωσις παμπόλλη
γίνεται τοῦ πλεονάζοντος χυμοῦ, παύεταί τε παραχρῆμα τὸ
πάθημα. τὸ δὲ τούτοις ἀνάλογον ἴστε κἀπὶ τῶν ὑπὸ φλέγματος ἢ χολῆς μελαίνης ἐνοχλουμένων γινόμενον· καὶ γὰρ
κενοῦται πάμπολυς ὁ λυπῶν χυμὸς, οἵ τε κάμνοντες ὀνίνανται μεγάλως. εἰ τοίνυν ἕλκονται μὲν ἐκ τῶν καθαρτικῶν
τοιαῦτα, τὰ δὲ φάρμακα κατὰ πᾶσαν ἡλικίαν τε καὶ ὥραν
καθαίρει, διὰ παντός εἰσιν οἱ τέτταρες χυμοὶ κατὰ σῶμα
τἀνθρώπου. ἐχρῆν γὰρ, καθάπερ ἔμπροσθεν ἐλέχθη, κἂν
μίαν γοῦν τινα ὥραν τοῦ ἐνιαυτοῦ ἢ τῆς ἡλικίας τοῦ ἀνθρώπου φαίνεσθαι μόνον ἔχουσαν τὸ αἷμα, τῆς δόξης ἀλη-
θοῦς ὑποτεθείσης εἶναι τῶν ἀποφηναμένων αἷμα μόνον εἶναι
τὴν τοῦ ἀνθρώπου φύσιν, [116] ὅπερ ἐστὶ ταυτὸν τῷ ἐξ
αἵματος μόνου διαπεπλάσθαι πάντ᾽ αὐτοῦ τὰ μόρια τρέ-
φεσθαί τε διὰ παντὸς αἵματι μόνῳ. διττῶς δὲ τοῦ αἵματος λεγομένου, τοῦ μὲν, ὅπερ ἐν ταῖς φλεβοτομίαις καὶ τοῖς
τρώμασι κενούμενον φαίνεται, μετέχοντος, ὡς ἐδείκνυμεν,

spexiſtis; nam deobſtructo prius ipſa viſcere medicamentis id efficiendi facultate donatis quum bilem ducens exhibitum fuerit, et copioſa redundantis humoris vacuatio
fit et affectus ſtatim ceſſat. His ſimile noviſtis etiam in
his fieri, qui pituita aut atra bile infeſtantur. Etenim
multus qui vexat humor evacuatur et aegroti magnopere
juvantur. Si igitur hisce purgantibus talia trahuntur et
medicamenta omni aetate et anni tempore purgant, perpetuo quatuor in corpore humano exiſtunt. Oportebat
enim, ſicut prius dictum eſt, ſaltem unum aliquod anni
tempus aut hominis aetatem, quae ſolum ſanguinem haberet, apparere, ſi opinio eorum, qui ſolum ſanguinem
naturam hominis eſſe prodiderunt, vera ſtatuatur: quod
idem eſt, ac ſi omnes ipſius partes ex ſolo ſanguine con-
formentur nutrianturque ſemper ſolo ſanguine.   Porro
quum bifariam ſanguis dicatur, alter, qui in venae ſectio-
nibus et vulneribus vacuari cernitur, utriusque bilis et
pituitae, ut oſtendi, particeps, alter autem purus, ſince-

ἀμφοτέρων τε τῶν χολῶν καὶ τοῦ φλέγματος, ἑτέρου δὲ τοῦ
καθαροῦ τε καὶ εἰλικρινοῦς ἀμίκτου τε τῶν ἄλλων χυμῶν,
ἐκ μὲν τοῦ κατὰ τὸ πρότερον σημαινόμενον αἵματος ἀληθές ἴσως ἐστὶ διαπλάττεσθαι τὸ κυούμενον, ἐκ δὲ τοῦ κατὰ
τὸ δεύτερον οὐκ ἀληθές· οὐδέποτε γὰρ ἐν ταῖς κυούσαις
μόνον γίγνεται τοῦτο. διὰ τί δὲ προσέθηκα τῷ λόγῳ τὸ
ἴσως, οἶμαι γινώσκειν ὑμᾶς. ἐν γὰρ τοῖς περὶ σπέρματος
ὑπομνήμασιν ἐδείχθη τὰ πλεῖστα μόρια τοῦ σώματος ἐκ
τοῦ σπέρματος γιγνόμενα, μόνων τῶν σαρκωδῶν ἐξ αἵματος
διαπλασσομένων. ἀλλ' ἐπεὶ μὲν τοῦ σπέρματος ὀλίγος ἐστὶν
ὁ καταβαλλόμενος εἰς τὰς μήτρας ὄγκος, ἡ τροφὴ δὲ αὐτῷ
καὶ ἡ αὔξησις ἐκ τοῦ αἵματος γίγνεται, διὰ ταῦτ' ἄν τις
ὀλίγου δεῖν ἐξ αἵματος φαίη διαπλάττεσθαι τὰ μόρια; καθ'
ὅσον δὲ τὸ σπέρμα τὴν γένεσιν ἐξ αἵματος ἔσχε, κατὰ
τοῦτο ἄν τις ἐξ αἵματος εἶναι λέγων τὴν γένεσιν τοῦ κυουμένου δόξειεν ἀληθεύειν, ἀλλ' οὐκ ἐξ εἰλικρινοῦς αἵματος
ἀμίκτου τῶν ἄλλων χυμῶν, ἀλλ' ἐκ τοῦ κατ' ἐπικράτειαν
ὠνομασμένου. τοιαύτη μέν τίς ἐστιν ἡ ὅλη διάνοια τῆς

rus neque cum aliis humoribus mixtus, ex eo fanguine
fecundum prius fignificatum conceptum efformari verum
fortaſſis eſt, ex eo autem, qui fecundo, falſum. Nunquam
enim folus hic in iis, quae uterum gerunt, gignitur. Cur
autem adjecerim fermoni *fortaſſis*, vos non latere arbitror.
Nam in commentariis de femine plurimas corporis partes
ex femine generari docuimus; folas autem carnofas ex
fanguine conformari. Sed quia exigua feminis moles eſt,
quae in uteros conjicitur, nutrimentum vero ipſi et incrementum ex fanguine obvenit, ideo quis partes propemodum univerfas ex fanguine conformari dixerit? Quatenus autem femen generationem ex fanguine obtinet, eatenus concepti generationem ex fanguine eſſe. fi quis dicat, vera fateri videbitur, fed non ex fincero fanguine
aliis humoribus non commixto, fed ex eo, qui per excellentiam nominatus eſt. Hujusmodi fane totus praepofitae
orationis fenfus eſt. Particularium vero in ea hic erit:

προκειμένης ῥήσεως. τῶν δὲ κατὰ μέρος ἐν αὐτῇ πρῶτον
μὲν ἐπισημήνασθαι προσήκει τὸ κοινὸν οὐ μόνον ἰατρῶν
ἔθος, ἀλλὰ καὶ πάντων Ἑλλήνων ὀνομαζόντοιν χολὴν ἄνευ
προσθήκης, ὅταν τὴν ὠχρὰν ἢ τὴν ξανθὴν δηλῶσαι βουληθῶσιν. ὅτι δὲ ταῦτα ἄμφω ὀνόματα καθ᾽ ἓν εἶδος χυμοῦ
λέγεται διαφέροντος ὑγρότητι καὶ ξηρότητι, μικρὸν ἔμπροσθεν εἴρηταί μοι. τὰς δὲ ἄλλας ἁπάσας χολὰς μετὰ
προσθήκης ὀνομάζουσιν ἰώδη καλοῦντες, ἢ μέλαιναν, ἢ ἐρυ-
θρὰν, ἢ πρασοειδῆ. δεύτερον δ᾽ ἐπὶ τῷδε κατὰ τὴν προκειμένην ῥῆσιν ἐπισημήνασθαι προσῆκον· ἔνθα φησί· μέχρις ἂν ἕλκειν δυνατὸς ᾖ τὸ πνεῦμα εἰς ἑωυτὸν καὶ πάλιν
μεθιέναι. δῆλον γάρ ἐστι τὴν μὲν εἰσπνοὴν ἑλκόντων τῶν
ἀναπνευστικῶν ὀργάνων τὸν ἔξωθεν ἀέρα βούλεσθαι γιγνομένην, τὴν δ᾽ ἐκπνοὴν μεθιέντων. εἶτα τρίτον, ἔνθα φησίν·
ἔστ᾽ ἄν τινος στερηθῇ τῶν ξυγγεγονότων. βούλεται γὰρ οὐ
μόνον ὅταν αἵματος στερηθῇ τὸ ζῶον ἀποθνήσκειν, ἀλλὰ
καὶ φλέγματος, ἢ ξανθῆς, ἢ μελαίνης χολῆς.

———

primum fignificare convenit communem non folum medicorum confuetudinem, fed omnium quoque Graecorum, qui
bilem fine adjectione nominant, quum pallidam aut flavam indicare voluerint. Caeterum quod haec utraque nomina de una humoris fpecie dicantur differentis humiditate et ficcitate, paulo ante a me expofitum eft. Reliquas
omnes biles cum appendice nominant aeruginofam dicentes aut nigram aut rubram aut porraceam. Secundum
ad hoc in ferie propofita indicare oportet, ubi inquit:
quousque fpiritum in fe poffit attrahere et rurfus emittere.
Conftat enim infpirationem velle ipfum fieri inftrumentis
refpiratoriis externum aërem attrahentibus, expirationem
vero emittentibus. Deinde tertium, ubi ait: *quoad aliquo*
cognatorum privatus fuerit. Vult enim non folum quum
fanguine animal privatum fuerit interire, fed etiam quum
aut pituita aut flava aut nigra bile.

———

κζʹ.

Οἱ δὲ λέγοντες ὡς ἕν ἐστιν ὁ ἄνθρωπος, δοκέουσί μοι ταύτῃ τῇ γνώμῃ κεχρῆσθαι. ὁρέοντες τοὺς πίνοντας τὰ φάρμακα καὶ ἀπολλυμένους ἐν τῇσιν ὑπερκαθάρσεσι τοὺς
μὲν χολὴν ἐμέ- (13) οντας, τοὺς δέ τινας φλέγμα, τοῦτο ἕκαστον αὐτέων ἐνόμισαν εἶναι τὸν ἄνθρωπον, ὅ τι
καθαιρόμενον αὐτὸν ἴδον ἀποθανόντα. καὶ οἱ τὸ αἷμα
φάντες εἶναι τὸν ἄνθρωπον τῇ αὐτέῃ γνώμῃ χρέονται·
ὁρέοντες ἀποσφαζομένους τοὺς ἀνθρώπους καὶ τὸ αἷμα
ῥέον ἐκ τοῦ σώματος τοῦτο νομίζουσιν εἶναι τὴν ψυχὴν
ἐν τῷ ἀνθρώπῳ. καὶ μαρτυρίοισι τουτέοισι πάντες χρέονται ἐν τοῖσι λόγοισιν.

————

[117] Οἱ δὲ λέγοντες, φησὶν, ὡς ἕν ἐστιν ὁ ἄνθρωπος, ὡς πολλῶν ὄντων τῶν λεγόντων, οὐχ ἑνός. ἐξ ὧν δ'
οὖν ἑαυτοὺς ἐπεπείκεισαν οἱ τῶν τεττάρων χυμῶν ἕνα τινὰ
νομίσαντες ἱκανὸν εἶναι γεννῆσαι τὸν ἄνθρωπον, αὐτὸς ὁ
Ἱπποκράτης ἐδήλωσεν, ἀπιθάνων μὲν ἡμῖν, ὡς ἔφην, ἐκεί-

————

XXVII.

*Qui vero unum effe hominem afferunt, hanc mihi fenten-
tiam tuliffe videntur, quod, quum intuerentur eos epotis
medicamentis in fuperpurgationibus interiiffe, alios
quidem bilem, nonnullos vero pituitam evomentes, horum unumquodque hominem effe exiftimarunt, quo purgante ipfum intereuntem viderunt. Et qui fanguinem
effe hominem afferunt, eadem utuntur ratione. Quum
enim homines jugulari et e corpore fanguinem fluere
confpiciunt, eum in homine animam effe exiftimant.
Hisque argumentis omnes inter differendum utuntur.*

————

Qui dicunt, inquit, hominem unum effe, tanquam multi
fint id dicentes, non unus. Ex quibus igitur perfuafio-
nem hanc fibi induerunt, qui ex quatuor humoribus unum
aliquem homini generando fufficere arbitrantur, Hippocrates ipfe indicavit: quae nobis quidem abfurda, ut dixi,

νοις δὲ δηλονότι πιθανῶν φαινομένων. ἐν γὰρ ταῖς ὑπερκαθάρσεσιν ἄλλος ἄλλον ὑπ' ἄλλου καὶ ἄλλου χυμοῦ τελέως ἐκκενωθέντος ὁρῶντες ἀπολλύμενον ἐκεῖνον μόνον ἐνόμισαν εἶναι τὸν χυμὸν τὴν φύσιν ἀνθρώπου.

<hr>

κη'.

Καίτοι πρῶτον μὲν ἐν τῇσιν ὑπερκαθάρσεσιν οὐδείς
που ἀπέθανε χολὴν μούνην καθαρθείς· ἀλλ' ὁκόταν πίῃ
τις φάρμακον, ὅ τι χολὴν ἄγει, πρῶτον τὴν χολὴν ἐμέει,
ἔπειτα δὲ καὶ φλέγμα. ἔπειτα δ' ἐπὶ τῇ χολῇ ἐμέουσι
καὶ χολὴν μέλαιναν ἀναγκαζόμενοι, τελευτῶντες δὲ καὶ
αἷμα ἐμέουσι καθαρόν.

<hr>

Κἀνταῦθα πάλιν σαφῶς ἐδήλωσε τὸ ἔθος τῶν Ἑλλήνων χολὴν μὲν ὀνομαζόντων πολλάκις ἄνευ προσθήκης τὴν
ξανθὴν, τὴν μέλαιναν δὲ μετὰ προσθήκης ἀεί. τὸ δ' ἐν
ὅλῃ τῇ ῥήσει δηλούμενον σαφές· οὐδένα γάρ φησιν ἀποθα-

<hr>

illis autem probabilia nimirum apparent. Nam in purgationibus immoderatis quum viderent alius alium ab alio
atque alio humore extreme evacuato interire, illum folum
humorem hominis naturam effe cenfuerunt.

<hr>

XXVIII.

Quanquam primum quidem in immoderatis purgationibus
fola evacuata bile nullus unquam mortuus eft. Verum
epoto medicamento, quod bilem ducat, primum fane
aliquis bilem vomet, deinde pituitam, poftea quoque
praeter bilem atram bilem, idque per vim, fub mortem
vero fanguinem etiam purum evomit.

<hr>

Atque hic rurfus clare Graecorum confuetudinem innuit, qui bilem frequenter fine adjuncto flavam, atram
vero femper cum adjuncto vocant. Porro quod in tota
oratione fignificatur, manifeftum eft. Nullum enim mori

νεῖν ἕνα μόνον χυμὸν ἐκκαθαρθέντα, συνεκκινοῦσθαι γὰρ
ἀεὶ καὶ τοὺς ἄλλους αὐτῷ.

κθ΄.

Τὰ αὐτὰ δὲ πάσχουσι καὶ ὑπὸ τῶν φαρμάκων τῶν τὸ φλέγμα ἀγόντων. πρῶτον μὲν γὰρ φλέγμα ἐμέουσιν, ἔπειτα
ξανθὴν χολὴν, ἔπειτα μέλαιναν, τελευτῶντες δὲ αἷμα καθαρὸν, καὶ ἐν τῷδε ἀποθνήσκουσιν.

Μετὰ τὸ κενωθῆναι τὸν οἰκεῖον τῷ καθαρτικῷ φαρμάκῳ χυμὸν ἐφεξῆς αὐτῷ πρῶτος ὁ τῶν ἄλλων εὐαγω-
γότατος ἕπεται, μετ᾿ ἐκεῖνον δὲ ὁ τὴν δευτέραν ἐν τούτῳ
τάξιν ἔχων, κἄπειτα τὸ αἷμα πάντων ὕστατον, ὡς ἂν
οἰκειότατος ὢν τῇ φύσει χυμός. ἀσφαλὲς γὰρ φάναι περὶ
αὐτοῦ τό γε τοσοῦτο, ὡς εἰ καὶ μὴ μόνος ἐστὶν ἡ φύσις τοῦ ἀνθρώπου, ἀλλ᾿ οἰκειότατός γε ἁπάντων τῶν
ἄλλων.

---

inquit, cui unus folum humor purgatus fuerit, quum alii
quoque femper cum ipfo evacuentur.

XXIX.

Eadem vero patiuntur et a medicamentis pituitam ducentibus. Primum etenim pituitam vomunt, deinde bilem flavam, tertio atram, intereuntes demum fanguinem purum, in eoque moriuntur.

Quum humor medicamento purganti familiaris fuerit
evacuatus, mox illum confequitur primus qui ad evacuationem inter alios facillimus eft: poft illum qui fecundum in hoc genere ordinem fortitur: deinde fanguis omnium
poftremus, ut qui humor fit naturae familiariffimus. Tutum namque eft tantillum de eo dicere, quod, fi non folus eft natura hominis, certe omnium aliorum familiariffimus eft.

λ'.

Τὸ γὰρ φάρμακον, ὁκόταν εἰσέλθῃ ἐς τὸ σῶμα, πρῶτον
μὲν ἄγει ὃ ἂν αὐτέῳ κατὰ φύσιν μάλιστα ᾖ τῶν ἐν τῷ
σώματι ἐνεόντων, [118] ἔπειτα δὲ καὶ τὰ ἄλλα ἕλκει
τε καὶ καθαίρει, ὥσπερ τὰ φυόμενά τε καὶ σπειρόμενα,
ὁκόταν εἰς τὴν γῆν ἔλθῃ, ἕλκει ἕκαστον τὸ κατὰ φύσιν
ἑωυτοῦ ἐνεὸν ἐν τῇ γῇ. ἔνι δὲ καὶ ὀξὺ καὶ γλυκὺ καὶ
πικρὸν καὶ ἁλμυρὸν καὶ παντοῖον. πρῶτον μὲν οὖν πλεῖστον τουτέου εἵλκυσεν ἐς ἑωυτὸ, ὅ τι ἂν ᾖ ἑωυτέῳ κατὰ
φύσιν μάλιστα, ἔπειτα δ' ἕλκει καὶ τὰ ἄλλα. τοιοῦτο δέ
τι καὶ τὰ φάρμακα ποιέει ἐν τῷ σώματι. ὁκόσα γὰρ
τὴν χολὴν ἄγει, πρῶτον μὲν ἀκρητεστάτην ἐκάθηρε τὴν
χολὴν, ἔπειτα δὲ μεμιγμένην. καὶ πάλιν τὰ τοῦ φλέγματος φάρμακα πρῶτον μὲν ἀκρητέστατον τὸ φλέγμα ἄγει,
ἔπειτα δὲ μεμιγμένον. καὶ πάλιν τοῖσιν ἀποσφαζομένοισι
πρῶτον μὲν τὸ αἷμα ῥέει θερμότατόν τε καὶ ἐρυθρότατον,
ἔπειτα δὲ ῥέει φλεγματωδέστερον καὶ χολωδέστερον.

XXX.

Quum enim medicamentum corpus introierit, primum quidem quodcunque fibi ex omnibus in corpore exiftentibus
fecundum naturam familiariffimum fuerit educit, deinde vero reliqua tum trahit, tum purgat, quemadmodum quae e terra nafcuntur et in eam conferuntur,
ubi terram fubierint, eorum quodque trahit, quod natura fibi familiare in terra ineft. Ineft autem et acidum et amarum et dulce et falfum et cujuscunque generis aliud. Primum itaque ejus plurimum, quod natura fibi ipfi familiare fuerit, ad fe allicit, atque
deinceps reliqua attrahit. Tale quiddam etiam medicamenta in corpore faciunt. Quaecunque enim bilem
educunt, primum meraciffimam bilem purgant, deinde
mixtam: et rurfus medicamenta pituitam cientia primum
puriffimam pituitam educunt, poftea etiam mixtam. Iu-
gulatis quoque primum quidem fanguis tum calidiffimus tum maxime ruber effluit, mox vero magis pituitofus magisque biliofus profluit.

Σαφὴς ἡ ῥῆσίς ἐστι, γράφοντος αὐτοῦ τὰ μαρτύρια
τοῦ προκειμένου λόγου, καθ᾽ ὃν ἔφη τὸ φάρμακον, ὅταν
εἰς τὸ σῶμα ἔλθῃ, πρῶτον μὲν τὸν οἰκεῖον ἕλκειν αὐτῷ
χυμὸν, ἔπειτα δὲ καὶ τοὺς ἄλλους. μεμνῆσθαι δὲ χρὴ καὶ
περὶ τῶν φυτῶν αὐτοῦ λέγοντος, ἕλκειν καὶ ταῦτα εἰς ἑαυτὰ τὸ κατὰ φύσιν ἕκαστον αὐτῷ, περιέχεσθαι γὰρ ἐν τῇ
γῇ καὶ ὀξὺ καὶ γλυκὺ καὶ πικρὸν καὶ ἁλμυρὸν καὶ παντοῖον,
ὥσπερ δηλονότι καὶ κατὰ τὸν ἄνθρωπον ὀξὺ μὲν τὴν μέλαιναν χολὴν, πικρὸν δὲ τὴν ξανθὴν, γλυκὺ δὲ τὸ αἷμα καὶ
ἁλμυρὸν τὸ φλέγμα. καὶ γὰρ τοιοῦτό ἐστί τι φλέγμα, καθάπερ ἄλλο γλυκὺ καὶ ἕτερον ὀξὺ καί τι ἕτερον μηδεμίαν
ἔχον ἐπίσημον ποιότητα. διὰ τοῦτό μοι δοκεῖ καὶ κατὰ τέλος τῆς ῥήσεως προσθεῖναι τὸ καὶ παντοῖον, οὐ μόνον ἐν τῷ
φλέγματι διαφορὰς ὁρῶν παμπόλλας, ἀλλὰ καὶ κατὰ τοὺς ἄλλους χυμούς. ὥσπερ γὰρ ὀξὺ καὶ γλυκὺ καὶ πικρὸν καὶ ἁλμυρὸν, οὕτω καὶ στρυφνόν τι καὶ αὐστηρὸν καὶ δριμὺ καὶ λιπαρὸν
εἶδός ἐστι χυμῶν ἔν τε τοῖς ζώοις καὶ τοῖς φυτοῖς καὶ δηλονότι καὶ κατὰ τὴν γῆν ἀνάλογον αὐτοῖς.

Perſpicua auctoris eſt ſententia, qui rationis propoſitae
teſtimonia ſcribit, qua dicit *medicamentum, ubi in corpus
venerit, primum ſane humorem ſibi familiarem attrahere,
deinde etiam alios.* At meminiſſe oportet etiam de ſtirpibus ipſum verba facere, nempe quod et harum unaquaeque ſibi naturale et connatum ad ſe attrahunt: contineri
enim in terra acidum, dulce, amarum, ſalſum et cujuſvis
generis, veluti etiam in homine, acidum quidem atram
bilem, amarum vero flavam, dulce ſanguinem, ſalſum
pituitam. Etenim talis quaedam eſt pituita, quemadmodum alia dulcis, alia acida, et quaedam alia nullam inſignem obtinens qualitatem. Atque ideo mihi videtur ad
orationis finem adjeciſſe *cujuscumque generis aliud*, ut
qui non tantum in pituita, ſed in aliis etiam humoribus
permultas viderit differentias. Sicut enim acida, dulcis,
amara et ſalſa, ita etiam acerba, auſtera, acris et pinguis
humorum ſpecies eſt tum in animalibus, tum in ſtirpibus, et nimirum quae in terra ipſis reſpondent.

Αὔξεται δὲ ἐν τῷ ἀνθρώπῳ τὸ μὲν φλέγμα τοῦ χειμῶνος.
τοῦτο γὰρ τῷ χειμῶνι κατὰ φύσιν μάλιστα τῶν ἐν τῷ
σώματι ἐνεόντων, ψυχρότατον γάρ ἐστι. τεκμήριον δὲ
τουτέου, ὅτι τὸ μὲν φλέγμα ψυχρότατον. εἰ ἐθέλεις ψαῦσαι
φλέγματος καὶ χολῆς καὶ αἵματος, τὸ φλέγμα εὑρήσεις
ψυχρότατον ἐόν· καίτοι γλισχρότατόν ἐστι καὶ βίῃ μάλιστα ἄγεται μετὰ χολὴν μέλαιναν. ὁκόσα δὲ βίῃ ἄγεται,
θερμότερα γίνεται ἀναγκαζόμενα ὑπὸ τῆς βίης. ἀλλὰ
ὅμως καὶ πρὸς ταῦτα πάντα ψυχρότατον ἐὸν τὸ φλέγμα
φαίνεται ὑπὸ τῆς φύσιος (14) τῆς ἑωυτοῦ   ὅτι δὲ ὁ
χειμὼν πληροῖ τὸ σῶμα φλέγματος, γνοίης ἂν τοῖσδε. οἱ
ἄνθρωποι πτύουσί τε καὶ ἐκμύσσονται φλεγματωδέστατον
τοῦ χειμῶνος, καὶ τὰ οἰδήματα αὐτοῖς λευκότατα γίνεται
μάλιστα κατὰ ταύτην τὴν ὥρην καὶ τὰ ἄλλα νοσήματα
φλεγματώδεα.

----

[119]   Σαφὴς ἡ ῥῆσίς ἐστι καὶ προσέχοντος δεομένη

XXXI

Augetur vero in homine pituita quidem hieme; haec enim
hiemis naturae eorum, quae corpori infunt, maxime
analoga eft, frigidiffima namque exiftit.   Hujus autem
rei certa funt indicia pituitam effe frigidiffimam. Quod
fi pituitam et bilem et fanguinem tangere volueris, pituitam frigidiffimam effe reperies: quae quamvis fit
lentiffima, ac vi potiffimum fecundum atram bilem
educatur, (quaecumque vero vi educuntur, ea per vio-
lentiam coacta calidiora redduntur) nihilominus tamen
fupra haec omnia pituita fuapte natura frigidiffima
effe confpicitur.   Quod autem hieme corpus pituita repleatur, hisce noveris.   Per hiemem homines maxime
pituitofa tum expuunt, tum emungunt, oedemata ipfis
albiffima per eam potiffimum tempeftatem et caeteri
morbi pituitofi oboriuntur.

Clara eft oratio, quae lectorem diligentem requirat,

Ed. Chart. III. [119.]   Galen. V. (14.)

τοῦ ἀναγινώσκοντος, οὐκ ἐξηγητοῦ σαφηνίζοντος αὐτήν. τὸ
δ᾽ ἐπὶ τῇ τελευτῇ γεγραμμένον, καὶ τὰ ἄλλα νοσήματα φλε-
γματώδεα· κατὰ μὲν οὖν τὴν τοῦ αὐτοῦ γραφὴν ὁ νοῦς
ἔσται τῆς λέξεως τοιοῦτος. τὰ οἰδήματα λευκὰ γίγνεται
κατὰ τὸν χειμῶνα· καὶ τὰ ἄλλα δὲ νοσήματα φλεγματώδη
γίγνεται κατὰ τοῦτον τὸν χρόνον. ἀμέλει καὶ οἱ πυρετοὶ,
καθάπερ ἐν θέρει χολωδέστεροι τοὐπίπαν, οὕτως ἐν χειμῶνι
φλεγματωδέστεροι.

λβ'.

Τοῦ δὲ ἦρος τὸ φλέγμα ἔτι μένει ἰσχυρὸν ἐν τῷ σώματι
καὶ τὸ αἷμα αὔξεται. τά τε γὰρ ψύχεα ἐξανίει καὶ τὰ
ὕδατα ἐπιγίνεται, τὸ δὲ αἷμα κατὰ ταῦτα αὔξεται ὑπό τε
τῶν ὄμβρων καὶ τῶν θερμημεριῶν. κατὰ φύσιν γὰρ αὐτέῳ ταῦτ᾽ ἔστι μάλιστα τοῦ ἐνιαυτοῦ, ὑγρόν τε γάρ ἐστι
καὶ θερμόν. γνοίης δὲ ἂν τοῖσδε. οἱ ἄνθρωποι τοῦ
ἦρος καὶ τοῦ θέρεος μάλιστα ὑπό τε τῶν δυσεντεριῶν
ἁλίσκονται καὶ ἐκ τῶν ῥινῶν τὸ αἷμα ῥεῖ αὐτέοισι καὶ
θερμότατοί εἰσι καὶ ἐρυθρότατοι.

---

non interpretem, qui ipfam explicet. Quod autem in fine
fcriptum eft, *caeterique morbi pituitofi*, hoc modo ex ipfius
fcriptura intelligendum eft.   Oedemata alba hieme potiffimum oriuntur: item alii pituitofi morbi hoc tempore in-
feftant: denique et febres, ficut in aeftate omnino biliofiores, fic in hieme pituitofiores.

XXXII.

At vere adhuc quidem pituita in corpore valida manet,
fed fanguis augefcit. Nam et frigora remittunt et im-
bres fuccedunt: tuncque fanguis augetur tum ex im-
bribus tum ex diebus calidis. Nam fecundum naturam
ipfi haec ex anni tempeftate potiffimum infunt; etenim
humidum et calidum eft. Ex his vero noveris, quod ho-
mines vere et aeftate potiffimum dyfenteriis corripiantur
et ex naribus fanguis ipfis profluat et calidiffimi et ma-
xime rubicundi fint.

Ἔστι μὲν καὶ τῆσδε τῆς ῥήσεως ἡ λέξις σαφής. εἴρηται δ' ἐν τῷ πρώτῳ τῶν περὶ κράσεων ὅτι βέλτιον ἦν τὸ
ἔαρ εὔκρατον, οὐχ ὑγρὸν καὶ θερμὸν λέγεσθαι. διά τινά
τε τὴν αἰτίαν εἰς τὸ θερμὸν καὶ ὑγρὸν λέγειν αὐτὸ τῶν
ἰατρῶν ἔνιοι καὶ τῶν φιλοσόφων ὑπήχθησαν. ὡς ἐν ὥραις
μὲν γὰρ τοῦτο λέγουσιν ὑγρὸν καὶ θερμὸν ὡς ἐν γένει, τῶν
δ' ἐν σώμασι τὰ ζῶα, ταῦτα μὲν ὡς πρὸς τὰ φυτὰ παρα-
βάλλοντες, τὸ δὲ ἔαρ τῷ φθινοπώρῳ, τὸ ἄριστον ἐν ταῖς
ὥραις καὶ, ὡς ἂν εἴποι τις, μόνον ἀκριβῶς κατὰ φύσιν τῷ
παρὰ φύσιν ἔχοντι. τοῦ δὲ πλεονάζειν αἷμα κατὰ τὸ ἔαρ
σὺν τοῖς ἄλλοις γνωρίσμασι καὶ τὸ δυσεντερίας ἔσεσθαι
τότε, τὰς αἱματηρὰς δηλονότι λεγομένας, οὐχ ὅσαι διὰ χολὴν ἑλκοῦσι τὰ ἔντερα. λέλεκται δέ μοι περὶ τῆς αἱματη-
ρᾶς ταύτης δυσεντερίας ἐν τῷ τετάρτῳ τῶν εἰς τὸ περὶ
ἄρθρων ὑπομνήματι δεικνύντι τὸ πάθημα τοῦτο, πλήθους
αἵματος ὄντος ἐν ταῖς φλεψίν, εἶτα ἐκκρινούσης ἀθρόως
τῆς φύσεως διὰ τῶν ἐντέρων, γίγνεσθαι πολλάκις, ὥσπερ
καὶ ταῖς γυναιξὶ διὰ μήτρας. ἔνιοι δὲ διὰ ῥινῶν, ἢ δι'

Est sane et hujus sententiae contextus perspicuus.
Dictum namque a me est in primo de temperamentis libro
satius esse ver temperatum vocari, non humidum et calidum.   Suberat vero causa aliqua, ob quam medicorum
philosophorumque nonnulli ipsum calidum humidumque
dicerent. Sic enim in anni temporibus hoc humidum et
calidum esse dicunt, ut in genere eorum quae corpora
habent animalia, haec sane cum plantis conferentes, ver
autem autumno inter anni tempora optimum et ut ita
dixerim solum exacte secundum naturam habens cum eo,
quod praeter naturam affectum est.   At sanguinem vere
redundare quum alia, tum illud indicio est, quod tunc
dysenteriae infestent, quae cruentae scilicet dicuntur, non
quae ex bile intestina exulcerant. Verum de cruenta hac
dysenteria in quarto operis de articulis commentario tra-
ctavi, affectum hunc ostendens frequenter copia sanguinis
oboriri, qui in venis continetur, deinde quem natura per
intestina confertim excernit, sicut et mulieribus per ute-

αἱμοῤῥοΐδων, ἢ ἐμέτων. παρενέθηκε δὲ καὶ τὸ θέρος τῷ
ἦρι κατά τε τὸν τῶν δυσεντεριῶν λόγον καὶ τὴν ἐρυθρότη-
τα τῆς χρόας. διὰ γὰρ τὴν ἑαυτοῦ θερμότητα τὸ γεννηθὲν
αἷμα κατὰ τὸ ἔαρ ἐρυθράν τε τὴν χρόαν ἐργάζεται τοῦ
παντὸς σώματος, ἐκκρίνεταί τε διὰ τῆς ἕδρας ἐνίοις. θερμοὶ δ' ἁπτομένοις οἱ ἄνθρωποι τηνικαῦτα φαίνονται καὶ
διὰ τὸ αἷμα μὲν, ἀλλὰ καὶ διὰ τὸ περιέχον.

λγ'.

[120] Τοῦ δὲ θέρους τό τε αἷμα ἰσχύει ἔτι καὶ ἡ χολὴ
ἀείρεται ἐν τῷ σώματι καὶ παρατείνει ἐς τὸ φθινόπωρον.
ἐν δὲ τῷ φθινοπώρῳ τὸ μὲν αἷμα ὀλίγον γίνεται· ἐναντίον γὰρ αὐτέῳ τὸ φθινόπωρον τῇ φύσει ἐστίν· ἡ δὲ
χολὴ τὴν θερίην κατέχει τὸ σῶμα καὶ τὸ φθινόπωρον.
γνοίης δὲ ἂν τοῖσδε. οἱ ἄνθρωποι αὐτόματοι ταύτην τὴν
ὥρην χολὴν ἐμέουσι καὶ ἐν τῇσι φαρμακοποσίῃσι χολω-
δέστερα καθαίρονται. δῆλον δὲ καὶ τοῖσι πυρετοῖσι καὶ
τοῖσι χρώμασι τοῖσι τῶν ἀνθρώπων. τὸ φλέγμα τῆς θε-

rum, nonnullis per nares aut haemorrhoidas aut vomitum.   Porro aeftatem adjunxit veri tum dyfenteriae ratione tum ob cutis ruborem.   Nam beneficio fui ipfius
caloris generatus vere fanguis et rubicundam totius corporis cutem efficit et per anum quibusdam excernitur.
Caeterum calidi ad tactum tunc apparent homines tum
fanguinis tum etiam ambientis aëris beneficio.

XXXIII.

Aeflate vero fanguis adhuc viget et bilis in corpore at-
tollitur et in autumnum protenditur.   At autumno mo-
dicus quidem fanguis generatur (contrarius enim ipfius
naturae autumnus eft), bilis autem aeftate et autumno
corpus occupat, quod hisce indiciis noveris, quod hac
tempeftate homines fua fponte bilem evomant et medi-
camentorum potionibus biliofiora purgentur.   Id quoque
ex febribus et hominum coloribus patet.   At pituita
aeftate fe ipfa longe imbecillior eft.   Contraria namque

ρίης ἀσθενέστερόν ἐστιν αὐτὸ ἑωυτοῦ· ἐναντίη γὰρ αὐτέου
τῇ φύσει ἐστὶν ἡ ὥρη, ξηρή τε γάρ ἐστι καὶ θερμή.

Ἐν τῷ θέρει καὶ μάλιστα κατὰ τὴν ἀρχὴν αὐτοῦ τοῖς
πλείστοις αἷμα πλεονάζει τὸ κατὰ τὸ ἔαρ αὐξηθὲν, ὡς ἂν
μηδέπω διαπεφορημένον ὑπὸ τῆς τοῦ περιέχοντος θερμότητος. αὔξεται δὲ καὶ χολὴ διὰ τὸ παρὰ φύσιν ἐκθερμαί-
νεσθαι τὸ σῶμα κατὰ τήνδε τὴν ὥραν. ὠνόμασε δὲ πάλιν
ἐνταῦθα χολὴν ἄνευ τοῦ προσθεῖναι τὸ τῆς χρόας ὄνομα
τὴν ξανθὴν, οὐδέποτε τὴν μέλαιναν ἁπλῶς ὀνομάζων, ἀλλ'
ἀεὶ μετὰ τοῦ προσθεῖναι τὸ τῆς χρόας ὄνομα. τὰ δὲ κατὰ
μέρος ἐν τῇ ῥήσει δῆλα τοῖς γε προσέχουσι τὸν νοῦν.

λδ'.

Τὸ δ' αἷμα τοῦ φθινοπώρου ἐλάχιστον γίγνεται ἐν τῷ ἀνθρώπῳ. ξηρόν τε γάρ ἐστι τὸ φθινόπωρον καὶ ψύχειν
ἤδη ἄρχεται τὸν ἄνθρωπον. ἡ δὲ μέλαινα χολὴ τοῦ φθινοπώρου πλείστη τε καὶ ἰσχυροτάτη ἐστί.

ipſius naturae eſt haec tempeſtas, calida ſiquidem et
ſicca eſt.

Aeſtate et praeſertim per ipſius initia plerisque ſanguis abundat vere auctus, ut qui ab ambientis aëris calore nondum ſit difcuſſus. Augeſcit autem bilis, quod hac
anni tempeſtate corpus praeter naturam incaleſcat. Caeterum nominavit hic rurſus bilem citra adjectionem coloris vocabuli *flavam*, nunquam atram ſimpliciter nominans,
verum ſemper cum adjectione coloris nominis. Particularia in oratione manifeſta iis ſunt, qui animum adhibent.

XXXIV.

At ſanguis per autumnum pauciſſimus in homine gigni-
tur, ſiccus ſiquidem eſt autumnus et hominem jam re-
frigerare incipit. Atra autem bilis autumno tum plu-
rima tum vehementiſſima eſt.

Κατὰ μὲν τὴν πρὸ ταύτης ῥῆσιν εἴρηται, ἐν τῷ φθινοπώρῳ τὸ μὲν αἷμα ὀλίγον γίγνεται, ἐναντίον γὰρ αὐτοῦ
τὸ φθινόπωρον τῇ φύσει ἐστίν. ἡμεῖς δὲ ὅπως ἐναντίον
ἐστὶν ἐδιδάξαμεν. εἴπερ γὰρ τὸ μὲν αἷμα θερμὸν καὶ
ὑγρόν ἐστιν ὁμοίως τῷ ἦρι, τὸ δὲ φθινόπωρον, ὡς αὐτὸς
ἔφη, ξηρόν τέ ἐστι καὶ ψύχειν ἤδη ἄρχεται τὸν ἄνθρωπον,
εἰκότως ἐναντίον τ᾽ ἐστὶ τὸ φθινόπωρον τῷ ἦρι καὶ τὸν
χυμὸν ἔχει τὸν ἐναντίον τῷ αἵματι πλεονάζοντα, τὸν ξηρὸν
καὶ ψυχρόν. ἐγένετο δ᾽ εἰκότως τοιοῦτος διὰ τὸ προκα-
τωπτῆσθαι τοὺς χυμοὺς ἐν τῷ θέρει· τὸ δ᾽ ὑπόλειμμα τῶν
ὀπτηθέντων, ὅταν δηλονότι σβεσθῇ τὸ θερμὸν, αὐτίκα
γίγνεται ψυχρόν τε καὶ ξηρόν· ψυχρὸν μὲν διὰ τὴν τοῦ
θερμοῦ σβέσιν, ξηρὸν δὲ, ὅτι κατὰ τὴν ὄπτησιν ἐξεδαπανή-
θη πᾶν τὸ ὑγρὸν ἐξ αὐτοῦ.

λε'.

[121] Ὁκόταν δὲ ὁ χειμὼν καταλαμβάνῃ, ἥ τε χολὴ ψυχομένη
ὀλίγη γίνεται καὶ τὸ φλέγμα αὔξεται πάλιν ἀπό τε τῶν
ὑετῶν τοῦ πλήθεος καὶ ἀπὸ τῶν νυκτῶν τοῦ μήκεος.

Superiore contextu dictum erat, fanguinem in autumno
paucum generari, ut qui naturam autumno contrariam habeat. Nos autem quomodo contrariam habeat edocuimus.
Si enim fanguis calidus et humidus eſt veri fimiliter,
autumnus autem, ut ipfe dixit, ficcus eſt et refrigerare
jam hominem incipit, merito autumnus veri contrarius
eſt et humorem redundantem fanguini contrarium obtinet,
ficcum et frigidum. Generatus autem eſt talis bona ratione,
quod in aeſtate humores prius adurantur: reliquiae vero ad-
uſtorum humorum, reſtincto fcilicet calore, ſtatim frigidae fic-
caeque redduntur; frigidae quidem propter calorem extinctum,
ficcae,quod totus ipfius humor, quum affaretur, fit confumptus.

XXXV.

*Quum vero hiems ingruit, bilis refrigescens pauca gigni-
tur et pituita rurſus augetur tum ab imbrium copia,
tum a noctium longitudine.*

(15) Τὸν ἐπικρατοῦντα χυμὸν ἐν ἑκάστῃ τῶν τεττάρων ὡρῶν ὅμοιον εἶναι βούλεται κατὰ τὴν κρᾶσιν αὐτῇ
τῇ ὥρᾳ· καὶ διὰ τοῦτο ψυχρὸν μὲν καὶ ὑγρὸν ὀνομάζεται
τὸ φλέγμα παραπλησίως τῷ χειμῶνι, θερμὸν δὲ καὶ ὑγρὸν
τὸ αἷμα, καθάπερ τὸ ἔαρ. τὴν δὲ ξανθὴν χολὴν, ὥσπερ
τὸ θέρος, εἶναί φησι θερμὴν καὶ ξηρὰν, καὶ τὴν μέλαιναν
ὁμοίως τῷ φθινοπώρῳ ψυχρὰν καὶ ξηράν. ὅτι μὲν οὖν ἐν
αἷς εἶπεν ὥραις ἕκαστος τῶν χυμῶν αὔξεται πρόσθεν
ἐπιστώσατο· νυνὶ δὲ τὴν αἰτίαν λέγει, δι' ἣν χειμῶνι πλεονάζον ἐστὶ τὸ φλέγμα. ὑπό τε γὰρ τῶν ὑετῶν τοῦ πλήθεος, φησὶ, καὶ τῶν νυκτῶν τοῦ μήκεος, ὅπερ ἐστὶ διὰ τὸ
τὴν ὥρην ταύτην ὑπάρχειν ὑγρὰν καὶ ψυχράν. ὑγρὰ μὲν
οὖν εἶναι δηλοῦται διὰ τὸ πλῆθος τῶν ὑετῶν, ψυχρὰ δὲ
διὰ τὸ μῆκος τῶν νυκτῶν. τῆς γὰρ τοῦ περιέχοντος ἡμᾶς
ἀέρος θερμασίας, ἣν ἴσχει κατὰ τὸ θέρος, ὁ ἥλιος αἴτιος,
ἐγγύς τε τῶν κατὰ κορυφὴν ἡμῖν ἀφικνούμενος καὶ μακροτέραν τὴν ἡμέραν ποιούμενος. οὕτω δὲ καὶ τῆς ἐν χειμῶνι
ψυχρότητος ὁ αὐτὸς αἴτιος λοξὸς καὶ ταπεινὸς ἐν ὀλίγῳ
τε χρόνῳ τὴν ὑπὲρ γῆς φορὰν ποιούμενος. ὁ δ' Ἱπποκρά-

Humorem in fingulis quatuor anni tempeftatibus
exuperantem vult ipfi tempeftati fimilem effe temperamento; ideoque pituita quidem frigida et humida nominatur hiemi fimilis, fanguis autem calidus et humidus, ut
ver; flavam bilem calidam et ficcam effe dicit, uti aeftatem, et nigram, ficut autumnum, frigidam et ficcam. Quod
igitur dixit, quibus anni tempeftatibus finguli humores
augentur, antea probavit: nunc vero caufam reddit, cur
pituita hieme exuperet. *Ex crebris*, inquit, *pluviis et noctium longitudine*, eo quod haec anni tempeftas humida
fit et frigida. Humida quidem effe monftratur pluviarum
copia, frigida vero noctium longitudine. Nam caloris,
quem aeftate ambiens nos aër obtinet, fol auctor eft, dum
prope fupra verticem noftrum emergit et diem longiorem
efficit. Ita etiam hieme frigoris idem auctor eft, quum
obliquus demiffusque et brevi tempore fupra terram feratur. Hippocrates autem vult animantium corpora pro

της βούλεται συνδιατίθεσθαι τὰ τῶν ζώων σώματα τῇ τοῦ
περιέχοντος ἡμᾶς ἀέρος καταστάσει, ξηραινόμενα μὲν ἐν
ταῖς ξηραῖς αὐτοῦ κράσεσιν, ὑγραινόμενα δ᾽ ἐν ταῖς ὑγραῖς,
οὕτως δὲ καὶ θερμαινόμενα ἐν ταῖς θερμαῖς, ψυχόμενα δ᾽
ἐν ταῖς ψυχραῖς. εἴπερ οὖν ὁ χειμὼν ὑγρὸς καὶ ψυχρός
ἐστιν, εὐλόγως ἐν αὐτῷ τὸ φλέγμα πλεονεκτεῖ ψυχρὸν καὶ
ὑγρὸν ὑπάρχον. ἔδειξε γὰρ καὶ τοῦτο πρόσθεν αὐτὸς ὁμολογεῖν δὲ ὁ λόγος αὐτῷ φαίνεται καὶ ταῖς ἄλλαις ὥραις, ἐν
μὲν γε τῷ θέρει τῆς ξανθῆς χολῆς πλεοναζούσης, ἐπειδὴ
ξηρὰ καὶ θερμὴ τὴν δύναμίν ἐστιν, ἐν ἦρι δὲ τοῦ αἵματος,
ὑγροῦ καὶ θερμοῦ χυμοῦ, καὶ γὰρ καὶ τὸ ἔαρ ἔφη θερμὸν
εἶναι καὶ ὑγρόν, ἐν φθινοπώρῳ δὲ τῆς μελαίνης χολῆς,
ξηρᾶς ὑπαρχούσης ὁμοίως τῇ ὥρᾳ. ἔστι μὲν οὖν τις οὐ
σμικρὰ ζήτησις καὶ περὶ τῆς τοῦ ἦρος κράσεως, ὅπως λέγεται θερμὸν καὶ ὑγρόν· ἣν διῆλθον ἐπιδεικνὺς ἄμεινον
εἶναι λέγειν εὔκρατον αὐτό   καὶ δῆλον ὅτι καὶ τὸ αἷμα
κατὰ τὸν αὐτὸν λόγον οὐ θερμὸν καὶ ὑγρόν, ἀλλ᾽ εὔκρατον.
ἔτι δὲ μείζων ἂν ζήτησις γένοιτο παραλελειμμένη τοῖς ἐξηγησα-

ambientis nos aëris conftitutione affici ita, ut ficcentur
quidem in ficcis ipfius temperamentis, humectentur autem
in humidis: ita vero ut incalescant in calidis, refrigerentur in frigidis. Si igitur hiems humida et frigida eft,
bona ratione in ipfa pituita fuperat, quum fit frigida et
humida: id quod etiam prius ipfe oftendit. Ratio autem
ipfi et aliis anni temporibus confentire videtur. Nam aeftate flava bilis praecellit, quoniam ficca et calida facultate eft, vere fanguis, humidus calidusque humor, fiquidem et ver calidum effe et humidum praedicavit: in
autumno autem atra bilis, quae frigida et ficca eft, tem-
pori refpondens. Proinde non exigua quaeftio de veris
temperamento oritur, quomodo calidum et humidum dicatur: quam cum tractarem, oftendi melius effe temperatum ipfum dicere. Qua ratione conftat et fanguinem non
calidum et humidum, fed temperatum appellari. Praeterea major adhuc quaeftio erit ab interpretibus libri omif-
fa, nempe de pituita, quae humida quidem et frigida

μένοις τὸ βιβλίον περὶ τοῦ φλέγματος, ὑγροῦ μὲν καὶ ψυχροῦ τὴν σύστασιν ὄντος, ἐν χειμῶσι δὲ γεννωμένου. διὰ τί
δὲ ἔφην οὐ σμικρὰν ἔσεσθαι ζήτησιν, ἤδη σοι φράσω. κατὰ
τοὺς ἀφορισμοὺς αὐτὸς ὁ Ἱπποκράτης εἶπεν· αἱ κοιλίαι
χειμῶνος καὶ ἦρος θερμόταται φύσει καὶ ὕπνοι μακρότατοι.
ἐν ταύτῃσι τῇσιν ὥρῃσι καὶ τὰ προσάρματα πλείω δοτέον,
καὶ γὰρ τὸ ἔμφυτον θερμὸν πολύ. τροφῆς οὖν πλείονος
δεῖται. σημεῖον δὲ αἱ ἡλικίαι καὶ οἱ ἀθληταί. καὶ πάλιν
θέρεος καὶ φθινοπώρου σιτία δυσφορώτατα φέρουσι, χειμῶνος ῥήϊστα, ἦρος δεύτερον. εἴπερ οὖν ἀληθῆ ταῦτά ἐστι
γινώσκομέν τε τὸ φλέγμα, ψυχρὸν ὄντα χυμόν, οὐκ εὔκρατον, ὥσπερ τὸ αἷμα, πῶς ἐν χειμῶνι γενήσεται πλεῖον;
[122] ἐχρῆν γὰρ ἐκ τῆς καλῶς πεφθείσης τροφῆς αἷμα
γεννᾶσθαι μᾶλλον, οὐ φλέγμα. τίς οὖν ἡ λύσις τῆς ἀπο-
ρίας; ἐμοὶ μὲν δοκεῖ, θερμόταται μὲν αἱ κοιλίαι χειμῶνός
εἰσι τῷ κατὰ φύσιν θερμῷ, τουτέστιν εὐκρατόταται. τὰ
δὲ μόρια τοῦ σώματος ψύχεται μᾶλλον ἐν χειμῶνι· τισὶ
δὲ καὶ ἡ γαστὴρ αὐτὴ δι' ὁδοιπορίαν, ἢ ἔνδειαν ἀμφιεσμά-

consistentia est, sed in hieme generatur. Cur autem dixerim non exiguam fore quaestionem, jam tibi aperiam.
Hippocrates ipse in Aphorismis inquit: *ventres hieme et
vere natura calidissimi sunt et somni longissimi: itaque
per ea tempora cibi liberalius dari debent. Caloris enim
nativi copia magna inest, ut cibus proinde plenior requi-
ratur. Argumento aetates sunt et athletae. Et iterum
aestate et autumno cibos difficillime ferunt, hieme facillime, mox vere.* Si igitur haec sunt vera et pituitam frigidum humorem, non temperatum novimus, quemadmodum
sanguinem, quomodo in hieme copiosior generabitur?
Conveniebat enim ex alimento probe concocto sanguinem
potius generari quam pituitam. Quae igitur dubitationis
solutio? Meo quidem judicio ventres hieme calidissimi
sunt naturali calore, hoc est temperatissimi: partes autem
corporis refrigerantur magis in hieme: quibusdam et venter ipse ex itinere aut vestium penuria aut studiorum

των, ἢ ἐπιτηδευμάτων ἰδέαν, ἢ τοιοῦτό τι. καταδύεται
γοῦν ἅπασα μὲν ἡ τοῦ περιέχοντος ψύξις ἕως πλείστου·
τισὶ δὲ καὶ μέχρι τῶν κατὰ τὴν γαστέρα χωρίων, ὡς εἴρη-
ται· ὥστε, κἂν πεφθῇ καλῶς ἐν τῇ κοιλίᾳ τὰ ληφθέντα σιτία, κατά γε τὴν ἐν ἥπατι μεταβολὴν οὐκ ἀκριβῆ τὸν τῆς
αἱματώσεως λαμβάνει κόσμον, ἀλλ᾽ ἀποτυγχάνεταί τι κατ᾽
αὐτήν. ἔτι δὲ μᾶλλον αἱ καθ᾽ ὅλον τὸ σῶμα φλέβες οὐχ
ὁμοίως αὐτὸ μεταβάλλουσιν ἐψυγμέναι. προσέρχεται δὲ
τούτῳ καὶ τὸ πλῆθος τῶν ἐδεσμάτων ὧν προσφέρονται χειμῶνος ἅμα ταῖς ποιότησι φλεγματικωτέραις οὔσαις. χέ-
δροπα γὰρ ἐσθίουσιν ἐν χειμῶνι πολλὰ ἄρτου τε πολὺ
πλέον ἢ κατὰ τὰς ἄλλας ὥρας, σεμίδαλίν τε καὶ ῥυήματα
καὶ λάχανα, γογγυλίδας τε καὶ κρέα πολλά, τινὰ μὲν ἄντικρυς φλεγματώδη, καθάπερ τὰ προβάτεια, τινὰ δὲ, εἰ μὴ
καλῶς κατεργασθείη, καθάπερ τὰ τῶν ὑῶν καὶ μάλιστα
τῶν χοίρων, καὶ βολβοὺς δὲ καὶ κοχλίας καὶ τυρὸν ἄλλα
τέ τινα τοιαῦτα πολλὰ δι᾽ ὅλου τοῦ χειμῶνος ἐσθίουσιν
ἑτοίμως φλεγματούμενα. καὶ μέντοι καὶ πίνουσι πλεῖστοι
τὸν νέον οἶνον, ἐπιτήδειον ὄντα καὶ αὐτὸν εἰς φλέγματος

genere aut hujusmodi aliquo. Penetrat igitur univerſum
ambientis aëris frigus in corpus quam penitiſſime, quibusdam etiam usque ad ventris regiones, ut expoſitum
eſt. Quare licet in ventriculo cibi aſſumpti probe concocti ſint, certe in jecinore dum mutantur, non abſolu-
tum ſanguinis facti ornamentum recipiunt, ſed aliqua ipſius
parte fruſtrantur. Praeterea multo minus totius corporis
venae ipſum transmutant refrigeratae. Accedit huc etiam
copia ciborum, qui hieme offeruntur, qualitatibus ſimul
pituitoſiores. Nam legumina hieme multa comedunt pa-
nisque multo amplius quam in aliis anni temporibus, ſimi-
laginem, placentas ſeu liba, olera, rapas ſativas carnesque
multas, quasdam ex iis manifeſto pituitoſas, ſicut ovillas,
quasdam, niſi probe conficiantur, uti porcorum et praeſertim aprorum. Item bulbis, cochleis, caſeo aliisque hoc
genus multis per totam hiemem veſcuntur, quae facile in
pituitam transeunt. Quin etiam bibunt complures vinum

γένεσιν, ὥστε καὶ διὰ ταῦτα φλέγμα πλεονάζει κατὰ τὸν
χειμῶνα.

λστ'.

Ἔχει μὲν οὖν ταῦτα πάντα ἀΐδια τὸ σῶμα τοῦ ἀνθρώπου.
ὑπὸ δὲ τῆς ὥρης περιϊσταμένης ποτὲ μὲν πλείω γίγνεται σφοῖν αὐτὰ ἑωυτέων, ποτὲ δὲ ἐλάσσω, ἕκαστα κατὰ
μέρος τε καὶ κατὰ φύσιν.

Ἅπαντα, φησὶν, ἔχει τὰ εἰρημένα, τουτέστι τοὺς τέσσαρας χυμοὺς, τὸ σῶμα τοῦ ἀνθρώπου διὰ παντὸς τοῦ βίου·
τοῦτο γὰρ αὐτῷ σημαίνει τὸ ἀΐδια· πλείω δὲ γίγνεται καὶ
ἐλάττω ταῦτα κατὰ τὰς τῶν ὡρῶν μεταβολάς. τὸ γὰρ
ὑπὸ τῆς ὥρης περιϊσταμένης ταὐτὸ δηλοῖ τῷ μεθισταμένης,
ὅπερ ἐστὶ μεταβαλλούσης τε καὶ καθισταμένης εἰς ἑτέραν
τινὰ τὴν ἐχομένην αὐτῆς. πλείω δὲ καὶ ἐλάττω ταῦτα γίγνεσθαί φησι κατὰ μέρος τε καὶ κατὰ φύσιν. ἔνιοι μὲν
ἤκουσαν τὸ κατὰ μέρος ἐπὶ τῶν τοῦ σώματος εἰρῆσθαι

recens, quod et ipfum pituitae generandae idoneum eſt.
Quare his de cauſis pituita hieme redundat.

XXXVI.

Haec igitur omnia perpetua hominis habet corpus, verum
prout conſtituitur obſidens anni tempeſtas, interdum
quidem ipſa tum ex parte tum ex natura ſe ipſis ſin-
gula ampliora, interdum vero parciora redduntur.

Omnia, inquit, commemorata, hoc eſt, quatuor humores corpus humanum toto vitae curriculo continet: id
enim ſignificat ipſi *perpetua.* Augeſcunt autem imminuun-
turque haec, prout anni tempora mutantur. Nam *prout*
conſtituitur anni tempeſtas idem ſignificat ac transmutatur, hoc eſt, transfertur et migrat in alterum quem ipſa
induit ſtatum. Porro quod augeſcere haec et imminui ſecundum partem et ſecundum naturam dicit, nonnulli quidem *ſecundum partem* intelligunt de corporis partibus eſſe

μορίων, ἔνιοι δὲ τὸ ἐναντίον τῷ κατὰ φύσιν, ἵν᾽ ὁ λόγος
ᾖ τοιοῦτος· τοὺς εἰρημένους τέτταρας χυμοὺς ἔχει μὲν
ἀεὶ τὸ σῶμα τοῦ ἀνθρώπου, πλείους δὲ καὶ ἐλάττους κατά
τε τὰ μέρη τοῦ ἐνιαυτοῦ καὶ κατὰ τὴν φύσιν. ὅπερ, ἂν
ἐξαλλάξας τις τὴν λέξιν εἴπῃ, τὴν διάνοιαν ἕξει χρησίμην
τε καὶ ἀληθῆ. τὸ γὰρ πλῆθος τῶν χυμῶν ὑπαλλάττεται
κατά τε τὰς ὥρας κατὰ φύσιν διοικουμένου τοῦ ἐνιαυτοῦ
καὶ κατὰ τὰ μέρη τοῦ ὅλου ἐνιαυτοῦ· κἂν μὴ κατὰ φύσιν
διοικῆται, διαφορὰ κατὰ τὴν ποσότητα γίγνεται τῶν χυμῶν.
ἐγχωρεῖ δὲ καὶ κατὰ τῶν ὡρῶν ἀκοῦσαι τὰ μέρη.

λζ'.

[123] Ὥσπερ γὰρ ὁ ἐνιαυτὸς μετέχει μὲν πᾶς πάντων καὶ τῶν
θερμῶν καὶ τῶν ψυχρῶν καὶ τῶν ξηρῶν καὶ τῶν ὑγρῶν.
οὐδὲ γὰρ ἂν μείνειε τουτέων οὐδὲν οὐδένα χρόνον ἄνευ
πάντων τῶν ἐνεόντων ἐν τῷδε τῷ κόσμῳ, ἀλλ᾽ εἰ ἕν τι
ἐκλίποι, πάντα ἂν ἀφανισθείη. ἀπὸ γὰρ τῆς αὐτέης ἀνάγκης πάντα ξυνέστηκέ τε καὶ τρέφεται ἀπ᾽ ἀλλήλων.

dictum, nonnulli vero ei quod fecundum naturam dixit
contrarium, ut oratio fit talis. Quatuor humores memo-
ratos humanum corpus femper obtinet, copiofiores autem
et pauciores pro anni partibus et pro natura. Quod fi
mutata oratione quis dicat, fenfum habebit tum utilem
tum verum. Nam humorum copia fecundum anni tempora variat, fi annus fecundum naturam difpenfetur, et fecundum totius anni partes, etiamfi non fecundum naturam gubernetur, humores quantitate differunt. Poffunt
etiam de anni temporibus partes intelligi.

XXXVII.

*Ut enim univerfus annus omnium quidem et calidorum et
frigidorum et ficcorum et humidorum eft particeps: neque enim eorum quicquam ne minimo quidem tempore fine
omnibus, quae hoc in mundo exiftunt, confifteret, imo,
fi unum quidpiam defit, omnia aboleantur. Nam eadem
necessitate omnia et conftituta funt et ab invicem aluntur.*

(16) Τὸ θερμὸν καὶ τὸ ψυχρὸν καὶ τὸ ξηρὸν καὶ τὸ ὑγρὸν οὐ
τὸ κατὰ τὴν ἐπικράτειαν ὀνομαζόμενόν τε καὶ νοούμενον, ἀλλὰ
τὸ στοιχειῶδες λέγων καὶ κατὰ τὴν προκειμένην λέξιν ἐδήλωσε τὸν ἐνιαυτὸν εἰπὼν ἅπαντα πάντων μετέχειν. οὐ
γὰρ τῶν κατ᾽ ἐπικράτειαν ἁπάντων ἅπας ὁ ἐνιαυτὸς μετέχει, ἀλλὰ τῶν στοιχειωδῶν, ὅλος μὲν χειμὼν ὑγροῦ καὶ
ψυχροῦ, τὸ δὲ θέρος τῶν ἐναντίων, ξηροῦ τε καὶ θερμοῦ,
ὁ δὲ φθινόπωρος ψυχροῦ τε καὶ ξηροῦ. ἔτι δὲ σαφέστερον ἐδήλωσε τοῦτο κἂν τῷ φάναι διαφθαρήσεσθαι καὶ τὰ
ἄλλα φθάσαντος ἑνὸς ἐξ αὐτῶν ἀπολέσθαι, τῶν μὲν γὰρ
στοιχείων ἑνὸς ἀπολλυμένου διαφθαρήσεσθαι τὸ ἐξ αὐτῶν
συγκείμενον ἀληθὲς φάναι, τῶν δὲ κατ᾽ ἐπικράτειαν οὐκ
ἀληθές. αὐτὸ γὰρ τοὐναντίον ἀληθές ἐστιν, ὅταν ἀπόληταί
τι τῶν κατ᾽ ἐπικράτειαν λεγομένων, σώζεσθαι τὸ ἀντικείμενον αὐτῷ. θέρους μὲν γὰρ οὐκ ὄντος ὁ χειμών ἐστι,
χειμῶνος δὲ τὸ θέρος, καὶ τοῦ μὲν ἦρος τὸ φθινόπωρον,
τοῦ δὲ φθινοπώρου τὸ ἔαρ. εἰ δὲ τελέως ἀπόλλυται τὸ θερμὸν στοιχεῖον, παγήσεται μὲν τὸ ὑγρὸν, ὅτι μηκέτι θερμὸν

Calidum, frigidum, ficcum et humidum non quod per
exuperantiam nominatur confideraturque, fed elementarium intelligens etiam in propofita oratione indicavit,
ubi inquit, annum univerfum omnium effe participem.
Non enim eorum omnium, quae per excellentiam dicuntur, univerfus annus compos eft, fed elementarium: tota
quidem hiems humidi et frigidi, aeftas contrariorum, ficci
et calidi, autumnus frigidi et ficci. Praeterea manifeftius
hoc innuit, quum diceret interitura etiam alia, fi unum
ex ipfis interierit. Etenim quum unum ex elementis
perit, id quod ex ipfis compofitum eft corruptum iri
vera eft oratio: quum ex his, quae per excellentiam nominantur, falfa. Quippe contrarium ipfum verum eft: quum
aliquid ex illis perit, quae ex dominio appellationem
fortiuntur, oppofitum ipfi confervari. Quum enim aeftas
non eft, hiems eft; quum hiems non eft, aeftas eft; quum
ver abeft, autumnus eft; quum autumnus non eft, ver eft.
At fi omnino calidum elementum perierit, humidum qui-

ὑπάρχει, ἀπολεῖται δὲ παντάπασιν ὁ ἥλιος, οὐδὲν δὲ οὔτε
φυτὸν οὔτε ζῶον ὑπολειφθήσεται. κατὰ δὲ τὸν αὐτὸν λόγον, εἰ τὸ ψυχρὸν ἀπόλοιτο στοιχεῖον, ἅπαντα πῦρ ἔσται,
καὶ εἰ τὸ ξηρὸν, ὕδωρ ἔσται πάντα, καὶ οὕτω διαφθαρήσεται τὰ κατὰ τὸν κόσμον ἅπαντα γεννητὰ σώματα. διὰ
τοῦτ᾽ οὖν ἐξ ἀλλήλων ἔφη τρέφεσθαι τὰ κατ᾽ αὐτὸν σώματα
στοιχειώδη. τὸ μὲν γὰρ ἀκριβὲς στοιχεῖον ἐπινοεῖται μᾶλλον ἢ ὑπάρχει. τὸ δ᾽ ὀλίγου δεῖν ἐκείνῳ ταὐτὸ ἕν τι τῶν
ὑπαρχόντων ἐστίν. ἐὰν γοῦν ἀκριβῶς ὑγρὸν καὶ ψυχρὸν
ἐπινοήσῃς γιγνόμενον τὸ ὕδωρ, οὐδὲ ὕδωρ ἔτι φυλαχθήσε-
ται· παγήσεται γὰρ αὐτίκα καὶ στήσεται καὶ ῥέον παύσεται.
κἂν τὴν γῆν ὡσαύτης νοήσῃς ἀκριβῶς ξηρὰν καὶ ψυχράν,
σκληρότερον ἀδάμαντος ἔσται τὸ τοιοῦτο σῶμα. καὶ μὴν
εἰ τοιαύτη γένοιτο, τῶν φυτῶν ἡ γένεσις παύσεται· παυ-
σαμένης δ᾽ αὐτῆς καὶ ἡ τῶν ζώων διαφθαρήσεται τροφὴ,
καὶ εἴπερ αὐτὴ, δηλονότι καὶ αὐτὰ τὰ ζῶα. κατ᾽ ἐπικράτειαν οὖν νοουμένου στοιχείου τοῦ ξηροῦ καὶ ψυχροῦ καὶ

dem concrefcet, quoniam non amplius calidum eſt. Sin
autem fol omnino interit, nulla planta neque animal
relinquetur. Eadem ratione, ſi frigidum elementum pereat,
omnia ignis erunt, et ſi ſiccum, aqua erunt omnia, atque
ſic univerſa in mundo generata corpora corrumpentur.
Idcirco dixit elementaria in ipſo corpora ex ſe invicem
nutriri: nam exactum elementum intelligitur magis quam
ſit. Quod vero cum illo propemodum idem eſt, unum
aliquod eſt ex eorum numero, quae ſubſiſtunt. Si igitur
abſolute humidam frigidamque aquam fieri cogites, non
aqua adhuc ſervabitur: quippe ſtatim concrefcet, ſubſiſtet
et fluere ceſſabit. Item ſi terram ſimili modo ad amuſſim
ſiccam frigidamque conſideraveris, durius adamante tale
corpus erit. Atque ſi ejusmodi evaſerit, ſtirpium generatio definet. Ubi autem haec deſierit, etiam animalium
nutrimentum abolebitur, et ſi hoc, nimirum ipſa etiam
animantia. Quum igitur elementum per excellentiam intelligitur ſiccum et frigidum et terra quae in mundo eſt,
ſiccum eſſe et frigidum corpus dicitur et aqua humidum.

ἡ ἐν τῷ κόσμῳ γῆ λέγεται ξηρὸν εἶναι καὶ ψυχρὸν σῶμα
καὶ τὸ ὕδωρ ὑγρόν. ἀλλὰ καὶ αὐτὸ τὸ πῦρ μετέχει τινὸς
ἀερώδους οὐσίας, ὥσπερ καὶ καπνώδους, καὶ μέντοι καὶ
προφανῶς ὑγρότητος εἰς θρέψιν δεῖται, καθάπερ αἱ κατὰ
τοὺς λύχνους φλόγες δηλοῦσι. τὰ τοῦ κόσμου οὖν στοιχεῖα
τὴν τροφὴν ἐξ ἀλλήλων ἔχοντά ἐστι καὶ διὰ τοῦτο καὶ ὁ
Πλάτων εἶπεν· αὐτὸ γὰρ ἑαυτῷ τροφὴν τὴν ἑαυτοῦ καὶ
φθίσιν παρέχον καὶ πάντα ἐν αὐτῷ καὶ ὑπ' αὐτοῦ καὶ
πάσχον καὶ δρῶν ἐκ τέχνης γέγονεν.

λη΄.

[124] Οὕτω δὲ καὶ εἴ τι ἐκ τοῦ ἀνθρώπου ἐκλίποι τουτέων
τῶν συγγεγονότων, οὐκ ἂν δύναιτο ζῆν ὁ ἄνθρωπος.

Συγγεγονότα κέκληκε τὸ αἷμα καὶ τὸ φλέγμα καὶ τὰς
χολὰς, ἐπειδὴ τὴν πρώτην διάπλασιν ἔσχε τὸ κυούμενον ἐκ
τοῦ τῆς μητρὸς αἵματος, ἁπάντων μετέχοντος, αὔξησίν τε
καὶ τροφὴν ὁμοίως. ἐὰν μὲν οὖν ἀπόλλυται παντάπασιν ἐκ
τοῦ σώματος ἡμῶν ἤτοι τὸ ὑγρὸν, ἢ τὸ ξηρὸν, ἢ τὸ

Verum ignis ipfe cujusdam aëriae etiam fubftantiae, ficut
et fumofae particeps eft, quin et humiditatis ad nutritionem manifefto indiget, ficuti in lucernis flammae oftendunt. Quapropter mundi elementa alimentum ex fe mutuo
obtinent, atque ideo Plato quoque dixit: idem enim ut
fibi alimentum fuum et corruptionem exhibeat ac omnia
in fe et a fe tum patiatur tum agat artificiofe fabri-
catum eft.

XXXVIII.

Ita etiam fi quid ex his quae in homine funt connata de-
fecerit, is utique vivere nequeat.

Cognata vocavit fanguinem, pituitam et utramque
bilem, quandoquidem primam conformationem habuit conceptum ex materno fanguine omnium participe, item incrementum alimentumque fimiliter. Si igitur omnino ex
corpore noftro vel humidum vel ficcum vel calidum vel

Ed. Chart. III. [124.]   Galen. V. (16.)
θερμὸν, ἢ τὸ ψυχρὸν, αὐτίκα οἱ χυμοὶ διαφθαρήσονται,
κατ' ἐπικράτησιν, οὐκ εἰλικρινῶς οὐδ' ἀκριβῶς ὄντες ὑγροὶ
καὶ ξηροὶ καὶ θερμοὶ καὶ ψυχροί. τὸ γοῦν φλέγμα ὑγρὸν
καὶ ψυχρὸν εἶναι λέγομεν, οὐχ ὡς μὴ μετέχον τῶν ἐναντίων,
ἀλλ' ὡς ἐπικρατούμενον ὑπὸ τούτων. καὶ εἴ γε ψυχρὸν
ἀκριβῶς ἦν μόνον, ὡς κρύσταλλος ἂν ἐπεπήγει, καθάπερ
γε καὶ εἰ ἀκριβῶς ὑγρὸν ἦν, οὐκ ἂν εἶχε πάχος οὐδὲ γλισχρότητα. κατὰ τὰ αὐτὰ δὲ κἀπὶ τῶν χολῶν· ἥ τε γὰρ
ξανθὴ ξηρὰ ἥ τε μέλαινα ξηρὰ καὶ γεώδης εἶναι λέγεται,
μετέχουσα δηλονότι καὶ ὑγρότητος, ἢ οὐκ ἂν ἦν χυμὸς,
ἀλλὰ καὶ στερεὸν σῶμα, ὡς ὁ ἀδάμας. οὕτω δὲ καὶ ψυχρὰ
λέγεται, διότι πλέον ἐν αὐτῇ ψυχρότητός ἐστιν, ἢ θερμότητος. εἰ γοῦν ἀκριβῶς ἦν ψυχρὰ, κρυστάλλου ἂν δίκην
ἐπεπήγει. καὶ τί δεῖ περὶ τούτων λέγειν; αὐτὸ γὰρ τὸ
αἷμα τὸ δοκοῦν εὐκρατότατον λέγεται τοιοῦτο, ὅτι μηδὲν
ἐπικρατεῖ μεγάλως ἐν αὐτῷ τῶν ἐναντίων ἀλλήλοις, μήτε
τὸ θερμὸν τοῦ ψυχροῦ, μήτε τὸ ψυχρὸν τοῦ θερμοῦ, μήτε
τὸ ὑγρὸν τοῦ ξηροῦ, μήτε τὸ ξηρὸν τοῦ ὑγροῦ. ἐπεὶ τοίνυν

frigidum interit, ſtatim humores corrumpentur, qui per
exuperantiam, non ſincere neque abſolute ſunt humidi,
ſicci, calidi et frigidi. Nam pituitam humidam et frigidam eſſe dicimus, non ceu contrariorum expertem, ſed
veluti ab his ſuperatam. Et ſi frigida abſolute eſſet ſolum, glaciei modo concreſceret: ſicut etiam, ſi humida ad
amuſſim eſſet, non haberet craſſitiem neque lentorem.
Eadem ratione dicitur et de utraque bile: nam flava ſicca,
nigra ſicca et terrea eſſe dicitur, humiditatis etiam nimirum particeps: alioqui non eſſet humor, ſed ſolidum corpus, ut adamas. Sic autem et frigida dicitur, quod plus
in ea frigoris ſit quam caloris: nam ſi abſolute eſſet frigida, glaciei inſtar concreſceret. Sed quid opus eſt de iis
verba facere? Ipſe namque ſanguis, qui videtur temperatiſſimus, talis dicitur, quod nihil in ipſo contrariorum
inter ſe admodum praepolleat, neque calidum frigido, neque frigidum calido, neque humidum ſicco, neque ſiccum
humido. Quoniam igitur et ſanguis ipſe quatuor indiget

Ed. Chart. III. [124.]   Galen. V. (16.)

δεῖται καὶ τὸ αἷμα αὐτὸ τῶν τεττάρων ποιοτήτων, ὑγρότητος καὶ ξηρότητος καὶ θερμότητος καὶ ψυχρότητος, εὔδηλον ὅτι καὶ τῆς τῶν ἄλλων χυμῶν δεήσεται μίξεως. καὶ
διὰ τοῦτο τὸ εὐκρατότατον αἷμα μεθέξει τι καὶ φλέγματος
καὶ χολῆς ξανθῆς καὶ μελαίνης. ἔστι δὲ καὶ ἕτερός τις
λόγος φυσικός, οὐ σμικρὰν ἔχων πιθανότητα, καθ᾽ ὃν εἰς
ἠθῶν ἐπιτηδείων γένεσιν οἱ τέτταρες ἀποδείκνυνται χυμοὶ
χρήσιμοι. προαποδεῖξαι δὲ χρὴ πάλιν ἐν αὐτῷ ταῖς τοῦ
σώματος κράσεσιν ἑπόμενα τὰ τῆς ψυχῆς ἤθη, περὶ οὗ καὶ
ἡμῖν ἑτέρωθι γέγραπται. τούτου τοίνυν ὑποκειμένου τὸ
μὲν ὀξὺ καὶ συνετὸν ἐν τῇ ψυχῇ διὰ τὸν χολώδη χυμὸν
ἔσται, τὸ δ᾽ ἑδραῖον καὶ βέβαιον διὰ τὸν μελαγχολικὸν, τὸ
δ᾽ ἁπλοῦν καὶ ἠλιθιώτερον διὰ τὸ αἷμα. τοῦ δὲ φλέγματος ἡ φύσις εἰς μὲν ἠθοποιΐαν ἄχρηστος, ἀναγκαίαν δὲ
φαίνεται τὴν γένεσιν ἔχειν ἐν τῇ πρώτῃ μεταβολῇ τῶν
σιτίων.

λθ'.

Ἰσχύει δὲ ἐν τῷ ἐνιαυτῷ ποτὲ μὲν ὁ χειμὼν μάλιστα, ποτὲ

qualitatibus, humiditate, ficcitate, calore et frigore, conftat aliorum quoque humorum mixtionem ipfum requirere;
atque ob id temperatiſſimus fanguis particeps erit et pituitae et bilis flavae et atrae. Jam vero eft alia quaedam
ratio naturalis non parvam habens probabilitatem, qua
humores quatuor ad morum idoneorum generationem utiles demonſtrantur. Verum prius demonſtraſſe in ipfa rurfum oportet animi mores corporis temperaturam fequi,
de quo a nobis etiam alibi fcriptum eft. Itaque hoc fta-
tuto acumen animi et folertia ex biliofo humore profi-
ciscetur; conſtantia vero et ftabilitas ex melancholico,
fimplicitas autem et ftoliditas, ex fanguine: pituitae vero
natura ad mores formandos inutilis. Neceſſariam vero in
prima ciborum mutatione generationem habere videtur.

XXXIX.

Ut autem in anno modo hiems maxime, interdum ver, in-

δὲ τὸ ἔαρ, ποτὲ δὲ τὸ θέρος, ποτὲ δὲ τὸ φθινόπωρον.
οὕτω δὲ καὶ ἐν τῷ ἀνθρώπῳ ποτὲ μὲν τὸ φλέγμα ἰσχύει,
ποτὲ δὲ τὸ αἷμα, ποτὲ δὲ χολὴ, πρῶτον μὲν ἡ ξανθὴ,
ἔπειτα δὲ ἡ μέλαινα καλεομένη.

Σαφὴς ἡ ῥῆσίς ἐστιν ἐπιδεικνύναι πειρωμένου τἀν-
δρὸς, ὥσπερ ἐν τῷ ἐνιαυτῷ ποτὲ μὲν ὑγρὸν καὶ τὸ ψυ-
[125] χρὸν ἐπικρατεῖ καὶ καλεῖται χειμὼν ἡ τοιαύτη τοῦ
ἔτους ὥρα, ποτὲ δὲ τὸ ὑγρὸν καὶ θερμὸν, ἡνίκα τὸ ἔαρ
ἐστὶ, ποτὲ δὲ τὸ ξηρὸν καὶ θερμὸν, ὅπερ ὀνομάζεται θέρος. ὕστατον δ᾽ ἐπ᾽ αὐτοῖς τὸ ξηρὸν καὶ τὸ ψυχρὸν ἐν
τῷ φθινοπώρῳ· οὕτω καὶ κατὰ τὸν ἄνθρωπον ἐπικρατεῖ φλέγμα μὲν ἐν χειμῶνι, ψυχρὸς καὶ ὑγρὸς χυμός· αἷμα
δὲ ἐν ἦρι, θερμὸς καὶ ὑγρὸς χυμός. καὶ χολὴ ξανθὴ μὲν
ἐν τῷ θέρει, ξηρὰ καὶ θερμὴ τὴν δύναμιν οὖσα, μέλαινα
δ᾽ ἐν τῷ φθινοπώρῳ ξηρὰ καὶ ψυχρὰ, καθάπερ καὶ αὐτὸ
τὸ φθινόπωρον.

terdum aeftas, nonnunquam autumnus viget, fic quoque
in homine modo quidem pituita invalefcit, modo fanguis, interdum etiam bilis, primum quidem flava, deinde
quae atra vocatur.

Clara eft viri fententia, qui oftendere nititur, quemadmodum in anno alias humidum et frigidum praepollet,
vocaturque tale anni tempus hiems, alias humidum et calidum, quando ver eft, alias ficcum et calidum, quae
aeftas nominatur; poftremo ad haec ficcum et frigidum
in autumno; fic et in homine praevalet pituita quidem
hieme, humor frigidus et humidus: fanguis in vere calidus et humidus; flavᵣ bilis aeftate, ficca et calida facultate praedita; nigra in autumno, ficca et frigida, quemadmodum et ipfe autumnus exiftit.

μ΄.

Μαρτύριον δὲ σαφέστατον, εἰ ἐθέλεις δοῦναι τῷ αὐτέῳ
ἀνθρώπῳ τὸ αὐτὸ φάρμακον τετράκις τοῦ ἐνιαυτοῦ, ἐμέεταί
σοι τοῦ μὲν χειμῶνος φλεγματωδέστατα, τοῦ δὲ ἦρος ὑγρότατα,
τοῦ δὲ θέρεος χολωδέστατα, τοῦ δὲ φθινοπώρου μελάντατα.

(17) Μαρτύριον δὲ σαφέστατον εἶναί φησι τοῦ προειρημένου λόγου, καθ᾽ ὃν ἐπικρατεῖν ἐν ἑκάστῃ τῶν ὡρῶν
ἕνα τινὰ τῶν χυμῶν εἰρήκει, τὸ δοθέντος ἐμετικοῦ φαρμάκου αὐτῷ τετράκις ἐν μὲν τῷ χειμῶνι φλεγματωδέστερον
εἶναι τὸν ἔμετον, ὑγρότερον δὲ ἐν ἦρι, καὶ χολωδέστερον
μὲν ἐν τῷ θέρει, μελάντερον δὲ ἐν τῷ φθινοπώρῳ.

μα΄.

Ὀφείλει οὖν τουτέων οὕτως ἐχόντων, ὁκόσα μὲν τῶν νουσημάτων τοῦ χειμῶνος αὔξεται, θέρεος λήγειν, ὁκόσα δὲ
θέρεος αὔξεται, χειμῶνος λήγειν, ὁκόσα μὴ αὐτέων ἐν
περιόδῳ ἡμερέων ἀπαλλάσσεται. τὴν δὲ περίοδον αὖθις

XL.

*Cujus rei evidentiſſimum eſt teſtimonium, quod ſi eidem
homini idem medicamentum quater in anno exhibere
voles, hieme quidem maxime pituitoſa tibi evomet, vere
autem valde humida, aeſtate admodum bilioſa et autumno nigerrima.*

Teſtimonium praedicti ſermonis manifeſtiſſimum eſſe
dicit, in quo ſingulos humores ſingulis anni temporibus
dominari docuerat, nempe quod vomitus, ſi medicamentum quater in anno quod illum citet propinetur, hieme
ſit pituitoſior, vere humidior; aeſtate bilioſior et autumno
nigrior.

XLI.

*Quum igitur haec ita ſe habeant, quicunque morbi hieme
augeſcunt, eos aeſtate deſinere neceſſe eſt, et qui aeſtate
increſcunt, eos hieme ceſſare, niſi certo dierum circuitu
ſolvantur; dierum autem circuitum quis ſit alias ſum*

φράσω τὴν τῶν ἡμερέων. ὁκόσα δὲ ἦρος γίνεται νουσήματα, προσδέχεσθαι χρὴ φθινοπώρου τὴν ἀπάλλαξιν
ἔσεσθαι αὐτέων. ὁκόσα δὲ φθινοπωρινὰ νουσήματα, τουτέων τοῦ ἦρος ἀνάγκη τὴν ἀπάλλαξιν γενέσθαι. ὅ τι δ᾽
ἂν τὰς ὥρας ταύτας ὑπερβάλλῃ νούσημα, εἰδέναι χρὴ
ἐνιαύσιον αὐτὸ ἐσόμενον.

———

Ἡ ἀρχὴ τῆς ῥήσεως διττὴν ἔχει γραφήν. ἐνίων μὲν
ὀφείλει, ἐνίων δὲ γραφόντων φιλεῖ γοῦν τουτέων οὕτως
ἐχόντων, ἐν ἴσῳ τῷ προσήκει. χρῶνται γὰρ ἐνίοτε τῇ
φωνῇ ταύτῃ κἀπὶ τοῦ προσήκει. τὰ δ᾽ ἄλλα τῆς ῥήσεως
δῆλα. βούλεται γὰρ αὐτὸς ὅσα χρονίζει νοσήματα καὶ μὴ
κατὰ περιόδους ἡμερῶν, ἀλλὰ μηνῶν γίνεται, λύεσθαι ταῦτα κατὰ τὴν ἐναντίαν ὥραν ᾗ συνέστη, τουτέστιν ἑβδόμῳ
μηνί. μὴ λυθέντων δ᾽ αὐτῶν, οὕτως ἐνιαύσιον γίγνεσθαί
φησι τὸ νόσημα. τὸ δ᾽ ἐνιαύσιον ὄνομα δύναται μὲν δηλοῦν καὶ τὸν μετὰ ἐνιαυτὸν τῆς πρώτης ἑαυτοῦ γενέσεως
λυόμενον. δύναται δὲ καὶ τὸ κατὰ περίοδον ἐνιαυτῶν ἑπτὰ,

———

*explicaturus. Quicunque autem morbi vere fiunt, eorum
futurum difceſſum autumno expectare oportet: qui vero
autumnales morbi funt, eorum difceſſum vere fieri neceſſe eſt. At qui morbus eas anni tempeſtates fupera-
rit, hunc annuum fore fciendum eſt.*

———

Initium fententiae duplicem habet fcripturam. Nonnulli legunt ὀφείλει (convenit); nonnulli φιλεῖ, quod idem
valet ac par eſt, feu convenit. Utuntur enim nonnunquam voce hac pro convenit. Reliqua perfpicua funt.
Vult enim auctor morbos qui diuturni redduntur et non
dierum, fed menfium circuitibus fiunt, hos contrario anni
tempore ei quo generati funt, hoc eſt feptimo menfe finiri:
in quo fi non foluti fuerint, annuum fieri morbum pronunciat. Porro annuum nomen poteſt fignificare etiam
eum, qui poſt annum primae fuae generationis folvitur.
Poteſt etiam eum innuere, qui feptem annorum circuitu

ὡς τὰ μηνῶν. ἔλεγε γοῦν καὶ κατὰ τοὺς ἀφορισμοὺς ᾧδε.
τὰ πλεῖστα τοῖσι παιδίοισι πάθεα κρίνεται, τὰ μὲν ἐν τεσσαράκοντα ἡμέρῃσι, τὰ δ᾽ ἐν ἑπτὰ μησὶ, τὰ δὲ ἐν ἑπτὰ
ἔτεσι, τὰ δὲ πρὸς ἥβην προσάγουσιν.

μβ´.

[126] Καὶ τὸν ἰητρὸν οὕτω χρὴ ἵστασθαι πρὸς τὰ νουσήματα, ὡς ἑκάστου τουτέων ἰσχύοντος ἐν τῷ σώματι
κατὰ τὴν ὥρην τὴν ἑωυτοῦ κατὰ φύσιν ἐοῦσαν μάλιστα.

Τὸ χρήσιμον ἅπαντος τοῦ προκειμένου κατὰ τὰς ὥρας
λόγου νῦν ἐδίδαξεν ἐν τῇ προκειμένῃ ῥήσει, δηλῶν ὅτι
καὶ τὴν αὐτὴν χρείαν ἔχει καὶ ὁ περὶ τῶν ἡλικιῶν καὶ
χωρῶν ἐπιτηδευμάτων τε καὶ τῆς ἐφημέρου διαίτης λόγος.
πρὸς ἅπαντα γὰρ ταῦτα τὸν ἰατρὸν ἀποβλέποντα χρὴ στοχάζεσθαι τίς ἐπικρατῶν ἐστιν ὁ χυμὸς ἤτοι κατὰ τὸ ποσὸν, ἢ κατὰ τὴν ἑαυτοῦ δύναμιν, ἐν τίνι τε μορίῳ τοῦ
σώματος μάλιστα πλεονάζει; τὴν γάρ τοι θεραπείαν ἄριστα

ut feptem menſium finitur. Etenim in aphoriſmis ita
quoque dixit: *plurimi affectus puerorum judicantur aut
intra quadrageſimum diem, aut intra ſeptimum menſem,
aut intra ſeptimum annum, aut quum ad pubertatem itur.*

XLII.

*Atque ita medicum adverſus morbos inſurgere oportet, ut
non ignorantem morbum in corpore pro anni tempeſtate
illi maxime naturali et analoga invaleſcere.*

Ad quid tota ſuperior de anni temporibus diſputatio
valeat, nunc in praeſenti oratione edocuit indicans eundem quoque uſum praebere de aetatibus, locis, vitae ſtu-
diis et quotidiana victus ratione enarrationem. Namque
medicum ad haec omnia reſpicientem oportet conjicere,
quis humor dominetur aut quantite, aut ipſius facultate in
aliqua potiſſimum corporis parte redundet? Sic enim curationem optime obierit, ſicut in medendi inſtitutionibus

ἂν οὕτω ποιοῖτο, καθάπερ κἀν τοῖς θεραπευτικοῖς λογι-
σμοῖς δείκνυται. ὁ Ἱπποκράτης τοῦ σώματος ἡμῶν τὴν
φύσιν ἐν τούτῳ τῷ βιβλίῳ προθέμενος εὑρεῖν, ἐχρήσατο
μεθόδῳ πρὸς τὴν εὕρεσιν τῇδε. πρῶτον μὲν ἐζήτησε
πότερον ἁπλοῦν, ἢ πολυειδές ἐστιν, ἔπειθ᾽ εὑρὼν ὅτι πολυειδές, ἐσκέψατο τῶν ἁπλῶν ἐν αὐτῷ τὴν οὐσίαν, ὁποία
τίς ἐστι, τουτέστιν ἥντινα δύναμιν ἔχει πρὸς τὸ παθεῖν
ὑπό τινος, ἢ δρᾶσαι, καὶ διὰ τοῦτο τῶν θ᾽ ὡρῶν τῶν θ᾽
ἡλικιῶν ἐμνημόνευσεν, ἐπισκοπούμενος ὅπως ἔχει τὰ εὑρε-
θέντα στοιχεῖα πρὸς αὐτάς. εὗρε δὲ καὶ ὅτι τάς τε προρ-
ρήσεις τῆς λύσεως τῶν νοσημάτων καὶ τὰς θεραπείας ἐπὶ
τοὺς αὐτοὺς ἀναφέρειν χρὴ σκοπούς. ἐν δὲ τῷ ζητεῖν τὰ
συνθετικὰ τοῦ σώματος ἡμῶν στοιχεῖα καὶ τῶν τοῦ παντὸς ἐμνημόνευσεν, ἅπερ ὄντως ἐστὶ στοιχεῖα. λέγεται γὰρ
ἐνίοτε καταχρωμένων ἡμῶν καὶ τὰ καθ᾽ ἕκαστον πρᾶγμα
πρὸς διάρτησιν, ἁπλᾶ καὶ πρῶτα μόρια, στοιχεῖα τοῦ πράγματος ἐκείνου, καθάπερ ἁρμονικὰ στοιχεῖα καὶ ῥυθμητικὰ καὶ γεω-
μετρικὰ καὶ ἀριθμητικὰ καὶ λόγου καὶ φωνῆς καὶ ἀποδείξεως εἰρή-

docetur. Hippocrates quum corporis noſtri naturam hoc
in libro propoſuiſſet invenire, hac methodo ad inventionem uſus eſt.   Primum ſane disquiſivit utrum ſimplex,
an multiplex eſſet; deinde ubi inveniſſet eſſe multiplex,
ſimplicium in eo ſubſtantiam qualis ſit inſpexit, hoc eſt
quam facultatem habeat, ut ab aliquo patiatur aut agat.
Et hujus rei gratia anni temporum aetatumque meminit,
conſiderans quomodo elementa a ſe inventa ipſis reſpon-
deant.   Item invenit et morborum ſolutionis praedictiones et curationes ad eosdem referendas eſſe ſcopos.   At dum elementa corpus noſtrum conſtituentia
inveſtigaret, etiam univerſi mundi elementorum commemi-
nit, quae revera ſunt elementa.   Dicuntur enim nonnunquam per abuſionem vocabuli, cujusque rei ad compoſi-
tionem ſimplices et primae partes, illius rei elementa:
quemadmodum muſica elementa, rhythmica, geometrica,
arithmetica, orationis, vocis et demonſtrationis dixerunt.

κασιν. ουτω δὲ καὶ ἁμάξης ἑκατὸν εἶναι στοιχεῖά φησιν ὁ
Πλάτων ὑφ' Ἡσιόδου λελέχθαι γράψαντος

Ἑκατὸν δέ τε δούραθ' ἁμάξης.

ἅπαντα μὲν τὰ οὕτω λεγόμενα στοιχεῖα καθ' ἕκαστον τῶν
πραγμάτων οὐκ ἀκριβῶς ἐστιν ἁπλᾶ καὶ πρῶτα. τὰ δὲ
κοινὰ πάντων τῶν ὄντων ἁπλᾶ τε καὶ πρῶτα κατ' ἀλήθειάν εἰσι καὶ κυρίως ὀνομάζεται στοιχεῖα. καλεῖ δὲ ἀπὸ
τῶν ποιοτήτων ὁ Ἱπποκράτης αὐτὰ θερμὸν καὶ ψυχρὸν
ὑγρόν τε καὶ ξηρόν, οὐ τὰ μεταξὺ τῶν ἄκρων, ἀλλ' αὐτὰ
τὰ ἄκρα, πῦρ δηλονότι καὶ γῆν ὕδωρ τε καὶ ἀέρα. ταύτην οὖν τὴν μέθοδον ὁ Πλάτων ἀξιοῖ μιμεῖσθαι καὶ τὸν
περὶ φύσεως ψυχῆς ἐπισκοπούμενον. οὐδὲν γὰρ δύνασθαι
τῶν κατὰ μέρος ἄνευ τῆς τοῦ ὅλου φύσεως ἀκριβῶς γνωσθῆναι. παραγράφω δέ σοι καὶ αὐτὴν τὴν τοῦ Πλάτωνος
ῥῆσιν ἔχουσαν οὕτως. ΣΩ. ψυχῆς οὖν φύσιν ἀξίως λόγου
κατανοῆσαι οἴει δυνατὸν εἶναι ἄνευ τῆς τοῦ ὅλου φύσεως;
ΦΑΙ. εἰ μὲν οὖν Ἱπποκράτει τῷ τῶν Ἀσκληπιαδῶν · δεῖ

Similiter etiam plauſtri centum elementa ab Heſiodo eſſe
dicta Plato commemorat in eo hemiſtichio

Centum lignaque plaſtri.

Omnia ſane quae ſic dicuntur ſingularum rerum elementa non ad amuſſim ſimplicia ſunt et primaria, communia
vero omnium rerum ſimplicia et prima vere exiſtunt et
proprie nominantur elementa. Hippocrates autem a qualitatibus ipſa denominat, calidum, frigidum, humidum et
ſiccum, non quae media extremorum ſunt, ſed ipſa ſumma,
ignem videlicet et terram et aquam et aërem. Hanc igitur methodum Plato cenſuit ſibi imitandam, quum de natura animae conſideraret. Nullum enim particulare citra
totius naturam exacte poſſe cognoſci. Adſcribam autem
tibi ipſam Platonis dictionem, quae hunc in modum habet. *SO. Animae igitur naturam ſine totius natura intelligere te, ut convenit, poſſe arbitraris? PHAE. Si
ſane Hippocrati ex Aſclepiadarum genere credendum eſt,*

Ed. Chart. III. [126. 127.]   Galen. V. (17.)
τι πείθεσθαι, οὐδὲ περὶ σώματος ἄνευ τῆς μεθόδου ταύτης. ΣΩ. καλῶς γὰρ ὦ ἑταῖρε λέγει. χρὴ μέντοι πρὸς τῷ
Ἱπποκράτει τὸν λόγον ἐξετάζοντας σκοπεῖν εἰ συμφωνεῖ.
ΦΑΙ. φημί. [127] ΣΩ. καὶ τί ποτε λέγει Ἱπποκράτης
τε καὶ ὁ ἀληθὴς λόγος, ἆρ' οὐχ ὧδε; διανοεῖσθαι χρὴ περὶ
ὁτιοῦν φύσεως πρῶτον μὲν εἰ ἁπλοῦν, ἢ πολυειδές ἐστιν,
οὗ πέρι βουλησόμεθα εἶναι αὐτοὶ τεχνικοὶ καὶ ἄλλους δυνατοὶ ποιεῖν· ἔπειτα δὲ, ἂν μὲν ἁπλοῦν ᾖ, σκοπεῖν τὴν δύναμιν αὐτοῦ, τίνα πρὸς τί πέφυκεν εἰς τὸ δρᾷν ἔχον, ἢ τίνα
εἰς τὸ παθεῖν ὑπὸ τοῦ. ἐὰν δὲ πλείω εἴδη ἔχῃ, ταῦτα
ἀριθμησάμενοι, ὅπερ ἐφ' ἑνὸς, τοῦτ' ἰδεῖν ἐφ' ἑκάστου, τὸ
τί ποιεῖν αὐτὸ πέφυκεν, ἢ τὸ τί παθεῖν ὑπὸ τοῦ. ἀλλὰ
ταῦτα Πλάτωνος οὑτωσὶ γράψαντος ἐπιδειξάτω τις ἡμῖν
ἐν τίνι βιβλίῳ τοῦ Ἱπποκράτους ἑτέρῳ παρὰ τὸ περὶ φύσιος ἀνθρώπου τὴν μέθοδον ταύτην ἐστὶν εὑρεῖν, ἢ εἴπερ
οὐκ ἔχει, μηδένα ζητείτω Πλάτωνος ἀξιοπιστότερον μάρ-
τυρα τοῦ γνήσιον εἶναι τὸ βιβλίον τοῦτο. τά τε γὰρ ἄλλα
καὶ τοῖς χρόνοις ἐγγυτάτω γέγονεν ὁ Πλάτων τοῖς Ἱππο-

ne corporis quidem naturam citra hanc methodum poſſis.
SO. Recte quidem, o amice, dicit, attamen praeter Hippocratem ratio inſpiciunda examinandaque eſt, an ipſi
conſentiat. PHAE. Aſſentior. SO. Et quid tandem Hippocrates dicit veraque ratio? an non ſic? Conſiderandum eſt de cujuslibet rei natura: primum ſane ſimplexne
ſit, an multiformis, cujus nos periti eſſe voluerimus quamque alios docere ſtudeamus: poſtea vero ſi ſimplex fuerit,
facultas ipſius inſpiciunda eſt, quam videlicet ad quid
agendum, item quam ad patiendum ab alio habeat. Quod
ſi multas habeat ſpecies, his dinumeratis in ſingulis ſimiliter, ut in una, naturalis et agendi et patiendi vis inqui-
renda. Verum quum haec Plato ſic conſcripſerit, oſtendat aliquis nobis in quo Hippocratis libro alio quam qui
de natura hominis inſcribitur methodum hanc ſit invenire: aut ſi non poſſit, nullum quaerat fide digniorem
Platone teſtem ejus, quod hic liber ſit germanus. Nam
praeter alia Plato proxime Hippocratis diſcipulis tempore

Ed. Chart. III. [127.]   Galen. V. (17. 18.)

κράτους μαθηταῖς, ὧν εἴ τινος ἦν τὸ βιβλίον, ἐπεγέγραπτο
ἂν τοῦ γράψαντος αὐτὸ τοὔνομα. πρὶν γὰρ τοὺς ἐν Ἀλε-
ξανδρείᾳ τε καὶ Περγάμῳ γεγέσθαι βασιλεῖς, ἐπὶ κτήσει παλαιῶν βιβλίων φιλοτιμηθέντας, οὐδέπω ψευδῶς ἐπεγέγραπτο
σύγγραμμα. λαμβάνειν δ᾽ ἀρξαμένων μισθῶν τῶν κομιζόν-
των αὐτοῖς συγγράμματα παλαιοῦ τινος ἀνδρὸς, οὕτως ἤδη
πολλὰ ψευδῶς ἐπιγράφοντες ἐκόμιζον. ἀλλ᾽ οὗτοι μὲν οἱ
βασιλεῖς μετὰ τὸν Ἀλεξάνδρου γεγόνασι θάνατον. ὁ δὲ
Πλάτων ἀνωτέρω τῆς Ἀλεξάνδρου βασιλείας ἐγεγράφει ταῦτα
μηδέπω πεπανουργευμένων τῶν ἐπιγραφῶν, ἀλλ᾽ ἑκάστου
βιβλίου τὸν ἴδιον γραφέα διὰ τοῦ προγράμματος δηλοῦντος.
Πλάτων μὲν οὖν ὁμολογεῖ κατὰ τὴν Ἱπποκράτους μέθοδον
ἐπισκοπεῖσθαι περὶ ψυχῆς φύσεως, ὡς ἐκεῖνος περὶ σώματος, ἀδύνατόν τέ φησιν ἄλλως τοῦτο γενέσθαι πρὸ τοῦ
γνῶναι τὴν φύσιν τοῦ παντός. ἔνιοι δὲ τοσοῦτον ἡμαρτήκα-
(18) σιν, ὡς τὴν οὕτω θαυμαστὴν μέθοδον ἄλλου τινὸς
εἶναι νοεῖν, τῷ μήδ᾽ ἀποκνῆσαι γράψαι τὸν εὑρόντα πρῶ-

succeſſit, quorum ſi cujus liber eſſet, ipſum auctoris nomen fuiſſet inſcriptum. Nam prius quam in Alexandria
et Pergamo reges eſſent creati, qui veteribus libris comparandis vincere ſe mutuo contendebant, nondum opus
falſo fuit inſcriptum: verum poſtquam praemium capere
incoeperunt, qui vetuſti cujusdam ſcriptoris monumenta
ipſis offerrent, hac tandem ratione multa falſo titulo in-
ſcribentes attulerunt. Verum hi reges poſt Alexandri moı-
tem extiterunt: Plato autem ante Alexandri principatum
haec memoriae mandaverat, quum nullae adhuc inſcriptiones eſſent dolo effictae, ſed ſuum quisque liber ſcriptorem
titulo repraeſentaret. Itaque Plato fatetur ſe ſecundum
Hippocratis methodum de animae natura conſiderare, ut
ille de corpore: fierique hoc aliter poſſe negat, antequam
totius naturam habeas cognitam. Nonnulli tantum aber-
rarunt, ut tam mirabilem methodum alterius cujusdam
eſſe cenſerent, eo quod is qui primum rem adeo magnam
et gravem invenit, demonſtrationem ipſius ſcribere non ſit
gravatus. Quomodo enim non magnum et grave cenſeas,

Ed. Chart. III. [127.] Galen. V. (18.)
τον οὕτω μέγα καὶ σεμνὸν πρᾶγμα τὴν ἀπόδειξιν αὐτοῦ.
πῶς γὰρ οὐ μέγα καὶ σεμνὸν, ἁπάντων γεννητῶν καὶ φθαρ-
τῶν σωμάτων εὑρεῖν στοιχεῖα; πῶς δὲ οὐ πολὺ μεῖζον
ἀποδείξεσι πιστώσασθαι; καὶ ταῦτα μηδ᾽ ἐν στίχοις ὅλοις
τριακοσίοις, ἀλλ᾽ ἐλάττοσι πολλῷ παραληφθῆναι δυναμένῳ;
οὐ γὰρ εἰκός ἐστιν ἐν ἅπασι τοῖς θεραπευτικοῖς καὶ προγνωστικοῖς εὑρήμασιν ὡς ἀποδεδειγμένοις χρῆσθαι τοῖς
στοιχείοις τὸν Ἱπποκράτην, μηδαμόθι τὴν ἀπόδειξιν αὐτῶν
εἰρηκότα. ταῦτα μὲν οὖν ἐκ περιουσίας εἴρηταί μοι, δεικνύντι γνήσιον Ἱπποκράτους εἶναι τὸ βιβλίον. οὐ μὴν ὡς
ἐν ἔργῳ γε τοῦτο σπουδαστέον, ἀλλὰ περὶ τῆς ἀληθείας τῶν
ἐν αὐτῷ γεγραμμένων σκεπτέον ἀκριβῶς. τοῦτο δ᾽ ἡμεῖς
ἐν τῷ περὶ τῶν καθ᾽ Ἱπποκράτους στοιχείων ἐπράξαμεν, ὃ
παρὰ πᾶσι τοῖς πεπαιδευμένοις εὐδοκιμοῦν ὁρῶντες οἱ βάσκανοι ψυχρὰν αὐτοῦ ἀπολογίαν ἐποίησαν, οὐκ εἶναι φάσκοντες Ἱπποκράτους τὸ βιβλίον. ἀλλ᾽ ὅτι γε ταῦτα ἐτίθετο καὶ πρὸς ταῦτα ἀποβλέπων ἀεὶ τὰ κατὰ μέρος ἔγραψε
πάντα τῶν ὁμολογουμένων ἐστίν. ἐπεὶ δὲ ὑπὸ ἀναισχυντίας

omnium generatorum corruptibiliumque corporum elementa
invenire? quomodo non multo magis demonftrationibus
fidem facere? Atque haec in verfibus ne totis quidem
trecentis, fed multo paucioribus complecti potuerit. Non
enim verifimile eft, Hippocratem in omnibus medicandi
praenofcendique inventis elementis tanquam demonftratis
uti, nusquam vero demonftrationem ipforum explicaffe.
Haec igitur ex fuperfluo mihi dicta funt, ut oftenderem
germanum Hippocratis effe librum. Non tamen in hoc
ceu ferio ponendum eft ftudium, fed de veritate eorum
quae in ipfo confcripta funt accurate confiderandum eft.
Id autem nos in opere de elementis ex Hippocratis fententia factitavimus: quod quum invidi apud omnes eru-
ditos in pretio haberi viderent, frigidam defenfionem attulerunt, cur librum Hippocratis non effe dicerent. Porro
quod haec ftatuerit ad illaque femper refpiciens omnia
particularia opera confcripferit pro confeffo habetur.
Quoniam vero aemuli, ut funt impudentes, etiam iis quae

καὶ τοῖς ὑπὲρ πάντων ὁμολογουμένοις τε καὶ συμφωνουμένοις
ἀντιλέγουσιν οἱ βάσκανοι, διὰ τοῦτο πραγματείαν ἑτέραν ἐποίη-
σα, τοὐπίγραμμα τοιοῦτο ἔχουσαν, ὅτι καὶ κατ᾽ ἄλλα συγγράμματα τὴν αὐτὴν δόξαν ὁ Ἱπποκράτης ἔχων φαίνεται τῇ
κατὰ τὸ περὶ φύσιος ἀνθρώπου.

apud omnes in confeſſo ſunt et omnium conſenſu proban-
tur, contradicunt; idcirco alterum opus edidi, tali inſcriptum titulo, Quod etiam in aliis operibus Hippocrates
eandem habere opinionem quam in libello de natura hominis videatur.

ΙΠΠΟΚΡΑΤΟΥΣ ΠΕΡΙ ΦΥΣΙΟΣ ΑΝ-ΘΡΩΠΟΥ ΒΙΒΛΙΟΝ ΚΑΙ ΓΑΛΗΝΟΥ ΕΙΣ ΑΥΤΟ ΥΠΟΜΝΗΜΑ Β.

Ed. Chart. III. [128.]　　　　Galen. V. (18.)

[128] *Προοίμιον Γαλήνου.* Αὐτὸ μὲν τὸ περὶ φύσιος ἀνθρώπου βιβλίον ἐν τῷ προτέρῳ τῶνδε τῶν ὑπομνημάτων ἐξήγημαι. νυνὶ δὲ τὰ προσκείμενα κακῶς αὐτῷ προχειριοῦμαι, συγκείμενα καὶ αὐτὰ μετὰ διασκευῆς. ἓν μὲν γάρ ἐστι μικρὸν βιβλίον ἐν ᾧ περὶ τῆς τῶν ὑγιαι-νόντων διαίτης γέγραπται καὶ δοκεῖ Πολύβου εἶναι σύγγραμμα

HIPPOCRATIS DE NATURA HOMI-NIS LIBER ET GALENI IN EUM COMMENTARIUS II.

Prooemium Galeni. Ipfum quidem de natura hominis librum in priori horum commentariorum opere expofui; nunc vero quae illi prave adjecta funt in medium profero, eaque probo ordine compofita. Unus etenim parvus eft liber, in quo de victu fanorum *a me* fcriptum eft, qui Polybi Hippocratis difcipuli opus effe videtur.

Ed. Chart. III. [128.]   Galen. V. (18.)
τοῦ Ἱπποκράτους μαθητοῦ. τὸ δὲ μεταξὺ τούτου τε καὶ
τοῦ περὶ φύσιος ἀνθρώπου, διεσκεύασται παρεγγεγραμμένον
ὑπὸ τοῦ πρῶτον συνθέντος ἐς ταὐτὸ τὰ δύο ταῦτα βιβλίδια,
τὸ περὶ φύσιος ἀνθρώπου τοῦ Ἱπποκράτους αὐτὸ σύγγραμμα καὶ τὸ Πολύβου περὶ διαίτης ὑγιεινῆς. ἐν γὰρ τῷ κατὰ
τοὺς Ἀτταλικούς τε καὶ Πτολεμαϊκοὺς βασιλέας χρόνῳ πρὸς
ἀλλήλους ἀντιφιλοτιμουμένους περὶ κτήσεως βιβλίων ἢ
περὶ τὰς ἐπιγραφάς τε καὶ διασκευὰς αὐτῶν ἤρξατο γίγνεσθαι ῥᾳδιουργία τοῖς ἕνεκα τοῦ λαβεῖν ἀργύριον ἀναφέρουσιν ὡς τοὺς βασιλεῖς ἀνδρῶν ἐνδόξων συγγράμματα. μικρῶν οὖν ὄντων ἀμφοτέρων τῶν βιβλίων τοῦ
περὶ φύσιος ἀνθρώπου καὶ τοῦ περὶ διαίτης ὑγιεινῆς,
εὐκαταφρόνητον ἑκάτερον τοῦτο εἶναί τις δόξας διὰ τὴν
σμικρότητα συνέθηκεν ἐς ταὐτὸ ἄμφω. καί τις ἴσως
ἄλλος, ἢ καὶ αὐτὸς ὁ πρῶτος αὐτὰ συνθείς, παρενέθηκέ τινα μεταξὺ τῶν δύο ταυτὶ τὰ νῦν προχειρίζεσθαι
μέλλοντα.

Quod autem inter hunc et illum de natura hominis eſt
interpoſitum, ab eo qui primum hosce duos libros de natura hominis Hippocratis et Polybi de ſalubri victus ratione in *unum* et eundem collegit, conſcriptum et collocatum eſt. Quo enim tempore Attalus et Ptolemaeus reges certatim inter ſe de comparandis ſibi libris contendebant: ab his qui ex oblatis celebriorum virorum ſcriptis
pecuniam a regibus reportabant, coepere inſcriptiones et
digeſtiones librorum vitiari. Quum itaque uterque liber
tum de natura hominis tum de ſalubri victus ratione
parvus extiterit, arbitratus aliquis ob parvitatem neutrum ipſorum multi ducendum ambos in *unum* et eundem ſimul contulit. Pari vero ratione alius quidam vel
ille idem etiam qui hos primum in unum redegit, haec
ipſa illis interpoſuit, quae nunc exponenda ſuscepturi
ſumus.

α'.

[129] *Εἰδέναι χρὴ καὶ τάδε πρὸς ἐκείνοισιν, ὅτι ὁκόσα
πλησμονὴ τίκτει νοσήματα, κένωσις ἰῆται· ὁκόσα δὲ ἀπὸ
κενώσιος γίνεται νοσήματα, πλησμονὴ ἰῆται· ὁκόσα δὲ
ἀπὸ ταλαιπωρίης γίνεται, ἀνάπαυσις ἰῆται· ὁκόσα δὲ
ὑπερτέρη ἀργίη νοσήματα τίκτει, ταλαιπωρίη ἰῆται. τὸ
δὲ ξύμπαν γνῶναι δεῖ τὸν ἰητρὸν ἐναντίον ἵστασθαι τοῖσι
καθεστηκόσι καὶ νοσήμασι καὶ εἴδεσι καὶ ὥρῃσι καὶ
ἡλικίῃσι καὶ τὰ ξυντείνοντα λύειν καὶ τὰ λελυμένα ξυντείνειν. οὕτω γὰρ ἂν μάλιστα τὸ κάμνον ἀναπαύοιτο, ἥ τε
ἴησις τοῦτό μοι δοκέει εἶναι.*

———

*Ταύτης ὅλης τῆς ῥήσεως ἑκάστου στίχου Διοσκουρίδης
προέγραψε σημεῖον ὃ καλοῦσιν ὀβελὸν, οἵῳ σημείῳ καὶ Ἀρί-
σταρχος ἐχρήσατο παρὰ τῷ ποιητῇ πρὸς τοὺς ὑποπτευο-
μένους ὑπ' αὐτοῦ στίχους. ταῦτα μὲν ὁ Διοσκουρίδης ἔγραψεν, εἰκάζων εἶναι τὴν προκειμένην ῥῆσιν Ἱπποκράτους
τοῦ Θεσσαλοῦ υἱέος. δύο γὰρ υἱοὶ οὗτοι γεγόνασι τοῦ με-*

I.

No*ſſ*e *vero praeterea oportet, quod quoscunque repletio
parit morbos, ſanat evacuatio: qui vero ab evacuatione
oboriuntur, eos curat repletio. Atque qui ex labore
fiunt, eos quies ſanat: quique ex otio gignuntur, labore
tolluntur. Omninoque noſſe medicum oportet et morbis
et ſpeciebus et tempeſtatibus et aetatibus contrarium
ſtatuere contentaque ſolvere et ſoluta contendere. Sic
enim maxime morbum ſedaverit; atque curandi ratio
hoc ipſum mihi eſſe videtur.*

———

Singulis hujusce contextus verſibus Dioſcorides ſignum
praefixit quod obeliscum vocant, quo ſigno et Ariſtarchus
notabat verſus quos apud poetam ſuſpectos habebat. Haec
quidem ſcripſit Dioſcorides, quod ſuſpicaretur hunc propoſitum contextum eſſe Hippocratis Theſſali ſilii. Nam
duo hi magni Hippocratis filii extiterunt, Theſſalus et

γάλου Ἱπποκράτους, Θεσσαλὸς καὶ Δράκων, ὧν ἑκάτεροι
πάλιν Ἱπποκράτεις ἐγέννησαν. ταῦτα μὲν τὰ κατὰ τὴν ῥῆσιν εἰρημένα. προσήκει δέ που καὶ ἡμῖν ἐπισκέψασθαι
περὶ αὐτῶν, ἑκάστην τῶν λέξεων ἰδίᾳ προειρησαμένοις, ὁκόσα
πλησμονὴ τίκτει νουσήματα, κένωσις ἰῆται. οὐ ταὐτόν ἐστι
φάναι συνεκτικὸν αἴτιον νόσων εἶναι πλησμονήν τε καὶ κένωσιν, ἕκαστόν τε καὶ τῶν ἐφεξῆς εἰρημένων, τῷ γίγνεσθαί
τι διὰ πλησμονὴν, ἤ τι τῶν ἄλλων. ἀληθὲς μὲν γὰρ τὸ
γίγνεσθαί τινα νοσήματα διὰ πλησμονὴν, ἢ ὑπὸ πλησμονῆς.
οὐδὲν γὰρ διήνεγκεν οὕτως ἢ ἐκείνως εἰπεῖν, οὐκ ἀληθὲς
δὲ συνεκτικὸν αἴτιον εἶναι νοσήματος πλησμονήν. ἡ μὲν
γὰρ νόσος αὐτὴ διάθεσίς τίς ἐστιν ἐν ζώου σώματι, πρώτως βλάπτουσα τὴν ἐνέργειαν, ὡς ἐν τῷ περὶ τῆς τῶν νοσημάτων διαφορᾶς γράμματι δέδεικται. πλησμονὴ δὲ πρώτως μὲν ἐνέργειαν οὐ βλάπτει, καθότι δέδεικται καὶ τοῦτο
πάλιν ἐν τῷ περὶ πλήθους λόγῳ· διὰ μέσης δέ τινος ἑτέρας
διαθέσεως, ἥντινα διάθεσιν Ἐρασίστρατος μὲν ἑτέρως,
Ἀσκληπιάδης δ' ἑτέρως, οἱ πνευματικοὶ δ' ὀνομασθέντες

Draco, qui ambo deinceps *alios* Hippocrates procrearunt.
Haec fane hoc in textu divulgata funt. At confentaneum
eft nobis et de ipfis obfervationem inftituere et unamquamque dictionem peculiariter examinare. *Quoscunque repletio parit morbos, fanat evacuatio.* Idem non eft ac dicere
continentem morborum caufam effe et repletionem et evacuationem et unumquodque eorum deinceps commemorata
funt, aut quod a repletione, aut ab aliorum quodam quippiam fiat. Etenim quod quidam morbi per repletionem
vel a repletione oboriantur (nihil enim differt hoc vel
illo modo dicere) verum eft; fed continentem morbi caufam effe repletionem, non verum eft. Morbus fiquidem
ipfe affectus quidam eft in animalis corpore primum functionem laedens, ut in libro de morborum differentiis demonftratum eft. Repletio vero ipfa, ut et id in libro de
plenitudine oftendimus, primum minime laedit actionem,
fed intermedio quodam alio affectu, quem affectum quidem aliter Erafiftratus, aliter Afclepiades, etiam pneuma-

ἰατροὶ κατ᾽ ἄλλον τρόπον προτίθενται γίγνεσθαι. λέλεκται
δὲ καὶ ἡμῖν ἐπὶ πλέον, ὅπως ὑφ᾽ ἑκατέρου πλήθους νοσήματα γίγνεται. διττὸν γὰρ ἐδείχθη τὸ πλῆθος, ὡς μὲν
πρὸς τὴν δύναμιν ἕτερον, ὡς δὲ πρὸς τὴν κοιλότητα τῶν
ἀγγείων ἕτερον. τὸ μὲν οὖν ὡς πρὸς τὴν δύναμιν εἰς
διαφθοράς τε τοὺς χυμοὺς ἄγει καὶ ῥεῦμα τοῖς ἀσθενεστέροις ἐν τῷ σώματι μορίοις ἐπιπέμπει. τὸ δ᾽ ὡς πρὸς τὸ
ἔγχυμα τάς τ᾽ ἀναστομώσεις τε καὶ τὰς ῥήξεις τῶν ἀγγείων
ἐργάζεται καὶ ποτε θανάτους ἐξαιφνιδίους, ὅταν ἀποφράξῃ
τὰς διαπνοὰς τοῦ σώματος. ἴασις οὖν λέγεται καὶ τῶν
ποιούντων τὰς νόσους, οὐ μόνον αὐτῶν τῶν ἤδη γεγενημένων νόσων. εἰ δὲ τῷ κυρίῳ κατ᾽ αὐτῶν ὀνόματι χρῶτό τις,
προηγούμενα τῶν νόσων ἐρεῖ τὰ τοιαῦτα τῶν αἰτίων, ὥσπερ
Ἀθήναιος. ὑφ᾽ οὗ δὲ πάλιν αὐτὰ ταῦτα τὰ προηγούμε- (19)
να γίγνεται, προκαταρκτικά τε καὶ προκατάρχοντα κα-
[130] λέσεις. πλῆθος γὰρ ἐδεσμάτων, ἀπεψίαι τε καὶ
λουτρὰ καὶ γυμνάσια μὴ κατὰ καιρὸν γιγνόμενα καὶ πανθ᾽
ὅσα διῆλθον ἐν τῷ περὶ τῶν προκαταρκτικῶν αἰτίων ὑπο-

tici medici appellati alio modo procreari conſtituerunt.
Dictum autem eſt a nobis pluribus, quomodo ab utraque
plenitudine morbi exoriantur.   Duplex enim prodita eſt
plenitudo, altera quidem quoad vires, altera vero quoad
vaſorum cavitatem.   Quae igitur quoad vires, ea quidem
et humores ad corruptionem ducit et fluxionem ad imbecilliores corporis partes immittit.   Quae vero quoad aſſu-
ſionem, ea et vaſorum ora aperit et eorum rupturas molitur, interdum etiam repentinam mortem infert, quum
corporis perſpirationes obſtruat.   Itaque curatio dicitur
non ſolum eorum qui jam procreati ſunt morborum, verum etiam eorum quae morbos procreant.   At ſi quis
proprio cauſarum ipſarum nomine uti voluerit, antecedentes morborum cauſas ejusmodi appellabit, quemadmodum
Athenaeus.   Eas vero unde rurſum hae ipſae antecedentes
ordinem ducunt, primitivas ſeu evidentes vocabis.   Ciborum enim copia, cruditates, balnea et exercitationes
quae intempeſtive fiunt et quaeque omnia in commentario

μνήματι, των προηγουμένων αἰτιῶν ἑκάστης νόσου γίνεται
ποιητικά. ὁκόσα δὲ ὑπὸ κενώσιος γίγνεται νουσήματα,
πλησμονὴ ἰῆται. οὐ κυρίως δοκεῖ κεχρῆσθαι τῷ τῆς πλησμονῆς ὀνόματι νῦν ὁ γράψας τὴν ῥῆσιν ταύτην, πάντων
εἰωθότων οὐ μόνον ἰατρῶν, ἀλλὰ καὶ τῶν ἄλλων Ἑλλήνων
τὸ τῆς πλησμονῆς ὄνομα μᾶλλόν πως ἐπιφέρειν ταῖς ὑπερ-
βολαῖς τῆς συμμέτρου ποσότητος, οὐ μήν γε τὴν κένωσιν
ἐπανορθοῦσθαι διὰ τῆς ἐναντίας ἀμετρίας. ἄκουσον οὖν
ἐφεξῆς τὸν συναγορεύοντα ταῖς ἀμετρίαις λόγον. ὄντων γάρ
τινων συμμέτρων σιτίων, ὡς πρὸς τὴν τοῦδέ τινος ἕξιν,
ὑγιαίνοντος μὲν ἔνδεια καὶ ὑπερβολὴ κατὰ τὴν πρὸς ταῦτα
παραβολὴν νοηθήσεται, ὁ δὲ κενωθεὶς εἰ μέλλοι πληροῦσθαι, τὴν ποσότητα τῆς ἔμπροσθεν ὑπαρχούσης αὐτῷ συμμετρίας αὐξηθήσεται. ἐὰν γὰρ ὅσα πρὶν κενωθῆναι προσ-
εφέρετο τὰ σιτία, τοσαῦτα καὶ νῦν προσφέρηται, τὸ κενω-
θὲν οὐδέποτε ἀναπληρώσει. τεχνίτου δέ ἐστι μετρίως ποιήσασθαι τὴν παραύξησιν αὐτῶν, καὶ μήτε παρὰ καιρὸν ἐμπιπλάναι μήτ᾽ ἐξαίφνης τε καὶ ἀθρόως τὸ κενωθέν. δο-

de procatarcticis caufis recenfuimus, antecedentium caufarum cujusque morbi fiunt effectrices. *Qui vero ab evacuatione oboriuntur, eos curat repletio.* Non proprie ufus
effe videtur praefenti *repletionis* vocabulo qui hanc fententiam fcripfit, quum omnes non modo medici, fed et
caeteri Graeci id repletionis nomen utcunque magis adhibere excefΠbus commoderatae quantitatis confueverint, non
autem evacuationem per contrariam immoderationem cor-
rigere. Audi igitur fubfequentem rationem quae immoderatis excefΠbus favet. Sunt cibi quidam qui ut ad alicujus jam fani habitum moderati funt, horum collatione
exceffum et defectum intelliges. Qui vero vacuatus eft,
fi id quod de fuae prioris mediocritatis quantitate detra-
ctum eft refarcire velit, cibum adaugebit, qui fi tantun-
dem nunc alimenti ingerat quantum antequam vacuaretur
folitus erat, nunquam id quod exinanitum eft replebit.
Ad artificem fane pertinet moderate incrementum id afferre, ut neque intempeftive repleat quod demptum eft, ne-

κοῦσι δ' ἔνιοι τῶν ἰατρῶν τὰς κενώσεις μηδέποτε νόσων
αἰτίας γίγνεσθαι. μόνας γὰρ ἐργάζεσθαί φασιν αὐτὰς τῆς
μὲν δυνάμεως ἀῤῥωστίαν, τῆς δ' ἕξεως τοῦ σώματος ἰσχνό-
τητα, μηδὲν δὲ τῶν νοσημάτων ὑπ' ἐνδείας γίγνεσθαι. ἀλλ'
οὗτοί γε οὐχ ὁρῶσι τὰς γιγνομένας νόσους τοῖς ἀμέτρως
κενωθεῖσιν. ἑτοίμως τε γὰρ καὶ ἐπὶ ταῖς τυχούσαις προ-
φάσεσι καταψύχονται καὶ πάλιν ἐκκαίονται ταχέως καὶ
κόποις ἁλίσκονται ῥᾳδίως καὶ πᾶσι τοῖς ἔξωθεν αἰτίοις,
ὥσπερ γε καὶ ὑπὸ ἀγρυπνίας καὶ λύπης καὶ ἀπεψίας καὶ
ὀργῆς εἰς νόσους ἄγονται μᾶλλον οὗτοι τῶν εὐεκτούντων.
ὁκόσα δὲ ἀπὸ ταλαιπωρίης γίγνεται, ἀνάπαυσις ἰῆται. ταλαιπωρίας δηλονότι κέκληκε τὰς κατὰ τὰς ἀμέτρους κινήσεις γινομένας. ὅτι δ' ἀναπαύεσθαι χρὴ τοὺς οὕτω διατε-
θέντας ἅπαντες οἱ ἄνθρωποι γινώσκουσι καὶ πράττουσι,
μηδὲ πυθέσθαι τῶν ἰατρῶν δεόμενοι. δέδεικται δ' ἡμῖν
ὅτι καὶ τὰ ἄλογα ζῶα, οὐ μόνον ἄνθρωποι, διὰ τῶν ἐναντίων τοῖς βλάψασι τὰς βλάβας ἐπανορθοῦνται. ὁκόσα δὲ

que confertim atque repente.   Sunt nonnulli ex medicis
qui nolint in cauſis morborum ponendas eſſe vacuationes,
quas dicunt tum virium imbecillitatem tum habitus graci-
litatem ſolummodo parere et quod nullus unquam morbus
ex defectu oritur.   Hi profecto non animadvertunt qui
morbi eos arripiant, qui immoderate vacuantur.   Nam facillime ex quacunque occaſione refrigerantur, itemque
parvo negotio uruntur, faciles etiam ut in laſſitudines
incurrant omnibusque externis cauſis obnoxii ſint et longe praeterea magis ii ex vigilia, triſtitia, cruditate et ira,
quam qui bono ſint habitu, in morbos decidunt.   Quos
labores gignunt, quies remedio eſt.   Labores eos appellat
qui in motionibus fiunt praeter modum.   At vero qui in
hunc modum affecti ſunt,   quod quiete ſint reficiendi:
nemo mortalium eſt qui hoc neſciat, quique id etiam non
agat ut neque in hac re medici conſilium expectent: imo
et bruta etiam, ut jam oſtendimus, nedum homines, noxam
per ea quae contraria ſunt laedentibus auferunt.   Quos

ὑπερτέρη ἀργίη νουσήματα τίκτει, ταλαιπωρίη ἰῆται. οὐδ᾽
ἡ ἀργία πρώτως τε καὶ δι᾽ ἑαυτῆς, ἀλλὰ διὰ μέσου τοῦ
πλήθους ἐργάζεται τὰς νόσους. ἧττόν τε γὰρ διαφοροῦνται
τοῖς ἀργοῦσι τὰ τοῦ σώματος μόρια, ἀρρωστότερά τε γίγνονται ὡς ἑκάτερον ὑπ᾽ αὐτῆς γίγνεσθαι πλῆθος. ἡ τοίνυν ἀμετροτέρα κίνησις ἰσχυροτέραν μὲν οὐκ ἐργάζεται τὴν
δύναμιν, ἐκκενοῖ δὲ τὴν περιουσίαν τῶν ἀθροισθέντων ὑγρῶν.
εὔδηλον οὖν ὅτι εἰ καὶ κατ᾽ αὐτὴν βραχὺ πλεονάσειεν ἢ
προσήκει τῆς συμμέτρου κινήσεως, κοπώδη μὲν ἠρέμα διὰ
ταύτης γενέσθαι τὸν ἄνθρωπον, οὐ μὴν πυρέξαι γε. τὸ δὲ
ξύμπαν γνῶναι δεῖ τὸν ἰητρὸν ἐναντίον ἵστασθαι τοῖσι καθεστηκόσι νουσήμασι καὶ εἴδεσι καὶ ὥρῃσι καὶ ἡλικίῃσιν.
εἴδεσιν ἔοικε λέγειν ταῖς τοῦ σώματος φύσεσιν, ὧν τὴν οὐσίαν ἐν τῇ τῶν τεττάρων στοιχείων κράσει δεδείχαμεν εἶναι.
νοσήματα μὲν οὖν ἅπαντα διὰ τῶν ἐναντίων ταῖς δυνάμεσιν, οὐ ταῖς προχείροις φαντασίαις ἐδείχθη θεραπευόμενα.
φύσις δὲ σώματος, ὅπερ ἐστὶν ἡ κρᾶσις, οὐ πᾶσα διὰ τῶν
ἐναντίων ἐπανορθοῦται, ὥσπερ οὐ δ᾽ ὧραι καὶ ἡλικίαι.

nimium induxit otium, labor tollit. Neque primum et
per fe otium morbos excitat, fed media plenitudine; otiofis
enim minus corporis particulae digeruntur et praeterea
imbecilliores redduntur, ut inde utraque gignatur plenitudo.
Itaque immoderatior motus vires quidem nequaquam validiores reddit, humores tamen qui redundant evacuat. Liquet igitur quod fi in his motus qui modum parumper
excedat adhibeatur, fenfim a latitudine capietur homo, ut
tamen non illico febricitet. Summatim vero fciendum
quod oportet medicum praefentibus morbis, formis, anni
tempeftatibus aetatibusque contrarium opponere. Formas
appellare videtur corporum naturas, quarum fubftantiam
oftendimus in temperatura quatuor elementorum fitam effe.
Morbi itaque curantur ab his quae facultatibus contraria
funt, ut jam monftratum eft, non autem apparentibus
imaginationibus. Porro natura corporis quae temperamento idem eft, non omnis per contraria corrigitur: quem-

γίγνονται μὲν γάρ τινες εὔκρατοι, καθάπερ καὶ δύσκρατοί
τινες ἕτεραι, τῶν μὲν εὐκράτων ἡ εὐκρασία φυλάττεται διὰ
τῶν ὁμοίων, τῶν δὲ δυσκράτων ἡ δυσκρασία διὰ τῶν ἐναντίων ἐπανορθοῦται. διώρισται δὲ [131] περὶ τούτων ἐν
τῇ τῶν ὑγιεινῶν πραγματείᾳ. καὶ τὰ ξυντείνοντα λύειν καὶ
τὰ λελυμένα ξυντείνειν. οὐ κατὰ τὸ πρέπον ἐποιήσατο τὴν
τῶν νοσημάτων ἀντίθεσιν. τῷ μὲν γὰρ ξυντείνοντι τὰ
λύοντα, τῷ δὲ λελυμένῳ τὰ ξυντεταμένα κατὰ ἀντίθεσιν
οἰκείως ὀνομάζεται. λέγεται δὲ τὰ μὲν ξυντείνοντα καὶ
λύοντα κυρίως ἐπὶ τῶν αἰτιῶν, οὐκέτ᾽ ἐπ᾽ αὐτῶν τῶν βλαπτομένων σωμάτων, ἔμπαλιν δὲ τὰ συντεταμένα καὶ λελυμένα, κατὰ τῶν ἤδη βεβλαμμένων, ἔπειτα τὰ συντεινόμενα
καὶ λυόμενα σωμάτων ἐστὶν, οὐ νοσημάτων ὀνόματα συν-
τεινομένων καὶ λελυμένων, ὥσπερ γε καὶ τὸ σκληρὸν καὶ
τὸ μαλακὸν, ἀραιόν τε καὶ πυκνὸν, ὑπὲρ ὧν εἴρηται κάλλιον ἐν τῷ ἕκτῳ τῶν ἐπιδημιῶν ἐν τῇδε τῇ λέξει· δέρματος σκληροῦ μάλαξις, συντεταμένου χάλασις. εἴρηται δὲ ἐν
τούτῳ τῷ βιβλίῳ κατὰ τὸ συνεχές. καὶ περὶ τοῦ στεγνῶσαι,

admodum neque anni tempora aut aetates; funt enim in
ipfis temperatae quaedam, ficuti multae etiam intempera-
tae; unde temperatarum fimilibus fervatur temperies, contrariis vero intemperies intemperatarum emendatur. Haec
quippe in libris de tuenda fanitate definita funt. Atque
contendentia laxare, laxata vero contendere. Nequaquam
ut decebat morborum oppofitionem conftituit: contendenti
enim laxans, laxato contentum proprie opponitur; contendentia vero et laxantia proprie de caufis et non de
laefis dicuntur corporibus: contenta autem et laxata ad
ipfa laefa jam corpora referuntur. Praeterea etiam contenta et laxata corporum nomina funt, minime vero morborum contentorum aut laxatorum: quemadmodum durum
et molle, rarum et denfum: de quibus a nobis probe in
fexto epidemiorum libro actum eft eo loco. Cutis durae
mollitio, contentae remiffio; quo etiam in libro fubinde
de condenfando quod rarefactioni contrarium eft, fermo-

ὅπ ρ ἐστὶν ἐναντίον τῷ ἀραιῶσαι. τοῦτο δ᾽ αὖ πάλιν τῷ
πυκνουμένῳ τὴν αὐτὴν ἔχει δύναμιν, ὥσπερ γε καὶ τὸ πε-
πυκνωμένον τῷ ἐστεγνωμένῳ.

β'.

Αἱ δὲ νοῦσοι γίγνονται αἱ μὲν ἀπὸ διαιτημάτων, αἱ δ᾽ ἀπὸ
τοῦ πνεύματος, ὃ εἰσαγόμενοι ζῶμεν.

Διαιτήματα καλοῦσιν ἐνίοτε μὲν αὐτὰ μόνα τὰ σιτία
καὶ τὰ ποτά, πολλάκις δὲ περιλαμβάνουσιν ἐν τῇ προσηγορίᾳ
καὶ τὰ ἐπιτηδείματα, καὶ νῦν οὕτως εἰρῆσθαι νομιστέον. οὐ γὰρ ἀπὸ μόνων ὧν ἐσθίομέν τε καὶ πίνομεν,
ἀλλὰ καὶ ἀπὸ λουτρῶν καὶ γυμνασίων, ἀργίας τε καὶ ἀγρυπνίας καὶ λύπης καὶ θυμοῦ καὶ ψύξεως καὶ ἐγκαύσεως αἱ
νόσοι γίγνονται. πολλάκις δ᾽ ἀπὸ τοῦ πνεύματος μόνου
κατὰ τὴν εἰσπνοὴν ἡ βλάβη γίγνεται, καθάπερ ἐν τοῖς
χαρωνείοις ὀνομαζομένοις χωρίοις.

nem habuimus: id autem cum incraſſare idem eſt, ſicut
incraſſatum et denſatum.

II.

*Morbi vero oriuntur partim quidem ex vivendi ratione,
partim vero ex ſpiritu quem introducendo vivimus.*

Victum nonnunquam ſolum cibum potumque appellant, ſaepe etiam hoc nomine omnia vitae inſtituta com-
prehenduntur, qua ſignificatione hic uſurpatum eſſe eſt arbitrandum. Neque enim ex his ſolum quae comedendo
vel bibendo ingerimus, verum ex balneis quoque et exercitationibus, otio, vigiliis, moerore, ira refrigerationeque
et aeſtu morbi ortum habent, quandoque etiam ex ſolo
ſpiritu quo reſpiramus, laedimur, ut in locis qui charonii
dicuntur.

γ΄.

Τὴν δὲ διάγνωσιν ἑκατέρων ὧδε χρὴ ποιέεσθαι. ὁκόταν
μὲν ὑπὸ ἑνὸς νουσήματος πολλοὶ ἄνθρωποι ἁλίσκωνται
κατὰ τὸν αὐτὸν χρόνον, τὴν αἰτίην χρὴ ἀνατιθέναι τουτέῳ ὅ τι ἂν κοινόιατόν ἐστι καὶ μάλιστα αὐτέῳ πάντες
χρεώμεθα. ἔστι δὲ τοῦτο ὃ ἀναπνέομεν. φανερὸν γὰρ
δὴ ὅτι τά γε διαιτήματα ἑκάστου ἡμέων οὐκ αἰτία ἐστὶν,
ὅτε ἅπτεται πάντων ἡ νοῦσος ἑξῆς καὶ τῶν νεωτέρων
καὶ τῶν πρεσβυτέρων καὶ γυναικῶν καὶ ἀνδρῶν. ὁμοίως
δὲ καὶ τῶν θωρησσομένων καὶ τῶν ὑδροποτεόντων καὶ
τῶν μᾶζαν ἐσθιόντων καὶ τῶν ἄρτον σιτεόντων καὶ τῶν
πολλὰ ταλαιπωρεόντων καὶ τῶν ὀλίγα. οὐκ ἂν οὖν τά
γε διαιτή- (20) ματα αἴτια εἴη, ὁκόταν διαιτώμενοι
οἱ ἄνθρωποι πάντα τρόπον, ἁλίσκωνται ὑπὸ τῆς αἰ-
τέης νούσου.

―――――

Ὅτι μὲν τὸ κοινὸν πολλοῖς νοσήμασι κοινὴν ἔχει τὴν
αἰτίαν ὀρθῶς εἶπεν, ὥσπερ γε καὶ τὰ ἄλλα πάντα τὰ

III.

*At utrorumque cognitionem ita facere oportet. Quum
multi homines uno morbo eodem tempore corripiuntur
in id quod maxime commune est quoque omnes utimur
potissimum rejicienda causa est. Id autem est quod
inspirando trahimus. Quod enim vivendi cujusque no-
strum ratio in causa non sit jam liquido constat,
quum morbus omnes continenter attingat et juvenes et
senes et mulieres et viros, perindeque temulentos et ab-
stemios, tam eos qui maza quam qui pane victitant et
eos qui multis, quam qui paucis exercitationibus utuntur. Non igitur victus rationi assignanda causa est,
quum cujusvis generis victu utentes eodem modo corripiuntur sua proculdubio cuique vivendi ratio in
causa est.*

―――――

Quod communem causam habeat si quid multis morbis
commune sit, probe profecto ab eo dictum est, perinde

κατὰ τὴν ῥῆσιν, οὐ μὴν ὀρθῶς εἰς μόνον τὸν ἀέρα τὴν
τῶν κοινῶν νοσημάτων ἀναφέρει γέ- [132] νεσιν, εἴπερ οἱ
ἐν Αἴνῳ ἐν λιμῷ ὀσπριοφαγέοντες σκελέων ἀκρατέες ἐγένοντο, ἀτὰρ καὶ οἱ ὀροβοφαγέοντες, γουναλγέες. ἴσμεν δ᾽
ὅτι καὶ πυροὺς ἡμισαπεῖς διὰ λιμὸν ἀναγκασθέντες ἐσθίειν
τινὲς κοινὸν ἀπὸ τῆς κοινῆς αἰτίας ἐνόσησαν νόσημα καὶ
που στρατόπεδον ὅλον ὕδατι μοχθηρῷ χρησάμενον ὁμοίως
ἐν ἅπασι τοῖς στρατιώταις τὴν βλάβην ἔσχε. τὰ δ᾽ ἄλλα
τῆς ῥήσεως δῆλα.

δ΄.

Ὁκόταν δ᾽ αἱ νοῦσοι γίνωνται παντοδαπαὶ κατὰ τὸν αὐτὸν
χρόνον, δῆλον ὅτι τὰ διαιτήματά ἐστιν αἴτια ἕκαστα
ἑκάστοισιν. καὶ τὴν θεραπείην χρὴ ποιέεσθαι ἐναντιούμενον τῇ προφάσει τῆς νούσου, ὥσπερ μοι πέφρασται
καὶ ἑτέρωθι, καὶ τῇ τῶν διαιτημάτων μεταβολῇ. δῆλον
γὰρ δὴ ὅτι οἷσί γε εἴωθε χρέεσθαι ὁ ἄνθρωπος διαιτή-

---

ac caetera hujus orationis: ut tamen id non omnino recte
dictum fit, *quod ortus communium morborum in aërem
folummodo fit referendus, quando prae fame in Aeno leguminibus vescentes crura imbecillia habuere, qui vero ervo,
illis genua dolebant.* Jam etiam novimus quod comeſſe
femiputridum triticum famis neceſſitate compulſi quidam,
communi morbo ex communi cauſa arrepti funt. Sed et
exercitus quandoque dum pravis uterentur aquis, ſimili
in omnibus militibus noxa vexatus eſt. Caetera hujus
capitis clara funt.

IV.

*Quum vero eodem tempore cujusque modi morbi oriuntur,
fua proculdubio cuique vivendi ratio in caufa eft; ad-
hibendaque curatio adverfus morbi caufam inftando,
quemadmodum alias etiam a nobis dictum eft, et victus
rationem immutando. Quandoquidem conftat vietus
genus quo quis utitur, aut ex toto, aut magna ex parte,*

μασιν, οὐκ ἐπιτήδειά οἵ ἐστιν ἢ πάντα, ἢ τὰ πλείω,
ἢ ἕν γέ τι αὐτέων. ἃ χρὴ καταμανθάνοντα μεταβάλλειν
καὶ σκεψάμενον τοῦ ἀνθρώπου τὴν φύσιν τήν τε ἡλικίην καὶ τὸ εἶδος καὶ τὴν ὥρην τοῦ ἔτεος καὶ τῆς νούσου τὸν τρόπον, τὴν θεραπείην ποιέεσθαι ποτὲ μὲν ἀφαιρέοντα, ποτὲ δὲ προστιθέντα, ὥσπερ μοι καὶ πάλαι εἴρηται, πρὸς ἑκάστας τῶν ἡλικιέων καὶ τῶν ὡρέων καὶ
τῶν εἰδέων καὶ τῶν νούσων, ἔν τε τῇ φαρμακείῃ προτρέπεσθαι καὶ ἐν τοῖσι διαιτήμασιν. ὁκόταν δὲ νουσήματος
ἑνὸς ἐπιδημίη καταστῇ, δῆλον ὅτι οὐ τὰ διαιτήματα αἴτιά ἐστιν, ἀλλ' ὃ ἀναπνέομεν, τοῦτ' αἴτιόν ἐστι καὶ τοῦτο
δῆλον ὅτι νοσερήν τινα ἀπόκρισιν ἔχον ἂν εἴη. τοῦτον
οὖν χρὴ τὸν χρόνον τὰς παραινέσιας ποιέεσθαι τοῖσιν
ἀνθρώποισι τοιάσδε. τὰ μὲν διαιτήματα μὴ μεταβάλλειν,
ὅτι γε οὐκ αἴτιά ἐστι τῆς νούσου. τὸ δὲ σῶμα ὁρῆν
ὅκως ἔσται ὡς ἀογκότατον καὶ ἀσθενέστατον. τῶν τε
σιτίων ἀφαιρέοντα καὶ τῶν ποτῶν οἷς εἰώθει χρέεσθαι
κατ' ὀλίγον. ἢν γὰρ μεταβάλλῃ ταχέως τὴν δίαιταν,

aut in eorum aliquo minime ei effe accommodatum.
Quo cognito immutare et adhibita in confiderationem
cujusque natura, aetate, forma, anni tempore et morbi
genere ad curationem aggredi oportet, nunc quidem
detrahendo, nunc vero addendo, ita ut (quemadmodum
jamdudum a me dictum eft) ad fingulas aetates et anni
tempora et naturas et morbos contrariam tum medicamentorum tum victus rationem adhibeas. At vero
ubi morbus aliquis populariter graffatus fuerit non victus rationem in caufa effe, fed quod fpirando ducimus,
manifeftum eft, ipfumque morbofam quandam excretionem plane obtinere. Eo igitur tempore his exhorta-
tionibus homines funt admonendi, ut ne victus quidem
rationem immutent, quum morbi caufa minime exiftat.
Provideant etiam ut corpus quam minime intumefcat,
fitque attenuatiffimum tum cibos tum potus quibus uti
confueverint fenfim demendo. Si quis enim fubito victus
rationem immutet, ne quid in corpore ex immutatione

κίνδυνος καὶ ἀπὸ τῆς μεταβολῆς νεώτερόν τι γενέσθαι ἐν
τῷ σώματι. ἀλλὰ χρὴ τοῖσι μὲν διαιτήμασιν οὕτω χρῆσθαι, ὅτε γε φαίνεται, οὐδὲν ἀδικέοντα τὸν ἄνθρωπον.
τοῦ δὲ πνεύματος, ὅκως ῥεῦσις ὡς ἐλαχίστη εἰς τὸ σῶμα
εἴσιοι καὶ ὡς ξενοτάτη ἔσται προμηθέεσθαι. τῶν δ' αὖ
χωρίων τοὺς τόπους μεταβάλλοντα εἰς δύναμιν, ἐν οἷσιν
ἂν ἡ νοῦσος καθεστήκῃ, καὶ τὰ σώματα λεπτύνοντα. οὕτως γὰρ ἂν ἥκιστα πολλοῦ τε καὶ πυκνοῦ πνεύματος
χρήζοιεν οἱ ἄνθρωποι.

Ἐλλιπῆ τὴν ἴασιν ἔγραψε τῶν κοινῶν νοσημάτων, ὅταν
ὑπὸ τοῦ περιέχοντος γίγνηται. πολλάκις μὲν γὰρ ἀναθυμιάσεις τινὲς ἐξ ἑλῶν, ἢ λιμνῶν, ἢ τελμάτων, ἢ γῆς τοιαύτης αἰτίαι γίγνονται τῶν τοιούτων νοσημάτων, ἔστι δ'
ὅτε μόνη τῶν ὡρῶν ἡ κρᾶσις. ἐπὶ μὲν οὖν τῶν ἀναθυ-
μιάσεων ἰδιότητι μᾶλλον ὕλης τῆς οὐσίας, οὐχ ἁπλῇ ποιότητι λυμαινομένων τοῖς σώμασιν, ὀρθῶς ἔγραψε τὴν θεραπείαν, εἰς διττοὺς ἀνάγων σκοποὺς, ἀμοιβήν τε τοῦ χωρίου

innovetur periculum eft. Sed folita victus ratio fer-
vanda eft, ubi nihil quidem laedere videtur, atque infuper ut aëris quam minimum in corpus influat, isque
ut maxime peregrinus fit providendum, tum regionum
loca, in quibus morbus confiftit, quoad ejus fieri poterit permutando, tum corpora extenuando. Ita enim
minime multum ac frequentem fpiritum homines ex neceffitate attrahent.

Mancam communium morborum quorum caufa fit cir-
cumfluus aër, curationem protulit. Nonnunquam enim
halitus ftagnorum, paludum et coenoforum locorum vel hujuscemodi alicujus terrae iftiusmodi gignendis morbis occafionem praeftat: interdum vero fola anni temporum intemperies. Recte igitur cum halitus fola potius fubftantiae
proprietate quam fimplici aliqua qualitate corporibus
noxii fint, curandi rationem explicuit, rem hanc in duos

καὶ χρείαν ὀλίγης τῆς εἰσπνοῆς, ἐπὶ δὲ τῶν ἀπὸ ποιότητος βλαπτομένων οὐ μόνον [133] ἡ θεραπεία τῶν γεγονότων ἤδη νοσημάτων, ἀλλὰ καὶ ἡ προφυλακὴ τοῦ μηδ᾽
ὅλως συστῆναι, διὰ τῶν ἐναντίων ἔσται ποιοτήτων. εἰ μὲν
ἀπὸ θερμότητος ἀμέτρου βλάπτοιτό γε τὸ σῶμα, διὰ τῶν
ψυχόντων. εἰ δὲ ὑπὸ ψύξεως, διὰ τῶν θερμαινόντων, ἐπί
τε τῶν ἄλλων ποιοτήτων ἁπλῶν τε καὶ συνθέτων ἀνάλογον.
περὶ δὲ τῆς ἀπό τε τῶν ἡλικιῶν καὶ τῶν ὡρῶν καὶ τοῦ
σώματος κράσεων ἐνδείξεως εἴρηταί μοι πρόσθεν. τὸ δὲ
τῇ φαρμακείῃ προτρέπεσθαι δοκεῖ μοι λελέχθαι νῦν ἀντὶ
τοῦ προσφέρεσθαι τοῖς νοσήμασιν ἐξ ὑπεναντίου. λέγεται
δὲ καὶ νῦν ἔτι κατὰ τὴν Ἀσίαν ὅδε τις ἄνθρωπος προσφέρεσθαι τῷδε χρηστῶς, ἢ φιλικῶς, ἢ ἀπίστως, ἢ
ἀπηνῶς.

ε'.

Ὁκόσα δὲ τῶν νουσημάτων γίνεται ἀπὸ τοῦ σώματος τῶν

referens fcopos, locorum mutationem ac ufum modicae refpirationis. At vero in his qui ex qualitate laeduntur,
non morborum modo jam dum factorum curatio, verum
et cuftodia ne illi fuboriantur, per contrarias perficitur
qualitates, quia fi corpus ab immoderato offendatur calore,
per refrigerantia; fi ex frigore, per calefacientia, et pari
etiam modo in aliis tam fimplicibus quam compofitis.
qualitatibus. Jam autem a nobis de his indicationibus,
quae ab aetatibus, anni temporibus corporumque temperamentis fumendae funt, actum eft. Illud vero τῇ φαρμακείῃ προτρέπεσθαι dictum arbitror pro προσφέρεσθαι, id
eft occurrere morbis per contraria. Nam nunc etiam
in Afia dicunt aliquem alicui προσφέρεσθαι χρηστῶς, ἢ
φιλικῶς, ἢ ἀπίστως, ἢ ἀπηνῶς, bene cum eo agere, vel
amice, vel perfide, vel crudeliter.

V.

Morbi autem a robuftiffima corporis parte orti graviffi-

μελέων τοῦ ἰσχυροτάτου, ταῦτα δεινότατά ἐστι. καὶ
γὰρ ἦν αὐτοῦ μέρη ἔνθα ἂν ἄρξηται, ἀνάγκη τοῦ ἰσχυροτάτου τῶν μελέων πονεομένου πᾶν τὸ σῶμα ὀχλέεσθαι.
καὶ ἢν ἐπὶ τῶν ἀσθενεστέρων τι ἀφίκηται ἀπὸ τοῦ ἰσχυροτάτου, χαλεπαὶ αἱ ἀπολύσιες γίνονται. ὁκόσα δ' ἂν
ἀπὸ τῶν ἀσθενεστέρων ἐπὶ τὰ ἰσχυρότερα ἔλθῃ, εὐλυτώτερά ἐστιν· ὑπὸ γὰρ τῆς ἰσχύος ἀποκλείεται ῥηϊδίως
τὰ ἐπιρρέοντα.

Εἴτε μόριον εἴτε σῶμα λέγειν ἐθέλοι τις ἰσχυρό-
τατον, κυρίως μὲν ἐρεῖ τὸ πρὸς τὰς δραστικὰς ἐνεργείας
κάλλιστα κατεσκευασμένον, ὥς που καὶ τὸν Ἡρακλέα λέγο-
μεν ἰσχυρότατον γεγονέναι. καθ' ἕτερον δὲ τρόπον ὡς
πρὸς (21) τήνδε μέν τινα ἐνέργειαν ἰσχυρὸν τουτὶ τὸ σῶ-
μα καὶ τὸ μόριον, ὡς πρὸς ἑτέραν δὲ ἄλλο, καὶ κατὰ μὲν
πάντα ἰσχὺς ἐν ἑκάστῃ τῶν ἐνεργειῶν ἐστι τῷ δεῖνι, ἄλλο
δὴ κατ' ἄλλην αὐτῶν ἰσχυρὸν γίγνεται. μία μὲν οὖν ἐστιν
ἡ ἐνέργεια τῶν καθ' ὁρμὴν τοῦ ζώου κινήσεων, ὡς ἤτοι

mi exiſtunt. Etiamſi unde originem ſumpſerunt, iſthic
perſtiterint, quum pars robuſtiſſima laboret, corpus uni-
verſum laborare neceſſe eſt. Quod ſi ad imbecilliorem
aliquam ex robuſtiſſima devenerint, difficiles habent
ſolutiones. Quicunque vero ab imbecillioribus ad ro-
buſtiores veniunt, facilius ſolvuntur, quod quae influunt
facile per vim liberantur.

Sive membrum, ſive corpus valentiſſimum quis dicat,
id proprie dicet quod ad actiones validiores obeundas ſit
optime conſtructum: quo pacto Herculem fuiſſe robuſtiſſi-
mum dicimus. Altero etiam modo validum eſſe hoc corpus dicimus vel hoc membrum pro hac certa actione,
quemadmodum aliud pro alia et in omnibus alicui quidem
ſingularum actionum robur adſit, ita tamen ut aliud in
eorum alio robur habeat; una itaque actio earum motio-
num quae in animante voluntariae ſunt, ut ſi aut currat

τρέχοντος, ἢ συμπλεκομένου ζώοις τισὶν, ἢ διασπῶντός τι
τῶν σωμάτων τῶν ἐμψύχων, ἢ τῶν ἀψύχων, ἢ ἀποσπῶν-
τος ὡσαύτως ὁτιοῦν. μία δ' ἄλλη δύναμις καὶ κατ' αὐτὴν
ἐνέργειαν ζωτικὴν, καθ' ἣν αἱ ἀρτηρίαι καὶ ἡ καρδία σφύζουσιν. ἐπὶ δὲ ταῖς κατὰ γένος ἀλλήλων διαφερούσαις ἄλλαι
τινές εἰσιν ἀνομογενεῖς οὐκ ἐν τοῖς ζώοις μόνον, ἀλλὰ κἂν
τοῖς φυτοῖς, διὸ καὶ φυσικὰς ὀνομάζομεν αὐτὰς, ἑλκτικὴ
καὶ ἀλλοιωτικὴ καὶ καθεκτικὴ καὶ ἀποκριτική. δύναται
τοιγαροῦν ἄλλοτε κατ' ἄλλο καὶ ἄλλο σῶμα ἡ γαστὴρ εἰ
τύχῃ δύναμιν ἰσχυροτάτην ἔχειν, ὡς πρὸς τήνδε τὴν ἐνέργειαν, οἷον ἤτοι τὴν καθεκτικὴν ἢ τὴν ἀλλοιωτικὴν, ποτὲ
δὲ τὸ ἧπαρ ἢ σπλὴν ἢ τι τῶν ἄλλων. ἔμπαλιν δὲ κατὰ
τὸ αὐτὸ ζῶον ἡ μὲν γαστὴρ ἀσθενεστάτην ἔχει ἤτοι τὴν
ἑλκτικὴν, ἢ τὴν ἀποκριτικὴν δύναμιν, ἰσχυροτάτην δὲ τὸ
ἧπαρ. παρῆκε δὲ νῦν ὁ γράψας τὴν προκειμένην ῥῆσιν.
ἰσχυρὸν δ' ἐννοεῖν μοι δοκεῖ, ᾧ πρὸς τὸ μὴ ῥᾳδίως πάσχειν
ὑπὸ τῶν τὰς νόσους ἐργαζομένων αἰτιῶν. ἔτι νὴ Δία καὶ

aut cum aliis animantibus congrediatur, aut corpus aliquod animatum vel inanime divellat aut quicquam avel-
lat. Eſt et una alia facultas quae ad actiones vitales pertinet, unde arteriae et cor habent quod pulſent. In his
praeterea quae genere inter ſe differunt, ſunt aliae quaedam diſſimiles, quae non modo in animalibus, ſed etiam
in plantis reperiuntur, quapropter naturales eas nominamus, attractrix, contentrix, alteratrix et expultrix. Poteſt
itaque alias quidem in alio atque alio corpore venter
verbi gratia facultatem, quantum ad unam quampiam actionem ſpectat, robuſtiſſimam habere, ut ad contentricem
aut alteratricem: nonnunquam etiam vel jecur vel lien
vel aliorum aliquod. Contra etiam in animante eodem
invalida erit ventris vel expultrix facultas, quas tamen
jecur robuſtiſſimas obtinebit. Sed is auctor qui haec litteris mandavit, iſta praetergreſſus eſt. Mihi vero robuſtum videtur intelligere id, quod praeter hoc quod a
cauſis quae morbos pariunt haud facile afficitur, habet
etiam ut ſi in ipſo aliqua humorum excreſcat redundantia,

Ed. Chart. III. [133. 134.]   Galen. V. (21.)

τοῦτο πρόσεστι τὸ διὰ τῆς ἀποκριτικῆς δυνάμεως, ὅταν ἐν
αὐτῷ τις ἀθροισθῇ περιουσία χυμῶν, εἰς ἕτερον αὐτὴν
ἀποπέμπειν μόριον. εἶναι δὲ δηλονότι χρὴ τοῦ δεξαμένου
τὸ πέμπον ἰσχυρότερον. ἔσται τοιγαροῦν καθ᾽ ἕκαστον
σῶμα τὸ μέν τοι ἀσθενέστατον μόριον, τὰ δ᾽ ἰσχυρότατα,
ὥσπερ ἀμέλει καὶ πᾶσιν ὡμολόγηται τοῖς ἰατροῖς καὶ τοῖς
ἰδιώταις. ἀσθενεστάτους μὲν γὰρ εἶναι λέγουσί τοὺς πόδας
τοῖς ποδαγρικοῖς, ὥσπερ γε σύμπαν τὸ τῶν ἄρθρων γένος
τοῖς ἀρθριτικοῖς, [134] ἀσθενεστάτην δὲ κεφαλὴν τοῖς
κεφαλαλγικοῖς. οὕτως δὲ καὶ τὸν σπλῆνα τοῖς φύσει σπλη-
νώδεσι καὶ τοὺς ὀφθαλμοὺς ὅσοι ῥᾳδίως ὀφθαλμίαις ἁλίσκονται καὶ καθ᾽ ἕκαστον μέρος ὡσαύτως. ὄντων δὲ κατὰ
γένος διττῶν τῶν τὰς νόσους ἐργαζομένων αἰτιῶν, τὰ μὲν
γὰρ ἔξωθέν ἐστι, τὰ δὲ ἐξ αὐτῶν ἡμῶν ὁρμᾶται, καὶ πρὸς
μὲν τὰς ἔξωθεν βλάβας ἄλλα μόρια τῶν ἐν ἡμῖν ἐστιν
ἐνίοτε ἀσθενῆ, πρὸς δὲ τὰς ἔνδοθεν ἄλλα. διότι καὶ τῶν
αἰτιῶν αὐτῶν αἱ δυνάμεις ἑτερογενεῖς εἰσιν. ἐξ ἡμῶν γὰρ
κατὰ πλῆθος χυμῶν ἢ μοχθηρίαν αἱ νόσοι γίγνονται. τὰ

in aliud quodpiam membrum ope expultricis facultatis
propellat, fed eft fane manifeftum quod oportet ut valentius fit id quod propellit eo quod recipit. Erit quippe
in omni corpore hoc quidem membrum infirmiffimum, alia
vero validiffima: in quo omnes tam medici quam vulgares
confentiunt. Et proinde podagricis pedes ajunt effe in-
validiffimos, univerfum autem articulorum genus his qui
arthritidi obnoxii funt; infirmum etiam caput effe quibus
id dolet et lien lienis vitio laboranti, oculos quoque illis qui in lippitudinem proclives funt, eodemque in caeteris partibus modo. Praeterea vero ut duplices funt
caufae morborum effectrices, aliae externae, aliae vero
quae a nobis ipfis prodeunt, fic ad externas interdum of-
fenfiones nonnullae in nobis partes imbecilliores funt, ad
internas aliae: quando et caufarum ipfarum non eadem
genere vis eft. In nobis etenim morbi vel ex humorum
multitudine, vel ex eorumdem fuboriuntur pravitate. Externae item caufae corporibus animantium nocuae funt,

δ' ἔξωθεν αἴτια τὰ μὲν τῷ δυσκρασίαν τινὰ ἐργάζεσθαι,
τὰ δὲ τῷ θλᾶν, ἢ τέμνειν ἀδικεῖ τὰ τῶν ζώων σώματα.
τὸ γὰρ τῶν ἐξαρθρημάτων πάθος ὑπ' ἀμφοτέρων ἔοικε
γίγνεσθαι. καὶ γὰρ αὐτὸς εἷς μόνος ἄνευ συμπλοκῆς τῆς
πρὸς ἕτερον ἔξαρθρον ἐποίησεν, ἤτοι γόνυ βαδίζων, ἢ
γένυν χασμώμενος, ἤ τι τῶν ἄλλων ἄρθρων, ἢ ὁπωσοῦν
ἐνεργῶν, ἢ περιστρεφόμενος, ἤδη δὲ καὶ κάταγμά τις ἔπαθεν ἄνευ τῆς ἔξωθεν αἰτίας, ἐν περιστροφαῖς ἀθρόαις, ἢ
τῷ πηδῆσαι σφοδρότερον· ὥσθ' ὅσα γένη τῶν αἰτιῶν ἐστι,
τοσαῦτα καὶ τῆς τῶν πασχόντων ῥᾳδίως, ἢ μὴ πασχόντων
μορίων ἀσθενείας τε καὶ ἰσχύος. αἱ μὲν οὖν ἐκ τῶν χυμῶν ὁρμώμεναι νόσοι κατὰ τὴν ῥώμην τε καὶ ἀσθένειαν
ἅπασι γίγνονται τῶν ἀποκριτικῶν δυνάμεων. συμπεφυκό-
των γὰρ ἀλλήλοις τῶν τοῦ ζώου μορίων ἐκ τῶν ἀπωθεῖσθαι δυνατωτέρων εἰς ἕτερα μεταρρέουσιν οἱ νοσοποιοὶ
χυμοὶ καὶ πάλιν ἐξ ἐκείνων εἰς ἕτερα, μέχρις ἄν τινι τῶν
ἀσθενεστέρων στηριχθῶσιν, ὃ μηκέτ' ἔχει μηδὲν ἀσθενέστερον ἑαυτοῦ μέρος, ὥστε πέμψειν τὸν λυποῦντα χυμόν. ἐὰν

tum quod intemperiem quampiam gignant, tum quod con-
tundant vel incidant. Luxatio enim et ab utrisque videtur habere occafionem: folus enim absque alterius con-
greffu quispiam ambulans interdum genu aut mentum
ofcitans luxavit, fic et alium aliquem articulum aliud
quidpiam agens aut fe contorquens, fed et fine ulla externa caufa aliquibus infractum eft membrum aliquod, dum
fubito contorquetur aut vi majore falit: unde totidem
funt membrorum facile aut aegre patientium, totidem etiam
firmitatis vel infirmitatis genera, quot videlicet funt caufarum: morbi fiquidem qui ex humoribus habent originem, ipfi
etiam a robore vel imbecillitate expultricis facultatis ortum habent. Nam cum omnes animalis particulae naturali quadam
connexione inter fe devinctae fint, a robuftioribus repulfi noxii
humores ad alias confluunt et inde rurfus ad alias, donec in
imbecilliorem partem quampiam delati ibi figantur, quod
nullam fe praeterea invalidiorem habeat quo morbofum
humorem propellat. Haec fi perinde ac inteftina, venter,

Ed. Chart. III. [134.]   Galen. V. (21.)

μὲν οὖν ἐκροὰς ἔχῃ τοῦτο τὸ μόριον, ὡς ἔντερά τε καὶ γαστὴρ καὶ κύστις καὶ μήτρα, δι᾽ ἐκκρίσεως ἐκκενωθῇ τὸ λυποῦν αἴτιον. ἐὰν γε λεπτότερον ᾖ κατὰ τὴν σύστασιν τῶν
ἐκροῶν τοῦ μορίου, πολλάκις καὶ ἀναρραγέντων, ἢ καὶ ἀνα-
στομωθέντων ἀγγείων, ἐπὶ πλέον ἡ κένωσις ἐγένετο, καθάπερ ἐν ταῖς χωρὶς τραυμάτων αἱμορραγίαις. ἐὰν δὲ μὴ
ἀναστομωθῇ, μήτ᾽ ἀναρραγῇ, παχὺς ἢ γλίσχρος κατασκήψας χυμὸς ὄγκον ἐργάζεται παρὰ φύσιν ἐν τῷ
μορίῳ. τοιαύτη μὲν οὖν τίς ἐστιν ἰσχὺς καὶ ἀσθένεια τῶν
μελῶν τοῦ σώματος ἐν τοῖς πάθεσιν, ὅσα τὴν γένεσιν ἐξ
ἡμῶν αὐτῶν ἔχει· τὰ δὲ ὑπὸ τῶν ἔξωθεν αἰτιῶν πάσχοντα
κατὰ τὸ θερμαίνεσθαι καὶ ψύχεσθαι καὶ ξηραίνεσθαι καὶ
ὑγραίνεσθαι τοὐπίπαν ἔοικε πάσχειν. σπάνια γάρ ἐστι τὰ
διὰ τοῦ θλᾶν, ἢ τέμνειν, ἤ τι τοιοῦτο ποιεῖν εἰς νόσους
ἄγοντα τὰ τῶν ζώων σώματα. γενήσεται τοίνυν ἐν ταῖς
τοιαύταις νόσοις ἄλλο πρὸς ἄλλην αὐτοῦ ἀσθενές τε καὶ
ἰσχυρόν. ὅσα μὲν γάρ ἐστι φύσει ψυχρότερα μόρια, ταῦτα
πείσεται ῥᾳδίως ὑπὸ τῶν ψυχόντων αἰτίων, ὅσα δὲ θερμό-

vesica uterusque effluxus habeat, inde excreta noxia caufa
vacuatur, quae tamen fi confiftentia tenuior fit, faepe ca-
nalibus quae in ea parte funt disruptis aut vaforum oftiis
referatis, copiofior fubfequitur evacuatio : in quem modum
fiunt fanguinis, quae absque vulnere funt, profluvia. Si
vero ea neque disrumpantur neque aperiantur, fed craffus
fit humor aut tenax, qui in aliquam incumbat particulam,
tumorem aliquem in ea parte praeter naturam excitat. Sic
ergo haec eft membrorum noftri corporis imbecillitas et
eorumdem robur in affectibus illis qui ex nobis ipfis prodeunt. Qui vero ex externa caufa, ii dum calefiunt vel
refrigerantur, exiccantur aut humectantur, plurimum affici
videntur. Alioqui enim quae aut contundunt aut incidunt vel aliud quodpiam hujuscemodi agunt, raro admodum corporibus animalium morbos afferunt. Quo fit
ut aliud membrum ad aliud in hujuscemodi morbis col-
latum fit vel imbecille vel robuftum; membra fiquidem
natura frigidiora, faciliora etiam funt ut a refrigerantibus

τερα, πρὸς τῶν θερμαινόντων. ἀνάλογον δὲ τούτοις ἐπὶ
τῶν καθ' ὑγρότητα καὶ ξηρότητα δυσκράτων· ἐνδέχεται δὲ
αὐτῶν τούτων ἔνια μὲν ὑπὸ τῶν θερμαινόντων, ἢ ψυχόντων, ἢ ξηραινόντων, ἢ ὑγραινόντων αἰτίων ἑτοίμως πάσχειν,
ἰσχυροτέραν δ' ἕτερον μόριον ἔχον τὴν ἀποκριτικὴν δύναμιν, εὐθέως ἀποπέμπειν εἰς ἐκεῖνα τὸ σφέτερον κακόν. ἐπεὶ
τοίνυν οὐχ ἁπλῶς γίγνεταί τε καὶ νοεῖται μόριον ἰσχυρότερον, ἢ ἀσθενέστερον, ἀλλὰ κατὰ πλείονας τρόπους ἑτερογενεῖς, οὐχ οἷόν τέ ἐστι κρῖναι τὴν προκειμένην ῥῆσιν,
οὐδ' ἀποφήνασθαι πότερον ἀληθὴς ἢ ψευδής. ἐκεῖνό γε
μὴν ἐστι καὶ περὶ τῆσδε καὶ περὶ τῶν ἄλλων ἁπασῶν εἰπεῖν, [135] ὅσαι περὶ τῶν πολλαχῶς λεγομένων τε καὶ
νοουμένων ἀδιορίστως ἀποφαίνονται, συγκεχυμένην τε καὶ
ἀδιάρθρωτον εἶναι τὴν ἀπόφασιν αὐτῶν, ὡς μηδένα τῶν
ἀκουσάντων αὐτῆς ὠφελεῖσθαι. καὶ μέντοι καὶ ἀντιλογίαν
ἰσχυρὰν ἔχει τὸ κατὰ τὴν προκειμένην ῥῆσιν εἰρημένον,
ἔνθα φησίν· ὁκόσα δ' ἂν ἀπὸ τῶν ἀσθενεστέρων ἐπὶ τὰ
ἰσχυρότερα ἔλθῃ, εὐλυτώτερά ἐστιν. ὑπὸ γὰρ τῆς ἰσχύος

caufis afficiantur, calidiora vero a calefacientibus. Nec
fecus etiam ea fe habent quae prae ficcitate aut humiditate funt intemperata. Sunt porro in his nonnulla quae
etfi non aegre a calfacientibus refrigerantibusve exiccan-
tibusque aut humectantibus caufis afficiantur, quia tamen
vim expultricem obtinent valentiorem, in aliam partem
fuum impellunt malum. Quum igitur non unus nec fimplex modus fit quo membrum robuftum aut debile aut fit
aut intelligatur, fed multi potius ac genere varii: nemo
eft qui poffit pronuntiare praefens pars verane fit necne.
Verum enim vero ut de hac, ita de aliis omnibus, quae
modis pluribus dici et accipi poffunt, id fane dixerim,
quod, cum ita indiftincte proferantur, confufam ac minime articulatam habent interpretationem, ut inde nequeant
auditores aliquem fructum referre. Praeterea nec levem
objectionem id patitur, quod praefens infinuat oratio, ubi
ait: *Quae vero ab infirmioribus ad fortiora deveniunt,*
folutu faciliora funt; influxus enim a robore facile ἀπο-

ἀποκλείεται ῥηϊδίως τὰ ἐπιῤῥέοντα, διὸ καὶ διαφόρως ἔγραψαν οἱ ἐξηγηταὶ τὴν τοῦ ἀποκλείεται ἐξήγησιν, ἔνιοι μὲν
ἀποκλείεται γράψαντες, ἔνιοι δὲ ἀποκλείεται, τινὲς δὲ ἀποπαγιώσεται, τὴν τρίτην συλλαβὴν τοῦ ἀποπαγιώσεται ῥήματος διὰ τοῦ ω προενεγκάμενοι, τινὲς δὲ διὰ τοῦ η
καὶ σ, καθάπερ ὁ Διοσκουρίδης, ἀπὸ τοῦ παγήσεσθαί φασιν, ἀντὶ τοῦ ἀποκρούεσθαι εἰρῆσθαι τοῦτο τὸ ῥῆμα. ἀλλ᾽
εἴπερ ἀπὸ τῶν ἀσθενεστέρων μορίων ἐπί τι τῶν ἰσχυρο-
τέρων ἀφικνούμενος ὁ λυπῶν χυμὸς ἀποκρουσθείη, πάλιν
ὑπ᾽ αὐτοῦ πλέον οὐδὲν οὕτω γε τῷ κάμνοντι γένοιτο. βέλτιον οὖν γράφειν τὴν λέξιν ὧδέ πως. ἀπὸ γὰρ τῆς ἰσχύος
ἀναλώσεται τὰ ἐπιῤῥέοντα, τουτέστιν ἀναλωθήσεται πεττό-
μενά τε καὶ διαφορούμενα. τινὲς δὲ τὰ κυριώτατα μόριά
φασιν εἰρῆσθαι νῦν ἰσχυρότατα, ψευδῆ ποιοῦντες τὸν λόγον. ἀπὸ γὰρ τῶν κυριωτέρων μορίων εἰς ἀκυρώτερα με-
θίστασθαι τοὺς λυποῦντας χυμούς, οὐκ ἀπὸ ἀκυροτάτων
εἰς τὰ κυριώτατα βέλτιόν ἐστι. πολλάκις δ᾽ ἤδη τεθεάμεθα
τῶν ἐπὶ τὰ κῶλα φερομένων χυμῶν ἐν ἀρθρίτισί τε καὶ

κλείεται et proinde expofitores varii in exponendo illud
ἀποκλείεται fuere; nam quidam ἀποκλείεται fcripfere, alii
ἀποκλείεται, fuere et qui ἀποπαγιώσεται, tertia fcilicet
iftius verbi fyllaba per ω fcripta: ficut alii, in quibus eft
Diofcorides, per η et σ ἀποπαγήσεται dicunt, ita ut pro
repelli fit pofitum hoc verbum. At vero fi ab infirmioribus particulis ad validiores propulfus noxius humor, ab
illis rurfum repellatur, nihil inde aegrotus proficiet. Quare
melius fane erit ut hoc modo fcribatur locus ifte. A robore enim quae influunt. expendentur, hoc eft concocta
ac digefta confumentur. Quidam autem validiffimas partes eas appellari hic quae principes funt, autumant et
falfam reddunt hanc fententiam. Satius enim eft ut humores pravi, relictis principalioribus partibus, in igno-
biliores ferantur, quam quod ab ignobilioribus in principes impellantur. Afpeximus etenim faepe in his qui ar-
ticulari morbo aut podagrae obnoxii erant, quod repulfis

ποδάγραις ἀποκρουσθέντων ἐκεῖθεν, εἶτ᾽ ἐπί τι κύριον ἐλ-
θόντων, ἀποθανόντα (22) τὸν ἄνθρωπον, εἶναί τε μίαν
ἐλπίδα σωτηρίας, ἐὰν δυνηθῶμεν αὖθις ἐπὶ τὸ κῶλον αὐτοὺς ἀντισπάσαι.

στ᾽.

Αἱ παχύταται δὲ τῶν φλεβῶν ὧδε πεφύκασιν· τέσσαρα
ζεύγεά ἐστιν ἐν τῷ σώματι καὶ ἓν μὲν δὴ αἰτέων ἀπὸ
τῆς κεφαλῆς ὄπισθεν διὰ τοῦ αὐχένος, ἔξωθεν ἐπὶ τὴν
ῥάχιν, ἔνθεν τε καὶ ἔνθεν ἐς τὰ ἰσχία ἀφικνέεται καὶ ἐς
τὰ σκέλεα, ἔπειτα διὰ τῶν κνημέων, ἕως τῶν σφυρῶν
τὰ ἔξω καὶ ἐς τοὺς πόδας διήκει. δεῖ οὖν τὰς φλεβοτομίας τὰς ἐπὶ τῶν ἀλγημάτων τῶν ἐν τῷ νώιῳ καὶ τοῖσιν ἰσχίοισιν ἀπὸ τῶν ἰγνύων ποιέεσθαι καὶ ἀπὸ τῶν
σφυρῶν ἔξωθεν. αἱ δὲ ἕτεραι φλέβες ἔχουσαι τὴν ἀρχὴν
ἀπὸ τῆς κεφαλῆς παρὰ τὰ οὔατα διὰ τοῦ αὐχένος αἱ
σφαγίτιδες καλεόμεναι, εἴσωθεν ἀπὸ τῆς κοίλης παρὰ τὴν
ῥάχιν ἑκατέρωθεν φέρουσαι παρὰ τὰς ψόας καὶ ἐς τοὺς ὄρχιας

ab artubus humoribus eo delatis, illi in principem aliquam partem contendentes homini interitum attulere:
cui ea fola relinquebatur fpes falutis, fi iterum poffent
ad artus revelli.

VI.

At venas craffiffimas fic natura ondidit. Quatuor ipfa-
rum paria funt in corpore; ac unum quidem a capite
retro per cervicem, parte extriore ad utraque fpinae
latera, in ifchia et crura pervadit, deinde per tibias
et exteriores malleolos ad pedes pervenit. In dorfi ita-
que et ifchiorum doloribus ex poplitibus et malleolis ex-
terioribus venae fectiones faeere oportet. Alterum au-
tem venae exordium ducentes a capite juxta aures per
cervicem, quae jugulares vocantur, intro fecundum fpi-
nam utraque ex parte ad pfoas et in teftes et femora

καὶ ἐς τοὺς μηροὺς καὶ διὰ τῶν ἰγνύων ἐκ τοῦ εἴσωθεν μέρους,
ἔπειτα διὰ τῶν κνημέων παρὰ τὰ σφυρὰ τὰ εἴσωθεν μέρεος
καὶ ἐς τοὺς πόδας. δεῖ οὖν τὰς φλεβοτομίας ποιέεσθαι
πρὸς τὰς ὀδύνας, τὰς ἀπὸ τῶν ψοῶν καὶ τῶν ὄρχεων,
ἀπὸ τῶν ἰγνύων καὶ ἀπὸ τῶν σφυρῶν εἴσωθεν. αἱ δὲ
τρίται φλέβες ἐκ τῶν κροτάφων διὰ τοῦ αὐχένος ὑπὸ τὰς
ὠμοπλάτας, ἔπειτα ξυμφέρονται ἐπὶ τὸν πνεύμονα καὶ
ἀφικνέονται ἡ μὲν ἐκ τῶν δεξιῶν εἰς τὰ ἀριστερὰ, ἡ δὲ
ἐκ τῶν ἀριστερῶν ἐπὶ τὰ δεξιά. καὶ ἡ μὲν δεξιὰ ἀφικνέεται καὶ ἐκ τοῦ πνεύμονος ὑπὸ τὸν μαζὸν καὶ ἐς τὸν
σπλῆνα καὶ ἐς τὸν νεφρὸν, ἡ δὲ ἐκ τῶν ἀριστερῶν ἐπὶ
τὰ δεξιὰ ἐκ τοῦ πνεύμονος ὑπὸ τὸν μαζὸν καὶ ἐς τὸ
ἧπαρ καὶ ἐς τὸν νεφρόν. [136] τελευτῶσι δὲ ἐς τὸν
ἀρχὸν αὗται ἀμφότεραι. αἱ δὲ τέταρται ἀπὸ τοῦ ἔμπροσθεν τῆς κεφαλῆς καὶ τῶν ὀφθαλμῶν ὑπὸ τὸν αὐχένα καὶ τὰς κληῖδας, ἔπειτα δὲ ὑπὲρ τῶν βραχιόνων
ἄνωθεν ἐς τὰς ξυγκαμπτὰς, ἔπειτα δὲ διὰ τῶν πήχεων
καὶ ἐπὶ τοὺς καρποὺς καὶ τοὺς δακτύλους, ἔπειτα ἀπὸ
τῶν δακτύλων πάλιν διὰ τῶν πήχεων καὶ τῶν χειρῶν
ἄνωθεν ἐς τὰς ξυγκαμπτὰς καὶ διὰ βραχιόνων τοῦ κάτω-

et per poplites interiori ex parte, indeque per tibias ad
malleolos internos et ad pedes deferuntur. Proinde in
pſoarum et teſtium doloribus ex poplitibus et malleolis
interioribus venae ſecandae ſunt. Tertium par venarum
ex temporibus per cervicem ſub ſcapulis et inde ad pulmonem defertur: haec quidem ex dextris ad ſiniſtra,
illa vero a ſiniſtris ad dextra pervenit. Ac dextra quidem ex pulmone mammam ſubiens ad lienem et renem
tendit: quae vero a ſiniſtris ad dextra procedit, ex pulmone mammam ſubiens et hepar et renem petit. Utraque poſtremo in rectum inteſtinum ac anum deſinit.
Quartum par ab anteriore capitis parte et oculis ſub
cervicem et claviculas deſinit, deinde vero per ſuperiora
in brachiorum flexus, poſteaque per cubitos et ſuperiores manuum partes in flexuras et per inferiorem bra-

θεν μέρεος ἐς τὰς μασχάλας καὶ ἀπὸ τῶν πλευρέων ἄνωθεν ἡ μὲν ἐς τὸν σπλῆνα ἀφικνέεται, ἡ δὲ εἰς τὸ ἧπαρ,
ἔπειτα ὑπὲρ τῆς γαστρὸς ἐς τὸ αἰδοῖον τελευτῶσιν ἀμφότεραι. καὶ αἱ μὲν παχύταται τῶν φλεβῶν ὧδε ἔχουσιν. εἰσὶ δὲ καὶ ἀπὸ τῆς κοίλης φλέβες ἀνὰ τὸ σῶμα
πάμπολλαί τε καὶ παντοῖαι καὶ δι᾿ ὧν τῷ σώματι τροφαὶ
ἔρχονται.

_____

Τῶν κατὰ τὰς τέχνας ἀμφισβητουμένων ἔνια μὲν αἴσθησις, ἔνια δὲ ἀπόδειξις κρίνει. τὰ μὲν οὖν αἰσθήσει
κρινόμενα τῆς κρινούσης αἰσθήσεως ἐῤῥωμένης δεῖται, τὰ
δ᾿ ἀποδείξει τοῦ λογισμοῦ γεγυμνασμένου. περὶ μὲν οὖν
τῆς τῶν σιτίων πέψεως τῆς ἐν γαστρὶ καὶ τῆς μετὰ ταύτην τῶν χυμῶν γενέσεως, ἀναδόσεώς τε καὶ θρέψεως, ὅσα
τ᾿ ἄλλα τοιαῦτα, λογισμοῦ διόμεθα τοῦ κρίνοντος τὰς εἰρημένας ὑπὸ τῶν παλαιῶν δόξας. εἰ δὲ τέτταρας ἔχει κοιλίας τὰ μηρυκάζοντα ζῶα, τὰ δ᾿ ἀμφόδοντα μίαν, αἰσθήσεως, οὐκ ἀποδείξεως χρεία. ἔμπαλιν οὖν ἔχει τὸν ἔλεγχον

_____

chiorum partem ad axillas perque fummas coſtas, haec
quidem ad lienem, altera vero ad jecur devenit, poſtea
fupra ventrem in pudendum utraque definit. Atque hae
quidem craſſiſſimae venae ita fefe habent; funt autem
et ex ventriculo venae per corpus multae ac variae et
per quas corpori accedunt alimenta.

_____

Ea quae in artibus in controverſiam veniunt, partim
fenſu, partim demonſtratione dijudicantur. Quae ad judicium fenſus pertinent, vigentem a quo judicentur fenfum expofcunt: fed quae ad demonſtrationes, rationem
exercitatione elaboratam. Jam igitur fi de ciborum concoctione, tum ea quae in ventriculo fit, tum vero quae
hanc excipit, humorum generatione, diſtributione nutri-
cationeque et id genus reliquis fermo habeatur: ratione
qua veterum opiniones judicentur, egemus. At vero an
quae ruminant animalia quatuor ventres habeant, quae

τῶν ψευδομένων τά τε αἰσθήσει κρινόμενα καὶ τὰ τῷ λογισμῷ. τὰ μὲν γὰρ αἰσθήσει κρινόμενα τοῖς διαλεγομένοις
πρὸς ἀλλήλους ἑτοιμοτάτην φέρει τὴν κρίσιν, ἐπὶ τὸ φαινό-
μενον ἐν ταῖς ἀνατομαῖς ἀφικνουμένοις. τὰ δ' ἀποδείξει
καὶ χωρὶς ἀνατομῆς κρίνασθαι δύναται, γραφομένης τῆς
ἀποδείξεως. ἐὰν οὖν τις ἀναγκάζηται διὰ γραμμάτων ἀν-
τιλέγειν τοῖς ἀναισχυντότατά τε καὶ ἀμαθέστατα τολμήσα-
σιν ἀποφήνασθαι περί τινος ἀνατομικοῦ θεωρήματος, αἰσθήσει τὴν κρίσιν ἔχοντος, οἱ μὴ γινώσκοντες τὸ φαινόμε-
νον ἐν ταῖς ἀνατομαῖς, ἀδυνατοῦσι διακρίνειν ἀπὸ τῶν ἀλη-
θευόντων τοὺς ψευδομένους. ὥσπερ γὰρ ἐάν τις λέγῃ Κρήτην οὐκ εἶναι νῆσον, ὑπὸ πάντων τῶν ἀκουόντων καταγι-
νώσκεται, διότι γινώσκουσιν αὐτὴν εἶναι νῆσον, οὕτως ἐάν
τις λέγῃ τέτταρας μὲν ἔχειν τὰς κοιλίας τοὺς κύνας, μίαν
δὲ τὰ μηρυκάζοντα, καταγελᾶται πρὸς τῶν ἑωρακότων ἐν
μὲν τοῖς μηρυκάζουσι τέτταρας, ἐν δὲ τοῖς κυσὶ μίαν.
ταὐτὸ δὴ τοῦτο καὶ περὶ τῆς τῶν φλεβῶν ἀνατομῆς ἐστιν.

autem utrinque funt dentata unum, a fenfu hoc, non ex
demonftratione petendum. Unde diverfus modus eft, quo
convincendi falfitatis fint qui aberrant in his quorum fenfus et in illis quorum ratio judex eft. Eorum enim quae
ad fenfum attinent, quum inter fe aliqui difputant: ad
id quod in corporum diffectionibus confpicitur fi fe contulerint, facile erit judicium. Sed qui demonftrationem
requirunt, poffunt fine ulla etiam diffectione, fola afcri-
pta demonftratione judicari. Igitur cum fcriptis cogimur
cum his contendere, qui de aliquo diffectorio theoremate,
quod fenfum in primis judicem habet, impudentiffime
pariter ac imperitiffime pronuntiarunt, fieri nequit ut
ignari eorum quae in diffectionibus videri folita funt,
poffint mendaces a veridicis difcernere. Ut enim fi quis
Cretam effe infulam negaverit, ftatim ab omnibus qui id
audierint defpicietur: quippe qui probe noverint eam effe
infulam. Sic fi quis canibus quatuor effe ventres affirmaverit, unicum vero ruminantibus: hunc illi qui in rumi-

οὐ γὰρ ἀποδείξεως ἡ κρίσις, ἀλλ᾽ αἰσθήσεως δεῖται. μέχρι
δ᾽ ἂν οἱ διαφωνοῦντες ἐν τοῖς ἰδίοις χαρτίοις γράφωσιν
ἅπερ ἂν ἐθέλωσιν, ἄδηλός ἐστιν ἡ ἀλήθεια τοῖς ἀπείροις
ἀνατομῆς. εἰς τοιαύτην γοῦν ἀφιγμένοι διαφωνίαν ἡμεῖς
ἐν τῷ παρόντι λόγῳ πρὸς τοὺς τολμήσαντας εἰπεῖν ἀπὸ
τῆς κεφαλῆς εἰς τὸ σῶμα τέτταρα ζεύγη φλεβῶν κατιέναι,
τοῖς ἀγνοοῦσι τὰ κατὰ τὰς ἀνατομὰς οὐδεμίαν δυνάμεθα
διὰ τῆς γραφῆς ἰσχυρὰν εἰπεῖν ἀπόδειξιν, ὅτι μηδὲ λογικῆς
ὅλως ἀποδείξεως, ἀλλ᾽ αἰσθήσεως μόνης ἐπιστημονικῆς ἡ
κρίσις δεῖται. εἰ δὲ μή τις ἄρα τὰ περὶ κρίσεως ἱστορίας
γεγραμμένα καὶ ἄλλοις μέν τισιν ἰατροῖς τε καὶ φιλοσόφοις,
οὐχ ἥκιστα δὲ τοῖς ἐμπειρικοῖς, ἐθέλοι προχειριζόμενος κατὰ
ταῦτα ποιεῖσθαι τὴν κρίσιν. ἐγὼ μὲν γὰρ οὐ φεύγω τὰ
παλαιὰ κριτήρια καὶ τὴν συμφωνίαν τῶν ἱστορησάντων,
[137] καὶ μάλιστα ἂν ἔμπειρος τῆς ἱστορουμένης ὕλης
εἶεν, ὥσπερ Εὔδημος μὲν καὶ Ἡρόφιλος ἀνατομῆς, Κρα-
τεύας δὲ καὶ Διοσκουρίδης τῶν μεταλλικῶν φαρμάκων. εἰ

nantibus quatuor et unum in canibus infpexere, facile
deridebunt. Id ipfum quoque de venarum fectione dicas;
nam a fenfu, non a demonftratione hujusce rei petendum
eft judicium. Porro quoadusque illi qui in hac re difcor-
des funt, in fuis chartis quicquid illis vifum fit defcri-
pferint: veritas eos qui fectionis imperiti funt latebit.
Sic itaque cum in hoc praefenti fermone in controverfiam
venerimus cum his qui aufi funt affirmare quatuor venarum paria a capite in corpus defcendere, diffectionis ru-
dibus nullam poffumus validam fcriptis afferre demonftrationem, nempe quod non demonftratione, fed fenfu judice
egeat: nifi quis forte velit ea proponens quae de judicanda
hiftoria tum a multis tam philofophis quam medicis tum
vel maxime ab empiricis tradita funt, horum inftitutis
ufus judicium afferre. Et equidem antiquiorum judicia
atque etiam confenfum auctorum minime fugerim, dum
illi qui fcripfere, fuerint in re de qua fcripfere confummati, quemadmodum in diffectatoria difciplina Eudemus
et Herophilus, Crateuas et Diofcorides in metallicis me-

Ed. Chart. III. [137.]　　　　　Galen. V. (22. 23.)

δέ τις ἐκφύγῃ τὴν κρίσιν ταύτην, οὐ μόνον ὀκτὼ φλέβας
ἀδυνατήσει (23) δεικνύειν ἀπὸ τῆς κεφαλῆς καταφερομένας,
ἀλλ' οὐδὲ τρεῖς ἢ δύο, μία γάρ ἐστι μόνη μεγίστη φλέψ, ἣν
κοίλην ὀνομάζουσιν. διὰ δὲ τῶν κυρτῶν τοῦ ἥπατος ἐκτεταμένη κατὰ τὸ τοῦ ζώου μῆκος, ὁριζουσῶν δηλονότι τῶν
φρενῶν τὸ κάτω καὶ τὸ ἄνω τοῦ ζώου. φέρεται δ' ἡ κοίλη
φλὲψ αὕτη διὰ τῶν φρενῶν, ἄνω μὲν ἐπὶ τὴν καρδίαν,
κάτω δ' ἐπὶ τὴν ῥάχιν κατὰ τὸ κυρτὸν τοῦ ἥπατος διεξερχομένη. κἄπειθ' οὕτως ἀπὸ μὲν τῆς ἄνω φερομένης ἀπο-
φυόμεναι φαίνονται σαφῶς ἀπὸ στελέχους αἱ ἄνω τοῦ διαφράγματος ἄπασαι φλέβες, ἀπὸ δὲ τῆς ἐπὶ τὴν ῥάχιν
καμπτομένης αἱ κάτω. καὶ ταῦτα γέγραπται μὲν καὶ ὑφ'
Ἱπποκράτους ἐν τῷ δευτέρῳ τῶν ἐπιδημιῶν, ἡπατῖτιν ὀνο-
μάζοντος αὐτοῦ τὴν κοίλην φλέβα. γέγραπται δὲ καὶ ὧδε
καὶ πρὸς ἁπάντων τῶν ἀνατομικῶν. οὐδεὶς δ' ἄλλος ἰατρὸς εἶπεν ὀκτὼ φλέβας ἀπὸ κεφαλῆς ἐπὶ τὰ κάτω τοῦ
σώματος ἥκειν οὔτε τῶν ἧττον οὔτε τῶν μᾶλλον ἀκριβῶς

dicamentis.　　Quod fi quis hujuscemodi fubterfugiat judicium, non modo non poterit octo venas a capite defcen-
dentes demonftrare, verum neque tres neque duas, quia
una tantummodo vena eft et ea maxima, quae cava appellatur, a gibbo jecinoris per totam animalis longitudinem
protracta.　　Nam quum feptum transverfum animantis partem fuperiorem ab inferna feparet, vena cava pertranfiens
transverfum id feptum furfum verfus ad cor tendit, deorfum vero a gibbo jecinoris per fpinam concedit.　　At ab
ea quae furfum contendit parte plane perfpiciuntur tanquam a caudice omnes exoriri, quae fepto transverfo
fuperiores funt venae, ficut ab ea quae ad fpinam defle-
ctit, inferiores.　　Horum Hippocrates in fecundo epidemion libro meminit ubi venam cavam jecorariam vocat.
Huic caeteri omnes quicunque in diffectionibus verfati
funt confentiunt: nec quisquam alius unquam medicus
repertus eft five diffectiones diligentius five negligentius
pertractaverit, qui affeveraverit octo effe venas quae a
capite in corporis infernas discurrant partes, non Diocles,

ἀνατεμνόντων, οὐ Διοκλῆς, οὐ Πραξαγόρας, οὐκ Ἐρασ-
στρατος, οὐ Πλειστόνικος, οὐ Φιλότιμος, οὐ Μνησίθεος, οὐ
Διεύχης, οὐ Χρύσιππος, οὐκ Ἀντιγένης, ἢ Μήδειος, ἢ
Εὐρυφῶν, οὐκ ἄλλος τις ἰατρὸς τῶν ἀρχαίων. τί δεῖ λέγειν ἔτι περὶ τῶν μετ᾽ αὐτοὺς ἐπὶ πλεῖστον αὐξησάντων
τὴν ἀνατομικὴν θεωρίαν; ὡς Ἡρόφιλός τε καὶ Εὔδημος,
οἷς εἰς τὴν μέθοδον οὐκέτι οὐδεὶς προσεξεῦρεν οὐδὲν ἄχρι
Μαρίνου τε καὶ Νομισιανοῦ, οὐδ᾽ Ἡρακλειανὸς, ᾧ συνεγε-
νόμην ἐπὶ τῆς Ἀλεξανδρείας οὐκ ἐν παρέργῳ. μαθηταὶ δὲ
τῶν ἀνδρῶν τῶνδε πολλοί τε καὶ ἄλλοι, διαπρεπέστατοι
δὲ Νομισιανοῦ μὲν ὁ διδάσκαλος ἡμῶν Πέλοψ, Μαρίνου
δὲ Κόϊντος. ἀλλὰ Κόϊντος μὲν οὔτ᾽ ἄλλο τι βιβλίον οὔτ᾽
ἀνατομικὸν ἔγραψε· τῶν δ᾽ ἄλλων ἁπάντων ἀνατομικὰς
ἔχομεν οὐκ ὀλίγας βίβλους. ἀλλὰ καὶ τῶν Κοΐντου μαθη-
τῶν ἐστιν ἀνατομικὰ συγγράμματα, καθάπερ τὰ Σατύρου
τε τοῦ ἡμετέρου διδασκάλου καὶ Λύκου. τούτων οὖν ἁπάντων καὶ πρὸς τούτοις ἄλλων πολλῶν ἀνατομὰς γεγραφότων

non Praxagoras, non Erafiftratus, non Pliftonicus, non
Philotimus, non Mnefitheus, non Dieuches, non Chryfip-
pus, neque Antigenes vel Medius vel Euryphon, nec alius
tandem quispiam e numero priscorum medicorum. Et quid
de recentioribus dicam a quibus anatomica disciplina plurimum adaucta eft, in quibus Eudemus et Herophilus
fuere, quos nullus ad tempora usque Marini et Numefiani
fubfequutus eft qui illorum methodo aliquod inventum
addiderit? ut neque Heraclianus, cum quo Alexandriae
magna attentione verfatus fum. Horum virorum et alii
etiam plures extitere discipuli, fed omnium praeftantiffimi
fuere Numefiani quidem praeceptor nofter Pelops, Marini vero Quintus. Quintus vero ut de nulla praeterea
re alia quicquam fcripfit, fic neque de diffectionibus. Sed
aliorum non paucos habemus anatomicos libros; imo et
commentaria reperiuntur anatomica a discipulis Quinti
edita, qualia funt Satyri praeceptoris nofter et Lyci. Igitur cum ab his omnibus et ab aliis praeterea multis de
corporibus fecandis fcriptum fit, nullus tamen noviffe po-

οὐδεὶς οἶδε τέτταρα ζεύγη φλεβῶν ἀπὸ τῆς κεφαλῆς ὁρμᾶ-
σθαι. τοῦτο γὰρ ὅμοιόν ἐστι τῷ λέγειν ὀκτὼ κατὰ τὴν
τῶν Ἀθηναίων πόλιν ἀκροπόλεις εἶναι, μιᾶς οὔσης μόνης.
κατὰ μέν γε τὴν Ῥωμαίων πόλιν ἐγχωρεῖ τινα φᾶναι τοὺς
ᾠκισμένους λόφους ὑπάρχειν ὀκτὼ, καθάπερ κἂν ἕξ τις
φήσῃ. παρ᾽ ἕνα γὰρ ἑκάτερος ἐψεύσεται. εἰ δέ τις ἀντὶ τῶν
ἑπτὰ, ἕνα εἶναι φήσει τὸν ᾠκισμένον λόφον, ἢ ἔμπαλιν
Ἀθήνησιν ἀντὶ μιᾶς ἀκροπόλεως ὀκτὼ, πολλῷ μᾶλλον ψεύ-
σεται τοῦ παρ᾽ ἕνα τἀληθῆ εἰπόντος. διαφερομένης οὖν
ἀπὸ τῶν κυρτῶν τοῦ ἥπατος εἰς τὰ τοῦ σώματος ἄνω μιᾶς
φλεβὸς, ἢ κἂν ἄνωθεν ἄρξηταί τις ἀνατέμνειν, οὐκ ἀναφέρεσθαι, ἀλλὰ καταφέρεσθαι λεχθήσεται, μία δ᾽ ὡσαύτως
φανεῖται, γελοιότατος ἂν εἴη τις ὀκτὼ λέγων ἄνωθεν κάτω
φέρεσθαι φλέβας. εἴτε γὰρ ἄνωθεν κάτω βουληθείης λέγειν,
εἴτ᾽ ἐκ τῶν κάτω μερῶν ἄνω φέρεσθαι τὴν ἡπατῖτιν ἢ
κοίλην ὀνομαζομένην φλέβα, μία πάντως ἐστὶν αὐτὴ διὰ
τῶν κυρτῶν τοῦ ἥπατος ἐκτεταμένη. εἰ μὲν οὖν ἑτέρου

tuit quatuor venarum paria a capite delabi. Neque hoc
fecus effe videtur quam fi quis vellet contendere Athenis
octo effe arces, ubi unica tantum eft: Romae etiam fi
aliquis diceret colles octo effe qui inhabitentur, alius vero
fex tantum, uno uterque mentiretur. Si tamen quispiam
unum pro feptem habitari collem, contra vero Athenis
pro una octo dicat effe arces, hic longe majori mendacio
erit obnoxius quam alter qui uno tantum a vero aberrat.
Sic ergo cum una fit vena quae a jecinoris gibbo in fu-
pernas corporis partes fertur, quae etiam fi quis a fuperioribus fectionem exordiatur, defcendere potius quam afcen-
dere dici poterit, ut tamen nihilo fecius una videatur,
ille profecto ab omnibus deridendus veniet, qui octo dixerit a capite venas deferri: quia five ex fuperna parte
deorfum, five ex inferna furfum ferri dixeris venam jecorariam, quam cavam appellant, illa una penitus femper
erit per gibbum jecinoris porrecta. Et proinde fi ullus
cujuspiam reperiatur liber, qui anatomen hujuscemodi lit-

τινὸς εὑρεθῇ βιβλίον ἀνατομὴν ἔχον τοιαύτην, οὐδ᾽ ἂν ἐποιή-
σατό τις ὑπὲρ αὐτοῦ λόγον, οὐδ᾽ ἀναγνῶναι τὰ κατὰ μέρος
ὑπέμεινεν, ἀλλὰ τοῦτο μόνον ἀκούσας ὡς ἔστι τέσσαρα ζεύγη
φλεβῶν ἐν τῷ σώματι, [138] καταγνοὺς ὡς ἐμπλήκτου τῆς
ἐπαγγελίας ἀπεχώρησεν εὐθέως. ἐπεὶ δ᾽ Ἱπποκράτους συγγράμματι παρενέθηκέ τις τὸν λόγον, ἀνάγκην ἡμῖν παρέσχεν
ἀπολλύειν τὸν χρόνον, αὐτόν τε τοῦτον ὃν ἀναλίσκομεν
ἐλέγχοντες αὐτὸν, ἔτι τε πρὸς τούτοις καθ᾽ ὃν ἀναγινώσκο-
μεν τὰ κακῶς ἐγγεγραμμένα. ἀπὸ τῶν ὄπισθεν τῆς κεφαλῆς, φησὶ, ζεῦγός τι φλεβῶν ὥρμηται φέρεσθαι διὰ τοῦ αὐχένος, εἶτ᾽ ἐκ τῶν ἔξω μερῶν περὶ τὴν ῥάχιν ἀφικνούμενον
ἐπὶ τὰ ἰσχία. τοὐντεῦθεν δὲ διὰ τῆς κνήμης ἐπὶ τὰ τῶν
σφυρῶν ἔξω παραγίνεται. ἕτερον δ᾽ ἄλλο ζεῦγος ἄρχεται
μὲν, φησὶν, ἐκ τῶν περὶ τὰ ὦτα χωρίων, κατέρχεται δὲ διὰ
τοῦ τραχήλου τῶν σφαγιτίδων ὀνομαζομένων φλεβῶν, εἶθ᾽
ὥσπερ τὸ πρότερον ζεῦγος ἐκ τῶν ἔξω μερῶν περὶ τὴν
ῥάχιν, οὕτως ἐκ τῶν ἔνδον, τοῦτο πρός τε τοὺς ὄρχεις καὶ
τοὺς μηροὺς ἥκει. κἄπειτα διὰ τῶν ἰγνύων ἐπὶ τὰ τῶν

teris mandaverit, nullus fane unquam eam poterit illius
habere rationem, ut pati poſſit particulatim omnia capita
legere, imo hoc uno audito quatuor eſſe venarum in
corpore paria, ſtatim quaſi a ſtolido quodam inſtituto aufu-
giet. Verum poſteaquam haec a nonnullis interjecta ſunt
Hippocratis operibus, coacti fuimus nos hoc temporis quod
tum in his refellendis tum vero illis quae vel perperam
ſcripta ſunt legendis conſumimus, diſpendium ſubire. Eſt,
ait ipſe, par unum venarum quod ab occipite exoriens
per cervicem deſcendens et ab exterioribus ſpinae partibus
ad coxas delatum, mox inde per tibiam ad malleolos
tandem exteriores pervenit. Alterum vero par a partibus
juxta aures originem habere ait, quod per collum delatum
conſtitutiſque venis jugularibus vocatis, mox ut primum
ab externis circa ſpinam partibus, ita hoc ab internis ad
teſtes et femora pertingit: deinde vero per poplites ad
internos concedit malleolos. Quis unquam ſi vel diem
unam ſecari corpora viderit aliquando, haec audire queat?

σφυρῶν ἔνδον ἀφικνεῖται. τίς ἀνάσχοιτο ταῦτα ἀκούων
ἡμέρᾳ μιᾷ τεθεαμένος ἀνατομὰς ζώου; πολλὰ μὲν γάρ ἐστι
καὶ δύσδεικτα θεωρήματα κατὰ τὰς ἀνατομάς, ὑπὲρ ὧν
εἰκὸς ἀγνοεῖν τινα τῶν μὴ πάνυ τετριμμένων ἐν τῷ πράγματι, καὶ διὰ τοῦτο διαφωνία γέγονεν ἐπ᾽ αὐτῶν· τὸ δὲ
τῆς μεγίστης φλεβὸς οὕτως ἐστὶ πρόδηλον, ὡς μήτε τινα
λαθεῖν δύνασθαι τῶν δυνηθέντων ἐξ ἀνατομῆς τι μαθεῖν,
ὡμολόγηταί τε πᾶσιν ἄχρι τοῦ καὶ τοὺς ποιητὰς αὐτοὺς
γινώσκειν. Ὅμηρος γοῦν φησιν

ἀπὸ δὲ φλέβα πᾶσαν ἔκερσεν,
῞Ητ᾽ ἀνὰ νῶτα θέουσα διαμπερὲς αὐχέν᾽ ἱκάνει.

μίαν οὖν αὐτὴν οἶδεν, ὥσπερ μία καί ἐστιν, οὐ τέσσαρας,
ἔξωθεν μὲν τῆς ῥάχεως δύο, δύο δὲ κατὰ τὸν αὐτὸν τρόπον ἐκείναις παρατεταμένας ἑκατέρωθι τῇ ῥάχει ἄλλας.
ἀλλὰ τὰς μὲν τέσσαρας, ὡς ὁ διαπλάσας τὴν ἐνταῦθα γεγραμμένην ἀνατομὴν ἔγραψεν, οὐδὲν ἔχει ζῶον· ἀπὸ δὲ
τῆς μιᾶς φλεβὸς τῆς μεγίστης ἀποφύσεις γίνονται καθ᾽

Multa quidem in fectionibus exiftunt theoremata obfcura,
nec facilem demonftrationem habentia, quae merito quem-
piam ex his qui in ea re non admodum confummati funt,
latere poffunt, et propterea de his aliqua fuborta eft dif-
fentio. At maximae illius venae negotium ita omnibus
apertum eft, ut illos qui ex anatome quicquam addifcere
potuerint, fallere nequeat. Imo adeo penes omnes in
confeffo eft, ut etiam poëtae id cognofcant, unde Home-
rus ait:

> et venam praecidit inde
> Quae dorfo incumbens in collum fertur utrinque.

Sic igitur unam, ut una etiam eft, novit, non quatuor:
duas extra fpinam, duas item alias, quae eodem ficut illae
modo utrinque fecundum fpinam porrectae fint, ut tamen
nullum fit animal quod, in quem modum qui hanc defcripfit anatomen fingit, quatuor habeat. A vena hac
maxima per univerfos fpinalis medullae fines, ut in fe-

ὅλον τὸ μεταξὺ τῶν τοῦ νωτιαίου περάτων, ὡς Ἱπποκράτης
ἔγραψεν ἐν τῷ δευτέρῳ τῶν ἐπιδημιῶν, τό τ᾽ ἄνω πρὸς
ταῖς κλεισὶ πέρας αὐτῆς καὶ τὸ κάτω πρὸς τῷ ἱερῷ ὀστέῳ.
καὶ τὸ μὲν εἰς τὰς σφαγίτιδας φλέβας σχίζεται, τὸ δ᾽ εἰς
τὰς ἐπὶ τὰ σκέλη φερομένας. πῶς οὖν ὁ τοῦτο τὸ δεύτερον ζεῦγος γράψας δύο διαμενούσας τὰς σφαγίτιδας φλέβας
οἴεται παρὰ τὴν ῥάχιν ἐκ τῶν ἔνδον μερῶν ἐπὶ τὰ σκέλη
φέρεσθαι; πῶς δ᾽ ἐπὶ τὰ τῶν σφυρῶν ἔνδον ἥκειν; μιᾶς
καὶ μόνης φλεβὸς εἰς ἑκάτερον τῶν σκελῶν ἀφικνουμένης,
οὐκ ἄλλης μέν τινος ἔνδον τῶν σφυρῶν, ἄλλης δ᾽ ἔξωθεν,
ἀλλὰ τῆς αὐτῆς εἰσιν ἀποβλαστήματα. ἔτι δὲ τούτων ἐστὶ
γελοιότερον τὸ τρίτον ζεῦγος τῶν φλεβῶν, ἃς ἐκ τῶν κροτάφων ὁρμηθείσας φέρεσθαί φησι διὰ τοῦ αὐχένος ὑπὸ τὰς
ὠμοπλάτας εἰς τὸν πνεύμονα. κἄπειτ᾽ ἐντεῦθεν ὑπαλλατ-
τούσας τὸ κατ᾽ εὐθὺ τῆς φορᾶς ἐκτρέπεσθαι πρὸς τὰ πλά-
για, τὴν μὲν ἐκ τῶν δεξιῶν μερῶν ἐπὶ τὰ ἀριστερὰ μετερ-
χομένην, εἶθ᾽ ὑπὸ τὸν μαζὸν, ἐπί τε τὸν σπλῆνα καὶ τὸν
ἀριστερὸν ἀφικνουμένην νεφρόν. τὴν δ᾽ ἐκ τῶν ἀριστερῶν
μερῶν ὑπὸ τὸν δεξιὸν νεφρὸν, ἀμφοτέρας δ᾽ αὐτὰς εἰς τὸν

cundo Epidemion libro fcripfit Hippocrates, germina oriuntur: fuperior ejus terminus ad claviculas eſt, inferior autem ad os facrum. Horum alter in venas jugulares fcinditur, alter in illas quae in crura deferuntur. Jam ergo
quo modo is qui hoc fecundum par commentus eſt, putavit jugulares venas duas permanentes juxta fpinam ex
internis partibus ad crura devehi? quo etiam interius ad
malleolos pervenire? quum una in utramque et fola vena
feratur et non una intra, altera vero extra malleolos, fed
unius et ejusdem funt rami. His autem praeterea ineptius
eſt tertium id venarum par, quas a temporibus deductas
per cervicem fub fcapulis tranſire ad pulmonem dixit,
inde vero mutato inceſſu, a recto in obliquum, dextram
ad finiſtrum latus pervenire, ficque ad lienem et finiſtrum
renem concedere: finiſtram vero ad dextrum renem et
ambas tandem in fede finiri. Sed dicat quispiam auctori
hujusce inventi, o bone vir, fedes habent fua venarum

Ed. Chart. III. [138. 139.]   Galen. V. (23. 24.)

ἀρχὸν τελευτᾶν. ἀλλὰ καὶ ὁ ἀρχὸς, ὦ βέλτιστε, φαίη ἄν
τις εἰκότως πρὸς τὸν ταῦτα γράψαντα, παρὰ τῆς ἐπ᾽ ὀσφύϊ
κοίλης ἀποφύσεις λαμβάνει, κατ᾽ ἐκεῖνον τὸν τόπον, ἔνθα
καὶ τὰς εἰς ἑκάτερον μέρος ἀποφυομένας τῆς κοίλης, ὥσπερ
τινὰς κλάδους μεγάλους ἐπὶ τὰ σκέλη φέρεσθαι. τῷ δὲ
πνεύμονι τίς ἀγνοεῖ μὴ ὅτι τῶν ἰατρῶν, ἀλλὰ καὶ τῶν μα-
γείρων, ἀπὸ καρδίας χορηγούμενον αἷμα διὰ μιᾶς φλεβὸς,
ἧς καρδίας οὐδαμόθι μέμνηται κατὰ τὸν λόγον ὁ τὸ τρίτον
ζεῦγος αὐτὸ πλάσας; [139] ἀλλ᾽ ἢν ἔνιοι τῶν ἀνατομικῶν
ἀνδρῶν ἀρχὴν εἶναί φασιν τῶν καθ᾽ ὅλον τὸ σῶμα φλεβῶν,
ταύτην ἡ προκειμένη ῥῆσις οὐδεμίαν οἶδεν ἔχουσαν φλέβα.
καὶ γὰρ οὖν καὶ τὸ τέταρτον ζεῦγος ἄρχεσθαι μὲν ἀπό τε
τῶν πρόσω τῆς κεφαλῆς καὶ τῶν ὀφθαλμῶν ἔφη- (24) σεν,
ὑπὸ δὲ τὸν αὐχένα καὶ τὰς κλεῖς ἐνεχθὲν αὐτὰς, ἐπιβαίνειν
τῷ βραχίονι καθ᾽ ἑτέραν δηλονότι χεῖρα μίαν, εἶτ᾽ ἐκ τῶν
ἄνω μερῶν ἐπὶ τοὺς δακτύλους ἐνεχθείσας αὖθις ἀναφέρεσθαι διὰ τῆς ὅλης χειρὸς ἐπὶ τὴν μοσχάλην, ἐντεῦθέν τε
διὰ τῶν πλευρῶν ἰέναι, τὴν μὲν ἑτέραν ἐπὶ τὸ ἧπαρ, τὴν
δ᾽ ἑτέραν ἐπὶ τὸν σπλῆνα, κἄπειτα φερομένας ἀπὸ τῆς

germina a cava juxta lumbos exorientia, qua fane parte
duae illae quae in utramque partem deductae a cava ortae quafi rami majores in crura deveniunt. Et quis
praeterea eft nedum medicus, fed nec coquus qui nefciat
fanguinem a corde, cujus ille qui hoc tertium confinxit
par, usquam in fuo fermone ne meminit quidem pulmoni
per venam unam fubminiftrari? Imo is iftius fermo id fi
ullam habeat venam ignoraffe videtur, quod tamen a
nonnullis fectoriae difciplinae peritis tanquam fons et
origo venarum omnium per univerfum corpus diftributa-
rum habitum eft. Quartum enim venarum par a finci-
pite oculisque fuum initium habere ait, unde fub cervicem et claviculas delatum brachium ingredi, ad utramque manum unam, fubinde vero ex fuperioribus partibus
in digitos ferri et mox referri per univerfam manum ad
alam, indeque per coftas progredi, alteram quidem in jecur, alteram in lienem, ut tandem a ventre decurrentes

γαστρὸς εἰς τὸ αἰδοῖον ἀμφοτέρας τελευτᾶν, ὥστε οὐδ᾽ αὖ-
ται διδοῦσί τι τῇ καρδίᾳ μέρος. πῶς οὖν εἰς τέλος ἐπε-
λάθετο τηλικούτου σπλάγχνου τῆς καρδίας ὁ ταῦτα διαπλάτ-
των ὡς καινὸς ὄντως Προμηθεύς; οὐ μὴν οὐδ᾽ ἐγκεφάλου
μνήμην ἐποιήσατο. δῆλον γὰρ ὅτι καὶ οὗτος ἀτιμότερος
ἦν τῶν σφυρῶν. ὑπὲρ ἅπασαν δὲ τυφλότητα τὸ κατὰ τοὺς
νεφροὺς ἐστιν, ἐφ᾽ οὓς ἀπὸ τῆς κοίλης μέγισται φέρονται
φλέβες, ἃς παραλιπὼν ἀναπλάττει τινὰς ἀπὸ τοῦ πνεύμονος ἐπ᾽ αὐτοὺς φέρεσθαι. δῆλον οὖν ἐστιν ἐξ ἁπάντων, οὐχ
ὥσπερ ἔνιοι τῶν ἀνατεμνόντων παρεῖδόν τινα καὶ αὐτὸς
οὗτος παρεωρακὼς, ἀλλ᾽ ὅλως οὐδὲν ἑωρακώς. ὁ γὰρ τὰ
μέγιστα μὴ βλέπων οὐ παραβλέπειν, ἀλλ᾽ ὅλως οὐ βλέπειν
ἀληθῶς ἂν λέγοιτο. ὅτι μὲν οὖν ἐνυπνίοις μεθυόντων ἔοικεν ὁ περὶ τῶν ἀπὸ τῆς κεφαλῆς εἰς ὅλον τὸ σῶμα καταφερομένων φλεβῶν λόγος οὐδεὶς ἀγνοεῖ τῶν ὅλως ἐπιχειρη-
σάντων τι θεάσασθαι κατὰ τὰς ἀνατομάς. ἄλλας μὲν γὰρ
τινας μικρὰς παρῶφθαι τοῖς ἀνατομικοῖς εἰκός, οὐ μὴν

ambae ad genitalia definant: sicque nec istae ullam cordi
partem attribuunt.   Qui ergo potuit is horum, veluti
novus quidam Prometheus, confictor tantum viscus, cor
inquam, omnino oblivioni mandasse? At nec cerebri usquam
meminit, vel forsitan quod malleolis esset in minori ho-
nore habendum. Sed quod de renibus tradit, omnem videtur caecitatem superare, quippe qui a vena cava maximas venas habeant, quas iste praetergrediens sibi quasdam
alias eo a pulmone deferri confingit. Jam igitur satis ex
his omnibus constat quod vir iste nequaquam, at alii quidam sectionibus operam dantes saepe faciunt, quaedam
quasi caecutiens praeterierit, sed potius nihil prorsus viderit. Nam si quis vel maxima non videat, hunc nihil
videre quam caecutire verius dicas. Atque is qui de venarum a capite in universum corpus partitione habitus
est sermo, quod ebriorum somniis similis sit, eorum qui
sectionibus vel parum interfuerint nemo ignorat. Porro
parvas aliquas venas viros anatomicos refellisse magnum
non est: nunquam tamen quisquam aliam alio modo de-

ἔγραψέ τις ἄλλην ἄλλως, οὐδὲ παρέλιπε τὰ καὶ τοῖς τυ-
φλοῖς δυνάμενα γενέσθαι γνωρίματα τοὺς δακτύλους τῆς
χειρὸς ἐπιβάλλουσι. μία γοῦν ἐστι φλὲψ δι᾽ ἧς ἐξ ἥπατος
εἰς ὅλον τὸ σῶμα φέρεται τὸ αἷμα, καθάπερ ἀπὸ στελέχους κλάδων πολλῶν, ἀποφυομένων ἀπ᾽ αὐτῆς φλεβῶν σμικρῶν, αἳ διανέμουσιν αὐτὸ τοῖς τοῦ ζώου μορίοις ἅπασιν.
εἰ μὲν οὖν ποταμῷ παρεικάσαις τὸ κατὰ τὴν κοίλην αἷμα,
τὸ δ᾽ ἀπ᾽ αὐτῆς φερόμενον εἰς τὰ μόρια τοῦ σώματος ὀχε-
τῷ, οὐδ᾽ οὕτως ψευσθήσῃ τῆς εἰκόνος. ἀλλ᾽ εἴτε ποταμῷ
προσεοικέναι φαίη τις, εἴτε πρέμνῳ τὴν μεγάλην φλέβα, τό
γε μίαν αὐτὴν εἶναι πᾶσι τοῖς ἰατροῖς ὡμολόγηται, πλὴν
τούτου τολμηρότατα παραγράψαντος τῷ βιβλίῳ τούτῳ τὰ
τέσσαρα ζεύγη. πρὸς γὰρ αὖ τοῖς ἄλλοις ὥσπερ τὴν καρδίαν ἀμνημόνευτον εἴασεν, οὕτω καὶ αὐτὴν τὴν κοίλην
φλέβα. καί τοι τῶν γε σφαγιτίδων μνημονεύσας, εἰς ἃς
αὕτη σχίζεται κατὰ τὸ τοῦ θώρακος ἀνωτέρω. ὅσον γάρ
ἐστι μεταξὺ τούτου τε τοῦ χωρίου καὶ τοῦ τῆς ῥάχεως
πέρατος, ἡ μεγάλη φλὲψ αὐτὸ κατείληφεν, ἀποφύουσα φλέ-

fcripfit, neque eas quae a caecis etiam, modo digitos ad-
moviffent, comprehendi poterant, praetermifit. Itaque una
eft vena per quam fanguis ex jecinore in univerfum corpus influit; a qua multae aliae minores quafi rami a trunco
prodeuntes illum omnibus corporis dispertiuntur partibus.
Quod fi fanguinem in vena cava fluvio compares, rivulis
vero illum qui inde in corporis particulas defluit, minime
a vera aberrabis fimilitudine. Sed five fluvio, five trunco
fimilem effe venam magnam quis dicat, omnes penitus
medici confentiunt unicam eam effe, praeterquam ille qui
audaciffime quatuor haec paria huic libro interferuit. Et
praeter alia multa tum cor tum venam ipfam cavam
filentio praeteriit, cum tamen jugularium meminerit, in
quas illa in fupremo thorace fcinditur. Quicquid enim
praeterea inter locum hunc et ultimam fpinae partem
clauditur, vena cava occupat, a qua venae utrinque ger-
minant. Ex utroque vero ipfius termino et ex utrisque
partibus bipertita eft, nam a fuperiore ejus parte duae

βας ἑκατέρωθεν. σχίζεται δὲ διχῇ, καθ᾽ ἑκάτερον τῶν περάτων καὶ τῶν μορίων αὐτῆς. ἄνω μὲν γὰρ διὰ τοῦ τραχήλου φέρονται μέγισται φλέβες, αἳ σφαγίτιδες ὀνομάζον-
ται. κάτω δὲ ἐφ᾽ ἑκάτερον σκέλος, ὡς εἴρηται, μία μὲν, μεγίστη δὲ φλέψ. τῶν δὲ διὰ τοῦ τραχήλου φερομένων, αἳ
καλοῦνται σφαγίτιδες, ἐν τῷ δευτέρῳ ζεύγει μνημονεύσας
ὁ νέος οὗτος Προμηθεὺς ἄγνοιαν καὶ τόλμαν ἐπεδείξατο
μεγίστην, οὐδαμόθι τῆς κοίλης φλεβὸς σχιζομένης, ἐξ ἧς
αὗται γεννῶνται μνημονεύσας. ἐχρῆν γὰρ, εἴπερ ἑωράκει τι
σμικρὸν ἐν ταῖς ἀνατομαῖς, ἐς ταυτὸ ἀλλήλαις φάναι τὰς
σφαγίτιδας ἰούσας μίαν ἀποτελεῖν φλέβα τὴν ἡπατῖτιν, ἢ
κοίλην, ἢ ὅπως ἄν τις ἑτέρως ὀνομάζειν ἐθέλει νῦν. εἰ δ᾽
ὡς δύο μενουσῶν αὐτῶν ὁ λόγος αὐτῷ γέγραπται [140]
φάσκοντι διὰ τῶν ἔνδον μερῶν παρὰ τὴν ῥάχιν ἐπὶ τὰ τῶν
σφυρῶν ἔσω καταφέρεσθαι. τί ἂν οὖν ἔτι μνημονεύσῃ τις
τῶν μετὰ τέτταρα ζεύγη γεγραμμένων φλεβῶν; ἃς ἀπὸ τῆς
κοίλης ἀναφέρειν εἰς ὅλον τὸ σῶμα τὴν τροφὴν ἡγεῖται,
ὥσπερ τῶν εἰρημένων τεττάρων ζευγῶν, ἄλλου τινὸς ἕνεκεν

prodeunt venae maximae, quae per collum invectae jugulares appellantur: ab inferioribus vero in utrumque crus
una, ut jam diximus, et ea quidem maxima defcendit.
Eorum fane quae per collum feruntur et jugulares vocantur in fuo illo fecundo pari meminit novus hic nofter
Prometheus, ubi temeritatem ac ignorantiam maximam
oftendit, nulla unquam cavae venae, a qua iftae ortum
habent, facta mentione. Debuiffet quippe, fi unquam vel
tantillum fecandis corporibus interfuiffet, dixiffe venas has
jugulares in unum coire et efficere jecorariam vel cavam
venam vel quomodocunque quis illam in praefentiarum
velit appellare. Quod fi de iftis tanquam femper fic duabus permanentibus ab eo fit fermo habitus, qui dicat illos
per internas prope fpinam partes, ad interiores malleolos
devehi; quid deinde de aliis venis poft quatuor illa paria defcriptis erit dicendum? quas ipfe putavit alimentum
a cava vena in corpus univerfum afferre, ac fi quatuor
illa commemorata paria alterius cujuspiam negotii gratia

Ed. Chart. III. [140.] Galen. V. (24.)

ὑπὸ τῆς φύσεως γεγονότων, ἀλλ᾽ οὐχὶ μίαν ἁπασῶν φλεβῶν
ἐχουσῶν χρείαν κοινὴν, ἀναφέρειν ἐξ ἥπατος ἅπασι τοῖς
τοῦ ζώου μέρεσιν αἷμα. τῶν δ᾽ ἐκ τῆς κοιλίας καὶ τῶν ἐντέρων ἀνακομιζουσῶν εἰς ἧπάρ τε ἐκ τῶν ἐδεσμάτων χυλὸν
οὐδεμία προσωτέρω τοῦ ἥπατος ἀνέρχεται. ἀλλ᾽ οὐδὲ κατὰ
πολλοὺς τοῦ ἥπατος τόπους φαίνονται, καίτοι πάμπολλαι
τὸν ἀριθμὸν οὖσαι καθ᾽ ἃ τῇ γαστρὶ καὶ τοῖς ἄλλοις ἐντέροις ὁμιλοῦσιν, ἀλλ᾽ εἰς ἕνα τόπον, ὃν ὀνομάζουσι πύλας
ἥπατος, ἀφικνοῦνται δὲ πᾶσαι, τοῦ θεμένου πρώτου πύλας ὄνομα τῷ χωρίῳ τούτῳ πόλει μὲν ἢ οἰκίᾳ τινὶ μεγάλῃ
τὸ ἧπαρ παρεικάσαντος, ἀγροῖς δὲ τά τε ἔντερα καὶ τὴν
κοιλίαν, ἐξ ὧν ὥσπερ δι᾽ ὁδῶν τινων, πολλῶν τῶν φλεβῶν,
εἰς τὰς πύλας τῆς πόλεως, ἢ τῆς οἰκίας κομίζεται τὰ σιτία.
ληρεῖ τοίνυν ὁ νέος Προμηθεὺς ἐν ᾧ διαπλάττει ζώῳ κατὰ
τὸν ἑαυτοῦ λόγον. οὐ γὰρ δὴ τοῖς ἔργοις γε διέπλασέ τις
ζῶον, ἐν ᾧ φλέβες ἐκ τῆς κοιλίας καὶ τῶν ἐντέρων εἰς
ὅλον ἀναφέρουσι τὸ σῶμα τὴν τροφήν. εἰς ἕνα γὰρ ἀφικνοῦνται τόπον ἅπασαι, τὰς πύλας τοῦ ἥπατος, ἐντεῦθέν

fuerint a natura fabrefacta, neque unum idemque et commune fit venarum omnium munus, nempe fanguinem ex
hepate in caeteras animantis partes advehere. At vero
quae a ventriculo et inteftinis fuccum ciborum in jecur
asportant, earum nulla ultra jecur progreditur, imo nec
in multis fecundum jecur locis apparent, quamvis nume-
rofae admodum ex ea parte fint qua ventrem et caetera
attingunt inteftina, fed in unum locum, quem portas jecoris vocant, omnes conveniunt: quem locum qui primus
portas nominavit, jecur urbi aut aedibus amplis comparavit, inteftina ventremque agris, ex quibus inftar viarum
per multas venas cibi in urbis aediumve portas vehuntur.
Delirat itaque in hoc animali quod fibi novus ifte Prometheus fuo fermone fingit. Nam nemo unquam animal
aliquod effectu ipfe fic formabit, ut in eo venae a ventriculo et inteftinis alimenta in totum corpus deferant:
omnes fiquidem in unum concurrunt locum, portas fcilicet jecinoris: unde quae per id viscus difpertitae funt

τε πάλιν αἱ κατὰ τὸ σπλάγχνον ὑποδεχόμεναι φλέβες τὴν
ἀνενεχθεῖσαν τροφὴν εἰς τὴν κοίλην φλέβα παράγουσιν, ἐξ
ἧς, ὡς ἔφην ὀλίγον ἔμπροσθεν, εἰς ὅλον τὸ σῶμα διανέμεται τὸ αἷμα.

ζ.

Φέρουσι δὲ καὶ ἀπὸ τῶν παχειῶν φλεβῶν εἰς τὴν κοιλίην
καὶ εἰς τὸ ἄλλο σῶμα καὶ ἀπὸ τῶν ἔξω καὶ ἀπὸ τῶν
εἴσω καὶ εἰς ἀλλήλας διδόασιν αἵ τε εἴσωθεν ἔξω καὶ αἱ
ἔξωθεν εἴσω.

Ἤρκει μὲν τῷ νέῳ Προμηθεῖ τὰ τέτταρα ζεύγη τῶν
φλεβῶν, οὐ μὴν ἠρκέσθη γε αὐτός, ἀλλ᾽ ὑπ᾽ ἀπληστίας
ἠσχημόνησε, προσθεὶς αὐτοῖς τὰς ἐκ τῆς κοίλης φερούσας
τὴν τροφὴν εἰς τὸ σῶμα. νυνὶ δ᾽ αὖθις ἐπήνεγκε τῷ λόγῳ
τὸν κολοφῶνα περὶ τῆς κοινωνίας τῶν φλεβῶν εἰπὼν οὐκ
ἀληθές. οὐδεμία γὰρ τῶν ἀπὸ τῆς κοίλης ἀποπεφυκυιῶν
φλεβῶν, ἃς παχείας ὠνόμασεν, εἰς ἕτερα ζεύγη διανενεμη-

venae affumptum alimentum in cavam venam ferunt, a
qua in totum corpus fanguis, ut paulo ante diximus,
diftribuitur.

VII.

*Quae etiam a craffis venis, tum ab externis tum ab in-
ternis, in ventriculum et reliquum corpus deferunt fibi-
que internae externis et externae internis mutuo diftri-
buunt.*

Poterant huic novo Prometheo quatuor ea venarum
paria fuffeciffe, nec tamen fatis ifti fuere, imo prae in-
explebili quadam impudentia has illis infuper addidit, quae
corpori a vena cava alimentum miniftrent, ut nunc coro-
nidem fermoni impofiturus, de venarum communione boc
tandem verum protulit. Ex his etenim venis quae a cava
oriuntur, quas ille craffas vocat, nulla in alia partita paria

μένη, εἰς κοιλίαν, ἢ ἔντερα φαίνεται καταπεφυκυῖα. καθάπερ γοῦν ἐπὶ τῆς νῦν εἰρημένης ἀνατομῆς οὐδὲν ὅλως οἶδ᾽
ἄχρι ῥήματος ἑνὸς ἀληθὲς εἶπεν ὁ πλάστης αὐτῶν, οὕτως
ἐπὶ τῆς κατὰ τὸ δεύτερον τῶν ἐπιδημιῶν οὐδὲν ὅλως ὁ Ἱπποκράτης ἐψεύσατο. παραφρονοῦσιν οὖν ὅσοι οὐδ᾽ ὄναρ
ἀνατομῆς ἀψάμενοι, τῶν Ἱπποκράτους βιβλίων ἐξηγήσεις
ἐπιχειροῦσι ποιεῖσθαι. καὶ μάλιστ᾽ αὐτῶν οἱ καλοῦντες
ἑαυτοὺς Ἱπποκρατείους, ἑνὸς ἀνδρὸς ἡγούμενοι καὶ τοῦτον
εἶναι τὸν λῆρον ἅπαντα, τῆς τῶν φλεβῶν ἀνατομῆς καὶ τὴν
ἐν τῷ δευτέρῳ τῶν ἐπιδημιῶν ἀκρίβειαν εἰ μὲν γὰρ ἐπεξ-
εύρηταί τι κατὰ τὸ ἕτερον αὐτῶν, ἐγχωρεῖ τὸν αὐτὸν ἄνδρα τοῦ χρόνου προϊόντος ἑαυτοῦ βελτίονα γινόμενον ἐφ᾽ οἷς
ἔμπροσθεν εἰρήκει καλῶς ἕτερα προσθεῖναι. ἐπεὶ δὲ ὁ μὲν Ἱπποκράτης αὐτὸς ἀκριβῶς φαίνεται γράψας οὐ μόνα τὰ σαφῶς ὁρώμενα πᾶσιν, ἀλλὰ καὶ τὰ δυσθεώρητα, μὴ βλέπων δὲ καὶ ὁ τὴν
ἐνθάδε συνθεὶς ἀνατομὴν, ἃ καὶ ψηλαφῶν ἄν τις εὕροι,
[141] πῶς ἐγχωρεῖ φάναι τὸν αὐτὸν ἀμφότερα γεγραφέναι;

intestinis aut ventriculo inferitur. Porro ut ne verbum
quidem is qui hanc venarum anatomen commentus est,
verum attulit: sic Hippocrates epidemiorum libro secundo
in nullo prorsus aberravit. Quare insaniunt profecto qui
ne per somnium quidem corporum sectiones attigere, at
libros Hippocratis exponere aggrediuntur et illi quam maxime qui cum velint Hippocratici appellari, in eundem
tamen auctorem et has universas de venarum sectione nu-
gas et exactam ejusdem disquisitionem in secundo epidemiorum traditam referendam arbitrantur. Si enim in alterutro eorum aliquod praeterea accessisset inventum, fieri
sane potuisset ut idem vir tempore peritior factus, illis
quae ab eo prius probe dicta fuerant alia etiam addidisset.
At cum videamus Hippocratem non modo omnia ad amus-
sim in commentarios retulisse, quae cunctis plane perspi-
cua sunt, verum et ea quae ad videndum sunt difficiliora,
is vero qui hanc anatomen composuit, ea etiam non viderit quae quisque vel palpando inveniat, quomodo potest

κατὰ τί δ᾽ εὔλογον, ὅλον ἀναπληρώσας τὸν περὶ τῶν στοιχείων τοῦ ἀνθρώπου λόγον, ἐφεξῆς αὐτῶν συνῆψε τὸν
περὶ τῶν φλεβῶν; ἢ γὰρ πᾶσαν ἐχρῆν τὴν ἀνατομὴν γράφειν, ἢ μηδὲ τὴν περὶ τῶν (25) φλεβῶν. ὑποτυπώσεσι μὲν
γὰρ, ἃς ἑαυτοῖς ἀναμνήσεως ἕνεκα γράφομεν, οἰκεῖόν ἐστιν
ὅτε τοιαύτη ποικιλία θεωρημάτων γίνεται, συγγράμματι δὲ
οὐδαμῶς ἐστιν οἰκεῖον ἐπιπεπληρωμένη τῇ προτέρᾳ διδασκαλίᾳ μόριόν τι τῆς δευτέρας προσγράφειν, κἄπειτα τοῦτο
καταλιπόντα μικρὸν ὕστερον ἄλλο τι γράφειν, εἶτ᾽ αὖθις
ἄλλο, καθάπερ ἐν τούτοις τοῖς ὑποκειμένοις ἐν τῷ περὶ
φύσιος ἀνθρώπου.

η'.

Τὰς οὖν φλεβοτομίας δεῖ ποιέεσθαι κατὰ τουτέους τοὺς
λόγους.

Οὓς αὐτὸς προείρηκε δηλονότι, τῷ μὲν πρώτῳ ζεύγει

quispiam affirmare eundem utraque haec fcripfiffe? quomodo etiam probabile eft, ut abfoluto univerfo qui de
hominis elementis inftitutus erat fermo, de venis fub-
nexuerit? aut enim tota anatomes ratio explenda erat,
aut neque de venis erat tractandum. Hoc enim magis ad
commentationes, quas nobis ipfis memoriae gratia defcri-
bimus, attinet ut ejuscemodi varia theoremata fimul ex-
plicentur. Jufto autem et legitimo volumini nequaquam
convenit ut priore doctrina confummata, fubinde illi alterius pars aliqua annectatur, atque iterum illa relicta,
paulo poft alia et poftmodum etiam alia, quod in his
eveniffe videmus quae libro de natura humana fubjecta
fuere.

VIII.

*Eas igitur venae fectiones hisce rationibus ductos facere
oportet.*

Quae ipfe videlicet praemonftraverat quando ad finem

τῶν φλεβῶν ἐν τῇ τελευτῇ προσθεὶς κατὰ λέξιν ταυτί·
δεῖ οὖν τὰς φλεβοτομίας ἐπὶ τῶν ἀλγημάτων τῶν ἐν τῷ
νώτῳ καὶ ἐν τοῖσιν ἰσχίοισιν ἀπὸ τῶν ἰγνύων ποιέεσθαι
καὶ ἀπὸ τῶν σφυρῶν ἔξωθεν. τῷ δὲ δευτέρῳ ζεύγει ταυτὶ
προσγράψας· δεῖ οὖν τὰς φλεβοτομίας ποιέεσθαι πρὸς τὰς
ὀδύνας τὰς ἀπὸ τῶν ψοῶν καὶ τῶν ὄρχεων ἀπὸ τῶν ἰγνύων
καὶ ἀπὸ τῶν σφυρῶν ἔσωθεν. ἐπὶ δὲ τοῦ τρίτου καὶ τε-
τάρτου ζεύγους οὐδὲν προσέθηκε περὶ φλεβοτομίας, ὥστε
καὶ κατ᾿ αὐτὰ τὸν λόγον ἐλλιπῆ πεποίηκε, πολλὰ μόρια τοῦ
σώματος παραλιπὼν, ἐφ᾿ ὧν ἐχρῆν εἰρηκέναι τὰς τμηθη-
σομένας φλέβας. ἀλλὰ ὥσπερ τῆς ὅλης ἀνατομῆς βραχύ τι
μόριον ἀποσπάσας ἔγραψεν, οὕτως καὶ τοὺς περὶ φλεβοτομίας λόγους.

θ'.

Ἐπιτηδεύειν δὲ χρὴ τὰς τομὰς ὡς προσωτάτω τέμνειν ἀπὸ
τῶν χωρίων ἔνθα ἂν αἱ ὀδύναι μεμαθήκασιν γίνεσθαι καὶ
τὸ αἷμα συλλέγεσθαι. οὕτως γὰρ ἂν ἥκιστα ἥ τε μεταβολὴ

primi paris fubjunxit haec verba: *Venam itaque ad coxarum et dorfi dolores in poplitibus fecabis et exterioribus
malleolis.* Secundo item pari haec adfcripfit: *Unde ad
lumborum dolores et teftium venas in tibiis incidere oportet et malleolis interioribus*, ut tamen in tertio et quarto
pari nihil de vena fecanda meminerit. Quapropter hac
etiam parte mancam tradidit hanc inftitutionem qui multas praeterierit corporis partes, quarum venae quae tun-
dendae effent, explicandae erant; ut ergo ab univerfa
anatomes ratione particulam quandam avulfam litteris commifit, fic et quod de fanguine mittendo referendum erat.

IX.

Studendum autem eft venarum *fectiones effici quam longiffime a locis in quibus dolores fieri et fanguis colligi
confuevit, fic enim tum mutatio minime magna dere-*

γίγνοιτο μεγάλη ἐξαπίνης καὶ τὸ ἔθος μεταστήσαις ἂν,
ὥστε μηκέτι εἰς τὸ αὐτὸ χωρίον συλλέγεσθαι.

Ὅτι μὲν τομὰς εἴρηκε τῶν φλεβῶν, ᾶς ἐν συνθέτῳ
προσηγορίᾳ φλεβοτομίας ὀνομάζομεν, ὀρθῶς ἤκουσαν οἱ
ἐξηγηταί· καὶ γὰρ ὁμολογοῦσι πάντες τοῦτο. ὅτι δὲ οὐ διω-
ρίσατο πότερον ὀδυνωμένων δὴ τῶν μορίων ἀξιοῖ πόῤῥω
τὴν ἀντίσπασιν γίνεσθαι τῶν ἐπιῤῥεόντων χυμῶν, ἢ κατὰ
τὸν τῆς ὑγιείας χρόνον, ἐν τούτῳ μέμψαιτ᾽ ἄν τις αὐτῷ.
ἐμοὶ δ᾽ οὖν δοκεῖ μᾶλλον ἐπὶ τῶν ὑγιαινόντων εἰρῆσθαι,
βουλομένου τοῦ γράψαντος ταῦτα προσεθίζειν, εἰς ἄλλα μόρια φέρεσθαι τοὺς πλεονάζοντας χυμούς.

ι'.

[142] Ὁκόσοι πῦον πολλὸν πτύουσιν ἄτερ πυρετοῦ ἐόντες καὶ
ὁκόσοισιν ὑπὸ τὸ οὖρον πῦον ὑφίσταται πολλὸν ἄτερ ὀδύνης
ἐοῦσι καὶ ὁκόσοισι τὰ ὑποχωρήματα αἱματώδεα, ὥσπερ
ἐν τῇσι δυσεντερίῃσι, καὶ χρόνια ἃ νέοισιν ἐοῦσι πέντε

pente continget, tum etiam consuetudinem tollendo ef-
feceris ut ne amplius in eundem locum colligatur.

Quod fectiones venarum hic intellexerit, quas phle-
botomias compofito appellamus nomine, recte ab expofi-
toribus acceptum eft, qui in hoc omnes confentiunt. Quod
vero minime definierit num dolentibus jam partibus cen-
feat procul effe revellendos humores vel potius fanitatis
tempore: ea ratione forte veniet reprehendendus. Et mihi
quidem videtur quod id in his qui profpera utantur valetudine dictum fit, quippe quod voluerit auctor affuefa-
cere humores redundantes in alias ferri partes.

X.

Quicunque pus copiofum citra febrem expuunt, et quibuscunque absque dolore pus multum in urina fubfidet et
quibuscunque alvi dejectiones ut in dyfenteriis cruentae
ac diuturnae funt, ut juvenibus quinque et triginta an-

καὶ τριάκοντα ἐτέων καὶ γεραιτέροισι, τουτέοισι πᾶσιν
ἀπὸ ταυτομάτου τὰ νουσήματα γίνεται. ἀνάγκη γὰρ τουτέους ταλαιπώρους τε γίνεσθαι καὶ φιλοπόνους τῷ σώματι καὶ ἐργάτας νεανίσκους ἐόντας. ἔπειτα δ᾽ ἐξανε-
θέντας τῶν πόνων σαρκωθῆναι μαλθακῇ σαρκὶ καὶ πολὺ
διαφερούσῃ τῆς προτέρης καὶ πολλὸν διακεκριμένον ἔχειν
τὸ σῶμα, τότε προϋπάρχον καὶ τὸ ἐπιτραφὲν, ὥστε μὴ
ὁμολογεῖν. ὁκόταν οὖν νούσημά τι καταλάβῃ τοὺς οὕτω
διακειμένους, τότε μὲν παραχρῆμα διαφεύγουσιν, ὕστερον δὲ μετὰ τὴν νοῦσον χρόνῳ τήκεται τὸ σῶμα καὶ
ῥέει διὰ τῶν φλεβῶν, ᾗ ἂν εὐρυχωρίη μάλιστα τύχῃ,
ἰχωροειδές. ἢν μὲν οὖν ὁρμήσῃ ἐς τὴν κοιλίην τὴν κάτω,
σχεδόν τι οἷόνπερ ἐν τῷ σώματι ἐνέῃ, τοιοῦτο καὶ τὸ διαχώρημα γίνεται. ἅτε γὰρ τῆς ὁδοῦ κατάντεος ἐούσης,
οὐχ ἵσταται πολλὸν χρόνον ἐν τῷ ἐντέρῳ. ὁκόσοισι δ᾽
ἂν ἐς τὸ στῆθος ἐσρυῇ, ὑπόπυοι γίνονται, ἅτε τῆς καθάρσεως ἀνάντεος ἐούσης καὶ χρόνον ἐναυλιζόμενον πολλὸν, ἐν τῷ στήθει κατασήπεται καὶ γίνεται πυοειδές.

norum atque etiam ſenioribus; his omnibus eadem ex
cauſa morbi oboriuntur; hos namque et labores toleraſſe
et exercitationibus deditos et operarios in juventute
fuiſſe neceſſe eſt. Poſtea vero ſolutos laboribus molli
carne et multum a priore differente carnoſos eſſe red-
ditos, multumque diffidens corpus habere, ut quod prius
extitit cum eo quod nunc accrevit minime conſentiat.
Quum igitur morbus aliquis ſic affectos corripuerit, ii
quidem quamprimum evadunt, ſed poſtea a morbo temporis ſucceſſu corpus liquatur et per venas, qua parte
ampliſſimae eſſe ſolent, ſanies quaedam fluit. Si igitur
ſanies ad inferiorem alvum impetu feratur, quale quid
fere ineſt in corpore, tales etiam dejectiones redduntur.
Neque enim, cum via declivis ſit, multo tempore in
inteſtino ſubſiſtit. At quibus in pectus influit, ii purulenti fiunt, cum nimirum purgatio acclivis ſit et multo
tempore immorans in pectore putreſcat et purulentum

ὁκόσοισι δ' ἂν ἐς τὴν κύστιν ἐξερεύγηται ὑπὸ τῆς θερμότητος, τουτέου τοῦ χωρίου τὸ καὶ θερμὸν καὶ λευκὸν
γίνεται καὶ διακρίνεται, καὶ τὸ μὲν ἀραιότατον ὑφίσταται
ἄνω, τὸ δὲ παχύτατον κάτω, ὃ δὴ πῦον καλεῖται.

Τὰ μὲν εἰρημένα κατὰ τὴν προκειμένην ῥῆσιν ἅπαντά
ἐστι σαφῆ καὶ δεῖται τοῦ προσέχοντος αὐτοῖς τὸν νοῦν, οὐκ
ἐξηγητοῦ σαφηνίζοντος. εἰ δ' ἀληθῆ πάντ' ἐστὶ, βασανίζειν
χρὴ τὸ μὲν τῇ πείρᾳ, τὸ δὲ τῷ λόγῳ. τῇ πείρᾳ μὲν, εἰ
χωρὶς τοῦ πυρέξαι τινὲς ὤφθησαν, ἢ ἀποπτύοντες πῦον,
ἢ τοῖς οὔροις ἐκκρίνοντές τι, ἔτι δὲ πρὸς τούτοις, εἰ τα-
λαιπωροῦντες ἐν τῷ πρόσθεν βίῳ νῦν ἐπαύσαντο χρόνῳ
συχνῷ καὶ εἰ νοσήσαντες μὲν οὗτοι διεσώθησαν. ὕστερον
δ' αὐτοῖς αἱ εἰρημέναι πυώδεις ἐκκρίσεις ἐπιγίγνονται. ταῦτα μὲν οὖν τῇ πείρᾳ κριθῆναι χρή. τῷ λόγῳ δὲ τὴν αἰτίαν, ὑφ' ἧς γίνεσθαί φησιν ὁ γράψας αὐτὰ, πότερον ἀληθὴς, ἢ ψευδής ἐστιν. ὅτι μὲν οὖν οὐκ ἔχει τὸ ἐξ ἀνάγκης
τὰ εἰρημένα πρὸς αὐτοῦ πρόδηλόν ἐστι τοῖς γεγυμνασμέ-

---

reddatur. *Quibus vero in veficam effunditur, a loci
calore calida et alba fit et fecernitur, quodque rariffi-
mum exiftit, fupra innatat, craffiffimum vero, quod
fane pus appellatur, fubfidet.*

Omnia quae hac traduntur ferie clara funt potiusque
lectorem qui animum advertat quam expofitorem defiderant qui declaret: quae tamen an vera fint partim experientia partim ratione examinanda funt. Experientia
quidem obfervandum eft num aliqui a febre immunes vifi
unquam fint aut fputo pus rejeciffe, aut urinis aliquid
excreviffe. Praeterea fi priorem vitam duxerint laborio-
fam, moxque quieverint multo tempore, atque fi ii a
morbo detenti incolumes evafere et fubinde fi purulentae
excretiones fupervenerint. Haec experimentis funt judicanda. Ratione vero, fi quam is retulit, caufa vera fit
vel fecus. Jam vero quod ifta ab ipfo auctore producta
nullam fecum habeant neceffitatem, facile omnibus con-

νοις ἐν ἀποδεικτικαῖς μεθόδοις. εἰ δὲ τὸ πιθανὸν γοῦν
ἔχει καθ᾽ ἑαυτὸν ἕκαστος σκοπείσθω. κινδυνεύει γὰρ ἐν
τῷ πρός τι τὸ πιθανὸν εἶναι. περὶ μὲν οὖν τῶν διὰ πείρας φαινομένων ἔχοιμι ἄν σοι κᾀγὼ φάναι τό γε τοσοῦτο,
ὡς αἱματώδεις μὲν ἐκκρίσεις διὰ γαστρὸς εἶδον οὐκ ὀλίγας
γινομένας τισὶ τῶν καταλυσάντων ἔθος γυμνασίων σφοδρῶν,
οὐδεμίαν δὲ ἔκκρισιν πυώδη. μυξώδη μέντοι πολλάκις ἐκ
περιόδων τινῶν ἀτάκτων τε καὶ τεταγμένων, οὐρούμενά τε
καὶ διὰ γαστρὸς ἐκκρινόμενα τούτοις ἐθεασάμην, ὥσπερ γε
καὶ πτύσματα πέπονα μὲν, οὐ μὴν πυώδη γε.

ια΄.

[143] (26) Γίνονται δὲ καὶ λίθοι τοῖσι παιδίοισι διὰ
τὴν θερμότητα τοῦ χωρίου τε τουτέου καὶ τοῦ ὅλου σώματος, τοῖσι δὲ ἀνδράσιν οὐ γίνονται λίθοι διὰ τὴν ψυχρότητα τοῦ σώματος.

Τοῦ χωρίου, δηλονότι τῆς κύστεως, ὑπὲρ ἧς κατὰ

fpicuum erit qui demonſtrativis methodis operam navarunt.
An autem probabile ſaltem habeat, ſecum quisque per-
pendat: videtur enim probabile in his eſſe quae ad aliud
referuntur. Et equidem quantum ad ea ſpectat quae in
experimentis apparent, tantum hoc habeo quod tibi affe-
ram, me cruentas vidiſſe ſaepenumero dejectiones per
alvum ab his qui conſuetas validasque exercitationes di-
miſerint excretas: purulentas vero nequaquam. Vidi
praeterea ex quibusdam periodis tum ordinatis tum inor-
dinatis mucoſa ab his in urinis reddi et per alvum dejici:
ſicut et ſputa cocta quidem, purulenta vero minime.

XI.

*At vero calculi pueris ob loci hujus ac univerſi corporis
calorem procreantur, ſed viris ob corporis frigus calculi non generantur.*

Loci nimirum veſicae, de qua in fine prioris orationis

τὴν τελευτὴν τῆς προτέρας ῥήσεως οὕτως ἔγραψεν· ὁκόσοισι δ᾽ ἂν ἐς τὴν κύστιν ἐξερεύγηται ἀπὸ τῆς θερμότητος,
τουτέου τοῦ χωρίου λευκὸν γίνεται· τοῖς οὖν παιδίοις φησὶ
τοὺς λίθους γίνεσθαι διὰ τὴν θερμότητα τῆς τε κύστεως
καὶ ὅλου τοῦ σώματος, εἶτα ἐπιφέρων ἐρεῖ περὶ τῆς θερμότητος τῶν παιδίων.

ιβ´.

Εὖ γὰρ χρὴ εἰδέναι ὅτι ὁ ἄνθρωπος τῇ πρώτῃ τῶν ἡμερέων θερμότατός ἐστιν αὐτὸς ἑωυτοῦ, τῇ δ᾽ ὑστάτῃ
ψυχρότατος.

Ἁπλῶς τῶν λεγόντων θερμότατον, ἄνευ διορισμοῦ, τῇ
πρώτῃ τῶν ἡμερῶν εἶναι τὸν ἄνθρωπον, οὐκ ἀληθής ὁ
λόγος ἐστὶ, μετὰ διορισμοῦ δ᾽ ἀληθής. θερμότατος γὰρ ἂν
γε ῥηθῇ τῷ ἐμφύτῳ. τοῦτο γάρ ἐστι πλεῖστον τοῖς παιδίοις. ὁ δὲ γράψας τὴν προκειμένην ῥῆσιν αὐτὸ τὸ κυριώτατον ἐν τῷ λόγῳ παρακήκοεν, ὡς διὰ τῆς ἑπομένης
ῥήσεως ἔσται δῆλον. εὑρεθήσεται γὰρ οὐχ ὡς Ἱπποκράτης

fic ipfe ait: *Quibus in veficam ejicitur, a loci iftius calore albefcit.* Inquit ergo quod calculi pueris innafcun-
tur ob calorem tam veficae quam corporis totius. Poftea
de puerorum calore fic fubjungit.

XII.

*Nam probe noffe oportet hominem primo dierum decurfu
ipfum fui* comparatione *calidiffimum effe, poftremo vero
frigidiffimum.*

Qui fimpliciter absque ea limitatione, fcilicet primis
illis diebus hominem ajunt calidiffimum effe, eorum fermo
non eft verus: at cum limitatione verus; calidiffimus
fiquidem eft fi de innato calore loquamur, is enim in pueris plurimus eft. Id autem, ut fequens indicabit oratio,
ille qui haec fcripfit obaudiviffe videtur, quod tamen in
hoc fermone praecipuum erat. Neque enim ut Hippocra-

τὰ αὐξανόμενα πλεῖστον ἔχειν τὸ ἔμφυτον θερμὸν ἔφη καὶ
αὐτὸς οὕτως γινώσκων, ἀλλ' ἄνευ τοῦ ἐμφύτου ἡγούμενος
ἁπλῶς εἶναι θερμὰ τὰ αὐξανόμενα.

_____

ιγ'.

Ἀνάγκη γὰρ αὐξανόμενον καὶ χωρέον τὸ σῶμα πρὸς βίην
θερμὸν εἶναι.

_____

Ἱπποκράτους εἰπόντος τὰ αὐξανόμενα πλεῖστον ἔχειν
τὸ ἔμφυτον θερμὸν, οὕτως ἔοικεν ἁπλῶς ἀκηκοέναι θερμὸν
εἶναι τοῖς αὐξανομένοις τὸ σῶμα, μὴ προσκειμένου τῷ λόγῳ
τὸ ἔμφυτον. χωροῦν γὰρ αὐτό φησι πρὸς βίαν θερμὸν γίνεσθαι. τὸ δὲ πρὸς βίην χωρεῖν, τοινόδε τι βούλεται
δηλοῦν. ἔργον αὐτῷ δοκεῖ βίαιόν τι καὶ ἰσχυρὸν ἡ αὔξησις
εἶναι, ὥσπερ αὖ τἄλλα τῶν ἰσχυρῶν ἔργων ἐκθερμαίνει
τοὺς ἐνεργοῦντας, οὕτω καὶ ἡ αὔξησις. ἀλλ' ἔμπαλίν γε
ἐχρῆν αὐτὸν εἰρηκέναι, διὰ τὸ ἔμφυτον θερμὸν αὔξεσθαι
τοὺς παῖδας, οὐ διὰ τὴν αὔξησιν γίνεσθαι θερμούς. τὸ γὰρ

_____

tes dixit, *qui augentur plurimum habent innati caloris,*
ita hunc fenſiſſe offendes: imo nativo praetermiſſo fimpliciter putaſſe calida eſſe quae creſcunt.

_____

XIII.

*Quod enim augeſcit corpus et ad robur procedit, id ca-
lidum eſſe neceſſe eſt.*

_____

Quum Hippocrates dixerit: *qui augentur plurimum
habent innati caloris,* videtur hic auctor exiſtimaſſe corpora his qui augentur calida fimpliciter eſſe: qui innati
nihil in hoc meminerit ſermone. Quod enim ad vim progreditur, calidum fore ait, ad vim autem progredi vult
quid hujusmodi indicare; videtur ipſi incrementum eſſe
rem violentam et validam et ut opera alia vehementiora
operarios excalſaciunt, fic et incrementum. At contra
debuerat dicere ex innato calore pueros augeri, non autem ob id eos incaleſcere quod augeantur. Nam calor

ἐμαυτὸν θερμὸν οὐ μόνον εὔκρατον θερμὸν, ἀλλὰ καὶ ὑγρόν.
εἰκότως οὖν αὔξεται τὰ τοιαῦτα σώματα. διατεινόμενα
γὰρ εἰς τὰς τρεῖς διαστάσεις οἰονεὶ καὶ διαφυσώμενα, [144]
τὴν εἰς ἁπάσας αὐτὰς ἐπίδοσιν λαμβάνει. διατείνει μὲν οὖν
ἡ φύσις αὐτὰ πάντη, πρὸς τοῦτο ὀργάνῳ συμφύτῳ χρω-
μένη τῷ θερμῷ. διατείνεται γὰρ ἑτοίμως διὰ τὴν ὑγρότητα. τά γε μὴν πολλὰ τῶν παίδων ἀδηφαγοῦντα πλεῖστον
ἀθροίζει τὸν ἰδίως ὀνομαζόμενον ὠμὸν χυμὸν, ἐξ οὗ ῥᾳδίως
ὁ λίθος γεννᾶται, τούτου μὲν ὕλης ἔχοντος λόγον, ἐξ οὗ ὁ
λίθος γεννᾶται, ποιητικοῦ δὲ αἰτίου τῆς θερμασίας.

ιδ΄.

Ὁκόταν δ᾽ ἄρξηται μαραίνεσθαι τὸ σῶμα, καταῤῥέον πρὸς
εὐπέτειαν, ψυχρότερον γίνεται.

Κἀνταῦθα πάλιν, ὅτε δὲ μηδὲν αὔξεται τὸ σῶμα τοῖς
παρακμάζουσι, διὰ τὴν ἀργίαν αὐτό φησι γίνεσθαι ψυχρότερον, ἔμπαλιν δὲ ἄμεινον αἰτιολογεῖν. ἐλάττονος γὰρ

ipfe innatus non folum moderate calidus, fed praeterea
etiam humidus eſt. Igitur jure merito ejuscemodi augentur corpora, quippe quae in tres diſtendantur dimenfiones
et quafi inflentur et propterea omnibus illis fit acceſſio.
Itaque ea undique natura diſtendit ad hoc negotium or-
gano ufa calore innato; ex humore enim habet ut facile
protendatur. Atque plerique pueri, utpote qui plurimum
voraces ſint, humorem non modicum aggregant, quem
crudum proprie vocamus, qui calculo gignendo in primis
opportunus eſt accedente calore veluti effectrice caufa.

XIV.

At ubi marcefcere corpus coeperit et ad exitium delabitur,
frigidius evadit.

Et hic rurfum quando non amplius augetur corpus
his qui inclinata aetate ſunt, ipfum ab otio fieri ait frigidius, at fatius erat ut contra ratio caufae affignaretur:

αὐτῷ γινομένου τοῦ ἐμφύτου θερμοῦ καὶ αὔξησις ἐπαύσατο.
σαφέστερον δὲ τὴν ἑαυτοῦ γνώμην ἐδήλωσεν ὁ γράψας ταῦτα
διὰ τῆς ἐχομένης ῥήσεως.

ιε'.

Καὶ κατὰ τοῦτον τὸν λόγον, ὁκόσον τῇ προτέρῃ τῶν ἡμερέων πλεῖστον αὔξεται ἄνθρωπος, τοσοῦτο θερμότερος
γίνεται, καὶ τῇ ὑστάτῃ τῶν ἡμερέων, ὁκόσον πλεῖστον
καταμαραίνεται, τοσοῦτο ψυχρότερον ἀνάγκη εἶναι.

Ὀρθῶς οὖν ἡμεῖς ἐξηγησάμεθα τὴν προκειμένην ῥῆσιν,
ἐν ᾗ φησιν· ἀνάγκη γὰρ αὐξανόμενον καὶ χωρίον τὸ σῶμα
πρὸς βίην θερμὸν εἶναι. ἐχρῆν γὰρ ἔμπροσθεν αὐτὸν εἰπεῖν
διὰ τὸ ἔμφυτον θερμὸν αὔξεσθαι τὸ αὐξανόμενον, ἀλλ' οὐ
διὰ τὴν αὔξησιν γίνεσθαι θερμόν. ἀνάλογον δὴ τούτου κἀπὶ
τοῦ παρακμάζοντος, ἐπεὶ μηκέτ' αὔξεται, ψυχρὸν αὐτὸ νομίζειν γίνεσθαι διὰ τὴν ἀργίαν τῆς πρότερον μὲν ἐνεργού-
σης αὐξήσεως, νυνὶ δὲ παυομένης.

---

ob id enim quia illis innatus calor imminuitur, et incrementum etiam ceſſat; clarius tamen horum auctor ſuam in
ſequenti parte ſententiam aperuit.

XV.

*Atque hac ratione quo plurimum prioribus diebus increſcit
homo, eo calidior evadit; atque ultimis diebus quanto
plurimum marceſcit, tanto eum frigidiorem eſſe neceſſe eſt.*

Nos ergo recte partem ſuperiorem ubi ait: *neceſſe
ſiquidem eſt ut augeſcens corpus et ad vim progrediens
calidum ſit*, interpretati ſumus. Erat enim e contrario
dicendum ob calorem innatum augeri quae augentur, non
autem quia augeantur ideo eſſe calida, ut eadem ſit ratio
in his quae decreſcunt. Putat namque quando non amplius creſcit, frigidum fieri propter otium, dum priſtinum
incrementum, qnod in corpore erat, nunc quiescit.

ιστ'.

Ὑγιέες δὲ γίνονται αὐτόματοι οἱ οὕτω διακείμενοι, πλεῖστοι
μὲν ἐν τῇ ὥρῃ ἣν ἄρχονται τήκεσθαι, πέντε καὶ τεσσαράκοντα ἡμερέων. ὁκόσοι δ᾽ ἂν τὴν ὥρην ταύτην ὑπερ-
βάλλωσιν, ἐνιαυτῷ αὐτόματοι ὑγιέες γίνονται, ἢν μή τι
ἐς ἄλλο κακουργῆται ὁ ἄνθρωπος.

Τίνας λέγει τοὺς οὕτω διακειμένους; οὓς προείρηκε
δηλονότι καταλύσαντας τὰ γυμνάσια διὰ τὴν ἀργίαν ἀπο-
πτύειν τε καὶ οὐρεῖν πῦον, ἀλίσκεσθαί τε δυσεντερίαις. ἐγὼ
δὲ ἔφην ἁλισκομένους μὲν δυσεντερίαις αἱματηραῖς ἑωρακέναι πολλοὺς τῶν εἰς ἄπονον μεταστάντων ἐκ ταλαιπωρικοῦ
[145] καὶ ἐργαστικοῦ τοῦ πρόσθεν βίου πῦον δὲ οὔτ᾽ ἀνα-
βήττοντας οὔτ᾽ οὐροῦντας ὦφθαί μοί τινας. ἀλλ᾽ οὗτός γέ
μοι δοκεῖ τὸν ὠμὸν ὀνομαζόμενον χυμὸν ὅταν πεφθῇ γε,
πῦον εἶναι. καὶ τί θαυμαστὸν, ὅπου γε καὶ ὁ Ἐρασίστρατος τὰς ἐν τοῖς οὔροις ὑποστάσεις ἐπὶ τῶν πυρεσσόντων
οὐ τοῦτον εἶναι τὸν χυμὸν, ἀλλὰ πῦον ἡγεῖται; μηδ᾽ ὅτι

XVI.

Sic autem affecti fua fponte fanefcunt; plurimi quidem
quo anni tempore liquefcere coeperint, quinto et qua-
dragefimo die.   Qui vero hoc anni tempus fuperave-
rint, anno fponte convalefcunt, nifi quid aliud homi-
nem male habuerit.

Quosnam eo fe habentes modo nominat? nimirum
quos prius commemoraverat, qui ab exercitatione ad otium
translati pus expuunt et mingunt dyfenteriisque corripiuntur; ubi equidem dixi me plures vidiffe cruentis ar-
reptos dyfenteriis qui laboriofa negotiosaque vita relicta
ad defidem fe contulerint: qui vero pus expuerint aut
minxerint, nullos unquam vidiffe.   At hic, ut arbitror,
crudum quem vocant humorem, ubi concoctus fit, pus
effe putat.   Qui autem hoc mirum fit? quando et Erafiftratus quoque ea quae in urinis febricitantium fubfident

Ed. Chart. III. [145.]   Galen. V. (26. 27.)

τῶν ὑγιαινόντων τοῖς ἀδηφαγοῦσιν ὑφίσταται πολὺ τὸ τοιοῦτο γινώσκων. τεθεάμεθα γοῦν παμπόλλους τῶν ἀργῶς
βιούντων διὰ χρόνων τινῶν ἐκκρινομένους διὰ τῶν οὔρων
τῇ καλουμένῃ μύξῃ παραπλήσια πάμπολλα, καί τισιν αὐτῶν
βραδεῖαν ποιησαμένην τὴν διέξοδον πύῳ παραπλήσιον φαίνεται τὸ ἐκκρινόμενον, καθάπερ γε κἀπὶ τῶν ἀναπνευστικῶν, διὰ τὸ πλείονι χρόνῳ κατεγχρωσμένα πέττεσθαι τὰ
τοιαῦτα. τούτου δ᾽ οὖν καὶ αὐτὸς εἶπε τὴν αἰτίαν ἔμπροσθεν ἐπὶ μὲν τῆς δυσεντερίας τὸ κάταντες τῆς ὁδοῦ, ταχείας διεξόδου τῶν περιττῶν αἴτιον εἶναι φάσκων, ἐπὶ δὲ
τῶν ἀναπτυομένων τὸ ἄναντες τῆς βραδείας, ἐπὶ δὲ τῶν
(27) οὔρων τὴν θερμασίαν τοῦ χωρίου. εἰ δέ τις οὐ συγχωρεῖ διαφέρειν ὠμοῦ χυμοῦ πύον ἐν οὔροις, ἢ πτύσμασιν,
ἢ διαχωρήμασι, δυοῖν θάτερον οὗτος πέπονθεν, ἢ ἑκὼν
πανουργεῖν διὰ ἀκολουθίαν τὴν πρὸς τὸ δόγμα, καθάπερ
Ἐρασίστρατος ἐπὶ φλεγμονῇ γίνεσθαι βουλόμενος ἅπαντας
τοῖς πυρετούς, ἢ σοφιστής ἐστιν ἀνομίλητος τοῖς ἔργοις
τῆς τέχνης, οὓς ὀρθῶς ὀνομάζουσιν οἱ παλαιοὶ λογιατρούς.

pus eſſe, non hunc humorem cenſeat? neque noverit in
bene valentibus etiam qui voraces ſint id genus plurimum ſubſidere? Nos multos obſervavimus qui aliquandiu
in otio vitam egere urinis magnam copiam rei quae muco
ſic appellato ſimilis erat excreviſſe, et in eorum nonnullis ubi haec tarde permeabant puri ſimilia excernebantur,
quemadmodum et in reſpiratoriis inſtrumentis, quando
diutius contenta concoquuntur. Hujus autem et ipſe paulo
ante cauſam retulit: in dyſenteria quidem, quum dixit
viam declivem in cauſa eſſe celeris excrementorum tranſitus, quemadmodum tardi acclivem in iis quae tuſſi reji-
ciuntur, in urinis vero loci calorem. Qu d ſi quis concedere nolit in urinis aut ſputis aut excrementis a pure
crudam humorem differre, is alterutro errori obnoxius
eſt, quia vel ultro, ne ſuum dogma prodere videatur, doloſe agit, Eraſiſtratum imitatus qui voluit febres omnes
habere ab inflammationibus ortum: vel ſophiſtes eſt, qui
in operibus artis nunquam verſatus ſit. Hos antiqui recte

Ed. Chart. III. [145.]   Galen. V. (27.)

ἕτερον γάρ ἐστι καὶ χρόᾳ καὶ συστάσει καὶ ὀσμῇ τὸ πῦον
ὠμοῦ χυμοῦ. καὶ γίνεται δὲ καὶ διὰ ῥινῶν καὶ διὰ στόματος ἐν περιόδοις τισὶν ἀτάκτοις τε καὶ τεταγμέναις ἔκκρισις ὠμῶν χυμῶν ἐκκαθαίρουσα τὸν ἐγκέφαλον, ἧς οὐκ ἐ-
μνημόνευσε νῦν ὁ ταύτην τὴν προγεγραμμένην ῥῆσιν γράψας. εἰκότως δὲ ἔφησεν αὐτομάτως ὑγιάζεσθαι τοὺς προειρημένους, ὅπερ ἐστὶν οὐδὲν ἡμῶν πραξάντων. αὐτάρκως
γὰρ ἡ φύσις αὐτοὺς ἐκκαθαίρει. προθεσμίαν δὲ τῆς ἐκκα-
θάρσεως ἔθετο διττὴν αὐτοῖς, τὴν μὲν ἑτέραν κατὰ τὴν
ὥραν τοῦ ἔτους ἐν ᾗ τὴν εἰρημένην ἔκκρισιν αὐτοῖς ἄρξασθαι συνέβη, τὴν δὲ ἑτέραν εἰς ἐνιαυτὸν ἐκτεινομένην, ἀλλὰ
καὶ τὴν ὀλιγοχρόνιον εἰς πέντε καὶ τεσσαράκοντα προήκειν
ἡμέρας. τινὲς δὲ οὐ πέντε καὶ τεσσαράκοντα γράφουσι,
ἀλλὰ τεσσεράκοντα. πολλοὺς δὲ ἐγὼ θεασάμενος οὕτω κα-
θαιρομένους ὑπὸ τῆς φύσεως, οὐ δύο μόνον ὡρῶν τῆς κενώσεως εἶδον, ὡς οὗτος ἔγραψεν, ἀλλὰ καὶ πάνυ πολλάς.
ἄλλος γὰρ ἐν ἄλλῃ προθεσμίᾳ τελέως ἐξεκαθάρθη, τινὲς
μὲν τετταράκοντα ἡμέρας, τινὲς δὲ καὶ μέχρι μηνῶν προΰ-

λογιατροὺς appellant. Porro a crudo humore pus colore,
fubftantia ac odore diftat. Jam et per nares et per os
certis quibusdam vel incertis circuitibus fit hujusce crudi
humoris excretio, unde expurgatur cerebrum, cujus nulla
nunc ab illo qui haec fcripfit mentio habita eft. Merito
tamen dixit praedictos fponte fua fuiffe fanatos, id eft
nullo noftro negotio: nam ipfa quantum fatis fit natura
expurgat. At expurgationis duplicem ipfe praefcripfit ter-
minum: alterum eo anni tempore quo dicta jam excretio
ipfis coepiffe contigit, alterum qui in annum protenditur, ut tamen qui brevior eft ad quinque et quadraginta
dies producatur. Nonnulli vero non quadraginta quinque,
fed quadraginta fcribunt. Ego fane multos in hunc modum a natura fuiffe expurgatos cum obfervaverim, non
eos duos folummodo terminos evacuationis quos ifte defcripfit animadverti, fed quam plures. Alius etenim alio
praefixo termino plene purgatus eft, alii quidem diebus
quadraginta, alii in menfes et eos non numero pares,

βησαν, οὐκ ἴσων τῶν ἀριθμῶν. ἔστι δὲ οἳ καὶ δι' ὅλου
τοῦ ἔτους παραμένον ἔχοντες τὸ σύμπτωμα.

ιζ'.

Ὁκόσα δὲ τῶν νοσημάτων γίγνονται ἐξ ὀλίγου καὶ ὁκόσων
αἱ προφάσιες εὔγνωστοι, ταῦτα δὲ ἀσφαλέστατά ἐστι
προσαγορεύεσθαι. τὴν δὲ ἴησιν χρὴ ποιέεσθαι αὐτέων
ἐναγκούμενον τῇ προφάσει τῆς νούσου, οὕτω γὰρ ἂν λύοιτο τὸ τὴν νοῦσον παρασχὸν ἐν τῷ σώματι.

Τούτῳ μάχεσθαι δοκεῖ τὸ κατὰ τοὺς ἀφορισμοὺς εἰ-
ρημένον· τῶν ὀξέων νοσημάτων οὐ πάμπαν ἀσφαλέες αἱ
προσα- [146] γορεύσιες οὔτε τῆς ὑγιείης οὔτε τοῦ θανάτου. καὶ Σαβῖνος αὐτὸ πειραθεὶς λῦσαι περιελάλησε
μὲν, οὐδὲν δὲ εἶπε πιθανόν. οὕτω δὲ καὶ ἄλλοι πολλοὶ τῶν
ἐξηγησαμένων τὸ βιβλίον. δοκοῦσι δή μοι μὴ συνηκέναι τί
σημαίνει τὸ ἐξ ὀλίγου. νομίζουσι γοῦν ἐπὶ τῶν ὀλιγοχρο-
νίων καὶ ὀξέων γίνεσθαι τὸν λόγον. ἔοικε δὲ οὐ περὶ τού-

progreſſi ſunt, nec defuere qui per annum integrum ab
eo ſymptomate detenti ſunt.

XVII.

Qui morbi levi momento oriuntur et quorum cauſae co-
gnitu ſunt faciles, ii ſecuriſſimi eſſe praedicantur; eo-
rum autem curatio oppoſitis cauſae morbi remediis mo-
lienda eſt, ſic enim quod morbum in corpore concita-
vit ſolvitur.

Cum his illud pugnare videtur quod in Aphorismis
traditum eſt. *Acutorum morborum non omnino certae*
ſunt pronuntiationes neque ſalutis neque mortis. Sabinus
dum nodum ſolvere conatur, nugatur plurimum, nihil tamen quod conſentaneum eſſet attulit et aliorum plerique
qui librum hunc exponendum ſuſcepere. Mihi vero non
videntur aſſequi quid ἐξ ὀλίγου ſibi velit, ipſi enim arbitrantur de brevibus et acutis morbis ſermonem haberi,

των λέγειν τοῦτο, ἀλλὰ περὶ τῶν ἐξ αἰτιῶν προδήλων τὴν
γένεσιν ἐσχηκότων πρόσφατον, ἐξ ὀλίγου χρόνου καὶ οὐκ ἐκ
πολλοῦ κατασκευασθεῖσαν. ἐπὶ τούτων γὰρ ἡ πρόῤῥησις
τοῦ γενησομένου ῥᾴστη, ὅτι καὶ τὸ αἴτιον ὁποῖόν τε καὶ
πηλίκον ἐστὶν ἔγνωσται. ὅσα δὲ ἐκ πολλοῦ χρόνου κατὰ
βραχὺ γενόμενα μηδεμίαν ἔχον αἰτίαν προφανῆ τῆς γενέσεως, οὐχ ὁμοίως ἐπὶ τούτων ἡ πρόγνωσις ἀσφαλής. ὑπό-
γυοι δὲ αἰτίαι νοσημάτων εἰσὶν ἐγκαύσεις, ψύξεις, ἀγρυπνίαι, λῦπαι, φροντίδες, ἀπεψίαι, σκληροκοιτίαι, κάματοι,
μέθαι καὶ τἄλλα τὰ τοιαῦτα. διὰ τοῦτ' οὖν καὶ τὴν ἴασιν
ἔφη τῶν τοιούτων ποιεῖσθαι διὰ τῶν ἐναντίων τῇ προφάσει τοῦ νοσήματος, οἷον εἰ ἐνεκαύθη, ψύχοντα, εἰ ἐψύχθη,
θερμαίνοντα, εἰ ἔκαμεν, ἀναπαύοντα, εἰ ἤργησε παρὰ τὸ
ἔθος, ἐπὶ πλέον γυμνάζοντα, εἰ ἐπληρώθη, κενοῦντα, εἰ
ἐκενώθη, πληροῦντα, καθάπερ καὶ πρόσθεν εἶπε κατὰ
τὴν ῥῆσιν, ἧς ἡ ἀρχή· ὁκόσα πλησμονὴ τίκτει νουσήματα,
κένωσις ἰῆται.

---

cum tamen ipfe non videatur id voluiffe, fed de his qui
a manifeftis caufis recentem ortum habent, ex brevi tempore, non autem ex multo excitatum. In his fiquidem
facilis eft ejus quod eventurum eft praedictio, utpote quia
jam et ipfa caufa qualis et quanta fit cognofcatur. At
qui paulatim et longo temporis fpatio fiunt, nec fui ortus
apertam aliquam caufam habent, in his non ita erit prae-
fagitio tuta. Recentes vero morborum caufae funt aeftus,
refrigerationes, vigiliae, moerores, curae, cruditates, durum cubile, laffitudines, ebrietates et id genus reliqua.
Per ea ergo quae morborum occafionibus contraria funt,
moliendam effe curationem ait; ut fi exaeftuaverit, refrigerantia adhibeantur, fi frixerit, calefacientia: fi laboraverit, ut quiescat, fi in otio praeter morem degerit, plenius exercitetur, fi fuerit repletus, evacuetur, fi evacuatus,
repleatur: in quem modum fuperius etiam ea parte dixit,
cujus principium eft: *quos morbos repletio gignit, evacuatio fanat.*

ιη´.

Ὁκόσοισι δὲ ψαμμώδεα ὑφίσταται, ἢ πῶροι ἐν τοῖσιν οὔ-
ροισι, τουτέοισι τὴν ἀρχὴν φύματα ἐγένοντο πρὸς τῇ
φλεβὶ τῇ παχείῃ καὶ διεπύησεν. ἔπειτα δὲ ἅτε οὐ ταχέως ἐκραγέντων τῶν φυμάτων, πῶροι συνετράφησαν ἐκ
τοῦ πύου, οἵτινες ἔξω θλίβονται διὰ τῆς φλεβὸς σὺν τῷ
οὔρῳ ἐς τὴν κύστιν.

Γένοιτο μὲν ἄν ποτε καὶ καθ᾽ ἣν εἶπεν αἰτίαν οὖρα
τοιαῦτα. γένοιτο δ᾽ ἂν καὶ αὐτοῦ τοῦ νεφροῦ παθόντος
ὁμοίως, ἄνευ τῆς μεγάλης φλεβός. ὡς τὸ πολὺ δὲ χωρὶς
φυμάτων συμβαίνουσιν αἱ εἰρημέναι διὰ τῶν οὔρων ἐκκρίσεις, ὅταν παχὺς, ἢ γλίσχρος ἱκανῶς χυμὸς βραδεῖαν ποιούμενος τὴν διέξοδον ὑπὸ τῆς ἐν τῷ τόπῳ θερμασίας ξη-
ραινόμενος παγῇ.

ιθ´.

Ὁκόσοισι δὲ αἱματώδεα μόνον τὰ οὐρήματα, τουτέοισιν αἱ
φλέβες πεπονήκασιν.

XVIII.

*Quibus autem in urinis arenulae vel lapilli subsident, iis
per initia tubercula ad crassam venam enata sunt ac
suppurata; postea vero quum ea tubercula haud ita cito
erupta sunt, lapilli ex pare coalescunt qui per venam
cum urina in vesicam foras extruduntur.*

Potest quidem esse ut ea de causa quam ipse attulit,
ejuscemodi urinae fiant: potest et pariter esse ut fiant
absque vena ex affectu scilicet renis frequenter; tamen
hujusmodi excretiones in urinis proveniunt etiam sine tuberculis, nempe quando crassus et satis viscosus humor
tarde egrediens ab illius loci calore exiccatus cogitur.

XIX.

*At quibuscunque urinae quidem solum cruentae sunt, his
venae laborarunt.*

Τὸ πεπονήκασιν ἄδηλόν ἐστιν ἐπὶ τίνος εἴρηται. δύναται γὰρ καὶ τὸ κεκμήκασι δηλοῦν, ὡς ἐκλύτους γεγονυίας
αὐτὰς, ἡμίπεπτόν τε γεννᾶν αἷμα καὶ μεθιέναι τοῦτο ῥᾳδίως
δι᾽ ἀτονίαν. ἢ ὡς ἀλλότριον ἀποκρίνειν. δύναται δὲ κοινῶς
τὸ πεπόνθασιν ἐκ τοῦ πεπονήκασι δηλοῦσθαι, μηδὲν αὐτῶν
τῶν νεφρῶν πεπονθότων, ἀλλ᾽ ἐν μόναις ταῖς φλεψὶν οὔσης
τῆς διαθέσεως, οὐ μὴν ὁποία τίς ἐστιν ἐκ τῆς τοιαύτης
ἐξηγήσεως δηλοῦται. πρόδηλον δὲ ἐστιν ὡς οὔθ᾽ Ἱπποκράτης οὔτε Πόλυβος εἶπεν ἂν οὐρήματα, δυνάμενοί γε εἰπεῖν,
ὁκόσοισι δὲ αἱματώδεα τὰ οὖρα. καὶ πολλάκις γε πάνυ τι
γράφων ὁ Ἱπποκράτης οὖρα, [147] κατ᾽ οὐδεμίαν λέξιν
εἶπε· οὔρημα. καὶ ἄλλα δὲ πολλὰ τῶν παρεγγεγραμμένων
ἐνδείκνυται σαφῶς αὐτὰ μήθ᾽ Ἱπποκράτους εἶναι μήτε
Πόλυβου.

κ΄.

Ὁκόσοισι δὲ ἐν τῷ οὐρήματι παχεῖ ἐόντι σαρκία σμικρὰ

Obfcurum eft qua de re, laborarunt, dixerit. Nam
fignificare poteft eas imbecilles factas ut folutis viribus
femicoctum fanguinem generent, qui vel earum imbecillitate facile profluat vel quafi res aliena ab illis excernatur. Poteft praeterea communiter laborarunt fignificare
affectae funt, quod fcilicet tota affectio citra renum incommodum ad folas venas pertineat: quae tamen illa fit,
haud ex hac expofitione indicatur. At vero perquam
manifeftum eft quod neque Hippocrates neque Polybus
unquam οὐρήματα dixiffent, cum ita dicere potuerint, quibus fanguinolenta funt τὰ οὖρα. Alioquin enim Hippocrates frequentiffime οὖρα fcripfit, οὔρημα vero nullibi in
ejus fcriptis invenias. Sunt et alia multa adfcripta in hoc
libro, quae manifefte indicant, ea neque Polybi neque Hippocratis fuiffe.

XX.

Quibuscunque autem in urina craffa exiftente carunculae

τριχοειδέα συνεξέρχεται, ταῦτα δὲ ἀπὸ τῶν νεφρῶν εἰδέναι
χρὴ ἐόντα καὶ ἀπὸ τῶν ἀρθριτικῶν.

Τὸν ἀφορισμὸν ἐνταῦθα μετέφρασε τόνδε· ὁκόσοισιν
ἐν τῷ οὔρῳ παχεῖ ἐόντι σαρκία σμικρὰ, ἢ ὥσπερ τρίχες
συνεξέρχονται, τουτέοισιν ἀπὸ τῶν νεφρῶν ἐκκρίνεται.

κα΄.

Ὁκόσοισι δὲ καθαρὸν τὸ οὖρον ἄλλοτε καὶ ἄλλοτε οἷόν
γε πίτυρα ἐκφέρεται ἐν τῷ οὐρήματι, τουτέοισιν ἡ κύστις ψωριᾷ.

Πάλιν κἀνταῦθα τὸν ἀφορισμὸν ἐκεῖνον παρέφρασεν·
ὁκόσοισιν ἐν τῷ οὔρῳ παχεῖ ἐόντι πιτυρῶδές τι συνεξεύρε-
ται, τουτέοισιν ἡ κύστις ψωριᾷ.

κβ΄.

(28) Οἱ πλεῖστοι τῶν πυρετῶν γίνονται ἀπὸ χολῆς. εἴδεα

parvae piliformes fimul prodeunt, eas a renibus et ab
arthriticis prodire noffe oportet.

Aphorismum illum in hoc loco interpretatus eft. Quibus cum urina craffa carunculae parvae aut capillis fimiles egrediuntur, his a renibus fit excretio.

XXI.

Quibus vero urina pura eft et alias atque alias veluti
furfures in urina innatant, iis vefica fcabiofa exiftit.

Hoc item loco eum aphorismum defcripfit. Quibus
in urina craffa furfuraceum quid excernitur, his vefica
fcabie laborat.

XXII.

Plurimae febres a bile procreantur: earum autem fpecies

δὲ αὐτέων εἰσὶ τέσσαρα, χωρὶς τῶν ἐν τῇσιν ὀδύνῃσι γινομένων τῇσιν ἀποκεκριμένῃσιν. οὐνόματα δ᾽ αὐτέων ἐστὶ
σύνοχος καὶ ἀμφημερινὸς καὶ τριταῖος καὶ τεταρταῖος ὁ
μὲν οὖν σύνοχος καλεόμενος ἀπὸ πλείστης χολῆς καὶ ἀκρη-
τεστάτης καὶ τὰς κρίσιας ἐν ἐλαχίστῳ χρόνῳ ποιέεται.
τὸ γὰρ σῶμα οὐ διαψυχόμενον οὐδένα χρόνον συντήκεται
ταχέως, ἅτε ὑπὸ πολλοῦ τοῦ θερμοῦ θερμαινόμενον. ὁ
δὲ ἀμφημερινὸς μετὰ τὸν σύνοχον, ἀπὸ πλείστης χολῆς
γίνεται καὶ ἀπαλλάσσεται τάχιστα τῶν ἄλλων. μακρότερος δέ ἐστι τοῦ συνόχου, ὅτι ἀπ᾽ ἐλάσσονός τε γίνεται
χολῆς καὶ ὅτι ἀνάπαυσιν ἔχει τὸ σῶμα, ἐν δὲ τῷ συνόχῳ
οὐκ ἀναπαύεται οὐδένα χρόνον. ὁ δὲ τριταῖος μακρότε-
ρός ἐστι τοῦ ἀμφημερινοῦ καὶ ἀπὸ χολῆς ἐλάσσονος γίνεται. ὁκόσῳ δὲ πλείονα χρόνον ἐν τῷ τριταίῳ ἢ ἐν
τῷ ἀμφημερινῷ τὸ σῶμα ἀναπαύεται, τοσούτῳ χρονιώ-
τερος οὗτος ὁ πυρετὸς τοῦ ἀμφημερινοῦ ἐστιν. οἱ δὲ τεταρταῖοι τὰ μὲν ἄλλα κατὰ τὸν αὐτὸν λόγον, χρονιώτε-
ροι δέ εἰσι μάλα τῶν τριταίων, ὁκόσον ἔλασσον μετέ-

funt quatuor praeter eas quae doloribus feparatis fuccedunt.   Earum autem nomina funt continens, quotidiana, tertiana et quartana.   Quae itaque continens
vocatur, ex plurima et meraciffima bile provenit, cri-
sesque breviffimo tempore efficit: quum namque corpus
nullo tempore perfrigeratur et a multo calore incalefcit,
celeriter colliquefcit.   Quotidiana poft continentem a
plurima bile generatur et prae caeteris celerrime difce-
dit, at continente diuturnior eft, tum quod a pauciore
bile procreetur, tum quod in ea intermiffionis quietem
habeat corpus; at in continente nullo unquam tempore
quiefcit.   Tertiana vero quotidiana longior eft et a
pauciore bile fit; et quo longiori in ea tempore quam
in quotidiana corpus quiefcit, eo diuturnior haec febris
quam quotidiana.   At quartanae in reliquis eandem
rationem obtinent, fed tertianis tanto longiores funt,
quanto pauciorem bilis, qua calor concitatur, partem

χουσι μέρος τῆς χολῆς τῆς τὴν θέρμην παρεχούσης, τοῦ
δὲ διαψύχεσθαι τὸ σῶμα πλέον μετέχουσι. προσγίνεται
δὲ αὐτέοισιν ἀπὸ μελαίνης χολῆς τὸ περισσὸν τοῦτο καὶ
δυσαπάλλακτον. μέλαινα γὰρ χολὴ τῶν ἐν τῷ σώματι
ἐνεόντων χυμῶν γλισχρότατον καὶ τὰς ἔδρας χρονιωτάτας
ποιέει. [148] γνώσῃ δὲ ἐν τῷδε ὅτι οἱ τεταρταῖοι
πυρετοὶ μετέχουσι τοῦ μελαγχολικοῦ. φθινοπώρῳ γὰρ
μάλιστα ἁλίσκονται οἱ ἄνθρωποι ὑπὸ τῶν τεταρταίων καὶ
ἐν τῇ ἡλικίῃ τῇ ἀπὸ πέντε τε καὶ εἴκοσιν ἐτέων ἐς τὰ
πέντε καὶ τεσσεράκοντα. ἡ δὲ ἡλικίη αὕτη ὑπὸ μελαίνης
χολῆς κατέχεται μάλιστα πασέων τῶν ἡλικιῶν, ἥ τε φθινοπωρινὴ ὥρη μάλιστα πασέων τῶν ὡρέων. ὁκόσοι δ᾽
ἂν ἁλῶσιν ἔξω τῆς ὥρης ταύτης καὶ τῆς ἡλικίης ὑπὸ τοῦ
τεταρταίου, εὖ χρὴ εἰδέναι μὴ χρόνιον ἐσόμενον τὸν
πυρετὸν, ἢν μή τι ἄλλο κακουργῆται ὁ ἄνθρωπος.

Ὅμοιόν τί μοι δοκοῦσι πεπονθέναι οἱ πολλοὶ τῶν ἔξη-
γητῶν, ἐν οἷς ἐστι καὶ Σαβῖνος, τῷ νοσοῦντι μὲν ὑδερι-

obtinent, tum quia in his corpus liberalius refrigeratur,
iisque ab atra bile is cumulus accedit ut non nisi aegre
depelli possint. Atra namque bilis omnium qui corpori
insunt humorum glutinosissima est ac diuturnissimas sta-
tiones facit. Quod autem quartanae febres humoris
melancholici participes ex eo quisque noverit: autumno
enim maxime homines corripiuntur et ea aetate quae
est ab anno vigesimo quinto ad quadragesimum quintum: tum etiam quod haec aetas inter alias omnes
atrae bili potissimum est obnoxia et autumnale tempus
omnium anni temporum ad eandem aptissimum est. Si
qui vero extra hoc anni tempus et eam aetatem quartana correpti fuerint, pro comperto habeas, hanc febrem,
nisi quid aliud hominem male habeat, minime diuturnam fore.

Plerique expositores, in quibus posuerim Sabinum,
illum mihi imitari videntur, qui cum aqua inter cutem

κῶς ἀνθρώπῳ, παρωνυχίαν δὲ αὐτοῦ θεραπεῦσαι φιλότιμον
τὸν ἰατρὸν ἀξιοῦντι. δυοῖν γὰρ θάτερον, ἢ οὐκ ἔβλεπεν
οὗτος ὅπως εἶχεν ὅλως κακῶς, ἢ οὐκ ᾤετο δεῖσθαι θεραπείας. οὕτως οὖν καὶ τοὺς ἐξηγητὰς ἢ τυφλώττειν τὸν
τῆς ψυχῆς ὀφθαλμὸν νομιστέον, ἢ τὰ μὲν σμικρὰ τῶν ἐγ-
κλημάτων ἡγεῖσθαι θεραπείας τινὸς δεῖσθαι, τὰ μεγάλα δὲ
οὐδεμιᾶς χρῄζειν βοηθείας. ὥσπερ γὰρ ἐξ ὕπνου βαθέος
ἐγερθέντες ᾔσθοντο τῆς πρὸς Ἱπποκράτους μάχης, τοῦ
κατὰ τὴν προκειμένην ῥῆσιν εἰρημένου, τὸν ἀμφημερινὸν
ὀλιγοχρονιώτερον ἀποφαινούσης αὐτῆς τοῦ τριταίου, σαφῶς
εἰρηκότος Ἱπποκράτους ἐν τῷ πρώτῳ τῶν ἐπιδημιῶν κἂν
τοῖς ἀφορισμοῖς τάχιστα κρίνεσθαι τὸν τριταῖον. οὔκουν
φασὶν Ἱπποκράτειον εἶναι τὸ βιβλίον, ὡς καὶ φανερῶς ψευδοῦς ὄντος τοῦ λεγομένου καὶ διαφερομένου τοῖς ἑτέρωθι
γεγραμμένοις ὑφ' Ἱπποκράτους. εἰ γὰρ ἐν τούτῳ μόνον
ψευδόμενόν τε ἅμα καὶ μαχόμενον Ἱπποκράτει τὸν περι-
γράψαντα τὰ μεταξὺ κατενόησαν, ἐοίκασι τῷ τὴν παρωνυχίαν ὁρῶντι, τὸ δ' ὅλον σῶμα μὴ βλέποντι κάκιστα διακεί-

laboraret, medicum expofcebat ut fuam diligenter redu-
viam curaret: alterutrum fane erat, aut is fe univerfo
corpore laborare non animadvertebat, aut putabat curationem non requirere. Pari modo et expofitores aut oculis animi caecutiunt, aut arbitrantur levioribus quidem erroribus effe confulendum, majoribus vero nullum effe remedium adhibendum. Hi quafi ex profundo excitati fomno
fentiunt tandem quam ea quae in hac parte tradita funt,
nempe quotidianam effe tertiana breviorem, cum Hippocratis fententia pugnent, qui in primo Epidemiorum libro
necnon in Aphorismis aperte protulerit tertianam celerrime judicari, et proinde ajunt librum hunc non effe Hip-
pocraticum, cum et falfa contineat et quae ab his quae
alibi fcripta ab Hippocrate funt difcrepent. Quippe fi in
hac tantummodo re putant hunc qui ifta quae libro huic
inferta funt adfcripfit, tum mentitum fuiffe tum etiam
Hippocrati refragari, fimiles illi funt qui reduviae atten-
dit, corpus vero univerfum effe peffime affectum non ad-

μένον. ὁ μὲν γὰρ ἀγνοήσας τὸν ἀμφημερινὸν τοῦ τριταίου
χρονιώτερον εἶναι ἐνδείκνυται μὲν ἑαυτὸν οὐκ εἶναι τρί-
βωνα τῶν ἔργων τῆς ἰατρικῆς, οὐ μὴν ἐξ ἀτονίας γέ τινος
ἀναισχύντου τὸ ψεῦσμα διέπλασεν, ἀλλ' ἐκ πιθανοῦ λόγου
κινηθείς, καὶ μάλιστα ἐπειδή τισι τῶν παλαιῶν, ὧν καὶ
Πλάτων ἐστίν, ἐδόκει τοὺς μὲν συνεχεῖς πυρετοὺς, ἐξ ὑπερβολῆς τοῦ πυρὸς γίνεσθαι, τοὺς δὲ ἀμφημερινοὺς ἀέρος,
καὶ τριταίους μὲν ὕδατος, τεταρταίους δὲ γῆς. ἡ γάρ τοι
τοῦ Πλάτωνος ῥῆσις αὐτοῖς ὀνόμασιν οὕτως ἔχει· τὸ μὲν
οὖν ἐκ πυρὸς ὑπερβολῆς μάλιστα νοσῆσαν σῶμα συνεχῆ
καύματα καὶ πυρετοῖς ἀπεργάζεται, τὸ δὲ ἐξ ἀέρος ἀμφημερινοὺς, τριταίους δ' ὕδατος, διὰ τὸ νωθέστερον ἀέρος,
καὶ πυρὸς εἶναι· τὸ δὲ γῆς τέταρτον ὂν, νωθέστατον τούτων, ἐν τετραπλασίαις χρόνου περιόδοις καθαιρόμενον, τεταρταῖον πυρετὸν ποιῆσαν, ἀπαλλάττεται μόγις. εἴπερ
οὖν ὁ Πλάτων τὸ νωθέστατον στοιχεῖον, ὅπερ ἐστὶν
ἑδραιότατόν τε καὶ δυσκινητότατον, ἐν τετραπλασίαις χρόνου περιόδοις ἐκκαθαίρεσθαί φησι, πιθανὸν ἔδοξαν εἶναι

vertit. Quem enim latet quotidianam eſſe tertiana longiorem, is ſe in operibus medicinae parum eſſe exercita-
tum prodit. Porro ille non tam ex impudenti ſtupiditate
mendacium id effinxit, quam probabili ratione motus, eo
magis quod inter antiquos nonnulli fuere, in quibus eſt
Plato, qui ſenſere continuas febres ex ignis excessu gigni,
quotidianas aëris, tertianas aquae, quartanas terrae. Platonis vero haec ſunt verba: *Itaque corpus quod ex ignis
abundantia laboravit, continuos fervores et febres efficit;
quod vero ex aëris, quotidianas: at ex aquae, tertianas,
ut quae igne et aëre ſit tardior: quartum autem cum ex
terra ſit, omnium lentiſſimum eſt et quadruplicibus temporis circuitibus purgatur, quartanam efficiens aegre re-
movetur.* Igitur cum Plato elementum pigerrimum, quod
et firmiſſimum eſt et ad motum difficillimum, quadruplicibus purgari dicat circuitibus, veriſimile ipſis viſum eſt
alia quoque eadem inter ſe proportione differre, qua ge-

καὶ τᾶλλα διαφέρειν ἀλλήλων κατὰ τὴν αὐτὴν ἀναλογίαν,
ὡς γέγονεν ἐφεξῆς τε τῷ γεώδει στοιχείῳ, τοῦτο δ᾽ ἂν ὕδωρ
εἴη, τὴν ἐφεξῆς τῇ τετάρτῃ περιόδῳ γεννᾷν. τὸ δὲ τούτου
πάλιν ἐφεξῆς, ὅπερ ἐστὶν ἀήρ, τὴν ἀμφημερινήν. τὸ δὲ ὀξυ-
κινητότατον, ὅπερ εὔδηλον ὅτι τὸ πῦρ ἐστιν, ἐργάζεσθαι
τὸν συνεχῆ πυρετόν. ἀλλὰ τούτου πιθανώτερός ἐστιν ὁ
λόγος ὁ τῷ φύσει θερμῷ στοιχείῳ, τουτέστι τῷ πυρί, τὴν
αἰτίαν ἀνατιθεὶς τῆς γενέσεως αὐτῶν. οὐ γὰρ εὔλογον ὑπὸ
τοῦ ψυχροῦ στοιχείου πλεονάσαντος ἐν τῷ σώματι τὸ θερμότατον πάθος γίνεσθαι. [149] τοίνυν εὔλογον μέν ἐστι
τοῦ θερμοῦ στοιχείου τῇ πλεονεξίᾳ θερμὸν γίνεσθαι πάθος. ἀλλήλων δὲ διαφέρουσιν οἱ πυρετοὶ ταῖς αὐτῶν διαφοραῖς, ἃς τῷ ποσῷ τῆς αἰτίας ἀνατίθεσθαι προσήκει.
τοῦτο δ᾽ εἰ συγχωρήσομεν, ὁ μὲν συνεχέστατος καὶ θερμότατος πυρετὸς ὑπὸ πλείστου γεννήσεται πυρός. ὁ δὲ ἐφεξῆς αὐτῷ δευτέραν ἔχει χώραν ἐν ποσότητι, καὶ τρίτην μὲν
ὁ τριταῖος, τετάρτην δὲ ὁ τεταρταῖος, αἵ τε λύσεις αὐτῶν
ἀκολούθως ταῖς αἰτίαις ἔσονται, τάχισται μὲν αἱ τοῦ θερ-

nita funt, ut quod fubinde fequitur terreftre elementum,
utpote aqua, circuitum etiam quaterno proximum produ-
cat. Item quod huic confequens eft, qui aër eft, quotidianam, quod vero citiffime movetur, id autem plane ignis
eft, febrem parit continuam. Probabilior tamen ea ratio
eft quae caufam ortus ipfarum in calidum natura refert
elementum, id eft ignem. Neque enim confentaneum eft
affectum calidiffimum a frigido dominante elemento in corpore gigni, congruum fane eft calidum affectum ex redundantia elementi calidioris excitari. Difcrepant autem
mutuo febres fuis ipfis differentiis, quas in quantitate
caufae ponas. Quod fi concefferimus, febris quae conti-
nentiffima juxtaque et calidiffima eft, a plurimo igne pro-
ficifcetur. Quod huic continens eft fecundum fibi vindi-
cabit in quantitate locum, tertium tertiana, quartum quartana. Solutiones quoque earum erunt caufis confequentes,
calidiffimae quidem febris citiffimae, ab his vero tem-

μοτάτου πυρετοῦ, δεύτεραι δὲ κατὰ τὸν χρόνον αἱ τῶν
ἀμφημερινῶν, καὶ τρίται αἱ τῶν τριταίων καὶ τέταρται αἱ
τῶν τεταρταίων. ὥσθ᾽ ὅσον μὲν (29) ἐπὶ τῷ πιθανῷ καλῶς εἴρηται ταῦτα· τὸ δὲ ἐκ τῆς τῶν πραγμάτων ἱστορίας
ἐλέγχει τὸν λόγον. ἐπὶ δὲ τῆς προγεγραμμένης τῶν φλεβῶν ἀνατομῆς οὐδὲν ἔχων εἰπεῖν πιθανὸν ὁ συνθεὶς αὐτὴν οὐχ ἕν, ἢ δύο, ἢ τρία φαίνεται ψευσάμενος, ἀλλὰ
πάνυ πολλὰ, πρὸς τὸ μηδὲ κατὰ τύχην ἕν τι τῶν ἐν αὐτοῖς
ἀληθῶς εἰρῆσθαι. θαυμαστὸν οὖν ὅπως ἐπ᾽ ἐκείνων μὲν
οὐδὲν ἐμέμψατο τῷ γράψαντι, τὰ μετὰ τὸ περὶ φύσιος ἀνθρώπου μέχρι δεῦρο πάντα, νυνὶ δὲ μέμφεται καὶ διὰ τοῦτο
αὐτῷ οὐκέτι δοκεῖ τὸ βιβλίον Ἱπποκράτους εἶναι. Σαβίνου
δὲ καὶ τῶν πλείστων ἐξηγητῶν ἔτι καὶ τοῦτ᾽ ἄν τις θαυμάσειεν, ὅτι τὰ προγεγραμμένα πάντα ἐπαινοῦντες ἀεὶ θαυ-
μασίως εἰρῆσθαι, τὸ δέ τι τἀνδρὶ καὶ δαιμονίως, τὸ δέ τι
καὶ θείως, τὸ δέ τι νῦν ἐξαίφνης μὲν ἐκείνων ἁπάντων
ἐπελάθοντο. διὰ μίαν δ᾽ ἀντιλογίαν οὐκέτ᾽ αὐτοῖς Ἱπποκράτους εἶναι τὸ βιβλίον δοκεῖ, ἀλλὰ μετακινοῦσιν ἐπὶ

poris fpatio fecundum ordinem habent quotidianae, tertium tertianae, quartum quartanae: ita ut fi ad probabilitatem refpicias, haec fane erunt recte pronuntiata:
hanc vero rationem rerum ipfarum explanatio convicit.
At in fuperiori venarum anatome ejus auctor nulli innixus
probabili argumento non femel, aut bis, aut ter, emen-
titus eft, fed faepiffime: ut neque unum quidpiam in illis
invenias, quod vel cafu recte fit expofitum; unde mirabile
profecto eft quod in nullo eorum auctorum qui omnia
haec a libro de natura humana usque huc confcripfit, ac-
cufaverit unquam, in praefentiarum accufet ita ut ob hoc
non amplius illi videatur liber hic fuiffe Hippocratis. Porro
et id mirandum eft quod Sabinus et alii plerique expofitores fuperioribus omnibus femper applauferint, afferen-
tes hoc quidem mirifice fuiffe ab homine dictum, illud
vero fumma cum felicitate, aliud divine, nunc autem
eorum omnium obliti ex una tantum contradicendi occafione ftatim coeperit illis videri hic liber non effe am-

Πόλυβον, ὡς αὐτοὶ μὲν ἀνεγνωκότες τοὺς ἀφορισμοὺς καὶ
τὸ πρῶτον τῶν ἐπιδημιῶν, οὐκ ἀνεγνωκότος δὲ ταῦτα Πολύβου, ὃν ἀδύνατον ἦν μαθητὴν Ἱπποκράτους ὄντα μὴ οὐ
πολλάκις μὲν ἀκηκοέναι παρ' αὐτοῦ περὶ τῆς διαφορᾶς τῶν
πυρετῶν, ἀνεγνωκέναι δὲ οὐκ ὀλιγάκις αὐτοῦ τὰ συγγράμματα, σὺν τῷ καὶ αὐτὸν ἐπὶ τῶν ἀῤῥώστων τεθεᾶσθαι τα-
χυκρίσιμον μὲν τὸν τριταῖον, χρονίζοντα δὲ τὸν ἀμφημερινόν.
οἱ γὰρ δὴ τῶν ἐπὶ τῆς Ἀλεξανδρείας προφητευσάντων εἷς
τις ἦν ὁ Πόλυβος, οἳ μηδένα πώποτε θεασάμενοι νοσοῦντα
σχολαστικοῖς ἐπέτριβον, οὐδὲν ὑγιὲς λέγοντες, οὐδ' ὧν οἱ
τρίβωνες ὁρῶσι, φαινομένων ἐναργῶς ἐπὶ ἀῤῥώστων. ὥσθ'
ὁ ταῦτα γράψας ἤτοι οὗτος ἦν σοφιστὴς, ἢ πανοῦργος
ἄνθρωπος, ὡς ἔοικε, παραγράψας τὸ ψεῦδος, ἕνεκα τοῦ
προστρίψασθαι ψόγον τῷ παλαιῷ. τοῦ δὲ νεώτερον εἶναι
τὸν παραγράψαντα ταῦτα καὶ ἡ τοῦ συνόχου προσηγορία
τεκμήριόν ἐστιν. οὐδαμόθεν γὰρ οὐθ' Ἱπποκράτης οὔτε
τις τῶν παλαιῶν τὸν συνεχῆ πυρετὸν ὠνόμασε σύνοχον,
ὥσπερ οὐδὲ οὐρήματα τὰ οὖρα, ἀλλὰ ταῦτα ὀνόματα νεω-

plius Hippocratis ipfumque in Polybum transferunt, quafi
ipfi Aphorismos legerint atque etiam primum Epidemiorum librum, non legerit autem Polybus, quem fieri nequit, cum Hippocratis difcipulus fuerit, non faepiffime ab
eo de febrium differentiis audiviffe et non raro etiam ejus
libros relegiffe. His accedit quod viderat et ipfe in aegris tertianam cito judicari, quotidianam vero longiori
tempore perdurare. Nam neque in eis ponendus eft Polybus qui Alexandriae divinabant, ii nullo unquam vel
vifo aegrotante in fcholis verfabantur, nihil unquam quod
fanum effet dicentes, neque ea etiam quae in aegrotis
clariffime apparere animadvertunt, qui in arte exercitati
funt. Unde is horum auctor aut fophiftes fuit, aut ve-
terator, ut videtur: quippe qui ut notam aliquam feni
inureret, falfa libro annexuit: nam juniorem illum fuiffe
qui haec tradidit litteris, nomen σύνοχος argumento eft.
Neque enim unquam Hippocrates vel ex antiquis alius
continuam febrem σύνοχον appellavit, ficuti neque urinas

Ed. Chart. III. [149.]   Galen. V. (29.)

τέρων ἐστὶν ἰατρῶν, ὅσοι τὴν παλαιὰν λέξιν ἠγνόησαν.
ἀπολιπόντες οὖν ἤδη τὰ παραγεγραμμένα ταυτὶ μεταβῶμεν ἐπὶ τὸ περὶ διαίτης ὑγιεινῆς, ὃ Πολύβου φασὶν εἶναι
σύγγραμμα.

οὐρήματα. Sunt fane vocabula ifta medicorum recentio-
rum, qui linguam antiquorum ignorarunt. Quare haec
miſſa faciamus quae fuppofititia funt et ad librum de victu falubri, quem Polybi fuiſſe ajunt, accedamus.

ΓΑΛΗΝΟΥ ΕΙΣ ΤΟ ΠΕΡΙ ΔΙΑΙΤΗΣ ΥΓΙΕΙΝΗΣ ΤΩΝ ΙΔΙΩΤΩΝ ΙΠΠΟΚΡΑΤΟΥΣ Η ΠΟΛΥΒΟΥ ΥΠΟΜΝΗΜΑ.

Ed. Chart. VI. [220.]   Galen. V. (29.)

[220] *Προοίμιον Γαλήνου.* Ἐν τούτό ἐστι
βιβλίον ἰδίαν ἐπαγγελίαν ἔχον, ὥσπερ τὸ πρῶτον μέρος ὅλου
τοῦ προκειμένου βιβλίου, καθ᾽ ὃ περὶ φύσιος ἀνθρώπου
διαλέγεται. συντετέλεσται γὰρ ἐν ἐκείνῳ τὸ ἐπαγγελθέν, οὐδεμιᾶς ἔτι προφάσεως δεόμενον. ἐν τούτῳ δὲ πάλιν ἃ προύθετο διδάσκει δι᾽ ὅλου τοῦ βιβλίου καὶ διὰ τοῦτο τῶν

GALENI IN HIPPOCRATIS VEL POLYBI OPUS DE SALUBRI VICTUS RATIONE PRIVATORUM COMMENTARIUS.

Praefatio Galeni. Unus hic liber eft peculiari
infcriptus titulo, quemadmodum prima totius fuperioris
libri pars, qua de hominis natura differit. Nam abfolu-
tum in illo eft quod titulus enunciavit, nullam adhuc
orationem defiderans. In hoc autem rurfus quae propofuerat toto commentario perdocet. Quamobrem iis quae

μεταξὺ τῶν δύο βιβλίων τούτων ἐξαιρεθέντων, προσηκούσης
ἐπιγραφῆς ἰδίας ἔτυχε τὸ σύμπαν, ἣν ἐπέγραψάν τινες αὐτῷ περὶ φύσιος ἀνθρώπου καὶ διαίτης. ὥσπερ δὲ ἄμεμπτον
μὲν ἐστι πάντη τὸ περὶ φύσιος ἀνθρώπου, μεμπτὰ δὲ πάντη
τὰ παρεγγεγραμμένα μεταξὺ τῶν δύο βιβλίων, οὕτω τὸ περὶ
διαίτης ὑγιεινῆς ἐν τοῖς πλείστοις μὲν ἄμεμπτόν ἐστιν,
ἐχόμενον ἀεὶ τῆς Ἱπποκράτους στοιχειώσεως. ἔν τισι δ'
ἄν τις αὐτῷ μέμψαιτο παντελῶς ὀλίγοις· ὑποκείσθω δ'
εἶναι Πολύβου, καθότι πολλοῖς ἔδοξε.

a'.

[221]   Τοὺς ἰδιώτας ὧδε χρὴ διαιτᾶσθαι.

Τίνας δὲ ἰδιώτας λέγει παραλελοίπασιν οἱ ἐξηγησάμενοι τὸ βιβλίον, οἷς γε δὴ παρέτυχον ὑπομνήμασιν. οὐ μὴν
οὐδὲ ἐπεζήτησά ποτε κατὰ τὴν παρὰ τοῖς διδασκάλοις ἀνά-
γνωσιν τοῦ βιβλίου. νυνὶ δὲ γράφειν ἐξήγησιν αὐτοῦ προὐ-

duobus his libris interiacent fublatis commodam infcri-
ptionem peculiarem totum opus fortitur; quam nonnulli
de natura humana et victus ratione indiderunt. At ut
nullum plane vitium habet libellus de natura humana,
vitiofa autem omnia quae duobus libris interpofita funt;
ita *commentarius* hic de victus ratione falubri in plurimis culpa ac vitio caret, Hippocratis inftitutionem de
elementis femper repraefentans. In quibusdam vero iisque
pauciffimis criminari aliquis poffit librum. Porro ftatuamus effe Polybi, ficut plerisque vifum eft.

I.

Idiotas hac vivendi ratione uti oportet.

Quosnam idiotas nominet commentarii interpretes
omiferunt iis quae mihi videre contigit exemplariis; imo
neque ego quum opus praeceptores mihi praelegerent, in-
quirere unquam cogitavi. Nunc vero quod hujus expli-

θέμενος ἐπενόησα κακῶς παραλελεῖφθαι τοῖς τε διδασκάλοις ἡμῶν καὶ τοῖς ἐξηγηταῖς ἐπισκέψασθαι τίνας ἰδιώτας
λέγει. δῆλον γὰρ δὴ ὅτι τὴν ἐφεξῆς γεγραμμένην δίαιταν
οὐ πᾶσι τοῖς ἀνθρώποις, ἀλλὰ μόνοις τοῖς ἰδιώταις συνεβούλευσεν ὁ Πόλυβος. καὶ μὴν εἰ μόνοις τοῖς ἰδιώταις ὑπο-
θήκας ἔγραψεν, οὐκ ὀρθῶς οἱ ἐξηγησάμενοι τὸ βιβλίον ἀδιορίστως ἤκουσαν, ὡς κοινῇ πᾶσι τοῖς ἀνθρώποις εἰρημένων
αὐτῶν. εὑρίσκομεν γὰρ δὴ παρὰ τοῖς Ἕλλησιν ἰδιώτας
ὀνομαζομένους οὐχ ἁπλῶς, ἀλλ' ἐν τῷ πρός τι. τὸν μὲν γὰρ
τινα λέγουσιν ἰδιώτην εἶναι τῆσδε τῆς τέχνης, τὸν δέ τινα
τοῦδε τοῦ ἐπιτηδεύματος. ἐνίοτε δὲ πρὸς τοὺς ἔθνος, ἢ
πόλιν διοικοῦντας, ἢ ὅλως πράττοντάς τι δημόσιον, ἀντι-
διαιρούμενοι τοὺς οἷον ἰδιοπραγοῦντας, ὠνόμασαν ἰδιώτας.
ἐπισκεπτομένῳ δή μοι τίνας τούτων νῦν ὁ Πόλυβος ἰδιώτας εἴρηκε, τοὺς μὲν ἀθλητὰς ἄντικρυς ἐδόκει τῶν ἄλλων
ἀνθρώπων ἀποκρίνειν, ἐπειδὴ μίαν ἔχουσιν ἐκεῖνοι δίαιταν
ὡρισμένην ἐν ἄρτῳ καὶ κρεῶν ἐδωδῇ. τούτων δ' ἐξῆς ὅσοι

cationem fcribere mihi propofuerim, male praeceptores
noftros et expofitores exiftimavi praetermififfe conjiciendum
dum confiderandumque quos idiotas vocitet. Liquet enim
deinceps confcriptam victus rationem non univerfis hominibus, verum folis privatis Polybum confuluiffe. Atqui
fi privatis duntaxat praecepta confcripfit, minus recte interpretes citra diftinctionem inaudierunt, quafi omnibus
communiter illa tradiderit. Nam invenimus apud Graecos
non fimpliciter, fed relatione ad aliquid, idiotas five
privatos appellari. Nam alium hujus artis idiotam, alium
illius vitae ftudii nominant; interdum a populi aut civi-
tatis gubernatoribus aut certe publico aliquo munere fun-
gentibus, diftinguentes illos qui velut propria curant,
idiotas nuncuparunt. Confideranti jam mihi quos ex his
Polybus nunc idiotas vocet, athletas palam ab aliis hominibus fejungere videbatur; quoniam illi nullam victus
rationem in pane et carnium efu praefinitam habent;
quemadmodum nec iis qui militiam fequuntur vel iter faciunt vel etiam pugnant cibariorum delectus praefcribi

πολεμοῦσιν ἢ ὁδοιποροῦσιν ἢ καὶ μάχονται. καὶ γὰρ τούτοις οὐκ ἐγχωρεῖ διακρίνειν ἃ χρὴ προσφέρεσθαι καὶ μὴ
προσφέρεσθαι σιτία. χρῆσθαι γὰρ ἀναγκαῖον αὐτοῖς, οἷς ἂν
εὐπορήσωσιν ἕκαστος· τάχα δὲ καὶ τοὺς ὁπωσοῦν ἐσπευσμέ-
ναις ὁδοιπορίαις χρωμένους ἀδύνατόν ἐστιν, ὡς ὁ Πόλυβος
κελεύει διαιτᾶσθαι καὶ ὅλως τοὺς ἐν ἀσχολίαις πολιτικαῖς
ὄντας, ἢ τῷ καλουμένῳ περιστατικῷ βίῳ. μόνοις οὖν τοῖς
τὰ ἴδια πράττουσιν, οὓς ὀνομάζουσιν ἰδιοπραγοῦντας, ἡ
ῥηθησομένη δίαιτα γίνεται.

β'.

Τοῦ μὲν χειμῶνος ἐσθίειν ὡς πλεῖστα, πίνειν δὲ ὡς ἐλάχιστα. εἶναι δὲ χρὴ τὸ πόμα οἶνον ὡς ἀκρητέστα-
τον· τὰ δὲ σιτία ἄρτον καὶ τὰ ὄψα ὀπτὰ πάντα.
λαχάνοισι δὲ ὡς ἐλαχίστοισι χρέεσθαι ταύτην τὴν ὥρην.
οὕτω γὰρ ἂν μάλιστα τὸ σῶμα θερμόν τε εἴη καὶ ξηρόν.

Τὸ κεφάλαιον εἰπὼν τῆς ὅλης διαίτης ὀρθῶς ἐποίησε

poteſt quae offerenda aut non offerenda ſunt, quippe neceſſitas cogit aſſumere quorum quisque copiam habuerit.
Forſan etiam quomodocunque feſtinam profectionem ſub-
euntibus, aut omnino in civilibus negoliis aut circum-
foranea vita, aut calamitoſa, periſtaticam appellant, ver-
ſantibus, certus vivendi modus, ut Polybus jubet, nullus
poteſt inſtitui. Solis igitur privata adminiſtrantibus, res
ſuas agentibus dictis, ratio victus quam explicabo convenit.

II.

Hieme quidem edere quam plurimum, quam minimum vero
bibere, ſed potum eſſe decet vinum quam meraciſſimum,
cibos vero panem, obſonia, aſſa omnia. Oleribus autem
quam pauciſſimis hac tempeſtate utendum. Sic enim
potiſſimum corpus tum calidum tum ſiccum fuerit.

Totius victus ſummam praefatus recte nimirum fecit,

προσγράψας ἐπὶ τῇ τελευτῇ τῆς ῥήσεως, διὰ τί τῶν εἰρημένων ἕκαστον αἱρεῖται. θερμαίνειν μὲν γὰρ ἀξιοῖ τὸ σῶμα
καὶ ξηραίνειν διὰ τὴν ἀμετρίαν τῆς κατὰ τὴν ὥραν κράσεως. ὡς εἴ γε ἦν σύμμετρον, ὡς κατὰ τὸ ἔαρ ἐστὶ, σύμμετρον ἂν ἐκέλευσε καὶ τὴν δίαιταν ποιεῖσθαι. φυλάττειν
μὲν (30) γὰρ προσήκει τὰ συμμέτρως διακείμενα, μεταβάλλειν δὲ τὰ ἄμετρα. [222] μεταβολὴ δὲ οὐκ ἄλλως ἂν
ἢ ἐκ τῶν ἐναντίων ἀμετρίων γίνοιτο. τὸ μὲν γὰρ ἀμετρότερον, ἢ τεθερμασμένον, ἢ θερμαινόμενον σῶμα ψύχειν
προσήκει, τὸ δὲ ἐψυγμένον, ἢ ψυχόμενον θερμαίνειν. ὡσαύτως δὲ κἀπὶ καὶ κατὰ τὸ ὑγρόν τε καὶ ξηρὸν ἀμετρίας διὰ
τῆς τῶν ἐναντίων προσφορᾶς τὰς νοσαζούσας ὑπερβολὰς
καθαιρεῖν χρὴ, τὴν ἐναντίαν ἀμετρίαν προσφέροντας, τοσοῦτον ἀπέχουσαν τοῦ μέσου τε καὶ συμμέτρου, ὅσον ἀφέ-
στηκεν ἡ νοσάζουσα. κατὰ τοῦτο γοῦν ἐν τῷ χειμῶνι ψυχρῷ καὶ ὑγρῷ τὴν κρᾶσιν ὄντι συμφέρει ἐσθίειν μὲν ὡς
πλεῖστα, πίνειν δὲ ὡς ἐλάχιστα. πλεῖστα δ᾽ ἀκουστέον οὐχ
ὡς πρὸς τὴν δύναμιν, ἀλλ᾽ ὡς πρὸς τὰς ἄλλας ὥρας. ὡσαύ-

qui in fermonis fine afcripferit quamobrem unumquodque
dictorum inftituat. Etenim calefaciendum corpus ficcan-
dumque propter immoderatum tempeftatis hujus temperamentum autumat. Quod fi commoderatum ficut veris effet,
victus modum quoque commoderatum fieri juffiffet. Com-
moderate namque difpofita confervare convenit; quae immoderate, commutare. Sed mutatio haud aliter quam ex
contrariis ametriis fieri poteft. Nam quod corpus immoderatius vel calefactum eft vel incalefcit, refrigerari defiderat; quod vero refrigeratum eft aut refrigeratur, calefieri. Eadem ratione in humidi ficcique ametria contrariis
adhibitis morbofas exuperantias evertere oportet; contrariam immoderationem offerendo, a medio temperatoque
tantum recedentem, quantum morbofa inde receffit. Quocirca per hiemem frigidam humidamque temperamento
quamplurimum quidem edere, quam pauciffimum vero bibere conducit. Verum hoc quamplurimum non ceu ad
facultatem, fed tanquam ad alias anni tempeftates refe-

τως δὲ καὶ πίνειν ὡς ἐλάχιστα πρὸς τὰς ἄλλας ὥρας ἀναφέροντα τὴν παραβολήν. ὁμοίως δὲ εἴρηται καὶ τὸ τὸν
οἶνον ἀκρατέστατον εἶναι δεῖν ὡς πρὸς τὴν ἐν ταῖς ἄλλαις
ὥραις κρᾶσιν αὐτοῦ. τῷ μέντοι πρὸς τὴν δύναμιν μέτρῳ
καὶ τῷ πρὸς τὴν ἐνεστῶσαν ὠφέλειαν προσέχων τὸν νοῦν
ἀεὶ τὸ σύμμετρον οἴνου τε καὶ σιτίου δώσεις, ὥσπερ γε καὶ
ὕπνου καὶ γυμνασίων καὶ πάντων ἁπλῶς τῶν καλουμένων
ὑπὸ τῶν ἰατρῶν ἐπιτηδευμάτων. ὅτι δ' οἶνος ὁ ἀκρατέστερος καὶ ὅτι τὰ ὀπτὰ κρέα θερμαίνει καὶ ξηραίνει, παρα-
βαλλόμενα μάζῃ τε καὶ λαχάνοις, οὐδεὶς ἀγνοεῖ. παραπλησίως δὲ καὶ ὁ ἄρτος, εἰ παραβάλλοιτο μάζῃ, θερμαίνειν τε
καὶ ξηραίνειν λεχθήσεται. ταῦτα οὖν ὡς παραδείγματα νομιστέον εἰρῆσθαι τἀνδρί. σὺ δὲ καὶ τῶν ὀσπρίων ἐπιλέξῃ
τὰ θερμαίνοντα καὶ ξηραίνοντα, καθάπερ τὴν φακήν. ἀλλὰ
καὶ τῶν λαχάνων, ὅσα ταύτην ἔχει τὴν δύναμιν, ὥσπερ
ἡ κράμβη. καὶ τῶν κρεῶν ὡσαύτως, οἷα τὰ τῶν ἀγρίων
ζώων ἐστὶ καὶ τὰ ταριχευθέντα. ταῦτα δὲ λέλεκται κἀμοὶ

rendum. Sic quam parciſſime bibere relata ad alia tempora comparatione protulit. Similiter vero dictum eſt
vinum meraciſſimum eſſe oportere, puta ipſius temperamenti eollatione ad alias anni partes facta. Attamen ſi
huic modo ad facultatem praeſensque commodum relato
animum adhibueris, vinum ſemper ac cibum commoderatum dabis; quemadmodum ſomnum, gymnaſia, abſolute
omnia quae a medicis exercitia vocantur, moderata concedes. At quod vinum meracius ac carnes aſſae calefaciant ſiccentque, ſi cum maza et oleribus conferas, nemo
eſt qui ignoret. Pari modo panem, ſi mazae comparetur,
calefacere dices et exiccare. Haec itaque omnia tanquam
exempla ab auctore dicta putandum eſt. Tu vero legumina deliges quae calefaciunt et exiccant, ut lenticulam.
Quin et olerum quaedam hac virtute praedita, uti braſſi-
cam. Ad haec carnes cujusmodi ſunt animantium agre-
ſtium et ſale conditae. Sed haec omnia ego etiam exempli
gratia produxi. Caeterum univerſa alimentorum materia

M 2

πάντα παραδείγματος ἕνεκεν. ἡ δὲ σύμπασα κατὰ μέρος
ὕλη τῶν τροφῶν ἐν τρισὶν ὑπομνήμασι σύγκειται, τήνδε
ἐπιγραφὴν ἔχουσα, περὶ τῶν ἐν ταῖς τροφαῖς δυνάμεων.
ὥσπερ οὖν ταῦτα καλῶς εἴρηται περὶ τῆς κατὰ τὰς ποιότητας αἱρέσεώς τε καὶ φυγῆς σιτίων, οὕτω καὶ τὰ περὶ τῆς
τῶν σιτίων ποσότητος. ἐσθίειν γὰρ ᾧς πρὸς τὰς ἄλλας ὥρας
πλεῖστα συγχωρητέον ἐν χειμῶνι, μεμαθηκότας ἐν ἀφορισμοῖς
ὀρθῶς εἰρῆσθαι. θέρεος καὶ φθινοπώρου σιτία δυσφορώτατα
φέρουσι, χειμῶνος ῥήϊστα, ἦρος δεύτερον. εἰ δὲ καὶ διὰ τί
γίνεται ταῦτα μαθεῖν ἐθέλοι τις, ἐδίδαξε καὶ τοῦτο κατὰ
τοὺς ἀφορισμοὺς εἰπών. αἱ κοιλίαι χειμῶνος καὶ ἦρος θερμόταται φύσει, διότι τὸ περιέχον ψυχρὸν ὄν, ἐναποστέγει
στεγανοῦν καὶ κατακλείει τὸ ἔμφυτον θερμὸν ἐν τῷ βάθει
τοῦ σώματος. ἐν δὲ τῷ θέρει διαφορεῖται μὲν τοῦτο διὰ τῆς
διαπνοῆς. διὰ τῆς ἀναπνοῆς δὲ ἕλκεται τὸ περιέχον θερμόν.
ὀνομάζω δὲ ἀναπνοὴν μὲν τὴν διὰ τοῦ στόματος ἔξω τε
καὶ εἴσω φορὰν τοῦ πνεύματος, διαπνοὴν δὲ τὴν δι' ὅλου
τοῦ σώματος ὁμοίως γιγνομένην.

---

tribus noſtris commentariis ſigillatim tractata eſt, hunc
titulum continentibus: de alimentorum facultatibus. Quae
ut pulchre de cibis deligendis ac vitandis ſecundum qualitates prodita, ſic de ciborum quantitate nihil hic prae-
termiſſum eſt. Edere namque plurimum, ut ad alias anni
partes, per hiemem concedendum; haud ignaris probe in
aphorismis eſſe dictum: *aeſtate et autumno cibos difficillime ferunt, per hiemem facillime, mox vere.* Quod ſi
quis jam condiſcere cupiat quare haec fiant, docuit et
hoc Hippocrates in aphorismis quum dicit: *ventres hieme
et vere natura calidiſſimi,* quoniam aër nos ambiens frigidus conſtringendo cutem inſitum calorem exire prohibet et in alto corpore concludit; qui aeſtate perſpiratu
evaporat; reſpiratione vero circumſtans calidus aër attra-
hitur. Nominamus autem reſpirationem foras ac intro
ſpiritus per os tralationem; perſpirationem vero, quae
per totum ex aequo corpus accidit.

γ'.

Ὁκόταν δὲ τὸ ἔαρ ἐπιλαμβάνῃ, τό τε πόμα χρὴ πλέον πίνειν οἶνον καὶ ὑδαρέστερον καὶ κατ᾽ ὀλίγον καὶ τοῖσι σιτίοισι μαλθακωτέροισι χρέεσθαι καὶ ἐλάσσοσι· καὶ τὸν
ἄρτον ἀφαιρέοντα μᾶζαν προστιθέναι· καὶ τὰ ὄψα κατὰ
τὸν αὐτὸν λόγον ἀφαιρέειν, ἔκ τε τῶν ὀπτῶν πάντα
ἑφθὰ ποιέεσθαι καὶ λαχάνοισιν ἤδη χρέεσθαι τοῦ ἦρος
ὀλίγοισιν, ἕως ἐς τὴν θερίην καταστήσεται ὁ ἄνθρωπος.
τοῖσί τε σιτίοισι πᾶσι μαλακωτέροισι χρεόμενος καὶ [223]
τοῖσιν ὄψοισιν ἑφθοῖσι καὶ λαχάνοισιν ὠμοῖσι καὶ ἑφθοῖσι,
ὡσαύτως καὶ τοῖσι πόμασιν ὡς ὑδαρεστάτοισι καὶ πλείστοισι, καὶ ὅκως μὴ μεγάλη ἡ μεταβολὴ ἔσται κατὰ μικρὸν, μὴ ἐξαπίνης χρεομένῳ.

Πλέον εἶπε καὶ ὑδαρέστερον, οὐ πλεῖστον οὐδὲ ὑδαρέστατον ἐν τῷ ἦρι τὸ πόμα προσφέρεσθαι. τὸ γὰρ πλεῖστον καὶ ὑδαρέστατον ἐν τῷ θέρει κελεύει πίνειν, ὡς ἐναντίαν ἔχοντι τὴν κρᾶσιν ἧς ὁ χειμὼν ἔχει. τὸ δὲ ἔαρ,
ὥσπερ ἐν τῷ μεταξὺ τῶν ἄκρων ἔχει τὴν κρᾶσιν, οὕτω καὶ

III.

*At quum ver accedit, tunc copiofius et dilutius paulatim-
que vinum bibendum eſt, cibisque mollioribus et paucioribus utendum, panis ſubtrahendus et maza offerenda;
eademque ratione obfonia detrahenda et pro aſſis elixa
omnia paranda.   Oleribus etiam paucis vere utendum,
donec ad aeſtatem homo deveniat; tum molliores omnes
cibos tum obfonia cocta ſumendo et olera cocta et cruda; ſimiliterque potus plurimos et quam dilutiſſimos,
idque ſenſim, ut ne magna mutatio derepente utenti
contingat.*

Vere, inquit, copioſius et dilutius bibendum eſt; non
plurimum, neque dilutiſſimum.   Nam plurimum ac dilutiſſimum aeſtate bibere praecipit, ut quae contrarium
hiemi temperamentum obtinet.   Ver autem ut in ſum-
morum medio temperamentum habet, ita quoque mediam

τῆς διαίτης μέσης δεῖται, ψυχροτέρας μὲν καὶ ὑγροτέρας,
ὡς πρὸς τὸν χειμῶνα, θερμοτέρας δὲ καὶ ξηροτέρας, ὡς
πρὸς τὸ θέρος. ἐκ τούτων οὖν δῆλόν ἐστιν ὅπως ἀκούειν
χρὴ τῆς κατὰ τὸ θέρος καὶ φθινόπωρον εἰρημένης ὑπ᾽ αὐτοῦ διαίτης ὥστ᾽ ἐμοὶ μὲν ὑπερβαίνειν αὐτὸ προσήκει, τοῖς
δ᾽ ἀναγινώσκουσι πολλάκις ἐπιμελῶς τε προσέχουσι τὸν νοῦν
εἴρηται πάντα σαφῶς, ὡς μηδεμιᾶς ἐξηγήσεως δεῖσθαι περὶ
τὰς ἄχρι δεῦρο λελεγμένας.

δ.

Τοῦ δὲ θέρεος τῇ τε μάζῃ μαλακῇ τρέφεσθαι καὶ τῷ ποτῷ
ὑδαρεῖ καὶ πολλῷ καὶ τοῖσιν ὄψοισι πᾶσιν ἐφθοῖσι, καὶ
οὕτω δεῖ χρέεσθαι τουτέοισιν ὁκόταν τὸ θέρος ᾖ, ὅκως
ψυχρὸν εἴη τὸ σῶμα καὶ μαλακόν. καὶ γὰρ ἡ ὥρη θερμή
τε καὶ ξηρὴ καὶ ποιέει τὰ σώματα καυματώδεα καὶ αὐ-
χμηρά. δεῖ οὖν τοῖσιν ἐπιτηδεύμασιν τουτέοισιν ἀλέξα-
σθαι, κατὰ δὲ τὸν αὐτὸν λόγον, ὥσπερ ἐκ τοῦ χειμῶνος
εἰς τὸ ἦρ, οὕτω καὶ ἐκ τοῦ ἦρος εἰς τὸ θέρος καταστῆ-

victus rationem requirit; frigidiorem fane et humidiorem
ut ad hiemem, calidiorem et ficciorem tanquam ad aeftatem. Ex his igitur liquet quomodo aeftatis et autumni
victus ab eo praefcriptus inaudiri debeat. Quare id mihi
praeterire vifum eft. Illis qui faepius commentarium re-
legunt mentemque diligenter adhibent, omnia manifefto
dicta comperio, ut nullam hactenus deducta feries interpretationem defideret.

IV.

*Aeftate autem tum molli maza, tum potu copiofo et di-
luto obfoniisque omnibus elixis nutriri oportet, iisque
ita utendum dum aeftas fuerit, quo corpus molle fit et
frigidum. Siquidem haec tempeftas calida eft et ficca,
et corpora aeftuofa et fqualida reddit. Hac igitur in-
ftituta victus ratione iis fuccurrendum eft. Eadem vero
ratione quemadmodum ex hieme ad ver, fic etiam ex
vere ad aeftatem deveniendum, cibos quidem demendo,*

Ed. Chart. VI. [223.]   Galen. V. (30. 31.)
σαι, τῶν μὲν σιτίων ἀφαιρέων, τῷ δὲ ποτῷ προστιθεὶς
καὶ οὕτως τὰ ἐνιαύσια ποιέοντα καταστῆσαι ἐκ τοῦ θέρεος εἰς τὸν χειμῶνα. ἐν δὲ τῷ φθινοπώρῳ πάλιν τὰ
μὲν σιτία πλείω ποιεόμενον καὶ ξηρότερα καὶ τὰ ὄψα κατὰ
τὸν αὐτὸν λόγον, τὰ δὲ ποτὰ ἐλάσσω τε καὶ ἀκρητέστερα,
ὅκως ὅ τε χειμὼν ἀγαθὸς ἔσται καὶ ὁ ἄνθρωπος διαχρή-
σεται τοῖσί τε πόμασιν ἀκρητεστέροισι καὶ ὀλίγοισι καὶ
τοῖσι σιτίοισιν ὡς πλείστοισί τε καὶ ξηροτάτοισιν, οὕτω
γὰρ ἂν καὶ ὑγιαίνοι μάλιστα καὶ ῥιγῴη ἥκιστα. ἡ γὰρ
ὥρη λίαν ψυχρή τε καὶ ὑγρή.

Τὰ παρόντα διὰ ταῦτα τεμάχια οὔτε τινὸς ἐξηγητοῦ
δέονται, πασὶ δῆλα τοῦ Πολύβου ποιήσαντος, οὔτε τινὰ μέθοδον ἀκραιφνῆ ζητοῦντος, ἀλλὰ καθὰ κεῖται, αὐτὰ καὶ
μόνα δῆλα καθεστήκασι.

ε'.

(31) Τοῖσι δὲ εἴδεσι τοῖσι σαρκώδεσι καὶ πλείω μαλακοῖσι
καὶ ἐρυθροῖσι ξυμφέρει δὴ τὸν πλείονα χρόνον τοῦ ἐνιαυ-

potum vero augendo, ad eumque modum contraria ad-
hibendo, ex aeſtate ad hiemem perveniendum. In autumno contra cibi quidem majore copia et ſicciores
exhibendi et obſonia ad eundem modum; potus etiam
pauciores et meraciores, ut homo commodam degat hiemem et potibus utatur meracioribus et paucis cibisque
quamplurimis et ſicciſſimis. Ita enim cum vel maxime
valebit, tum minime frigus ſentiet, quum haec anni
tempeſtas admodum ſit frigida et humida.

Praeſens inſtitutio clara eſt, nec interprete opus ba-
bet, quum Polybus manifeſta omnibus reddiderit, neque
obſcurae cujusdam methodi inveſtigatore. Verum ut verba
jacent, ita quoque per ſe ſatis innoteſcunt.

V.

Corporibus vero carnoſis, mollioribus, rubris confert ſane

τοῦ ξηροτέροισι διαιτήμασι χρέεσθαι, ὑγρὴ γὰρ ἡ φύσις
τῶν εἰδέων τουτέων.

———

[224] Ὥσπερ αἱ διαφοραὶ τῶν ὡρῶν ἐνδείκνυνται
διάφορον δίαιταν, οὕτω καὶ τοῦ σώματος αἱ ἕξεις, ἐφ᾽ ἅς
νῦν ἧκε συντελέσας τὸν περὶ τῶν ὡρῶν λόγον. ὥσπερ δὲ ἐν
ταῖς ὥραις ἐνεδείκνυτο τὴν προσήκουσαν δίαιταν, οὕτω κἂν
ταῖς τοῦ σώματος ἰδέαις. οἱ μὲν γὰρ σαρκώδεις καὶ μαλα-
κοὶ καὶ ἐρυθροὶ διὰ τὴν τῆς κράσεως ὑγρότητα τοιοῦτοι
γεγόνασιν. οἱ δὲ ἐναντίως αὐτοῖς διακείμενοι, περὶ ὧν ἐφεξῆς ἐρεῖ, διὰ τὴν ξηρότητα. προσήκει τοιγαροῦν τοὺς μὲν
ὑγροὺς ξηροτέρᾳ χρῆσθαι διαίτῃ, τοὺς δὲ ξηροὺς ὑγροτέρᾳ.
καὶ εἴπερ ταῦτα ἀληθῶς εἴρηται, πρόδηλον ὅτι καὶ τοὺς
εὐκράτους εὐκράτῳ χρῆσθαι προσήκει τῇ διαίτῃ. λέγω δὲ
εὐκράτους οὓς οὔτε σαρκώδεις οὔτε ἀσάρκους, ἀλλ᾽ εὐσάρκους ὀνομάζουσι.

———

στ.

Τοὺς δὲ στρυφνοὺς καὶ προσεσταλμένους καὶ πυῤῥοὺς καὶ

majorem anni partem ficciore victus ratione uti, humida
namque eorum corporum natura eft.

———

Quemadmodum tempeftatum differentiae diverfam vi-
otus rationem oftendunt, fic etiam corporum habitus, ad
quorum enarrationem defcendit, fermone de anni temporibus abfoluto. Sed ut in anni tempeftatibus convenientem vivendi modum, ita in corporum fpeciebus oftendit.
Etenim carnofi, molles, rubicundi ex temperamenti humiditate tales evaferunt. Oppofiti vero his affecti, de quibus mox dicturus eft, ob ficcitatem. Convenit igitur humidos ficciore diaeta uti; ficcos, humidiore. Atque fi
haec vera pronunciata funt, nimirum temperati, victu
temperato utentur. Voco autem temperatos neque obe-
fos neque graciles, fed quadratos, bene carnofos appellant.

———

VI.

Duros vero, graciles, fulvos et nigros humidiore victu

μέλανας τῇ ὑγροτέρῃ διαίτῃ χρὴ τὸν πλείω διαιτᾶσθαι
χρόνον, τὰ γὰρ σώματα τοιαῦτα ὑπάρχει ξηρὰ ἐόντα.

Τὰ τῶν κράσεων γνωρίσματα γέγραπταί μοι τελέως ἐν
τοῖς περὶ κράσεων ὑπομνήμασιν, ἐν οἷς ὅτι μὲν οἱ στρυφνοὶ,
τουτέστιν οἱ σκληροὶ, καὶ οἱ προσεσταλμένοι, τουτέστιν οἱ
ἰσχνοὶ, ξηροτέρας εἰσὶ κράσεως, ὡς ἐδιδάξαμεν, ὥσπερ γε
καὶ οἱ μέλανες. οὐ μήν γε τούς γε πυῤῥοὺς εἶναι ἔφαμεν
ξηροὺς τὴν κρᾶσιν, ἀλλὰ τοὺς πλησιάζοντας αὐτοῖς κατὰ
τὴν χροιὰν, οὓς ξανθοὺς ὀνομάζουσιν, ἐπεί γε καὶ ξανθὴ
χολὴ τὴν κρᾶσιν ξηρά ἐστι. χρώμενοι δὲ ἐνίοτε τοῖς ὀνόμασιν οὐκ ἀκριβῶς ἔνιοι τῶν βιβλία γραψάντων τὴν τῶν
πραγμάτων διδασκαλίαν ταράσσουσιν. οὕτως γοῦν τινες ὀνομάζουσι τοὺς Γερμανοὺς ξανθοὺς, καίτοι γε οὐκ ὄντας ξανθοὺς, ἐὰν ἀκριβῶς τις ἐθέλῃ καλεῖν, ἀλλὰ πυῤῥούς. τὰ δ'
ἄλλα τῆς προκειμένης ῥήσεως ἀληθῶς τε ἅμα καὶ σαφῶς
εἴρηται.

ζ'.

Καὶ τοῖσι νέοισι τῶν σωμάτων ξυμφέρει μαλακωτέροισί

diuturniori tempore uti oportet. Nam hujusmodi corpora ficca funt.

Temperamentorum notas perfecte in commentariis de
temperaturis fcripfimus, ubi rigidos, hoc eft duros, con-
tractos, id eft graciles, ficcioris effe temperamenti, ficut
nigros quoque docuimus. At rufos non temperamento ficcos, fed his colore vicinos, quos flavos nominant, effe
diximus; quoniam et flava bilis temperamento ficca eft.
Verum librorum fcriptores nonnulli interdum vocabulis
haud accurate utentes rerum difciplinam confundunt. Sic
enim nonnulli Germanos vocant flavos, etfi tales non fint,
fi velit aliquis accurate nuncupare, fed rufi. Reliqua in
fermone praecedenti vere fimulque manifefte dicla funt

VII.

Junioribus corporibus confert tum molliori tum humidiori

Ed. Chart. VI. [224. 225.] Galen. V. (31.)
τε καὶ ὑγροτέροισι χρέεσθαι τοῖσι διαιτήμασιν· ἡ γὰρ
ἡλικίη ξηρὴ καὶ τὰ σώματα πέπηγε. τοὺς δὲ πρεσβυ-
τέρους τῷ ξηροτέρῳ χρὴ τρόπῳ τὸ πλεῖον τοῦ χρόνου διάγειν. τὰ γὰρ σώματα ἐν ταύτῃ τῇ ἡλικίῃ ὑγρὰ καὶ μαλ-
θακὰ καὶ ψυχρά.

_____

Ἐπὶ τὰς ἡλικίας μεταβὰς ἐλλιπῆ τὸν διορισμὸν ἐποιήσατο, μὴ τεμὼν εἰς τέσσαρας διαφορὰς αὐτὸς, ἀλλ᾽ εἰς δύο
μόνας. ἐχρῆν δ᾽ εἴπερ ἀπὸ τῶν κατὰ τὰς ἡλικίας κράσεων
ἔνδειξιν ἔμελλε λήψεσθαι τοῦ τρόπου τῆς διαίτης, ὥσπερ
αἱ κράσεις τέτταρές εἰσιν, οὕτω καὶ τὰς ἡλικίας εἰς τέτταρα
τεμεῖν, ὑγρὰν μὲν καὶ θερμὴν τὴν τῶν παίδων εἰπόντα, ξηρὰν δὲ καὶ θερμὴν τὴν τῶν ἀκμαζόντων, καὶ ξηρὰν μὲν καὶ
ψυχρὰν τὴν τῶν παρακμαζόντων, ὑγρὰν δὲ καὶ ψυχρὰν τὴν
τῶν γερόντων. [225] ἀλλὰ τὴν μὲν τῶν παίδων ὑγρὰν
εἶναι προσήκει, μὴ δυναμένης γε τῆς αὐξήσεως ἐν ἑτέρᾳ
κράσει γενέσθαι. τὴν δὲ τῶν ἀκμαζόντων, ἐπειδὴ παρὰ τὸ
προσῆκόν τέ ἐστι θερμοτέρα καὶ ξηροτέρα, συμφέρει χρῆσθαι τοῖς ἐναντίοις διαιτήμασι, καθάπερ γε καὶ τὴν τῶν

victu uti; haec enim aeſtas ſicca eſt et eorum corpora
induruerunt. Senes vero ſicciore victus modo plurimam
temporis partem degere oportet; nam ea aetate humida,
mollia et frigida ſunt corpora.

_____

Ad aetates digreſſus imperfectam diviſionem fecit, qui
eas in quatuor, ſed duas tantum differentias non ſecuerit.
Nam ſi victus modi indicationem ab aetatum temperamentis accepturus erat, certe conveniebat, ut quatuor
ſunt temperamenta, ſic aetates quoque in quatuor partes
ſecare, ac humidam et calidam ſtatuere puerorum, ſiccam
et calidam florentium, ſiccam et frigidam declinantium,
humidam et frigidam ſenum. At puerorum quidem humidam eſſe aetatem convenit, quod in alio temperamento
corporum incrementum fieri nequeat. Florenti vero, quoniam praeter modum calidior et ſiccior eſt, contrario confert uti victu, quemadmodum et vigore decrescentibus.

παρακμαζόντων. ἐπὶ δὲ τῆς τῶν γερόντων ἡλικίας οὐ σμικρόν ἐστι ζήτημα σχεδὸν ἅπασιν ἠμελημένον, ὑπὲρ οὗ μικρὸν ὕστερον ἐρῶ, τὸν περὶ τῶν ἔμπροσθεν ἡλικιῶν συντελέσας λόγον. εἰ γὰρ ὡμολόγηται τὰ παιδία πλέον μὲν ἔχειν
ὑγρότητος ἢ συμφέρει τοῖς ἀβλαβῶς ὑγιαίνουσι, πλέον δὲ
θερμότητος (οὐ γὰρ ἁπλῶς ἐστι θερμὰ καθάπερ οἱ ἀκμάζοντες, ἀλλὰ κατὰ τὴν ἔμφυτον θερμασίαν, ἥτις εὔκρατός
ἐστιν, ἐν αἵματι χρηστῷ τὴν ὕπαρξιν ἔχουσα) τὸ μεταξὺ
τῶν παίδων τε καὶ τῶν ἀκμαζόντων, ὅπερ ἐστὶν ἐφήβων τε
καὶ μειρακίων, εἴη ἂν ἐν τῇ ἀρίστῃ κράσει. τῆς δ' ἀρίστης
μέσης οὔσης καὶ τὰ διαιτήματα μέσα τῇ κράσει προσήκει
ποιεῖσθαι, μήθ' ὑγρότερον ἐργαζομένους μήτε ξηρότερον,
ἢ θερμότερον, ἢ ψυχρότερον αὐτῶν τὸ σῶμα. τὸ μέντοι
τῶν παιδίων, εἰ καὶ πλεῖον, ὡς πρὸς ὑγιεινὴν ἕξιν ἔχοι τὸ
ὑγρὸν, ὅμως οὐ χρὴ ξηραίνειν· ἀναυξῆ γὰρ αὐτὰ ποιήσομεν.
ἐπὶ δὲ τῶν γερόντων, ἐπειδή τινες μὲν αὐτοὺς ὑγροὺς εἶναι
λέγουσι, τινὲς δὲ ξηροὺς, ἀδιορίστως ἑκάτεροι, διοριστέον ἡμῖν
ἐστι κατὰ τί μὲν αὐτοὺς ὄντας ξηροὺς, κατὰ τί δὲ ὑγρούς.

At de fenum aetate non mediocris quaeftio eft, ab omnibus propemodum neglecta, de qua poft paululum dicturi
fumus, ubi fermonem de prioribus aetatibus abfolverimus.
Nam fi in confeffo eft pueros plus humiditatis habere
qnam integre fanis conferat; plus item caloris, haud
enim fimpliciter calidi funt ut juvenes, fed innato calore,
qui temperatus eft, in probo fanguine confiftens, media
inter pueros et juvenes, quae eft puberum et adolefcen-
tium *aetas*, in optimo nimirum temperamento confiftet.
Quum autem optimum medium eft, etiam victum temperamento medium adhibere convenit, qui nec humidius, nec
ficcius, vel calidius, vel frigidius ipforum corpus efficiat.,
Puerorum fane *corpus* etfi humidius quam falubris habitus poftulat, non tamen exiccandum. Hoc enim modo
ne ipfa crefcerent prohiberemus. Verum de fenibus, quoniam nonnulli ipfos humidos, aliqui ficcos, utrique indefi-
nite dixerunt, diftinguendum nobis venit quatenus fint
ficci, quatenus humidi. Oftenfum id eft in opere de

ἐδείχθη δὲ τοῦτο ἐν τοῖς περὶ κράσεων. αὐτοῖς μὲν γὰρ
τοῖς στερεοῖς τοῦ σώματος μορίοις ἐδείχθησαν ὄντες ξηροί.
περιττώματα δ' ἔχοντες διὰ τὴν ψυχρότητα τῆς κράσεως
πολλὰ καὶ δι' αὐτὰ ὑγροὶ λεγόμενοι. κατὰ λόγον οὖν ἔνδειξις ἐναντία τε καὶ διττὴ γίνεται τοῖς ἰατροῖς ἀπὸ τῆς ἡλικίας ταύτης, διὰ μὲν τὴν ξηρότητα τῆς τῶν στερεῶν κράσεως ὑγραίνεσθαι δεομένων αὐτῶν, διὰ δὲ τὴν περιουσίαν
τῶν ὑγρῶν ξηραίνεσθαι. πῶς μὲν οὖν ἀμφοτέρων ἄν τις
στοχάζοιτο τελέως εἴρηται κατὰ τὴν ὑγιεινὴν πραγματείαν.
ἐν δὲ τῷ παρόντι λόγῳ τὸ κεφάλαιον ὧν ἐν ἐκείνῃ γεγράφαμεν εἰπεῖν ἀρκέσει. τὰ μὲν σιτία καὶ ποτὰ καὶ τἄλλα πάντα σκοπὸν ἐθέτω τό θ' ὑγρὸν καὶ τὸ θερμὸν, ὡς δέον
ὑγραίνειν τε καὶ θερμαίνειν τῶν γερόντων τὰ στερεὰ μόρια
τοῦ σώματος, ἅπερ καὶ μόνα κυρίως ὀνομαζόντων ἐστὶ μόρια. προνοητέον δὲ πάλιν ἐπὶ τῆς τῶν φλεγματωδῶν περιττωμάτων κενώσεως. εἴπερ οὖν ἐκ μὲν τῆς περὶ κράσεων
πραγματείας ἀναλέξαις τε καὶ μάθοις ἐπιστημονικῶς ψυχρὰν
καὶ ξηρὰν εἶναι τὴν οἰκείαν τῶν γερόντων κρᾶσιν, ἐπίκτη-

temperamentis. Ipſis enim ſolidis corporis partibus ſic-
cos eſſe declaravimus. Quia vero multis ob temperamenti
frigiditatem excrementis abundant, humidi nominantur.
Ratio igitur eſt contrariam ac duplicem ab hac aetate
indicationem medicis fieri, tum propter temperamenti partium ſolidarum, quae humectari cupiunt, ſiccitatem; tum ob
humidorum ſuperfluitatem, quae exiccari poſtulant Proinde quae utraque quonam modo obſerves, abſolute traditum eſt in opere de tuenda valetudine. In praeſenti
vero oratione ſatis fuerit ſummam eorum quae iſthic de-
ſcripſimus, paucis indicare. Cibi quidem et potus aliaque
univerſa ſcopum habeant humectandi et calefaciendi, quantum ſcilicet humectare et calefacere ſenum corporis ſoli-
das partes decet, quae ſolae etiam proprie nominantibus
partes exiſtunt. Rurſus autem de pituitoſiorum excrementorum evacuatione prius conſiderandum eſt. Proinde ſi ex
opere de temperamentis repetas, diſcaſque artificio ac ſci-

τὸν δὲ ἴσχειν αὐτοὺς ὑγρότητα, διὰ τὴν τῶν φλεγματωδῶν
περιττωμάτων γένεσιν, ἐλθὼν δὲ ἀπ᾽ ἐκείνων ἐπὶ τὰ τῶν
ὑγιεινῶν ὑπομνήματα προσεπιμάθοις ὅπως χρὴ διαιτᾷν τοὺς
γέροντας, εὔδηλον ἔσται σοι τὸ τῆς νῦν προκειμένης ῥήσεως
ἀδιόριστον. οὔτε γὰρ εἰς δύο ἐχρῆν διαιρεῖσθαι τὸν ἀνθρώπινον βίον οὔτε ἐπὶ τῶν γερόντων ὑγρὰ καὶ μαλακὰ
σώματα εἰρῆσθαι, οὔθ᾽ ὅτι ξηροῖς τὴν κρᾶσιν ἐδέσμασι διαιτητέον αὐτούς. τοὺς μέντοι νέους πεπηγότα φήσας ἔχειν
τὰ σώματα καὶ τὴν κρᾶσιν εἶναι ξηροὺς εὔδηλός ἐστιν
ἐπὶ τῶν ἀκμαζόντων μόνων τὸν λόγον πεποιημένος καὶ τούτους ὀνομάσας νέους. παρέλιπεν οὖν τήν τε τῶν παίδων
ἡλικίαν καὶ τὴν τῶν παρακμαζόντων, ὡς δὲ ἐγώ φημι καὶ
τὴν εὐκρατοτάτην γε, ἥτις ἐστὶν ἐν τῷ μεταξὺ τῶν παιδίων
τε καὶ τῶν ἀκμαζόντων. εὔδηλος δ᾽ ἐστὶ καὶ αὐτὸς ὑποπτεύων τὸν ἑαυτοῦ λόγον. οὐ γὰρ ἁπλῶς εἶπε τοὺς πρεσβυ-
τέρους τῷ ξηροτέρῳ χρὴ τρόπῳ διαιτᾷν, ἀλλὰ προσέθηκε,
τὸ πλέον (32) τοῦ χρόνου. τοῦτο δὲ ταὐτόν ἐστι τῷ φά-

entia peculiare fenum temperamentum frigidum effe et
ficcum, humiditatem vero afcititiam propter pituitae re-
crementorum generationem ipfos habere: digreffus etiam
inde ad fanitatis tuendae libros una condifcas quis
diaetae modus fenibus fit praefcribendus; luculenter intelliges quod nihil in praefcripta serie definitum diftinctum-
que fit.   Neque enim bifariam hominum vita dividenda
erat; neque fenum corpora mollia et humida dicere oportebat; neque quod ficcis ipfos temperamento alimentis uti
conveniret.   Quum enim juvenes dixit compacta corpora
habere et temperamento effe ficcos, fatis conftat de florentibus folum verba feciffe et hos nominaffe juvenes.
Omifit ergo et puerorum aetatem et declinantium, utque
ego arbitror et temperatiffimam, quae inter pueros et
florentes media confiftit.   Atqui obfcurum non eft, vel
ipfummet orationem fuam fufpectam habere.   Non enim
fimpliciter ait feniores victu ficciore alendos, sed adjecit,
magna ex parte.   Idem namque id erat ac fi dixiffet, non

ναι μὴ διὰ παντός, ὅπερ οὔτε τῇ ἕξει τοῦ σώματος οὔτε
τῇ ἡλικίᾳ προσέθηκεν ἑτέρα, διὰ παντὸς γὰρ χρὴ τὴν οἰκείαν ἑκάστῳ σώματι δίαιταν αἱρεῖσθαι.

η΄.

[226] Δεῖ οὖν πρὸς τὴν ἡλικίην καὶ τὴν ὥρην καὶ τὸ ἔθος
καὶ τὴν χώρην καὶ τὰ εἴδεα τὰ διαιτήματα ποιέεσθαι
ἐναντιούμενον τοῖσι καθισταμένοισι καὶ θάλπεσι καὶ χει-
μῶσιν. οὕτως γὰρ ἂν μάλιστα ὑγιαίνοιεν.

Καθόλου ὁ λόγος οὗτος εἴρηται πρὸς αὐτοῦ καὶ σαφῶς
καὶ ἀληθῶς ἤδη πολλάκις ἐν πολλοῖς ἡμῖν διηνυσμένος.

ϑ΄.

Καὶ ὁδοιπορέειν τοῦ μὲν χειμῶνος ταχέως χρὴ, τοῦ δὲ θέρεος ἡσυχῇ ἔχειν, ἢν μὴ διὰ καύματος ὁδοιπορέῃ.

perpetuo; quod certe neque habitui corporis, neque aetati
alteri appofuit; quoniam fuam cuique corpori diaetam
femper oportet inftituere.

VIII.

*Quare pro aetate, tempeſtate, conſuetudine, regione, loco,
corporum habitu victus ratio inſtituenda eſt, reluctan-
dumque conſtitutionibus, aeſtatibus et brumis; ita namque optima valetudo conſequetur.*

Totus hic fermo et vere et clare ab eo dictus eft,
jam faepe in pluribus commentariis nobis abfolutus.

IX.

*hieme quidem celeriter incedendum aeſtate vero con-
quieſcendum eſt, niſi per ſolis ardorem iter ſit faciendum.*

Πῶς ὁδοιπορεῖν χρὴ διδάσκει καθ' ἑκάστην τῶν ὡρῶν·
τοῦ μὲν χειμῶνος αἱρούμενον τὸν ξηραίνοντά τε καὶ θερμαίνοντα περίπατον, τοῦ θέρους δὲ τὸν ἐναντίον σκοπὸν
ποιεῖν, ἢ μὴ δι' ἡλίου, φησὶν, ὁδοιπορεῖν. τηνικαῦτα γὰρ
ἐπείγεσθαι χρὴ θᾶττον ἀπαλλαγῆναι τῆς γιγνομένης κατὰ
τὴν τοιαύτην ὁδοιπορίαν ξηρότητός τε καὶ θερμότητος ἐν
τῷ σώματι.

ι'.

Δεῖ δὲ καὶ τοὺς μὲν σαρκώδεας θᾶττον ὁδοιπορέειν, τοὺς δὲ
ἰσχνοὺς ἡσυχέστερον. λουτροῖσι δὲ χρὴ πολλοῖσι χρέεσθαι
τοῦ θέρεος, τοῦ δὲ χειμῶνος ἐλάσσοσι. χρὴ δὲ τοὺς
στρυφνοὺς μᾶλλον λούεσθαι τῶν σαρκωδέων.

Ἡ ταχεῖα κίνησις τὴν θερμασίαν ἐπὶ πλεῖον αὐξάνουσα
τήκει τὸ σῶμα. κατὰ δὲ τὰς βραχείας κινήσεις ἡ σύμμετρος θερμασία καὶ τὴν αἱμάτωσιν καὶ τὴν θρέψιν ἐργάζεται βελτίονα καὶ διὰ τοῦτο συναίρεται τοῖς ζώοις εἰς εὐτροφίαν.

Quomodo incedendum fit in quaque anni parte docet.
Hieme quidem exiccans calefaciensque ambulatio deli-
genda; aeftate contrarius fcopus convenit, nifi per folem,
ait, iter faciendum. Tunc enim iter maturandum, oci-
usque eam quae per hunc inceffum oboritur. Siccitatem
et calorem vitare oportet.

X.

Corpulentos autem celerius, graciles vero lenius iter facere
convenit. Balneis etiam multis per aeftatem, at per
hiemem paucis utendum. Duris vero magis quam carnofis.

Celer motus calorem plus fatis inaugens corpus col-
liquat. Ex lento calor mediocris tum fanguinem felicius
generat, tum nutrit plenius; eoque animantibus in probam alimoniam fimul vertitur.

ια'.

Ἠμφιέσθαι δὲ χρὴ τοῦ μὲν χειμῶνος καθαρὰ ἱμάτια, τοῦ
δὲ θέρεος ἐλαιοπινέα.

Τὶ μὲν συνετώτερον ἐπενόησεν ὁ γράψας τοῦ τοῖς ἐξηγηταῖς εἰρημένου πᾶσιν αὐτὸς ἂν εἰδείη. εἰ δὲ τὰ μὲν
καθαρὰ διὰ τὸ μᾶλλον θερμαίνειν ἢ καὶ τὸ τὰς διαπνοὰς
μὴ κωλύειν ἀξιοῖ τοῦ χειμῶνος ἀμφιέννυσθαι, τὰ δὲ ἐλαιοπινῆ τοῦ θέρους ἢ διὰ τὸ ψύχειν ἢ τὰς διαπνοὰς ἀπο-
φράττειν, οὐκ ἐπαινῶ τὸν λόγον. καὶ γὰρ τῶν καθαρῶν
ἱματίων ὅσα πυκνὴν ἔχει τὴν ὑφὴν, καὶ μάλιστα δὲ ἂν ᾖ
τριβακὰ, ψύχει, τούτων οὖν ἄμεινον χρῆσθαι. τὰ γὰρ ἐλαιοπινῆ ῥυπαρὰ πάντως ἐστίν. οὐδεὶς δὲ τῶν καθαρείων ἀνθρώπων ἀνέχεται ῥυπαρῶν ἱματίων καὶ μάλιστα θέρους. καὶ
μέντοι θερμαίνει χρονίσαντα τὰ ἐλαιοπινῆ μᾶλλον τῶν καθαρῶν, εἰ καὶ κατὰ τὴν πρώτην πρόπτωσιν εἴη ψυχρό-
τατα.

XI.

Et hieme quidem veſtes puras inducere convenit, aeſtate
vero oleo imbutas.

Quid ſane ſcriptor doctius conſideravit eo quod ab
omnibus dictum eſt interpretibus ipſe noverit. Nam ſi
puras veſtes hieme cenſet geſtandas, quod magis calefaciant vel etiam perſpiratum non impediant, oleo autem
infectas per aeſtatem, aut quod refrigerent, aut quod perſpiratum obturent, ſermonem non probo. Etenim ex puris
veſtimentis quae denſam ac frequentem filorum texturam
habent, maxime vero ſi fuerint detrita velamina, refrigerant. His igitur uti commodius eſt. Quippe oleo
infecta ſordida plane ſunt; nemo autem elegantiorum
hominum ſordidas veſtes ſuſtinet, praeſertim aeſtate. Quin
etiam infecta puris temporis ſpatio magis calefaciunt,
licet primo occurſu fuerint frigidiſſima.

ιβ'.

Τοὺς δὲ παχέας χρὴ καὶ ὅσοι βούλονται λεπτοὶ γενέσθαι
τὰς ταλαιπωρίας ἁπάσας νήστιας ἐόντας ποιέεσθαι καὶ
τοῖσι σιτίοισιν ἐπιχειρίειν ἔτι ἀσθμαίνοντας καὶ μὴ
ἀνεψυγμένους καὶ προπεπωκότας οἶνον κεκραμένον καὶ μὴ
σφόδρα ψυχρόν. καὶ τὰ ὄψα σκευάζειν σησάμοισιν ἢ
ἡδύσμασι καὶ τοῖσιν ἄλλοισι τοιουτοτρόποισι. καὶ πίονα
δὲ ἔστω τὰ προσαγόμενα ὄψα, οὕτω γὰρ ἂν ἀπό γε ἐλαχίστων πεμμάτων ἐνεμπίπλανται.

Τὸ κατὰ τὴν τελευτὴν τῆς ῥήσεως εἰρημένον, τὸ οὕτω
γὰρ ἀπὸ ἐλαχίστων ἐνεμπίπλανται, τινὲς μὲν ἐπὶ πάντων
τῶν προειρημένων εἰρῆσθαί φασι, τινὲς δὲ ἐπὶ τῶν ὄψων
μόνον, ἃ διὰ σησάμων τε καὶ τῶν ὁμοίων σκευάζεσθαι κελεύει, καὶ ἄλλων τινῶν πολλῶν. τὰ προειρημένα δ' ἐστὶ
τό τε νῆστιν γυμνάζεσθαι, κενοῖ γὰρ φανερῶς τοῦτο, καθάπερ πληροῖ τὸ μετὰ τροφήν. ἔτι τε πρὸς τούτοις τὸ ἀσθμαίνοντας ἀπὸ τῶν γυμνασίων ἐσθίειν, οὐδέπω τῆς ἐπ' αὐ-

XII.

Craſſos autem oportet quique tenues fieri volunt eos labo-
res omnes jejunos ſubire, et adhuc ex labore anhelantes
necdum refrigeratos cibum aſſumere, unumque prius
bibere dilutum ac non perfrigidum. Obſonia quoque
ex ſeſamis aut condimentis aliisque id genus apparata
aſſumere. Atque ſint pinguia quae obſonia offeruntur:
ſic enim a pauciſſimis bellariis impleantur.

Quod in textus fine dictum eſt, puta, *ſic enim pau-*
ciſſimis ſaturantur, nonnulli de omnibus commemoratis
dictum eſſe confirmant; quidam de ſolis obſoniis, quae
ex ſeſamis et ſimilibus aliisque multis quibusdam prae-
parari jubet Praedicta ſunt: *jejunum exerceri;* hoc enim
manifeſto vacuat, ſicut a cibo *labor* implet. Huc accedit
illud, adhuc ab exercitiis anhelantes cibum aſſumere,
calore nondum in eis discuſſo, neque corpore refrigerato;

τοῖς θερμασίας διαπεφορημένης, οὐδὲ ἀνεψυγμένου τοῦ σώματος. ὅπερ ὅτι μὲν αἴτιον γίγνεται τοῦ ταχέως ἐμπιπλά-
σθαι σαφῶς φαίνεται· εἰ δὲ κατ᾽ ἄλλον τινὰ λόγον ὁ τοῦ
βιβλίου συγγραφεὺς βούλεται λεπτύνειν αὐτὸ, τοῦθ᾽ ἡμῖν
ἄδηλόν ἐστιν. ὅτι μέντοι πολλοῖς τοῦτο τῶν ἐν τοῖς σπλάγχνοις ἐμφράξεων αἴτιον ἐγένετο, καὶ μάλιστα τῶν κατὰ τὸ
ἧπαρ, ἀκριβῶς οἶδα, καθάπερ γε καὶ τὰ μετὰ τροφὴν ὀξέα
γυμνάσια. καὶ μέντοι καὶ τὰ λουτρὰ τοῖς στενὰς ἔχουσι,
κατὰ τὸ ἧπαρ διεξόδους τῆς τροφῆς, ἐμφράξεις ἐργάζεται.
λέλεκται δέ μοι περὶ τούτων ἅμα τοῖς οἰκείοις διορισμοῖς ἐν
τῇ τῶν ὑγιεινῶν πραγματείᾳ. λοιπὸν δ᾽ ἂν εἴη περὶ αὐτῆς
τῆς λέξεως διασκέψασθαι, καθ᾽ ἥν φησι καὶ προπεπωκότας
οἶνον μὴ πάνυ ψυχρόν. ὡς γὰρ ψυχρὸν μὲν εἶναι κελεύων
αὐτὸν, οὐ πάνυ δὲ ψυχρὸν, οὕτως ἐποιήσατο τὸν λόγον· οὐ
πάνυ δὲ ὅλως ἀξιοῖ μετὰ τὰ γυμνάσια πίνειν οἶνον εὐθέως,
ἀλλ᾽ ὕδωρ πρότερον, ὥσπερ καὶ οἱ ἀθληταὶ ποιοῦσι ταυτὶ
τῇ πείρᾳ δεδιδαγμένοι. κεφαλῆς τε γὰρ ἅπτεται οἶνος καὶ
εἰ μετὰ τὸ βαλανεῖον εὐθέως πίνοιτο, πρότερος τῶν ἄλλων

quam caufam effe, quo quis celeriter impleatur manifefte
apparet. Si vero alia quadam ratione hujus libri auctor
corpus attenuare conatur, id nobis obfcurum eft. Quod
tamen plerisque hoc obftructiones in visceribus ac maxime
in hepate produxit, accurate novimus: quemadmodum et
celeres a cibo exercitationes. Adde etiam quod balnea
arctos in jecinore tranfitus alimenti habentibus obftructiones efficiunt. Dictum eft mihi de his omnibus fimul
cum peculiaribus diftinctionibus in opere de fanitate
tuenda. Reftat ut de ipfa verborum ferie difceptemus,
ubi ait: et vinum non perfrigidum prius bibere. Ut enim
frigidum effe jubet, non autem infigniter frigidum, ita
fermonem deduxit. Atqui non prorfus copiofum vinum
ab exercitiis ftatim bibendum cenfet, fed aquam prius;
quemadmodum athletae faciunt, id experientia edocti.
Caput enim vinum confcendit et fi poft balneum ftatim
ante alios omnes cibos et potus bibatur. Non tamen frigidae potio ab exercitiis, nifi calidum praebibas, tuta eft.

ἁπάντων ἐδεσμάτων τε καὶ πομάτων. οὐ μὴν οὐδ᾽ ἡ τοῦ
ψυχροῦ πόσις ἐπὶ τοῖς γυμνασίοις ἄνευ τοῦ προπιεῖν θερμὸν
ἀβλαβές ἐστι. βλάπτει γὰρ καὶ αὐτὴ σαφῶς τὴν γαστέρα
τε καὶ τὸ ἧπαρ, τινῶν δὲ καὶ τὰ νεῦρα. καὶ μέντοι καὶ
τὰς ἕξεις ὁ ψυχρὸς οἶνος ἐπιτονοῖ. βούλεται δὲ ὁ ταῦτα
γράψας ἐκλύειν αὐτάς. μή τι οὖν ἑτέρως μὲν ἦν γεγραμμένον, ἥμαρτε δὲ ὁ μεταγραψάμενος αὐτό. πολλὰ γὰρ ὁρᾶται
τοιαῦτα καὶ νῦν γινόμενα καὶ δέον ἀντὶ τοῦ μήθ᾽ ὅλως θερμὸν αὐτὸν γράψαι, μὴ λίαν ψυχρόν. ὁ γὰρ ἀσθμαίνου-
σιν ἔτι διδόναι τὴν τροφὴν ἀξιῶν, ἀτμῶν πολλῶν ὄντος με-
στοῦ τοῦ σώματος, βουλήσεται δὲ καὶ δι᾽ οἴνου πόσεως θερμοῦ πληρῶσαι μᾶλλον αὐτούς. πεφυκότος δὲ τοῦ πάνυ
θερμοῦ παραπλησίως τῷ ψυχρῷ συνάγειν καὶ τονοῦν τὴν
γαστέρα, φυλάττεται πρᾶξαι τοῦτο.

ιγ΄.

[228] Ἀλλὰ καὶ μονοσιτέειν καὶ ἀλουτέειν καὶ σκληροκοιτέειν
καὶ γυμνὸν περιπατέειν, ὅσον οἷόν τε μάλιστα εἴη.

Nam et ipfa ventrem, tum jecur manifefto laedit, quo-
rumdam quoque nervos.   Attamen habitus frigidum vinum
corroborat.   Vult autem horum fcriptor ipfos folvere.
Forfitan alio modo quid fcriptum erat; verum peccavit
qui idem poftea appofuerit.   Multa fiquidem ejusmodi
etiamnum accidere videntur; cum pro eo quod eft, neque
ex toto calidum, non perfrigidum fcribere ipfum conveniat.   Nam qui cibum adhuc anhelantibus offerendum
judicat, corpori videlicet multis vaporibus pleno, volet
etiam vini calidi potione magis ipfos implere.   Quum
autem percalidum frigido fimiliter contrabat ventrem et
corroboret, idem efficere obfervatur.

XIII.

*Sed et femel tantum die cibum affumere, fuperfedere bal-
neis, duriter cubare nudumque obambulare, quoad ejus
fieri queat, oportet.*

Κάλλιον ἂν ἦν εἰρῆσθαι πρὸς αὐτῷ μὴ μονοσιτέειν,
ἀλλ᾽ ὀλιγοσιτεῖν. ἔνιοι γὰρ τῶν μονοσιτούντων πολὺ πλείω
προσφέρονται τῶν δὶς σιτουμένων. ὥσπερ δὲ τὸ λουτρὸν
ἐκθερμαῖνον τὸ σῶμα καὶ μάλιστα τούκτος, εἰς ἀνάδοσίν τε
τροφῆς καὶ πρόσθεσιν τῶν ἀναδοθέντων συντελεῖ, κατὰ τὸν
αὐτὸν λόγον ἡ ἀλουσία τοῖς ἐναντίοις συναίρεται. καὶ ἡ
σκληρο- (33) κοιτία δὲ λυπεῖ καὶ συνέχει καὶ σφίγγει τὸ
σῶμα καὶ διὰ τοῦτο τὴν εἰς πᾶν μέρος ἐπίδυσιν αὐτοῦ κωλύει. κατὰ δὲ τὸν αὐτὸν λόγον καὶ τὸ γυμνὸν περιπατεῖν
ψύχει μὲν ἅπαντα τὰ μετὰ τὸ δέρμα μόρια, συνελαύνει δὲ
εἰς τὸ βάθος καὶ τὰ σπλάγχνα τὴν θερμασίαν, ὡς πέττεσθαι μὲν καλῶς τὰ σιτία, τὴν δὲ πάντῃ φορὰν αὐτῶν κωλύειν.

_____

ιδ'.

Ὁκόσοι δὲ βούλονται λεπτοὶ ἐόντες παχύτεροι γενέσθαι, τά
τε ἄλλα ποιέειν τἀναντία ἐκείνοισι οἷσιν ἔφην καὶ νῆστιν
μηδεμίην ταλαιπωρίην ποιέεσθαι.

_____

Melius dixiffet cibi modicum fumere quam femel
tantum cibum fumere.   Quidam enim femel die cibo
utentium multo plura affumunt, quam qui bis eo utuntur.   Quemadmodum lavacrum corpus excalfaciens, praefertim extrinfecus, ad alimenti diftributionem et diftribu-
torum appofitionem conducit;   eadem ratione lotionis penuria contraria perficit.   Durum cubile corpus moleftat,
contrahit et adftringit, ideoque in omnem partem incrementum ipfius impedit.   Eadem ratione nudum obambulare omnes fummas ad cutem partes refrigerat; calorem
etiam in altum et vifcera cogit, ut cibi probe quidem
concoquantur; verum in omne corpus ferri prohibet.

_____

XIV.

*Qui vero tenues quum fint craffiores effici volunt, tum
alia his contraria facere, tum jejunos nullam exercitationem ipfos fubire oportet.*

_____

Ed. Chart. VI. [228.]   Galen. V. (33.)

Τἀναντία τῶν εἰρημένων τοῖς παχέσιν ἐστὶ τὸ μήτε
ἀσθμαίνοντας ἐπιχειρεῖν τοῖς σιτίοις, ἀλλ' ὅταν ἤδη κατὰ
φύσιν ἀναπνέωσι, μήτε μονοσιτεῖν, ἀλλ' ἤτοι δὶς ἐσθίειν ἢ
καὶ τρίς. οὕτω δὲ καὶ ταῖς ἀλουσίαις τἀναντία ποιῶν λού-
σεται δὶς, ἐξ ἅπαντος μὲν ἐπὶ τροφῇ χρόνου τὸ δεύτερον
λουτρὸν περιλαμβάνων, ἔσθ' ὅτε δὲ καὶ τὸ πρῶτον. οὕτω
δὲ καὶ τὰ γυμνάσια βραχέα τε γυμνάσεται καὶ βραδέα καὶ
μετὰ τροφήν. κατὰ δὲ τὸν αὐτὸν λόγον καὶ τὸ μαλακῶς
κοιμᾶσθαι καὶ μὴ γυμνὸν ὁμιλεῖν τῷ περιέχοντι, τούτοις
ἐστὶ χρήσιμον. διὰ τοῦτο γοῦν καὶ αἱ γυμνασταὶ τὰ μὲν
μετὰ τοῦ προσάπτεσθαι καὶ σωματομαχεῖν, οὕτω γὰρ ὀνομάζουσιν αὐτοί τινα γινόμενα γυμνάσια, περιλαμβάνουσιν,
ἐφ' ὧν σαρκῶσαι θέλουσι, φυλαττόμενοι γυμνοὺς γυμνάζειν
αὐτοὺς τὸ σῶμα καὶ μὴ μετὰ συμπλοκῆς. ἔμπαλιν δὲ ὅσους
λεπτῦναι βούλονται, μετὰ τοῦ ταχέος γυμνασίου καὶ χωρὶς
τῆς πρώτης συμπλοκῆς γυμνάζουσιν.

ιε'.

Τοῖσι δὲ ἐμέτοισι χρὴ καὶ τοῖσι κατακλύσμασι τοῖσι τῆς

Contraria superioribus crassis sunt; neque anhelantes
ex labore epulas assumere, sed ubi jam secundum naturam respiraverint; neque semel tantum cibum sumere,
verum aut bis aut etiam ter comedere. Sic abstinentiae
balneorum contraria qui facit, bis lavabit, semper autem
ab epulis alterum lavacrum ingrediens, nonnunquam et
primum. Pari modo ad exercitia modica, lenta, eaque
post cibum accedet. Eadem vero ratione molliter cubare,
non sine vestibus ambulare in aëre his conducit. Propterea gymnastae nonnulla exercitia, quae manuum confer-
tione et corporum pugna, sic enim vocant ipsi, contingunt, adhibent in iis quos carne implere conantur, vitan-
tes ne corpore nudo exercendi incedant, neque cum complexu. E contrario, quos extenuare volunt, celeri exer-
citio et citra primum complexum movent.

XV.

Vomitionibus autem et infusis alvum eluentibus sic uten-

κοιλίης, ῶδε χρέεσθαι ἕξ μῆνας τοὺς χειμερινοὺς ἐμέειν·
οὗτος γὰρ ὁ χρόνος φλεγματωδέστερος τοῦ θερινοῦ καὶ
τὰ νουσήματα γίνεται περὶ τὴν κεφαλὴν καὶ περὶ τὸ χωρίον τοῦτο τὸ ὑπὲρ τῶν φρενῶν. ὅταν δὲ ᾖ τὸ θάλπος,
τοῖσι κατακλύσμασι χρέεσθαι. ἡ γὰρ ὥρη καυματώδης
καὶ χολωδέστερόν ἐστι τὸ σῶμα καὶ αἱ βαρύτητες ἐν τῇ
ὀσφύϊ καὶ ἐν τοῖσι γούνασι καὶ θερμὰ γίνονται καὶ ἐν
τῇ γαστρὶ στρόφοι [229] γίνονται. δεῖ οὖν τὸ σῶμα
ψύχειν καὶ τὰ μετεωριζόμενα κάτω ὑπάγειν ἀπὸ τῶν
χωρίων τουτέων.

_____

Τίνα καλεῖ κατακλύσματα διὰ τῶν ἐφεξῆς ἐδήλωσεν
αὐτός. τά τε ἀπὸ τῶν γαλάκτων εἰπὼν καὶ τὸ ἀπὸ τῶν
ἐρεβίνθων ἑψημένον ὕδωρ ἅλμην τε καὶ θάλασσαν. ἕτερα
γάρ ἐστι τούτων τὰ καθαίροντα φάρμακα κενωτικὰ τοῦ παντὸς σώματος ὄντα. ὥσπερ οὖν τὰ βαλανεῖα κατακλύζειν οἱ
βαλανεῖς λέγουσι, τῶν ἐν αὐτοῖς λίθων ἀποπλύνοντες τὸν
πηλὸν καὶ τὸν ῥύπον, οὕτω καὶ τὰ τῆς γαστρός τε καὶ τῶν

_____

dum. Sex hibernis menſibus vomitus ciendus, id enim
tempus aeſtivo pituitae plus accumulat et capite morbi
et regionem quae ſupra ſeptum transverſum eſt, obſi-
dent. At quum aeſtatis fervor adſit, cataclysmatis utendum. Haec enim tempeſtas aeſtuoſa eſt et corpus bilioſum magis redditur, gravitates etiam lumbos et genua
infeſtant, calores oboriuntur, ventris tormina concitan-
tur. Corpus igitur refrigerandum et qua ſurſum attolluntur, deorſum ex iſtis locis deducenda.

_____

Quae cataclyſmata, id eſt ablutiones, vocet, ſequentibus
ipſe declaravit; nempe quae ex lacte conficiuntur et cicerum decoctionis aquam; ad haec muriam et marinam.
Diverſa namque ab his medicamenta ſunt purgantia, quae
univerſum corpus evacuant. Quemadmodum igitur bal-
neatores balnea dicunt abluere, quum lapidum in eis
lutum et ſordes abſtergent, ita ventris inteſtinorumque

ἐντέρων κατακλύσματα, περιπλύνει τὸ φλέγμα καὶ τὴν χολὴν αὐτῶν. ἐπεὶ τοίνυν ἐν τῷ χειμῶνι φλέγμα γεννᾶται
κατὰ τὴν κοιλίαν, ἐκκενοῦν αὐτὸ διὰ τῶν ἐμέτων συμβουλεύει. τοῦ θέρους δὲ τὴν ἐπιπολάζουσαν ἄνω χολὴν ἀντισπᾶν κάτω. καθαίρειν μέντοι τὸ σύμπαν σῶμα βουληθέν-
τι σοι θέρους μὲν διὰ τῆς ἄνω, χειμῶνος δὲ διὰ τῆς κάτω κοιλίας φαρμακευτέον, ὡς ἐν ἀφορισμοῖς εἴρηται. τὰ
μὲν γὰρ ἤδη πλεονάζοντα ἡ κάθαρσις ἰᾶται διὰ τῶν χωρίων ᾗ ῥέπει τὴν κάθαρσιν ποιούμενος. ἀκτέα γὰρ ᾗ ῥέπει διὰ
τῶν συμφερόντων χωρίων. ὅσα δὲ κωλῦσαι θέλεις αὐξη-
θῆναι, διὰ τῶν ἀντικειμένων χωρίων ἀντισπᾶν προσήκει.

ιστ'.

Ἔστω δὲ τὰ κατακλύσματα τοῖσιν μὲν παχυτέροισι καὶ
ὑγροτέροισιν ἁλμυρώτερα καὶ λεπτότερα, τοῖσι δὲ ξηροτέροισι καὶ προσεσταλμένοισι καὶ ἀσθενεστέροισι λιπαρώτερα
καὶ παχύτερα. ἔστι δὲ τῶν κατακλυσμάτων λιπαρὰ καὶ παχέα τὰ ἀπὸ τῶν γαλάκτων καὶ ἀπὸ ἐρεβίνθων ὕδωρ ἑφθὲν καὶ

---

infufa pituitam et bilem ipforum detergent. Quoniam
itaque pituita per hiemem in ventriculo generatur, evacuari ipfam vomitu confulit. Aeftate bilem furfum con-
fcendentem deorfum revelli. Attamen ubi totum corpus
purgare volueris, *aeftate per fuperiorem, hieme per inferiorem ventrem purgandum eft;* ficut in aphorismis dictum invenimus. Etenim jam abundantibus purgatio per
loca quo vergunt adhibita medetur. Quippe ducenda quo
vergunt per loca idonea. Quae vero ab incremento prohibere velis, per oppofita revellere conducit.

XVI.

*Sint autem cataclysmata craffioribus quidem et humidio-
ribus magis falfa et tenuiora, ficcioribus vero et graci-
lioribus et imbecillis pinguiora et craffiora. At infufa
funt pinguia et craffa quae ex lacte parantur, et aqua*

τῶν ἄλλων τῶν τοιουτέων, τὰ δὲ λεπτὰ καὶ ἁλμυρὰ ἅλ-
μη καὶ θάλασσα καὶ τὰ τοιαῦτα.

Τὰ τμητικώτερα μὲν ἐπὶ τῶν παχυτέρων ἀξιοῖ προσφέρειν, φλεγματικώτεροι γὰρ οὗτοι· τὰ λειότερα δ' ἐπὶ τῶν
ἰσχνῶν, ὡς ἂν χολωδεστέρων ὄντων. ὁποῖαι δέ εἰσιν ἑκατέρων αἱ ὕλαι, διὰ τῆς ἐχομένης ῥήσεως ἐδήλωσεν, ἐξηγήσεως οὐ δεομένης· διὸ καὶ παραλιπὼν αὐτὴν ἐπὶ τὰ συνεχῆ
τρέψομαι.

ιζ'.

Τοὺς δὲ ἐμέτους ὧδε χρὴ ποιέεσθαι. ὅσοι μὲν τῶν ἀνθρώπων παχέες εἰσὶ καὶ μὴ ἰσχνοὶ, νήστιες ἐμούντων, δρα-
μόντες ἢ ὁδοιπορήσαντες διὰ τάχεος κατὰ μέσον τῆς
ἡμέρης.

Ἐκτεθερμάνθαι βούλεται τὸ σῶμα τοῖς παχέσιν, ἐμεῖν
μέλλουσιν ἕνεκα τῆς χύσεως τῶν φλεγματικῶν χυμῶν, οὓς

---

cicerum cocta caeteraque id genus. Tenuia vero et
falfa muria, aqua marina et quae funt ejusmodi.

Quae magis incidunt cataclysmata corpulentioribus
adhibenda exiftimat, hi namque funt pituitofiores. Leni-
ora vero gracilibus, ut qui funt biliofiores. Porro quales
amborum fint materiae, ex verbis proximis conftat, adeo
ut interpretationem non requirat. Quamobrem iis relictis ad fequentia me convertam.

XVII.

Vomitus autem hoc modo provocandi funt. Qui homines
obefi funt ac minime tenues, jejuni vomant a curfu
aut celeri deambulatione circa meridiem.

Excalefactum effe corpus obefis, qui vomituri funt,
praecipit, ut humores pituitofi, quos craffi copiofos ha-

πλείους ἔχουσιν οἱ παχεῖς. ἀλλὰ καὶ ἡ τῶν ἀγγείων ἀνα-
στόμωσις ἁπάντων τε τῶν κατὰ λεπτὸν πόρων ἀραίωσις
οὕτως ἂν μάλιστα γένοιτο. χρήσιμα δὲ ταῦτα πάντα πρὸς
τὸ ῥᾳδίως τε καὶ ἀλύπως γίνεσθαι τὸν ἔμετον.

ιη′.

[230] Ἔστω δὲ ἡμικοτύλιον ὑσσώπου τετριμμένου ἐν ὕδατος χοεῖ καὶ τοῦτο ἐκπιέτω, ὄξος παραχέων καὶ ἅλας
παραβάλλων, ὅκως ἂν μέλλῃ ἥδιστον ἔσεσθαι.

Ὅτι τμητικὸν εἶναι βούλεται τὸ πόμα καὶ δι᾽ ἥντινα
αἰτίαν οὐκ ἄδηλον. ἐπεὶ γὰρ οἱ παχεῖς ἄνθρωποι καὶ τοὺς
χυμοὺς ἔχουσι τοὐπίπαν παχεῖς τε καὶ ψυχροὺς καὶ τινας
αὐτῶν καὶ γλίσχρους, διὰ τοῦτο τμητικὸν εἶναι κελεύει τὸ
ποτὸν αὐτῶν. ὁπόσον δέ τε τὸ πλῆθος δίδωσιν οὐ συντί-
θησι πόματα, οὐκ ἀκριβῶς ἔχω φάναι, διὰ τὸ μέτρον ἔστιν
ὅτε, ὃ καλοῦσι χοέα, μὴ τὸ αὐτὸ μέγεθος ἔχειν παρὰ πᾶσιν. εἰ δὲ τὸν Ἀττικὸν κελεύει πίνειν, οὐ πάνυ συντίθεμαι

bent, diffundantur. Quin et vaſorum adapertio omnium-
que anguſtorum meatuum raritas ſic potiſſimum queat
accidere. Caeterum haec omnia ad vomitum facilem
citraque moleſtiam excitandum conducunt.

XVIII.

*Hyſſopi hemina dimidia in aquae congio contriti potui
exhibeatur, affuſo aceto et addito ſale, quo fiat
jucundiſſima.*

Quod potum incidentem eſſe cupiat et quam ob cauſam haud obſcurum. Quoniam enim craſſi homines
craſſos etiam humores et frigidos et quosdam eorum vi-
ſcoſos plerumque habent, ideo potionem ipſorum incidentem eſſe jubet. Quantam vero copiam illius, unde conficit potum, exhibeat, non exacte poſſum dicere; quod
menſura quam interdum congium nominant, non eandem
apud omnes habeat magnitudinem. Si vero Atticum

τῷ ἔθει, πολὺ γὰρ εἶναί μοι δοκεῖ. σύνηθες μέντοι τοῖς
παλαιοῖς ἦν, εἴτε ὀῤῥῷ γάλακτος εἴτε τοιούτῳ τινὶ κατα-
κλύσματι προείλοντο χρῆσθαι, πάμπολυ τῷ πλήθει διδόναι.

ιθ'.

(34) Πινέτω δὲ τὸ μὲν πρῶτον ἡσυχέστερον, ἔπειτα δὲ ἐπὶ
θᾶσσον.

Ἐὰν μὲν οὖν ἐν ἀρχῇ πίῃ λάβρως, εὐθέως ἐμεῖται,
πρὶν ἐκπίῃ τὸ πᾶν, ἀποῤῥύψαι τε τοὺς ἐν τῇ γαστρὶ χυμοὺς, οἷς συνεκκενοῦνται καὶ οἱ κατὰ τὰς πρώτας φλέβας.
ἐὰν δὲ ἐν ἀρχῇ μὲν ἡσυχέστερον, ὕστερον δὲ πλεῖον πάντως
πίῃ, οὕτω δυνήσεται χρόνῳ τε συμμέτρῳ κατασχεῖν, ὁρμή-
σει τε πρὸς ἔμετον ἐν καιρῷ διὰ τὸ πίνειν ἀθροώτερον
ὕστερον.

κ'.

Οἱ δὲ λεπτότεροι καὶ ἀσθενέστεροι ἀπὸ σιτίων ποιείσθω-

bibere praecipiat, non admodum confuetudini confentit.
Multum namque effe mihi videtur; etfi apud veteres mo-
ris erat, five lactis sero sive hujusmodi quodam cata-
clysmate volebant uti, permultum id exhibere.

XIX.

*Ac primum quidem fenfim, deinde vero celerius ebi-
batur.*

Si igitur initio bibat affatim, mox evomet ac prius
quam totum ebiberit; projicietque humores in ventriculo
contentos; cum quibus et in primis venis recepti evacuantur. Quod fi primum lentius, dein copiofius bibat, et
tempore mediocri continere poterit et tempeftive ad vomitum incitabitur; eo quod poftea confertim magis
biberit.

XX.

Graciliores autem et imbecilliores a cibis hunc in modum

σαν τὸν ἔμετον τρόπῳ τοιῷδε. λουσάμενοι θερμῷ προ-
πιέτωσαν ἀκρήτου κοτύλην, ἔπειτα σιτία παντοδαπὰ ἐσθι-
έτωσαν καὶ μὴ πινέτωσαν ἐπὶ τῷ σιτίῳ, μηδὲ ἀπὸ τοῦ
σιτίου, ἀλλὰ ἐπισχέτωσαν ὅσον τέσσαρα στάδια διελθεῖν.
ἔπειτα δὲ συμμίξας οἴνους τρεῖς πίνειν διδόναι αὐστηρὸν
καὶ γλυκὺν καὶ ὀξύν. πρῶτον μὲν ἀκρητέστερον καὶ κατ’
ὀλίγον καὶ διὰ πολλοῦ χρόνου. ἔπειτα δὲ ὑδαρέστερόν τε
καὶ θᾶσσον καὶ κατὰ πολλόν.

_____

Λουσάμενον θερμῷ προπίνειν ἀξιοῖ πόματος ἀκρατε-
στέρῳ, λογισμῷ τοιῷδε χρώμενος, ὡς ἂν εἰκάσειέ τις. ἐκ
τοῦ θερμοῦ λουτροῦ θερμαίνεται πᾶν τὸ σῶμα καὶ οἱ χυμοὶ χέονται καὶ χαλαρὰ γίνονται τὰ ἀγγεῖα, τὰ αὐτὰ δὲ
ταῦτα καὶ ὁ ἀκρατέστερος οἶνος ἐργάζεται, μετὰ τοῦ καὶ
ῥωννύναι τὴν δύναμιν, ἧς μάλιστα φροντίζειν ἔοικεν ἐπὶ
τῶν ἰσχνῶν. ἔπειτα, [231] φησὶ, σιτία παντοδαπὰ ἐσθι-
έτωσαν. τούτου δὲ λογισμὸν οὐ τὸν αὐτὸν πάντες ἔγραψαν
οἱ ἐξηγησάμενοι τὸ βιβλίον. ἐνίοις μὲν γὰρ αὐτῶν δοκεῖ
διδόναι παντοδαπὰ, διότι στασιάζοντα πρὸς ἄλληλα ῥᾷον εἰς

_____

concitent: loti calida meri heminam praebibant, mox
cibos cujusvis generis comedant, neque inter cibos, ne-
que a cibis bibant, fed fe contineant quanto tempore
quis quatuor ftadia percurrat. Deinde triplex illis
vinum in potum permiscebis, aufterum, dulce et aci-
dum, primum quidem meracius, fenfim et ex magno
intervallo: deinde vero dilutius, celerius et affatim.

_____

Jubet hic calida lotum meracius praebibere; hac, ut
conjicere poffum, ratione ufus, quod ex calida lotione
totum corpus incalefcat et humores diffundantur vafaque
laxiora fiant. Eadem vero haec et vinum meracus efficit; praeterquam quod facultatem corroborat: cujus rationem in gracilibus habere oportet. Poftea cibum varium
affumant, inquit, cujus caufam omnes expofitores non
eandem tradiderunt. Quibusdam enim illorum varia
exhiberi videntur, quod invicem luctantia facilius vomi-

ἔμετον ὁρμᾷ, τισὶ δὲ ὑπὲρ τοῦ πλεῖον προσενεγκέσθαι. τὰ
γὰρ ἁπλᾶ καὶ μονοειδῆ ταχέως ἐμπίπλησιν, οὐκ ἐᾷ δὲ πίνειν εὐθέως αὐτοὺς, ἵνα μὴ ταχέως ἐπιπολάσῃ τὰ σιτία, ὃ
οὐ βούλεται   διὰ δὲ τὸ μὴ γενέσθαι τοῦτο καὶ χρόνον τινὰ
μεταξὺ πρὸς τὴν θρέψιν αὐτάρκη διατρίβειν ὁρίζει καὶ τὸν
χρόνον δὲ αὐτὸν εἶπεν, ὅσον τεσσάρων σταδίων διελθεῖν.
ἐπὶ δὲ τούτοις, οὕτω προαχθεῖσι, δίδωσι τὸ ποτὸν, οἴνους
τρεῖς διαφέροντας ἀλλήλων κατὰ ποιότητα. κελεύει γὰρ εἶναι τὸν μέν τινα τῶν οἴνων αὐστηρὸν, τὸν δὲ γλυκὺν, τὸν
δὲ ὀξύν. οὐκ εἰπὼν οὐδὲ ἐνταῦθα τὴν αἰτίαν, δι᾽ ἣν οὕτως
ἐκέλευσεν. οἱ δ᾽ ἀπομαντευόμενοι τῆς γνώμης αὐτοῦ φασὶ
τὸν μὲν αὐστηρὸν διδόναι ῥώμης ἕνεκα τῶν ὀργάνων, δι᾽
ὧν ὁ ἔμετος ἔσται,   τὸν δὲ γλυκὺν ἵνα εἰς ἔμετον ὁρμήσῃ
καὶ διὰ τὸ χέειν τοὺς χυμοὺς τὸν γλυκὺν οἶνον,   τὸν δ᾽
ὀξὺν ἵνα ἀποῤῥύψῃ τὰ ἐμπεπλασμένα τῇ γαστρί.   τάχα γοῦν
καὶ τὰ σιτία παντοδαπὰ κατὰ τὰς ποιότητας ἐκέλευσε λαμβάνειν αὐτοὺς, ἵνα τὰ μὲν ῥώσῃ τὴν γαστέρα, τὰ δὲ εἰς ἔμετον παροξύνῃ, τὰ δὲ ἀποῤῥύψῃ τοὺς ἐμπεπλασμένους χυμούς.

tum concitent, aliis quod plus ingeratur. Nam fimplicia
ejusdemque fpeciei celerius implent. Verum iis ftatim
bibere non permittit, ne cibi mox fupernatent; quod
fieri nequaquam velit. Atque ideo tempus aliquod interea, quod ad nutritionem fufficiat, confumendum praefti-
tit; nempe quo ftadia quatuor perficias. His ita prae-
miffis, potum adjicit, terna vina, qualitate invicem differentia. Jubet enim aliquod ipforum effe aufterum, aliud
dulce, aliud acidum; non relata ne hic quidem caufa cur ita
injunxerit. Qui vero divinant ipfius fententiam, ajunt aufterum inftrumentis corroborandis, per quae vomitus accidet,
exhiberi; dulce, ut vomitum incitet et humores diffun-
dat; acidum demum, ut quae ventriculo funt infixa detergat. Forfan igitur cibos omnium qualitatum genere
ipfos affumere juffit, ut ventriculum alii confirment, alii
ad vomitum proritent, alii fuccos infartos abftergant.
Quod autem faepius dicere foleo in fociorum amicorum-
que confortio, id nunc quoque dicam. Non parum mihi

ὅπερ δὲ λέγω πολλάκις ἐν ταῖς πρὸς τοὺς ἑταίρους τε καὶ
τοὺς ἄλλους φίλους συνουσίαις, ἐρῶ καὶ νῦν. οὐ σμικρά
μοι δοκοῦσιν ἁμαρτάνειν οἱ τὴν δογματικὴν αἵρεσιν ἄνδρες
πρεσβεύοντες, ἄνευ τοῦ τὸν λογισμὸν εἰπεῖν ὧν συμβουλεύ-
ουσιν, ἀποφαινόμενοι καθάπερ τινὰ προστάγματα βασιλικά.
βέλτιον γὰρ ἦν ἑκάστου τῶν πραττομένων αὐτὸν τὸν γράψαντα τὸ βιβλίον εἰπεῖν τὴν δύναμιν, ὡς Ἱπποκράτης ἐποίησεν ἐν τῷ περὶ διαίτης ὀξέων, ἐπὶ τῆς πτισάνης εἰπών.
τὸ γὰρ γλίσχρον αὐτῆς λεῖον καὶ προσηνὲς καὶ συνεχές ἐστι
καὶ ὀλισθηρὸν καὶ πλαδαρὸν μετρίως καὶ ἄδιψον καὶ εὐέκπλυτον, εἴ τι καὶ τούτου προσδέοι καὶ οὔτε στύψιν ἔχον,
οὔτε ἄραδον κακὸν, οὔτε ἀνοιδίσκεται ἐν τῇ κοιλίᾳ. οὕτως
δὲ καὶ περὶ μελικράτου καὶ οἴνου καὶ ὀξυμέλιτος, ἔτι τε
λουτρῶν ἔγραψεν, ὥστε ἀρχὴν ἔχειν ἡμᾶς τῆς ὁδοῦ καθ᾽ ἣν
ἀκολούθως τῷ συγγραφεῖ τῶν οὐκ εἰρημένων ὑπ᾽ αὐτοῦ προσ-
θῶμέν τινα. καὶ νῦν οὖν εἰρηκότος αὐτοῦ τἆλλα, χωρὶς τοῦ τῆς
αἰτίας λογισμοῦ καὶ μέντοι ὡς ἤτοι πίνειν ἔνεστι τὸν οἶνον
πρῶτον μὲν ἀκρητέστερον καὶ κατ᾽ ὀλίγον καὶ διὰ πολλοῦ,
ἔπειτα δὲ ὑδαρέστερόν τε καὶ θᾶσσον καὶ κατὰ πολλόν. ἡμᾶς

videntur errare viri qui fectam dogmaticam profitentur,
eo quod citra rationem prolatam, ea quae confulunt,
haud aliter quam regia quaedam decreta pronunciant.
Praeftiterat enim cujusque rei vim operis auctorem explicaffe, ficut Hippocrates in libro de ratione victus in morbis acutis factitavit, ubi ptifanae meminit.   Nam visco-
fitas ejus lenis, continua, jucunda, lubrica et modice laxa eft,
fitim arcet et ubi ablutione opus eft,   facile defcendit;
non adftringit,   non vellicat graviter,   neque in ventre
tumefcit.   Sic idem de aqua mulfa, de vino, de oxymelite, item de lavacris confcripfit.   Itaque viae jam nos
principium habemus, qua poft auctorem nonnulla ab ipfo
praetermiffa adjiciemus.   Atqui dicta funt omnia praeter
caufae rationem.   Siquidem quod vinum bibere meracius
primum, fed modice et paulatim retulerit, poftea dilutius,
celerius et copiofe, explorare nos oportet qua id fententia ille fcripferit.   Verum alias exploratio tota res eft

δεῖ στοχάζεσθαι τῆς γνώμης αὐτοῦ, καθ᾽ ἣν ἔγραψεν. ἔστι δὲ
καὶ ἄλλως μὲν ἅπας στοχασμὸς ἀμφίβολον πρᾶγμα· μάλιστα
δὲ ὅταν ἔτ᾽ ἀνθρώπου γνώμη ἠγνόηται. τὸ μὲν οὖν ὑδαρέστερον πίνειν τὸν οἶνον καὶ θᾶσσον καὶ κατὰ πολλὸν εἰκότως ἂν
εἰρῆσθαι δόξειεν ἐπὶ τῶν ἐμεῖν ἐθελόντων, εἴπερ γε καὶ τἀναντία τοῖς κατασχεῖν βουλομένοις καὶ πέψαι τὴν τροφὴν ἐστὶν
ἐπιτήδεια, τό τε ἀκρατέστερον καὶ κατ᾽ ὀλίγον καὶ διὰ πολλοῦ.
διὰ τί δ᾽ ὅλως τὰ πρὸς τὸ κατασχεῖν ἁρμόττοντα πρῶτα παρέλαβεν ἐπὶ τοῦ μέλλοντος ἐμεῖν ὀλίγον ὕστερον, οὐκ ἔχομεν εἰπεῖν τι πιθανόν. ἴσως δ᾽ ἐκείνῳ τῷ γράψαντι ταῦτα πιθανὸν ἐδόκει τὸ καὶ τῶν ἐξηγητῶν ἐνίοις ἀρέσκον. ἐπειδὴ βούλεται μὴ καταλύεσθαι τὴν δύναμιν τῶν λεπτῶν ἀνθρώπων
ὑπὲρ ὧν ταῦτα γράφει, διὰ τοῦτ᾽ οὖν πρώτην ἐκείνην ῥώννυ-
διν, εἶθ᾽ οὕτως ἐπὶ τὰ τὸν ἔμετον κινοῦντα παραγίνεται. ἀλλ᾽
εἰς τὸ ῥωσθῆναι τὴν δύναμιν αὐτάρκης ἦν ὁ ἐπὶ τῇ τῶν σιτίων προσφορᾷ χρόνος. ἄλλο δὲ ἄλλῳ πιθανόν, ὡς ἔφην,
ἐστὶν, οὐκ ἀποτετμημένον, ὡς ἔν τι, καθάπερ τὸ ἀναγκαῖον, ὃ
κατὰ τὰς ἐπιστημονικὰς ἀποδείξεις βεβαιοῦται.

---

ambigua, maxime vero quum hominis fententia adhuc fit
incognita.   Dilutius igitur vinum bibere et ocius, tum
copiofe, merito dictum videbitur de his qui vomitum
expetunt.   Siquidem contraria cohibere ipfum volentibus
et alimentum concoquere funt idonea; puta, meracius,
modice et paulatim bibere.   Cur autem omnino ad coër-
cendum accommoda primum in eo qui paulo poft vomi-
turus eft, ufurpavit, probabile nihil dicere poffumus; forfan hinc auctori probabile videbatur, quod etiam interpre-
tum nonnullis placet; quia virtutem tenuium hominum,
de quibus haec feribit, diffolvi nolit, ideo primum illam
corroborat;   mox ita ad vomitum cientia proficiscitur.
Sed ad vires firmandas tempus a cibis oblatis fuffecerat.
Porro ad vires firmandas tempus a cibis oblatis fuffecerat.
Porro aliud alii probabile, ut dixi, cft, non abfectum,
ceu unum quoddam, ficut neceffarium, quod fcientificis
demonftrationibus confirmatur.

κα'.

[232] Ὅστις δὲ εἴωθε τοῦ μηνὸς δὶς ἐξεμέειν, ἄμεινον ἐφεξῆς ποιέεσθαι τοὺς ἐμέτους ἐν δυσὶν ἡμέρῃσι μᾶλλον ἢ
διὰ πεντεκαίδεκα. οἱ δὲ πᾶν τοὐναντίον ποιέουσι.

Καὶ τούτων τὸν λογισμὸν αὐτὸν ἔδει τὸν γράψαντα
προστεθεικέναι μάλιστα, ἐπειδὴ καὶ χωρὶς διορισμοῦ περὶ
τῶν δὶς ἐμούντων εἶπεν ἐν τῷ μηνί. τινὰς μὲν γὰρ ὁρῶ
κενώσεως ἕνεκεν ἐμοῦντας, ὥσπερ καὶ νηστεύοντας ἄλλους ἐν
τῷ μηνὶ μίαν ἡμέραν. ἐνίους δὲ τοῦ τὸν ἐνιζηκότα τῇ γαστρὶ χυμὸν ἢ γλίσχρον ἢ παχὺν ἐκκαθᾶραι, κωλύει δ' οὐδὲν ἀμφότερα ἐκ διαλείμματος αὐτὰ ποιεῖν, οὐκ ἐφεξῆς ἡμε-
ραις δύο.

κβ'.

Ὁκόσοισι μὲν ἀνεπιτήδειον ἀπεμέειν τὰ σιτία, ἢ ὁκόσοισιν
αἱ κοιλίαι οὐκ εὐδιέξοδοί εἰσι, τουτέοισι πᾶσι ξυμφέρει
πολλάκις τῆς ἡμέρης ἐσθίειν καὶ παντοδαποῖσι βρώμασι

XXI.

At vero qui bis in menſe vomere conſuevit, hunc praeſtat
duobus ex ordine diebus vomitum ciere, quam decimo
quinto die. Sed alii contrarium plane faciunt.

Et horum rationem ipſum ſcriptorem maxime adie-
ciſſe oportebat; quoniam de iis qui bis menſe uno vomunt, nulla diſtinctione ſententiam protulit. Quosdam
enim vacuandi gratia vomentes conſpicio; ſicut et uno
menſis die a cibis abſtinere. Nonnullos horum ſuccum
ventriculo impactum vel viscidum vel craſſum expurgare.
Nihil autem prohibet utraque ex intervallo, non duobus
continuis diebus facere.

XXII.

Quibus cibos evomere incommodum eſt, vel quibuscunque
alvi non facile prodeunt, iis omnibus crebro die cibum
ſumere et omnis generis cibariis uti confert ac obſo-

χρέεσθαι καὶ ὄψοισι πάντας τρόπους ἐσκευασμένοισι καὶ
οἴνους τε πίνειν δισσοὺς ἢ, τρισσούς. (35) ὁκόσοισι δὲ
μὴ ἀνεμέουσι τὰ σιτία, ἢ καὶ κοιλίας ἔχουσιν ὑγρὰς,
τουτέοισι πᾶσιν ἐναντίον τουτέου τοῦ τρόπου ξυμφέρει
ποιέειν.

———

Ἐπιτήδειον μὲν ἀνεμεῖν τὰ σιτία τοῖς ἤτοι διαῤῥύψαι
βουλομένοις τὴν κοιλίαν, ἢ κένωσιν μετρίαν ποιήσασθαι τοῦ
παντός. ἀξιοῖ δὲ τούτους ἐσθίειν τε πολλάκις καὶ ποικίλα
καὶ οἴνους πλείονας πίνειν. ἔμπαλιν δὲ τοὺς μήτε ἐμεῖν
βουλομένους, ὑγροτέρας τε τοῦ προσήκοντος ἔχοντας κοιλίας,
ὡς ἐπισχέσεως δεῖσθαι, μήτε πολλάκις ἐσθίειν, μήτε πο-
λυειδῆ σιτία τε καὶ οἴνους προσφέρεσθαι. τὸ μὲν γὰρ ἅπαξ
φαγεῖν ἕν τι μονοειδὲς ἕνα τε πίνειν οἶνον εἰς τὸ κατασχεῖν αὐτὰ τὴν γαστέρα τε καὶ πέψαι συντελεῖ, τὰ δὲ
ἐναντία πεφθῆναί τε δυσχερέστερα καὶ μεῖναι κατὰ τὴν γαστέρα. παρὰ δὲ τὴν ποιότητα τῶν προσενηνεγμένων καὶ

———

*niis varie apparatis, vinumque duorum aut trium gene-
rum bibere. Quibus vero cibos revomere non conducit,
quique alvos habent humidas, his omnibus contrariam
huic vitae rationem inire confert.*

———

Convenit quidem iis cibos revomere, qui vel alvum
dejicere vel mediocrem totius corporis evacuationem moliuntur. Confulit autem ipfis frequenter et varia comeffe
et vina plura bibere. Contra illis qui neque vomitum
expetunt et alvum humidiorem jufto habent, ut cohiberi
defideret, neque faepius comedere, neque varii generis
tum cibos tum vina affumere. Etenim femel idque fimplex aliquod edulium unumque vinum ufurpare ventriculo ipfis continendis coquendisque opitulatur, contraria
faciunt ut difficilius cibi coquantur maneantque in ventriculo. Caeterum praeter affumptorum qualitatem et

Ed. Chart. VI. [232. 233.]　　　　Galen. V. (35.)

τὴν τάξιν τῆς προσφορᾶς, ἤτοι γ᾽ ἐπιπολάζειν αὐτὰ, ἢ ὑπέρ-
χεσθαι κάτω συμβαίνει.

κγ΄.

Τὰ δὲ παιδία χρὴ τὰ νήπια βρέχειν ἐν θερμῷ ὕδατι που-
λὺν χρόνον καὶ πίνειν ὑδαρέστατον τὸν οἶνον διδόναι
καὶ μὴ ψυχρὸν παντάπασι. τοῦτον δὲ διδόναι, ὃς ἥκι-
στα τὴν γαστέρα μετεωρέει καὶ φῦσαν παρέξει. ταῦτα
δὲ ποιέειν, ὅκως οἵ τε σπασμοὶ ἧσσον ἐπιλαμβάνωσιν καὶ
μείζονα γίνηται καὶ εὐχροώτερα.

Αὐτὸς εἶπε τοὺς σκοποὺς τῆς εἰρημένης διαίτης. ἵνα
γὰρ οἵ τε σπασμοὶ ἧσσον ἐπιλαμβάνωσι καὶ μείζοα γίγνηται
καὶ εὐ- [233] χροώτερα. τὰ γὰρ ἐν ὕδατι θερμῷ βρεχό-
μενα παιδία πλείονι χρόνῳ μαλακὰ διαμένει, τοῦτο δ᾽ εἰς
τὸ μὴ σπᾶσθαι συντελεῖ. τοὺς γὰρ σπασμοὺς αὐτὸς ὁ Ἱπποκράτης τοῖς ἐντετομένοις σώμασι μᾶλλον γίγνεσθαί φησι
τῶν ἀνιεμένων καὶ χαλαρῶν, αὔξεται δὲ τὰ μαλακὰ σώματα

exhibitionis ordinem vel in fummo natare, vel fubfidere
ipfa contingit.

XXIII.

At pueros infantes per multum tempus aqua calida lavare
decet, vinumque aquofiſſimum bibendum iis exhibere,
neque prorſus frigidum, idque dandum quod minime
ventrem attollat et flatum creet. Haec autem facienda
funt, quo minus convulfionibus tententur, magisque ado-
fefcant et coloratiores evadant.

Ipfe fuperioris diaetae fcopos explicuit, nempe ut convulfionibus minus infeftentur majoresque fiant et coloratiores.
Nam in calida loti pueri diutius molles permanent, quod ne
convellantur prodeft, quoniam Hippocrates ipfe corporibus intenfis potius quam remiffis et laxis convulfiones
accidere prodit. Porro augefcunt facilius corpora mollia,
quia in omnem quoque dimenfionem promptius fequuntur.

ῥᾷον, ἐπειδὴ καὶ πάντη τὴν διάστασιν εὐκολωτέραν ἴσχῃ. ὅτι
δὲ τὰ μήτε σπασμοῖς ἁλισκόμενα καὶ καλῶς αὐξανόμενα
τὴν ὅλην ἕξιν ὑγιεινὴν ἴσχει πρόδηλον παντί. τοῦτ᾽ οὖν
αὐτῷ δεδήλωται δι᾽ ἑνὸς γνωρίσματος οὐ μικροῦ τῆς εὐχροίας.
ἀλλὰ καὶ τὸν οἶνον ὑδαρῆ κελεύει πίνειν αὐτά, μὴ βουλόμενος ὑπερθερμαίνεσθαι καὶ μάλιστα διὰ τὸ σπᾶσθαι πολλάκις αὐτά, ὃ πάλιν αὐτοῖς διὰ τὴν τῶν νεύρων ἀσθένειαν
γίνεται καὶ τὴν ἀδηφαγίαν. διὰ τοῦτ᾽ οὖν αὐτὸς καὶ μὴ
ψυχρὸν αὐτὰ πίνειν κελεύει. τὸ δὲ τοιοῦτον δεῖν εἶναι τὸν
οἶνον, ὃς ἥκιστα φυσώδης ἐστὶν, ἅπασι κοινῇ συμφέρει τοῖς
ἀνθρώποις, οὐ μόνον τοῖς νηπίοις.

κδ'.

Τὰς δὲ γυναῖκας ὧδε χρὴ διαιτᾶσθαι τῷ ξηροτέρῳ τρόπῳ.
καὶ γὰρ τὰ ξηρὰ σιτία ἐπιτηδειότερα πρὸς τὴν μαλθακό-
τητα τῶν γυναικείων σαρκῶν καὶ τὰ πόματα ἀκρητέστερα
ἀμείνω πρὸς τὰς ὑστέρας καὶ τὰς κυητροφίας.

Illa vero, quae nec convulſionibus corripiuntur probeque
increſcunt, totum habitum ſalubrem obtinere quis ignorat? Hoc igitur nota una haud mediocri, nempe boni
coloris, auctor indicavit. Sed etiam vinum ipſos dilutum
bibere praecipit, ne plus aequo calefiant, maxime quia
convulſionibus ſaepe exercentur. Quod rurſus ex nervorum imbecillitate et voracitate accidit. Atque ideo non
frigidum pueros bibere jubet, verum tale vinum, quod
minime flatulentum eſt, omnibus ex aequo hominibus,
non modo puerulis conducit.

XXIV.

Mulieres autem ſicciore victus ratione ſic uti oportet.
Sicca namque cibaria ad muliebrium carnium mollitiem
magis ſunt idonea et meraciores potus ad uteros et
foetus nutritionem meliores exiſtunt.

Τὰς γυναῖκας ἀξιώσας διαιτᾶσθαι τῷ ξηροτέρῳ τρόπῳ,
ὁποῖός τέ ἐστιν οὗτος αὐτὸς ὑπέγραψεν. ἔχει δὲ ἀντιλογίαν ἡ δόξα τἀνδρός. εἰ μὲν γὰρ παρὰ φύσιν ἦν ταῖς γυναιξὶν ὑγραῖς εἶναι, καθάπερ ἐπί τε τῶν δυσκράτων φύσεων
καὶ τῶν νοσούντων ὑγρὸν νόσημα, καλῶς ἂν αὐτὰς ἐξήρα-
νεν· ἐπειδὴ δὲ τοῦτο κατὰ φύσιν αὐταῖς ἐστι, φυλάττειν
αὐτὸ χρὴ, πλὴν εἰ τὴν ὑγιεινήν ποτε συμμετρίαν ὑπερβαίη.
ἀλλὰ τοῦτό γε κἀπὶ τῶν ἀνδρῶν ἐσκοπούμεθα. καὶ γὰρ καὶ
τούτοις ξηροτέροις μὲν εἶναι τῶν γυναικῶν κατὰ φύσιν
ἐστίν. ἐπειδὰν δὲ τῆς προσηκούσης ξηρότητος ἐπὶ πλέον
προέλθωσι, τότ’ αὐτῶν τὴν δυσκρασίαν ἐπανορθούμεθα διὰ
τῶν ἐναντίων.

κε΄.

Τοὺς γυμναζομένους χρὴ χειμῶνος καὶ τρέχειν καὶ παλαίειν,
τοῦ θέρεος παλαίειν μὲν ὀλίγα, τρέχειν δὲ μὴ, περιπατέειν δὲ πολλὰ κατὰ ψῦχος.

Mulieres ficciore vivendi modo uti jubens, qualisnam
is fit, ipfe fubfcripfit. Habet autem viri opinio controverfiam. Si namque praeter naturam erat mulieribus
humidis effe, ficut in naturis intemperatis et morbofis,
humidus niorbus recte eas exiccaret, verum quia hoc
fecundum naturam illis adeft, confervare id convenit,
nifi quum falubrem fymmetriam excefferit. At hoc quoque in viris confideramus. Etenim et his ficcioribus quidem effe mulieribus, fecundum naturam eft; quando vero
convenientem ficcitatem latius egreffi fuerint, tunc ipforum intemperiem contrariis emendamus.

XXV.

Qui exercentur, per hiemem eos currere et luctari conve-
nit et aeftate parum quidem luctari, currere vero mi-
nime, fed multum in frigore deambulare.

Γυμνασίων διαφορὰς οἰκείων ταῖς ὥραις διδάσκει, τοῦ
μὲν χειμῶνος θερμαίνειν καὶ ξηραίνειν δυναμένων, τοῦ δὲ
θέρους ἔμπαλιν.

κστ'.

Ὁκόσοι κοπιῶσιν ἐκ τῶν δρόμων, τουτέους παλαίειν χρή.
ὁκόσοι δ' ἂν παλαίοντες κοπιῶσι, τουτέους χρὴ τρέχειν.
οὕτω γὰρ ἂν ὁ ταλαιπωρέων τῷ κοπιῶντι τοῦ σώματος
διαθερμαίνοιτο καὶ συνιστοῖτο καὶ διαναπαύοιτο μάλιστα.

[234] Εἰ οὕτως ἐγέγραπτο πάντα τοῖς δογματικοῖς ἰατροῖς, οὐκ ἂν εἶχον ἀφορμὴν πολυλογίας οἱ ἐξηγηταί. λέγω
δ' οὕτως ὡς προσθεῖναι τὴν αἰτίαν, δι' ἣν ὡδέ πως ἐκέλευσε πράττειν ἡμᾶς, ὅπερ νῦν ἐποίησεν ὁ Πόλυβος.

κζ'.

Ὁκόσους γυμναζομένους μάλιστα διάῤῥοιαι λαμβάνουσι καὶ
τὰ ὑποχωρήματα σιτώδεα καὶ ἄπεπτα, τουτέοισι τῶν τε

Exercitiorum differentias anni temporibus peculiari-
um docet, quae hieme calefacere et ficcare poffint, per
aeftatem facere contraria.

XXVI.

*Qui curfibus defatigantur, eos luctari oportet, qui vero
lucta defatigantur, iis currendum eft. Ita enim qui
laborat, corporis parte defatigationi obnoxia calefiat,
componatur et maxime quiescat.*

Si ita dogmatici medici omnia fcripfiffent, nulla effet
loquacitatis occafio interpretibus relicta. Dico autem ita,
fi caufam adjeciffent cur fic nos agere juberent, quod nunc
Polybus factitavit.

XXVII.

*Quos quum exercentur diarrhoeae potiffimum afficiunt et
alvi excrementa cibos referentia, ac incocta, iis tum*

γυμνασίων ἀφαιρέειν, μὴ ἔλασσον τοῦ τρίτου μέρους καὶ
τῶν σιτίων τοῖσιν ἡμίσεσι χρέεσθαι. δῆλον γὰρ δὴ ὅτι
ἡ κοιλίη ξυνθάλπειν οὐ δύναται, ὥστε πέσσεσθαι τὸ πλῆθος τῶν εἰσιόντων σιτίων. ἔστω δὲ τουτέοισι τὰ σιτία
ἄρτος ὡς ἐξοπτότατος ἐν οἴνῳ ἐντετριμμένος καὶ τὰ πόματα ὡς ἐλάχιστα καὶ ἀκρητέστατα, καὶ περιπάτοισι μὴ
χρεέσθωσαν ἀπὸ τοῦ σιτίου. μονοσιτέειν δὲ χρὴ ὑπὸ
τοῦτον τὸν χρόνον, οὕτω γὰρ ἂν μάλιστα ξυνθάλποιτο ἡ
κοιλίη καὶ τῶν εἰσιόντων ἐπικρατέοι. γίνεται δὲ ὁ τρόπος οὗτος τῆς διαρροίης τῶν σωμάτων μάλιστα τοῖσι πυ-
κνοσάρκοισιν, ὁκόταν ἀναγκάζηται ὁ ἄνθρωπος κρεηφαγέειν,
τῆς φύσιος ὑπαρχούσης τοιαύτης. αἱ γὰρ φλέβες πυκνω-
θεῖσαι οὐκ ἀντιλαμβάνονται τῶν σιτίων τῶν εἰσιόντων.

———

(36) Οὐ περὶ τῶν τῆς ὑγείας ἕνεκα γυμναζομένων
ἔοικε ποιεῖσθαι τὸν λόγον νῦν, ἀλλὰ περὶ τῶν γυμναστικῶν
τι μετιόντων ἐπιτηδευμάτων καὶ μήτε παύεσθαι τελέως αὐτοῦ δυναμένων μήτε εἰς πάνυ βραχὺ συστεῖλαι, διὰ τοῦτο

exercitationum tertia pars non paucior, tum ciborum
dimidia subtrahenda est. Constat enim sane ventriculum ciborum copiam ut concoquat concalefacere non
posse. Cibus iis esto panis quam maxime tostus in vino
intritus et potus quam paucissimi et meracissimi, neque
deambulationibus a cibo utantur. Sub hoc vero tempus
semel duntaxat cibum sumere eos convenit. Sic enim
vel maxime concalefiat ventriculus et ingestos cibos
superaverit. Hoc autem alvi profluvii genus corporum
habitus densiori carne praeditos potissimum exercet,
quando ita natura comparatus est homo, ut ad carnium
esum compellatur. Venae siquidem condensatae cibos
ingestos non recipiunt.

———

Non de iis qui sanitatis gratia exercentur hunc sermonem instituere videtur, sed de illis qui studium aliquod gymnasticum subeunt, nec inde prorsus abstinere
possunt, nec in arctum adeo contrahere. Ideo tertiam

αὐτῶν ἀφαιρεῖ τοῦ μὲν γυμνασίου τὸ τρίτον μέρος, τῶν δὲ
σιτίων τὸ ἥμισυ. τοσοῦτο γὰρ ἐλπίζει κρατήσειν αὐτοῦ,
ὡς μηκέτι ἀπεπτεῖν τε καὶ διαῤῥοΐζεσθαι. ὀρθῶς δ᾽ ἐποίησε κἀνταῦθα προσγράψας αὐτῶν τὸν λογισμὸν, ᾧ χρώμενος
αὐτά τε ταῦτα καὶ τὰ τούτοις εἰρημένα συνεβούλευσε. γίνεται γὰρ, φησὶν, ὁ τρόπος οὗτος τῆς διαῤῥοΐης τοῖσι πυκνο-
σάρκοισι, ὅταν κρεηφαγεῖν ἀναγκάζωνται, δηλώσας ἐνταῦθα
περὶ τῶν γυμναστικῶν εἶναι τὸν λόγον αὐτοῦ. κρεηφαγεῖν
γὰρ ἀναγκάζουσι τούτους· εἶτ᾽ ἐφεξῆς φησιν, αἱ φλέβες πυ-
κνωθεῖσαι οὐκ ἀντιλαμβάνονται τῶν σιτίων τῶν εἰσιόντων.
ἀσαφῶς δὲ εἶπε τοῦτο καὶ διὰ τοῦτο ἠναγκάσθησαν ὑπολα-
βεῖν οἱ ἐξηγηταὶ τὸ τὰς πυκνωθείσας αὐτὸν λέγειν, ἀντὶ
τοῦ σκληρὰς γινομένας καὶ δυσεπεκτάτους, ὡς μὴ παραδέ-
χεσθαι τὴν τροφὴν καὶ σημαίνεσθαι τοῦτό φασιν, ἐκ τοῦ
οὐκ ἀντιλαμβάνονται τῶν σιτίων, ἀλλὰ τοῦτό γε τὴν ἀνάδοσιν μᾶλλον, οὐ τὴν πέψιν εἴωθε βλάπτειν, ὥστε διαχωρεῖν
μὲν αὐτοὺς ὑγρὰ, οὐ μὴν ἄπεπτα. προείρηται δὲ ὑπ᾽ αὐτοῦ σιτώδη καὶ ἄπεπτα τοὺς τοιούτους διαχωρεῖν· ὁπόταν
δὲ προσγράψαντος αὐτοῦ τὸν λογισμὸν, ᾧ πιστεύσας συνε-

exercitii partem eis adimit, ciborum vero dimidiam. Tantillum enim fperat evinci poffe, ut nec cruditate, nec
ventris profluvio laborent. Recte autem fecit et hic, qui
rationem ipforum adfcripferit, qua utens tum haec ipfa,
tum his explicata confuluit. *Siquidem hic profluvii modus*, inquit, *denfa carne praeditis accidit quum carnes
edere coguntur.* Innuit hic gymnafticos, quibus carnis
efum praecipiunt. Deinde fubnectit, venae denfatae cibos
ingredientes non excipiunt. Obfeure hoc protulit, ideoque fufpicari interpretes coaeti funt, denfas pro duras
minusque exporrectas, ut alimentum non recipiant, ipfum
intelligere. Atque hoc fignifieari ajunt inde, quia cibos
non excipiunt, quod diftributionem magis quam concoctionem laedere confuevit. Quare humida non tamen
incocta ipfi dejiciunt, etfi auctor praedixerit cibos referentia crudaque tales per alvum reddere. Porro cum
ratione addita, cui fidens ille, vifa fibi confuluit, dubitatio

βούλευσεν ἃ συνεβούλευσεν, ὅμως ἀπορία τις ὑπολείπεται, τί
χρὴ νομίζειν γίνεσθαι κατ᾽ ἐκείνους τῶν λόγων, ἐν οἷς οὐ
προσέγραψε τὴν αἰτίαν ὧν κελεύει ποιεῖν ἡμᾶς. ἐγὼ δὲ εἰ
μὲν μὴ προσεγεγράφει περὶ τῶν πυκνοσάρκων, ὡμολόγουν ἂν
ἀπορεῖν παντάπασιν ὡς ἐπὶ πολλῶν ἄλλων, ἐν οἷς οὐδὲν
τοιοῦτον προστεθέντος τοῦ συγγραφέως ἀποφαίνονται τολ-
μηρότατοι τὸ ἐπελθὸν αὐτοῖς οἱ ἐξηγηταί. ἐπεὶ δὲ αὐτὸς
ἐμνημόνευσε τῶν πυκνοσάρκων, ἀφορμὴν ἔδωκε τοῦ γράψαι
τι καὶ αὐτοὺς χρήσιμον ἐπὶ τῶν [235] τοιούτων φύσεων.
ἀθροίζουσι γὰρ οὗτοι τάχιστα πλῆθος, ἐλλιπῶς διαπνεόμενοι καὶ διὰ τοῦτο τῆς ἀναδόσεως ἰσχομένης αὐτοῖς, ὑγρὰ
μὲν πάντως γίνεται τὰ διαχωρήματα, ποτὲ δ᾽ οὐχ ὑγρὰ
μόνον, ἀλλὰ καὶ λεπτὰ καὶ μάλιστα ἐπὶ τῶν ἀδηφαγούντων.
ὅταν μὲν γὰρ ἀναδίδοταί τι τῶν καταποθέντων, ἑτοιμότερον
ἡ γαστὴρ πέττει τὰ κατάλοιπα. διαμένοντος δὲ ἐν αὐτῇ
τοῦ πλήθους τῶν σιτίων, ὅταν ποτὲ βαρύνηται πρὸς αὐτῶν,
ἀποτρίβεται πάντα πρὶν πεφθῆναι. ἴσως δὲ καὶ διὰ τὴν
σκληρότητα τῶν φλεβῶν ἡ τῆς τροφῆς ἀνάδοσις ἐκωλύετο,

adhuc aliqua relinquatur, quid putandum eft in illis fieri
fermonibus, ubi caufam eorum, quae nobis facere injun-
git, omifit? Ego fane nifi denforum meminiffet, faterer
me plane haefitare, ut in multis aliis, in quibus quum
nihil ejusmodi fcriptor adjecerit, audaciffimi interpretes
quicquid ipfis in mentem venit effutiunt. At quia Polybus ipfe denfa carne praeditorum mentionem facit, occafionem et ipfis fcribendi praebuit, quid hujusmodi naturis
conveniat. Nam tales celerrime copiam colligunt, parum
perfecte perfpirantes, eoque digeftione retenta, humidae
omnino dejectiones evadunt, interdum non modo humidae,
fed etiam tenues, praefertim in edacibus. Quum enim
quippiam ex deglutitis diftribuitur, promptius venter reliqua concoquit. Quod fi in eo maneat ciborum copia,
quum interdum ab eis gravetur, omnia ante concoctionem
excutiuntur. Forfan ob venarum duritiem alimenti diftri-
butio impediebatur, ut quae magis extendi nequeant. Ve-

Ed. Chart. VI. [235.] Galen. V. (36.)

μὴ δυναμένων αὐτῶν ἐπὶ πλέον διαστείλασθαι, ἀλλὰ τήν γε
τῶν τοιούτων φύσεων ἐπιμέλειαν ἐχρῆν αὐτὸν γεγραφέναι
διὰ τῆς εἰς τοὐναντίον ἀγωγῆς· ἀραίωσίς τε γὰρ καὶ μάλαξις ὅλης τῆς ἕξεως εἰσὶν οἱ σκοποὶ, διὰ μαλακῆς τρίψεως
καὶ λίπους πολλοῦ ἐν ταῖς πυέλοις γινόμεναι. ὁ δέ γε πρὸς
τὸ σύμπτωμα μόνον ἵσταται, παραλιπὼν αὐτοῦ τὴν οἶον ῥίζαν ἐκκόψαι. λέλεκται δὲ κατὰ τὴν προκειμένην ῥῆσιν καὶ
τοῦτο αὐτῷ. δῆλον γὰρ ὅτι ἡ κοιλία συνθάλπειν οὐ δύναται. καὶ μὴν εἴπερ ἀληθῶς ᾐτιάσατο τὴν πυκνότητα τῆς
ἕξεως καὶ τὰς φλέβας οὐκ ἀντιλαμβανομένας τῆς τροφῆς,
οὐκ ὀρθῶς αἰτιᾶται τὴν κοιλίαν. εἰ μέν τις αὐτῷ συγχω-
ρήσειεν ἀληθεύειν ἐν τούτῳ, συγχωρήσειε καὶ τὴν ἐφεξῆς
γεγραμμένην δίαιταν ὀρθῶς εἰρῆσθαι, τὸν ἔξοπτον ἄρτον
καὶ τὸ ποτὸν εὔκρατον. ἔλαττον δὲ καὶ τὴν μονοσιτίαν καὶ
τὸ μὴ περιπατεῖν ἐπὶ τοῖς σιτίοις.

κη'.

Ἐστὶ δὲ αὕτη μὲν ὀξεῖη ἡ φύσις καὶ τρέπεται ἐφ' ἑκάτερα

rum talium naturarum curationem ex contrariis appofuiffe
ipfum oportebat, Raritas namque et mollities totius ha-
bitudinis fcopi exiftunt, molli frictione et pinguedine
copiofa in foliis comparatae. Hic quidem adverfus fymptomata tantum pugnat, caeterum ipfius veluti radicem
excindere negligit. Dictum eft hoc quoque ab eo ferie
praepofita. Liquet fiquidem ventriculum fovere cibos non
poffe. Et profecto, fi vere habitus denfitatem et venas
non excipientes alimentum caufatus eft, falfo ventrem
caufatur. Si quidem hic ei tanquam vera dicenti concef-
feris, indubie etiam infra pofitam victus rationem recte
inftitutam effe concedes. Affum panem, potionem mera-
cam, minus autem femel die cibum capere, non fecundum
epulas obambulare, probabis.

XXVIII.

Haec autem natura quidem eſt praeceps et ad utramque

καὶ ἀκμάζει ὀλίγον χρόνον ἡ εὐεξίη ἐν τοῖσι τοιουτοτρόποισι τῶν σωμάτων.

Ὀξεῖαν εἶπε τὴν τῶν πυκνοσάρκων φύσιν, ἐν ἴσῳ τῷ
ταχείας ποιουμένην τὰς μεταβολάς. ἐπιφέρων γοῦν ἐρεῖ καὶ
τρέπεται ἐφ᾽ ἑκάτερα, τουτέστιν ἐπί τε τὴν εὐεξίην καὶ
τοὐναντίον. ἐφεξῆς δ᾽ ἔτι φησὶ, καὶ ἀκμάζει ὀλίγον χρόνον
ἡ εὐεξίη ἐν τοῖσι τοιουτοτρόποισι τῶν σωμάτων. ἐδείχθη
γὰρ ἐν τοῖς εἰς τοὺς ἀφορισμοὺς ὑπομνήμασιν ὅτι ἡ τῶν
γυμναστικῶν εὐεξία μετὰ πληρώσεως αἵματός τε καὶ σαρκῶν
τὴν ῥώμην φυλάττουσα τῶν φυσικῶν δυνάμεων. ἀλλ᾽ ὥσπερ
ἐκεῖ τὴν ἐπ᾽ ἄκρον εὐεξίαν ἐδείκνυμεν εἶναι σφαλερὰν, οὐ
ταχέως γιγνομένην ἐν τοῖς ἀραιοῖς σώμασιν, οὕτω καὶ ἐπὶ
τῶν πυκνοσάρκων, ἐπεὶ τάχιστα γίνεται, διὰ τὸ δυσφόρητον
ἀναγκαζομένη δηλονότι μεταπίπτειν εὐθέως, ὀξεῖαν ποιεῖται
τὴν γένεσιν καὶ τὴν λύσιν.

partem vertitur et hujusmodi corporum bonus habitus
exiguo tempore viget.

Lubricam vocavit naturam eorum qui denſam carnem
obtinent, ut quae aequali celeritate mutetur. Nam ſubjun-
git, *utrobique vertitur*, hoc eſt in bonam contrariamque
habitudinem. Poſt haec inſuper adjungit *et bonus hujusmodi corporum habitus exiguo tempore viget.* Oſtenſum
namque eſt commentariis in Aphorismos, quod exercita-
torum habitus probus cum ſanguinis et carnium repletione naturalium facultatum robur conſervat. Sed quemadmodum illic habitudinem in ſummo bonam indicavimus eſſe periculoſam, quae non cito raris corporibus advenit, ita quoque in denſioribus quam celerrime, quod
haud ex facili digerantur, accidit. Quippe quum relabi
cogitur, repente tum oritur tum ſolvitur.

κθ'.

Τὰ δὲ ἀραιότερα τῶν εἰδέων καὶ δασύτερα καὶ τὴν κρεη-
φαγίην δέχεται καὶ τὰς ταλαιπωρίας μᾶλλον ὑπομένει καὶ
χρονιώτεραι γίνονται αὐτέοισιν αἱ εὐεξίαι.

Ὅτι τὰ δασύτερα τῶν σωμάτων ἀραιότερον ἔχει τό τε
δέρμα καὶ τὸ σαρκῶδες γένος ἐμάθομεν ἐν τοῖς περὶ κράσεων. ταῦτ᾽ οὖν εἰκότως φησὶ καὶ τὴν κρεηφαγίαν ἀνέχεσθαι μᾶλλον, ὡς ἂν διαπνεόμενα καὶ τὰς ταλαιπωρίας· ἧσσον γὰρ ἁλίσκεται κόποις. ἐμάθομεν καὶ τοῦτο ἐν τοῖς
ὑγιεινοῖς. εἰ δὲ ταῦτα καὶ τὰς εὐεξίας ἕξει χρονιωτέρας, ὡς
ἂν μὴ εἰς ἄκρον ἀφικνουμένας ἑτοίμως.

λ'.

[236] Καὶ ὁκόσοι τὰ σιτία ἀνερεύγονται τῇ ὑστερέῃ καὶ
τὰ ὑποχόνδρια μετεωρίζεται αὐτέοισιν, ὡς ἀπέπτων τῶν
σιτίων ἐόντων, τουτέοισι καθεύδειν μὲν πλείονα χρόνον

XXIX.

*Atqui rariores habitus ac hirfuti magis carnium efum
admittunt laboresque magis fuſtinent diutiusque in bona
corporis habitudine perfeverant.*

Hirfuta corpora cutem magis raram et carnofum
genus habere in opere de temperamentis didicimus.
Haec itaque merito ait carnis efum magis ferre, ut quae
perfpirent, et labores, quoniam minus laſſitudinem percipiunt. Hoc quoque in libro de fanitate tuenda docuimus. Si haec ita tolerant, etiam bonos habitus diuturniores habebunt, ut quae non prompte ad fummum
perveniant.

XXX.

*Qui poſtridie cibos eructant et quibus hypochondria cibis
non coctis attolluntur, iis longior fomnus confert.
Quin etiam ad alios corporis labores cogi debent, vi-*

ξυμφέρει, τῇ δὲ ἄλλῃ ταλαιπωρίῃ ἀναγκάζειν χρὴ αὐτῶν
τὰ σώματα καὶ τὸν οἶνον ἀκρητέστερον πινόντων καὶ πλείω
καὶ τοῖσι σιτίοισιν ἐλάσσοσι χρέεσθαι ὑπὸ τοῦτον τὸν χρόνον. δῆλον γὰρ δὴ ὅτι ὑπ' ἀσθενείης καὶ ψυχρότητος ἡ
κοιλίη οὐ δύναται τὸ πλῆθος τῶν σιτίων καταπέσσειν.

Καλῶς ἐποίησεν ἐνταῦθα προσθεὶς αὐτὸς ἐπὶ τῷ τέλει. δῆλον γὰρ δὴ ὅτι ὑπὸ ἀσθενείης καὶ ψυχρότητος ἡ
κοιλία οὐ δύναται τὸ πλῆθος τῶν σιτίων καταπέσσειν. ὡς
πρὸς τοῦτον γὰρ ἀποβλέπων τὸν σκοπὸν, ἐκθερμαίνειν αὐτὴν πειρᾶται. καὶ κατὰ τοῦτο καθεύδειν τε πλείω χρόνον
αὐτοῖς συμβουλεύει καὶ γυμνάζεσθαι, καὶ τὸν οἶνον ἀκρατέστερον πίνειν καὶ πλείονα καὶ τοῖς σιτίοις ἐλάττοσι χρῆσθαι κατ' ἐκεῖνον τὸν χρόνον, καθ' ὃν ἂν ἠπεπτηκότες τυγ-
χάνωσιν, ὡς ἄν γε τῷ λοιπῷ γυμναζόμενοί τε καὶ κινού-
μενοι καὶ πίνοντες τὸν οἶνον, ὡς εἰρήκαμεν, οὐδέν τι δέονται τῆς συμμέτρου ποσότητος τῶν σιτίων ἀφαιρεῖν.

---

numque meracius et copiofius bibere et fub id tempus
paucioribus uti cibariis. Conftat enim fane ventricu-
lum prae imbecillitate et frigiditate ciborum multitu-
dinem concoquere non poffe.

Probe ad fermonis calcem hic adjecit: conftat enim
fane ventriculum ciborum copiam imbecillitatis ac frigi-
ditatis vitio concoquere non poffe. Quippe huc refpiciens excalefacere ipfum conatur, ac ob id diuturniorem
fomnum ipfis confulit, item exercitia ac vinum meracius
et copiofius, cibos pauciores tunc, quum cruditatem contraxerint. Nam fi reliquo tempore exercentur, moventur
vinumque bibunt, uti diximus, nihil a mediocri ciborum
copia demendum erit.

λα'.

(37) Ὁκόσους δὲ δίψαι λαμβάνουσιν, τουτέοισι τῶν τε σιτίων καὶ τῶν ταλαιπωριῶν ἀφαιρέειν καὶ τὸν οἶνον πινόντων ὑδαρέα τε καὶ ὡς ὅτι ψυχρότατον.

Νῦν μὲν οὕτως εἴρηται τὸ γνώρισμα τῶν θερμῶν φύσεων, ἐν δὲ τῷ ἕκτῳ τῶν ἐπιδημιῶν κατὰ τήνδε τὴν ῥῆ-
σιν· ἐν θερμῷ φύσει ψυχρὸν ποτὸν ὕδωρ, ἐλινύειν. αὐτὸς γὰρ ὀνομάσας τὴν κρᾶσιν τοῦ σώματος ἐφεξῆς ἔγραψε
τὴν δίαιταν ἧς χρήζουσιν οἱ οὕτω διακείμενοι, κεφάλαιον
μὲν ἔχουσαν τὴν ψύξιν. ἐν δὲ τῷ κεφαλαίῳ τούτῳ τῆς
διαίτης τὰ δραστικώτερα, ἥ τε ὑδροποσία ἐστὶν καὶ ἡ ἀγυ-
μνασία. κατὰ δὲ τὴν προκειμένην ῥῆσιν τὸ μὲν ἐλινύειν
ἕτερον ὠνόμασεν, εἰπὼν καὶ τῶν ταλαιπωριῶν ἀφαιρέειν.
ἀντὶ δὲ τοῦ πίνειν ὕδωρ γράψας καὶ τὸν οἶνον πινόντων
ὑδαρέα τε καὶ ὡς ὅτι ψυχρότατον καί μοι δοκεῖ κάλλιον
ἐνταῦθα παραινέσαι τὸ γὰρ ὑδαρὲς πόμα καὶ ψυχρὸν οὐκ
ἐστέρηται μὲν τοῦ ἐμψύχειν, προσείληφε δὲ καὶ τὰς ἐκ τοῦ
οἴνου ὠφελείας.

XXXI.

Quos autem fitis obfidet, iis cibi et labores fubtrahendi et
vinum tam aquofum quam maxime frigidum propi-
nandum.

Nunc quidem calidae naturae notas fic prodidit. At
in fexto epidemiorum hifce verbis fcriptum eft: *In calida*
natura frigidae potio et quies. Ipfe namque quum corporis temperamentum nominaffet, mox diaetam fubjicit,
qua fic affecti utuntur, principale autem refrigerationem
habet, ad quam confequendam victus ratione efficaciora
funt aquae potio et otium. In praepofita ferie quiefcere
aliud appellavit, quum diceret, laboribus demendum, pro
aquae potione fcribens, vinum bibant dilutum et perfrigidum. Atque mihi videtur hic rectius laudari. Siquidem diluta potio et frigida non privata eft refrigeratione,
fumit autem ex vino praefidia.

λβ'.

Ὁκόσοισι δὲ ὀδύναι γίγνονται ἐκ τῶν σπλάγχνων ἢ ἐκ γυ-
μνασίης ἢ ἐξ ἄλλης τινὸς ὁδοιπορίης, τουτέοισι ξυμφέρει
ἀναπαύεσθαι ἀσίτοισι. πόματι δὲ χρέεσθαι ὅ τι ἐλάχιστον εἰς τὸ σῶμα ἐσελθὸν, πλεῖστον οὖρον διάξει, ὅπως αἱ
φλέβες, αἱ διὰ τῶν σπλάγχνων πεφυκυῖαι, μὴ κατατείνων-
ται πληρώμεναι. ἐκ γὰρ τῶν τοιουτέων τὰ φύματα γίνονται καὶ οἱ πυρετοί.

[237] Περὶ πασῶν δὲ τῶν ὑποθηκῶν ἐν τῇ τῶν ὑγιεινῶν
πραγματείᾳ τελέως διελήλυθα καὶ νῦν ὅσον ὑπομνήσεως
ἕνεκα καθάπερ ἐν τοῖς ἔμπροσθεν, οὕτως καὶ κατὰ τήνδε
τὴν ῥῆσιν εἰρήσεται. πολλοῖς γὰρ τῶν ἀπυρέτων ὀδύναι
ἐπιγίνονται κατὰ τὰ σπλάγχνα καὶ μάλιστα κατὰ τὸ ἧπαρ.
ὅταν ἐπὶ σιτίοις γυμνασάμενοι τύχωσιν ἢ λουσάμενοι, καὶ
γίνεται τοῦτο διὰ στενοχωρίαν μὲν τῶν ἐν τῷ σπλάγχνῳ
διεξόδων πάχος τε τῶν ἀναφερομένων χυμῶν. ἐμφραττόμε-
νοι γὰρ καὶ ἐνισχόμενοι τοῖς στενοῖς πέρασι τῶν φλεβῶν,

XXXII.

Quibus vero viſcerum dolores aut ab exercitatione aut
ex alio aliquo itinere ſuboriuntur, his quiescere et cibis
abſtinere confert. Potu autem utantur qui quam pauciſſima copia plurimam urinam ducat, ut ne venae,
natura viſceribus inſitae, copia diſtendantur. Ex his
enim cauſis tubercula et febres oriuntur.

De omnibus autem his praeceptis abunde in opere de tuenda valetudine diſſeruimus et nunc memoriae gratia ut in
ſuperioribus, ita hac oratione exponemus. Multis enim liberis
ab omni febre dolores ſuboriuntur in visceribus, maxime
jecinore, quum a cibo nos exercitaverimus vel laveri-
mus, idque propter viſceris meatuum anguſtiam et humorum innatantium craſſitudinem. Dum enim infarciuntur
retinenturque arctis venarum terminis, per quos ſangui-

καθ᾽ ἃ ἡ μετάληψις γίνεται τοῦ αἵματος ἐκ τῶν σιμῶν τοῦ
ἥπατος εἰς τὰ κυρτὰ, κωλύουσι μὲν τὰς διεξόδους, διατεί-
νουσι δὲ δηλονότι τὰς κατὰ τὰ σιμὰ τοῦ ἥπατος φλέβας,
ἐφ᾽ αἷς οὕτω πασχούσαις ὀδυνῶνται χωρὶς τοῦ πυρέσσειν.
ἀναπαύεσθαι δὲ τούτους χρὴ καθ᾽ ὃν ἂν ἀλγῶσι χρόνον καὶ
πίνειν τι τῶν οὐρητικῶν καὶ τὸ ἧπαρ ἐκφραττόντων. ἂν
γὰρ μὴ οὐρήσωσι, φύματα καὶ πυρετοὶ ταῖς τοιαύταις προ-
φάσεσιν ἐπιγίνονται.

λγ΄.

Ὁκόσοισι δὲ αἱ νοῦσοι ἀπὸ τοῦ ἐγκεφάλου γίνονται, νάρκη
πρῶτον ἴσχει τὴν κεφαλὴν καὶ οὐρέει θαμινὰ καὶ τἆλλα
πάσχει ὁκόσα περ ἐπὶ στραγγουρίῃ, οὗτος ἐφ᾽ ἡμέρας
ἐννέα τοῦτο πάσχει. καὶ ἢν μὲν ῥαγῇ κατὰ τὰς ῥῖνας ἢ
κατὰ τὰ ὦτα ὕδωρ ἢ βλέννα, ἀπαλλάσσεται τῆς νούσου
καὶ τῆς στραγγουρίης παύεται. οὐρέει δὲ ἀπόνως καὶ
πουλὺ καὶ λευκὸν, ἔστ᾽ ἂν εἴκοσιν ἡμέρας παρέλθῃ καὶ ἐκ
τῆς κεφαλῆς ἡ ὀδύνη ἐκλείπει τῷ ἀνθρώπῳ, ἐσορέοντι δὲ
κλέπτεταί οἱ ἡ αὐγή. ἄνδρα δὲ χρὴ, ὅς ἐστι συνετὸς,

nis fit tranſſumptio ex jecinoris cava parte in gibbam,
tranſitus impediuntur. Atqui diſtendunt in cavitate videlicet jecoris venas; quibus ita affectis dolorem ſine febre
etiam perſentiſcunt. Quieſcere hos convenit quo tempore
dolent, item bibere quod urinam moveat et jecur referet.
Niſi enim urinas excernant, his phymata et febres ex hujusmodi cauſis oboriuntur.

XXXIII.

Quibus morbi ex cerebro oriuntur, narce primum caput
obſidet, urinam crebro mingit aeger, eademque quae in
ſtranguria perpetitur; isque ad dies novem patitur. Et
ſi quidem per nares aut aures aqua vel mucus erumpat,
morbo liberatur et ſedatur ſtranguria. Mingit autem
multum et citra dolorem, idque album, quoad viginti
praeterierint dies, et capitis dolor hominem relinquit,
ſed huic intuenti ſplendor obſcuratur. Porro virum

συλλογισάμενον, ὅτι τοῖσιν ἀνθρώποισι πλείστου ἄξιόν
ἐστιν ἡ ὑγιείη, ἐπίστασθαι ἐκ τῆς ἑωϋτοῦ γνώμης ἐν τῇσι
νούσοισιν ὠφελέεσθαι.

Εἰκότως ὑπωπτεύκασι ταύτην τὴν ῥῆσιν ἔνιοι δὲ καὶ
τελείως κατεγνώκασιν, ὡς οὔτε Πολύβου γεγραφότος αὐτὴν
οὔτε πολὺ μᾶλλον Ἱπποκράτους. ἥ τε γὰρ ἀρχὴ τοῦ λόγου
παντάπασιν ἀδιόριστος, ἀξιοῦσα τὰς ἀπὸ τοῦ ἐγκεφάλου
νάρκην τε καὶ στραγγουρίαν ἐπιφέρειν οὔτε εἴπερ ἡγήσαιτό
τις αὐτὸν οὐ πάσας τὰς ἀπὸ τοῦ ἐγκεφάλου νόσους ἀποφαίνεσθαι τοιαύτας ὑπάρχειν, ἀλλὰ μόνας ἐφ' ὧν κατὰ τὰ
ὦτα καὶ τὰς ῥῖνας ὕδωρ καὶ βλέννα ῥυεῖσα τὴν νόσον ἔπαυ-
σεν, ἀληθὲς τὸ λεγόμενον, οὔτε γὰρ ἀεὶ φαίνεται τοῦτο γιγνόμενον οὔθ' ὡς ἐπὶ τὸ πολύ.

prudentem ratiocinari oportet, fanitatem plurimi ab hominibus aeſtimandam eſſe, ac ſcire ſuo ipſius conſilio
in morbis opitulari.

Non injuria multis haec oratio ſuſpecta fuit; nonnulli etiam damnaverunt in univerſum, ceu eam ne Polybus quidem, nedum Hippocrates ſcripſerit. Nam orationis exordium plane indiſtinctum eſt, ut quod a cerebro ſtuporem et urinae ſtillicidium fieri inferat. Neque
verum eſſe poterit quod tradidit, ſi putes ipſum non
omnes morbos qui a cerebro ſunt, pronunçiare tales exi-
ſtere, ſed eos ſolum in quibus circa aures naresque aqua
aut mucus effluens morbum ſedarit. Neque enim id
fieri perpetuo neque frequenter apparet.

ΓΑΛΗΝΟΥ ΕΙΣ ΤΟ ΙΠΠΟΚΡΑΤΟΥΣ ΠΕΡΙ ΤΡΟΦΗΣ ΥΠΟΜΝΗΜΑ Α. *

Ed. Chart. VI. [238.]

α'.

[238] *Τροφὴ καὶ τροφῆς εἶδος μία καὶ πολλαί· μία μὲν, ἧ γένος ἕν, εἶδος δὲ ὑγρότητι καὶ ξηρότητι· καὶ ἐν τουτέοισιν ἰδέαι καὶ πόσον ἐστὶ καὶ ἐς τίνα καὶ ἐς τοσαῦτα. αὔξει δὲ καὶ ῥώννυσι καὶ σαρκοῖ καὶ ὁμοιοῖ καὶ ἀνομοιοῖ τὰ ἐν ἑκάστοισι κατὰ φύσιν τὴν ἑκάστου καὶ τὴν ἐξ ἀρχῆς δύναμιν.*

GALENI IN HIPPOCRATIS LIBRUM DE ALIMENTO COMMENTARIUS I.

I.

Alimentum et alimenti species unum et multa; unum quidem quatenus genus unum, species vero humiditate et siccitate circumscribitur, in hisque formae et quantitas inest et ad quaedam et ad tot referuntur. Auget autem et roborat et carnem gignit et assimilat et dissimilia facit quae singulis insunt pro cujusque natura et ea quae adest ab initio facultate.

---

*) Commentariis his uti non licet, quos falsarius saeculi XVI e libris Galeni aliorumque medicorum compilaverit, cf. notas bibliographicas vol. XX adnexas.

* * *Καὶ γὰρ τό γε αὐξάνεσθαί τε καὶ τρέφεσθαι*
φύσεως ἔργα εἶναι ἀποδέδεικται. τὰ δὲ οὐχ οἷά τε ποιεῖ-
σθαι, ἐὰν τὸ σῶμα κατὰ μηδὲν ἐξαλλάττηται τῶν προϋπαρ-
χόντων αὐτῷ. ἀνάγκη γὰρ τὸ σῶμα πᾶν κινεῖσθαι, εἴπερ
αὔξησιν, ἢ μείωσιν λαμβάνει. αὗται δὲ αἱ κινήσεις κατὰ
τὸ ποσόν· ὡς ἐὰν λευκὸν ὑπάρχον μελαίνοιτο καὶ εἰ μέλαν
λευκαίνοιτο, κατὰ ποιότητα, ἤγουν κατὰ τὸ χρῶμα κινεῖσθαί
φαμεν. οὕτω δὲ καὶ εἰ ἐκ τοῦ θερμοτέρου ψυχρότερον γέ-
νοιτο, ἢ ἀνάπαλιν, καὶ εἰ ἐκ ξηροῦ ὑγρὸν, ἢ ἐξ ὑγροῦ ξηρὸν,
ἀλλοιοῦσθαι λέγεται. ἀλλὰ καὶ εἰ τόπον μεταλλάττον τύχῃ,
κινεῖσθαι λεχθήσεται. ὃ δὲ [239] αὐτὸς λέγει, ἴσμεν γενέσθαι
ὅταν ἐξ ἐλάττονός τι μεῖζον, ἢ ἐκ μείζονος ἔλαττον γένηται
καὶ τὸ οἰκεῖον εἶδος αὐτοῦ σώζῃ. περὶ δὲ τῆς γενέσεως καὶ
φθορᾶς καὶ ὅτι ἡ γένεσίς ἐστιν εἰς οὐσίαν ἀγωγὴ, φθορὰ δὲ
ἡ ἐναντία, τί χρὴ λέγειν, μάλιστα μὲν περὶ τούτων ἤδη
πάλαι εἰρηκότων καλῶς τῶν πολλῶν φιλοσόφων καὶ αὐτὰ
τῆς κινήσεως εἴδη πάντα παραδεδωκότων. * * *
χρῆται γὰρ ταῖς τέτταρσι καὶ ἐξ αὐτῶν τὰ στοιχεῖα γίγνε-

* * Etenim augeri atque ali naturae effe opera
demonftratum eft. Verum haec effici non poffunt, nifi
in corpore fiat alicujus eorum quae prius in ipfo inerant
commutatio; omne enim corpus moveri neceffe eft, fi
incrementum aut decrementum capit; atque hi motus in
quantitate fieri dicuntur, ficut fi corpus album fiat nigrum, aut nigrum fiat album, in qualitate, hoc eft, in
colore moveri dicimus: fimili quoque modo fi ex cali-
diore frigidius aut contra reddatur, fique ex ficco humidum aut ex humido ficcum, alterari. Iam vero fi locum
mutet, moveri dicetur. Quod autem ipfe ait, fcimus ufu
venire, quum quid ex minore majus aut ex majore mi·
nus fiat, ita tamen ut fuam propriam formam fervet.
Caeterum de ortu et interitu, atque ortum effe productio-
nem ad effentiam, interitum vero ejus contrarium, quid
attinet dicere, praefertim quum jamdudum his de rebus
multi philofophi recte differuerint et omnia genera motus explicaverint. * * * * Qua-

σθαι βούλεται, ἐκ τούτων δὲ τοὺς χυμοὺς, τοὺς ἐν τοῖς
ζώοις τε καὶ φυτοῖς συνισταμένους. καὶ ἐν ζώοις μὲν καὶ
φυτοῖς μᾶλλον μὲν δρᾷν τὴν θερμότητα καὶ τὴν ψυχρότητα·
ἧττον δὲ τὸ ὑγρὸν καὶ τὸ ξηρόν· ὅπερ καὶ Ἱπποκράτης
φαίνεται λέγειν. τοῦτο μὲν οὖν ὡμολόγηται πᾶσι σχεδὸν
τοῖς φιλοσόφοις τε καὶ ἰατροῖς, πρώτας εἶναι δ᾽ τὰς ποιότητας,
τὴν θερμότητα, τὴν ψυχρότητα, τὴν ὑγρότητα καὶ τὴν ξηρότητα.
καὶ ἐκ τούτων κράσεως τὰ στοιχεῖα τὰ αἰσθητὰ γενέσθαι
καὶ τὰ ὁμοιομερῆ πάντα τοῦ σώματος μόρια· εἶτα δὲ τὰ
ὀργανικὰ, ἅπερ ἀνομοιομερῆ καλεῖται. γενηθέντος δὲ τοῦ
ζώου, ἐπειδὰν τὸ τέλειον ὑπολάβῃ μέγεθος, αἱ φυσικαὶ δυνάμεις ἐνεργοῦσιν ἐν αὐτῷ· καὶ μὴ μόνον ἡ θρεπτικὴ καὶ ἀλλοιωτικὴ, ἀλλὰ καὶ ἡ αὐξητική. ταύτης δὲ τῆς δυνάμεως
ἴδιόν ἐστιν εἰς πᾶν μέρος ἐκτεῖναι τὸ ζῶον. τὸ δὲ διατείνεσθαι πάντῃ μόνοις τοῖς ὑπὸ φύσεως αὐξανομένοις ὑπάρχει. τοῦτο δὲ ἄνευ τῆς ἐπιῤῥεούσης τε καὶ προσπλαττομέ-
νης τροφῆς οὐ δύναται γενέσθαι. οὐ γὰρ δύναται αὔξησίς

tuor enim qualitatibus utitur et ex iis effici elementa
cenſet, tum ex elementis eos humores, qui in animantibus ſtirpibusque conſiſtunt; eidem etiam placet in animalibus et ſtirpibus calorem ac frigus eſſe magis effica-
ces, humorem et ſiccitatem minus, id quod etiam ſenſiſſe
videtur Hippocrates. Ac de hoc quidem inter omnes
fere et philoſophos et medicos convenit, primas qualitates eſſe quatuor, calorem, frigus, humorem et ſiccitatem:
atque ex ipſarum temperatione effici cum ſenſibilia elementa, tum partes omnes corporis quae conſtant e partibus ſimilaribus inter ſe, et item organicas, quae ex partibus inter ſe diſſimilibus conflatae dicuntur. Exorto
autem animali, quum perfectam ſit nactum magnitudinem,
naturales facultates in ipſo actionem ſuam obeunt: quo
in numero verſatur non modo nutrix atque alteratrix,
ſed etiam auctrix; hujus quidem facultatis eſt proprium,
in omnes partes animal extendere, quum interdum in
omnes partes extendi iis ſolis ſit quae a natura augen-

Ed. Chart. VI. [239.]

ποτε γίγνεσθαι ἄνευ τῆς ὑγρᾶς οὐσίας. διὸ ἐν τοῖς αὐξανομένοις φυλάττειν χρὴ, ὡς μήτε πάνυ πολλὰ, μήτε βίαια
γυμνάζοιντο· μή πως αὐτῶν αὔξησιν ἐπισχῶμεν· τοῦτο γινώσκοντες, ὅτι ἀεὶ ἀπὸ τῆς πρώτης γενέσεως ἅπαν ζῶον
ὁσημέραι γίνεται ξηρότερον. μὴ ἐξαπατάτω δέ σε ἡ ἀλλοίωσις, ἡγούμενον ταὐτὸν εἶναι τὴν αὔξησιν αὐτῇ. αὐξάνεται
μὲν γάρ τι κατὰ τὸ ποσὸν, ἀλλοιοῦται δὲ κατὰ τὸ ποιόν.
ἕτερον οὖν ἐστι προφανῶς αὔξησις οὐσίας, ἀλλοιώσεως. ἡ δὲ
αὔξησις ἔστ' ἂν τὰ ὀστᾶ κρατυνθῇ. κρατύνεται δὲ ἐπὶ σμικρῷ μεγέθει δι' ὕλης ἔνδειαν, ἢ ξηρότητα. παύεται γὰρ
τῆς αὐξήσεως, ἢ πρωϊαίτερον, ἢ ὀψιαίτερον ἕκαστον ἐπὶ
διττῇ αἰτίᾳ. * * αὐτὸς δὲ τοῦτο ἐσημαίνετο τῇ ἐναντιό-
τητι, εἰπὼν, ὑγρότητι καὶ ξηρότητι. οἶδα γὰρ ὡς τὸ μὲν
μεῖζον τοῦ δέοντος, οὕτω καὶ τὸ σμικρότερον κατὰ διττὰς
αἰτίας γίνεται· τὸ μὲν μεῖζον, ἢ διὰ πλεονεξίαν ὑγρότητος,
ἢ ὕλης· τὸ δὲ ἔλαττον, ἢ διὰ ξηρότητα κρατοῦσαν, ἢ τῆς
ὕλης ἔνδειαν. διὸ τὸ μὲν θερμότερον τοῦ δέοντος σῶμα, ἐὰν
μὲν ἐν τῇ πρώτῃ συστάσει μέσον ὑγρότητος καὶ ξηρότητος

tur attributum, quod tamen fine alimento affluenti atque
adhaerenti non poteft contingere; fiquidem incrementum
fine humida fubftantia effici nullo modo poteft; quocirca
in iis qui crefcunt adhibenda cautio eft, ne multum admodum neve violenter exerceantur, ne forte ipforum
incrementum cohibeamus, quum hoc fcitum fit omne
animal femper a primo ortu fui quotidie fieri ficcius. Ne
vero te fallat alteratio, quod ipfam idem effe, quod incrementum exiftimes; quandoquidem incrementum in quantitate, alteratio in qualitate efficitur.   Proinde aliud plane
eft incrementum fubftantiae, aliud alteratio.   Incrementum
autem progreditur usque dum offa firmata fint.   Firmantur autem in parva mole vel propter materiae penuriam vel
propter ficcitatem.   Defiftunt autem ab incremento corpora
citius aut ferius duplici de caufa.   *   *   Hoc ipfe propofita repugnantia fignificavit, quum dixit: *humiditate et ficci-*
tate; novimus enim ficut plus, quam oporteat, ita etiam
minus duabus effici de caufis; ut quod plus eft, propter

ᾗ, πάντως τοῦτο κατὰ τὴν ἀκμαστικὴν ἡλικίαν γίνεται ξηρόν. ἔτι δὲ μᾶλλόν τε καὶ θᾶττον, εἰ δὲ καὶ φύσει ξηρότερον εἴη. καὶ δὴ γηράσκει τοῦτο θᾶττον, ὅσῳ καὶ θᾶττον
εἰς ἀκμὴν ἀφίκοιτο. εὔλογον γάρ ἐστι πάντων ἐν τῇ πα-
ρακμῇ ξηραινομένων τὸ φύσει ξηρότερον εἰς τὴν ξηρότητα
ἀφικνεῖσθαι θᾶττον. διὰ μὲν οὖν ταύτην τὴν αἰτίαν   *
    *   *   *   * χρὴ ταῖς τροφαῖς χρῆσθαι ταῖς
μὲν   *   *   *   *   *   *   *   *   *
    *   *

redundantiam humoris aut materiae; quod minus, aut propter
ficcitatem fuperantem aut propter materiam deficientem.
Quamobrem corpus quod fit calidius quam oporteat, fi in
prima conftitutione medium in humiditate et ficcitate
habitum obtinuit, id omnino in florenti aetate ficcum
efficitur; idque tum magis tum celerius, atque etiam fi
natura erat ficcius, idem quoque eo citius fenescet, quo
celerius ad florentem aetatem pervenerit. Quum enim
omnes inclinante aetate ficci reddantur, confentaneum eft
ut quod natura fit ficcius, id citius ad ficcitatem perveniat: quare ob hanc caufam   *   Utendum eft
his alimentis quae

ΓΑΛΗΝΟΥ ΕΙΣ ΤΟ ΙΠΠΟΚΡΑΤΟΥΣ ΠΕΡΙ ΤΡΟΦΗΣ ΥΠΟΜΝΗΜΑ Β.

Ed. Chart VI. [240.]

α′.

[240] Ὅμοιοι δὲ ἐς δύναμιν, ὁκόταν κρατέῃ μὲν ἡ ἐπιοῦσα, ἐπικρατέῃ δὲ ἡ προϋπάρχουσα.

* * * * Ὅτι τρία ἐστὶ τὰ τῆς φύσεως τοῦ ζώου ἔργα· καὶ τρεῖς ἐξ ἀνάγκης ἐπὶ τοῖς ἔργοις αὐτοῖς ἐνέργειαι. ὡς ἐφ᾽ ἑκάστῳ μίαν εἶναι τὴν γένεσίν τε καὶ αὔξησιν καὶ

GALENI IN HIPPOCRATIS LIBRUM DE ALIMENTO COMMENTARIUS II.

I.

Affimilat autem pro facultate, quum quod accedit quidem fuperat, fuperat autem quod primas tenet.

* * * Tria effe naturae animantis opera, ac neceffario tres actiones effe, quae his operibus refpondeant; unam nimirum unicuique generationem, auctionem,

θρέψιν. ἡ μὲν οὖν γένεσις σύγκειται ἔκ τε τῆς ἀλλοιώσεως
καὶ τῆς διαπλάσεως. οὐ γὰρ γίνεταί τι μὴ ἀλλοιουμένης
οὐσίας ἐξ ἧς τὸ ζῶον γίνεται, οὐδὲ τὸ σχῆμα κτᾶται τῆς
ἀλλοιουμένης οὐσίας μὴ διαπλαττομένης. αὔξησιν δὲ εἶναι
ἐπίδοσίν τινα εἰς μῆκος καὶ βάθος καὶ πλάτος τῶν μορίων
τῶν στερεῶν, οὐδεὶς, οἶμαι, ἀγνοεῖ. θρέψι δέ ἐστι πρόσθεσις τοῖς μορίοις αὐτοῖς γινομένη. κατὰ δὲ τὴν θρέψιν
τῷ ἤδη γεγονότι συνεξομοιοῦται τὸ ἐπιρρέον. καὶ αὕτη ἡ
αἰτία ἐστὶν, ὅτι εὐλόγως ἐκείνην μὲν τὴν ἀλλοίωσιν γένεσιν,
τοιαύτην δὲ ὁμοίωσιν ὀνομάζομεν. καὶ δὴ αἱ μὲν τρεῖς
τοιαῦται τῆς φύσεως δυνάμεις πρῶταί εἰσι καὶ κυριώταται.
ἀλλὰ μὴν δέονται εἰς ὑπηρεσίαν καὶ ἀλλήλων καὶ ἄλλων. καὶ
γὰρ γεννητικὴ καὶ αὐξητικὴ τινῶν δέονται, ὡς ἤδη δέδεικται. ἡ δὲ θρεπτικὴ ἀπαιτεῖ καὶ αὐτὴ πολλά. αὐτῆς γὰρ
ἐνέργεια, ὡς λέλεκται, ὁμοίωσίς ἐστιν. οὐ δύναται δὲ τὰ
ὄντα ὁμοιοῦσθαι καὶ μεταβάλλειν εἰς ἄλληλα, εἰ μὴ ἔχοι
τινὰ κοινωνίαν καὶ συγγένειαν ἐν ταῖς ποιότησι, ὡς ἐν ξηρότητι καὶ ὑγρότητι καὶ θερμότητι καὶ ψυχρότητι καὶ ταῖς

nutritionem. Eſt autem generatio ex alteratione confor-
mationeque conflata, nihil enim efficitur, niſi ea ſubſtantia ex qua fit animal alteretur, neque figuram nanciſci-
tur, niſi alterata ſubſtantia conformetur. Auctionem autem eſſe partium ſolidarum in longitudinem, altitudinem
et latitudinem incrementum, nemo, ut ego quidem arbitror, ignorat. Nutritio eſt appoſitio iisdem adjuncta partibus. In hac quod affluit ſimile efficitur ei, quod jam
factum eſt, atque hoc in cauſa eſt cur illam alterationem
jure nominemus generationem, hanc vero aſſimilationem.
Caeterum hae tres naturae facultates et primae ſunt et
maxime propriae; deſiderant tamen et ſui mutuum et
aliorum miniſterium. Nam et procreatrix et auctrix quaedam, ut oſtenſum eſt, deſiderant. Sed et nutrix multa
ipſa quoque expetit. Eſt enim ejus actio, ut diximus,
aſſimilatio, non poſſunt autem res aſſimilari et mutari
inter ſe, niſi ſocietatem et cognationem quandam in qualitatibus habeant, in ſiccitate inquam et humore et calore

Ed. Chart. VI. [240. 241.]

ἄλλαις ἁπάσαις, αἳ μετὰ ταύτας ἕπονται· αἵπερ γευσταὶ
καὶ ὀσφρηταὶ καὶ ὁραταὶ καὶ ἁπλαῖ διαφοραὶ ὑπό τινων λέγονται.   τοῦτο μὲν οὖν αἴτιόν ἐστιν, ὅτι οὐκ ἐκ πάντων
πᾶν ζῶον τρέφεσθαι δοκεῖ· καὶ ὅτι οὐδὲ ἐξ ὧν πέφυκεν,
οὐδὲ ἐκ τούτων παραχρῆμα. διὰ τοῦτο ἡ δημιουργικὴ τῶν
σωμάτων φύσις, ὡς προνοητικὴ τῶν ἐσομένων, πάμπολλα
τῆς τροφῆς ἀλλοιωτικὰ ὄργανα ἐν ἑκάστῳ τῷ ζώῳ πεποίη-
κεν. οὕτω μὲν γὰρ καὶ ἐκ τοῦ ἐρυθροῦ ξανθὸν καὶ ἐκ τοῦ
λευκοῦ μέλαν καὶ ἐκ τοῦ μαλακοῦ σκληρὸν καὶ ἐκ δυσώδους
εὐῶδες καὶ ἀνάπαλιν γίνεται, οὐ μήν γε ἐξαίφνης, ἀλλὰ
κατὰ βραχὺ, ὡς καὶ ἐξ αἵματος ὀστοῦν, ἐξ ἄρτου τὸ αἷμα
καὶ ἐκ τοῦ αἵματος ἡ σάρξ. ὅτι δὲ καὶ τὸ πλῆθος γίνεται
τῶν περιττωμάτων ἐκ τοῦ σώματος διὰ τοῦτο ἐδέησε τῇ
φύσει τῆς διακρίσεως αὐτῶν. διό τινα μόρια τοῖς περιττώ-
μασι τῆς τροφῆς ἀνακείμενα δεδημιούργηκε: [241] ἔτι δὲ καὶ τὰ
μόρια ὑπὲρ τοῦ πάντη φέρεσθαι καὶ τὴν τροφὴν καὶ τὰ
ἀναγκαῖα τῷ σώματι. ἔστι γὰρ τὰ τρεφόμενα πολλὰ καὶ
πολὺ διεστῶτα. τὰ μὲν τοίνυν ἐστὶν ἀλλοιοῦντα, ὡς τὰ τὴν

et frigoie et aliis omnibus, quae hasce confequuntur;
quas guſtatus, odoratus, aſpectus et tactus, differentias quidam appellant. Atque haec quidem cauſa eſt, ut non
omne animal quovis cibo ali videatur, neque cibis iis,
quibus ut alatur, ei a natura inſitum eſt, protinus id
faciat. Quamobrem natura corporum effectrix, ut quaedam rerum futurarum providentia, multa in unoquoque
animali ad alterandum alimentum accommodata inſtrumenta fabricata eſt. Qua ſane ratione ex rubris flava,
ex albis nigra, ex mollibus dura, ex male olentibus bene-
olentia et viciſſim fiunt, quanquam haec non repente,
ſed paulatim efficiuntur, ſicut ex ſanguine os, ex pane
ſanguis, ex ſanguine caro. Quoniam autem in corpore
copia excrementorum colligitur, ideo natura ipſorum ſecretionem deſideravit. Quapropter quasdam partes alimenti
excrementis deſtinatas machinata eſt. Sunt etiam partes
per quas alimentum, quaeque neceſſaria ſunt, in omnes
corporis partes ferantur. Quum enim multa ſunt quae

ἐπιτήδειον τροφὴν ἑκάστῳ μορίῳ προπαρασκευάζοντα, τὰ δὲ
διακρίνοντα, ὡς ὅσα ἕνεκα τῶν περιττωμάτων πεποίηται,
τὰ δὲ παραπέμποντα, τὰ δὲ ὑποδεχόμενα, ἃ κατὰ τὸ σῶμα
φέρεται, τὰ δὲ ἐκκρίνοντα, τὰ δὲ ὡς ὁδοὶ καὶ τροφῆς καὶ
τῶν ἄλλων ἁπάντων. ἔστι μὲν οὖν ἡ φύσις θαυμαστὴ καὶ
προνοητικὴ τῶν σωμάτων, ὑπὲρ αὐτῶν ἕνεκα τοσαῦτά τε καὶ
τοιαῦτα δεδημιούργηκε τὰ μόρια τέλος δὲ εἶχεν αὐτὴ τὴν
θρέψιν, ἥ ἐστιν, ὡς ἤδη ἐν τῷ πρώτῳ εἴρηται, ὁμοίωσις
τοῦ τρέφοντος τῷ τρεφομένῳ. * * πάντως μὲν
οὖν καὶ ὅσα μέλλει τροφαὶ εἶναι, ὁμιλῆσαι χρὴ τοῖς ὀργάνοις τοῖς πεπτικοῖς, γαστρί τε καὶ ἥπατι καὶ φλεψὶν, ἐν
οἷς προκατεργασθέντα τρέφειν ἤδη δύναται τὸ σῶμα. πρὶν
δὲ τοῦ ἐν τούτοις μεταβάλλεσθαι οὐχ οἷόν τε τροφὴν τοῦ
ζώου γενέσθαι. τὰ μὲν οὖν ὁμοιούμενα πάντη τροφαί,
πρὸς δὲ τὴν ὁμοίωσιν οὐδὲν μᾶλλον συντελεῖ ἢ τὸ πεφθῆναι καλῶς ἐν τῇ γαστρί. καὶ γὰρ τὴν δευτέραν καὶ τὴν
τρίτην πέψιν ἐπιδέχεται μᾶλλον ταῦτα· γίνεται μὲν ἡ δευ-

aluntur, tum vero etiam valde diftant inter fe, quocirca
quaedam alterant, cujusmodi funt quae idoneum unicuique parti alimentum praeparant, quaedam fecernunt, ut
funt ea omnia quae excrementorum caufa facta funt,
quaedam transmittunt, quaedam fuscipiunt ea quae per
corpus feruntur, quaedam excernunt, quaedam vero funt
tanquam viae et alimenti et aliorum omnium. Ac natura
quidem eft admirabilis et corporum curam gerit, fiquidem
ipforum caufa et tot et tales partes procreavit. Finis
autem ei propofitus eft nutritio, quae ut in primo commentario diximus, eft ejus quod nutrit cum eo quod
nutritur affimilatio. * * Omnino autem, quaecunque futura funt alimenta, oportet ut in inftrumentis
concoctioni defervientibus, ceu in ventriculo, jecore et
venis immorentur, ut in eis prius confecta alere jam
corpus queant; quum non poffit alimentum effici prius,
quam in illis fit commutatum. Quae igitur omni ex
parte affimilata funt, alimenta funt. Sed ad affimilationem nihil aeque confert, ac factam effe recte in ventri-

τέρα πέψις ἐν ἥπατί τε καὶ φλεψὶ, τρίτη δὲ καθ᾽ ἕκαστον
τῶν τρεφομένων μορίων, ἧς ἕνεκεν τῶν προτέρων δυοῖν δεόμεθα. ἀλλήλας γὰρ αἱ πέψεις διαδέχονται· ὅθεν τὸ ἥπαρ
τοῖς μὲν ἐν τῷ σώματι μορίοις ἅπασι τὴν τροφὴν προπα-
ρασκευάζει, ἐκείνῳ δὲ ἡ γαστὴρ, ἐκείνη δὲ τὸ στόμα. ἡ
μὲν οὖν φύσις ὁμοιοῖ, ὅταν κρατέῃ καὶ πέττῃ τὴν τροφὴν
τὴν ἐπεισιοῦσαν· καὶ δύναμις ἡ προϋπάρχουσα ἐπικρατέει
καὶ κατεργάζεται καὶ ἀλλοιοῖ καὶ ὁμοιοῖ καὶ τὸ τέλος τρέφει.

γ΄.

*Γίνεται δὲ καὶ ἐξίτηλος, ὁτὲ μὲν ἡ προτέρη γ᾽ ἐν χρόνῳ
ἀπολυθεῖσα ἢ ἐπιπροσθετηθεῖσα, ὁτὲ δὲ ἡ ὑστεραίη ἐν
χρόνῳ ἀπολυθεῖσα ἢ ἐπιπροσθετηθεῖσα.*

Ἔστιν ὅτε τὸ ἥπαρ ἰσχυρότερον ἕλκει, ἔστι δὲ ὅθ᾽ ἡ
γαστήρ. πολλῆς γὰρ ἐν τῇ κοιλίᾳ τροφῆς περιεχομένης καὶ

cuio coctionem, quod ita fecundam et tertiam concoctionem cibi facilius admittant. Secunda autem concoctio in
jecore venisque conficitur; tertia in fingulis partibus,
quae nutriuntur, cujus caufa duas illas priores requiri-
mus. Ipfae enim fe concoctiones invicem excipiunt.
Itaque omnibus corporis partibus alimentum praeparat
jecur, huic ventriculus, ventriculo denique os, quare natura affimilat quum fuperat concoquitque alimentum quod
fupervenit et quum facultas, quae prius inerat, fuperat,
conficit, alterat, affimilat ac poftremo nutrit.

III.

*Evanidum autem fit, interdum quidem prius tempore dif-
folutum aut fuperappofitum; quandoque vero pofterius
tempore diffolutum aut fuperappofitum.*

Interdum jecur, interdum ventriculus trahit valentius.
Quum enim magna alimenti copia ventriculo continetur

σφοδρῶς ὀρεγομένου τε καὶ χρήζοντος τοῦ ἥπατος, πάντως
τοῦτο τὸ σπλάγχνον ἰσχυρότερον ἕλκει. ὅταν δ᾽ αὐτὸ εἴη
ἐμπεπλησμένον καὶ διατεταμένον, ἡ δὲ γαστὴρ ὀρεγομένη καὶ
κενὴ ὑπάρχῃ, τότε ἡ γαστὴρ αὐτὴ ἕλκει ἰσχυρότερον, καὶ
ἐκ τοῦ ἥπατος ἐπισπᾶται ῥᾳδίως, ὅταν αὐτὴ μὲν ἱκανῶς
ὀρέγοιτο τροφῆς, ἐμπεπλησμένον δὲ εἴη τὸ σπλάγχνον, συμβαίνει δὲ ἐνίοτε τοῦ μὴ πεινῆν τὸ ζῶον αἰτίαν εἶναι τὴν
περιουσίαν τῆς τροφῆς ἐν ἥπατι ὑπάρχουσαν. εἰ δέ γέ
ποτε δέοιτο μὲν, ἀποροίη δὲ, πληροῦται περιττωμάτων. ἀλλ᾽
ἕκαστον μόριον ἔχει τινὰ τόνον σύμφυτον, ᾧ διωθεῖται τὸ
περιττόν. καὶ ἕκαστον τῶν ὀργάνων τὴν πλησιάζουσιν τροφὴν ἐπισπᾶται εἰς ἑαυτὸ καὶ ταύτην ἐναποτίθεται ἐν ἑαυτῷ, καὶ μετὰ ταῦτα, ὡς εἴπομεν, προσφύει τε καὶ ὁμοιοῖ. εἰσὶ
δὲ τρεῖς μοῖραί τινες ὅλης τῆς οἰκονομίας τῆς τροφῆς· ἐν μὲν
τῇ πρώτῃ μένει κατὰ τὴν κοιλίαν αὐτὴν καὶ πέττεται καὶ
προστίθεται καί τι παρ᾽ αὐτῆς τῷ ἥπατι ἀναφέρεται, ἐν
δὲ τῇ δευτέρᾳ διέρχεται κατὰ τὰ ἔντερα καὶ προστιθεμένη
εἰς κόρον αὐτῆς καὶ τῷ ἥπατι [242] καί τι βραχὺ μέρος

ac jecur vehementer appetit et aliquid defiderat, id valentius trahit omnino; at quum ipfum plenum diftentum-
que fit, ventriculus vero appetat fitque vacuus, tum ipfe
trahit valentius et ex jecore facile attrahit, quum ipfe
alimentum magnopere expetat, illud vero fit plenum.
Interdum autem cur animal non efuriat, caufa eft alimenti redundantia, quae in jecore eft, quod fi venter alimentum quandoque poftulet, nec ejus adfit copia, excrementis impletur. Unaquaeque tamen pars robur quoddam natura fibi infitum habet, cujus ufu quod fupervacaneum eft expellit et quodvis inftrumentum in fe trahit alimentum, quod juxta fe eft, idque in fe recondit,
deinde uti diximus, agglutinat et affimilat. Totius autem
diftributionis alimenti tres partes quaedam funt: prima
eft, quum manet in ventriculo et concoquitur atque apponitur atque inde aliquid ad jecur afcendit. Secunda eft,
quum tranfit inteftina iisque ipfis et jecori ad faturitatem
apponitur, et particula ejus exigua in omnes corporis par-

Ed. Chart. VI. [242.]

αὐτῆς εἰς πάντα τοῦ σώματος μόρια φέρεται, κατὰ δὲ τὴν
τρίτην μοῖραν νόει μοι τρέφεσθαι ἤδη τὴν κοιλίαν, ὁμοιώ-
σασαν αὐτῇ τελέως τὰ προσφύντα, καὶ πρόσφυσιν τῷ ἥπατι
καὶ τοῖς ἐντέροις γίγνεσθαι τῶν προστεθέντων καὶ τὴν ἀνά-
δυσιν καὶ πρόσθεσιν πάντῃ τοῦ σώματος. εἰ μὲν οὖν μετὰ
ταῦτα τὸ ζῶον εὐθέως τὴν τροφὴν λαμβάνει, τὰ ἔντερα τελέως ὁμοιώσει τὸν προσφύντα χυμὸν, ὡσαύτως δὲ καὶ τὸ
ἧπαρ. ἐν ὅλῳ δὲ τῷ σώματι πρόσφυσις τῶν προστεθέντων τῆς τροφῆς ἔσται μορίων. εἰ δὲ ἄσιτος ἡ γαστὴρ μένη,
ἐν τούτῳ τῷ χρόνῳ παρὰ τῶν ἐν τῷ μεσεντερίῳ καὶ ἥπατι
φλεβῶν ἕλξει τὴν τροφήν. τῶν μὲν γὰρ φυσικῶν ἐνεργειῶν
ἡ πρώτη τε καὶ ἀναγκαιοτάτη σχεδὸν ἁπασῶν ἡ θρέψις ἐστίν.
ἀποτυγχάνεται δὲ ἤτοι μηδ᾽ ὅλως, ἢ ἐλλιπῶς, ἢ πλημμελῶς
γενομένη, καὶ τοῦτο, ἢ διὰ τὴν θρεπτικὴν δύναμιν, ἢ καὶ
διὰ τὴν τῆς ὕλης ἔνδειαν, ἢ τὴν μοχθηρίαν, ἢ δι᾽ ἀκαιρίαν,
ἢ δι᾽ ἀταξίαν, ἢ διὰ φαῦλόν τι περίττωμα, ἢ διὰ ὕπνον
ὀλίγον. καὶ τότε γίνονται, ἢ ἀπεψίαι, ἢ βραδυπεψίαι, ἢ

tes defertur. In tertia fcito ventriculum jam ali, fibi plane
affimilatis iis, quae fibi agglutinarat et agglutinari jecori
et inteftinis, quae fuerant appofita et in omnes corporis
partes diftributionem appofitionemque effici, quod fi poftea animal ftatim alimentum fumit, inteftina agglutinatum
fibi fuccum perfecte affimilant, ac fimili etiam modo jecur
in toto autem corpore partes alimenti, quae appofitae
fuerunt, agglutinabantur.   Sin autem ventriculus fine cibo
maneat, hoc tempore a venis, quae in lactibus et jecore
funt, trahet alimentum.   Enimvero naturalium actionum
et prima et fere maxime neceffaria nutritio eft.   Fruftra-
tur autem, vel quum prorfus non fit, vel quum diminute
aut vitiofe, idque aut vitio facultatis nutricis, aut etiam
propter materiae defectum aut malitiam, aut quod intempeftive aut fine ordine quid fit adminiftratum, aut vitio
cujusdam pravi excrementi aut somni exigui, quo fane
tempore fiunt aut apepfiae aut bradupepfiae aut manca
concoctio, ut in tardis concoctionibus cernitur.   Sicut

πέψις ἐλλιπὴς, ἥπερ ἐν ταῖς βραδυπεψίαις ὁρᾶται· ὥσπερ
γε καὶ μοχθηρὰ καὶ πλημμελὴς ἐν ταῖς διαφθοραῖς· καὶ ἡ
στέρησις τῆς ἐνεργείας κατὰ τὴν τῆς θρέψεως ἐνέργειαν ἀ-
τροφία καλεῖται· ἐλλιπὴς δὲ πέψις, ἡ ἰσχνότης. ἔνια μὲν
τούτων τῶν αἰτίων εἰς ἀῤῥωστίαν δυνάμεως, ἔνια δὲ εἰς τὴν
τῆς τροφῆς πλημμέλειαν, ἔνια δὲ εἰς τὰ ἐπιτηδεύματά τε
καὶ τὰ προσπίπτοντα τοῖς ζώοις ἔξωθεν ἀνάγονται. εἰ μὲν
οὖν ἡ τροφὴ διαλυθεῖσα τὸ πρῶτον καὶ ἐν χρόνῳ δοθεῖσα
εἴη ἐν τῷ σώματι, γίγνεσθαι αὐτὴν ἐξίτηλόν φησιν καὶ
κατὰ τὰς ποιότητας μεταβάλλειν, ὡς δῆλόν ἐστιν ἔκ τε τῶν
βοτανῶν καὶ ἄρτου καὶ σαρκῶν αἷμα γενέσθαι· καὶ ταυτὸ
τοῦτο συμβαίνειν, εἴπερ ὑστέρη ἢ ἐπιπροσθετηθεῖσα ἐν τῷ
σώματι τοσοῦτον χρόνον μένῃ ὅσονπερ αὔταρκες εἴη. τὸ
γὰρ σύμφυτον ἐν τῷ σώματι θερμὸν ἀλλοιωτικόν ἐστι τῆς
οὐσίας καὶ τῆς ὕλης τῆς τροφῆς, ἢ προληφθείσης, ἢ ἐπι-
προστεθείσης. γίνεται γοῦν τὸ μὲν πρότερον, τὸ δὲ ὕστερον ἐξίτηλος ἡ τροφὴ κατὰ τὸν τῆς λήψιος χρόνον, καὶ

etiam vitiofa et prava fit in corruptelis. Privatio vero
actionis in nutritione vocatur atrophia, deficiens nutritio, gracilitas, quaedam tamen harum caufarum in virium
imbecillitatem, quaedam in vitium alimenti, quaedam in
vitae ftudia et ea quae extrinfecus incidunt animantibus,
referuntur. Si igitur alimentum primo diffolutum et in
tempore datum in corpore fit, exile ipfum effici ait et
per qualitates commutari, ficut perfpicuum eft ex oleribus et pane et carnibus fanguinem effici; vultque hoc
idem contingere, fi pofterius aut appofitum aut diffolutum tamdiu maneat in corpore, quamdiu fatis fit, nativus
enim calor in corpore vim habet alterandi fubftantiam et
materiam alimenti, quod vel praefumptum vel appofitum
fit. Fit autem tum prius tum pofterius exile alimentum,
habita ratione temporis, quo fumptum fit, ac magis etiam
minusque nutrit, prout diffolvitur concoquiturve, aut
fecus, non tamen aeque fuperatur a qualitatibus, quae
animantibus infunt. Superari enim eft alterari. Ejus

μᾶλλόν τε καὶ ἧττον τρέφει, ὡς ἂν διαλυθῇ καὶ πέττη-
ται, ἢ μή. οὐ μὴν κρατεῖταί γε ὁμοίως πρὸς τῶν ἐν τῷ
ζώῳ ποιοτήτων. τὸ κρατεῖσθαι δέ ἐστιν ἀλλοιοῦσθαι. τούτου αἴτιοι, ὅτι τὰ μὲν ἰσχυρότερα ταῖς δυνάμεσι μόριά ἐστι,
τὰ δὲ ἀσθενέστερα. ὅθεν συμβαίνει ὡς πάντα κρατεῖν μὲν
τῆς οἰκείας τῷ ζώῳ τροφῆς, οὐχ ὁμοίως δέ. γαστὴρ μὲν
γὰρ ἀλλοιοῖ πλέον, ἢ κατὰ στόμα, μεῖον δὲ, ἢ καθ᾽ ἧπάρ
τε καὶ τὰς φλέβας. αὐτὴ μὲν γὰρ εἰς αἵματος οὐσίαν ἄγει
τὴν τροφήν. ἡ δὲ ἐν τῷ στόματι, μεθίστησι μὲν αὐτὴν
ἐναργῶς εἰς ἕτερον εἶδος, οὐ μὴν τελέως γε μετακοσμεῖ.
ταύτης δὲ εἰς τέλος μετακοσμηθείσης ἕκαστον μόριον τὴν
οἰκείαν αὐτῷ ἕλκει, ὡς ἐκ μὲν τῆς κοιλίας εἰς τὸ ἧπαρ, ἐξ
ἥπατος δὲ εἰς ἅπαν τὸ σῶμα ἀνάδοσιν ποιεῖσθαι. ὡμολόγηται γὰρ τρέφεσθαι δι᾽ ὅλων αἰτῶν τὰ τρεφόμενα καὶ κεράννυσθαι δι᾽ ὅλων τὰ κεραννύμενα καὶ ἀλλοιοῦσθαι δι᾽
ὅλων τὰ ἀλλοιούμενα, καὶ τὴν πέψιν εἶναι ἀλλοίωσιν καὶ
μεταβολὴν τοῦ τρέφοντος εἰς τὴν οἰκείαν τοῦ τρεφομένου
ποιότητα, καὶ τὴν ἐξαιμάτωσιν καὶ τὴν θρέψιν καὶ τὴν

rei caufa eſt, quia quarundam partium facultates valentiores funt, quarundam infirmiores. Ex quo confequitur,
ut omnes fuperent, illae quidem proprium alimentum,
fed non tamen fimili modo. Ventriculus enim alterat
magis quam os, fed minus quam jecur et venae; fiquidem alteratio, quae in ventre fit, alimentum in fanguinis
fubſtantiam mutat, quae vero in ore, mutat ipfa quidem
evidenter in aliam formam: fed non tamen perfecte
transformat. Quùm autem perfecte fit facta transforma-
tio unaquaeque pars idoneum fibi alimentum trahit, ut ex ventriculo in jecur, ex jecore in corpus univerfum fiat diſtributio.
Conſtat enim inter omnes, quae nutriuntur, per fe tota nutriri,
quaeque mifcentur, per fe tota mifceri. Denique per fe tota
alterari quae alterantur, itemque concoctionem effe alterationem, ac nutrientis in propriam qualitatem ejus, quod nutritur, mutationem; et item vim efficiendi fanguinis, tum
nutritionem accretionemque ex eo effici, quod corpus in

αἴξησιν ἐκ τῆς πάντη διαστάσεως τοῦ σώματος καὶ θρέψεως γίνεσθαι. ἐπειδὴ δὲ ἐν ταῖς ἀτροφίαις τάχιστα ἀποψύχεται τὰ μόρια, διότι καὶ ἡ θρέψις αὐτοῖς ἐστιν ἐκ θερμοῦ χυμοῦ τοῦ αἵματος· διὰ τοῦτο [243] ἵνα τὸ θερμὸν σώζοιτο, ἡ φύσις πεποίηκε ὡς πρὶν ἰσχυρὰν ἔνδειαν αἵματος γενέσθαι καθ᾽ ὅλον τὸ ζῶον τό τε ἧπαρ καὶ τὴν καρδίαν μὴ ἀπορεῖν συμμέτρου τροφῆς. τοῦτο δὲ διότι πᾶν τὸ αἷμα ἐκ τοῦ ἥπατος ἀρχὴν ἔχει, ἐν δὲ τῇ καρδίᾳ, διὰ τὸ τῆς ὁλκῆς ἰσχυρόν. σφοδροτάτην γὰρ ἔχει τὴν κατὰ τὸ ἕλκειν ἐνέργειαν. καὶ διὰ τοῦτο οὐκ ἄν ποτε ἀποφρήσειεν τροφῆς, πρὶν εἰς ἐσχάτην ἔνδειαν ἀφικέσθαι πάντα τοῦ ζώου τὰ μόρια.

δ'.

Ἀμαυροῖ δὲ ἑκατέρας ἐν χρόνῳ καὶ μετὰ χρόνον ἡ ἔξωθεν συνεχὴς ἐπεισκριθεῖσα καὶ ἐπὶ πολλὸν χρόνον στερεμνίως πᾶσι τοῖσι μέλεσι διαπλακεῖσα.

---

omnem partem extendatur et alatur. Quoniam autem in iis, qui non nutriuntur, partes celerrime refrigerantur, propterea quod ipſarum nutritio ex calido ſucco ſanguinis efficitur, ideo ut calor ille ſervetur, natura fecit, ne jecur et cor a moderato alimento deſtituta ſint prius quam valida in toto animali ſit ſanguinis penuria, idque machinata eſt, quia ſanguis totus ex jecore principium ducit; in corde vero propter valentem attractionem; ſiquidem vehementiſſimam trahendi actionem habet, ex quo fit, ut nunquam poſſit eſſe ab alimento deſtitutum prius, quam univerſae animantis partes ad extremam inopiam pervenerint.

IV.

Deſtruit autem utrumque in tempore et poſt tempus quod extrinſecus aſſidue ſuperingeſtum eſt et per multum temporis firmiter omnibus partibus implicatum eſt.

Ἐκ τῶν ἀκαίρων τε καὶ πολλῶν ἐδωδῶν ἀθροίζεται
πλεῖστος ὁ χυμὸς, ὁ καλούμενος ὠμός. ὅπερ ἐν τοῖς παισὶ
μάλιστα συμβαίνει καὶ τῶν τελείων τοῖς ἀργῶς διαιτωμένοις
ἢ ἄλλως ἐμπιπλαμένοις. πλεῖον γὰρ ἐν τούτοις ἅπασι τὸ
ἀκατέργαστον, τοῖς μὲν διὰ τὴν ἀργίαν, τοῖς δὲ διὰ τὴν
πλησμονήν· ἀδηφάγοι γὰρ τυγχάνουσι. καὶ πρὶν ἂν ἀκριβῶς ἐν τῇ γαστρὶ πεφθῆναι τὴν τροφὴν ἕλκει τὸ σῶμα,
καὶ τοσοῦτον πλεῖον ἀθροίζεται τοῦ ὠμοῦ χυμοῦ, ὅσον συνεχῶς ἡ τροφὴ προστίθεται· ὃ αὐτὸς ἐπεισκριθῆναι καλεῖ.
πρόσεστι δὲ καὶ ἐν τοῖς παιδίοις ἡ ἀσύμμετρος κίνησις κατὰ πάντας μὲν τοὺς χρόνους, μάλιστα δὲ ἐπὶ τοῖς σιτίοις.
ἴσμεν γὰρ ὅτι ὥσπερ ἀγαθὸν μέγιστόν ἐστιν εἰς τὴν ὑγείαν,
τὸ πρὸ τῶν σιτίων προγυμνάσιον, οὕτω βλαβερώτατον ἅπασα κίνησις μετὰ τὴν τροφήν. ἀναδίδοται γὰρ, ὡς ἔφην, ἐκ
τῆς κοιλίας ἡ τροφὴ πρὶν πεφθῆναι, κἀκ τοῦδε πλῆθος
ὠμῶν χυμῶν κατὰ τὰς φλέβας ἀθροίζεται· ἐξ ὧν εἴωθε
νοσήματα παντοῖα γίγνεσθαι. καὶ μὴν οὐδὲ νοσήσει τις ὅλως

Intempeſtivae ac frequentes cibi ſumptiones faciunt,
ut plurimum ejus ſucci, qui crudus vocatur, accumuletur,
id quod pueris contingit maxime et ex adultis iis, qui in
otio vitam traducunt aut alioqui ſeſe explent. Siquidem
in eis omnibus plurimum eſt id, quod non conficitur, atque in illis quidem propter otium, in his vero propter
ſatietatem, voraces enim ſunt ac corpus trahit alimentum
prius quam in ventriculo ſit accurate concoctum, et eo
major crudi ſucci coacervatur copia, quo frequentius alimentum additur, quod ipſe ſuperingeſtum dixit. Accedit
etiam in pueris immoderatus motus quum in omni tempore, tum vel maxime a cibo. Scimus etiam quemadmodum maxime eſt ad bonam valetudinem accommodata
ante cibos exercitatio, ita poſt cibos omnem motum maxime noxium cenſeri; nam, ut dicebam, alimentum e ventriculo antequam confectum ſit, diſtribuitur et ex eo copia crudorum humorum in venis colligitur, ex quibus
omnia genera morborum gigni ſolent. Atqui nemo un-

ποτὲ, ἦν ἐπιτηδὲς προνοῆται τοῦ μηδέποτε ἀπεπτῆσαι
μετὰ τοῦ μηδὲ κινεῖσθαί τινα ἰσχυροτέραν ἐπὶ σιτίοις κίνησιν. ταῦτα δὲ πάντα ὀλιγωροῦσιν οἱ παῖδες. διὸ θεῖος
Πλάτων ἐν τῇ νομοθεσίᾳ φησὶν ὅτι παῖς μέν ἐστι πάντων
θηρίων δυσμεταχειριστότατον, καὶ εἰ μὴ πλεῖστον ἔχοιεν
τὸ ἔμφυτον θερμὸν, οὐκ ἄν ποτε τοσαύτην ὠμότητα φέρειν
δύναιντο. ὥσπερ δὲ εἰ πλείω τις λάβῃ, ἀπεψίαι τε καὶ
ὠμοὶ χυμοὶ γίνονται, οὕτω καὶ λαμβάνοντες ὀλίγα, καταψύχονται καὶ βλάπτονται. ἀνάλογον γὰρ εἶναι χρὴ τὸ ποσὸν
τῆς τροφῆς τῷ ποσῷ τῆς διαπνοῆς. εἰ δὲ μηδὲν ἡμῶν
ἀπέῤῥει, οὐκ ἂν ἥκομεν εἰς τὴν χρείαν τῆς τροφῆς, ὅτι
διὰ παντὸς ὁ ἀρχαῖος τῆς οὐσίας ὄγκος ἐφυλάττετο. νῦν δὲ
τὰ τῶν ζώων σώματα τῇ διὰ τῶν ἀδήλων αἰσθήσει πόρων
διαπνεῖται διαπνοῇ. διὰ τοῦτο γοῦν τροφῆς ἐδεόμεθα· ἀνα-
πλήρωσις γάρ ἐστι τοῦ κενωθέντος ἡ θρέψις. ὅτε δὲ ἤτοι
ἐν τῷ ἐπιτηδείῳ χρόνῳ τῆς τροφῆς ἤτοι μετὰ τὸν· ἐκεῖνον
χρόνον τὴν τροφὴν τις συνεχῶς δῷ, τότε τοῦτο συμβαίνειν

quam aegrotabit qui fedulo providebit ne unquam cruditate laboret ac ne vehementiore ullo motu poft cibum
cieatur; quae tamen omnia pueri flocci faciunt: quamobrem divinus Plato in libris de legibus ita fcriptum reliquit: *puer*, inquit, *omnium eft ferarum intractabilis maxime*, ac nifi plurimum nativi caloris in pueris ineffet,
tantam ferre cruditatem nunquam poffent. Quemadmodum autem fi quis plura fumat et cruditates et humores
crudi gignuntur, fic etiam fi pauciora ingerantur, corpora refrigerabuntur ac laedentur; debet enim alimenti
quantitas proportione refpondere perfpirationis quantitati.
Si autem nihil a nobis deflueret, nihil opus effet alimento, quia priftina fubftantiae moles ad omnem aeter-
nitatem temporis confervaretur. Nunc vero quum animantium corpora perfpiratione, quae fit per meatus, qui
fenfum noftrum effugiunt, difflentur, idcirco alimento indigemus, fiquidem nutritio eft expletio ejus, quod evacua-
tum eft. Quum igitur aut tempore accommodato ad alimentum offerendum, aut poft illud tempus quifpiam affi-

Ed. Chart. VI. [243. 244.]

ἀνάγκη καὶ ἀμαυροῦσθαι τὴν ἑκατέραν τροφὴν κατὰ τὴν
ἄλλην λέξιν ἄνωθεν προλεχθεῖσαν, καὶ τὸ σύμφυτον θερμὸν σβέννυσθαι καὶ κινηθῆναι, ὡς ἐκ τοῦ παραχρῆμα συν-
αῤῥωστήσειν αὐτῷ καὶ πέψιν σιτίων καὶ γένεσιν αἵματος
χρηστοῦ καὶ θρέψιν τῶν τοῦ ζώου μορίων καὶ τὴν κένωσιν
τῶν περιττωμά- [244] των. ἔμπαλιν δὲ, εἰ ὅσον κρατεῖν δύναταί τις σιτίων, ἀπολαύει τούτων καὶ αὕτη ἡ θερμασία αὐ-
ξηθείη καὶ πάντα ὅσα προείρηται, διαπράξεται καλῶς περὶ
τὸ ζῷον. ταυτὸ τοῦτο πείσεται τὸ ζῷον, εἰ τὸ ἔξωθεν συνεχῶς ἐντεθὲν ἐπὶ πολλὸν χρόνον στερεμνίως πᾶσι τοῖς μέ-
λεσιν διαπλακῇ. σημαίνει γὰρ ὅτι οὐχ οἷόν τε ἕλκεσθαι
πρὸς τῶν μορίων, οὐδὲ πέττεσθαι, οὐδὲ ἡντιναοῦν ἐκ τῶν
φυσικῶν ἐνεργειῶν γενέσθαι.   *   *   κἂν μὴ
καλῶς ἕκαστον πράττῃ, ἐλπίς ἐστι παντοῖα κακὰ περὶ τὴν
ὑγείαν ἔσεσθαι.

ε'.

Καὶ τὴν μὲν ἰδέην ἐξεβλάστησε.

---

due cibum det, tunc id neceſſario eveniret, ut utrumque
alimentum hebetetur, ut ſuperioribus etiam verbis cenſuit et nativus calor extinguatur et vincatur; ut ſtatim
cum ipſo concoctio ciborum, probi ſanguinis origo, partium animantis nutritio et excrementorum evacuatio debi-
litetur. Contra vero, ſi quis tantum cibi ſumat, quantum
poſſit conficere, tum et calor ipſe adaugebitur et caetera
omnia, quae dicta ſunt, probe in animantibus adminiſtra-
buntur. Idem quoque patietur animal, ſi id quod extrinſecus continuo adhibetur, multo tempore firmiter omnibus membris implicatum ſit. Significat enim id neque
in partibus trahi poſſe, neque concoqui, neque etiam ullam ex naturalibus actionibus effici,   *   ac
niſi utrumque recte ſaciat, omne genus malorum bonae
valetudini adverſaturum ſperandum eſt.

V.

Et propriam quidem ideam produxit.

Τὴν ἰδέαν λέγει νῦν τὴν μορφὴν καὶ τὸ εἶδος τῆς τροφῆς. ὅτε γὰρ πέψεως ἀρχὴν λαμβάνει τὰ σιτία, τότε τὴν
ἀρχαίαν μορφὴν μεταβάλλει. τούτου δὲ σημεῖόν ἐστι τὸ κα-
ταληφθὲν ταῖς διαστάσεσι τῶν ὀδόντων δι᾽ ὅλης νυκτός· αὐτὸ γὰρ τὴν οἰκείαν ἰδέαν οὐ σῴζει· ἀλλὰ ἐν μιᾷ νυκτὶ ἀλλοιούμενον πάνυ φαίνεται. οὔτε γὰρ ἄρτος ἀκριβῶς ὁ ἄρτος, οὔτε κρέας ἐστὶ τὸ κρέας· ἀλλ᾽ ὄζει μὲν τοιοῦτόν τι,
οἷον καὶ τὸ τοῦ ζῴου στόμα. ἐν δὲ τοῖς πέψεως ὀργάνοις
τὴν ἰδέαν ἰδίαν λαμβάνει, ὡς τὸ αἷμα, ἢ φλέγμα, ἢ χολὴν
ξανθὴν, ἢ μέλαιναν γενέσθαι, οὓς μὲν τέτταρας χυμοὺς καλοῦμεν, καὶ ὁ Ἱπποκράτης αἰτιᾶται τῶν πλείστων νοσημάτων. *   * οἶμαι γὰρ τὸ σύγγραμμα τοὐμὸν παρὰ
πᾶσιν *   * τοῦτο δὲ ἔσται, ὡς κεφάλαιόν τι ὅλου
τοῦ πράγματος. τέτταρες οὖν εἰσιν ἐν ἡμῖν χυμοὶ κατὰ φύσιν. οὗτοι δὲ ὑπερβάλλοντες ποσότητι καὶ ἀλλοιούμενοι κατὰ ποιότητα νόσων αἴτιοι τυγχάνουσιν. ἐν δὲ τῷ χειμῶνι
πλεονάζει τὸ φλέγμα, τοῦ δ᾽ ἦρος τὸ αἷμα καὶ τοῦ θέρους
ἡ ξανθὴ χολή· καὶ τοῦ φθινοπώρου ἡ μέλαινα. ταῦτα μὲν

Vocat ideam hoc loco formam et fpeciem alimenti.
Quum enim cibus coctionis principium fubit, tum prifca
forma mutatur. Hujus rei fignum eft id, quod per totam
noctem in dentium intervallis relictum eft, fiquidem propriam formam non fervat, fed unius noctis curriculo
valde immutatum videtur. Neque enim panis eft panis
exquifite, neque caro eft caro, fed tale quidpiam olet,
quale etiam os animantis, quum in coctionis inftrumentis
propriam formam nancifcatur, ac vel in fanguinem vel
in pituitam vel bilem flavam vel atram convertatur,
quos qnatuor humores appellamus et Hippocrates multorum morborum caufas effe docuit.   ∴   Meum
autem librum in manibus omnium effe arbitror.   ∴
erit autem haec, ut totius rei fumma quaedam. Quatuor
igitur humores in nobis funt fecundum naturam. Hi
quum quantitate excedunt et in qualitate alterati funt,
morborum caufas afferunt. Caeterum hieme redundat
pituita, vere fanguis, aeftate flava bilis, autumno atra.

Ed. Chart. VI. [244.]

διδάξας καὶ πρὸς τούτοις, ὅτι τὰ ἐναντία τῶν ἐναντίων
ἐστὶν ἰάματα, τῆς κατὰ τὴν τέχνην μεθόδου τὰ στοιχεῖα
παρέδωκεν· οἷς ἐφεξῆς τὰ κατὰ τοὺς ἀφορισμοὶς διελθὼν
περὶ τῶν πλεοναζόντων καθ᾿ ἑκάστην ὥραν τε καὶ ἡλικίαν
νοσημάτων, τὰς οἷον συλλαβὰς ἐπὶ τοῖς στοιχείοις ὑφηγήσατο.
ἐγὼ δὲ μήκους φειδόμενος τὰς ῥήσεις αὐτοῦ νῦν   *   *
      ἡ μὲν γὰρ πρώτη τῆς τροφῆς ἀρχὴ, ὡς εἴρηται ἐν
ἐκείνῳ   *   στόμα, στόμαχος, κοιλία. ἡ δευτέρα δὲ αἱ
ἐξ ἥπατος εἰς κοιλίαν καθήκουσαι φλέβες· ἐν αἷς πρώιαις
αἷμα ἐδείχθη γενέσθαι ἡ τρίτη δὲ τὸ ἧπαρ· ἡ δὲ τετάρτη μετὰ τὸ ἧπαρ ἡ κοίλη φλέψ. καὶ γὰρ ἐν ἐκείνῃ πρώτῃ καθαρὸν τῶν περιττωμάτων ἀπολείπεται τὸ αἷμα. παρὰ
δὲ ταύτης φλεβός, ὥσπερ τἆλλα τοῦ ζώου μόρια πάντα κατὰ τὸν αὐτὸν τρόπον ἡ καρδία λαμβάνει τὴν τροφήν· ὥστε
δῆλον ὅτι τὴν ἰδέαν βλαστάνει, εἴπερ τρέφειν δεῖ τὸ ζῶον.

Quae quum docuiſſet et item haec, contrariorum remedia
eſſe contraria, elementum nobis tradidit methodi, quae
ad artem accommodata eſt, ad quae quum collegiſſet quae
in Aphorismis habentur de morbis, qui quoque tempore
et quaque aetate vigent, ad ipſa alimenta quaſi ſyllabas
attexuit. Sed ego brevitatis cauſa ipſius verba nunc af-
feram.   ∴   Primum enim alimenti principium, ut in illo   ∴   dictum eſt, os, ſtomachus et venter eſt. Secundum, venae ex jecore in ventrem pertinentes, in quibus primis effici ſanguinem, oſtenſum eſt. Tertium eſt jecur: quartum poſt jecur eſt vena
cava; ſiquidem in ipſa prima ſanguis ab excrementis
liber relinquitur; ab hac autem vena, ſicut aliae omnes
animantis partes, ita etiam cor alimentum ſumit, quare
perſpicuum eſt, formam efferri et produci, ſi nutriri animal debeat.

στ΄.

Μεταβάλλει τε τὴν ἀρχαίαν καὶ καταφέρεται.

Εἴρηται ἡμῖν ὅτι ἡ πέψις ἀλλοίωσίς ἐστι κατὰ ποιότητα καὶ γίγνεται ὑπὸ τῆς γαστρὸς ὁμοιούσης αὐτῇ τὰ σιτία. ἡ γὰρ ἐκ τῶν τεσσάρων τοιάδε τις κρᾶσις, ἡ καὶ τὴν
ἰδιότητα τοῦ τῆς γαστρὸς ἐργασαμένη σώματος, αἰτία τῆς
ἀλλοιώσεώς ἐστι [245] τῶν σιτίων· καὶ πλείστην εἰς τοῦτο
δύναμιν εἰσφέρεται τὸ θερμὸν στοιχεῖον· ἀνάγκη γὰρ τὸ
τρέφον ἀλλοιοῦσθαι εἰς τὴν τοῦ τρεφομένου μεταβαλλόμενον
οὐσίαν. διὸ περιστέλλεται ἡ γαστὴρ τοῖς σιτίοις, ἕλκουσα
τὸν οἰκεῖον ἑαυτῇ χυμὸν ἐξ αὐτῶν, ἔστ᾽ ἂν ἐμπλησθεῖσα
διώσηται τὸ περιττὸν ἅπαν εἰς τὴν νῆστιν. ὡς δὲ τὸ ἧπαρ
διὰ τῶν φλεβῶν εἵλκυσεν ἐκ γαστρός τε καὶ τῶν ἐντέρων
τὴν τροφήν, οὕτως ὅσα μετ᾽ ἐκεῖνο τέτακται, δι᾽ ἄλλων ἕλκει
φλεβῶν εἰς ἑαυτά· καὶ αὖθις ἕτερα· καὶ τοῦτο γίνεται ἄχρι
περ ἂν εἰς ἅπαν ἀφίκηται τοῦ ζῴου μόριον ἡ τροφή. δέδεικται γὰρ ἐν τοῖς περὶ τῶν φυσικῶν δυνάμεων ὑπομνήμα-

---

VI.

Commutat prifcam et defcendit.

Dictum eſt concoctionem eſſe alterationem in qualitate eamque a ventriculo cibos ſibi aſſimilante effici. Talis enim quaedam ex quatuor elementis confecta temperies, quae proprietatem corporis ventriculi facit, eſt alterationis ciborum cauſa et hoc ad agendum maximam vim
calidum elementum affert.   Neceſſe enim eſt, ut quod
alit, alteretur, dum in ejus, quod alitur, naturam mutatur; quocirca ventriculus conſtringitur ad cibos et accommodatum ſibi humorem inde elicit, donec expletus quicquid excrementi ſuperfluit, in jejunum expellat.   Quemadmodum autem jecur tum ex ventriculo, tum ex inteſtinis alimentum per venas attraxit, ita quae poſt ipſum
ſunt, per alias venas in ſe illud trahunt, tum deinceps
ex his alia, idque fit usque dum in omnem animantis

σιν καὶ τὸ πόμα καὶ τὴν τροφὴν πανταχόσε τοῦ σώματος
κατὰ τὴν τῆς ὁλκῆς μετάληψιν φέρεσθαι· πρὸς δὲ τήνδε
τὴν φορὰν γέγονεν ἡ φύσις τὰς φλέβας, ὡς ὀχετούς τινας, πρῶτον μὲν τὴν μεγάλην φλέβα· ἔπειτα δὲ τῆς αὐτῆς ἐπὶ πύλας ἀποβλαστήματα καὶ ἀποφύσεις τοσαύτας τὸν ἀριθμόν,
ὅσοι περ ἂν ὦσιν οἱ λοβοὶ τοῦ ἥπατος. ἀλλὰ περὶ φλεβῶν
καὶ τῆς ἀρχῆς αὐτῶν ὡς καὶ περὶ τῶν ἀρτηριῶν ἐν τῷ τετάρτῳ γράμματι ἐπὶ πλέον ἐροῦμεν, ἔνθα φησὶν αὐτὸς, ῥίζωσις φλεβῶν ἧπαρ· ῥίζωσις ἀρτηριῶν καρδίη.

ζ'.

Τρέφει δὲ πεττομένη.

Τὰ προλελεγμένα πάντα σχεδὸν τὴν πέψιν ἐσημαίνετο.
ὃ γὰρ εἶπε, γενέσθαι ἐξίτηλον τὴν τροφὴν καὶ τὸ βλαστά-
νειν καὶ τὸ τέλος τὸ μεταβάλλειν τὴν ἀρχαίαν ἰδέαν, τοῦτο
ἦν ὅπερ νῦν ἑνὶ ῥήματι λέγει, τρέφειν αὐτὴν πεττομένην.
οἱ μὲν γὰρ ὠμοὶ χυμοὶ τρέφειν οὐ δύνανται πρὶν πεφθῆναι.

particulam alimentum pervenerit. Eſt enim in commentariis de facultatibus naturalibus demonſtratum, cibum et
potum in omnes corporis partes per tranſnmptionem devehi;
ad hos antem devehendos venae, veluti canales quidam, a natura factae funt, ac primum quidem vena magna, tum ipſius
ad portas jecoris propagines et productiones tot numero, quot
jecoris fibrae funt. Sed et de venis et de ipſarum itemque arteriarum principio in quarto commentario ad illa
verba: *radix venarum jecur, radix arteriarum cor;* copiofius differemus.

VII.

Alit concoctum.

Quae ante dicta funt, concoctionem fere fignificant
omnia. Nam quod dixit, exile fieri alimentum, produci,
priftinamque formam commutare, idem eſt atque id quod
nunc uno verbo extulit, quum ait, ipfum alere, quum
concoctum eſt. Crudi enim humores alere non poffunt

ἀναγκαιοτάτη γάρ ἐστιν ἡ πέψις τῷ τῶν ζώων σώματι·
ἐπειδὴ ἀπορῥεῖ μὲν ἁπάντων τῶν ζώων ὁσημέραι πολὺ μέρος τῆς οὐσίας διὰ τὴν ἔμφυτον θερμότητα. διὸ ὡς τὴν
συμμετρίαν αὐτῆς σώζεσθαι δεόμεθα σιτίων τε καὶ πομάτων. ἐπεὶ δὲ τὸ ἀπορῥέον ἑκάστου τῶν μορίων τοιοῦτον τὴν
φύσιν ἐστὶν, οἷόν περ αὐτὸ τὸ μόριον, οὐδὲν δὲ τῶν ἐσθιομένων, ἢ πινομένων ἀκριβῶς ἐστι τοιοῦτον, διὰ τοῦτο ἀναγκαῖον εἶχεν ἡ φύσις προμεταβάλλειν τε καὶ πέττειν αὐτὰ
καὶ προπαρασκευάζειν ὅμοια τῷ θρεψομένῳ σώματι. ὅσα
δὲ κατὰ τὴν ἀλλοίωσιν γίνεται περιττώματα, ταῦτα διὰ τὴν
δύναμιν ἐκείνην, ἣν ὀνομάζομεν ἐκκριτικὴν, ἀπωθεῖται. πᾶν
γὰρ μόριον ἕλκει τὸ οἰκεῖον ἑαυτῷ καὶ ἀποκρίνει τὸ ἀλλότριον ἀλλοιοῖ τε τὸ ἑλχθέν· ἔν τε τῷ χρόνῳ, καθ᾽ ὃν ἀλλοιοῖ κατέχει τε καὶ σφίγγει. καλεῖται δὲ ἀλλοίωσις αὕτη,
μέχρι μὲν ἂν εἰς ὁμοιότητα τοῦ τρεφομένου μορίου μετα-
βάλληται, πέψις· ὅταν δὲ ἤδη προστίθεται τῷ μορίῳ, θρέψις. τίς μὲν οὐκ οἶδεν τὴν πέψιν ἀλλοίωσίν τινα ὑπάρχειν

prius, quam concocti fint. Enimvero quum quotidie
magna fubftantiae pars ab omnibus animantibus defluat,
propter calorem innatum, ipforum corpori maxime neceffaria eft concoctio, quocirca ut juftus caloris modus fervetur, cibis potionibusque opus eft. Quoniam autem
quod a fingulis partibus defluit, tale natura eft qualis eft
ipfa pars, nihil autem eorum, quae edimus aut bibimus,
tale prorfus eft, ideo fuit naturae neceffarium, ea immutare, concoquere et eadem alendo corpori fimilia praeparare. Excrementa vero, quae per alterationem fiunt, ex-
trudit illa facultas, quam expultricem vocamus; fiquidem
omnis pars id trahit, quod eft ad ipfam accommodatum
et rejicit alienum, quodque attraxit, alterat et quo tempore alterat, eo retinet et conftringit, haecque alteratio
usque dum ad fimilitudinem partis, quae alitur, fit facta
mutatio, vocatur concoctio. quum vero jam parti apponitur, nutritio. Quare quis eft, qui non norit, concoctionem effe quandam alterationem et mutationem ejus, quod

Ed. Chart. VI. [245. 246.]

καὶ μεταβολὴν τοῦ τρέφοντος εἰς τὴν οἰκείαν τοῦ τρεφομένου ποιότητα· τὴν δ᾽ ἀλλοίωσιν ὑπὸ τοῦ θερμοῦ μάλιστα
συντελεῖσθαι καὶ διὰ τοῦτο καὶ τὴν θρέψιν καὶ τὴν τῶν
ἀπάντων χυμῶν γένεσιν; εἴπερ οὖν ἡ πέψις τοῦτό ἐστιν,
καὶ ἡ τροφὴ ἐν τῇ γαστρὶ δέχεται ποιότητα τῷ μέλλοντι
ὑπ᾽ αὐτῆς τραφήσεσθαι ζώῳ προσήκουσαν, δῆλόν ἐστι τὴν
τροφὴν κατὰ τὴν γαστέρα πέττεσθαι. τοῦτο δὲ οὐκ ἀρέσκει οὐδὲ Ἀσκληπιάδῃ οὔτ᾽ Ἐρασιστράτῳ· ὧν ὁ μὲν οὔτε
ἐν τοῖς ἐμέτοις οὔτ᾽ ἐν ταῖς ἐρυγαῖς οὔτ᾽ ἐν ταῖς ἀνατομαῖς βούλεται τὴν τῶν πεφθέντων σιτίων ποιότητα ἐμφαίνεσθαί ποτε· καὶ οὕτως εὐήθης ἐστὶν, ὥστε τῶν παλαιῶν
καὶ δοκίμων ἀνδρῶν λεγόντων τὰ σιτία ἐπὶ τὸ χρηστὸν ἐν
τῇ γαστρὶ μεταβάλλειν, ζητεῖ αὐτὸς οὐ τὸ κατὰ δύναμιν,
ἀλλὰ [246] τὸ κατὰ γεῦσιν χρηστόν· ὁ δ᾽ Ἐρασίστρατος
γελοῖός τε καὶ ἀμαθής ἐστι. σαφῶς γὰρ Ἀριστοτέλους λέγοντος τὴν πέψιν ἑψήσει παραπλήσιον ὑπάρχειν, ὅπως τοῦτο λέγεται, οὐχ οἷός τε ἦν εἰδέναι. φησὶ γὰρ οὐκ εἰκὸς
εἶναι τὴν πέψιν παραπλήσιον τυγχάνειν τῇ ἑψήσει τῇ ἐλα-

nutrit, in accommodatam ei quod nutritur, qualitatem?
atque alterationem a calore effici, itaque etiam nutritionem, concoctionem et humorum omnium originem? Si
igitur hoc eſt concoctio, alimentumque in ventriculo ſumit qualitatem accommodatam ei, quod nutriendum eſt,
certe planum eſt, alimentum in ventriculo concoqui.
Hoc tamen minime placet Aſclepiadi atque Eraſiſtrato,
quorum alter neque in vomitibus, neque in ructibus, neque in diſſectionibus qualitatem ciborum concoctam unquam apparere cenſet, atque adeo ſtultus eſt, ut quum
veteres ac praeſtantes viri dixerint, cibos in ventriculo
ad bonitatem converti, quaerat non eam bonitatem, quae
ad potentiam pertinet, ſed eam, quae in guſtu eſt. Eraſiſtratus eſt ridiculus et imperitus; quia quum aperte dicat Ariſtoteles, concoctionem elixationi ſimilem eſſe, quam
in ſententiam hoc dictum ſit, intelligere non poteſt. Negat enim veriſimile eſſe, concoctionem ſimilem eſſe elixa-

φραν ἐχούσῃ θερμασίαν, ὥσπερ ἀεὶ πῦρ καὶ φλόγα ὑπο-
θεῖναι τῇ γαστρὶ, ὥσπερ καὶ λέβητι, ἢ ἄλλως αὐτῆς ἀλλοιῶσαι τὰ σιτία μὴ δυναμένης. ἀλλὰ περὶ τούτων εὐηθείας
τε καὶ ἀμαθίας εἴρηταί μοι ἐν τοῖς περὶ φυσικῶν δυνάμεων ὑπομνήμασιν. νῦν δὲ ἐπειδὴ φύσις ἀεὶ τὴν πέψιν καὶ
τὴν ἀνάδοσιν καὶ τὴν ἐξαιμάτωσιν καὶ τὴν πρόσθεσιν καὶ
τὴν πρόσφυσιν καὶ τὴν ἐξομοίωσιν ἐργάζεται, ἰστέον ὅτι οὐκ
εἴωθεν ἂν ἐκπεμφθῆναι τῆς γαστρὸς ἡ τροφὴ, εἰ μὴ τελέως πεφθῇ. ὅταν δὲ πεφθῇ τελέως, ἀνοίγνυται μὲν τηνικαῦτα τὸ κάτω στόμα καὶ διεκπίπτει δι' αὐτοῦ τὰ σιτία
ῥαδίως· ἐὰν δὲ ἡ γαστὴρ ὑπὸ δριμύτητος δηχθεῖσα τυγχάνῃ,
πρωιαίτερον τοῦ δέοντος ἄπεπτον ἔτι τὴν τροφὴν ἀποτρίβεται. αὖθις δ' ἂν ποτε τῷ πλήθει βαρυνθεῖσα, ἢ κατ'
ἄμφω συνελθόντων κακῶς διατεθεῖσα διαρροίαις ἑάλω. καὶ
ἐὰν ἐν τούτῳ τῷ πάθει ἔμφυτος θερμασία ἄρρωστος γένοιτο,
οὔτε πέττεσθαι καλῶς τὰ σιτία οὔθ' αἱμαιοῦσθαι, πολὺ
δὲ μᾶλλον οὐδὲ ἀναδίδοσθαι δύναται. καὶ ἡ αἱματοῦσα δύναμις, ἀνάλογον τῇ πεττούσῃ κατὰ τὴν γαστέρα, ποτὲ μὲν

tioni, quae levem calorem habeat, tanquam oporteat, aut
ignem adurentem aut flammam femper ventriculo fubjici,
ficut lebeti, aut alioqui cibos alterari ab ipfo non poffe.
Sed de horum et ftultitia et infcitia dictum eft nobis in
commentariis, quos de facultatibus naturalibus edidimus.
Nunc vero, quoniam natura femper concoquit, diftribuit,
fanguinem efficit, apponit, agglutinat et affimilat, fcire
convenit non confueviffe alimentum ex ventriculo emitti,
nifi fit perfecte concoctum. Quum vero perfecte concoctum
fit, tum os inferius aperitur et cibi per ipfum facile excidunt.
Si vero acrimonia quaedam ventriculum mordeat, tunc citius,
quam oportet, alimentum adhuc incoctum abjicit. Rurfus multitudine quandoque onuftus, aut his ambobus coëuntibus male
affectus, diarrhoeis corripitur. Sique in hoc morbo nativus calor debilis reddatur, profecto neque recte cibos
concoquere neque fanguinem efficere, ac multo minus dis-
tributionis munere fungi poteft. Facultas quoque fanguinem efficiens ad proportionem ejus, quae in ventriculo

ὑπ᾽ ἀρρωστίᾳ οὐκ ἀλλοιώσει τὸν εἰς τὰς φλέβας ἀναδοθέντα χυμὸν, κἂν εἰ σύμμετρος εἶναι δοκεῖ. οὐ γὰρ οἷόν τε γεννη‑θῆναι χρηστὸν αἷμα κατὰ τὸ ἧπάρ τε καὶ τὰς φλέβας, ἀπεπτηθέντων καὶ διαφθαρέντων ἐν τῇ γαστρὶ τῶν σιτίων. τοῖς μὲν οὖν καλῶς πέττουσι τὰ σιτία τό θ᾽ αἷμα χρηστόν ἐστι καὶ σύμμετρος ἔπεται σάρκωσις. πολλάκις δὲ αἱ πέψεις γίνονται μοχθηραὶ, φλεγματωδεστέρων ἢ χολωδεστέρων ἀπο‑τελουμένων τῶν ληφθέντων, ἤ τινα παρὰ φύσιν ἑτέραν δια‑φθορὰν ἰσχόντων, ἢ ὠμῶν τε καὶ ἀμεταβλήτων ἄχρι πλεί‑στου μενόντων καὶ πνευματουμένων. οὐκ ἂν οὖν ἡ τροφὴ θρέψει ποτὲ πρὶν καλῶς πεφθῇ· ὥσπερ ὑπ᾽ αὐτοῦ καλῶς εἴρηται.

η'.

Τὴν δὲ προτέρην ἰδέην ἐξαλλάττει, ἔστιν ὅτε καὶ τὰς προ‑τέρας ἐξημαύρωσε.

concoctionem obit, interdum prae imbecillitate humorem eum, qui fit in venas diftributus, quamvis effe mode‑ratus videatur, non alterabit. Praefertim quum non co‑ctis et corruptis in ventriculo cibis probus in jecore et venis effici fanguis non poffit. In quibus igitur cibi recte concoquuntur, iis et fanguis probus et moderata copia carnis efficitur. Saepenumero autem vitiofae co‑ctiones fiunt, quod ea, quae fumpta funt, aut pituitofiora aut biliofiora fint reddita, aut aliam quampiam corrupte‑lam contra naturam contraxerint, aut cruda et immutata diutiffime permanferint et flatu impleta fint. Itaque ali‑mentum nunquam nutriet prius quam recte fit conco‑ctum, ficut ipfe rite cenfuit.

VIII.

Ideam priorem commutat, eft interdum, quum priores he‑betavit.

Ὅτι μὲν τὴν προτέραν ἰδέαν μεταβάλλει καὶ εἰς τὴν
τοῦ τρεφομένου οὐσίαν τρέπεται ἡ τροφὴ, εἴπερ καλῶς πεφθῇ, ἤδη εἴρηται ἡμῖν καὶ δέδεικται. πολλάκις γὰρ εἴδομεν
τὸν ἄρτον τὸν ἐσθιόμενον ἐν τῇ κοιλίᾳ μὲν τὸ πρῶτον πεφθέντα καὶ ὑπὸ τοῦ ἥπατος εἰς αἷμα τρεπόμενον εἰς τὴν
κοιλίαν αὐτὴν ἀνακομίζεσθαι. τοῦτο δὲ ἀδύνατον ἦν, εἰ μὴ
τὸ τοῦ ἥπατος κρέας, ὅπερ ἂν παρέγχυμα καλεῖται, τοσαύτην ἐξαλλάττωσιν καὶ τὴν ἐξαιμάτωσιν ποιῇ. εἰ γὰρ πα-
χυνθείη τὸ αἷμα, σάρξ ἥπατος ἀκριβὴς ἀπεργασθήσεται. καὶ
τοῦτό γε * οὐχ οἷόν τε γὰρ τὰς προτέρας ἀμαυροῦν,
τῆς τροφῆς μὴ διαφθαρείσης. συμβαίνει δὲ τοῦτο διὰ πολλὰς αἰτίας· ἅσπερ ἔχεις δεδειγμένας ἐν τῷ περὶ συμπτωμάτων καὶ ἐν τῷ περὶ * περὶ μὲν δὴ τοῦδε καὶ αὖθις
εἰρήσεται τοῦ λόγου προϊόντος. νῦν δὲ τὸ ὑπόλοιπον κα-
τασθῶμεν, ὧν πρὸ ὀλίγον διαλέξασθαι προῦ * *

Priorem alimenti formam mutari et in ejus, quod alitur, naturam converti, fiquidem recte fit concoctum, jam
eft a nobis et dictum et demonftratum. Videmus euim
faepe panem, quo vefcimur, primum in ventriculo concoctum et a jecore in fanguinem converfum, in ventrem
iterum referri. Quod fane fieri non poffet, nifi caro
jecoris, quae parenchyma nominatur, ejusmodi commutationem efficeret et fanguinem procrearet. Etenim fi fanguis concrefcet, caro jecoris prorfus erit effecta.   *

Neque poteft priores hebetare, alimento non corrupto, hoc autem propter multas caufas ufu venit, quae
expofitae funt in libro de fymptomatibus et in eo,   qui
eft de   .·.   Sed hac de re in progreffu orationis iterum differetur. Nunc reliqua addamus, de quibus nos paulo ante dicturos effe polliciti fumus.

ΓΑΛΗΝΟΥ ΕΙΣ ΤΟ ΙΠΠΟΚΡΑΤΟΥΣ ΠΕΡΙ ΤΡΟΦΗΣ ΥΠΟΜΝΗΜΑ Γ.

Ed. Chart. VI. [247.]

α'.

[247] *Δύναμις δὲ τροφῆς ἀφικνέεται καὶ ἐς ὀστέον καὶ πάντα τὰ μέρεα αὐτοῦ καὶ ἐς νεῦρον καὶ ἐς φλέβα καὶ ἐς ἀρτηρίην καὶ ἐς μῦν καὶ ἐς ὑμένα καὶ σάρκα καὶ πιμελὴν καὶ αἷμα καὶ φλέγμα καὶ μυελὸν καὶ ἐγκέφαλον καὶ νωτιαῖον καὶ τὰ ἐντοσθηίδια καὶ πάντα τὰ μέρεα αὐτῶν.*

GALENI IN HIPPOCRATIS LIBRUM DE ALIMENTO COMMENTARIUS III.

I.

*F*acultas autem alimenti pervenit et ad os et ad omnes ejus partes et in nervum et in venam et in arteriam et in musculum et membranam et carnem et pinguedinem et sanguinem et pituitam et medullam et cerebrum et spinalem medullam et viscera et omnes ipsorum partes.

Τὸ τοῦ ζώου σῶμα ἐκ πλείστων, ὡς δῆλόν ἐστι, σύγκειται μορίων, ἅπερ ὁμοιομερῆ, ἢ ἀνομοιομερῆ εἶναί φαμεν.
τῶν μὲν σωμάτων ὁμοιομερῶν ἐν τοῖς ζώοις ἐστὶ τρία γένη,
ἄναιμά τε καὶ ἀκοίλια φαινόμενα, τὰ μὲν ἐξ ὀστῶν, τὰ δὲ
ἐξ ἐγκεφάλου καὶ νωτιαίου, τὰ δὲ ἐκ μυῶν φυόμενα. καλεῖται δὲ ὁμοιομερῆ τῷ ἀλλήλοις ὑπάρχειν ὅμοια καὶ τῷ παντὶ,
ταῦτα δὲ καὶ ἁπλᾶ καὶ πρῶτα λέγονται. καὶ γὰρ συντίθε-
ται ἐξ αὐτῶν τὰ σύνθετά τε καὶ ὀργανικὰ προσαγορευόμενα,
ὡς δάκτυλος καὶ πῆχυς ὅλος καὶ βραχίων ὅλος καὶ τὰ κατὰ
τὰ σκέλη μόρια. οὕτω δὲ καὶ ὀφθαλμὸς καὶ γλῶττα καὶ
καρδία καὶ πνεύμων καὶ ἅπαντα τὰ σπλάγχνα καὶ ἡ γαστὴρ
καὶ τὰ ἔντερα. ἀλλὰ καὶ ἡ κεφαλὴ καὶ τἆλλα κατὰ τὴν
αὐτὴν μόρια· ἐξ ὧν πάλιν ὅλον τὸ σῶμα συγκείμενον εἶναι
οἱ παῖδες τῶν ἰατρῶν ἴσασι. τὰ μὲν οὖν πρῶτα μόρια γεννᾶται ἔκ τε τοῦ αἵματος τοῦ γενομένου ἐκ τῆς λαμβανομέ-
νης τροφῆς εἴσω τοῦ σώματος καὶ ἐκ τοῦ σπέρματος. ἔστι
δὲ ταῦτα χόνδρος καὶ ὀστοῦν καὶ νεῦρον καὶ ὑμὴν καὶ σύνδεσμος, ἀρτηρία, φλὲψ καὶ ὅσα τἆλλα τοιαῦτα. κἄπειτα

Corpus animantis ex plurimis, ut perſpicuum eſt,
partibus conflatum eſt, quas ſimilares aut diſſimilares eſſe
aſſerimus. Corporum autem ſimilarium tria ſunt genera,
quae et exanguia ſunt et ſinum non habent. Eorum alia
ex oſſibus, alia ex cerebro dorſique medulla, alia ex mu-
ſculis oriuntur. Vocantur autem partes ſimilares quod tum
ſibi mutuo, tum toti ſimiles ſint, eaedem et ſimplices et
primae nominantur, ſiquidem ex eis conſtituantur eae,
quae compoſitae organicaeque appellantur, cujusmodi eſt
digitus, cubitus totus, brachium totum et crurum partes,
itemque oculus, lingua, cor, pulmo omniaque viſcera et
venter et inteſtina, quin etiam caput et quae in ipſo partes ſunt, ex quibus partibus totum rurſus corpus conſtitutum eſſe medici norunt. Primae autem partes gignuntur ex ſanguine, qui ex alimento intra corpus ſumpto
oritur et item ex ſemine. Hae partes ſunt cartilago, os,
nervus, membrana, ligamentum, arteria, vena et quae

Ed. Chart. VI. [247.]

ἐκ τούτων ὀφθαλμὸς καὶ γλῶττα καὶ κεφαλὴ καὶ τὰ σπλάγχνα καὶ τὰ κῶλα· καὶ πάλιν ἐκ τούτων ὅλων τὸ σῶμα.
ταῦτα δὲ πάντα ἔχει τὰς φυσικὰς ποιότητας ἐν αὐτοῖς· ὡς
κατὰ μὲν τὴν ἐπικράτησιν ὑγρὸν μὲν, ἡ σὰρξ, ὁ χόνδρος
δὲ ψυχρόν· τὸ δ' ὀστοῦν ξηρὸν καὶ ψυχρόν. ἡ πιμελὴ δὲ
ὑγρὸν καὶ θερμὸν, ἕκαστόν τε τῶν ἄλλων ὁμοιομερῶν. καὶ
μὲν δὴ καὶ ὡς χῶραι πολλαὶ μεταξὺ τῶν εἰρημένων ὁμοιομερῶν τε καὶ πρώτων μορίων ὑπάρχουσι καὶ τούτων ἔτι
πλείους τε καὶ μείζους ἐν τῷ μέσῳ τῶν ὀργανικῶν τε καὶ
συνθέτων, ἵνα δὲ τροφὴν τὰ μέρη πάντα τοῦ σώματος λάβῃ, ἐνίοτε ἡ φύσις καθ' ἓν ὁτιοῦν ὁμοιομερὲς μόριον τὴν
χώραν δεδημιούργηκε, ὡς ἐν ὀστῷ καὶ δέρματι. καὶ τὰ μὲν
μαλακὰ τῶν σωμάτων ἀλλήλοις ἐπιπίπτοντα τὰς ἐν τῷ μεταξὺ χώρας ἀδήλους πρὸς τὴν αἴσθησιν ἔχουσιν. ὅσα δὲ
σκληρὰ καὶ ξηρὰ πάνυ, αἰσθητὰ ἔχει καὶ τὰ διαλείμματα,
ὡς ἔστιν ἰδεῖν ἐν τοῖς ὀστοῖς τὰς σήραγγας, ἐν αἷς ἐστιν
ὑγρὸν παχὺ καὶ λευκὸν, ὅπερ ἡ φύσις αὐτὴ εἰς θρέψιν τοῖς
ὀστοῖς παρεσκεύασεν. ἐν δὲ τῷ δέρματι πόροι τινές εἰσι

funt generis ejusdem omnia, tum ex iis conficitur oculus,
lingua, caput, vifcera artusque.   Denique ex his totum
corpus atque haec quidem omnia naturales qualitates in
fe habent, ut per exuperantiam humida fit caro, frigida
cartilago, ficcum et frigidum os, pinguedo humida et calida et unaquaeque pars fimilaris.   Quin etiam complura
funt fpatia inter praedictas partes fimilares et primas partes, atque iis plura majoraque inter organicas et compofitas.   Ut autem omnes corporis partes alimentum fumant, interdum natura fpatium in unaquaque parte, quae
conftet ex partibus fimilaribus, fabricata eft, ut in offe
et cute.   Ac mollia quidem corpora, quae fibi mutuo in-
cumbunt, habent interjecta fpatia, quae fenfum effugiunt,
quae vero dura ficcaque admodum funt, in eis intervalla
cernuntur, ut cernere eft cavernulas in offibus, in quibus
eft humor craffus et albus, quem ad alenda offa natura
praeparavit.   In cute autem foramina quaedam funt, tum

καὶ πρὸς τοιαύτην τὴν χρείαν καὶ πρὸς τὸ τὰ περιττὰ ἐκπεσεῖν. [248] νῦν δὲ πῶς ἡ τῆς τροφῆς δύναμις εἰς ἕκαστον μόριον φέρεται, οὐκ ἀγνοεῖν δύναιτό τις, ἀναγνοὺς τὸ
ἡμέτερον τὸ περὶ φυσικῶν δυνάμεων γράμμα. ἐν ἐκείνῳ
γὰρ δέδεικται, ὅτι ὀχετοὶ πολλοὶ κατὰ πάντα τὰ μόρια διε-
σπαρμένοι, τὸ αἷμα αὐτοῖς παράγουσι δίκην τινὸς ἐν τῷ
κήπῳ ὑδρίας. οὗτοι δὲ ὀχετοὶ ἔχουσι διαστήματά τινα μεταξὺ, οὕτως παρεσκευασμένα, ὡς μήτ᾽ ἐνδεῶς χορηγεῖσθαι
τοῖς μεταξὺ μορίοις, ἅπερ τὸ αἷμα εἰς αὐτὰ ἕλκουσι, μήτε
κατακλύζεσθαί ποτ᾽ αὐτὰ πλήθει τῆς περιττῆς ὑγρότητος,
τῆς ἀκαίρως ἐπιρρεούσης. αὕτη μὲν οὖν ἡ τῶν μορίων κατασκευὴ ὑπὸ φύσεως ἐξ ἀρχῆς ἐγένετο, ἵνα τροφὴν ῥᾳδίως
πάντα λαμβάνῃ. τοῦ γὰρ συνεχοῦς σώματος τὰ ἐπιπολῆς
μέρη πρῶτα τῆς ὁμιλούσης ἀπολαύει τροφῆς. ἐκ τούτων δ᾽
αὖ μεταλαμβάνει κατὰ τὸ συνεχὲς ἕλκοντα τὰ τούτων ἑξῆς,
εἶτ᾽ ἐξ ἐκείνων αὖθις ἕτερα. καὶ τοῦτο γίνεται μέχρι τοῦ
εἰς ἅπαντα τὰ τοῦ σώματος μόρια ἡ ποιότης τῆς τροφῆς
διαδίδοσθαι. οὐ τρέφεται δὲ πάντα ὁμοίως, ἀλλὰ τὰ μὲν

ad hujusmodi ufum, tum vero etiam, ut quae fupervacanea funt, exeant.   Caeterum quomodo alimenti facultas
ad unamquamque partem feratur, nemo, qui noftrum de
facultatibus naturalibus librum leget, poterit ignorare.
In illo enim oftenfum eft, canales multos per omnes partes fparfos fanguinem eis, veluti in hortulo irrigationem
quandam adducere.   Habent autem hi canales interjecta
fpatia quaedam fic praeparata, ut neque nimis parce mediis eorum partibus fanguis, quem ad fe trahunt, fuppe-
ditetur, nec copia fupervacanei humoris, intempeftive ad
ea coufluentis, unquam obruantur. Haec autem fabrica-
tio eft a natura vel in ipfo initio facta, ut omnes partes alimentum facile fumerent.   Summae enim continui
corporis partes primum admoto fibi alimento perfruuntur.
Ab iis fumunt, quae deinceps fequuntur, per continuum
trahentes. Deinde ab illis aliae, idque fit usque dum alimenti qualitas in omnes fit partes corporis diftributa.
Non omnes tamen fimili ratione nutriuntur; fed aliae

πολλὴν μεταβολὴν ἀπαιτεῖ, τὰ δ' ὀλίγην, ὡς ἐκεῖ σαφῶς εἴρηται. ὅσα μὲν οὖν χρήζουσι τοῦ μέλλοντος αὐτὰ θρέψειν
χυμοῦ, τούτοις εἴπομεν παρεσκευακέναι τὴν φύσιν, ὥσπερ
ταμεῖόν τι, τουτέστιν, ἢ κοιλίας, ἢ σήραγγας ἤ τι ἄλλο
τούτοις ἀνάλογον. καὶ ἐξ αἵματος μὲν ὀλίγον ἀλλοιουμένου
αἱ σάρκες τῶν τε σπλάγχνων ἁπάντων καὶ τῶν μυῶν· τὰ
δ' ὀστᾶ οὐ δύναται τρέφεσθαι μὴ παμπόλλης τῆς μεταβολῆς μεταξὺ ὑπαρχούσης. καὶ ὡς αἷμα ταῖς σαρξὶ, οὕτω
τοῖς ὀστοῖς ὁ μυελὸς τροφή ἐστιν. οὐ μὴν ὁμοίως γε ἐν
πᾶσιν. εἰσὶ γὰρ μικρά τινα καὶ ἀκοίλια, ἄλλα δὲ μείζω τε
καὶ κοιλίας ἔχοντα, ἐν μὲν οὖν τοῖς μικροῖς καὶ ἀκοιλίοις
κατὰ τὰς σήραγγας αὐτῶν διεσπαρμένος, ἐν δὲ τοῖς μείζοσί
τε καὶ κοιλίας ἔχουσιν ἐν ἐκείνοις ἠθροισμένος. ἐν δὲ
τοῖς χόνδροις ἐστὶ τὸ περικεχυμένον τι μυξῶδες· καὶ τοῖς
συνδέσμοις καὶ τοῖς ὑμέσι καὶ τοῖς νεύροις τὸ γλίσχρον ὑγρὸν
παρεσπαρμένον. ἣν δὲ τροφὴν ἕλκει ἕκαστον, ἐξομοιοῖ κατὰ
βραχὺ καὶ μεταβάλλει εἰς τὴν ἑαυτοῦ οὐσίαν. ἐξετάζομεν δὲ
καθ' ἕκαστον τῶν καταριθμουμένων ὑπ' αὐτοῦ τἀληθές.

magnam mutationem expetunt, aliae exiguam; ut illic
perfpicue declaravimus. Quaecunque autem humorem quo
nutriuntur, defiderant, iis a natura praeparatum veluti
penum quendam diximus, exempli gratia finus aut cavernulas aut aliud quidpiam, quod his proportione refpondeat. Ac fanguine quidem parum alterato, vifcerum omnium et musculorum carnes aluntur.   At offa, nifi per-
magna intercedat mutatio, ali non poffunt.   Et ficut fanguine aluntur carnes, ita offa medulla nutriuntur.   Quod
tamen eodem modo in omnibus non fit, propterea quod
exigua quaedam funt et finus expertia, quaedam majora
et quae finus habent.   Proinde in parvis et finus expertibus medulla eft cavernulis ipforum infperfa, in majoribus et finus habentibus utique in ipfis collecta eft.   In
cartilagine eft mucofum quid ei circumfufum, ligamentis,
musculis et nervis lentus humor infperfus.   Quod autem
alimentum unaquaeque pars trahit, id paulatim affimilat
et in fui fubftantiam mutat.   Perveftigemus autem in fin-

φησὶ γὰρ, δύναμις δὲ τροφῆς ἀφικνέεται καὶ ἐς ὀστοῦν. σαφῶς μέντοι φαίνεται κατὰ πάντα τὰ ζῶα, τὸ μηδὲν τῶν
μικρῶν ὀστῶν μυελὸν ἔχειν, ὅτι μηδὲ κοιλίαν ἀξιόλογόν τινα
καὶ μεγάλην ἔχει, ἀλλὰ τὰς μόνον σήραγγας, ὡς εἶπον, καὶ
ταύτας ὀλίγας τε καὶ στενάς. διττὸς γὰρ ἦν τῇ φύσει τῆς
ὅλης κατασκευῆς αὐτῶν ὁ σκοπὸς, ὡς μὲν πρὸς τὴν ἰδίαν
ἀσφάλειαν ἡ σκληρότης, ὡς δὲ πρὸς τὴν τοῦ ζώου κίνησιν
ἡ κουφότης· καὶ οὐκ εὐπετὲς ἄμφω ταῦτα εἰς ταὐτὸν συνελ-
θεῖν. εἰ γὰρ δὴ πρὸς τῷ ὀστοῦν στενὸν εἶναι καὶ κοῖλον
ἐγεγένητο, παντάπασιν ἂν ἦν ἀσθενές. εἰ δὲ μέγα καὶ πλῆρες καὶ πυκνὸν, ἐσχάτως ἂν ἦν βαρύ τε καὶ δύσφορον. ἐν
γὰρ κνήμῃ καὶ μηροῖς καὶ βραχίονι τί χρὴ νομίζειν, εἰ μὴ
κοιλίας εἶχεν οὕτω μεγάλας, μήτ᾽ ἀραιότερα ταῖς συστάσεσιν
ἐγεγόνει; καὶ πρὸς μὲν διττὴν χρείαν τὴν εἰρημένην, ἡ μὲν
ἀσφάλεια ἐκ πυκνότητος καὶ σκληρότητος ἡ δὲ κουφότης ἐκ
τῶν ἐναντίων ἐγεννᾶτο. ἐφ᾽ ὧν μέντοι διά τε τὸ σύντονον
τῶν μυῶν καὶ ὅλου τοῦ ζώου τὴν ῥώμην ἄμφω ὑπάρχειν

gulis partibus, ab ipfo enumeratis, quid veri fit. Facul
tas, inquit, alimenti pervenit in os et tamen apparet perfpicue in cunctis animantibus, nullum ex parvis offibus
medullam continere. Caufa eft, quia neque finum ullum
notabilem et magnum habet, fed folum cavernulas, ut
dixi, et eas quidem paucas et angustas. In eorum enim
conftructione duo fuerunt naturae propofita, ut durities
ad fuam tutelam, levitas ad motiones animantis pertine-
ret, neque facile erat haec ambo in idem convenire. Si
enim os praeterquam quod anguftum fit, cavum etiam effet
factum, omnino imbecillum extitiffet, at fi magnum et
plenum et denfum, graviffimum fuiffet et ad geftandum
difficile. Etenim de tibia, femore et brachio quid effet
cenfendum, fi neque finus adeo amplos habuiffent, neque
ipforum fuiffet rarior confiftentia? Ad duplicem autem
ufum, quem indicavimus, fecuritas ex denfitate et duritie,
levitas ex contrariis extitit. In quibus tamen propter
robur musculorum ac totius corporis fortitudinem utrum-

Ed. Chart. VI. [248. 249.]

ἠδύνατο, τούτοις ἅπασιν ἡ φύσις πυκνὰ καὶ σκληρὰ ἀπειργά-
σατο τὰ ὀστᾶ. καὶ ὁ μυελός ἐστιν οἰκεία τροφὴ αὐτῶν.
τὰ δ' οὐκ ἔχοντα κοιλίας ἐν ταῖς σήραγξι τοιοῦτόν τι πε-
ριέχουσιν, ὅπερ τρέφειν αὐτὰ πέφυκεν. προστίθησι δὲ τοῖς
ὀστοῖς τὰ νεῦρα, εἰπὼν καὶ ἐς νεῦρον. τῶν δὴ νεύρων ἐστὶ
τριττὸν γένος, τὰ μὲν ἐκ τοῦ ἐγκεφάλου καὶ νωτιαίου γίγνονται μυελοῦ, ἃ καλοῦμεν προαιρετικά· τὰ δὲ ἐκ τῶν
ὀστῶν, ἅπερ ὡς εἰπεῖν συνδετικά· [249] τὰ δὲ ἐκ τῶν μυῶν, οἷς
τενόντων ὄνομα τιθέασι. ἔστι δὲ ἄλλα μὲν σκληρὰ τῶν νεύρων, ἄλλα δὲ μαλακά. τῶν δὲ σκληρῶν ἁπάντων ἀρχή ἐστιν
ὁ νωτιαῖος· καὶ τό γε κάτω πέρας αὐτοῦ τῶν ἐσχάτως σκληρῶν. τῶν δὲ μαλακῶν ἁπάντων ὁ ἐγκέφαλος· καὶ τὰ μέσα
γε τῶν ἔμπροσθεν αὐτοῦ μερῶν ἀνάκειται τοῖς μαλακωτά-
τοις· τῆς δὲ τῶν μέσων νεύρων οὐσίας, καθὰ συνάπτουσιν,
ἐγκέφαλός τε καὶ νωτιαῖος ὑπάρχει ἀρχή. τοῦτο μέντοι ἠγνό-
ησεν ὁ Ἀριστοτέλης, τἄλλα μὲν δεινὸς καὶ ἐπιστήμων· κατὰ
δὲ τὴν ἀνατομὴν οὐ πάνυ. νῦν δὲ περὶ τροφῆς αὐτῶν

que comparari poterat, in iis omnibus et denfa et dura
offa a natura facta funt et medulla eft ipforum accommodatum alimentum ; quae vero finus non habent, ea
fuis cavernis tale quid continent, quo nutriri queant.
Ad offa vero addidit nervos, quum ait *et in nervum.* Ac
nervorum quidem funt tria genera, alii enim a cerebro
et fpinali medulla oriuntur, quos voluntarios nuncupamus,
alii ex offibus, quos, ut ita dicam, ligamenta vocamus,
alii ex musculis, quos tendines nominant, alii porro duri,
alii molles sunt, ac durorum omnium origo eft fpinalis
medulla. Ejus vero ora inferior duriffimorum, mollium
vero omnium fons eft cerebrum, media vero anteriorum
ejus partium molliffimis dicata funt. At mediorum nervorum fubftantiae principium id eft, quo cerebrum et
fpinalis medulla conjunguntur. Hoc tamen ignoravit Ariftoteles, qui caeteris in rebus praeftans et fcientia ornatus,
in diffectione corporum non admodum excelluit. Nunc
vero de alimento, quo nervi fruuntur, hoc tantum habeo

τοσοῦτον ἔχομεν εἰπεῖν, ὅτι γλίσχρον καὶ ὅλκιμον καὶ δυσ-
έκκριτον εἶναι λέγομεν τὴν τροφὴν, ὑφ᾽ ἧς τὰ νεῦρα τρέφεται. δῆλον δὲ τοῦτο ἐκ τῶν φαινομένων περὶ τὰ νεῦρα.
καὶ γὰρ ἑψόμενα καὶ σηπόμενα τὴν διάλυσιν εἰς τὸν τοιοῦτον ἔχει χυμόν. ἔν τε τῷ κατὰ φύσιν ἔχειν ἄναιμα τελέως
εἰσίν. ἔτι δὲ ἕκαστον τῶν μορίων οἰκείῳ τῆς ἰδίας οὐσίας
τρέφεται χυμῷ· οὐδὲν δὲ τῷ νεύρῳ οἰκειότερον τῆς εἰρημένης ἤδη τροφῆς οὐχ εὑρήσεις· τρέφεται μὲν οὖν· οὐ χρή-
ζει δὲ κενώσεως, διὰ τὸ μὴ ἔχειν μηδεμίαν κοιλότητα αἰ-
σθητήν, ὥσπερ καὶ φλέβες καὶ ἀρτηρίαι. καὶ αὕτη ἡ αἰτία ἐνίοτε ποιεῖ, ὡς πληρουμένων τῶν νεύρων αὐτῶν τοῦ
γλίσχρου καὶ ψυχροῦ χυμοῦ, ᾧπερ καὶ τρέφεται, τὸν σπασμὸν ὑπομένειν. ὃ μὴ γένοιτο ἂν, εἰ κοιλότητας ἔχοιεν αἰσθητὰς, δι᾽ ὧν ἂν ἔκκρισιν ἐργάζοιντο. καὶ ἐς φλέβα φησὶ
καὶ ἐς ἀρτηρίαν. πολλὰς μὲν ἀρτηρίας καὶ φλέβας ἡ φύσις
ἐν ὅλῳ τῷ σώματι δεδημιούργηκε. αὐτίκα μὲν ἐν τῷ προσώπῳ καὶ ὅλῃ κεφαλῇ συνάπτει παμπόλλας ἀρτηρίας μὲν ἀρ-

dicere, glutinoſum, aptum ad trahendum et difficile ad excernendum eſſe id, quo nervi aluntur, idque perſpicuum
eſſe ex iis, quae in nervis apparent. Nam ſi elixentur
aut computreſcant, in hujusmodi humorem diſſolvuntur.
Quum vero naturalem ſuumque ſtatum ſervant, ſunt
omnino exangues. Praeterea ſingulae partes humore propriae ſubſtantiae accommodato aluntur. Nihil autem ad
nervum alendum accommodatius quam quod dictum eſt
comperies. Ergo nervus alitur, evacuationem tamen non
exigit, quia nullam habet ſenſibilem cavitatem, ſicut in
venis arteriisque conſpicitur. Atque hoc interdum in
cauſa eſt, ut nervis glutinoſo frigidoque humore repletis,
quo ſane humore nutriuntur, convulſio ipſos tentet, quod
non contingeret, ſi cavitatibus ſenſibilibus, per quas fieret
excretio, praediti eſſent. *Et in venam*, inquit, *et in arteriam*. Quamplurimas et venas et arterias in toto animantis corpore natura fabricata eſt, ac ne longe abeam,
in facie et toto capite natura permultas arterias arteriis

τηρίαις, φλέβας δὲ φλεψὶν ἐκ δεξιῶν εἰς ἀριστερὰ καὶ ἐξ
ἀριστερῶν εἰς δεξιὰ, πρόσθεν καὶ ὀπίσω, καὶ αὖθις ὄπισθεν καὶ πρόσω, κἀκ τῶν ἔξωθεν μερῶν εἴσω κἀκ τῶν
ἔσωθεν ἔξω παράγουσα. καὶ αἱ ἀρτηρίαι ἐπιμίγνυνται φλεψὶ καὶ φλέβες ἀρτηρίαις καὶ νεύροις ἀμφότερα καὶ ταύταις
τὰ νεῦρα, παρ᾽ ὅλον τοῦ ζώου τὸ σῶμα. ἐπειδὰν δὲ εἰς
μῦν, ἢ εἰς σπλάγχνον, ἢ εἴς τι μόριον ἕτερον ἐμφύεται, πέμ-
πουσί τινας ἀεὶ λεπτὰς ἀποβλαστήσεις τοῖς περικειμένοις
σώμασι. σαφὴς δὲ ἡ αἰτία, ὅτι τροφῆς μὲν πάντα δεῖται
τὰ μόρια καὶ τὰ θερμὰ καὶ τὰ ψυχρὰ καὶ τὰ σκληρὰ καὶ
τὰ μαλακά. ἕλκουσι δὲ τὴν τροφὴν ἐκ τοῦ αἵματος πάνυ
ἀλλοιουμένου. ταῦτα δὲ μόρια συνηρίθμησε νῦν ὁ συγγραφεὺς, ὅτι ἐξ αὐτῶν πάντα τοῦ σώματος πλέκονται μόρια.
καὶ οὐχ οἷόν τε μηδὲν εὑρίσκεσθαι, ὃ τούτων ἀμερὲς εἴη.
καὶ γὰρ εἴπερ τρέφεσθαι δεῖ, ἄνευ τούτων ἀδύνατον. ἅπας
δὲ μῦς ἀρτηρίας τε καὶ φλέβας ἔχει καὶ διὰ τούτων τρέφεται. εἴπερ γὰρ ἦν μόνιμος αὐτῶν ἡ οὐσία, μηδὲν ἂν
δεῖσθαι λέγοιμεν αὐτοὺς μήτ᾽ ἀρτηριῶν μήτε φλεβῶν. ἐπεὶ

venasque venis tum a dextris ad finiftra tum a fini-
ftris ad dextra tum ab anteriore parte ad pofteriorem et rurfus a pofteriore in anteriorem et ab externis partibus ad internas et ab internis ad externas per-
ducens attexuit. Quum autem vena aut arteria in mu-
fculum aut vifcus aut aliquam aliam partem inferitur,
tenues quasdam propagines corporibus fibi admotis mittit.
Cujus rei perfpicua caufa eft; omnes nimirum partes, tam
calidas quam frigidas et tam duras quam molles alimento indigere. Easque alimentum ex fanguine accurate
alterato trahere. Has autem partes nunc auctor connume-
ravit, quia ex ipfis omnes corporis partes componuntur,
neque ulla poteft inveniri, quae fit harum expers. Etenim fi ali debent, profecto fine his effici id non poteft.
Omnes autem musculi et arterias habent et venas et per
has alimentum ad ipfos defertur. Si enim ipforum permanens effet fubftantia, certe neque arteriis neque venis
opus ipfis effe diceremus. Sed quum alimento indigeant

δὲ καὶ τρέφεσθαι δεῖται καὶ, ὡς εἶπον, τὴν συμμετρίαν φυλάττειν τῆς ἐμφύτου θερμασίας, διὰ τοῦτο αὐτοῖς ἐδέησε
φλεβῶν καὶ ἀρτηριῶν. ὅτι δὲ οὐκ ἔχουσι σύμφυτον αἰσθή-
σεώς τε καὶ κινήσεως ἀρχὴν, διὰ τοῦτο τῶν νεύρων ἀεὶ
χρήζουσι, χορηγούντων αὐτοῖς ταῦτα. * οὐ μὴν τοῖς
γε φυσικοῖς ὀργάνοις * καὶ μέντοι τοῖς ψυχικοῖς ἡ
φυσικὴ διοίκησις ὑπάρχει καὶ χρήζουσί γε καὶ αὐτὰ τῆς τῶν
ἀρτηριῶν καὶ φλεβῶν * φυλάττειν τὴν οὐσίαν αὐτῶν * διαφέρει δὲ πάμπολυ κατὰ τοῦτο, τὰ μέχρι
πλειόνων ἐκταθεῖσα μορίων, οὐ μόνους τοὺς μῦς, ἀλλὰ καὶ
τὰ μέρη. * διὸ προσέθηκε καὶ ἐς ὑμένα καὶ
σάρκα καὶ πιμελήν. οἱ παλαιοὶ μὲν καὶ χιτῶνας καὶ ὑμέ-
νας καὶ μήνιγγάς γε καλοῦσιν, ἅπερ νῦν τῷ τῶν ὑμένων
ὀνόματι ὁ συγγραφεὺς σημαίνει, οἷς καὶ ἡμεῖς ἑπόμενοι τῆς
μὲν ἐν τοῖς ὀνόμασι τερθρείας ἀποστησόμεθα, τοῦ προκειμένου δὲ ἑξόμεθα. [250] * πρὸς τὰ τοῦ πνεύματος ὄργανα. καὶ τὰς πλευρὰς ὅλας ἔσωθεν ὑπέζωκεν. *
οὐχ οἷόν τε μέντοι γεννηθῆναί τι τῶν κατὰ τὸ σῶμα

et, ut ante dixi, fervandus fit juftus nativi caloris modus,
idcirco et venis et arteriis opus fuit. Quia vero innatum
fenfus et motus principium non habent, ideo nervis femper indigent, qui hoc eis fuppeditent * *
Non tamen naturalibus inftrumentis. *
Animalibus tamen inftrumentis naturalis quaedam eft at-
tributa dispenfatio indigentque ipfa quoque et arteriarum
et venarum ope ad fuam eſſentiam confervandam. *
Permultum autem hac in re differunt. ad plurimas usque extenta partes, ac non folum in musculos,
fed etiam * partes *
Propterea addidit: *et in membranam et in carnem et
in pinguedinem;* quas prisci tunicas, membranas et me-
ningas vocabant, eas nunc uno nomine membranarum
auctor fignificat, quos nos nunc quoque fequuti omiſſa
nominum fubtilitate, rem propofitam pertractabimus. *
Ad fpiritus inftrumenta; et coftas omnes intus fubcin-
xit. * Quum interim nulla corporis pars fine

Ed. Chart. VI. [250.]

μορίων ἄνευ τῆς αἱματικῆς οὐσίας. οὐ μὴν οὐδὲ ὅσα λευκὰ καὶ ἄναιμα τῶν μορίων ἐστὶν, ἐξ αὐτοῦ τοῦ αἵματος δύναται γεννᾶσθαι· καθάπερ ἡ τοῦ ἥπατος οὐσία. τοῦτό γε
διὰ τὴν ὁμοιότητα τοῦ τε αἵματος καὶ τῆς οὐσίας τοῦ σώματος αὐτοῦ συμβαίνει.   *   *   ἀγγεῖα γοῦν καὶ ὑμένες οὕτω γεννᾶσθαι φαίνονται, ὡς μὴ μόνον πρώτην σύστασιν ἐκ τῆς τοῦ σπέρματος οὐσίας, ἀλλὰ καὶ τὴν ἐφεξῆς
εἰς μῆκός τε καὶ εὖρος ἐπίδοσιν λαμβάνειν. ἔχουσι δὲ καὶ
ὑμένες, ὥσπερ τ᾽ ἄλλα πάντα μόρια τοῦ σώματος, τὰς φυσικὰς ἐνεργείας, ὡς καὶ ἕλκειν καὶ κατέχειν καὶ ἐκκρίνειν
καὶ ἀλλοιοῦν οἷας τε εἶναι. καὶ περὶ τούτου γε οὐκ ἀμφισ-
βητήσειεν ἄν τις, τὰ περὶ   *   καὶ μὲν ἡ πιμελὴ τρέφεται τὸν αὐτὸν τρόπον. αὕτη γὰρ ἐλαίου δίκην τακερῶς
ἐπιβεβλημένη τοῖς ὑμενώδεσι καὶ νευρώδεσι τοῦ ζώου μορίοις
ἐστίν.   *   *   διὸ τὰ εὐτροφοῦντα πάντα πιμελὴν, ἢ
στέαρ ἔχει. τὰ δ᾽ ἰσχνὰ καὶ ἄτροφα πολλάκις μὲν οὐδ᾽
ὅλως ἔχειν φαίνεται, πολλάκις δὲ οὕτως ὀλίγην τε καὶ ξη-

fanguinea fubftantia effici queat. Nec tamen quaecunque
albae et exangues funt ex ipfo effici fanguine poffunt,
ficut jecoris fubftantia. Id quod propter fimilitudinem,
quae inter fanguinem et fubftantiam corporis ipfius inter-
cedit, accidit.   *   Vafa igitur ac membra-
nae ita gigni videntur, ut non modo primam conftitutio-
nem ex feminis fubftantia, fed etiam reliquum in longitudinem et latitudinem incrementum accipiant, ac membranae quidem, ficut etiam aliae omnis corporis partes,
naturales actiones habent, ut trahere, continere, excernere atque alterare poffint, qua de re nemo converfabi-
tur, qui libros de   *
Pinguedo autem eodem modo alitur. Siquidem ipfa inftar olei pinguis eft animantis partibus membranofis ac
nervofis affufa.   *   *
Proinde quae bene aluntur, aut pinguedinem aut adipem habent omnia, quae vero gracilia funt et non nutriuntur, faepe ne habere quidem omnino, faepe vero ita

ράν, ὡς δύσχρηστον εἶναι. περὶ δὲ αἵματος τί χρὴ λέγειν; αὐτὸ γὰρ καὶ τρέφεται ἀπὸ σιτίων καὶ τἄλλα τρέφει πάντα, τὰ ἐν τῷ σώματι ὄντα. διττῶς δὲ τὸ αἷμα λέγεται, ἐνίοτε μὲν ἀντιδιαιρούμενον πρὸς τοὺς ἄλλους χυμούς, τουτέστι πρὸς τὸ φλέγμα καὶ ἀμφοτέραν χολὴν, ἐνίοτε δὲ κατ᾽ ἐπικράτειαν ὅλος ὁ ἐν τοῖς ἀγγείοις χυμός. νῦν δὲ προστιθεὶς καὶ φλέγμα καὶ τὰ λοιπὰ δῆλός ἐστι σημαίνειν τὸν ἕνα χυμὸν, τοῖς ἄλλοις ἀντιδιαιρούμενον. * * ἡ μὲν οὖν κατὰ φύσιν ἑκάστῳ ζώῳ θερμασία εὔκρατός τε καὶ μετρίως ὑγρὰ αἵματός ἐστι γεννητική· καὶ διὰ αὐτό γε τοῦτο καὶ τὸ αἷμα θερμὸν καὶ ὑγρὸν φαμεν εἶναι δυνάμει· ὥσπερ καὶ τὴν ξανθὴν χολὴν, θερμὴν καὶ ξηράν· μέλαιναν δὲ ξηράν τε καὶ ψυχρὰν καὶ τὸ φλέγμα αὐτὸ, ὑγρόν τε καὶ ψυχρόν. ἐναργῶς γὰρ καὶ περὶ τούτου πίστεις Ἱπποκράτει τε καὶ τοῖς ἄλλοις εἴρηται παλαιοῖς. * * ὅσον οὖν ἐμφέρεται τοῖς φλεψὶ φλέγμα, χρήσιμον ὑπάρχον τοῖς ζώοις, οὐ δεῖται κενώσεως, ὥσπερ καὶ τῶν χολῶν ἑκατέρας τὸ μὲν

parum idque ficcum, ut vix uti poffis videntur. De fanguine autem quid attinet dicere? Ipfe enim et cibis alitur et caetera omnia, quae in corpore funt, alit. Duobus autem modis fanguis dicitur, interdum ut altera parte caeteris humoribus refpondeat, hoc eft, ut a pituita et utraque bili diftinguatur, interdum vero ex praeftantia totus is humor, qui vafculis continetur. Hoc autem loco quum addidit *et pituitam* et reliqua, planum eft unum fignificari humorem ab aliis diftinctum. * Calor unicuique animanti nativus temperatus et modice humidus eft auctor fanguinis; ob eamque caufam fanguinem calidum et humidum poteftate effe dicimus, ficut flavam bilem, calidam et ficcam, atram, frigidam et ficcam; ipfam denique pituitam humidam et frigidam, qua de re et ab Hippocrate et ab aliis veteribus evidentes probationes allatae funt. *

Quantum igitur pituitae in venis fertur, quum utile animantibus fit, vacuatione non eget, ficut ex utraque bile

Ed. Chart. VI. [250.]

χρήσιμον καὶ κατὰ φύσιν ἐν τοῖς ζώοις, τὸ δ' ἄχρηστον καὶ
παρὰ φύσιν. ὅσον δὲ τοῦ φλέγματος ἂν ᾖ γλυκὺ, τοῦτο
χρήσιμόν ἐστιν καὶ κατὰ φύσιν τῷ ζώῳ· ὅσον δὲ ὀξὺ καὶ
ἁλμυρὸν, τὸ μὲν τελέως ἄπεπτον, τὸ δὲ διασαπές. περὶ δὲ
τοῦ μυελοῦ   *   *   τοῦτο δ' ἐστὶν ἴδιον αὐτοῦ, ὡς
εἶναι τὴν τῶν ὀστῶν τροφὴν, ὡς εἴρηται. τοῦ δὲ νωτιαίου
μυελοῦ τὰ μὲν ἔχοντος κοινὰ πρὸς τὸν ἐγκέφαλον, τὰ δ' ἴδια,
ἐστὶ μὲν τὰ κοινὰ τὴν τοῦ σώματος οἰσίαν ὁμοίαν ἔχειν,
καὶ νεύρων ἀρχὴν εἶναι, τὰ δ' ἴδια, κινεῖσθαι μὲν σφύ-
ζοντα τὸν ἐγκέφαλον, ἀκινήτῳ περιλαμβανόμενον, μὴ κινεῖσθαι δὲ τὸν νωτιαῖον ὑπὸ κινουμένων τῶν σπονδύλων περιεχόμενον.   *   *   *   *   *
ὥσπερ δὲ τὸ ζωτικὸν πνεῦμα κατὰ τὰς ἀρτηρίας τε καὶ
καρδίαν γεννᾶται, τὴν γένεσιν ἔκ τε τῆς εἰσπνοῆς ἔχον καὶ
τῆς τῶν χυμῶν ἀναθυμιάσεως, οὕτω τὸ ψυχικὸν ἐκ τοῦ
ζωτικοῦ κατεργασθέντος ἐπὶ πλέον ἔχει τὴν γένεσιν. καὶ
ὥσπερ εἰς τὴν γαστέρα καὶ τὰ ἔντερα καθήκουσιν ἀρτηρίαι
τε καὶ φλέβες πάμπολλαι, χολὴν μὲν καὶ φλέγμα καί τινας

altera utilis naturalisque animalibus eſt, altera inutilis et praeter naturam, quae autem pituitae pars
dulcis eſt, ea et utilis et naturalis animanti eſt, quae
vero acida ſalſaque eſt, acida omnino cruda eſt, falſa vero
computruit. De medulla autem   *   Hoc
ipſius eſt proprium, ut ſit, velut dictum eſt, oſſium alimentum. Quum vero ſpinalis medulla quaedam habeat
cerebro communia, quaedam propria, communia ſunt, ut
corporis eſſentiam ſimilem habeat et nervorum origo ſit,
propria ut quum cerebrum pulſet, ac motu cieatur, quanquam oſſe immobili continetur, ipſa tamen non moveatur,
tametſi a vertebris mobilibus contineatur.   *
    *   *   *   Quemadmodum autem
ſpiritus vitalis in arteriis cordeque gignitur et ortum ex
ſpiratione ducit et ex humorum habitu, ſic animalis fit
ex vitali admodum elaborato. Et quemadmodum in ventriculum et inteſtina arteriae venaeque plurimae perveni-
unt, bilem ac pituitam et alias id genus humores in exter-

ἑτέρας τοιαύτας ὑγρότητας εἰς τὴν ἐκτὸς εὐρυχωρίαν ἀπο-
χέουσαι, στέγουσαί τε ἐντὸς αὐτῶν τό θ᾽ αἷμα καὶ τὸ πνεῦμα
τὸ ζωτικόν. οὕτως εἰς τὰς κατὰ τὸν ἐγκέφαλον κοιλίας αἱ
μὲν φλέβες ἐκκρίνουσι μὲν τὰ περιττὰ, τὸ δ᾽ αἷμα κατέχου-
σιν, αἱ δὲ ἀρτηρίαι τὸ πνεῦμα ἀναπνέουσιν. [251] ὅσα μὲν
τοῦ ἐγκεφάλου μέρη τῆς διαζωννυούσης μήνιγγος ψαύει,
ταῦτ᾽ ἐξ αὐτῶν τῶν κατ᾽ ἐκείνην ἀγγείων ἀρύεται τὴν οἰκείαν τροφήν· ὅσα δὲ πορρωτέρω κείμενα τυγχάνει, ταῖς
τῶν ὑλῶν βοηθεῖται ῥοπαῖς. εἴρηται γὰρ ὅτι ἔχει δύναμιν
ἅπαντα τὰ ἐν τῷ σώματι μόρια τῆς οἰκείας ὕλης ἑλκτικήν.
ἵνα οὖν ἅπαν τὸ σῶμα καὶ τὰ μόρια αὐτοῦ τὴν τροφὴν ἕλκειν δύναιτο, ἡ φύσις καθ᾽ ὅλον αὐτὸ ἐποίησε πλῆθος
φλεβῶν καὶ ἀρτηριῶν, οὕτως ἐγγὺς ἀλλήλων καὶ πλησίον
οὕτω πολλάκις, ὥστε καὶ ψαύειν, ὡς ὁρῶμεν τὰς εἰς κοιλίαν καὶ νῆστιν καὶ πᾶν τὸ λεπτὸν ἔντερον καὶ κῶλον καὶ
τὰς καθ᾽ ἧπαρ καὶ πνεύμονα καὶ νεφροὺς καὶ κύστιν καὶ
μήτραν καὶ σπλῆνα καὶ αὐτὴν τὴν καρδίαν καθηκούσας.
ἀλλὰ καὶ κατ᾽ ὦμο   *   *   *   ὅπερ μὲν ἐν τοῖς

nam capacitatem effundentes et fanguinem ac vitalem
fpiritum intra fe ipfas cohibentes, fic in cerebri ventri-
culos venae excernunt ea, quae fupervacanea funt fan-
guinemque retinent; arteriae vero fpiritum refpirant.
Quaecunque autem cerebri partes membranam ipfius fuc-
cingentem contingunt, eae ex vafis, quae in ipfo funt,
accommodatum fibi alimentum hauriunt; quae vero longius abfunt, materiarum inclinationibus adjuvantur. Dictum enim eft omnes corporis partes facultatem habere
materiae fibi accommodatae attrahendae. Itaque ut univerfum corpus ipfiusque partes trahere alimentum queant,
natura magnam arteriarum venarumque copiam in totum
corpus pertinentem machinata eft, quae ita vicinae inter
fe ac faepe etiam propinquae funt, ut fefe coutingant,
ficut eas effe perfpicimus, quae in ventriculum, in jejunum univerfumque tenue inteftinum et colon et jecur et
pulmonem et renes et veficam et uterum et lienem et
ipfum cor pervenerint. Sed etiam in his   *

Ed. Chart. VI. [251.]

ἄλλοις ἅπασι σχεδὸν τοῦ σώματος μορίοις, μάλιστα δὲ κατὰ τὸν ἐγκέφαλον ὁρᾶται.

β'.

Καὶ δὴ ἐς θερμασίην καὶ πνεῦμα κατὰ ὑγρασίην.

Ὡς ἐν ἀτροφίᾳ ψύχεται τὸ σῶμα, οὕτως αὖ δῆλόν ἐστιν ἀναθερμαίνεσθαι αὐτὸ κατὰ τὴν τροφήν. ἀλλὰ καὶ ταῖς ξηρότησι τῶν στερεῶν σωμάτων ψύξις ἐξ ἀνάγκης ἀκολουθεῖ χρονιζούσαις. αὐτὴ γὰρ καθ᾽ ἑαυτὴν ἡ ξηρότης διαμένειν, ἀμέμπτου τῆς κατὰ τὸ θερμὸν καὶ ψυχρὸν ἀντιθέσεως ὑπαρχούσης, οὐ δύναται. τάχιστα γὰρ ἐπὶ ταῖς ἀτροφίαις ἀποψύχεται τὰ μόρια· διότι καὶ ἡ θρέψις αὐτοῖς ἐστιν ἐκ θερμοῦ χυμοῦ τοῦ αἵματος. αἱ μὲν οὖν τροφαὶ πρὸς τῆς ἐμφύτου πεττόμεναι θερμασίας τὸ σῶμα θερμαίνουσι. οὐ μὴν ἀλλὰ τοῦτό γε ἐκ τοῦ παραχρῆμα γίνεται. ὡς γὰρ αἱ τοῦ πυρὸς ἐπιτήδειοι τροφαὶ τὸ πῦρ αὔξουσιν, οὕτω καὶ τῶν φύσει θερμῶν σωμάτων, ὅτε περ ἂν οἰκεία

Quod quum in aliis fere omnibus corporis partibus, tum vel maxime in cerebro confpicitur.

II.

Et in calorem et fpiritum et humorem.

Quemadmodum corpus refrigeratur in nutritionis defectione, ita ipfum alimento excalefieri perfpicuum eft. Quum tamen refrigeratio ex diuturnis quoque folidorum corporum ficcitatibus confequatur, quippe permanere ipfa per fe ficcitas, fi non mutetur oppofitio, quae ex calido frigidoque conflat, non poffit, partes enim in nutritionis defectione celerrime refrigerantur, propterea quod calido fanguinis humore nutriuntur, ex quo fit ut quum alimenta innato calore còncoquantur, corpus calefaciant; tamen protinus non fit. Ut enim alimenta ad ignem accommodata ignem augent, ita corporum natura calidorum alimentum, quod ipfis accommodatum innatumque fit, ea

τε καὶ σύμφυτος ὑπάρχει τροφὴ, ῥώσει τε διὰ παντὸς αὐτὰ καὶ τὴν ἔμφυτον αὐξήσει θερμασίαν. καὶ τοῦτό ἐστιν
ἁπάσης ἴδιον τροφῆς. ἐνίοτε δὲ καὶ πλείων τροφὴ ἀμαυροῖ
τὸ ἔμφυτον θερμὸν, δίκην τῶν ξύλων ὑγρῶν· ἃ τροφὴ μέν
ἐστι καὶ αὐτὰ τοῦ πυρὸς, ἀλλ' ὅτι ἐπιβληθέντα τῷ πυρὶ
ἐστι πλείω, διὰ τοῦτο κατακρύπτεται τὴν φλόγα καὶ κίνδυνον ἐπάγει φθορᾶς. φέρεται γοῦν ἡ τῆς τροφῆς δύναμις
εἰς τὸ θερμὸν καὶ ὑγρὸν, ἐπειδὴ ἐκ τῆς γαστρὸς εἰς τὰς
φλέβας ἀναληφθῆναι καλῶς οὐ δύναται ὁ ἐκ τῶν σιτίων χυμὸς, οὐδὲ ῥᾳδίως διεξέρχεσθαι τὰς ἐν ἥπατι φλέβας, οὔσας
πολλάς τε καὶ στενὰς, εἰ μή τις αὐτῷ λεπτοτέρα καὶ ὑδατώδης ὑγρότης ἀναμέμικτο, καθάπερ ὄχημά τι. Ἱπποκράτης
δὲ τὴν κοίλην φλέβα ὄχημα τροφῆς καλεῖ, ὅτι κατ' αὐτὴν
πολλῆς ὑγρότητος λεπτῆς καὶ ὑδατώδους μεστόν ἐστι τὸ αἷμα. ὡμολόγηται γὰρ τὰ φυσικὰ ὄργανα εἰς ὅσον μὲν ὑγρό-
τερα, τρέφεσθαι βελτίω. κἂν ἐσχάτως ὑγρὰ ταῖς κράσεσιν
ὑπάρχῃ. πρὸς δὲ τὰς πέψεις οὔτε βελτίω σφῶν αὐτῶν
οὔτε τῶν ξηροτέρων, εἰ καὶ ὁμοίως ἢ θερμά. καὶ αἱ μὲν

perpetuo roborabit et innatum calorem adaugebit; idque
eſt omnis alimenti proprium, interdum tamen copioſius
alimentum hebetat innatum calorem, inſtar lignorum viri-
dium, quae ut ſint ignis alimenta ipſa quidem, tamen
quia plura in ignem conjecta ſunt, idcirco flammam oc-
cultant et ne ignis extinguatur periculum afferunt. Ergo
alimenti facultas in calorem et humorem perducitur, quia
is ſuccus, qui ex cibis conficitur, non poſſit recte ex
ventriculo in venas tranſumi, neque facile venas, quae in
jecore multae anguſtaeque ſunt, pertranſire, niſi tenuior
quaedam et aquea humiditas ei tanquam vehiculum quoddam fuiſſet admixta. Hippocrates autem venam cavam
alimenti vehiculum vocat; propterea quod in ipſa ſanguis
multa, tenui et aquea humiditate plenus eſt. Conſtat
enim naturalia inſtrumenta quo humidiora ſint, eo melius
nutriri; tametſi extreme humida temperie ſint; quod vero
ad concoctiones pertinet, neque ſe ipſis meliora ſunt, neque etiam ſiccioribus, etiam ſi ſimiliter ſint calida. Ca-

Ed. Chart. VI. [251. 252.]

τῆς θερμασίας αὐξήσεις ἀλλοιοῦσιν ἱκανῶς· αἱ δὲ ψυχρότη-
τες εἰς οὐδεμίαν ἐνέργειαν χρησταί. ξηρότητες δὲ εἰς ῥώμην. ὑγρότητες δὲ εἰς μὲν τὰς θρέψεις ἐπιτηδειόταται,
πρὸς δὲ τὰς ἄλλας ἐνεργείας ἐναντιώταται, πλὴν αὐξήσεως.
εἰς ταύτην δὲ πλέον ἢ κατὰ τὴν θρέψιν ὑπάρχουσι χρησταί.
περὶ δὲ τοῦ πνεύματος, ὅτι διττόν ἐστι, τό τε ψυχικὸν καὶ
τὸ ζωτικὸν, καὶ ὅτι κουφότατόν ἐστι καὶ λεπτότατον ἁπάντων
τῶν κατὰ σῶμα, οὐδὲν χρή.

γ'

[252] Τροφῆς δὲ τὸ τρέφον, τοῦτο τροφὴ καὶ τὸ οἷον
τροφὴ καὶ τὸ μέλλον τροφή.

Εἴρηται μὲν ὅτι θρέψις ἐστὶν ὁμοίωσις τοῦ τρέφοντος
τῷ τρεφομένῳ καὶ ὅτι πρὸς τὸ γενέσθαι αὐτὴν δεῖ προηγεῖσθαι πρόσφυσιν· καὶ πρὸς ταύτην πρόσθεσιν. ὁ γὰρ
χυμὸς ὁ μέλλων ὁτιοῦν τῶν τοῦ ζώου μορίων θρέψειν
πρῶτον μὲν εἰς ἅπαν αὐτὸ διασπείρεται, ἔπειτα προστίθε-

lor adauctus valenter alterat, frigus nulli actioni eft utile,
ficcitates ad robur valent, humiditates funt ad nutritiones
accommodatiſſimae, aliis actionibus praeter quam incremento maxime contrariae. Nam ad incrementum potius
quam ad nutritionem valent. De fpiritu autem et fpiritum effe duplicem animalem et vitalem et ipfûm effe
omnium eorum, quae funt in corpore, leviſſimum et tenuiſſimum, nihil opus eft dicere.

III.

Alimenti autem quod alit, hoc alimentum, et quod velut
alimentum et quod futurum eft alimentum.

Dictum eft nutritionem effe affimilationem ejus quod
nutrit ei quod nutritur, et ut fiat, praecedere agglutinationem, et ut haec fiat, appofitionem oportere. Humor
enim, qui quamvis corporis partem nutriturus eft, primum in ipfam totam difpergitur, deinde apponitur, tum

ται, κἄπειτα προσφύεται καὶ τελευταῖον ὁμοιοῦται. ἐπειδὰν δὲ κατὰ μίαν ἡντιναοῦν τῶν ἐν αὐτῷ ποιοτήτων τὸ
σῶμα μεταβάλλει τὸ πλησιάζον, οὔτε καθ᾽ ὅλην ἐνεργεῖν αὐτοῦ τηνικαῦτα τὴν οὐσίαν ὑποληπτέον οὔτε ἐξομοιωθῆναι
δύνασθαι τὸ μεταβαλλόμενον. ὥστε οὐδὲ θρέψειν ἄν ποτε
τὸ οὕτω μεταβληθὲν οὐδὲν τῶν μεταβαλλόντων. εἰ δ᾽ ἐκεῖνο
μεταβάλλει, τοῦτ᾽ ἔστι καθ᾽ ὅλην ἑαυτοῦ τὴν οὐσίαν ἐνερ-
γήσει, ἐξομοιώσειεν ἄν οὗτος ἑαυτῷ καὶ τραφείη πρὸς τοῦ
μεταβληθέντος. οὐδὲ γὰρ ἄλλο τι θρέψις ἐστὶ παρὰ τὴν
τελείαν ὁμοίωσιν. κυρίως μὲν οὖν τὸ τρέφον ἤδη τροφή.
τὸ δ᾽ οἷον μὲν τροφή, οὔπω δὲ τρέψαν, ὁποῖόν ἐστι τὸ προσφυόμενον ἤ τὸ προστιθέμενον, θροφὴ μὲν οὐ κυρίως, ὁμωνύμως δὲ τροφὴ λέγεται. τὸ δ᾽ ἐν ταῖς φλεψὶ περιεχόμενον καὶ τούτου ἔτι μᾶλλον τὸ κατὰ τὴν γαστέρα, ὡς μέλλον ποτὲ θρέψειν, εἰ καλῶς κατεργασθείη, κέκληται τροφή.
διὸ εἰώθασιν οἱ ἰατροὶ τῶν ἐδεσμάτων ἕκαστον κατὰ τοιαῦτα τῆς τροφῆς σημαινόμενα τροφὰς ὀνομάζειν, οὔτε τῷ
τρέφειν ἤδη τὸ ζῶον οὔτε τῷ τοιοῦτον ὑπάρχειν, οἷον τὸ

agglutinatur, denique affimilatur. Ubi igitur corpus una
qualibet earum, quas in fe habet, qualitatum, id quod
fibi admovetur commutat, non eft exiftimandum eo cafu
id ipfum tota fubftantia agere, neque id quod mutatur
affimilari ipfi poffe, quare quod ita mutatum eft nunquam nutriet id quod fe mutavit. Si vero illud mutabit,
hoc eft tota fui fubftantia aget, utique tum fibi affimila-
bit id, quod mutatur, tum ab eo nutrietur, quippe quum
nihil aliud fit nutritio quam perfecta affimilatio. Alimentum igitur proprie vocatur id, quod iam nutrit; quod
vero eft velut alimentum, neque tamen adhuc aluit, cujusmodi eft quod agglutinatur vel quod apponitur, non
proprie, fed homonyme alimentum appellatur; quod autem
venis et magis etiam quod ventriculo continetur, utpote
quod nutriturum aliquando fit, fi probe confectum fuerit,
alimentum nuncupatur; quocirca folent medici edulia
quaeque in his alimenti fignificationibus alimenta nominare, non quod jam alant animantes, nec quod talia fint,

Ed. Chart. VI. [252.]

τρέφον, ἀλλὰ τῷ δύνασθαι καὶ μέλλειν τρέφειν, εἰ κατεργασθείη καλῶς. αὐτὸς μὲν γὰρ τὸ μὲν ἤδη ὁμοιούμενον τροφὴν καλεῖ, τὸ δ᾽ οἷον μὲν ἐκεῖνο, προστιθέμενον ἢ προσφυόμενον, οἷον τροφήν· τὸ δὲ ἄλλο πᾶν, ὅσον ἐν ταῖς φλε·
ψὶ καὶ τῇ γαστρὶ περιέχεται, μέλλον. ἐπειδὴ δὲ οὐ πάντα
καὶ πάντη δύναται ὁμοιωθῆναι, ἰστέον ἐστὶ τὰ ὁμοιούμενα
πάντη τροφὰς εἶναι, τὰ δ᾽ ἄλλα σύμπαντα φάρμακα καλεῖσθαι. δέδεικται γὰρ ἑτέρωθι διττὴν αὐτῶν εἶναι τὴν
φύσιν· ἢ γὰρ ἀμετάβλητα διαμένοντα νικᾷ καὶ μεταβάλλει
τὸ σῶμα· ἅπερ τὴν φύσιν τοῦ ζώου φθείρει· ἢ μεταβολῆς
ἀρχὴν παρὰ τοῦ σώματος λαμβάνει μὲν, σήπεται δὲ καὶ διαφθείρεται, κἄπειτα συνδιαφθείρει τε καὶ σήπει τὸ σῶμα.
καὶ ταῦτα δηλητήρια καλεῖσθαι χρή. εὑρίσκεται δὲ καὶ τὸ
τρίτον εἶδος φαρμάκων, τῶν ἀντιθερμαινόντων μὲν τὸ σῶμα, κακὸν δὲ οὐδὲν ἐργαζομένων, καὶ τέταρτον ἐπ᾽ αὐτοῖς ὃ
καὶ ποιεῖ τι καὶ πάσχει, τῷ δὲ χρόνῳ κικᾶται καὶ τελέως
ἐξομοιοῦται· ὥσπερ καὶ φάρμακον ἅμα καὶ τροφὴ ὑπάρχει.

qualia funt quae alunt: fed quia nutrire poffint, nutrituraque fint, fi probe conficiantur. Ipfe autem quod jam
affimilatum eft, alimentum vocat, quod vero tale eft,
quale illud, quod appofitum agglutinatumve eft, velut
alimentum; reliquum omne, quodcunque venis et ventriculo continetur, futurum alimentum. Quoniam autem
neque omnia, neque omnino affimilari poffunt, fciendum
eft quae affimilantur, alimenta effe, caetera omnia medicamenta vocari. Alio enim in loco oftenfum eft duplicem ipforum naturam effe; nam vel immota manent corpusque vincunt et mutant, quae animantis naturam corrumpunt, vel mutationis principium fumunt a corpore,
fed putrefcunt ac corrumpuntur, deinde corpus fimul corrumpunt et putrefaciunt; haecque venena vocanda funt;
quin etiam tertium genus medicamentorum invenitur, eorum nimirum, quae corpus recalefaciunt, nihil tamen mali
efficiunt. Eft et quartum genus eorum, quae agunt aliquid et patiuntur, fed tandem vincuntur et perfecte affimilantur, quae fimul et medicamenta et alimenta funt.

λεγομένης μὲν οὖν τριχῶς τῆς τροφῆς, τὴν μὲν ἤδη τρέφουσαν καὶ προστεθειμένην καὶ μηκέτι μέλλουσαν κυρίως
τροφὴν λέγει. καὶ αὕτη θερμαίνει πάντως τὸ τρεφόμενον
σῶμα, τῶν δ᾽ ἄλλων οὐδετέρα, διότι μηδὲ τροφαὶ κυρίως
εἰσὶν, ἀλλὰ τὸ μὲν, ὡς αὐτὸς ἔφη, οἷον τροφὴ, τὸ δὲ ὅτι
μέλλει τοιοῦτον γενήσεσθαι.

δ'.

[253] Ἀρχὴ δὲ πάντων μία καὶ τελευτὴ πάντων μία καὶ
ἡ αὐτὴ τελευτὴ καὶ ἀρχή.

Εἰ ἀρχὴν ἐκεῖνό φαμεν εἶναι τὸ μόριον, ὃ αὐτοῖς ἀφ᾽
ἑαυτοῦ πεφυκόσιν ἤτοι τὴν δύναμιν, ἢ πάντως γε τὴν ὕλην
χορηγεῖ, οὗτος ὁ λόγος ἐστὶν ἀμφισβήτησιν οὐ μικρὰν ἔχων,
ἐπειδὴ καὶ ἐγκέφαλος καὶ καρδία καὶ ἧπαρ ἔσονται ἀρχαί·
καὶ οὕτω πολλαὶ μὲν ἀρχαὶ, οὐχὶ δὲ μία. εἰ δὲ ἀρχὴν τῆς
γενέσεως ἅπασι τοῖς οὖσιν ὕλην ἔχουσαν ζητεῖ, ταύτην ἡμεῖς

Quum igitur alimentum tribus dicatur modis id, quod
alit, appofitumque eft et quod non item futurum fit, alimentum proprie vocat, idque omnino calefacit corpus,
quod nutritur, aliorum duorum neutrum id facit, propterea quod alimenta proprie non funt, fed alterum, ut
ipfe ait, veluti alimentum, alterum vero tale fit futurum.

IV.

Principium autem omnium unum et finis omnium unus et
idem finis et principium.

Si eam particulam principium effe dicimus, quae iis,
quae ex fe oriuntur, aut facultatem aut omnino materiam fuppeditat, profecto hic fermo non parum controver-
fus eft; fiquidem et cerebrum et cor et jecur erunt principia, atque ita multa principia, non unum. Si vero
principium rerum omnium materiam continens quaerit,

κατὰ τὸν Ἱπποκράτη ἐν τῷ περὶ στοιχείων τέτταρα εἶναι
στοιχεῖα κατεσκευάσαμεν, κεράννυσθαί τε πεφυκότα δι᾿ ὅλων
ἀλλήλων καὶ δρᾷν εἰς ἄλληλα. εἰ δὲ μηδέτερον τούτων βούλεται ὁ συγγραφεὺς, ἀλλ᾿ ἴσως περὶ τῆς φυτικῆς ἀρχῆς λέγει, ἥπερ μία ἐστὶ, νὴ Δία τὸ ζῶον ταύτην ἁπάντων ἔχει
πρώτην δημιουργοῦσαν οὐκ ἐξ αἵματος, ἀλλ᾿ ἐκ τοῦ σπέρματος ἀρτηρίαν καὶ φλέβα καὶ νεῦρον, ὀστοῦν τε καὶ ὑμένα.
εἰσὶ μέν τινες βουλόμενοι τὴν μίαν ἀρχὴν καὶ μίαν τελευτὴν λέγεσθαι πρὸς αὐτοῦ, ὅτι κατ᾿ ἀλήθειαν οὐδὲν γίνεται
χωρὶς ἀρχῆς. καὶ τὸ πρῶτον γεννῆσαν ἀπὸ τῆς ἀρχῆς τινος γεγενῆσθαί φασι, κἄπειτα δὲ τελευτὴν ἕξειν, ἥπερ ἐστὶ
διάλυσις τοῦ πρόσθεν γεγονότος. πᾶν γὰρ τὸ γενόμενον τὴν
τελευτὴν ἕξει καὶ οὐδὲν ἐν τοῖς οὖσιν ἐννοῆσαι δύναιο, ὃ
τὴν ἀρχὴν εἶχέν ποτε, ὃ μή ποτε τελευτήσει· ὡς οὖν ἅπαντα ἀπὸ μιᾶς ἀρχῆς ἄρχονται, οὕτως εἰς μίαν λήγει τελευτήν.   *   κατ᾿ ἄλλο δὲ σημαινόμενον ἴσμεν πᾶσαν τέχνην τοῦ τέλους ἐφίεσθαι. τέλος δὲ ἐν ἑκάστῳ τῶν ὄντων

nos id ex Hippocratis fententia effe quatuor elementa
ftatuimus, quibus fit a natura tributum, ut mutuo per
fefe tota mifceantur atque invicem agant. Si vero horum
neutrum hic auctor velit, fed forte de vegetabili principio loquatur, quod fane unum eft, profecto animal unum
primum omnium habet principium, quod non ex fanguine,
fed ex femine arteriam, venam, nervum, os membranam-
que fabricatur. Quidam tamen funt, quibus unum principium unumque finem ab ipfo dici placet, quod revera
nihil fine principio fiat et quod primum factum eft, ab
aliquo fit factum principio et finem fit habiturum, quae
eft ejus quod ante factum eft diffolutio, quia quicquid
factum eft finem eft habiturum, nec quicquam in rebus
humanis poffit excogitari, quod initium quandoque habuerit, quod finem habiturum non fit. Ergo ut omnia ab
uno principio incipiunt, fic in unum finem definunt.
        *   In alia autem fignifi-
catione fcimus omnem artem appetere finem, ac finem in

ἕν· ὅπερ οὐδὲν ἄλλο ἐστὶν ἢ κατὰ τὴν οὐσίαν ἐκείνην ἀγαθόν. οὕτω καὶ τῆς ἰατρικῆς ἕν ἔσται τὸ τέλος, τὸ τυχεῖν
ὑγείας, καὶ εἷς ὁ σκοπὸς ἡ ὑγεία. οἱ δὲ τρόποι τῆς ἐπιτυχίας διαφέροντες. διὸ τὸ χρήσιμον ἐν ἰατρικῇ δεῖ κρίνειν,
σκοποῦντας ὁτὲ μὲν, εἰ πρὸς τὸ ποιῆσαι τὴν ὑγείαν φέρει,
ὁτὲ δὲ τὸ σωτηρῆσαι.   *   τὴν αὐτὴν δ᾽ εἶπα τελευτήν
τε καὶ ἀρχὴν, ἐπειδὴ ἅπαν εἰς ἑαυτὸ τοῦτο διαλύεται, ἐξ οὗ
καὶ γέγονε. αὐτὸς γὰρ ἐν τῷ περὶ φύσεως ἀνθρώπου οὕτω πως γράφει· καὶ πάλιν γε ἀνάγκη ἀποχωρέειν εἰς τὴν
ἑαυτοῦ φύσιν ἕκαστον, τελευτῶντος τοῦ σώματος ἀνθρώπου·
τό τε ὑγρὸν πρὸς τὸ ὑγρὸν καὶ τὸ ξηρὸν πρὸς τὸ ξηρόν·
καὶ τὸ θερμὸν πρὸς τὸ θερμόν· καὶ τὸ ψυχρὸν πρὸς τὸ
ψυχρόν· καὶ μετ᾽ ὀλίγον· γίνεταί τε, φησὶν, ὁμοίως πάντα
καὶ τελευτᾷ ὁμοίως πάντα. ξυνίσταται γὰρ αὐτέων ἡ φύσις ἀπὸ τουτέων τῶν εἰρημένων πάντων καὶ τελευτᾷ κατὰ
τὰ εἰρημένα ἐς τὸ ἑωϋτὸ ὅθεν περ ξυνέστη ἕκαστον· ἐνταῦθα οὖν καὶ ἀπέχωσιν. σαφῶς γὰρ καὶ ἐκεῖ λέγει ὅθεν ἕκα-

quaque re unum effe, idque nihil effe aliud quam id
quod convenienter illi fubftantiae bonum eft. Sic medicinae unus erit finis, bonam valetudinem confequi et una
intentio, bona valetudo.   Modi vero ejus confequendi
diverfi.   Quare utilitas in medicina aeftimanda eft, partim
reputando utrum ad efficiendam bonam valetudinem, partim utrum ad eandem confervandam referatur   ∴
Idem autem et finem et principium dixit, quia omnia in
illud idem, ex quo etiam facta funt, diffolvuntur. Ipfe
enim in libro de natura hominis ita fcribit: *Rurfus*, inquit, *hominis corpore intereunte neceffe eft fingula in
fuam naturam, humidum inquam in humidum et ficcum
in ficcum, calidum in calidum, frigidum in frigidum
difcedere.*   Et non ita multo poft: *omniaque fimiliter
oriuntur et occidunt.*   Ex his enim omnibus quae
praediximus ipforum conftat natura, definitque eodem
modo, quum id in illud ipfum unde concretum eft abi-

Ed. Chart. VI. [253. 254.]

στον τῶν ὄντων συνέστη, ἐνταῦθα καὶ ἀπεχώρησεν. ἀλλὰ
καὶ ἐν τῷ   *   *
   *   *

ε'.

Καὶ ὅσα κατὰ μέρος ἐν τροφῇ καλῶς καὶ κακῶς διοικέεται·
καλῶς μὲν ὅσα προείρηται, κακῶς δὲ ὅσα τούτοισι τὴν
ἐναντίαν ἔχει τάξιν.

---

[254] Τὰ ῥηθέντα περὶ τροφῆς ὡς ἐπὶ τὸ καθόλου περὶ πάσης εἴρηται ,τροφῆς. δεῖ γὰρ αὐτὴν καλῶς κατεργάζεσθαι, εἴπερ μέλλει καλῶς διοικήσεσθαι. καλῶς δὲ διοι-
κησθήσεται, ἐὰν πρώτη γένοιτο πρόσθεσις, εἶτα πρόσφυσις,
καὶ τέλος ἐξομοίωσις. τοῦτο δὲ οὐ μόνον περὶ τῆς τροφῆς
ἁπλῶς νόει μοι γίγνεσθαι, ἀλλὰ καὶ περὶ τῆς κατὰ μέρος
τούτου καὶ τούτου σώματος καὶ τοιοῦδε ἢ τοιοῦδε τοῦ σώματος μορίου. ὥσπερ μὲν οὖν καλῶς διοικεῖται ἡ τροφὴ,
ἐὰν ὅσα προείρηται γένοιτο, οὕτω πάλιν κακῶς ἀποβήσεται,

---

erit. Ibi enim etiam perfpicue dicit id difcedere eo
unde quicquam concretum eſt. Sed etiam in libro

∴   ∴   ∴

V.

Et quaecunque particulatim in alimento bene et male
diſponuntur; ac bene quidem quae dicta ſunt, male
vero quae horum contrarium habent ordinem.

Quae de alimento dicta ſunt, ea generatim de quovis
alimento allata ſunt; ut enim rite diſponatur, debet probe
confici, probe autem diſponetur, ſi appoſitio imprimis ſiat,
deinde agglutinatio, denique aſſimilatio, quod non modo
de alimento ſimpliciter intelliges, ſed etiam ſigillatim de
eo quod huic aut illi corpori adhibeatur et huic aut
illi corporis parti conveniat. Sicut igitur alimentum
probe diſtribuitur, ſi quae praedicta ſunt fiant, ſic rurſus

    S

ἐὰν ἐναντίαν ποτὲ τάξιν κέκτοιτο. ἀδύνατον γὰρ τροφὴν
γίγνεσθαι, εἰ μὴ πάντα τὰ προειρημένα ἕπηται· μᾶλλον δὲ
ἀπεψίας καὶ δυσπεψίας καὶ βραδυπεψίας καὶ ἀτροφίας καὶ
τἄλλα πλημμελήματα εἰκὸς γενέσθαι· ὅθεν πολλὰ εἴδη τῶν
νόσων συμβαίνειν εἰώθασιν.

στ'.

Χυλοὶ ποικίλοι καὶ χρώμασι καὶ δυνάμεσι.

Ἥτε χυλὸς, ἥτε ὀπὸς ᾖ τινος, ἐν τῇ τῶν χυμῶν προσηγορίᾳ περιλαμβάνεται. διαφορὰν δὲ ἐν τοῖς εἰς τὸ περὶ
χυμῶν ὑπομνήμασιν εἴπομεν. οἱ μὲν οὖν χυλοί τε καὶ χυμοὶ ποικίλοι γίνονται καὶ χρώμασι καὶ δυνάμεσιν, ὡς ἂν
εἶεν αἱ ὗλαι ἐξ ὧν αὐτοὶ γένωνται, καὶ ἐκ τῶν χρωμάτων
διαγνωσθήσονται· καὶ λευκότεροι μὲν ἐπὶ ταῖς τοῦ φλέγματος, ὠχρότεροι δὲ ἐπὶ ταῖς τῆς χολῆς πλεονεξίαις φαίνον-
ται· εἰ δὲ καὶ ἀκρατεστέρα ποτ' εἴη, ξανθότεροι. ὅταν
γὰρ οἱ χυμοὶ εἰς τὸ βάθος μὴ ὑποχωρήσωσι, τότε τὸ χρῶ-

male fuccedit, fi contrarium ordinem nancifcatur; fiquidem effici alimentum non poffit, nifi quae praedicta funt,
omnia confequantur, ac potius apepfias, dyspepfias, bra-
dypepfias, atrophias et alia errata, ex quibus multa genera morborum oriri confueverunt, fore verifimile eft.

VI.

Succi varii et coloribus et facultatibus.

Sive fuccus, five liquor alicujus fit, humoris nomine
comprehenditur. Differentiam vero in commentariis ad
librum de humoribus expofuimus. Ergo et fucci et humores coloribus et facultatibus variantur, quales fint materiae, ex quibus ipfi fiant, iidem ex coloribus dignofcen-
tur, ac candidiores quidem in pituitae, pallidiores in bilis
redundantia apparebunt. Si bilis fit meracior, flaviores
videbuntur. Quum enim humores fe in profundas partes
non receperunt, color eft humorum indicium, ficut in

Ed. Chart. VI. [254.]

μα τοὺς χυμοὺς δηλοῖ, καθάπερ ἐν τῷ πρώτῳ περὶ τῶν χυμῶν δέδεικται· οὕτω δὲ θερμοτάτη αἴσθησις ἀήθης σημεῖόν ἐστι τῶν θερμῶν ἐπικρατούντων χυμῶν, ψυχροτάτη δὲ τῶν ψυχρῶν. ἐὰν δὴ μή τι ἔξωθεν ἢ ψυχρὸν ἢ θερμὸν ἤ τι πάθος τῆς ψυχῆς παρείη, οἱ χυμοὶ ἐκ τῶν χρωμάτων ὄντως διαγινώσκονται. ὡς οὖν τὸ μὲν λευκότερον ἑαυτοῦ γεγονὸς σῶμα τὸν φλεγματικὸν ἐπικρατεῖν ἐνδείκνυται χυμὸν, τὸ δ' ὠχρότερον ἢ ξανθότερον τὸν χολώδη, οὕτω καὶ ἐπὶ τὸ ἐρυθρότερον ἐκτροπὴ τοῦ κατὰ φύσιν αἷμα πλεονάζον τυγχάνειν, οὕτως ἐπὶ τὸ μελάντερον τὴν μέλαιναν χολὴν, οὕτω καὶ τὰ οὖρα τῶν ἐν τοῖς ἀγγείοις χυμῶν διάθεσιν ἐνδείκνυται, οὕτως οἱ ἱδρῶτες καὶ τἄλλα τὰ παρὰ τὴν σύμπασαν ἕξιν τοῦ ζώου φαινόμενα τῶν κατ' ἐκείνην ἐστὶ δηλωτικά, εἰ μὴ κρύος ἢ ῥῖγος ἢ φόβος ἢ λύπη σφοδρὰ ἢ αἰδὼς πάρεστιν. τότε γὰρ γίνεται οἷον ἄμπωτίς τις τῶν χυμῶν ἀναφερομένη, καὶ μὴ προσέχειν δεῖ τῇ χρόᾳ τὸν νοῦν. ὥσπερ δὲ τὰ χρώματα τῶν χυλῶν ποικίλα φαίνεται, κατὰ τὸν αὐτὸν τρόπον καὶ τὰς διαφό-

primo de humoribus oſtenſum eſt. Sic calidiſſimus fenſus inſuetus calidorum humorum redundantiam ſignificat; frigidiſſimus frigidorum. Si vero nihil extrinſecus adveniat, veluti frigus aut calor aut aliqua animi perturbatio, humores ex coloribus revera dignoſcentur. Ergo ſicut corpus, quod ſe ipſo ſit factum candidius, indicat pituitoſum humorem in ipſo dominari, pallidius vero aut flavius bilioſum, ſic ſi ad rubicundius quam natura ferat ſit facta converſio, ſuperare ſanguinem intelligimus, ſic ſi nigrius, atram bilem. Sic urinae affectionem humorum, qui in vaſculis ſunt, ſignificant, ſic ſudores et alia, quae in univerſo animantis habitu cernuntur, quae in ipſo habitu ſint docent, niſi frigus aut rigor aut metus, aut vehemens triſtitia aut pudor adſit. Eo enim tempore ſit quaedam velut humorum reciprocatio, neque attendendus eſt humorum color. Quemadmodum autem ſuccorum colores varii cernuntur, eodem etiam modo varias ipſo-

ρους αὐτῶν δυνάμεις ἐστὶν ἰδεῖν. ἢ λέγει τὸν χυλὸν νῦν,
τὴν ἐν τῇ γαστρὶ χόλωσιν σημαίνων σιτίων, τοῦτο γὰρ ἴσως
πιθανώτερον. καὶ μὲν δὴ καὶ μαρτυρεῖται πρὸς τοῦ φαι-
νομένου τὸ λεγόμενον, ἕκαστον γὰρ τῶν ἀλλοιούντων μορίων
τὴν τροφὴν τὸν σκοπόν τινα ἔχει καὶ τέλος ἑαυτῷ συνεξο-
μοιῶσαι τὸ ἀλλοιούμενον. εἰ μὲν οὖν ἐννοήσεις τὸν ἐκ τῆς
κοιλίας ἀναλαμβανόμενον χυλὸν, ἀλλοιούμενον ὑπὸ τῆς σαρκὸς τοῦ ἥπατος, αὐτὸν κατὰ βραχὺ μεθιστάμενον εἰς τὴν
ἐκείνου φύσιν εὑρήσεις. καὶ αὐτὸς παχύτερος ἑαυτοῦ καὶ
ἐρυθρότερος ἐξ ἀνάγκης γενήσεται, πρὶν ὁμοιωθῆναι τελέως
ἐκείνῃ. ἐὰν δὲ τὸν ἄρτον ἢ τὸ κρέας ἢ οἶνον ἢ καρποὺς
καὶ τὰ ἄλλα σιτία εἰς τὴν τοῦ αἵματος φύσιν καὶ τοῦ φλέγματος καὶ τῶν ἄλλων χυμῶν τρέπεσθαι δεῖ, πόσην προηγεῖσθαι δεῖ τὴν ἐκτροπήν; τοῦτο δὲ οὐκ ἐνδέχεται ἀθρόως
γενέσθαι. [255] δέδεικται γὰρ καὶ τοῦτο, ὡς οὐκ ἐνδέχεται τὰς ἐναντίας, ἢ ὅλως τὰς πολὺ διαφερούσας ποιότητας δέξασθαί τι, μὴ διὰ τῶν μεταξὺ πρότερον ὁδοιπορῆσαν.
καὶ διὰ τοῦτο ἐν τοῖς περὶ χρείας τῶν ἐν ἀθρώπου σώματι

rum facultates cernere licet. An fuccum nunc dicit, fignificans ciborum converfionem in fuccum, quae in ventriculo efficitur? hoc enim fortaffe probabilius eft. Nam
et quod cernitur haec dicta confirmat. Singulae enim
partes, a quibus alimentum alteratur, propofitum quid
habent et finem quendam, ut quod alteratur fibi ipfis
affimiletur. Si autem animo cogites, affumptum ex ventriculo fuccum a carne jecoris alterari, paulatim in illius
naturam transmutari comperies. Ipfeque et craffior fe
ipfo et rubicundior fiet neceffario prius quam illi perfecte affimiletur. Si vero aut panem aut carnem aut
vinum aut fructus et alia edulia in fanguinis aut pituitae aut aliorum humorum naturam verti oporteat, quantam praecedere converfionem neceffe eft? Hoc autem
repente fieri non poteft. Nam et hoc oftenfum eft, nullam rem poffe contrarias vel omnino multum differentes
qualitates recipere, nifi per media prius progreffa fit; ob
eamque caufam in libris de ufu partium corporis huma-

Ed. Chart. VI. [255.]

μορίων δέδεικται, τὴν φύσιν μεγάλην τῶν φλεβῶν πλοκὴν
κατὰ τὸ ἧπαρ δεδημιουργηκέναι, ὑπὲρ τοῦ χρονίζουσαν ἐν
τῷ σπλάγχνῳ τὴν τροφὴν αἱματοῦσθαι τελέως. εἰ γὰρ, ὡς
ἐπὶ τῆς καρδίας, μίαν κοιλίαν μεγάλην εἰργάσατο, εἶτα δὲ
εἰς αὐτὴν διὰ μιᾶς μὲν φλεβὸς εἰσῆγε τὸ αἷμα, δι᾽ ἑτέρας
δ᾽ ἐξῆγεν, οὐκ ἄν τινα χρόνον, οὐδὲ πάνυ μικρὸν, κατὰ τὸ
ἧπαρ ἔμενεν χυμὸς ὁ ἐκ τῆς γαστρὸς ἀναφερόμενος, ἀλλὰ
τῆς ἀναδόσεως ῥύμῃ φερόμενος διεξήρχετ᾽ ἂν ἑτοίμως δι᾽
ὅλου τοῦ σπλάγχνου. ἡ δὲ φύσις προμηθοῦσα τῷ σώματι,
ἵνα μένῃ ἐπὶ πλέον ἡ τροφὴ καὶ δύναιτο ἀλλοιοῦσθαι τελέως,
τὰς τῶν διεξόδων ὁδοὺς στενὰς ἐποίησε. νῦν δὲ ἰστέον ἐστὶν
ὅτι οὐ τὴν αὐτὴν ἰδέαν ἔχουσιν οἱ χυμοὶ ἐν τῷ κατὰ φύσιν
διοικεῖσθαι τὸ ζῶον οἵαν καὶ τὸ παρὰ φύσιν ἔχοντες. ἥπερ
γὰρ ξανθὴ χολὴ λεκυθώδης φαίνεται καὶ γίνεται διὰ τὴν
τῶν λεκύθων τῶν ὠῶν ὁμοιότητα κατά τε χρόαν καὶ πάχος, ἡ δὲ μέλαινα κακοηθεστέρα ἀποτελεῖται καὶ ξυστικὴν
ἢ ὀξώδη κεκλήκασιν αὐτήν. τὸ δὲ αἷμα μεταβάλλεται πολλαχῶς τοῖς ἄλλοις χυμοῖς μεμιγμένον. ὥσπερ ἐπὶ   *

ni indicavimus magnum venarum plexum a natura in
jecore factum effe, ut morans in vifcere alimentum in
fanguinem perfecte mutetur. Si enim, ut in corde, unum
magnum finum feciffet, deinde in illum finum per unam
venam fanguinem induxiffet, per aliam vero eduxiffet,
nullo tempore, ne breviffimo quidem, humor in jecore
permanfiffet is, qui ex ventriculo furfum fertur, fed impetu diftributionis raptus totum vifcus celeriter permeaf-
fet. At natura corpori confulens, ut alimentum illic diu
maneat alterarique perfecte poffit, tranfitus anguftos effecit. Hoc autem loco non eft ignorandum, non eandem
effe formam in humoribus, quum animal naturalem fuum
ftatum fervat ac quum praeter naturam affectum eft;
fiquidem flava bilis videtur, fitque vitellina, quod vitellis
ovorum tum colore tum craffitudine fit fimilis. Atra
quoque fit deterior, eamque radentem aut acidam appellant. Sanguis commutatur, dum cum aliis humoribus
multis modis commifcetur, ut in   *   Pi-

φλέγμα δὲ ψυχρὸν καὶ ὑγρόν ἐστι καὶ οἷον ἡμίπεπτός τις
τροφή. διὸ οὐ χρὴ κενοῦσθαι τὸ τοιοῦτον, ἀλλ᾽ ἐν τῷ σώματι μένειν τε καὶ ἀλλοιοῦσθαι.   *   οὐ γοῦν θαυμαστὸν, εἰ ἐκ τῶν ποικίλων τῆς φύσεως ἔργων οἱ χυλοὶ ποικίλοι γίγνονται· εἴπερ χρὴ τοὺς χυμοὺς ἐκ τῆς τροφῆς ἀλλοιουμένης γίγνεσθαι.

ζ´.

Καὶ ἐς βλάβην καὶ ἐς ὠφελείην καὶ οὔτε βλάπτειν οὔτε
ὠφελέειν.

Τρία κεφάλαιά ἐστι καθ᾽ ἃ δεῖ ἕκαστον ἐσόμενον ἰατρὸν γυμνάζεσθαι· πρῶτον μὲν τὸ περὶ διαίρεσιν καὶ σύνθεσιν, δεύτερον δὲ τὸ περὶ τὴν τῶν ἀκολούθων τε καὶ μαχομένων γνῶσιν, ἐπ᾽ αὐτοῖς δὲ τὸ τρίτον τὸ κατὰ τὴν πρὸς
ἄλληλα τῶν πραγμάτων μεταβολὴν ἐν τῷ μᾶλλόν τε καὶ ἧττον, ἴσως τε καὶ ὁμοίως. προσθετέον δὲ καὶ τὴν ταυτοῦ

tuita frigida humidaque eſt et veluti quoddam ſemicoctum
alimentum, quocirca evacuanda non eſt, ſed debet in corpore manere atque alterari.   *   Haud igi-
tur mirabile eſt, ſi ex variis naturae operibus ſucci varii
efficiuntur, ſiquidem humores ex alimento alterato fieri
oportet.

VII.

Et in noxam et utilitatem et ut neque laedant neque
juvent.

Tria ſunt capita, in quibus exerceri debet quicunque
medicus futurus eſt; primum eſt in diviſione compoſitio-
neque poſitum, alterum in conſequentium repugnantiumque
cognitione verſatur, tertium pertinet ad mutuam rerum
mutationem, quum quid majus, quid minus, quid ſimile
quidque diſſimile ſit ſpectatur, ad quae cognitio, quae eſt
de eodem et altero, adjungenda eſt; ſiquidem ita et noxa

Ed. Chart. VI. [255.]

καὶ τὴν τοῦ ἑτέρου γνῶσιν τούτοις. οὕτω γὰρ καὶ ἡ βλάβη
καὶ ἡ ὠφέλεια ῥᾳδίως γνωσθήσεται. ἀλλ' ἐπεὶ μὴ μόνον
ὠφέλειαι καὶ βλάβαι τοῖς σώμασιν ἡμῶν γίνονται κατὰ τὰς
τῶν ὁμιλούντων ἁπλᾶς ποιότητας, ἀλλὰ καὶ καθ' ὅλην τὴν
οὐσίαν, διὰ τοῦτο ἰστέον ἐστὶν ὅτι καθ' ὅλην τὴν οὐσίαν
ἰδιότητες ἤτοι οἰκεῖαι τοῖς σώμασιν ἡμῶν ἢ ἀλλότριαι κατὰ
τέτταρας ὕλαί εἰσιν, ὡς κατὰ τὰ καθαρτικὰ φάρμακα καὶ
τροφὰς καὶ τὰ δηλητήρια καλούμενα καὶ τὰ τούτων ἰάματα·
ὅσα μὲν τοῖς δηλητηρίοις ἀνθίσταται, ἀλεξιφάρμακα καλεῖται, ὥσπερ ὅσα τὰς τῶν θηρίων ἰᾶται δήξεις, θηριακά.
 *   *   διὸ θαυμάζειν εἴωθα τὴν φύσιν ὡς σο-
φώτατον δημιουργὸν, ἥπερ πρὸς τοῖς ἄλλοις ἅπασιν ὀργάνοις τὴν γλῶτταν ἐν τοῖς ζῴοις ἐποίησεν, ᾗ τὰς ὁμοιότητας
καὶ τὰς ἀνομοιότητας τῶν οὐσιῶν διακρίνει, ἵνα τὰ μὲν οἰκεῖα αἱρῆται, τὰ δ' ἀλλότρια διαφεύγῃ. αὕτη γὰρ τῇ ἀκριβείᾳ τῆς αἰσθήσεως τὰ θερμὰ καὶ ψυχρὰ καὶ ξηρὰ καὶ ὑγρὰ
διακρίνει, καὶ τὰ ὀξέα καὶ τὰ γλυκέα καὶ τὰ πικρὰ καὶ
τὰ στρυφνὰ καὶ τὰ οἰκεῖά τε καὶ μὴ οἰκεῖα διαγινώσκει,

et utilitas facile cognoscetur. Verum quum noxae et utilitates nostris corporibus afferantur, non solum a simpli-
cibus rerum nos attingentium qualitatibus, sed a tota
etiam substantia; propterea sciendum est proprietates ex
tota rei substantia prodeuntes, sive sint nostris corporibus
idoneae, sive alienae, in quadruplici materiae genere ver-
sari, ut sint purgantia medicamenta et alimenta et quae
venena nominantur et horum remedia. Caeterum quae
perniciosis occurrunt, alexipharmaca, hoc est venenorum
auxilia, quae ferarum ictibus, theriaca nuncupantur.
    *   Proinde admirari naturam velut artificem
sapientissimum soleo, quae praeter caetera omnia instrumenta linguam animalibus dederit, qua similitudines et
dissimilitudines rerum discernentia, quae idonea sunt ad-
sciscant, quae aliena respuant. Haec enim exquisito suo
sensu calida et frigida, humidaque et sicca distinguit ac
quae acria quaeque dulcia sint, quae item idonea et ali-
cua et quae amara acerbaque sint dignoscit. Quod ad

Ed. Chart. VI. [255. 256.]

καὶ πρὸς ῥᾴδιον τὸ ἔργον τοῦτο, τῶν ἄλλων ἑκάστου ἔχοντος ἓν ἢ δύο νεῦρα, εἰς τουτὶ τὸ μόριον ἓξ ἐμφύονται.
[256] * ὥσπερ οὖν τῶν μὴ τρεφόντων φύσις οὐ
πάνυ οἰκεία τοῖς ἀνθρώποις ἐστὶν, οὕτω καὶ τῶν τάχιστα
τρεφόντων οἰκειοτάτη ἐνίοτε φαίνεται. τὰ δ' ἄλλα πάντα
μεταξὺ τούτων ἐστί. καὶ τὰ μὲν μᾶλλον, τὰ δ' ἧττον δρᾶν
καὶ πάσχειν ὑπὸ τοῦ σώματος ἡμῶν δύναται· αὐτίκα μὲν
οὖν οἶνος, ἄρτος, μέλι καὶ πτισάνη πάσχειν μᾶλλον ἢ δρᾶν.
ἀλλὰ καὶ δρᾷ τι περὶ τὸ σῶμα. ὅταν γὰρ εἰς ταὐτὸν ἀλλήλοις ἥκοντα δύο σώματα διαμάχηταί τε καὶ στασιάζῃ πρὸς
ἄλληλα περὶ τῆς ἀλλοιώσεως, ἐν χρόνῳ πλείονι δρᾶν καὶ
πάσχειν ἑκάτερον αὐτῶν ἐστιν ἀναγκαῖον. ἐὰν δέ τινα οὕτω
σμικρὰν περὶ ἡμᾶς ἐνέργειαν ἢ πάθος ποιήσῃ διὰ παντός,
ὡς μηδεμίαν αἴσθησιν καὶ σαφῆ ἐργάζεσθαι, ταῦτα εὐκατα-
φρόνητα δήπουθέν ἐστιν· ὥσπερ ἐπὶ τῶν τρεφόντων ἔχει
σχεδὸν ἁπάντων· ταῦτα μὲν γὰρ περὶ τὸ ἀνθρώπινον σῶμα ἐργάζεταί τι, ἀλλ' οὐκ αἰσθητὸν οὐδὲ σαφές· αὐτῶν

facile perficiendum, quum caetera inftrumenta unum aut
duos fortita fint nervos, in hanc partem fex inferuntur.
　　　* 　　Sicut igitur natura eorum, quae non
alunt, non eft admodum hominibus idonea, fic eorum,
quae celerrime alunt, interdum videtur effe accommoda-
tiffima. Caetera omnia inter haec interjecta funt media
et partim magis, partim minus agere et pati a corporibus noftris poffunt. Jam vero vinum, panis, mel, ptifana magis pati quam agere poffunt, et tamen aliquid agunt
in corpore. Ubi enim duo corpora in idem viciffim tendentia pugnant multo tempore certantque inter fe de alteratione, utrumque ipforum, tum agere tum pati, omnino
neceffe eft. Si vero ita exiguam in nobis actionem aut
affectionem perpetuo efficiunt, ut nullum fenfum perfpicue moveant, ejusmodi certe erunt difpicienda, id quod
in rebus, quae alunt, ferme omnibus ufu venit; agunt
enim quidpiam in humano corpore, fed id neque fenti-
tur neque manifeftum eft. Si tamen diu multumque

Ed. Chart. VI. [256.]

μέντοι πολυχρόνιος προσφορὰ, μεγάλοις ἀλλοιοῖ καὶ μεταβάλλει σαφῶς τὰ σώματα· ὥσπερ ὁρῶμεν τὴν θριδακίνην
τοὺς μὲν ἐγκαιομένους τὴν γαστέρα σαφῶς ἐμψύχειν τε καὶ
ἀδίψους ποιεῖν, τοῖς δὲ κατεψυγμένους ἐναργῶς βλάπτειν.
συντελεῖ μὲν οὖν καὶ βλάπτει κατὰ τὸν ποικίλον τῆς προσφορᾶς χρόνον καὶ κατὰ τὴν τοῦ σώματος χρείαν καὶ κατὰ
τὴν ὑγρὰν ἢ ξηρὰν ἢ ψυχρὰν ἢ θερμὴν τῆς γαστρὸς κρᾶσιν. διὸ χρῆσθαι ταῖς τροφαῖς διττῶς ἔξεστι τοῖς ἰατροῖς,
καὶ ὡς σιτίοις καὶ ὡς φαρμάκοις. * * ἔστι δὲ
καὶ ἄλλα, ἃ μέσα πώς ἐστι κατὰ τὴν κρᾶσιν, ἅπερ καὶ
θερμαίνειν ἂν δόξειέν ποτε καὶ ψύχειν· ἐνίοτε δὲ μήτε
θερμαίνειν μήτε ψύχειν, ἀλλὰ οἷα παρέλαβε τὰ σώματα
διαφυλάττειν. ταῦτα δὲ οὔ ποτε τροφαὶ γίνονται, ἀλλ᾽ ἅς
ἔστιν, οὕτω καὶ φάρμακα προσαγορεύεται· κατά γε τὸ ἀληθὲς ὅλον ἀεὶ τὸ μόριον ἐνεργεῖ κατὰ τὴν ἰδιότητα τῆς ὑ-
παρχούσης ἑκάστοτε κράσεως αὐτῷ· ἀλλ᾽ ἐνίοτε μὲν τοῦ λυποῦντος ἐκράτησεν, κατεργασάμενόν τε καὶ ἀλλοιῶσαν καὶ

exhibeantur, magnopere corpora alterant evidenterque
commutant. Sicut nos videmus lactucam evidenter refrigerare eos, quorum ventriculus aeftuat et a fiti vindicare,
quorum vero refrigeratus eft, evidenter laedere. Ex quo
fit, ut profit et noceat, prout vario tempore adhibetur
et prout corpus poftulat et prout humida aut ficca aut
frigida, aut calida fit ventriculi temperatura. Quocirca
licet medicis uti alimentis duobus modis et tanquam
cibis et tanquam medicamentis. * Sunt
vero etiam alia, quae mediae quodammodo temperaturae
funt, quae interdum calefacere refrigerareque videbuntur,
interdum neque calefacere, neque refrigerare, fed talia
confervare corpora, qualia nacta funt; quae vero talia
funt, nunquam alimenta fiunt, fed prout funt, fic etiam
medicamenta nominantur. Re tamen vera tota particula
femper agit convenienter ei temperaturae, quae ipfi femper ineft. Interdum etiam fuperavit id, quod moleftum
erat, quum illud confecerit, alterarit atque concoxerit.

Ed. Chart. VI. [256.]
πέψαν αὐτό. ὅθεν ὠφέλειαν φέρει· καθ᾽ ἕτερον δ᾽ αὖ χρο-
νον ἤτοι τὴν ποιότητα τοῦ λυποῦντος ἢ τὸ πλῆθος οὐ φέρον ἐξορμᾷ πρὸς τὴν ἔκκρισιν αὐτοῦ. ἐνίοτε δὲ μεγάλως
ἀνιώμενον ἀπορρῖψαι τὸ λυποῦν ὑπ᾽ ἀσθενείας ἀδυνατεῖ.
καὶ τότε βλάβης αἰσθάνεται. τἄλλα μέντοι πολλά ἐστιν,
ἅπερ οὔτε βλάπτειν οὔτε ὠφελεῖν πέφυκέ τι ἐν τοῖς σώμασιν ἡμῶν· περὶ ὧν   *   *

η'.

Καὶ πλήθει καὶ ὑπερβολῇ καὶ ἐλλείψει καὶ διαπλοκῇ· ὧν
μὲν, ὧν δὲ οὔ.

Ἐν τῷ περὶ πλήθους δύο γένη εἶναι τοῦ πλήθους εἴ-
ρηται· τὸ μὲν ὡς πρὸς τὴν ἰσχὺν καὶ τὴν τοῦ βαστάζοντος
αὐτὸ δύναμιν, τὸ δὲ ὡς πρὸς τὴν ὑποδεχομένην χώραν.
καὶ ἐπεσκεψάμεθα πόσα τὰ σύμπαντά ἐστιν εἴδη τῶν ὑγρῶν,
τῶν βαρυνόντων τὴν δύναμιν ἢ μὴ στεγόντων ἐν τοῖς ἀγγείοις. εἴπομεν δὲ καὶ διαγνωστικὰ σημεῖα ἑκατέρου τε κα-

---

Unde etiam fructum tulit. Alio rurſus tempore, aut
ejus quod angit qualitatem aut copiam non ferens, ad
illud excernendum impellitur. Interdum magnopere af-
flicta expellere id quod angit prae imbecillitate non
poteſt. At tunc noxam perſentit. Multa etiam alia ſunt,
quae ſuapte natura noſtra corpora neque laedunt, neque
juvant. De quibus   *   *

VIII.

*Et plenitudine et exuperantia et defectu et complicatione,
nonnullorum quidem etiam, nonnullorum vero non.*

In libro de plenitudine duo eſſe genera plenitudinis
dictum eſt: alterum ut ad robur et vires refertur ejus,
qui eam fert, alterum ut ad ſuſcipientem capacitatem; et
expendimus, quot ſint genera eorum humorum, qui vires
gravant aut qui contineri vaſculis non poſſunt. Expoſuimus etiam ſigna plenitudinis cognoſcendae, quae ad

Ed. Chart. VI. [256. 257.]

τὰ τὸ πλῆθος γένους, ἑκάστου τε τῶν καθ᾽ ἑκάτερον ἰδίᾳ,
τοῦ τε πρὸς δύναμιν καὶ τοῦ ὥσπερ τῇ περιεχούσῃ χώρᾳ
μετρεῖται· ὡς τὸ διατείνεσθαι καὶ ῥήγνυσθαι διὰ πλῆθος
αὐτῶν τῶν περιεχόντων ἀγγείων ἐστὶ πάθος, τὸ δὲ βαρύνεσθαι δυνάμεως αἰσθητικῆς. ἐκ δὲ τοῦ πλήθους τὴν γένεσιν ἔχειν φαίνεται πολλὰ τῶν νοσημάτων [257] καὶ τοῦ
μὲν πρὸς αἰσθητικὴν δύναμιν πλήθους ἐναργέστατόν ἐστι
γνώρισμα τὸ βάρος. οὐ μήν γε ἀεὶ, βάρους ὄντος ἔν τινι
μέρει, πλῆθος χυμῶν ἐν ἐκείνῳ ὑπάρχει. τοῦ δὲ κατὰ τὰς
ἀρτηρίας πλήθους ὡς πρὸς δύναμιν αὐτῶν γνωρίσματα διὰ
τῆς περὶ τῶν σφυγμῶν εἴρηται πραγματείας, καὶ τῶν ἄλλων ἁπάντων τοῦ σώματος μορίων ἐν τῷ περὶ πλήθους,
μάλιστα μὲν ἔνθα ἐγράψαμεν ἔνια συμπτώματα εἶναι ἑκατέρου τοῦ πλήθους, ἔνια δὲ οὐχ ἁπλῶς εἶναι σημεῖα πλήθους, ἀλλὰ τοιοῦδε πλήθους, ἔνια δ᾽ ὅλων οὐδενὸς πλήθους,
ἀλλ᾽ ἤτοι κακοχυμίας καὶ διαφθορᾶς ἢ ἀρρώστου δυνάμεως
ἢ ὄγκου τῶν σωμάτων τῶν στερεῶν. ὃ μὲν οὖν φησιν αὐ-

utrumque plenitudinis genus pertinent, et item privatim
figna utriusque tum ejus quod ad vires refertur, tum
ejus, quod continenti capacitate metimur, ut diftendi ac
rumpi prae plenitudine eft continentium vaforum affectio,
gravari, fenfitricis facultatis. Ex plenitudine autem multi
morbi oriuntur. Ac plenitudinis quidem, quae fenfitrice
facultate aeftimatur, evidentiffimum fignum eft gravitas.
Non tamen femper fit, ut fi gravitas aliqua in parte fit,
in eadem humorum plenitudo infit. Ejus autem plenitudinis, quae in arteriis eft, utpote quae ad ipfarum vires
refertur, figna in libris de pulfibus oftendimus, ut aliarum omnium corporis partium indicia in libro de plenitudine, praefertim in illo loco, in quo fcripfimus quaedam effe utriusque plenitudinis fymptomata, quaedam non
effe abfolute, fed hujusmodi plenitudinis figna, quaedam
nullius prorfus plenitudinis, fed vel malitiae humorum
vel corruptelae, vel imbecillis facultatis vel tumoris folidorum corporum notas effe. Quod igitur ipfe nunc ait,

τὸς νῦν καὶ τῷ πλήθει καὶ τῇ ὑπερβολῇ βλάπτειν τὰς τροφὰς ἀληθὲς εἶναι πάντες ὁμολογοῦσιν. σύμφωνον γάρ ἐστι
τῷ ἐν τοῖς ἀφορισμοῖς εἰρημένῳ, ἔνθα φησὶν, ὅκου ἂν τροφὴ παρὰ φύσιν πλείων εἰσέλθῃ, τοῦτο νόσον ποιεῖ· ὃ γὰρ
ἐνταῦθα πλῆθος ὀνομάζει, ἐκεῖ πλέον καλεῖ. ἐπειδὴ δὲ
ἕκαστον μόριον ἐκ τῆς οἰκείας αὐτῷ τρέφεται τροφῆς, ἐὰν
μὲν εἰς αὐτὸ εἰσέλθῃ χυμός τις ἑτέρῳ μὲν μορίῳ κατὰ φύσιν, ἀλλότριος δὲ καὶ παρὰ φύσιν ἐκείνῳ, νόσον οὐ ποιήσει,
ἐὰν μὴ πολὺς εἴη· ἐὰν δὲ πλείων εἰσέλθῃ, νόσον ποιεῖ. χρὴ
γὰρ τὴν μέλλουσαν νόσον ἐργάζεσθαι τροφὴν οὐ μικρῷ τινι
τῆς συμμετρίας ὑπερέχειν, ἀλλὰ μεγάλως καὶ ὑπερβαλλόντως. ὃ δὲ περὶ τῆς ἐλλείψεώς φησιν, ἐνίοις τῶν ἰατρῶν
οὐκ ἀρέσκει. ἔδοξε μὲν αὐτοῖς ἐπὶ μὲν τῷ πλήθει γίγνεσθαι πολλὰ νοσήματα, ἐπὶ δὲ ἐλλείψει καὶ δι' ἔνδειαν μηδέν.
Ἱπποκράτης δὲ ἡγεῖται καὶ δι' ἔνδειάν ποτε νοσεῖν ἡμᾶς·
εἴ γε ἐν ταῖς ἐνδείαις ἕπεται ποτὲ μὲν ψυχρότης, ποτὲ δὲ
ξηρότης, ποτὲ δὲ ἄμφω· ἅπερ ὅταν εἰς τοσοῦτο μέγεθος
ἥκωσιν, ὡς ἐνέργειαν ἤδη βλάπτειν, τὰ νοσήματα τίκτουσι

alimenta laedere et plenitudine et exceſſu, verum eſſe
omnes conſitentur. Eſtque conſonum iis, quae in aphorismis dicuntur, ubi ſcriptum eſt: *Ubi alimentum praeter
naturam plus ingeſtum eſt, hoc morbum facit.* Quod enim
hic dicit plenitudinem, illic plus dixit. Quoniam autem
unaquaeque pars alimento ſibi idoneo alitur, ſi in ipſam
ingrediatur humor aliquis, qui ſecundum naturam alteri
conveniat, illi vero ſit alienus et praeter naturam, morbum ille, niſi copioſus ſit, non gignet. Si copioſior ingrediatur, morbum afferet, quippe quum id, quod morbum gignere debet alimentum, non exigua mole juſtum
modum, ſed magnopere et eximie excedat, neceſſe eſt.
Quod vero addidit de defectu, quibusdam medicis non
probatur; eis quidem videtur ex plenitudine multos oriri
morbos, at ex defectu et indigentia nullum. At Hippocrates arbitratur etiam nos ex defectu in morbos incidere.
Siquidem ex defectionibus interdum refrigeratio, interdum

πολλά. ὡς καὶ τὸ πλῆθος ἐνίοτε μὲν τοὺς παρὰ φύσιν
ὄγκους, ἐνίοτε δὲ τὰς ἀποπληκτικὰς διαθέσεις, ἐνίοτε δὲ
τὰς τῶν φλεβῶν ῥήξεις· εἰ μή τις φθάνῃ κένωσιν ποιεῖν,
πρὶν ἂν μέγα τι κακὸν περὶ τὸ ζῶον ἐργάζηται. ἀλλὰ καὶ
Πλάτων ταὐτὸ τοῦτο περὶ πλεονεξίας τε καὶ ἐνδείας λέγει.
οὐκ ἄτοπον δ᾽ ἴσως τὴν αὐτοῦ παραγράψαι ῥῆσιν ἔχουσαν ὧδε· τεττάρων γὰρ ὄντων, ἐξ ὧν συμπέπαγε τὸ σῶμα,
γῆς, πυρὸς, ὕδατος καὶ ἀέρος· τούτων ἡ παρὰ φύσιν πλεονεξία καὶ ἔνδεια καὶ τῆς χώρας μετάστασις ἐξ οἰκείας εἰς
τὴν ἀλλοτρίαν γινομένη, πυρός τε αὖ καὶ τῶν ἑτέρων, ἐπειδὴ γένη πλέω ἑνὸς ὄντα τυγχάνει, τὸ μὴ προσῆκον ἕκαστον
ἑαυτῷ προσλαμβάνει καὶ πάνθ᾽ ὅσα τοιαῦτα, στάσεις καὶ
νόσους παρέχει. ὅταν μὲν οὖν κατὰ φύσιν ἔχωμεν, διὰ ταῦτα μέτρῳ ἀλλήλοις κεκραμένα, ὑγιαίνομεν· ἐλλείποντος δέ
τινος ἢ πλείονος γιγνομένου ἢ μεταστάντος εἰς ἀλλοτρίαν
χώραν, νοσοῦμεν. καὶ πρόδηλον ὅτι ἥ τε πλεονεξία καὶ ἡ

siccitas, interdum utraque confequatur. Haeque ubi ita
auctae fint, ut actionem jam laedant, multos morbos pariunt, ficut etiam plenitudo modo tumores praeter naturam, modo morbum attonitum, modo ruptiones venarum,
nifi quis evacuando praeveniat prius quam corpus animantis aliquo magno malo afficiatur. Quin etiam Plato
de redundantia ac defectione hoc idem cenfuit. Nec
erit fortaffe abfurdum, ejus verba adfcribere, quae funt
hujusmodi: *Quum quatuor*, inquit, *fint ex quibus corpus
compactum eft, terra, ignis, aqua et aër, eorum praeter
naturam redundantia atque defectio et loci ex proprio in
alienum facta mutatio, itemque ignis et aliorum, quum
partes plus ex uno nactae fint, nec quod fibi convenit,
unaquaeque affumpferit, caeteraque hujusmodi omnia, fe-
ditiones et morbos afferunt. Quum igitur fecundum naturam affecti fumus, ex his menfura quaedam inter fe contemperatis, bene valemus. Si vero defit quidpiam aut
redundet aut fit facta in alienam fedem commigratio,
aegrotamus.* Ac perfpicuum eft bonam temperiem redun-

ἔνδεια διαφθείρει τὴν εὐκρασίαν. Ἡρακλείδης μέντοι ὁ Τα-
ραντῖνός φησι τὸν παλαιὸν ταῦτα γεγραφέναι περὶ τῆς τῶν
προσφερομένων ποσότητος, ἵνα γνῶμεν πότερον πολὺ ἢ ὀλίγον δοτέον. ἐπιβλέπειν δὲ χρῆναι καὶ εἰς τὰ νοσήματα
καὶ τὴν δύναμιν τοῦ κάμνοντος· ἔτι τε τὴν ἡλικίαν καὶ
τὴν ὥραν καὶ ἔθος καὶ τἆλλα τούτοις ἀνάλογα. εἰ μὲν οὖν,
φησὶν, ἡ δύναμις τοῦ κάμνοντος εἴη ἀσθενὴς καὶ ἡ κατὰ τὸ
σῶμα διάθεσις ἤτοι κατὰ διαφθορὰν ἢ κατὰ ἔνδειαν, ὀλίγην τροφὴν τούτοις δοτέον μέν, πολλάκις δέ· ὅτι πολλῶν ἡ
διάθεσις χρῄζει· ὀλίγην δέ, ὅτι ἄρρωστος ἡ δύναμις τυγχάνει. ἴσμεν γὰρ ὅτι ἡ ἔνδεια τῆς προσθέσεως δεῖται. [258]
εἰ δὲ μήτε ἔνδεια παρείη μήτε διαφθορά, συμμετρία δέ
τις τῶν κατὰ φύσιν εἴη χυμῶν ἢ καὶ πλῆθος, τότε ὀλιγάκις καὶ ὀλίγα προσφέρειν χρή. εἰ δὲ μετὰ ἐνδείας ἢ διαφθορᾶς ἡ δύναμις ἐρρωμένη τύχοι, τότε τοῖς οὕτω διακειμένοις καὶ πολλὰ καὶ πολλάκις δοτέον. ταῦτα γοῦν λελέχθαι
μὲν αὐτῷ ἀληθῶς φαμεν, οὐ προσηκόντως δέ. σφαλεὶς γὰρ

dantia defectioneque corrumpi. Et tamen Heraclides Ta-
rentinus ait, fenem haec fcripfiffe omnia de quantitate
eqrum, quae offeruntur, ut nofcamus utrum multum an
parum dandum fit. Habendamque effe rationem morborum et virium aegrotantis hominis, praeterea vero etiam
aetatis, anni temporis, confuetudinis et aliorum, quae his
proportione refpondent; nam fi, inquit, vires aegroti debi-
les fint et affectio, qua corpus conflictatur, fit aut ex
corruptela aut ex indigentia, parum quidem alimenti, fed
faepe dandum eft. Caufa eft, quia malum multa expetit.
Parum vero dandum, quia imbecillae vires funt. Scitum
enim eft, ab indigentia poftulari additionem. At fi neque indigentia, neque corruptela adfit, fit autem juftus
modus fecundum naturam humorum vel etiam plenitudo,
tum raro et pauca offeremus. At fi vires validae fint
cum indigentia corruptelaque conjunctae, tunc hominibus
ita affectis et multa et faepe danda erunt. Haec ab illo
vere quidem dicta, fed non accommodate, fatemur. De-

τῇ τοῦ ἀφορισμοῦ ἐννοίᾳ, οὗ ἡ ἀρχὴ καὶ οἷσιν ἅπαξ ἢ δὶς
καὶ πλείω · εἰς ὃν καθάπερ καὶ εἰς τοὺς ἄλλους ἅπαντας,
ἔστιν ἐξήγησις αὐτοῦ, ἤγητο περὶ τοῦ αὐτοῦ λέγειν νῦν τὸν
συγγραφέα, περὶ οὗ ἐν τοῖς ἀφορισμοῖς ἔγραψεν Ἱπποκράτης. καὶ διὰ τοῦτο ἡγεῖται προστεθεῖσθαι τάδε, ὧν μὲν,
ὧν δὲ οὔ. ὅπερ οὐκ ἀληθές, ὥσπερ οὐδὲ τὸ περὶ   *

θ'.

Καὶ πάντων ἐς θερμασίην βλάπτει καὶ ὠφελέει. εἰς ψύξιν
βλάπτει καὶ ὠφελέει. εἰς δύναμιν βλάπτει καὶ ὠφελέει.

Τρία ἐστὶ τὰ τῆς προσφορᾶς τῶν τροφῶν κεφάλαια, τὸ
ποσὸν τῶν σιτίων καὶ τὸ ποιὸν καὶ ὁ τρόπος τῆς χρήσεως
αὐτῶν. ἡμεῖς δὲ τοῦ τροφὴν προσφέρεσθαι σκοπὸν ἕνα κοινὸν ἐπὶ πάντων ἐδείξαμεν ὑγιαινόντων τε καὶ νοσούντων, τὴν
φυλακὴν δηλονότι τῆς ζωτικῆς δυνάμεως. διὰ ταύτην γὰρ
τὴν δύναμιν ἐσθίομέν τε ὑγιαίνοντες καὶ πίνομεν καὶ τἆλλα

ceptus enim fententia aphorifmi, cujus initium eft: *et
quibus femel aut bis et quibus plura* etc. In quem, ficut
in alios omnes, ejus extat explanatio, exiftimavit, auctorem nunc de eadem re verba facere, de qua Hippocrates
in aphorismis confcripfit, ob eamque caufam addita effe haec
verba arbitratur: *ac nonnullorum quidem etiam, nonnullorum autem non*, quod verum non eft, ficut neque illud,
quod de   *

IX.

*Et omnium ad calorem laedunt et juvant; ad frigus lae-
dunt et juvant; ad facultatem laedunt et juvant.*

Tria funt dandi alimenti capita, quantitas ciborum,
qualitas et utendi modus. Nos autem unum communem
alimenti offerendi et in bene valentibus et in aegrotantibus fcopum effe docuimus, vitalis facultatis confervationem. Hujus enim facultatis ope fani edimus, bibimus
caeteraque omnia vitae munia exercemus; propter hanc

πάντα πράττομεν, ὅσα πρὸς τὴν ζωήν ἐστι. καὶ διὰ τὴν
αὐτὴν καὶ νοσοῦντες ἐπὶ τροφὴν παραγινόμεθα. ὥσπερ γὰρ
τὸ νόσημα τὰ βοηθήματα ἐνδείκνυται τῆς διαθέσεως ἑαυτοῦ, ὡς φλεβοτομίαν ἢ κάθαρσιν ἢ ἄλλο τι τοιοῦτον, οὕτως ἡ τῆς δυνάμεως φυλακὴ τὴν τροφὴν ἐνδείκνυται μόνην.
ἐπεὶ δὲ ἡ τροφὴ βλάπτει πολλάκις, ὡς μὴ κατὰ καιρὸν δοθεῖσα, ἐπισκοπούμεθα διὰ τοῦτο τῆς νόσου τὴν διάθεσιν,
ὡς κωλύουσαν τὴν τροφήν. ὅταν οὖν μὴ κωλύῃ, κελεύει τε
ἡ δύναμις, τηνικαῦτα τρέφομεν. καὶ μηδαμῶς ἡ τροφὴ
βλάπτει, ἀλλὰ μᾶλλον ὠφελεῖ. ἵνα γὰρ τὸ ζῶον διαμένῃ,
δεῖται οὐ τροφῆς μόνον, ἀλλὰ καὶ ἀέρος. καὶ ἡμεῖς ἑκατέρου χρείαν ἐπιστάμεθα. καὶ γὰρ ἡ μὲν ἀναπνοὴ τὴν συμμετρίαν τῆς ἐμφύτου θερμασίας φυλάττει· ἡ δὲ τῶν σιτίων
προσφορὰ τὸ διαρρέον τῆς σωματικῆς οὐσίας ἀναπληροῖ. εἰ
μὲν οὖν τὸ ἔμφυτον θερμὸν, ᾧ μάλιστα ἀναφέρει τὰ σωμα-
τικὰ τῶν ἔργων Ἱπποκράτης, μὴ ἀκριβῶς βλάττοιτο, οὐ
μόνον οὐκ ἔστι δυνάμενον τὰς ἔμπροσθεν ἐνεργείας ἐπιτελεῖν,
οὐδὲ τρέφειν ἡμᾶς, ὅπερ ἦν αὐτῷ κυριώτατον, ἀλλὰ διαφθεί-

eandem etiam aegroti ad cibum potumque progredimur,
nam ut morbus auxilia fuae affectionis indicat, ut fanguinis miffionem aut purgationem aut aliquid aliud hujusmodi, fic facultatis confervatio alimentum folum indicat.
Quia vero alimentum faepe laedit, utpote quod non fit
datum in tempore, ideo morbi affectionem, tanquam dari
alimentum prohibeat, expendimus, quumque affectio non
prohibeat, jubeat vero facultas, tum alimus; ac tantum
abeft, ut alimentum ullo modo noceat, ut etiam potius
juvet. Ut enim animal duret, indigens eft non modo alimenti, fed etiam aëris, nosque utriusque ufum novimus;
fiquidem• refpiratio nativi caloris fymmetriam confervat,
ciborum vero oblatio id, quod de corporea fubftantia defluit, refarcit; quod fi innatus calor, cui corporea opera
Hippocrates praecipue accepta refert, non accurate confervetur, non modo non poteft priores actiones obire,
neque nos alere, quod ejus erat praecipuum munus vel

Ed. Chart. VI. [258. 259.]

ρει τε καὶ τήκει τὸ σῶμα. ὠφελεῖ γοῦν καὶ βλάπτει ἡ τροφὴ καὶ εἰς θερμασίαν καὶ εἰς ψύξιν ἄμετρον ἢ σύμμετρον
τραπεῖσα. θερμασία μέν τις ἔμφυτος ἐν ἥπατι παρέχεται,
καθ᾽ ἣν αἷμα γεννᾶται· θερμασία δὲ ἑτέρα πλείων ἐστὶ κατὰ τὴν καρδίαν, εἰς γένεσιν θυμοῦ δοθεῖσα τοῖς ζώοις. δεῖται δὲ ἡ αὐτὴ θερμασία τροφῆς, ὥσπερ ἡ ἑτέρα τῆς ἀναπνοῆς. ἐν μὲν οὖν τοῖς ζώοις αὐτοῖς, ὅσα τῶν ἐδεσμάτων,
ἵνα ἐξομοιωθῇ τελέως καὶ θρέψῃ τὸ σῶμα, χρόνου δεῖται,
ψῦχος μᾶλλον ἢ θάλπος ἐν τῷ παραχρῆμα ἐπάγειν φαίνεται. θερμαίνει μὲν ἐν τῷ χρόνῳ καὶ ταῦτα, ὡς τἄλλα ἐδέσματα, εἰ μόνον αὐτοῖς προσγένηται τὸ θρέψαι τὰ σώματα.
τροφὴ γὰρ ἅπασα κατὰ τὸν ἑαυτῆς λόγον αὔξει τὸ τοῦ ζώου
θερμόν. μάλιστα οὖν χρὴ προσέχειν τὸν νοῦν ἐν ἅπασι
τοῖς δυνάμει θερμοῖς ἢ ψυχροῖς εἶναι λεγομένοις, [259]
εἴτε τῆς φύσεώς ἐστι τῶν τρέφειν δυναμένων εἴτε μόνον
ἀφορμὴν ἀλλοιώσεως λαμβάνοντα· κἄπειτα κατὰ τὴν οἰκείαν
φύσιν ἀλλοιούμενα διατίθησί πως τὸ σῶμα· καὶ εἰ μηδ᾽
ὅλως ἀλλοιοῦται πρὸς αὐτοῦ κατὰ μηδέν. εἰ μὲν γὰρ ἐκ τοῦ

maxime, fed corpus corrumpit ac liquefacit. Juvat igitur
et nocet alimentum, quum in calorem et frigus moderatum aut immoderatum convertitur. Et tamen calor innatus in jecore continetur, cujus ope fanguis gignitur.
Major vero eſt alius calor in corde, qui ad iram exci-
tandam eſt animantibus tributus. Qui non fecus indiget
alimento quam ille alter refpiratione. In animantibus
autem cibi, qui ut affimilentur et corpus alant, fpatio
temporis egent, hi frigus univerfi potius quam calorem in
praefenti afferre videntur. Calefaciunt autem hi quoque
progreffu temporis ficut alia edulia, fi folum ut corpus
alant, confequantur. Omne enim alimentum fuapte ratione calorem animantis auget. Quocirca adhibenda maxime mens eſt iis omnibus, quae poteſtate calida aut frigida effe dicuntur, fintne ex natura eorum, quibus ali
corpus poffit, an folum occafionem alterationis nancifcan-
tur, deinde convenienter, propria natura alterata, corpus
quodammodo afficiant, et an ab eodem nullo modo ulla

γένους εἴη τῶν τρεφόντων, εἰ μὲν κρατηθείη, θερμαίνει·
μὴ κρατηθέντα δὲ ψύχει. εἰ δὲ τῶν ἐπ᾽ ὀλίγον ποσὸν ἀλλοιουμένων, θερμαίνει πάντως· εἰ δὲ τῶν μηδ᾽ ὅλως, ψύχει
μάλιστα. ὥσπερ δὲ τὸ θερμὸν καὶ τὸ αἷμα διὰ τῆς τροφῆς
αὐξάνεται, οὕτω ξηραίνεται ἐν ταῖς ἀσιτίαις τὸ αἷμα καὶ
παχύτερον ἑαυτοῦ γίνεται. προστίθησι δὲ, ὠφέλειάν τε καὶ
βλάβην εἶναι εἰς τὴν δύναμιν. προσέχειν οὖν χρὴ τὸν νοῦν
ἀκριβῶς, ἵνα γνῶμεν ὅτι ἡ δύναμις ἕξει τὴν μίαν ἔνδειξιν
ἀεὶ, ἥτις ἐστὶν ἑαυτῆς φυλακή. φυλάττεται δὲ κατὰ μὲν
πρῶτον λόγον ἐκ τοῦ τῆς οὐσίας αὐτῆς τὸ κενούμενον ἢ
ἀλλοιούμενον ἐπανορθοῦσθαι· κατὰ δεύτερον δὲ ἐκ τοῦ κωλύειν ἡμᾶς τὰ κενοῦν ἢ ἀλλοιοῦν τὴν οὐσίαν αὐτῆς δυνάμενα. τούτων μὲν οὕτως ἐχόντων ἐπὶ μὲν τῶν ὑγιαινόντων συμφωνία τῶν πραττομένων ἁπάντων ἐστὶν εἰς τὴν
διαμονὴν αὐτῆς· ἐπὶ δὲ τῶν νοσούντων οὐκ ἀεί. μέγιστον
γοῦν ἐστι τὸ τῶν δυνάμεων ἀξίωμα, εἴπερ τὸ ζῆν ἡμῖν ἐκ
τῆς τούτων ὑπάρχει φυλακῆς. ἡ δύναμις οὖν ἁπάντων

in re alterentur. Si enim fint ex genere nutrientium,
fiquidem vincantur, calefaciunt; fi non vincantur, refrigerant. Sin ex iis fint, quae parum quid alterantur,
omnino calefaciunt. Si denique ex iis, quae nihil omnino
alterantur, maxime refrigerant. Quemadmodum autem
calor et fanguis alimento augetur, fic fanguis ciborum
inopia arefcit et fe ipfo fit craffior. Addit autem et
noxam et utilitatem in facultatem. Eft igitur hoc diligenter animadvertendum, ut nofcamus facultatis unam
femper indicationem, fui ipfius nimirum confervationem.
Ea autem praecipua ratione cuftoditur, id, quod e fua
fubftantia vacuatur aut alteratur, corrigendo. Secundo
vero loco cohibendo ea, quae ipfius evacuare aut alterare fubftantiam poffunt. Quae quum ita fint, in bene
valentibus confenfus omnium eorum, quae agenda funt,
eo pertinet, ut ipfa perennis fit, in aegrotantibus vero
non femper. Maxima autem eft virium dignitas, fiquidem
vita in nobis ex harum cuftodia exiftit. Facultas ergo
prima omnium eft hominibus confervanda, ut neque ejus

Ed. Chart. VI. [259.]

πρῶτον φυλακτέα τοῖς ἀνθρώποις ἐστὶν, ἐκ τοῦ μήτε κενοῦσθαι τὴν οὐσίαν αὐτῆς μήτε ἀλλοιοῦσθαι τοσαύτην ἀλλοίωσιν, ὅση πλησιάσει φθορᾷ. μόριον δὲ ταύτης τῆς φυλακῆς
εἶναί φαμεν, ὅταν τὴν εὐκρασίαν ἤτοι φυλάττωμεν οὖσαν, ἢ
οὐκ οὖσαν ἐργαζώμεθα. διὸ πρὸς τὴν τῶν δυνάμεων φυλακὴν εὐλαβεῖσθαι δεῖ οἷς μήτε πλείω διῷς μήτ' ἐλάττω. τὸ
μὲν γὰρ πλείω τοῦ προσήκοντος διδόναι ἀπεψίας αἴτιον
γίνεται, πλὴν ὅτι καὶ βαρύνει τὸ σῶμα· τὸ δ' αὖ μηδ'
ὅλως τρέφειν ἀσῶδές ἐστι καὶ κακωτικὸν τοῦ στομάχου καὶ
τῆς δυνάμεως καταβλητικὸν, καὶ πολλάκις τῆς κακοχυμίας
αὐξητικόν.

ί.

Δυνάμιος δὲ ποικίλαι φύσιες.

Πᾶσαν δύναμιν ἀπὸ τοῦ δύνασθαι ποιεῖν, ὕπερ ἂν δύναται, καλεῖν εἰθίσμεθα. τινὸς γὰρ δύναμίς ἐστι· καὶ τὴν
νοῦσον αὐτῆς ἐν τῷ πρός τι κεκτήμεθα. καὶ διὰ τοῦτο

---

fubstantia evacuetur, neque tanta alteratione immutetur,
ut corruptelae propinqua fit. Hujus autem custodiae partem effe dicimus, quum vel aptam temperiem praefentem
fervamus, vel abfentem inducimus. Quocirca ad facultatem confervandam cavendum eft, ne plura offeras, neve
pauciora. Si enim plura quam par eft des, cruditatis
caufam afferes, praeterquam quod etiam corpus praegra-
vabis, ficut rurfum omnino non nutrire et ftomachi fafti-
dia creat et eundem laedit et vires labefactat et malos
fuccos adauget.

X.

Facultatis autem variae naturae.

Facultatem omnem ex poteftate efficiendi id, cujus
habet poteftatem, nominare folemus. Alicujus enim facultas eft, ejusque notionem confequimur ex eo, quod ad

οὕτως αὐτὴν ὀνομάζομεν, ὅταν τὴν οὐσίαν ἀγνοῶμεν. ὅταν
δὲ ῥώμην ἢ ἀρετὴν δυνάμεως λέγωμεν, ἢ καὶ ἀῤῥωστίαν τε
καὶ κακίαν, τότε ὡς πρὸς τὴν ἐνέργειαν ἀκούειν χρὴ τῶν
ὀνομάτων. αἱ μὲν οὖν ἐν τῷ σώματι τῶν ζώων δυνάμεις
ὀργάνων ἐπιτηδείων δέονται πρὸς τοὔργον. καὶ ὡς οἱ κατὰ τὰς πόλεις τέκτονες ὀργάνοις τισὶ χρῶνται, δι' ὧν τὸ
σφέτερον ἔργον ἀποτελοῦσι, οὕτως αἱ δυνάμεις. οὐσῶν δὲ
τριῶν ἐν ἡμῖν, τῆς ψυχικῆς καὶ ζωτικῆς καὶ φυσικῆς, αἵπερ διοικοῦσι τὸ ζῶον καὶ ἑτερογενεῖς ἀλλήλων εἰσὶν, ὥσπερ
ἐκ πηγῆς τινος ἰδίας ἑκάστη παντὶ τῷ σώματι διανέμεται. ἔστι δ' ἡ μέν τις αὐτῶν εἰς τὸ τρέφεσθαι τὸ ζῶον
ἀναγκαία καὶ κοινὴ πρὸς τὰ φυτά· καὶ οἷον πηγὴν ἔχει τὸ
ἧπαρ. ὀχετοῖς δὲ ἐξ αὐτῆς εἰς ὅλον τὸ σῶμα διασπειρομέ-
νους τὰς φλέβας, ἣν ἔξεστιν ἐπιθυμητικὴν ἢ φυσικὴν ἢ
καὶ θρεπτικὴν ὀνομάζειν. ἑτέρα δὲ οὐ μόνον ὡς φυτοῖς
ἡμῖν ἢ ζῶσιν, ἀλλὰ καὶ ὡς ζώοις ὑπάρχουσα ψυχὴ κατὰ
τὴν καρδίαν ἵδρυται, πηγή τις οὖσα καὶ ἥδε τῆς ἐμφύτου

aliquid refertur.   Proinde fic ipfam appellamus, quum
effentiam ignoramus.   Quum vero aut robur aut virtutem facultatis dicimus, aut etiam infirmitatem et vitium,
tunc nomen intelligendum eſt, ut ad actionem refertur.
Facultates igitur, quae in corporibus animantium funt, ad
fuum opus peragendum accommodatis egent inſtrumentis,
et ut fabri, qui in urbibus vitam degunt, quibusdam inſtrumentis utuntur, quibus fua opera abfolvunt, fic facultates.   Quum autem in nobis tres facultates fint, animalis, vitalis et naturalis, quae animal gubernant, fintque
diverfi inter fe generis, unaquaeque veluti ex fuo quodam fonte toti eſt corpori diſtributa.   Earum una ad
alendum animal neceffaria eſt, ac communis cum ſtirpibus et veluti fontem jecur habet, rivulos vero ab hoc in
totum corpus difperfos, venas.   Hanc vel appetitricem
vel naturalem vel altricem vocare licet.   Altera eſt, quae
non modo in nobis, ut ſtirpibus aut viventibus, fed etiam
ut animalibus anima ineſt, quae fedem habet in corde

Ed. Chart. VI. [259. 260.]

θερμασίας. ὀχετοὶ δὲ ταύτης τῆς πηγῆς αἱ ἀρτηρίαι· καλεῖται δὲ καὶ αὐτὴ πολλοῖς ὀνόμασι· καὶ γὰρ δύναμις ζωτι-
κὴ καὶ δύναμις θυμοειδὴς καὶ ψυχὴ θυμοειδὴς ὀνο- [260]
μάζεται. τρίτη δὲ ἐν ἐγκεφάλῳ ἐστὶ ψυχὴ λογικὴ, τῶν
κατὰ προαίρεσιν ἐνεργειῶν ἅμα ταῖς αἰσθήσεσιν ἐξηγουμέ-
νη. ταύτης δ' ἐστὶ καὶ μόρια, οἷς χρῆται ὥσπερ ὀχετοῖς
τισι, τὰ νεῦρα, αἴσθησίν τε καὶ κίνησιν ἐπιπέμπουσα δι'
αὐτῶν τῷ ζώῳ παντί. καὶ διὰ τοῦτο εἶπεν αὐτὸς ποικίλας
εἶναι τὰς τῆς δυνάμεως φύσεις, ὡς ἐν ποικίλοις τοῦ σώματος μορίοις συνεστώσας καὶ ἐκ ποικίλων οἷς πηγῶν ὁρμω-
μένας. Ἡρακλείδης δέ φησιν ἐνταῦθα περὶ τῶν φυσικῶν
δυνάμεων ἀκούειν ἡμᾶς χρῆν. ὅπερ οὐκ οἶμαί γε ἀπίθανον.
ὑπέλαβε γὰρ κατὰ τὸν Ἱπποκράτη τὴν φύσιν τὰς δυνάμεις
ἔχειν, ἑλκτικὴν μὲν τῶν οἰκείων μίαν, ἀποκριτικὴν δὲ ἑτέραν τῶν ἀλλοτρίων, τρίτην δὲ ἀλλοιωτικὴν καὶ τὴν τετάρτην
τὴν καθεκτικήν. ὃ καὶ ἀληθές ἐστι καὶ ἡμεῖς ἐν ἑκάστῳ
τῶν ὀργάνων οὔσας ἀπεδείξαμεν.

eſtque veluti innati caloris fons quidam.   Hujus fontis
rivuli ſunt arteriae.   Caeterum multis nominibus appellatur, nam et ſacultas vitalis et ſacultas, quae iraſcitur et
anima irarum aeſtu ſluctuans nominatur.   Tertia ſita in
cerebro eſt anima particeps rationis, quae voluntariis
actionibus una cum ſenſibus praeſidet.   Haec utitur ipſa
quoque partibus quibusdam ceu rivulis, hoc eſt nervis,
per quos ſenſum et motum in totum animal transmittit.
Ideo ipſe varias eſſe ſacultatis naturas dixit, ut quae in
variis corporis partibus conſiſtant et ex variis veluti fon-
tibus emanent.   Heraclides autem cenſet nos haec de naturalibus ſacultatibus accipere debere.   Quod non abſur-
dum exiſtimo.   Rebatur enim ex Hippocratis ſententia
naturam praeditam eſſe ſacultatibus, ut trahendi ea, quae
apta ſunt, excernendi quae ſunt aliena, itemque alterandi
et quarto loco retinendi.   Quod ſane verum eſt et nos
in unoquoque inſtrumento eſſe demonſtravimus.

ια'.

Χυλοὶ φθείροντες καὶ ὅλον καὶ μέρος καὶ ἔξωθεν καὶ ἔνδοθεν.

Ἡ φθορὰ διττῶς λέγεται, ἡ μὲν ἐν τῷ γίγνεσθαι, ἡ
δὲ ἐν τῷ γεγονέναι. τὰ δὲ πράγματα κατὰ τέτταρας τρόπους φθείρεσθαι εἴωθεν. ὅτι καὶ τὰ στοιχεῖα τῆς οὐσίας
αὐτῶν ἐστι τέτταρα· τὰ μὲν διὰ ξηρότητα φθείρεται, τὰ δὲ
δι' ἄμετρον θερμότητα ἢ ψυχρότητα ἢ καὶ ὑγρότητα.
φθείρεται γὰρ τὴν φύσιν, ἕκαστον θερμαινόμενον ἢ ψυχόμενον ἢ ξηραινόμενον ἢ ὑγραινόμενον. μάλιστα δὲ διὰ τὸ
θερμαίνεσθαι ἢ ψύχεσθαι· δραστικώταται γὰρ αὗται αἱ
ποιότητες ἤδη δὲ καὶ διὰ τὸ ὑγραίνεσθαι καὶ ξηραίνεσθαι.
ἐν δὲ τῷ πεινῆν ἢ διψῆν ἐπιλειπούσης ἔνθα μὲν τῆς ὑγρᾶς
οὐσίας, ἔνθα δὲ τῆς ξηρᾶς. τὸ μὲν οὖν αἷμα εἰ χολωδέστερον ὑπάρχοι, ῥᾷον ἐκθερμαίνεται· ἐὰν δὲ ἐν τῷ φλεγμαίνοντι μορίῳ περιέχηται, εἴη δ' ἱκανῶς θερμὸν καὶ καθ'
ὅλον τὸ ζῶον χολῶδες, πολὺ μᾶλλον ἐκθερμανθήσεται· καὶ

XI.

Succi corrumpentes et totum et partes et foris et intus.

Duobus modis corruptela dicitur, tum ea quae fit,
tum ea quae facta eft. Res autem quatuor modis corrumpi folent, quod etiam ipfarum effentiae elementa fint
quatuor, ut quaedam propter ficcitatem, quaedam propter
nimium calorem aut frigus aut humorem corrumpantur.
Cujusque autem natura corrumpitur, quum calefit aut
frigefit aut ficcatur aut humectatur, potiffimum autem
dum calefit aut frigefit, quippe quum hae qualitates fint
efficaciffimae. Sed etiam quum ficcatur et humectatur, ut
etiam efuriendo et fitiendo, dum hic humida, illic ficca
fubftantia deeft. Itaque fi fanguis fit biliofior, facilius
excalefit. Siqne in parte contineatur, quae inflammatione
tentetur, fitque admodum calidus et in toto corpore fit
biliofus, multo magis excalefit, ac deinceps corrumpitur.

ἑξῆς διαφθείρεται. ἴσμεν γὰρ ὅτι ἐπὶ παντὸς τοῦ θερμαίνοντος, ὅσον εὐαλλοίωτον ἦν, ἢ τῇ φύσει θερμὸν ἐκθερμαί-
νεσθαί τε καὶ οὕτω φθείρεσθαι πρῶτον, ὥσπερ γε κἀπὶ
τοῦ ψύχοντος, ὅσον εὐαλλοίωτον ἢ τῇ φύσει ψυχρόν, ἐκεῖνο
πρῶτον καταψύχεται καὶ διαφθείρεται εἴτε καθόλου εἴτε
κατὰ μέρος. ἔστι δ' εὐαλλοίωτα ὅσα καὶ λεπτομερέστερα.
διὸ τὸ πνεῦμα εὐαλλοίωτόν ἐστι. θερμότατον δὲ φύσει ἡ
χολὴ ξανθὴ, ψυχρότατον δὲ τὸ φλέγμα. αἷμα δὲ ἐφεξῆς τῇ
ξανθῇ χολῇ θερμόν. ἡ μέλαινα δὲ ψυχρὸν κατὰ τὸ φλέγμα. ἀλλοιοῦται μὲν γὰρ ἡ ξανθὴ χολὴ ῥᾳδίως ὑπὸ παντὸς τοῦ δρῶντος εἰς αὐτὴν, ἡ μέλαινα δὲ δυσκόλως συνε-
λόντι δ' εἰπεῖν τὸ μὲν λεπτομερὲς ἅπαν εὐαλλοίωτον, τὸ δὲ
παχυμερὲς δυσαλλοίωτον καὶ ἑξῆς δύσφθαρτον. εἰσὶ δὲ δια-
φθοραὶ τοῦ σώματος ἡμῶν διτταὶ κατὰ γένος. αἱ μὲν γὰρ
αὐτῶν ἀναγκαῖαί τέ εἰσι καὶ σύμφυτοι καὶ ὡς ἐκ τῶν ἀρχῶν τῆς γενέσεως ὁρμώμεναι, καθάπερ ἐξ αἵματός τε καὶ
σπέρματος. ἔνιαι δὲ ἐξ αὐτῶν ἡμῶν ὁρμώμεναι. πρῶτον
μὲν γένος διὰ τὴν ξηρότητα γίνεται καὶ γῆρας καλεῖται.

Scimus enim quicquid facile alteratur, aut natura calidum
eſt, id a quavis re calefaciente excaleſieri atque ita primum corrumpi, ſicut quicquid facile eſt ad alterandum et
natura frigidum, id a quavis re refrigerante primum refrigerari atque corrumpi, ſive univerſe, ſive particulatim.
Facile porro alterantur, quae tenuiorum ſunt partium,
proinde ſpiritus eſt ad alterandum facilis, ac bilis flava
eſt natura calidiſſima, pituita frigidiſſima. Poſt flavam
bilem calidus eſt ſanguis, ut poſt pituitam frigida eſt atra
bilis. Etenim flava bilis a quovis in ipſam agente alteratur, atra aegre, atque ut uno verbo dicam, quicquid e
tenuibus conſtat partibus, facile ad alterandum eſt, quicquid e craſſis, difficile, deinceps difficile ad corrumpen-
dum. Corporis autem noſtri ſunt duo genera corruptelae.
Quaedam enim corruptelae ſunt neceſſariae et innatae et
tanquam ex ortus noſtri principiis, ut ex ſanguine ſemi-
neque profectae, quaedam ex nobis ipſis oriuntur. Primum genus ex ſiccitate fit, ac ſenectus appellatur, eſtque

ἔστι δὲ σύμφυτος ἀνάγκη φθορᾶς ἅπαντι τῷ γεννητῷ σώματι. δευτέρα δὲ τοῖς ζώοις μάλιστα ὑπάρχουσα, τῆς ὅλης
αὐτῶν οὐσίας ἡ ῥύσις, ἐκ τῆς ἐμφύτου θερμότητος ἀποτε-
λουμένη ῥεούσης γοῦν τῆς συστάσεως ἀπὸ πάντων τῶν
ζώων, εἰ μή τις ἑτέρα ὁμοία ἀντεισάγει τῷ ἀπορρέοντι,
διαφθαρθήσεται σύμπαν οὕτω τὸ σῶμα. διὰ μὲν οὖν τῆς
ἐδωδῆς ἀναπληροῦμεν ὅσον ἀπορρύῃ τῆς ξηροτέρας οὐσίας·
διὰ δὲ τοῦ πόματος ὅσον τῆς ὑγροτέρας. οὕτω δὲ καὶ τῆς
ἀερώδους τε καὶ πυρώδους οὐσίας τὴν συμμετρίαν ἀνα-
[261] πνοαῖς τε καὶ σφυγμοῖς διασώζομεν. οὐ γὰρ ὡσαύτως ὑπὸ τῶν θερμῶν ἢ ψυχρῶν ἅπαν τὸ σῶμα διατίθεται.
καὶ διὰ τοῦτο τινὰ μὲν οἰκείους ἔχει χυμοὺς ἀλλήλοις ζῶα,
τινὰ δὲ οὐ μόνον οἰκείους ἔχει, ἀλλὰ καὶ φθαρτικούς. τρέφεται δὲ πάντα πρὸς τῶν ὁμοίων. ἀναιρεῖται δὲ καὶ φθείρεται πρὸς τῶν ἐναντίων. οὐδὲν μέντοι αὐτὸ ἐξ ἑαυτοῦ,
ὥς γε ἐκ τῆς οἰκείας θερμασίας φθείρεται· τοὐναντίον δ᾽
ἅπαν αὐξάνεταί τε καὶ ῥώννυται καὶ ὑγιαίνει καὶ ζῇ. εἰ
δέ τι παρὰ φύσιν ἐγγένηται τοῖς σώμασι, τοὺς μὲν χυμοὺς

haec omni genito ccrpori innata corruptelae necefſitas.
Altera quae in animantibus ineſt maxime, totius ſubſtantiae fluor eſt, qui ab innato calore efficitur. Quum
enim fluat omnium animantium moles, niſi alia ſimilis
ſubſtantia pro ea, quae defluit, introducatur, univerſum
corpus ita corrumpetur. Ergo quicquid ſiccioris ſubſtantiae effluxit, cibo reſtituimus, quicquid vero humidioris,
potione, ita aëreae igneaeque ſubſtantiae modum reſpira-
tionibus pulſuque arteriarum conſervamus. Siquidem non
eodem modo univerſum corpus a calidis aut frigidis afficitur, ob eamque cauſam quaedam animantes aptos ſibi
ipſis humores habent, quaedam non modo aptos, ſed etiam
qui perniciem afferant. Caeterum omnia aluntur ſimilibus, tolluntur autem et corrumpuntur a contrariis. Nihil
tamen ex ſeipſo, ut ex proprio calore corrumpitur. Contra vero omnia augentur, roborantur et bene valent et
vitam ducunt. At ſi quid praeter naturam corporibus
accidat, primum humores propter humiditatem corrum-

πρώτους δι' ὑγρότητα διαφθείρει· τῷ χρόνῳ δὲ καὶ τῆς
πιμελῆς ἅπτεται καὶ τῆς σαρκός. καὶ διὰ τοῦτο ὁρᾶται
πολλάκις ἐκχολούμενον τὸ αἷμα κατά τινα διαφθορὰν ἀλλό-
κοτον· ὡς ὅλον τὸ τοῦ σώματος γενέσθαι πρασοειδές. ἀλλὰ
καὶ χωρὶς τῶν θανασίμων φαρμάκων εἰς διαφθορὰν χυμῶν
ἀφικνούμενον ὁρᾶται τὸ σῶμα, παραπλησίαν τῇ διὰ τῶν
φαρμάκων γιγνομένῃ. ἐνίοτε δὲ τὸ χρῶμα ἐξαλλάττεται διὰ
τὴν τροπὴν χυμῶν, ὡς ἰκτεριωθῆναι τὸ πᾶν. ἐνίοτε δὲ μο-
λίβδῳ παραπλήσιον ἔχειν τὴν χρόαν ἐνίοτε δὲ φαιοτέραν·
ἐνίοτε δὲ μελαντέραν· ἐνίοτε δὲ καὶ πρὸς τὸ   *   οὐ
θαυμαστόν. δῆλον γὰρ ὅτι ἡ σῆψις ὑπὸ θερμότητος ἀλλοτρίας γίνεται, ὡς εἴρηται. λέγω δ' ἀλλοτρίαν τὴν ἔξωθεν, οὐκ ἔμφυτον, οὐδὲ οἰκείαν ἑκάστου τῶν ὄντων. αὐτὴ
μὲν πέφυκεν πέττειν, ἡ δὲ ἀλλοτρία διαφθείρειν. οὕτω δὲ
ἔξωθεν θερμότης ἐπιγίνεται τοῖς χυμοῖς, μάλιστα δὲ τῷ
αἵματι κατά τε τὰς ἐγκαύσεις καὶ τὰς λοιμώδεις καταστάσεις. ἀλλὰ κἀπειδὰν ἔν τινι μορίῳ τοῦ ζώου τὸ αἷμα πλίον
ἀθροισθὲν ὑπὲρ τὴν δύναμιν αὐτοῦ γένηται, διαφθείρεται,

pit, temporis vero progreſſu id pinguedinem et carnem
attingit. Quamobrem videmus ſaepenumero ſanguinem
biliofum redditum corruptela quadam abſurda usque adeo,
ut totus corporis color porri colorem imitetur. Quin
etiam ſine mortiferis medicamentis cernitur corpus ad
humorum corruptelam pervenire, quae ſimilis eſt ei, quam
venena afferunt. Quandoque etiam color propter humorum converſionem immutatur, ut totum corpus arquatum
ſit, interdum plumbi colorem referat, interdum ſit magis
fuſcum, interdum nigrius, interdum vero etiam magis ver-
gat ad   *   Quod mirabile non eſt. Perſpicuum enim eſt putredinem ab alieno calore proficiſci,
ut dictum eſt. Alienum calorem voco eum, qui foris
advenit et neque eſt innatus, neque unicuique rei aptus,
ſiquidem innato eſt a natura tributum ut concoquat, alieno ut corrumpat. Calor enim extrinſecus ſanguini advenit et in ſolis exuſtionibus et in peſtilenti ſtatu. Sed et
quando in aliqua parte corporis major copia ſanguinis

Ed. Chart. VI. [261.]

ὡς κατὰ τοὺς βουβῶνας καὶ τὰ φύματα καὶ τὰς φλεγμονὰς,
ὅταν ἐμφραχθῇ διὰ πάχος ἐν τοῖς μικροῖς ἀγγείοις ἢ σφηνωθῇ διὰ πλῆθος. καὶ τότε κατὰ διττὴν αἰτίαν φθείρεται
τὸ αἷμα, τῷ τε μὴ διαπνεῖσθαι καὶ τῷ μὴ κρατεῖσθαι
πρὸς τῆς φύσεως.   *   *   μεταβάλλει δήπου πάντως
καὶ ἡ μετάπτωσις εἰς τὸν μελαγχολικὸν χυμὸν γίνεται·
    *   καὶ τοίνυν κατὰ τὰς τῶν χυμῶν ἰδέας   *
    περὶ τούτων εἴρηται τὰ εἴκοτα ἐν τοῖς περὶ   *
    *   τῇ τοῦ   *   *   αἵματος μεταβολῇ σὺν
    *   πειρατέον ὑπὲρ αὐτῶν διελθεῖν, οὐδ' ἐνταῦθα μη-
κύνοντες, οὐδὲ ἀντιλέγοντες τοῖς παλαιοῖς, τοῖς μάλιστα
ἐσφαλμένοις, πλὴν γὰρ Ἀριστοτέλει, ὅς μοι δοκεῖ ὀρθῶς εἰρηκέναι, ἄλλους σχεδὸν πάντας ἐστὶν ἐσφαλ.   *   *
συγχωροῦσι μὲν πάντες, ἀπὸ τῆς οἰκείας ἢ ἀλλοτρίας
θερμότητος γίγνεσθαι, οὐχ ὁμοίως δέ· ἀλλ' ὁ μὲν Ἐμπεδοκλῆς   *   *   *   *   τοῖς γὰρ οὕτω διακειμέ-

coacervata fit et ejus vires fuperet, corrumpitur, quemadmodum in tumoribus inguinum et orientibus tuberculis
et inflammationibus, quum in parvis vafculis propter craf-
fitudinem obftruitur aut propter multitudinem impingitur.
Quo fane tempore fanguis duplici de caufa corrumpitur,
et quia non difflatur et quia a natura non vincitur
    *   Omnino mutatur et commutatio in humo-
rem melancholicum fit   *   et ex humorum
formis.   *   Deque his dicta funt, quae dici
par erat in libris de   *   fanguinis mutatione
    *   *   Conandum eft de eis diffe-
rere, ita tamen ut neque hoc loco longiores fimus, neque veteribus contradicamus, qui fummopere erraverunt,
praeter Ariftotelem, qui quum caeteri ferme omnes hallu-
cinati fint, recte dixiffe mihi videtur.   *
    Omnes tamen concedunt a fuo aut alieno
calore id effici. Non tamen pari modo. Sed Empedocles   *   *   Iis enim, qui fic

Ed. Chart. VI. [261. 262.]

νοις φησὶν ὀλεθρίως ἔχειν αὐτοὺς, ὅτι τοιαῦτα τὰ πάθη
ἐνδείκνυται ἔνδειαν τροφῆς καὶ διαφθορὰν χυμῶν, ὅπερ οὐκ
ἀεὶ συμβαίνει. 　 * 　 * 　 * 　 καὶ μὲν ἀλλὰ συγχωρητέον ἤδη αὐτοῖς πολλὰ κατὰ τὴν ἰατρικὴν εἰρηκόσιν ἄτοπα, ὡς μήτε ἰατροῖς μήτε ἐμπείροις· ὡς δὲ φιλοσόφοις
καὶ τὰς τῶν ὄντων αἰτίας ζη 　 * 　 　 *
　　　　　　* 　 　 *

ιβ'.

*Αὐτόματοι καὶ οὐκ αὐτόματοι· ἡμῖν μὲν αὐτόματοι, αἰτίη
δὲ οὐκ αὐτόματοι.*

[262] Τὰ αὐτόματα λέγεταί ποτε οὐ τὰ χωρὶς αἰτίας,
ἀλλὰ χωρὶς τῆς ἐξ ἡμῶν αἰτίας. ὅταν γὰρ δόντων ἡμῶν
χολαγωγὸν φάρμακον τῆς χολῆς γένηται κένωσις, οὐκ ἔτι
αὐτὴν ὀνομάζειν αὐτόματον χρή· ἐνίοτε δὲ καὶ τὰ χωρὶς
τῆς αἰτίας τῆς ἔξω, ἐνίοτε δὲ καὶ τὰ οἷον ἐξαίφνης οὐδενὸς

affecti funt, perniciem inflare: fiquidem ejusmodi affectus
et alimenti indigentiam et humorum corruptelam indicant,
quod quidem non femper ufu venit. 　　　　　*
　　　* 　　　　　Illis tamen, utpote qui multa abfurda in iis, quae ad medicinam pertinent, dixerint, hoc
jam concedendum eft, quod neque medici fint, neque
longo ufu exercitati; fed quod philofophi effent et rerum
caufas perveftigarent. 　　　　　*

XII.

*Spontanei ac minime fpontanei; nobis quidem fpontanei,
caufa vero minime fpontanei.*

Spontanea interdum dicuntur non quae fine caufa,
fed quae fine caufa a nobis proficifcente fiunt. Quum
enim medicamentum bili ducendae aptum damus, bilis fit
evacuatio, nec eam tum fpontaneam nominare oportet;
interdum etiam quae fine externa caufa fiunt. Interdum

συμπτώματος προηγησαμένου. νῦν δὲ ἄμεινον ἀκούειν τὰ
αὐτόματα σημαίνειν τὰ χωρὶς τῆς αἰτίας τῆς ἐξ ἡμῶν,
ἵνα γνῶμεν τοὺς χυλοὺς ἢ αὐτομάτους εἶναι, ἢ μὴ αὐτομάτους καὶ ὑπὸ τῆς φύσεως ἀγαθοὺς γινομένους. ὃ χρὴ
μιμεῖσθαι τὸν ἰατρόν. τοῦτο γὰρ δῆλον. προστίθησι γὰρ,
ἡμῖν μὲν αὐτόματοι, ὅτι κατὰ φύσιν καὶ ὑπὸ τῆς φύσεως
γίνονται· αἰτίᾳ δ᾽ οὐκ αὐτόματοι· διότι ὑπαρχούσης τῆς
ἄλλης αἰτίας οὐκ εἰσὶν αὐτόματοι. κατὰ μὲν νῦν τὴν ἔννοιαν ταύτην εἶπεν αὐτός, ὑπὸ διαρροίας ἐχομένῳ μακρῆς,
ἀπὸ ταυτομάτου ἔμετος ἐπιγενόμενος λύει τὴν νόσον. καὶ
ἐν ἄλλοις, ὁκόσοι ἀπὸ ταυτομάτου αἷμα οὐρέουσιν. ἀλλὰ
καὶ τὰς κενώσεις αὐτομάτους ἐκ τοῦ σώματος λέγομεν, ὅσαι
χωρὶς τοῦ πρᾶξαί τι ἡμᾶς γίγνονται. ὅπερ ποτὲ συμβαίνει τῆς διοικούσης τὸ σῶμα φύσεως τὰ αὐτόματα ἐκκαθαιρούσης, ποτὲ δὲ δι᾽ ἐρεθισμὸν, ἢ τὸ μὴ στέγεσθαι πρὸς
τῶν ἀγγείων. καὶ τότε δεῖ τὸν ἰατρὸν προσέχειν τὸν νοῦν,
πότερον χρησιμεύουσιν ἢ βλάπτουσι, τουτέστι πότερον,
ὡς αὐτὸς φησὶν, οἷα δεῖ καθαίρεσθαι καθαίρονται. τότε

vero quae velut repente, nullo cafu praecedente. Nunc
vero praeftiterit accipere fpontanea fignificare quae fiunt
fine caufa a nobis proficifcente, ut nofcamus humores
fpontaneos effe, vel non fpontaneos et a natura bonos
effici, quam rem debet medicus imitari, id enim perfpicuum eft. Addit enim, nobis quidem fpontanei, hoc eft
fecundum naturam et a natura facti: *caufa vero non
fpontanei*, quia quum alia caufa fubeft, non funt fpontanei. In hanc fententiam ipfe dixit haec: *quem diuturnus
alvi fluor vexavit, ei vomitus fponte fuperveniens morbum folvit*. Et alio in loco: *quicunque fponte fanguinem
mingunt*. Quin etiam evacuationes e corpore fieri fponte
dicimus, quaecunque fiunt, quum nos nihil molimur.
Quod folet contingere, quum natura corpus gubernans
expurgat ea, quae fua fponte feruntur, interdum irritata,
aut quod illa a vafculis non cohibeantur. Quo fane
tempore advertere medicus debet an profint, an ne noceant. Hoc eft utrum, ut ipfe ait, qualia purgari oportet

Ed. Chart. VI. [262.]

γὰρ τὰ σώματα ὠφελεῖται καὶ ἡ φύσις ἐκκενοῖ τὸ περιττόν.
ὅτε δὲ λόγῳ συμπτώματος γίνεταί τι, οὔτε ὠφέλειά τις ἕπεται, τοιαύτη ἡ κένωσις σημεῖον τῆς κακῆς τοῦ ζώου διαθέ-
σεώς ἐστι.

ιγ'.

Αἰτίη δ' αὖ τὰ μὲν δῆλα, τὰ δ' ἄδηλα, καὶ τὰ μὲν δυνατὰ, τὰ δ' ἀδύνατα.

Τῆς τῶν κατὰ τὸ ζῶον συμβαινόντων ζητήσεως ὁ καρπὸς
οὗτός ἐστι, τὸ τὰς αἰτίας τῶν δυσκρασιῶν εἰδότι, εἰς τὸ
κατὰ φύσιν ἐπανάγειν αὐτάς. πῶς δέ τις διαγνωστικός τε
καὶ ἰατρὸς τῶν νοσημάτων ἔσται ἀγνοῶν ὅλως αὐτά, τίνα
τέ ἐστι καὶ πόσα καὶ ποῖα; ἡμεῖς δὲ συγχωρήσαντες γένη
πλείω τῶν αἰτιῶν ὑπάρχειν τινὰ προθήσομεν νῦν. πρῶτον μὲν καὶ μάλιστα δι' ὃ γίνεταί τι· δεύτερον δι' οὗ γί-
νεται· καὶ τρίτον ἐξ οὗ· καὶ τέταρτον δι' οὗ· καὶ πέμ-

purgentur. Siquidem tunc corpora juvantur et natura
id evacuat, quod fupervacaneum eft. Quum vero fymptomatis ratione fit aliquid, neque ulla confequitur utilitas,
ejusmodi evacuatio eft malae conftitutionis animantis indicium.

XIII.

*Caufae rurfus aliae manifeftae, aliae abditae et aliae
poffibiles, aliae impoffibiles.*

Fructus quaeftionis eorum, quae animali accidunt, eft,
ut qui caufas intemperierum norit, eas ad naturalem ftatum reducat; quomodo autem nofcet curabitque morbos
is, qui et qui et quales et quanti fint ignorabit? Nos
autem ut multa effe genera caufarum concedamus, quasdam in praefentia afferemus: primum quidem et praecipue illam, propter quam fit aliquid: fecundo a qua fit;
tertio ex quo; quarto per quod; quinto quale fit. Eo-

Ed. Chart. VI. [262.]

πιον τὸ καθό· τρία γάρ ἐστι τὰ σύμπαντα γένη τῶν
παρὰ φύσιν, ἓν μὲν αἱ διαθέσεις αἱ βλάπτουσαι τὴν ἐνέργειαν, ἕτερον δὲ τὰ τούτων αἴτια, καὶ τρίτον τὰ συμπτώματα. τὰ μὲν οὖν αἴτια κυριώτατα μὲν, ὅταν ἐνεργῶσι,
οὕτως ὀνομάζεται. λέγεται μέντοι γε πολλάκις, εἰ καὶ μηδέπω μηδὲν ἐνεργεῖ, κατ' αὐτὸ τὸ δύνασθαι μόνον, οἷον
καὶ ἀπεψίαι νόσων αἰτίαι λέγονται, κἂν μηδέπω τις νοσά-
ζῃ. διὸ τῶν αἰτίων τὸ μέν ἐστι προκαταρκτικὸν, τὸ δὲ συνεκτικὸν, τὸ δὲ προηγούμενον· ὡς προκαταρκτικὸν μὲν εἶναι,
ὃ ποιῆσαν τὸ ἀποτέλεσμα κεχώρισται. συνεκτικὸν δὲ, ὃ
παρὸν φυλάττει τὴν παροῦσαν νόσον. ἀναιρούμενον δὲ
συναναιρεῖ, προηγούμενον δὲ αἴτιόν ἐστι, τὸ ὑπὸ τοῦ προ-
καταρκτικοῦ κατασκευάζεταί πως. οὗ παρόντος πάρεστι
τὸ ἀποτέλεσμα καὶ αὐξομένου αὔξεται· καὶ μειουμένου μει-
οῦται· καὶ αἱρουμένου αἱρεῖται· εὑρίσκεται δὲ καὶ ἄλλα
γένη πολλὰ, ὡς τὸ αὐτοτελές, τό τε συναίτιον καὶ τὸ συνερ-
γόν· ὥσπερ καὶ τὰ πρόδηλα καὶ μὴ πρόδηλα αἴτια. λέγουσι
μὲν αὐτοτελὲς εἶναι τὸ αὐτὸ καθ' αὐτὸ ποιοῦν τὸ τέλος.

rum enim quae praeter naturam funt, tria funt univerfa
genera: unum affectiones quae actionem laedunt, alterum
earum caufae, tertium fymptomata. Caufae au em quum
agunt, hoc potiffimum vocabulo gaudent. Sed faepe etiam
fic vocantur, licet nondum quicquam agant, fed quod
folum poffint, veluti cruditates morborum caufae dicuntur, quamvis nemo adhuc aegrotet. Quocirca caufarum
alia eft procatarctica, alia continens, alia antecedens, ut
procatarctica fit, quae opere perfecto feparatur. Continens quae praefens morbum praefentem confervat, fublata tollit. Antecedens caufa eft, quae a procatarctica
quodam modo fit, qua praefente effectus ipfe adeft et illa
adaucta adaugetur et diminuta diminuitur et fublata
tollitur. Multa quoque alia genera caufarum inveniuntur,
ut per fe finiens, concaufa et caufa adjuvans, ficut etiam
funt et manifeftae et obfcurae. Volunt autem caufam per
fe finientem effe, quae ipfa per fe finem afferat, concau-

Ed. Chart. VI. [262. 263.]

συναίτιον δὲ ὃ κατὰ τὴν ἰδίαν αὐτοῦ δύναμιν οὐχ οἷόν τέ
ἐστι ποιῆσαι τὸ ἀποτέλεσμα· [263] σὺν ἑτέρῳ δὲ δύναται.
συνεργὸν δέ ἐστιν αἴτιον, ὃ ποιοῦν μὲν τὸ ἀποτέλεσμε, δυσ-
χερῶς δέ. διό τι συλλαμβάνει πρὸς τὸ ῥᾷον αὐτὸ ἀποτελεῖν. αἴτια δὲ πρόδηλα προσαγορεύεται ὅσα ἐξ ἑαυτῶν
ποιοῦντά τε καὶ ἐνεργοῦντα αἰσθάνεται· οὐ πρόδηλα δὲ
ὅσα οὐκ ἐξ ἑαυτῶν, ἀλλὰ διὰ σημείων καταλαμβάνεται· καθάπερ ἄδηλα καλεῖται ὅσα οὐδὲ ἐξ ἑαυτῶν, οὐδὲ ἐκ τῶν
ἄλλων εἰς τὴν αἴσθησιν πίπτει. ταῦτα μὲν ἢ ἄδηλα ἀεί
ἐστιν, ἢ πρὸς καιρόν· ἅπερ εἶναί φαμεν τὰ μέχρι μὲν τινος
ἀπόντα, αὖθις δὲ ὑπὸ τὴν αἴσθησιν ἐλθεῖν δύναται· ὡς ἐν
τῷ περὶ τῶν προκαταρκτικῶν αἰτιῶν ὑπομνήματι δέδεικται.
εἰδέναι δὲ δεῖ πάντως τὰ αἴτια, εἴπερ μηδὲν ἀναιτίως γίνεται. καὶ τοῦτ᾽ ἔστιν ἁπάντων σχεδόν τι τῶν φιλοσόφων
ὁμολόγημα κοινόν. οὐ μὴν, ἀλλὰ πειρατέον ἐστὶ τὸ τῶν
ἁπάντων αἰτίαν ἀποδοῦναι. πρῶτον μὲν ὅτι πρὸς τὰς τῶν
πραγμάτων ἐννοίας καὶ πρὸς τὰς χρείας οὐ πολλάκις τὸ
τοιοῦτον ἀναγκαῖόν ἐστιν· ἔπειθ᾽ ὅτι πολλὰ τῶν ὄντων τρό-

fam vero, quae fuapte vi opus efficere non poffit, quum
alia conjuncta poffit, caufam adjuvantem effe, quae efficiat
illa quidem opus, fed aegre. Proinde aliquid ab ipfa
affumi ad id, quod vult, facilius efficiendum. Caufae autem manifeftae appellantur, quae ipfae ex fe, quum
agunt et faciunt quid, in fenfum cadunt. Non manifeftae
vero, quae non ex fe, fed mediis intercedentibus percipi-
untur. Sicut abditae vocantur, quae neque ex fe ipfis,
neque ex aliis fentiuntur. Eaeque aut femper abditae
funt, aut ad tempus quas effe dicimus, quae aliquando
abfunt, rurfus vero cadere fub fenfum poffunt, ficut in
libro de caufis procatarcticis oftenfum eft Caufarum habenda omnino cognilio eft, fiquidem nihil fine caufa efficitur. Haecque eft communis fere omnium philofophorum
confenfio. Non tamen conandum eft rerum omnium afferre caufam; primum quia ad rerum notiones atque ufus
hoc non eft faepe neceffarium, deinde quia multa funt in
rerum natura, quae fuapte natura quibusdam principiis

πον τινὰ ἀρχαῖς τισιν ἔοικε κατὰ φύσιν, ὥστε μὴ παραδέ-
χεσθαι τὸν ὑπὲρ αἰτίων λόγον.   πρὸς δὲ τούτοις διαμαρτά-
νουσιν ἐνίοτε, ὅτι τὰ ἀγνοούμενα καὶ τὰ μὴ αἴτια λαμβάνοντες οἴονται λέγειν τὴν αἰτίαν. οὐ γοῦν δεῖ προσέχειν
τὸν νοῦν τοῖς πάντων οἰομένοις δεῖν λέγειν τὴν αἰτίαν. τότε
γὰρ δεῖ τῶν ὄντων αἰτίαν ζητεῖν, ὅτ᾽ ἂν μέλλῃ περὶ τούτων
γνωριμώτερον ἢ πιστότερον γίνεσθαι τὸ λεγόμενον. ἀεὶ
μέντοι διαφυλάττειν ἀξιοῦμεν τοῦτο, οἷς ἂν ἀλήθεια σπου-
δάζηται, τὸ μηδὲν ἀποκρύπτεσθαι τῶν ἐναργῶς φαινομένων,
μηδ᾽ ἂν ὅτι μάλιστα τὸν τῆς αἰτίας λογισμὸν ἀπορώτατον
ἔχει. τοῦτ᾽ ἐπαινεῖν Ἱπποκράτην ἄξιον ἔν τε τοῖς ἄλλοις
ἅπασι καὶ ἐν τοῖς περὶ τούτων, περὶ ὧν νῦν διαλεγόμεθα
λόγοις οὐχ ἥκιστα. μέχρι γὰρ τοῦ προέρχεσθαι τὸν ἰατρὸν ἀξιοῖ, ὅσον περ ἡ τέχνη αὐτοῦ δύναται, ὡς πολλάκις
μέχρι τοῦ πιθανοῦ ἐλθεῖν, ἐπιδεικνύναι τε τὰ παραπλήσια
ταῖς ἀλλήλων φύσεσι πράγματα καὶ διὰ τοῦτο παρορώμενα,
κἄπειτα τίθεσθαι κατὰ τούτων τὰ ὀνόματα, μάλιστα μὲν εἰ

fimilia funt, ut caufae rationem non admittant. Praeterea nonnunquam falluntur, quum incognita et quae
caufae non funt fumentes, fe caufam afferre arbitrantur.
Non eft igitur attendendus fermo eorum, qui rerum omnium caufam putant effe afferendam.   Tunc enim quae-
renda rerum caufa eft, quum id, quod de ipfis dicitur,
aut notius aut credibilius eft futurum. Hoc tamen femper
fervandum cenfemus ab iis, qui veritatis ftudio ducuntur,
nihil ut occultent eorum, quae evidenter apparent, etiam
fi caufae rationem maxime controverfam habeant. Quamobrem quum in aliis rebus omnibus Hippocrates ornan-
dus eft laudibus, tum vel maxime in his, de quibus nunc
differimus.   Cenfet enim usque eo progredi medicum
oportere, quousque pervenire ipfius ars poteft, ut faepenumero ad probabilitatem usque perveniat et res, quod
inter fe natura funt fimiles et ob id minus advertuntur,
oftendat, deinde eis nomina imponat, potiffimum vero fi
poffit, quae fint ufitatiffima; fin haec ignoret, apta fingat.

οἷός τε εἴη, τὰ συνηθέστατα, εἰ δ᾽ ἀγνοοίη ταῦτα, ποιεῖν
ἴδια· πρὸ πάντων δὲ καθ᾽ ἑκάστου πράγματος ἓν ὄνομα,
ἵνα μήτε παρὰ τὴν ὁμωνυμίαν ἀσάφειά τις γένηται, μήτε
παραλείπηταί τι πρᾶγμα τούτων οὕτως ἐχόντων ἐνδέχεταί
τινα στίχον αἰτιῶν γενέσθαι, πολλάκις ἀλλήλας διαδεχομένων. ἀλλ᾽ ἐν τοῖς τοιούτοις, εἰ μή τις διορίζοιτο τοῦ κατὰ
συμβεβηκὸς ποιεῖν λεγομένου τὸ καθ᾽ ἑαυτό, πάμπολλα καὶ
ἄτοπα συμπεσεῖται τοῖς λόγοις ἁμαρτήματα. σημαίνει δὲ
ταὐτὸν τὸ καθ᾽ ἑαυτὸ τῷ πρώτως, τὸ δὲ κατὰ συμβεβηκὸς
τῷ δευτέρως, ὥσπερ ἐπὶ τὸ νόσημα διάθεσίς τίς ἐστι παρὰ φύσιν, τὴν ἐνέργειαν βλάπτουσα, ἐνδέχεται δὲ προηγεῖσθαι τῆς νόσου διάθεσιν ἑτέραν τινὰ καὶ αὐτὴν παρὰ φύσιν, οὐ μὴν κατά γε τὸν ἑαυτῆς λόγον βλάπτουσαν τὴν ἐνέργειαν, ἀλλὰ διὰ μέσου τοῦ νοσήματος, τὴν τοιαύτην διάθεσιν
οὐ νόσημα καλέσεις, ἀλλὰ προηγουμένην τοῦ νοσήματος αἰτίαν. οὐδὲ γὰρ καθ᾽ ἑαυτὴν οὐδὲ πρώτως, ἀλλὰ κατὰ συμβεβηκός τε καὶ δευτέρως βλάπτεται ἡ ἐνέργεια. καὶ οὕτως
οὐ πᾶν ὅ τι περ ἂν ᾖ παρὰ φύσιν ἐν τῷ σώματι, νόσημα

Ante omnia vero fingulis rebus fingula nomina imponat,
ne in fermone ex homonymia obfcuritas oriatur, neve res
ulla omittatur. Quum vero haec ita fe habeant, feries
quaedam caufarum fe deinceps excipientium faepe exiftit.
Sed in ejusmodi, nifi quis diftinguat eam quae per fe facit ab ea quae ex accidenti dicitur, plurimi abfurdiffimi-
que errores in difputationibus orientur. Significat autem
per fe idem quod primum, ex accidenti idem quod fecundo loco, quemadmodum morbus eft quaedam praeter
naturam affectio, quae actionem laedit, accidit autem
ut alia affectio, quae ipfa quoque praeter naturam eft,
morbum praecedat. Haec tamen non fui ratione laedit
actionem, fed morbo intercedente, hanc autem affectionem
non morbum, fed caufam, quae morbum praecedit, appel-
labis, quum neque per fe neque primum, fed ex accidenti et fecundo loco laeditur actio. Atque ita non jam
quicquid praeter naturam fit in corpore morbus ftatim
erit appellandus, fed id denique quod primo actionem

εὐθὺς ἔσται κλητέον, ἀλλὰ τὸ πρώτως βλάπτον τὴν ἐνέρ-
γειαν· τὸ δὲ τούτου προηγούμενον αἴτιον. κατὰ μὲν οὖν
τὴν αἰτίαν τὰ μὲν δῆλα, τὰ δὲ ἄδηλα, καὶ τὰ μὲν δυνατὰ,
τὰ δὲ ἀδύνατα· ὡς τὰ μὲν οἷά τε εἶναι γίνεσθαι ὑπὸ τοιαύτης αἰτίας, τὰ δὲ οὔ. καὶ τοῦτό γε κατὰ τὴν δύναμιν
τῆς αἰτίας καὶ τὴν ἐπιτειδιότητα τοῦ γενησομένου πράγματος.

ιδ'.

[264] Φύσις ἐξαρκέει πάντα πᾶσιν.

Πάντες ὀλίγου δεῖν τὴν φύσιν ὡς τεχνικὴν ὑμνοῦσι
καὶ οἱ ἀπὸ τοῦ περιπάτου καὶ οἱ κατὰ Ἱπποκράτην. οἱ δὲ
περὶ τὸν Ἐρασίστρατον οὐκ ἀεὶ τοῦτο λέγουσιν, αὐτὸν μέντοι τὸν ἡγεμόνα θαυμάζουσιν ὡς θεὸν καὶ πάντα ἀληθεύειν
νομίζουσι. εἰ δ' οὕτως ἔχει τὸ πρᾶγμα, πάμπολυ δήπου
τῆς ἀληθείας ἐσφάλθαι χρὴ νομίζειν τοὺς ἐκ τοῦ περιπάτου
φιλοσόφους, οἷς μηδὲν ὧν Ἐρασίστρατος ὑπελάμβανεν ἀρέ-

laedit. Quod vero hunc antecedit, caufa nominanda eſt.
Caufae igitur ratione quaedam manifeſta, quaedam abdita
funt; quaedam fieri poſſunt, quaedam non poſſunt, ut
quaedam a tali caufa fieri poſſint, quaedam non poſſint,
id quod pro poteſtate caufae et prout apta fit res, quae
facienda fit, accipiendum eſt.

XIV.

Natura omnia omnibus fufficit.

Omnes fere et peripatetici et qui Hippocratem auctorem habent, naturam ut artificem ornant laudibus. Era-
fiſtrati vero ſtudiofi non id perpetuo confitentur. lllum
quidem principem admirantur, ut deum, et omnibus in
rebus verum eſſe exiſtimant Quod fi ita fit, profecto
multum a veritate aberraviſſe philofophos peripateticos
putandum eſt, quibus nihil placet eorum quae Erafiſtra-

Ed. Chart. VI. [264.]

σκει. ἀλλ᾽ εἴπερ οἱ περιπατητικοὶ καλῶς ἐφυσιολόγησαν, ὡς
πᾶσίν ἐστι δῆλον, οὐδὲν ἂν εἴη ληρωδέστερον Ἐρασιστράτου. λέγει γὰρ οὐδὲν ὀρθῶς ἐγνωκέναι περὶ φύσεως τοὺς
περιπατητικούς· ὅπερ οὕτω ψεῦδός ἐστιν ὡς εἴ τις ὁμιλή-
σειε τοῖς Ἀριστοτέλους καὶ Θεοφράστου γράμμασιν, οὗτος
τῆς Ἱπποκράτους αὐτὰ δόξειε φυσιολογίας ὑπομνήματα συγκεῖσθαι. καὶ γὰρ τὸ θερμὸν καὶ τὸ ξηρὸν καὶ τὸ ὑγρὸν εἰς
ἄλληλα δρῶντα καὶ πάσχοντα Ἱπποκράτης πρῶτος, δεύτερος δὲ Ἀριστοτέλης καλῶς εἶπεν. ἔτι δὲ τρέφεσθαι δι᾽
ὅλων αὐτῶν τὰ τρεφόμενα καὶ κεράννυσθαι δι᾽ ὅλων τὰ κεραννύμενα καὶ ἀλλοιοῦσθαι δι᾽ ὅλων τὰ ἀλλοιούμενα καὶ τὴν
πέψιν ἀλλοίωσίν τινα εἶναι καὶ μεταβολὴν τοῦ τρέφοντος
εἰς τὴν οἰκείαν τοῦ τρεφομένου ποιότητα καὶ τὰ περὶ τῆς
αἱματώσεως καὶ θρέψεως καὶ αὐξήσεως καὶ ἄλλα πολλὰ δόγματα περί τε γενέσεως καὶ φθορᾶς τῶν ζώων καὶ ὑγείας
καὶ νόσου Ἱπποκράτειά τε ἅμα ἐστὶ καὶ Ἀριστοτέλεια. ἐκ
δὲ τοσούτων καὶ τοιούτων ἓν μόνον εὑρεθήσεται ταὐτὸν

tus cenfuit. Verum fi peripatetici recte in naturae contemplatione funt verfati, ut perfpicuum omnibus eft, nihil erit Erafiftrato magis ridiculum. Is enim ait peripateticos nihil de natura recte ftatuiffe. Quod ita falfum
eft ut fi quis in Ariftotelis ac Theophrafti libris fit verfatus, is ceu commentarios phyfiologiae Hippocratis illos
confcriptos effe fit arbitraturus. Etenim calida, frigida,
humida et ficca agere inter fe et pati princeps Hippocrates, fecundus Ariftoteles recte affirmavit, nutriri quoque
per fe tota, quae nutriuntur et quae mifcentur, omnia
per fe tota mifceri, pari modo quae alterantur per fe
tota alterari; ficut illud quoque, concoctionem alterationem quandam effe et mutationem ejus quod alit in propriam ejus, quod alitur, qualitatem, tum quae de gignendo
fanguine ac nutritione deque incremento habentur et
item alia multa decreta ad ortum et interitum animantium et ad bonam valetudinem morbumque pertinentia
funt Hippocratica fimul et Ariftotelica. Ex tot talibus-

Ἐρασιστράτῳ κἀκείνοις τοῖς ἀνδράσι, τὸ τινὸς ἕνεκα πάντα ποιεῖν τὴν φύσιν καὶ μάτην οὐδέν. φησὶ μὲν γὰρ τοῦτο ἐνίοτε Ἐρασίστρατος, οὐ φυλάττει δέ. ἀλλὰ μυριάκις
διαφθείρει. καὶ γὰρ κατὰ τὸν Ἐρασίστρατον ὁ σπλὴν μάτην ἐγένετο, μάτην δὲ τὸ ἐπίπλοον, μάτην δὲ ἄλλα μυρία.
διὰ ταῦτα μὲν ἔξεστιν ἰδεῖν ὡς ἐκεῖνοι μὲν οὔτε ψευδεῖς
οὔτε ἀπεράντους ἔγραψαν λόγους, τὰ δ' Ἐρασιστράτεια βιβλία παμπόλλους ἔχει τοὺς τοιούτους. γελοῖον δὲ καὶ ἄριστα κατεσκευασμένης τῆς νεὼς ἢ τῆς οἰκείας ἢ τῆς κλί-
νης, ἀγνώστου δὲ ὄντος τοῦ κατασκευάσαντος, νομίζειν ἄνευ
τῆς τέχνης καὶ μάτην γεγονέναι τὰ τοιαῦτα· ἢ κατὰ τύχην
διακρινόντων ἁπάντων καὶ τὴν μὲν σπανιάκις ἁμαρτάνειν
τοῦ σκοποῦ, τὴν δὲ ἐπιτυγχάνειν ὀλιγάκις· ἀχρείαν δὲ καὶ
μὴ τεχνικὴν ἡγεῖσθαι τὴν τῆς τοῦ σώματος ἡμῶν κατασκευῆς αἰτίαν εἶναι, φυλάττοντα τὴν ὁμοιότητα τῆς κρίσεως ἐπὶ τῶν ὁρατῶν τεχνιτῶν πρὸς τοὺς μὴ ὁρωμένους.
τοῦτ' οὖν εἴ τις αὐτὸς καθ' ἑαυτὸν βουληθείη βασανίζειν

que fententiis una fola reperitur, de qua Erafiftratus cum
illis viris confentiat, hoc eft naturam alicujus rei caufa
facere omnia ac nihil fruftra. Idque interdum quidem
ait Erafiftratus, non tamen idem tuetur, fed plus millies
evertit, fiquidem de Erafiftrati fententia lien fine caufa
factus eft, fic omentum, fic alia fexcenta. Quamobrem
licet intueri fermones ab illis mandatos literis neque falfos effe, neque parum concludentes, quum interim Erafiftrati libri talium pleniffimi comperiantur. Ridiculum
autem eft, quum optime exaedificatam navim aut domum
aut lecticam videas, licet artificem ignores, eam fine arte
et temere et fortuna factam exiftimare, quum interim
artem raro a fine fibi propofito aberrare, fortunam raro
eundem confequi, omnes ftatuant. Sic etiam abfurdum
eft inutilem et non artificem putare caufam fabricae corporis noftri, fi modo fimilitudinem judicii in artificibus,
qui cernuntur, cum iis qui non videntur fervare velimus.
Hoc autem fi quis ipfe per fe in animali velit expendere,

Ed. Chart. VI. [264. 265.]

ἐπὶ ζώου, μεγάλως μοι δοκεῖ καταγνώσεσθαι τῆς Ἀσκληπιάδου
τε καὶ τῶν ἄλλων πολλῶν προπετείας. εἰ δὲ καὶ αἰτίαν
μάθοι, δι᾽ ἣν οὐδὲν μάτην γέγονε καὶ πάντα ἐν τῷ σώματι
πρὸς τὸ χρήσιμον ὑπάρχει, πεισθῆναι γοῦν μοι δοκεῖ καὶ
διὰ τοῦδε τὴν εἰς τὰ ζῶα πρόνοιάν τε καὶ τέχνην τῆς φύσεως. διὸ Ἱπποκράτης, ὡς ἂν πρῶτος ἐπιγνοὺς τὰ τῆς
φύσεως ἔργα, θαυμάζει τε καὶ διὰ παντὸς ὑμνεῖ ταύτην,
ὡς καὶ δικαίαν ὀνομάζειν καὶ μόνην ἐξαρκεῖν εἰς ἅπαντα
τοῖς ζώοις καὶ αὐτὴν ἐξ αὑτῆς ἀδιδάκτως πράττουσαν ἅπαντα τὰ δέοντα. εἰ δ᾽ ἐθέλει τις τῆς φύσεως πρόνοιάν τε
καὶ σοφίαν γνῶναι ἀκριβῶς, τοῦτο μὲν εἰδέναι δυνήσεται,
εἰ ἐπιβλέψειεν ἐν ταῖς ἀνατομαῖς καὶ σκέψαιτο, πότερον
πλημμελῶς, ἢ δικαίως, οὐκ ἴσα τοῖς μέρεσιν ἅπασι διένειμεν,
ἀλλὰ τοῖς μὲν μείζω, [265] τοῖς δ᾽ ἐλάττω, εἰς ὅσον ἂν
ἥρκει τὸ κατὰ τὴν ἀξίαν, ἀκριβῶς ἐν ἑκάστῳ μετρήσασα, τὸ
μὲν μεῖζον ἀπένειμε μέρος, τὸ δ᾽ ἔλαττον· ἑκάστῳ δὲ τηλι-
κοῦτον, ἡλίκον ἦν δοθῆναι δικαιότατον. οὕτω δὲ καὶ τὸν
ἰατρὸν Ἱπποκράτης τῆς φύσεως ὑπηρέτην ὀνομάζει. λέγω

is mihi Afclepiadis et aliorum multorum temeritatem videtur magnopere damnaturus. Si vero caufam difcat, cur
nihil fruftra factum fit et omnia in corpore ad ufnm ver-
gant, vel ex eo naturae in animalibus et providentiam
et artem credet. Quare Hippocrates, ut qui primus naturae opera norit, hanc admiratur ac perpetuo praedicat,
ut et juftam nominet et folam animalibus ad omnia fufficere dicat et ipfam ex fe fine doctore quae opus funt
efficere. Si vero naturae providentiam ac fapientiam
quispiam velit accurate cognofcere, id poterit percipere,
fi in diffectionibus fpectet et confideret juftene an fecus
fuas portiones omnibus partibus diftribuerit, fed aliis majores, aliis minores fit impertita: quantae nimirum fatis
erant, aeftimata accurate cujusque dignitate, alii majorem,
alii minorem portionem tribuit: unicuique vero tantam
dedit, quantam tribui erat aequiffimum. Sic Hippocrates
vocat medicum naturae miniftrum, eum inquam, qui re-

δὲ τὸν ὄντως ἰατρὸν, οὐ φαρμακοπώλην τινὰ ἐκ περιόδου.
οὗτος γὰρ τοσοῦτον ἀποδεῖ τοῦ φύσεως ὑπηρέτης δικαίως
ὀνομάζεσθαι, ὥστε μᾶλλον ἐχθρὸν καὶ πολέμιον τῆς φύσεως
αὐτῆς καὶ τῶν καμνόντων πρέπειν καλεῖν αὐτόν. οὕτω μὲν
γὰρ δεῖ ποιεῖν τὸν ἰατρὸν, ὡς καὶ φύσιν ὁρῶμεν ἀεὶ ποιοῦ-
σαν. ἀναριθμήτους γὰρ ἐκείνη μηχανὰς ἐξευρίσκει, ἕνεκα
τοῦ διασώζεσθαι τὰ σώματα, τὰ μὲν ἀμφιεννῦσα καὶ ὑπο-
στέγουσα τῶν μορίων, ὡς μηδὲν ἔξωθεν πλεονάζειν· τὰ δὲ
διατιτρῶσα καὶ ἀνευρύνουσα καὶ ὀχετοὺς ἐντιθεῖσα· τοὺς
μὲν ὥσθ᾽ ἕλκειν δι᾽ αὐτῶν τὴν τροφὴν, τοὺς δὲ εἰς ἀνά-
ψυξιν καὶ ἀναπνοὴν ὀχετεύουσά τε τὰ περιττώματα, δι᾽
ἄλλων μὲν τὰ παχέα, δι᾽ ἄλλων δὲ τὰ λεπτά. λάθοιμ᾽ ἂν
ἐνταῦθα μεταφέρων ἅπασαν τὴν περὶ χρείας μορίων πραγματείαν, εἰ τὰ τῆς φύσεως ἔργα πάνθ᾽ ἑξῆς καταλέγοιμι. οὐ
γοῦν θαυμαστὸν ὅτι φησὶ τὴν φύσιν παντάπασιν ἐξαρκεῖν.
καὶ γὰρ αἱ φύσεις, ὡς αὐτός που γράφει, τῶν νόσων εἰσὶν
ἰατροί. εἰ μὲν ἐπὶ σωτηρίᾳ τοῦ ζῴου πάντα πράττει, εὔλογόν ἐστι καὶ τοῦτο, τὰς νόσους ἐκείνην πρώτην ἰᾶσθαι, ἢ

vera medicus fit, non pharmacopolam quendam de trivio.
Hic enim tantum abeft ut merito naturae minifter ap-
pelletur, ut potius inimicus et adverfarius naturae atque
aegrotantium nuncupari jure debeat. Perinde enim par
eft efficere medicum ut naturam femper facere intuemur.
Ipfa enim innumerabiles machinationes confervandorum
corporum caufa adinvenit, quum quasdam partes circum-
veftierit ac clauferit, ne quid exterius exuperet: quasdam
perforarit et dilatarit canalesque induxerit, quibus modo
alimentum, modo refrigerationem fpiritumque traherent,
fimul etiam excrementa per alios craffa, per alios tenuia
extruferit. Omnem profecto de ufu partium fcriptionem
huc imprudens transferam, fi omnia naturae opera deinceps recenfeam. Haud igitur mirabile eft, fi ait, naturam omnino fufficere: *naturae* enim, ut ipfe quodam in
loco fcribit, *funt morborum medicae;* propterea quod fi
natura ad animantis falutem molitur omnia, confentaneum
etiam eft ab ipfa principe morbos curari, aut dum co-

Ed. Chart. VI. [265.]

πολλούς ίδρῶτας χέασασαν, ἢ δι᾽ οὔρων ἢ διὰ γαστρὸς ἢ
δι᾽ ἐμέτων κενώσασαν τοὺς λυποῦντας χυμούς. καὶ τοῦτο πολλάκις ὁρᾶται συμβαίνειν ἀπὸ τῆς δυνάμεως ἐνοικούσης τοῖς
σώμασιν αὐτοῖς τοῖς διοικουμένοις ὑπ᾽ αὐτῆς, ἣν φύσιν εἴωθε καλεῖν Ἱπποκράτης. ταύτην τε φύσιν εἶναι ἀπαίδευτόν
τε καὶ οὐ μαθοῦσαν, ἀλλὰ τὰ δέοντα ποιεῖν· ἐπειδὴ τὰς
κινήσεις τὰς προαιρετικὰς ὑπὸ πάντων γίνεσθαι τῶν ζώων
ἀδιδάκτως εἶδεν. καὶ ταῦτα μὲν γίνεσθαι ἐναργῶς ὁρῶμεν·
ὅπως δὲ γίνεται μεῖζον ἢ καθ᾽ ἡμᾶς καὶ πλέον τοῦ θαυμάζειν οὐδὲν ἴσμεν. ἀλλ᾽ ἡ φύσις περὶ τὸ ζῶον κατὰ πάντα χρόνον μηχανᾶται περιττὰ σοφίσματα. καὶ γὰρ περὶ
τοῦ στόματος τῶν μητρῶν ὅπως ἀκριβῶς ἔσφιγκται καὶ κε-
κόλληται κατὰ τὸν τῆς κυήσεως χρόνον οὐδεὶς ἀγνοεῖ· ὡς
οὐδὲ ὅπως ἐν δέοντι σχήματι τῷ τῆς μήτρας αὐχένι πελά-
ζοι· καὶ ὅπως διεξέρχοιτο χωρὶς τοῦ πληγῆναί τι μέλος ἢ
βλάπτειν, οὐ σμικρὰν ἐποιήσατο πρόνοιαν. τοῦ δὲ κυουμένου ζώου τὰς δυνάμεις ἐνυπαρχούσας ἤδη τοσοῦτον αὐξά-

piofum fudorem effundit, aut per urinam aut per alvum
aut per vomitum humores noxios excernit. Id autem
faepe fieri cernitur ab ea facultate, quae corporibus ineft,
quae ab ipfa gubernantur, quam Hippocrates naturam appellare confuevit. Hanc quidem et indoctam et non di-
diciffe ait, fed tamen ea efficere quae oporteat, fiquidem
ipfa fine magiftro novit motus voluntarios ab omnibus
effici animantibus. Haec autem effici nos evidenter cernimus; quomodo autem fiant, hoc vero humanum inge-
nium fuperat: nec magis quicquam quam admirari poffumus intelligere. Ac natura omni tempore in animali
admirabilia commenta machinatur. Etenim neminem prae-
terit quo tempore praegnans foemina eft quomodo os
uteri conftrictum accurate conglutinatumque fit: ficut
nemo etiam ignorat, quantum providentiae adhibuerit, ut
foetus ad collum uteri qua convenit figura perveniret, et
quum ipfum pervaderet, nullam partem fauciaret aut laederet. Jam vero facultates, quae in foetu jam funt, adeo

νει, ὡς μὴ μόνον τρέφεσθαι, ἀλλὰ καὶ φρονεῖν καὶ διανοεῖσθαι καὶ
πάντα ὀλίγου δεῖν διαγνῶναί τε καὶ ἐνεργεῖν. ὅπερ τεκμήριόν
ἐστιν οὐ τῆς σοφίας μόνον αὐτῆς, ἀλλὰ καὶ τῆς δυνάμεως. ἀλλὰ
τοῦτο οὐκ αὔταρκες. ὃ γὰρ ἁπάντων θαυμάτων μέγιστον
ἐμηχανήσατο, τὸ διδάξαι τὸ γεννώμενον ἁπάντων τῶν μορίων τὰς ἐνεργείας, οὔσης αὐτῆς ἀδιδάκτου τε καὶ οὐ μα-
θούσης. οὐ γὰρ στόμα μόνον καὶ στόμαχον καὶ γαστέρα
τροφῆς ὄργανα παρεσκεύασεν, ἀλλ᾽ εὐθὺς ὅπως χρήσαιτο
τούτοις, ἐπιστάμενον ἐγέννησε τὸ ζῷον, αὐτοδίδακτόν τινα
σοφίας δύναμιν ἐνθεῖσα· καθ᾽ ἣν ἕκαστον τῶν ζῴων ἐπὶ
τὴν ἐνέργειαν τρέπεται καὶ τὴν οἰκείαν τροφὴν ἀπαιτεῖ·
καὶ τἄλλα ἐφεξῆς πάντα, περὶ ὧν ἑτέρου λόγου διέρχεσθαι.

———

ιε΄.

[266] Ἐς δὲ ταύτην ἔξωθεν μὲν κατάπλασμα, κατάχρι-
σμα, ἄλειμμα, γυμνότης καὶ σκέπη ὅλου καὶ μέρεος, θέρμη

adauget, ut non folum alatur, fed etiam fapiat, intelligat
et omnia fere dignofcat atque agat, quod eft naturae non
modo fapientiae, fed etiam poteftatis argumentum. Sed
hoc non eft fatis. Nam quod omnium eft maxime admi-
rabile ipfa effecit, nimirum ipfa a nemine docta et quae
non didicit, animans quod nafcitur omnium partium actiones docuit, fiquidem non modo os, ftomachum et ventriculum alimenti inftrumenta praeparavit, fed ftatim docuit animal, quomodo eis uteretur, facultatem quandam fapientiae ipfam a fefe doctam animali ingenerans, cujus
impulfu fingula animalia ad actionem ducuntur et alimentum fibi accommodatum exigunt et caetera omnia deinceps faciunt, de quibus differere eft alterius difputa-
tionis.

———

XV.

Ad hanc vero extrinfecus quidem cataplafma, linimentum,
inunctio, nuditas et tegumentum totius ac partis, calor

Ed. Chart. VI. [266.]

καὶ ψύξις κατὰ τὸν αὐτὸν λόγον· καὶ στύψις καὶ ἕλκωσις καὶ δηγμὸς καὶ λίπασμα.

Τῆς προγνώσεως οὐ σμικρᾶς μοίρας οὔσης τῆς ἰατρικῆς καὶ ὠφελιμωτάτης, δείκνυσι νῦν ὁ παλαιὸς κατὰ πό-
σους τρόπους ἁμαρτάνουσι κατ᾽ αὐτὴν οἱ ἰατροί. πλὴν γὰρ
τοῦ πολλὰς εἶναι πρὸς τῆς φύσεως αἰτίας, δι᾽ ἃς πολλάκις
ἡ πρόγνωσίς τε καὶ πρόῤῥησις ἐξαλλάττει, πολλὰ δὲ καὶ
ἔστιν ἰδεῖν τὰ τῶν ἰατρευόντων πλημμελήματα καὶ τὰ τῶν
καμνόντων ἁμαρτήματα ἐς φύσιν πάντα διοικοῦσαν, ὡς ἐπὶ
τὸ πολὺ, καλῶς. εἰσὶ μέν τινες ἡγούμενοι σφᾶς αὐτοὺς μὴ
εἶναι ἰατροὺς, εἰ μὴ ἕκαστος αὐτῶν εἰσελθὼν περὶ τὸν
ἄῤῥωστον, εἶτα περιζωσάμενος ἢ καταπλάσειεν ἢ καταιονή-
σειεν ἢ κλύσειεν ἢ φλεβοτομήσειεν ἢ σικυάσειεν ἢ τρί-
ψειεν ἤ τι τοιοῦτον ἕτερον ἐργάσαιτο· ὡς μηδὲν αὐτῷ πε-
πρᾶχθαι τεχνικὸν, εἰ τούτων τι παραλείπῃ. σημαίνει γὰρ
νῦν Ἱπποκράτης ὅτι ὁποσάκις ἂν οὗτοι εἰσέλθωσι πρὸς
τὸν νοσοῦντα, ταῦτα μὴ κατὰ καιρὸν ποιοῦντες, τοσαυτάκις

*et frigus eadem ratione et adstrictio et ulceratio, mor-
sus et res pinguefaciens.*

Quum praenotio non exigua sit medicinae pars, maximeque utilis censeatur, docet hoc loco senex quot modis medici in praesagiendi ratione delinquant. Praeter
enim quam quod multae a natura causae afferuntur, quae
faciunt ut praesagium praedictioque saepe varientur, profecto multa etiam medicorum peccata et aegrorum errata
in naturam, omnia plerumque recte gubernantem, licet
intueri. Etenim quidam sunt, qui ne se medicos quidem
arbitrantur, nisi quisque ipsorum ad aegrotum ingressus
se succingat, deinde vel cataplasma imponat vel perfun-
dat vel clysterem indat vel venam incidat vel cucurbi-
tulas admoveat vel fricet vel tale quidpiam faciat. Ac
si quid horum ab ipso praetermissum sit, nihil ex arte
factum videatur. Hippocrates autem nobis indicat, quoties hujusmodi homines ad aegrotum accedunt, haecque

ἁμαρτάνουσι. πῶς οὖν δύνανται προγινώσκειν ἢ προειπεῖν
τι ἀληθὲς, τοσούτων ἐν τῷ μεταξὺ πλημμεληθέντων, καὶ
τὴν φύσιν, ὡς εἰπεῖν, ἀμυνάντων; δεῖ γοῦν τὸν ἰατρεύειν
βουλόμενον ποιεῖν τὰ δέοντα καὶ ἐὰν τὰ περισσὰ καὶ τὰ
ἄκαιρα καὶ βλαβερὰ ἀφιέναι· δεύτερον δὲ καὶ ὁ νοσῶν εὐ-
πειθὴς ἔστω τὰ πάντα καὶ μηδὲν ὑπ᾽ ἀκολασίας ἁμαρτα-
νέτω· καὶ τρίτον οἱ παρόντες αὐτῷ μηδὲν πλημμελείτωσαν,
ὡς ἤτοι θυμὸν ἀγείρειν ἐφ᾽ οἷς ἁμαρτάνουσιν, ἢ λύπην
ἐφ᾽ οἷς ἀκαίρως ἀγγέλλουσιν, ἢ βλάβην ἐφ᾽ οἷς ἐλλιπῶς
παρασκευάζουσιν. ἐὰν μὲν οὖν μήθ᾽ ὁ ἰατρὸς ἁμάρτοι τι,
μήθ᾽ ὁ κάμνων, μήτε τῶν ὑπηρετουμένων μηδεὶς, ἀλλὰ μήτε
τῶν ἔξωθέν τι πλημμεληθείη, ἀληθὴς ἔσται σοι πρόγνωσίς
τε καὶ πρόῤῥησις καὶ τῇ φύσει ἐμποδὼν οὐ γενήσεται. γινομένου δέ τινος ἁμαρτήματος, ἐπισκεπτέον αὐτοῦ τὸ μέγεθος. μάλιστα δὲ τεχνικὸν ὑπάρχειν χρὴ περὶ δίαιταν.
οὗτος γὰρ μόνος ἐξεταστικὸς καὶ διαγνωστικός ἐστι τῆς

non in tempore faciunt, toties errare. Quomodo igitur
poſſunt aut praeſagire, aut verum praedicere, quum tanta
errata et quae naturae, ut ita dicam, repugnent, interce-
dant? Quamobrem qui vult medicinam facere, debet facere quae oportet, et ſupervacanea, importuna et noxia
omittere. Deinde vero etiam aegrotus in rebus omnibus
ſit facilis ad parendum, neque quicquam per intemperantiam delinquat. Denique qui aſſident, nihil peccent, ut
neque iracundiam aegro concitent, quum aliqua in re
peccant, aut dolorem afferant, quum quid importune nun-
ciant, aut damno afficiant, quum quid diminute praeparant. Si autem neque medicus neque aegrotus neque
quisquam eorum, qui eidem aſſident, delinquat, neque
quicquam errati committatur in iis, quae extrinſecus ad-
veniunt, verum erit praeſagium veraque praedictio et naturae nullum impedimentum afferetur. Quum autem erratum aliquod commiſſum ſit, quantum id ſit expendendum
erit. Maxime autem in victus ratione inſtituenda artifi-

Ed. Chart. VI. [266.]

τῶν ἁμαρτανομένων δυνάμεως· καὶ μόνος δύναται γνῶναι
τῆς βλάβης τὸ μέγεθος. ἴσμεν γὰρ ὅτι τὰ μὲν ἀκίνδυνα
τελέως νοσήματα χρονίζειν εἴωθεν ἐπὶ τοῖς ἁμαρτήμασι·
καὶ τὰ περιεστικὰ, οὐ μὴν ἄνευ κινδυνωδῶν συμπτωμάτων,
ὀλέθρια γίνεται. ἀλλὰ καὶ τὰ τελέως ἀκίνδυνα, πολλῶν καὶ
μεγάλων ἁμαρτημάτων ἐφεξῆς γινομένων, μεταπίπτει εἰς τὴν
τῶν ὀλεθρίων φύσιν. καὶ οὐδὲν θαυμαστὸν, ὅταν καὶ τοῖς
ὑγιαίνουσι τὰ μεγάλα τῶν ἁμαρτημάτων αἴτια τῶν νοσημάτων ὀλεθρίων γίνεται. δεῖ τοίνυν ἐπιμελῶς μὲν εἶναι
θεραπευτικὸν καὶ προγνωστικὸν τὸν ἰατρὸν, ἀκριβῶς δὲ καὶ
τῆς βλάβης μεγέθους διαγνωστικόν. οὕτω μὲν γὰρ εἴ τι ἔξωθεν ἐμπίπτοι ἢ ὁ κάμνων ἁμάρτοι ἢ καὶ παρόντες μὴ
τὰ δέοντα ποιήσωσι, ταῦτα αὐτὸς κατορθώσει, εἰ δυνήσεται καὶ μεταθήσει τὴν πρόῤῥησιν. καὶ τὴν ἀρχὴν αὐτὸς
οὐχ ἁμαρτανεῖ, οὔτε κατὰ τὴν τῶν καταπλασμάτων πρόσθεσιν οὔτε ἐν τοῖς καταχρίσμασιν ἢ ἀλείμμασιν ἢ ἐν τῷ
γυμνῶσαι τὰ τοῦ σώματος μόρια, οὔτε ἐν τῷ θερμαίνειν

cem effe oportet. Hic enim folus errorum vim difquirit
et pernofcit et folus noxae magnitudinem habere perfpe-
ctam poteft. Scimus enim morbos, qui prorfus periculo
vacant, propter errata fieri diuturnos confuevifle. Qui
vero incolumitatem pollicentur, non tamen fine periculo-
fis fymptomatibus, eos effici letales. Quin etiam ii, a quibus periculum omnino abeft, multis magnisque erroribus
deinceps commiffis in letalium naturam incidunt. Ac
nihil mirabile eft, quum etiam in bene valentibus magna
errata morborum mortiferorum caufae fint. Oportet igitur medicum ftudiofe dare operam, ut et praefagiat et
curet et noxae magnitudinem accurate pernofcat. Ita
enim fi quid foris incidet aut aegrotus peccabit aut affi-
ftentes non faciunt quae oportebit, ipfe illa corriget, fi
poterit, et praedictionem mutabit. Et initio ipfe non
errabit, neque cataplafmata fuperdando, neque liniendo,
neque inungendo, neque in partibus corporis denudandis,
neque in iisdem calefaciendis aut refrigerandis tempore

ἢ τὴν ψύξιν ἐμποιεῖν ἀκαίρως, [267] οὔτε κατὰ τὰς στύψεις καὶ
τὰς ἑλκώσεις καὶ δηγμοὺς καὶ τὰ λιπάσματα καὶ ὅσα αὐτὸς
κατὰ τὴν ῥῆσιν μνημονεύει.

ιστ'.

Ἔνδοθεν δὲ τινά τε τῶν εἰρημένων καὶ ἐπὶ τούτοισιν αἰτίη ἄδηλος καὶ μέρει καὶ ὅλῳ, τινί τε καὶ οὗ τινι.

Ὥσπερ τὰ ἁμαρτήματα γίνεται ἔξωθεν κατὰ τὰ προειρημένα, οὕτω κἂν ἔνδοθεν συμβαίνει πολλάκις παρὰ τὴν
αἰτίαν τὴν μὴ σαφῆ καὶ ἐν ὅλῳ τῷ σώματι καὶ ἐν μέρει
καὶ τοῖς καθ' ἕκαστον καὶ μή· ὡς καὶ ταῖς τοιαῖσδε κράσεσι καὶ μὴ τοιαῖσδε. ἐνίοτε μὲν γὰρ ὁ χυμὸς ἢ σαπεὶς ἢ
πλείων ἢ χρὴ, ἢ ἄπεπτος ἢ καὶ πληθώρα αἰτίαν τοῦ
νοσήματος παρέχει. ἐνίοτε δὲ ταὐτὸ τοῦτο ποιεῖ ἄμετρός
τε καὶ ἄκαιρος κένωσις. ὡς καὶ τὰ καταλειφθέντα μετὰ
τὴν κένωσιν, καθάπερ αὐτός φησιν, ἂν μὲν ῥυέντων ἐγκα-

minime opportuno, neque in conftrictionibus neque ulce-
rationibus neque morfibus neque rebus pinguefacientibus
adhibendis, neque in aliis rebus, quarum ipfe mentionem facit, adminiftrandis.

XVI.

*Intrinfecus vero et quaedam praedictorum et praeterea
caufa abdita et parti et alicui et non alicui.*

Quemadmodum errata foris committuntur iis in rebus, quarum ante facta mentio eft, fic intus faepe accidit
propter caufam, quae manifefta non eft, idque et in toto
corpore et in parte et in fingulis et non item, ficut in
talibus et non talibus temperaturis. Interdum enim humor, qui computruit vel qui fit quam par eft copiofior
et incoctus, aut etiam omnium humorum redundantia
morbi caufam affert, interdum idem facit immodica in-
tempeftivaque evacuatio, ficut etiam folent efficere, quae
poft evacuationem relicta funt, ut ipfe ait, fi ex effluen-

ταλείπη τι, καὶ τοῦτο μὲν ἢ ἐπὶ νοσοποιοῦντος χυμοῦ ἢ ἐπὶ
τῆς νοσώδους διαθέσεως ἀκουστέον.

ιζ'.

Ἀποκρίσιες κατὰ φύσιν κοιλίης, οὔρων, ἱδρῶτος, πτυάλου,
μύξης, ὑστέρας, καθ' αἱμορῥοΐδα, θυμὸν, λέπρην, φῦμα,
καρκίνωμα, ἐκ ῥινῶν, ἐκ πνεύμονος, ἐκ κοιλίας, ἐξ ἕδρης,
ἐκ καυλοῦ, κατὰ φύσιν καὶ παρὰ φύσιν. αἱ διακρίσιες
τούτων ἄλλοισι πρὸς ἄλλον λόγον, ἄλλοτε καὶ ἀλλοίως.

Ἀποδέδεικται τὰς φυσικὰς δυνάμεις ἐν ἑκάστῳ τῶν ὀργάνων τέτταρας ὑπαρχούσας. ἐπειδὴ γοῦν ἕκαστον τῶν ἐν
τῷ ζώῳ μορίων εἰς ἑαυτὸ τὸν οἰκεῖον ἕλκει χυμὸν καὶ πρώτη σχεδὸν αὕτη τῶν φυσικῶν ἐστι δυνάμεων, ἐφιξῆς ἰστέον
ὅτι οὐ πρότερον ἀποκρίνει τὴν ἑλχθεῖσαν τροφὴν, πρὶν ἂν
εἰς ἐναντίον μεταπέσῃ διάθεσιν, ἢ αὐτὸ τὸ ὄργανον, ἢ καὶ
περιεχομένων ἐν αὐτῷ τὰ πλεῖστα. ἐπειδὰν οὖν ἱκανῶς

tibus aliquid relinquitur, atque id vel in humore, qui
morbum gignit, vel in affectione morbofa intelligendum eſt.

XVII.

*Excretiones ſecundum naturam ventris, urinarum, ſudoris,
ſputi, muci, uteri, per haemorrhoidas, thymion, lepram,
tuberculum, cancrum, e naribus, ex pulmone, ex ventre,
ex ſede, ex cole, ſecundum naturam et praeter naturam.
Horum diſcrimina aliis alia ratione, alibi et aliter.*

Oftenſum eft in unoquoque inftrumento quatuor eſſe
naturales facultates. Quum autem unaquaeque pars animalis humorem, qui ei conveniens eft, in fe traxit, haecque ferme eft naturalium facultatum prima, deinceps fciendum eft, partem non prius id alimentum, quod attraxit,
excernere, quam vel ipfum inftrumentum vel pars maxima eorum, quae continentur, in contrariam affectionem
tranfierit. Poftquam igitur partes fint abunde expletae

ἐμπλησθῇ τῶν σιτίων τὰ μόρια, τηνικαῦτα ἤδη τὸ λοιπὸν
ἀποτρίβεται, καθάπερ ἄχθος ἀλλότριον. οὕτω μὲν γὰρ
ποιεῖ ἡ γαστήρ. οὕτω καὶ αἱ κύστεις, ὅταν ἕκαστον τῶν
ἑλχθέντων ἢ τῷ πλήθει διατείνῃ ἢ τῇ ποιότητι δάκνῃ καὶ
γένηται ἀνιαρόν. τὸν αὐτὸν δὲ τρόπον αἱ μῆτραι. διὸ ἔστιν
ὅτε καὶ ἀμβλύσκουσι, ὡς διατεινόμεναι, τὸ λυποῦν ἀποθέσθαι σπεύδουσαι· ἢ τῇ ποιότητι δακνόμεναι τῶν ἐκχυθέν-
των εἰς αὐτὰς ὑγρῶν. ἔστι δ᾽ ὅτε καὶ τίκτουσι καὶ οἱ τό-
κοι προσηκόντως γίνονται. ἴσμεν γὰρ τῆς ἀνίας αἴτιον εἶναι τριττὸν, ἢ ὄγκον περιττὸν, ἤ τι βάρος, ἢ δῆξιν. ὄγκον
μὲν λέγω, ἐπειδὰν τὸ μόριον μηκέτι φέρῃ διατεινόμενον·
βάρος δὲ, ὅταν ὑπὲρ τὴν ῥώμην αὐτοῦ ᾖ περιεχόμενον· δῆξιν
δὲ, ὅταν τὰ πρότερον ἐν τοῖς ἄλλοις μέρεσι στεγόμενα ῥα-
γέντων αὐτῶν εἰς τὰ μόρια ἐκχυθῇ. ἐπὶ μὲν γὰρ τῆς γαστρὸς αἱ δήξεις ἐναργεῖς εἰσι, διὰ τὴν τῆς πλείστης αἰσθήσεως μετουσίαν· ὡς ἐπὶ τῶν ὑστερῶν τε καὶ τῆς κύστεως
τῆς τὸ οὖρον ὑποδεχομένης. ἀνάγκη γοῦν τὸ μόριον ἕκαστον
ἢ διὰ τὸ πλῆθος βαρυνόμενον, ἢ διὰ τὴν ποιότητα μετα-

cibis, tum quod reliquum eſt tanquam onus alienum abji-
ciant. Sic enim facit venter, ſic veſicae, ubi quodvis
eorum, quae attraxerunt, vel multitudine diſtendat vel
qualitate mordeat moleſtumque reddatur. Eodemque modo
uterus. Idcirco interdum abortus fit, quia diſtentus properat quod moleſtum eſt abjicere. Quod etiam fit quum
humoris in ſe effuſi qualitate mordetur. Interdum etiam
foetus editur et, ut decet, in lucem profertur. Eſt enim
laeſionis triplex cauſa, aut nimia moles, aut aliquod pon-
dus, aut morſus. Molem intelligo, quum uterus non fert,
ut amplius diſtendatur; onus, quum id quod continetur
ſupra ipſius vires ſit; morſus, quum ea, quae aliis in
partibus prius continebantur, illis diſruptis, in uterum
ſint effuſa. At in ventriculo morſus ſunt evidentes propter plurimum ipſius ſenſum, ſicut etiam in utero et veſica
lotium excipiente. Quare neceſſe eſt, unamquamque partem, aut multitudine oppreſſam, aut propter qualitatem in

Ed. Chart. VI. [267. 268.]

βάλλουσαν [268] ἐπὶ τὸ δακνῶδες καὶ τὸ δριμὺ, τῆς ἀποκρίσεως ἐφίεσθαι. ὅθεν καὶ κατὰ φύσιν καὶ παρὰ φύσιν
αἱ ἀποκρίσεις γίνονται ὡς κοιλίας, ἱδρῶτος, πτυάλου, οὔρων, μύξης καὶ τῶν ἄλλων πολλῶν. ἀλλ᾽ ὅταν ἅμα συνέλ-
θοι τὴν μὲν ἑλκτικὴν δύναμιν ἐπισπᾶσθαι πολὺν χρόνον,
ἀδυνατεῖν δὲ τὴν ἀλλοιωτικὴν ἅπαντα τὰ ἑλχθέντα κατεργάζεσθαι καὶ διὰ τοῦτο πολλὰ γενέσθαι τὰ περιττώματα, τὴν
ἀποκριτικὴν δὲ ἐν τούτῳ τῷ καιρῷ χεῖρόν τε καὶ ἀτονώτε-
ρον ἑαυτῆς κινεῖσθαι, πλῆθος οὕτως ἀνάγκη τῶν περιττωμάτων ἐν ταῖς σαρξὶ συνίστασθαι. κἀν τούτῳ, κατὰ τὴν
ἰδέαν καὶ ποσὸν τοῦ περιττώματος ἄλλοτε ἀλλοίαν γίνεσθαι
τὴν σάρκα, ποτὲ μὲν οἰδηματώδη, ποτὲ δὲ φυσώδη, ποτὲ δὲ
ὑδερώδη· ἐνίοτε δὲ καὶ παρὰ φύσιν γίνεται ἔκκρισις, ἤτοι,
ὡς εἴρηται, διά τινα δυνάμεως βλάβην ἢ ἐρεθισμὸν ἄκαιρον ἢ πλημμελῆ κίνησιν, ἀφ᾽ ἧς ἐπεγείρεται ἡ δύναμις, ἢ
διὰ ἀναστόμωσιν ἢ ῥῆξιν ἢ διάβρωσιν ὀργάνου τινός· ὥσπερ ἡ τοῦ αἵματος ἔκκρισις, ἢ τῷ γένει δοκεῖ παρὰ φύσιν

mordacem acremque mutatam, defiderare expulfionem.
Ex quo fit ut excretiones et fecundum naturam et praeter naturam fiant, ut alvi, fudoris, fputi, lotii, muci et
aliarum rerum multarum. Sed quum fimul evenit ut
facultas attrahendi humoris et facultas alterandi totum,
quod attractum eft, conficere non poffit, ideoque multa
gignantur excrementa, facultas autem expellens eo tempore deterius et imbecellius quam prius moveatur, neceffe eft ita magnam excrementorum vim in carnibus confiftere. Atque interdum pro excrementi fpecie et multitudine alias aliam fieri carnem modo tumidam, modo flatus plenam, modo ut in hydropibus eft Interdum vero
etiam praeter naturam excretio fit, vel, ut dictum eft,
propter aliquam facultatis noxam vel irritationem impor-
tunam vel vitiofum motum, a quo facultas excitatur, aut
propter ora venarum adaperta, aut propter inftrumenti
alicujus ruptionem aut erofionem. Quo in numero eft
fanguinis effufio, quae genere ipfo praeter naturam effe

ὑπάρχειν, ὡς τὰ πολλά. ἔστι δὲ καὶ ὁτὲ κατὰ φύσιν γίνεται, ὡς ὅταν διὰ μήτρας αἱμορραγῶσι γυναῖκες. ἀλλὰ πᾶσαι μὲν ἄλλαι κενώσεις τοῦ αἵματος ὅλαι τῷ γένει παρὰ
φύσιν εἰσίν· ἐκεῖναι δὲ ποσῷ μόνον.   *   *   *
 *   τὰ δ᾽ ἐμούμενα ἐκκρίνεται ποτὲ μὲν ὡς πλείω τε καὶ
βαρύνοντα τὴν κοιλίαν, ὡς ἔστιν ἐνίοτε τὸ πλῆθος τῆς
τροφῆς, ἔστιν ὅτε δὲ ὡς ἀνιῶντά τε καὶ δάκνοντα. τοιούτου δὲ γένους ἐστὶ τὰ ὀξώδη, τὰ κνισώδη ἢ πικρὰ καὶ τὰ
χολώδη καὶ τὰ φλεγματώδη, ἅπερ ἢ αὐτόθι γίνονται, ἢ
συρρέουσιν εἰς αὐτὴν ἐξ ὅλου τοῦ ζώου τῆς ἕξεως· παρὰ
φύσιν δὲ, εἰ μὴ δύναιτο τρέφειν πεφθέντα. διὸ ὁρῶμεν
πολλάκις μὴ μόνον ὀξὺ φλέγμα καὶ ἁλυκὸν, ἀλλὰ καὶ γλυκὺ
ἐν τῇ γαστρὶ συστὰν εἰς ἔμετον αὐτὴν ἐξορμᾶν. ἀλλὰ καὶ
αὐτό γε τὸ αἷμα τὸ εἰς τὴν κοιλίαν ἐκχυθὲν οὕτως ἐμεῖν
αὐτὴν ἀναγκάζει. περὶ δὲ τῆς ἀποκρίσεως τοῦ οὔρου, ὅτι
φυσική ἐστιν, ὥσπερ καὶ ἡ τῆς γονῆς καὶ ἡ τῶν σκυβάλων
κένωσις, οὐδεὶς, οἶμαι, ἀμφισβητεῖ. ἐνίοτε μὲν ὁρῶμεν τὸ

magna ex parte videtur. Interdum tamen fecundum naturam fit, ut quum mulieres fanguinem per uterum excernunt. At caeterae omnes fanguinis evacuationes toto
genere praeter naturam funt, illae vero fola multitudine
praeter naturam cenfentur.   *   Quae autem vomun-
tur, expelluntur alias, ut immodica et ventriculum prae-
gravantia, ut eft interdum alimenti copia, alias vero, ceu
quae angant et mordeant. Quo in genere funt acida, ni-
dorofa aut amara, et item biliofa, pituitofa et ferofa excrementa, quae vel ibidem gignuntur, vel ex totius animantis habitu in ipfum confluunt. Praeter naturam vero,
fi quae concocta funt, nutrire non poffint. Quocirca videmus faepe non folum acidam falfamque pituitam, fed
etiam dulcem in ventriculo collectam ad vomitum ipfum
impellere. Sed et fanguis ipfe in ventriculum effufus eo
pacto ipfum vomere cogit. Urinae autem excretionem,
ficut etiam feminis et ftercoris, naturalem effe nemo,
opinor, ambigit. Videmus tamen quandoque magnam lotii

πλῆθος τῶν οὔρων οὐκ ἐκκαθαιρούσης τὸ σῶμα καὶ κινού-
σης τὰ λυποῦντα τῆς φύσεως· ἀλλ᾽ ὥσπερ συμβαίνει ἰδρῶ-
τάς τε καὶ διαχωρήματα ποτὲ μὲν ὡς συμπτώματα τῆς
κατὰ τὸ σῶμα περιουσίας τῶν μοχθηρῶν χυμῶν ἐκκρίνεσθαι, ποτὲ δὲ ἐκκαθαιρούσης αὐτὰ τῆς φύσεως, αὕτη γὰρ
ἡ τῶν οὔρων διάκρισις, ἐὰν ἀναμνησθῇς ὅπως γίνεται, θαυμαστὴν ἐνδείξεταί σοι πρόνοιαν τῆς φύσεως εἰς τὰ ζῶα τῆς
τε τῶν νεφρῶν κατασκευῆς ἕνεκα καὶ τῆς τῶν οὐρητήρων
ἐκφύσεως, ἣν ἐκ τῆς κοιλίας τῶν νεφρῶν ἴσχουσιν. ὥστε
εἰ μὴ τὸν τρόπον τοῦτον ἅπαντα κατεσκεύασιο, μοχθηρῶς
ἂν ἢ οὐδ᾽ ὅλως ἐγίνετο τὰ περὶ τῶν οὔρων διάκρισίν τε
καὶ κένωσιν. καὶ γὰρ ἡ τῶν οὔρων διάγνωσις πάνυ ὠφέλιμός ἐστι μάλιστα δὲ ἐν τοῖς νοσήμασι τοῖς ὀξέσιν· ὡς ἐν
τοῖς προγνωστικοῖς εἴρηται ἡμῖν. Ἱπποκράτης μέντοι εἴωθε καὶ ὅταν περί τι τῶν ἀναπνευστικῶν ὀργάνων ᾖ διάθεσις, εἰς τὰ οὖρα βλέπειν· κατὰ φύσιν μὲν γὰρ ἐχόντων
αὐτῶν, ἐκ μόνων ἀναπνευστικῶν ὁ κίνδυνος, εἰ δὲ καὶ ταῦτα μοχθηρὰ φανείη, κακῶς ἔχειν ἐνδείκνυται τότε καὶ τῆς

copiam excerni, quum natura nec corpus purgat, nec
molesta amovet, sed sicut accidit, ut sudores et alvi
dejectiones, ut symptomata redundantiae vitiosorum humorum, qui sint in corpore, excernantur, interdum vero
a natura expurgentur. Si vero memoria repetas ut siat
urinae secretio, profecto ea res admirabilem tibi in re-
gendis animalibus naturae providentiam indicabit, idque
quum ob renum fabricationem, tum vero ob urinariorum
vasorum originem, quam ex renum ventriculo ducunt.
Ut nisi ad hunc modum facta essent omnia, aut perperam,
aut ne omnino quidem urina secerneretur et vacuaretur.
Etenim urinae dignotio valde utilis est, praecipue autem
in morbis acutis, ut in libris praesagiorum dictum est
nobis. Quamquam Hippocrates etiam consuevit, ubi aliquod instrumentum respirationis laesum sit, urinas intueri; quae si secundum naturam sint, in solis respirationis
instrumentis periculum versatur; sin hae quoque pravae
esse videantur, tunc instrumentum quoque nutritionis male

τροφῆς ὄργανον. καί τοι τῶν κατὰ γαστέρα πεπονθότων
καὶ τῆς διαθέσεως αὐτῶν ἐκ τῶν διαχωρημάτων γνωριζομέ-
νης, ὅμως καὶ τῶν οὔρων μνημονεύει, ὡς λεπτῶν ὄντων·
ἅπερ ἀπεψίαν σημαίνει τῶν ἐν ταῖς φλεψὶ χυμῶν. οὕτω δὲ
καὶ ἐν τοῖς κατὰ τὴν γαστέρα καὶ θώρακα καὶ πνεύμονα
[269] καὶ νεῦρα πάθεσι τὰ οὖρα ἐπισκοπεῖν δεῖ. αὐτὸς
δὲ λέγει ἐφεξῆς περὶ τῶν ἱδρώτων, περὶ ὧν ἀμφισβητήσει
τις ὡς οὐκ ὄντων κατὰ φύσιν. Διοκλῆς μὲν γὰρ ἐπεχεί-
ρησεν εἰς τοῦτο ἐπιμελῶς. ἀλλὰ τουτὶ τὸ δόγμα δοκεῖ μοι
εἶναι πάνυ τραχὺ καὶ παρὰ τὴν ἐνέργειαν· εἰ καὶ ὅτι μάλιστα πιθανῶς κατασκευάζεται πρὸς αὐτοῦ. ἡμεῖς μὲν γὰρ
ἴσμεν αὐτὸν τὸν ἱδρῶτα τὴν ὕλην αὐτὴν ἔχειν καὶ τρόπον
γενέσεως τὸν αὐτὸν τοῖς οὔροις. καὶ γὰρ ἐκ τῆς πινομένης
ὑγρότητος γίνεται ἀμφότερον, θερμαινομένης τε ἅμα κατὰ
τὸ σῶμα καί τι χολώδους οὐσίας προσλαμβανούσης. ἀλλ' ὡς
περὶ τῶν οὔρων καὶ πλείω τοῦ προσήκοντος ἔγραψαν οἱ ἰατροὶ, οὕτω περὶ τῶν ἱδρώτων ἢ τῶν περιέργων τινὰ μᾶλλον. ἐκκαθαίρειν μὲν γὰρ τὸ αἷμα διὰ παντὸς ἡ φύσις

affectum eſſe oſtendunt. Jam vero quum venter male
affectus ſit, ipſiusque affectio ex dejectionibus dignoſcatur,
tamen etiam facit urinae mentionem, quae tenuis quum
ſit, cruditatem humorum venis contentorum ſignificat.
Quo etiam modo in ventriculi, thoracis, pulmonis nervo-
rumque affectionibus urinae ſpectandae ſunt. Ipſe autem
deinceps ſudorem commemorat. De quo, utpote qui ſecundum naturam non ſit, aliquis controverſabitur. Diocles
de hoc eſt ſtudioſe argumentatus. Sed hoc decretum
mihi plane aſperum et praeter evidentiam eſſe videtur,
quum tamen ab ipſo vel maxime accommodate ad per-
ſuadendum confirmetur. Nos autem perſpectum habemus,
ſudorem ex eadem gigni materia, ex qua urina, et eodem
modo exoriri. Utrique enim origo eſt ex humore epoto,
qui in corpore calefit et aliquid bilioſae materiae aſſu-
mit. Verum ut medici plura quam par eſt de urinis,
ita de ſudoribus aut nihil aut certe potius non neceſſaria conſcripſerunt. Etenim natura ſemper dat operam

πειρᾶται, διακρίνουσά τε τὸ μοχθηρὸν ἐξ αὐτοῦ, κἀκ τῶν
κυρίων μορίων ὠθοῖσα, ποτὲ μὲν εἰς τὴν γαστέρα τε καὶ
τὰ ἔντερα, ποτὲ δὲ εἰς τὴν ἐκτὸς ἐπιφάνειαν. ἀλλ' ὅσα
μὲν τῶν τοιούτων λεπτομερεστέρας οὐσίας ἐστὶ, διεξέρχεται
τὸ δέρμα, τινὰ μὲν κατὰ τὴν ἄδηλον τῇ αἰσθήσει διαπνοὴν,
ἔνια δὲ αἰσθητικῶς, καθάπερ οἱ ἱδρῶτες· ὅσα δὲ παχύτερα,
διεξελθεῖν μὲν οὐ δύναται τὴν πυκνότητα τοῦ δέρματος,
κενοῦνται δὲ ἤτοι ὑπὸ τῶν φαρμάκων ἢ καθάρσεων ἢ κλυστήρων ἢ ἐμέτων. ἐκκινοῦνται μὲν ἑτοιμότερον οἱ μὲν ἐν
ταῖς πρώταις φλεψὶ χυμοὶ διὰ γαστρός· οἱ δὲ ἐν ταῖς μεθ'
ἧπαρ δι' οὔρων· οἱ δὲ καθ' ὅλην τὴν ἕξιν δι' ἱδρώτων·
ὥσπερ γε καὶ οἱ κατὰ τὴν κεφαλὴν ἤτοι δι' ὑπερώας ἢ
διὰ ῥινῶν ἢ δι' ἀμφοτέρων· οἱ δὲ ἐν ταῖς τοῦ θώρακος
εὐρυχωρίαις, διὰ φάρυγγος ἅμα καὶ βηχός· οἱ δὲ κατὰ τοὺς
νεφροὺς ἢ κύστιν δι' οὔρων. περὶ δὲ τῶν πτυσμάτων εἰδέναι χρὴ τοῦτο, ὅτι τὰ μὲν αὐτῶν ἐστιν ἀφρώδη, τὰ δὲ
πυῤῥὰ, τὰ δὲ ξανθὰ ἢ ὠχρὰ ἢ ἐρυθρὰ ἢ μέλανα. τούτων δὲ τὰ μὲν ἀφρώδη φλεγματικώτερον ἐνδείκνυται τὸ

ut fanguinem expurget, quodque vitiofum eft ab eo fecer-
nat et a partibus principibus modo in ventrem et inteftina, modo in extimam fuperficiem detrudat. Sed ex
iis quaecunque tenuioris fubftantiae funt, ea cutim egrediuntur, partim per eam perfpirationem, quae fenfum
effugit, partim, ut fenfu percipiantur, ut fudores. Quae
vero craffiora funt, ea pertranfire cutis denfitatem non
poffunt, fed aut medicamentis aut purgationibus aut clyfteribus aut vomitibus evacuantur. Promptius autem
per alvum evacuantur humores, qui in primis venis funt;
qui vero infunt in iis, quae in jecore funt, per urinas,
qui vero in toto corporis habitu, per fudorem; ficut qui
in capite, aut per palatum aut per nares aut per utrumque; qui in amplis fpatiis thoracis, per guttur fimul cum
tuffi; qui denique in renibus aut vefica funt, per urinam. De fputis autem hoc intelligendum eft, quaedam
ipforum effe fpumea, quaedam flava, quaedam rufa, quaedam pallida, quaedam rubra, quaedam nigra. Ex iis

ῥεῦμα· τὰ δὲ ξανθὰ πικρόχολον ἄκρατον. ὅσα δὲ πυῤῥὰ,
πικρόχολα μὲν καὶ ταῦτα, μεμίχθαι δὲ οὐκ ὀλίγον ὀῤῥῶδες
περίττωμα τῇ χολῇ ξανθῇ δηλοῖ. οὕτω δὲ καὶ τὰ μέλανα
μελαγχολικὸν ἐνδείκνυται τὸ ῥεῦμα, ὅσα δὲ τὴν χροιὰν μᾶλλόν πως ἐρυθρά ἐστι, πλεῖστον μὲν αἵματος, ὀλίγον δὲ τῆς
πικρᾶς χολῆς μετέχειν τὸν χυμὸν σημαίνει· καὶ διὰ τοῦτο
πάντων μὲν ἐστιν ἐπιεικέστατον πτυσμάτων, ὡς τὰ μέλανα
πάντων ὀλεθριώτατα. πῶς δὲ χρὴ τὰ πτύσματα κατὰ τὰς
ὀξείας νόσους σκοπεῖσθαι οὐκ ἔστιν ἀναγκαῖον εἰπεῖν κατὰ
τὸ παρόν. οὐ γὰρ περὶ τούτων νῦν ὁ παλαιὸς διαλέγεται,
ἀλλὰ ἐν τῷ περὶ διαίτης ἱκανῶς εἴρηται· καὶ ἡμεῖς ἤδη
ἐξηγησάμεθα ἐν τοῖς τέτταρσι τὴν πραγματείαν αὐτὴν ὑπομνήμασι. διὸ πρὸς τὰ ἑξῆς μεταβήσομαι. προστίθησι γοῦν,
μύξης, ὑστέρης, καθ᾿ αἱμοῤῥοΐδα καὶ τὰ λοιπά· περὶ ὧν
καθ᾿ ἕκαστον λέγοντας οὐ χρὴ μηκῦναι τὸν λόγον. ἀρκεῖ
δὲ τοσοῦτον περὶ αὐτῶν εἰπεῖν, καθ᾿ ὅσον δύναιτο εἰδέναι
τις τὰς κενώσεις γίνεσθαι, τὰς μὲν κατὰ φύσιν, τὰς δὲ

spumea pituitofum fluxum indicant, flava biliofum fincerum; quaecunque autem rufa funt, ea biliofum quidem
fluxum fignificant, fed non parum ferofi excrementi effe
cum flava bile commixtum; fic nigra melancholicum effe
fluxum oftendunt, quae vero magis rubra funt, plurimum
fanguinis, fed parum amarae bilis habere humorem atte-
ftantur, quamobrem, quod hujusmodi eft, omnium eft fputorum mitiffimum, ficut nigrum eft omnium perniciofiffi-
mum. Caeterum quomodo fputa in acutis morbis expen-
denda fint, non eft neceffe dicere in praefentia; fiquidem
fenex de eis nunc non differit, fed in libro de ratione
victus abunde locutus eft, nosque in quatuor in illum
librum confcriptis commentariis rem ipsam explicavimus.
Quare ad ea, quae deinceps fequuntur, noftra fe conver-
tet oratio. Addit, muci, uteri, per haemorrhoidas etc. De
quibus figillatim agendo, non eft producenda longius oratio,
fatisque erit eatenus de iis loqui, quatenus poffit quispiam intelligere, evacuationes fieri partim fecundum naturam, alias
praeter naturam, quod jam nobis ad oftendendum propofitum

Ed. Chart. VI. [269. 270.]

παρὰ φύσιν· ὅπερ δὴ ἡμῖν πρόκειται δεικνύναι· ὥσπερ καὶ
περὶ μύξης ἰστέον ὅτι πολλάκις ὁ ἐγκέφαλος ταύτης ἐκκε-
νουμένης ἐκκαθαίρεται. τὸ μὲν γὰρ τῶν ὀσμῶν αἰσθητή-
ριον ἔνδον ἐγένετο τοῦ κρανίου ἐν ταῖς προσθίοις τοῦ ἐγκεφάλου κοιλίαις ἀτμῶδές τε πνεῦμα περιεχούσαις. ἔδει μὲν
γὰρ στέγασμά τι περιβεβλῆσθαι τοιοῦτον, οἷον καὶ φρουρεῖν
ἱκανὸν εἶναι καὶ μὴ κωλύειν τὴν δίοδον τῶν αἰσθητῶν. διὸ
τουτὶ τὸ σκέπασμα ἀραιὸν ἐγένετο. ὅθεν πολλάκις γίνεται
τῶν ἄνωθεν περιττωμάτων ἀθρόα κένωσις· ἃ δὴ βλέννας
μὲν οἱ παλαιοὶ, μύξας δὲ νεώτεροι κατὰ τὸν Ἱπποκράτην
ὀνομάζουσι. [270] Πρόδικος μέντοι τὸ πρὸς ἁπάντων ἀνθρώπων καλούμενον φλέγμα, οὗ τὸ χρῶμα λευκόν ἐστι, βλένναν ὀνομάζει· τὸ δὲ φλέγμα καλεῖ αὐτὸς τὸ συγκεκαυμένον
καὶ οἷον ὑπερωπτημένον ἐν τοῖς χυμοῖς. τὸ δὲ ἐξ ἐγκεφάλου καταρρέον περίττωμα τάχα μὲν ἂν οὐδὲ φλέγμα τις
ὀρθῶς, ἀλλὰ βλένναν τε καὶ κόρυζαν καὶ μύξαν καλοίη. τὸ
δὲ κατὰ τὴν γαστέρα τε καὶ ἔντερα συνιστάμενον φλέγμα,
ὅπως ἂν ἐκκενῷτο καὶ αὐτὸ, μάλιστά τε καὶ τάχιστα παρε-

eft; quemadmodum de muco illud fcire convenit, cerebrum
faepe expurgari hoc evacuato. Inftrumentum enim olfa-
ctus intra calvariam exiftit, in anterioribus cerebri ventriculis, qui vaporofum etiam fpiritum continent. Oportebat enim operimentum quoddam tale ei circumjectum
effe, quale et tueri ipfum poffet et tranfitum fenfibilium
non impediret. Quocirca hoc operimentum rarum factum
eft. Unde faepenumero a partibus fuperioribus confertim
fit excrementorum evacuatio, quas blennas antiqui, mucos
juniores ex Hippocratis fententia nuncupant. Prodicus
tamen id quod ab omnibus phlegma vocatur, cujus albus
eft color, mucum appellat: phlegma vero nominat ipfe
id, quod in humoribus uftum et veluti fupra modum
coctum eft. Excrementum autem, quod a cerebro defluit,
fortaffe quispiam non rite pituitam, fed mucum et grave-
dinem nuncupabit. Quemadmodum autem pituita, quae
in ventriculo inteftinisque confiftit, commodiffime celer-
rimeque vacuetur, naturae inventum in libris de ufu par-

Ed. Chart. VI. [270.]
σκευασμένον τῇ φύσει μηχάνημα, ἐν τοῖς περὶ χρείας εἴρηται μορίων. ὅσον μὲν ἐμφέρεται ταῖς φλεψὶ φλέγμα, χρήσιμον ὑπάρχον, οὐδεμιᾶς δεῖται κενώσεως· ἀλλὰ γινώσκειν
χρὴ ὅτι τοῦ φλέγματος τὸ μὲν χρήσιμον καὶ κατὰ φύσιν
ἐν τοῖς ζώοις, τὸ δ᾽ ἄχρηστόν τε καὶ παρὰ φύσιν. ὅσον
μὲν ἂν ᾖ γλυκὺ, χρηστὸν μέν ἐστι τοῦτο τῷ ζώῳ καὶ κατὰ
φύσιν· ὅσον δὲ ὀξὺ καὶ ἁλυκὸν ἐγένετο, τὸ μὲν ὀξὺ τελέως
ἀπεπτῆσθαι, τὸ δ᾽ ἁλμυρὸν διασεσῆφθαι. ταῦτ᾽ ἀρκεῖν
μοι δοκεῖ περὶ μύξης ἐν τῷ νῦν. περὶ δὲ τῆς ὑστέρας ὀλίγα ῥηθήσεται· καὶ πρῶτον μὲν, πότερον ὑστέρον, ἢ μήτραν κλητέον ἐστὶ τὸ μόριον ἐκεῖνο, ὃ πρὸς τὴν κύησιν
ἔδωκε φύσις ταῖς γυναιξὶν, οὐδὲν διαφέρει· ἔπειτα ἰστέον
ὅτι τινά ἐσιιν ἅπερ κενοῖ καὶ καθαίρει πάντα τὰ τοῦ ζώου
σώματα, τινὰ δὲ τὶ μόριον. γίνονται μὲν ποτὲ τάδε διὰ
τῶν καθαιρόντων ὅλον τὸ σῶμα, ποτὲ δὲ διὰ τῶν μορίου
τινος κενωτικῶν· οἷον ὅσα δι᾽ ὑπερώας καὶ ῥινῶν ἀπάγει
τῆς κεφαλῆς τὰ περιττά· καὶ ὅσα διὰ βηχὸς ἐκκαθαίρει τὰ
κατὰ θώρακα καὶ πνεύμονα· καὶ ὅσα δι᾽ οὔρων ἀπάγει τὸ

tium expofuimus. Quod vero pituitae in venis compor-
tatur, quum ex ufu fit, nullius eft vacuationis indigens.
Sed fcire oportet pituitae unum genus utile effe, ac fecundum naturam animantibus, aliud inutile et praeter
naturam: quae dulcis eft, eam effe animanti utilem et ad
ejus naturam accommodatam, quae acida falfaque facta
eft, acidam perfecte incoctam effe, falfam computruiffe.
Atque haec de muco fatis effe mihi videntur in praefentia. De utero pauca dicentur. Ac primum utrum vul-
vam, an uterum appellare oporteat eam partem, quam
mulieribus ad pariendum dedit, foliciti effe non debemus.
Deinde fciendum eft quaedam effe, quae tota animantium
corpora expurgant, quaedam, quae partem aliquam. Haec
autem interdum praeftant, quae totum corpus purgant,
interdum quae unam partem vacuant, qualia funt quae
per palatum et nares excrementa capitis educunt et quae
per tuffim thoracis partes pulmonemque purgant et quae
per urinam ferofum totius fanguinis excrementum edu-

Ed. Chart. VI. [270.]

τοῦ παντὸς αἵματος ὀῤῥῶῖδες περίττωμα. τοῦ γένους δ᾽ ἐστὶ
τῶν κενούντων ὅλον τὸ σῶμα, τὰ διὰ μήτρας καὶ ἡ διὰ
τῶν αἱμαῤῥοΐδων κένωσις, ἥ τ᾽ ἐπὶ τοῖς γυμνασίοις καὶ τρί-
ψεσι καὶ πάσῃ κινήσει. ὅσον δὲ πρὸς τῆς μήτρας, αἴτιον
ἐστὶν, ὅτε τῶν κατὰ τὸ σῶμα ἁπάντων μορίων πλείστας τε
καὶ μεγίστας φλέβας ἔχουσιν αἱ μῆτραι, ὅθεν γινομένης ποτὲ τῆς τῶν καταμηνίων ἐπισχέσεως πολλὰ ἕπεσθαι εἴωθε
συμπτώματα ἐνίαις μὲν διασημαίνει τι ἄλγημα κατ᾽ ἐκεῖνο
τὸ μόριον μετὰ βάρους, ἐνίαις δὲ εἰς ἰσχίον τὸ ἄλγημα ἥκει,
ἐνίαις δὲ χωλεύει τὸ σκέλος τὸ κατ᾽ εὐθύ. ἐὰν δὲ πολλῷ
χρόνῳ τὰ καταμήνια κρυφθῇ, τότε καὶ φλεγμοναὶ καὶ φυ-
ματώδεις ὄγκοι ἐγείρονται κατὰ τὸ πέρας τοῦ κενεῶνος, καὶ
χωρὶς τούτων ἀλγήματα κατ᾽ ὀσφὺν καὶ τράχηλον καὶ βρέ-
γμα καὶ τὰς τῶν ὀφθαλμῶν βάσεις, ἔτι δὲ καὶ πυρετοὶ
σφοδροί· ἔνιαι δὲ καὶ δυσουροῦσιν· ὧν οὐδὲν γίνεται ταῖς
ἀμέμπτως καθαιρομέναις. ὡς μὲν οὖν πολλὰ ἕπεται συμπτώματα ταῖς ἐπισχέσεσι τῆς ἐμμήνου καθάρσεως, οὕτω
καὶ ἀμέτροις κενώσεσιν ἐπιγίνεται τάδε· ἄχροιαι καὶ ποδῶν

cunt. De genere autem totum corpus purgantium funt
quae per uterum et per haemorrhoidas evacuant et item
evacuatio, quae fit exercitationibus, frictionibus et quovis
motu. Quod ad uterum pertinet, caufa eſt, quoniam ex
omnibus corporis partibus uteri plurimas maximasque venas habent. Itaque facta interdum menſium fuppreſſione,
multa ſymptomata confequi folent. Quasdam autem foeminas aliquis ejus partis dolor cum gravitate conjunctus
conflictat, aliquibus in coxam dolor incidit, aliquibus
crus illius partis claudicat. Si vero menſtruae purgationes diu fupprimantur, tunc et inflammationes et tumentia tubercula in extrema ilium parte excitantur,
praeterea dolores lumborum, colli, fincipitis et fedis
oculorum et vehementes febres. Quibusdam lotium
aegre it, quibusdam ne aegre quidem, quorum nihil
accidit iis, quae integre purgatae funt. Ut igitur
multa ſymptomata comitantur menſtruas purgationes
retentas, fic immoderatas evacuationes fequuntur haec,

οΐδημα καὶ ὅλον ὕποιδον τὸ σῶμα. ἀλλὰ καὶ αἱ τοῦτο πα-
θοῦσαι γυναῖκες μοχθηρῶς πέττουσι τὰ σιτία καὶ φαύλως
ὀρέγονται. εἰκότως γοῦν εἶπεν αὐτὸς ἐν τοῖς ἀφορισμοῖς,
καταμηνίων γινομένων πλειόνων νοῦσοι ξυμβαίνουσι, καὶ μὴ
γινομένων ἀπὸ τῆς ὑστέρας ξυμβαίνουσι νοῦσοι· ὡς πολλῶν
ὄντων τῶν αἰτίων, ἐφ' οἷς πλείω τοῦ προσήκοντος ἢ ἐλάττω γίνεται καταμήνια. καὶ διὰ τοῦτο αἱ νόσοι πολυειδεῖς
ἔπονται. ταὐτὸ δὲ τοῦτο συμβαίνειν φαίνεται ἐν ταῖς διὰ τῶν αἱμοῤῥοΐδων κενώσεσι· καὶ γὰρ πολλὰ ἕπεται ὁυμπτώματα· ὡς
ἐπὶ μὲν χρονίαις αἱμοῤῥοΐσιν ἐπισχεθείσαις ἢ διὰ κένωσιν
ἄμετρον εἰς ψῦξιν ἐσχάτην ἀγούσαις τὸν ἄνθρωπον πολλάκις
ἤδη ἐθεασάμεθα συστάντας ὑδέρους. τοῦτο δὲ οὐ πάντες
ἰατροὶ γινώσκουσι, καίτοι [271] σαφῶς Ἱπποκράτους καὶ
τοῦτο καὶ ἄλλα πολλὰ διδάξαντος· ἀλλ' ὅσοι γνησίως ὡμίλη-
σαν αὐτοῦ τοῦ γράμματος, οὗτοι μόνοι πῶς μὲν αἱμοῤῥοῖς
γίγνεται μεμαθήκασι παρ' αὐτοῦ, πῶς δὲ καὶ πολλὰ πάθη
γίνεται, ὡς δυσεντερία καὶ κίρσος, ὅτι τε οὐ διὰ παντὸς

coloris vacuitas, pedum tumor et totum corpus fubtumi-
dum. Quin etiam hoc malo affectis mulieribus et concoctio et appetitus ciborum vitiatur. Merito igitur ipfe
in Aphorismis fcriptum reliquit: *fi menftruae purgationes
copiofiores fint, morbi accidunt; fi non fiant, et ex utero
morbi exiftunt.* Utpote multae caufae fint, quibus copiofiores quam par fit, aut etiam pauciores excitentur menftruae purgationes, atque ideo multiplices morbi exoriantur. Idem in evacuationibus, quae fiunt per haemorrhoidas, videtur contingere, fiquidem multa inde mala
confequuntur, ficut ex diuturnis haemorrhoidibus fuppref-
fis aut immodica evacuatione ad extremum frigus hominem ducentibus faepenumero jam confpeximus hyderos
confiftere. Hoc autem omnes medici norunt, quum tamen
Hippocrates et hoc ipfum et alia multa perfpicue docuerit. Sed quicunque vere in illius·funt fcriptis verfati,
ii foli quomodo haemorrhois fiat, ab ipfo didicerunt.
Quomodo antem multi morbi inde oriantur, ut tormina

Ed. Chart. VI. [271.]

ἕκαστον τούτων ὅταν συστῇ κωλυτέον, ἀλλ᾽ ὅτι ἐνίοτε συνερ-
γητέον, ἢ τῆς φύσεως ἡσυχαζούσης αὐτῇ τὸ πᾶν διατρι-
πτέον, ὅτε τοῦτο συμφέρει, τοσοῦτον ἀποδέουσιν οἱ ταῦτα
μαθόντες πρὸ τοῦ καιροῦ σπεύδειν ἰᾶσθαι, ὥστε αὐτοὶ
μηχανῶνται μηδ᾽ ὅλως ὄντα ποιῆσαι. καίτοι μελαγχολή-
σαντας ἔγωγε πολλοὺς οἶδα ἐπὶ τοιαύταις κενώσεσι κωλυθεί-
σαις, ἄλλους δὲ τῇ πλευρίτιδι καὶ νεφρίτιδι ἑαλωκότας, ἄλλους δὲ αἵματος ἐμέσαντας καὶ ἄλλοις συμπτώμασιν ἀπολλυμένους. ὡς δὲ περὶ τὸ δέρμα καὶ τόπους τοῦ ὅλου σώματος λέπρα, ψώρα, λειχὴν, ἀκροχορδόνες, θύμοι, μυρμη-
κίαι, ἧλοι, πῶροι, οὕτω καὶ περὶ τὴν ἕδραν αἱμορροΐδες
τυφλαὶ, ῥαγάδες, πρόπτωσις, κονδυλώματα, πυλίδες καὶ ἄλλα
πολλὰ συμβαίνει. οὕτω δὲ καὶ φύματα, ὧν τὰ μὲν ἐστι
πάνυ θερμὰ καὶ σφοδρῶς ἐξορμῶντα, τινὰ δὲ καὶ ψυχρὰ καὶ
ξηρά· πάμπολλα δ᾽ ἄλλα μεταξὺ τούτων· ἔνια μὲν ἀκριβῶς
μέσα τῶν εἰρημένων, ἔνια δὲ ὀλίγον ἀφιστάμενα μεσότητος
ἑκατέρωσε· καὶ τινὰ πλέον ὡσαύτως ἐφ᾽ ἑκάτερα, καὶ τινὰ

inteſtinorum, ut varices, et quum haec ſint, non ſemper
eſſe prohibenda, ſed interdum adjuvanda, vel natura qui-
eſcente, totum ei negotium committendum, quum ita ex-
pediat, tantum abeſt ut illi ſciant, ut ante tempus remedia adhibentes ea faciant, quae nullo modo facienda ſunt.
Vidi etiam his evacuationibus cohibitis multos melancholicis humoribus fuiſſe correptos, alios dolore lateris re-
numque vexatos, alios quum ſanguinem evomuiſſent et
aliis conflictati eſſent ſymptomatibus, diem ſuum obiiſſe.
Quemadmodum autem in cute et totius corporis partibus
lepra, ſcabies, impetigo, verrucae, thymi, formicae, clavi
tophique, ſic in ano haemorrhoides caecae, ſiſſa, prociden-
tia, condylomata, fiſtulae aliaque multa contingunt, ſic
etiam tubercula. Quorum quaedam admodum calida ſunt
et cum vehementia quaedam prodeunt, quaedam frigida
ſiccaque, permulta alia inter haec media exiſtunt, quaedam exacte media eorum, quae dicta ſunt, quaedam a
medio utrinque parum diſtantia, alia plus eodem modo in

Ed. Chart. VI. [271.]

τῶν ἄκρων ἐγγὺς ἢ μεταξύ πως ἐξ ἴσου τῶν τε μέσων καὶ
τῶν ἄκρων. καλοῦσι δὲ φύματα τοὺς παρὰ φύσιν ὄγκους,
τοὺς ὡς ἐπὶ τὸ πλεῖστον, ἄνευ τῆς ἔξωθεν αἰτίας γινομένους. φαίνεται μὲν αὐτῶν ἡ γένεσις ἐν ἐπιγαστρίῳ τε εἶναι καὶ κατὰ θώρακα. ἔστι δ' αὐτῶν τὰ μὲν κορυφώδη
καὶ ἀπόξεα, ἅπερ αὐτὸς γράφει κρείττονα τῶν πλατέων εἶναι. ἐπαινεῖ δὲ καὶ τὰ καταῤῥοπα, διότι ἀναστομωθέντα,
τὰς ἀποῤῥύσεις εὐπετεῖς ἔχει· ὥσπερ καὶ τὰ σκληρὰ τῶν
μαλακῶν φαυλότερά ἐστι. καὶ μέντοι καὶ πάντων τῶν παρὰ
φύσιν ὄγκων ἡ ποικιλία τῆς διαφορᾶς ἕπεται τῇ τῶν ἐπιῤῥεόντων φύσει. πνευματωδέστεροι μὲν γὰρ, ὅταν ἡ πνευμα-
τώδης οὐσία πλείων ἀφίκηται, γίνονται· φλεγμονωδέστεροι
δὲ, ὅταν ἡ τοῦ αἵματος· ἐρυσιπελατώδεις δὶ, ὅταν ὁ τῆς
ξανθῆς χολῆς χυμός· οἰδηματώδεις δὲ, ὅταν ὁ τοῦ φλέγμα-
τος· ὥσπερ γε καὶ σκιῤῥώδεις, ὅταν ἤτοι παχὺς ἢ καὶ γλίσχρος ἱκανῶς ὁ κατασκήψας εἰς τὸ μόριον ἢ χυμός. οὕτως
δὲ καὶ ἡ μέλαινα χολὴ χωρὶς τοῦ ζεῖν τοὺς καρκίνους ἐργάζεται. ἂν δὲ δριμυτέρα τύχῃ, μεθ' ἕλκους. παχὺς δ' ἐστὶν

utramque partem, quaedam fummis vicina aut a mediis
quodammodo et fummis pari fpatio diftantia. Phymata
autem appellant tumores praeter naturam, qui maxima
ex parte fine externa caufa oriuntur. Videntur autem in
abdomine thoraceque nafci. Quaedam acuta funt et fafti-
giata, quae ipfe meliora effe latis fcripfit. Commendat
etiam ea quae deorfum vergunt, quia eis adapertis materia facile defluit; ficut etiam dura mollibus deteriora
funt. Quin etiam omnium tumorum, qui praeter naturam
funt, varietas exiftit e natura ejus quod influit; flatuofi
enim magis funt, ubi materia flatuofa copiofior acceffit.
Magis vero inflammationis participes, ubi fanguis, eryfipe-
latis, ubi flavae bilis humor, oedematis, ubi pituita, ficut
fcirrhofi, ubi vel craffus vel valde lentus fit humor is,
qui parti infixus eft. Pari modo atra bilis fine fervore
cancros efficit, eosque fi acrior fit, cum ulcere. Craffus
autem eft is humor, qui cancros gignit. Quocirca e vafculis in circumjectam carnem non admodum excidit. Ac

ὸ γεννῶν τους καρκίνους χυμός. διὸ οὐ πάνυ ἐκπίπτει τῶν
ἀγγείων εἰς τὴν πέριξ σάρκα. οὕτω μὲν οὖν καὶ οἱ καρκι-
νώδεις ὄγκοι ἐν ἄπασι τοῖς μορίοις γίνονται. μάλιστα δὲ
τοῖς τιτθοῖς τῶν γυναικῶν, ὅσαι μηκέτι καθαίρονται τὴν
κατὰ φύσιν κάθαρσιν. ἔχουσι δὲ τὴν γένεσιν ἐκ τοῦ μελαγχολικοῦ περιττώματος, ὃ καὶ ἐργάζεται τὸν καλούμενον
ἐλέφαντα. καὶ πολλάκις εἰς κίρσους κατασκήπτει· καὶ ποτε
εἰς τὸ δέρμα πᾶν ὠθεῖται. καὶ τὸν μὲν καρκίνον ἀρχόμε-
νον ἰασάμεθα· εἰς μέγεθος δὲ ἀξιόλογον ἀρθέντα ἄνευ
χειρουργίας οὐδεὶς ἰάσατο. κατὰ τον αὐτὸν τρόπον καὶ τὴν
δυσεντερίαν τὴν ὑπὸ τῆς ξανθῆς χολῆς ἰώμεθα πολλάκις.
εἴ τις δ' ἂν ὑπὸ τῆς μελαίνης γένοιτο χολῆς, ἀνίατός ἐστι
πάντη. οὐδὲν γὰρ διαφέρει τοῦ καρκίνου τοῦ μεθ' ἑλκώ-
σεως. * * ἑτοιμοτάτη μὲν οὖν ἡ εἰς τὸ στόμα καὶ τὰς
ῥῖνας φορά. παραγίνεται δὲ καὶ εἰς τοὺς ὀφθαλμοὺς, ἐνίοις
δὲ καὶ εἰς ὦτα. τὴν δὲ εἰς τὸ στόμα φορὰν τῶν περιττωμάτων ὑποδέχεται στόμαχός τε καὶ ἡ τραχεῖα ἀρτηρία. δριμέος δὲ τοῦ ῥεύματος [272] ὄντος, οὐ μόνον τὴν φωνὴν

fic quidem tumores cancri naturam imitantes in omnibus partibus, praefertim vero in mammis mulierum, quae
naturali purgatione non amplius expurgantur, oriri folent
et ab excremento melancholico originem ducunt, quod
etiam morbum, qui dicitur elephas, efficit. Saepe etiam
ad varices decumbit et interdum ad cutem univerfam expellitur.   Ac cancrum quidem incipientem curavimus,
quum vero ad notabilem eft perductus magnitudinem,
nemo fine chirurgia fanavit.   Simili quoque modo tormina inteftinorum a flava bile exorta faepe fuftulimus.
At fi quae effent ab atra bile excitata, ea vero prorfus
fuerunt infanabilia, fiquidem a cancro, cum ulceratione
conjuncto, nihil differant.   *   *
Promptiffime in os et nares comportantur.   Decidunt vero
et in oculos ac nonnullis in aures.   Decurfum porro
excrementi in os tum gula excipit, tum afpera arteria.
Si vero acris fit fluxio, non folum vocem laedit, fed

βλάπτει, ἀλλὰ καὶ χαλεπωτάτη τις ἀνάβρωσις προσέρχεται,
ὡς καὶ πνεύμονα πολλάκις ἑλκοῦσθαι διὰ τοῦτο εἴπομεν, ὅτι
ἐμέτοις μὲν καὶ διαχωρήμασιν ἡ γαστὴρ ἐκκενοῦται, τὰ δ᾽
ἔντερα μόνοις τοῖς κάτω διερχομένοις, ὥσπερ γε τοῦ ἥπατος τὰ σιμά. νεφροὶ δὲ καὶ κύστις καὶ τοῦ ἥπατος τὰ
κυρτὰ πολλῆς μὲν ἐμπεπλησμένα κακοχυμίας, διὰ τῶν ὑπηλάτων τε καὶ καθαιρετικῶν ἐκκαθαίρεται φαρμάκων, μετρίας δὲ, διὰ τῶν οὐρητήρων πόρων, ἐγκέφαλος δὲ, ὡς ἔφην,
δἰ ὑπερῴας καὶ ῥινῶν καὶ ὤτων. θώραξ δὲ καὶ πνεύμων
διὰ τραχείας ἀρτηρίας καὶ φάρυγγος. δῆλον μὲν οὖν ἐστι
τάς γε τῆς ὑπερῴας καὶ ῥινὸς κενώσεις κατὰ φύσιν μὲν εἶναι, ὡς διὰ τῶν μορίων τούτων μετοχετεύεσθαι τὸ περίττωμα τοῦ ἐγκεφάλου, παρὰ φύσιν δὲ διὰ τῶν ὤτων. τοῖς
μέντοι βρέφεσι καὶ διὰ τούτων ὁ ἐγκέφαλος ἐκκαθαίρεται.
ἐὰν γὰρ τὰ αὐτόθι συνεστῶτα περιττώματα σήπηται καὶ
δριμύτερα καὶ θερμότερα γένοιτο, φλεγμονὰς καὶ ἐρυσιπέλατα καὶ
ἕρπητας καὶ ἄνθρακας καὶ πυρετοὺς καὶ μυρία ἄλλα ἀποτί-
κτει νοσήματα. πρόνοιαν δ᾽ εἶχεν ἡ φύσις μὴ ἀπὸ κεφαλῆς

etiam graviſſima quaedam accedit eroſio, ut etiam pulmonem ſaepe exulceret. Quamobrem dictum eſt vomitibus
et dejectionibus ventriculum evacuari, inteſtina iis ſolis,
quae per infernas partes dejiciuntur, ſicut etiam cava jecoris, renes et veſica et gibba jecoris, ſi multo vitioſoque
ſucco ſint referta, medicamentis per infernas partes dejici-
entibus et purgantibus expurgantur, ſi modico, per urinae
meatus. Cerebrum vero, ut dixi, per palatum, nares et
aures; thorax et pulmo per aſperam arteriam et fauces.
Perſpicuum autem eſt et palati et narium evacuationes
eſſe naturales, ut per has partes cerebri excrementa de-
rivando expurgentur. Per aures vero praeter naturam:
in infantibus tamen etiam per aures cerebrum purgatur,
propterea quod ſi excrementa, quae illic confiſtunt, putre-
ſcant acrioraque et calidiora reddantur, inflammationes,
ignem ſacrum, ulcera ſerpentia, carbones, febres aliaque
ſexcenta genera morborum parient. Natura autem pro-
vidit ne quid a capite in pulmonem deflueret, ſiquidem

εἰς τὸν πνεύμονα γενέσθαι καταῤῥους· οἷπερ εἶναι κακοήθεις εἴωθασιν, ὅταν λεπτὰ καὶ βρωτικὰ ταῖς δυνάμεσιν ᾖ
τὰ καταῤῥέοντα. ταῦτα οὖν οὔτε μένειν ἐν τῷ πνεύμονι
προσήκει μέχρι περ ἂν πεφθέντα παχυνθῇ, καθάπερ τἄλλα ῥεύματα, λεπτὰ μὲν, οὐκ ἔχοντα δὲ τὸ διαβρωτικόν τε
καὶ δύσπεπτον, οὔτε εὐθέως ἐκκρίνεσθαι. μένοντα γὰρ ἔνδον οὐ πέττεται ῥᾳδίως, ἐκκρινόμενα δὲ βῆχας ἐργάζεται
συντόνους. διὸ βλάβη ἕπεται καὶ μένουσι κατὰ τὸν πνεύμονα τοῖς τοιούτοις ὑγροῖς καὶ κενουμένοις. καλῶς οὖν ἡ
φύσις προυμηθήσατο διττοὺς ποιοῦσα πόρους, ἵνα μὴ τοιοῦτόν τι συμβαίνῃ· καθάπερ τἄλλα πολλὰ ἐκ τῆς κοιλίας τε
καὶ τῆς ἕδρας καὶ τοῦ καυλοῦ ἐκκρίνεται· ὅπερ ἀκουστέον
ἐστὶ καὶ κατὰ φύσιν καὶ παρὰ φύσιν, ὡς ἐπὶ τῶν ἄλλων
τῶν ἤδη εἰρημένων.

_____

ιη'.

*Μία φύσις ἐστὶ πάντα ταῦτα καὶ οὐ μία. πολλαὶ φύσιές
εἰσι πάντα ταῦτα καὶ οὐ μία.*

defluxiones malignae effe folent, quum ea, quae defluunt,
tenuia funt facultatibusque corrodentibus praedita. Haec
autem non expedit tam diu in pulmone contineri, quoad
concocta craffa reddantur, ut caeteras defluxiones, tenues
illas quidem, fed non corrodentes et difficiles ad concoquendum. Neque ftatim expelli, propterea quod intus
morantes non facile concoquuntur, fique excernantur,
tuffes vehementes concitant. Quare five in pulmone per-
maneant hi humores, five evacuentur, noxa fequitur.
Itaque natura recte animantibus confuluit, quum duos
meatus fecit, ne quid tale accideret. Sicut etiam alia
multa ex alvo, ex fede et ex cole educuntur. Quod et
fecundum naturam et praeter naturam fieri, ficut etiam
de caeteris quae jam dicta funt intelligendum eft.

_____

XVIII.

*Una natura funt haec omnia et non una; multae naturae
funt haec omnia et non una.*

Οὐ λέγει φύσιν τὴν τῶν τεσσάρων στοιχείων κρᾶσιν,
ὑγροῦ καὶ ξηροῦ καὶ θερμοῦ καὶ ψυχροῦ· αὕτη γάρ ἐστι μία
πάντων τῶν ὄντων, ἀλλὰ καὶ οὐ μία, ἐπειδὴ τὰ καθ᾽ ἕκαστον ταῖς κράσεσι διαφέρει, ἀλλὰ τὴν τῶν κενουμένων ὕλην.
ἓν γάρ ἐστι τὸ τῶν περιττωμάτων γένος. καὶ οὕτω πάντα
μία φύσις ἐστίν, οὐ μὴν ἀλλὰ μία τῷ εἴδει, ἀλλὰ τῶν ἑτέρων εἰδῶν.

ιθ'.

Φαρμακίη ἄνω καὶ κάτω, καὶ οὔτε ἄνω οὔτε κάτω.

Σύνηθες αὐτῷ φαρμακεύειν οὐκ ἐπὶ πάσης τῶν φαρμάκων προσφορᾶς λέγειν, ἀλλ᾽ ἐπὶ τῆς τῶν καθαιρόντων
μόνοις οὕτω μὲν γὰρ ἐν τοῖς ἀφορισμοῖς εἶπε, πέπονα
φαρμακεύειν, καὶ τὸ ἐν τοῖς ὀξέσι πάθεσιν ὀλιγάκις καὶ ἐν
[273] ἀρχῇσι τῇσι φαρμακείῃσι χρῆσθαι. καθόλου δὲ
ὡμολόγηται τοῦτο πᾶσιν, ὅτι κἂν ἐπὶ βραχὺ τῆς λέξεως αὐ-

Non vocat naturam quatuor elementorum, humidi,
ficci, calidi et frigidi temperamentum, fiquidem haec eft
una omnium eorum, quae in rerum natura funt, fed et
non una, quia temperamenta rerum fingularum differunt,
fed vocat materiam eorum, quae evacuantur. Unum eft
enim genus excrementorum. Atque ita haec omnia funt
una natura. Non tamen una fpecie, fed fpecierum
diverfarum.

XIX.

*Purgans medicamentum furfum et deorfum, et neque fur-
fum neque deorfum.*

Eft hoc in more pofitum Hippocratis ut verbum
φαρμακεύειν non ufurpet ubi quaevis medicamenta ad-
hibet, fed folum ubi purgantia. Sic in Aphorismis dixit:
*concocta φαρμακεύειν, et in acutis morbis raro et in
principiis uti pharmaciis.* Omnino autem id fatentur
omnes, qui vel mediocriter in ejus funt dictione verfati.

τοῦ συνιᾶσιν. πῶς δὲ καὶ ἄνω καὶ κάτω χρὴ φαρμακεύειν
ἐδίδαξεν αὐτὸς εἰπών, φαρμακεύειν θέρεος μὲν τὰς ἄνω μᾶλλον, χειμῶνος δὲ τὰς κάτω κοιλίας. καὶ πάλιν τοὺς ἰσχνούς
φησι καὶ εὐεμέας ἄνω φαρμακεύειν, ὑποστελλομένους χει-
μῶνα· τοὺς δὲ δυσεμέας καὶ μέσως εὐσάρκους κάτω, ὑποστελλομένους θέρος. καὶ προσθείς· τοὺς δὲ φθινώδεις,
ὑποστελλομένους τὰς ἄνω, τοὺς δὲ μελαγχολικοὺς ἀδρότερον
τὰς κάτω. μετ᾽ ὀλίγον δέ· ὁκόσοισι κοιλίαι λειεντεριώδεις,
χειμῶνος φαρμακεύειν ἄνω κακόν. καὶ πάλιν, ἀπυρέτῳ ἐόντι
ἀποσιτίη καὶ καρδιωγμὸς καὶ σκοτόδινος καὶ τὸ στόμα ἐκπικρούμενον, ἄνω φαρμακίης δεῖσθαι σημαίνει. προστίθησι
δὲ καὶ τὸν ἄλλον ἀφορισμόν, ὡς παράγγελμα ἐπὶ πάσας
ἐκτεινόμενον τὰς ὀδύνας, οὕτως· τὰ ὑπὲρ τῶν φρενῶν ὀδυνήματα, ὁκόσα καθάρσιος δίονται ἄνω φαρμακείας σημαίνει
δεῖσθαι· ὁκόσα δὲ κάτω, κάτω. κατὰ δὲ τὴν αὐτὴν ἔννοιαν
πολλὰ γεγραμμένα ἐστὶν εἰδέναι καὶ κατὰ τοὺς ἀφορισμοὺς
καὶ τἆλλα αὐτοῦ συγγράμματα· καθ᾽ ἃ διορισμοὺς τῆς

Quomodo autem furfum et deorfum uti pharmaco oporteat ipfe docuit, quum ait: *purgare oportet aeftate fuperiores potius, hieme inferiores ventres.* et item: *graciles
et facile vomentes fuperius purgare, caventes hiemem;
vomentes vero difficulter et modice bene habitos, inferius,
caventes aeftatem.* Et quum addit: *tabidos vero, caventes purgationes per fuperiora; melancholicos uberius, per
inferiora.* Et paulo poft: *quorum alvi laevitate inteftinorum laborant, hieme per fuperiora purgare, malum.*
Itemque: *fi quis febrem non habens cibum faftidiat et
cordis morfum tenebricosamque vertiginem patiatur et os
amarum fentiat, pharmacia per fuperiora indigere fignificat.* Adjungit poftremo alium aphorismum, tanquam
praeceptum, quod ad omnes dolores pertineat, his fere
verbis: *dolores fupra feptum transverfum, qui purgatione
indigeant, per fuperiora opus effe pharmacia indicant;
qui vero infra funt, per inferiora.* In hanc fententiam
multa et in aphorismis et in aliis ipfius libris fcripta effe
licet intueri; quibus aperte diftinguit, quando per fu-

ἄνω τε καὶ τῆς κάτω φαρμακείας παραδίδωσι σαφῶς. *

*   χρὴ τοίνυν ἐν ἅπαντι πράγματι τεχνίτην γενέσθαι πρῶτον, εἶθ᾽ οὕτως ἐπιχειρεῖν τοῖς ἔργοις. τὸ τεχνίτην δὲ γενέσθαι ἐστὶ τὸ γνῶναι τῆς ὑποβεβλημένης τῇ τέχνῃ συμπάσης ὕλης. πρῶτον μὲν καὶ μάλιστα τὰς ἁπλᾶς
δυνάμεις, εἶτ᾽ ἐφεξῆς τὰς μίξεις αὐτῶν ὁπόσαι τέ τινές εἰσι
καὶ ὁποῖαι. ἔστι γὰρ ἡ αὐτὴ μέθοδος καὶ περὶ φαρμάκων
συνθέσεώς τε καὶ χρήσεως. διττῆς δὲ ὕλης οὔσης τοῖς ἰατροῖς ὑποκειμένης, ἑτέρας μὲν ᾗ γίνεται τὸ τῆς ἰατρικῆς τέχνης τέλος, τοῦτ᾽ ἔστιν ἡ ὑγεία, ὅπερ ἐστὶν ἀνθρώπινον
σῶμα, δευτέρας δὲ τῆς τῶν βοηθημάτων, δι᾽ ὧν γίνεται τὸ
τέλος, ἰστέον ὅτι ἡ περὶ τῶν φαρμάκων πραγματεία τῆς
δευτέρας ὕλης ἐστίν. ἑτέρα δὲ τῆς πρώτης.   *   *
ἔνιοι μὲν γὰρ ἐπὶ ξανθῇ χολῇ, τινὲς δὲ ἐπὶ τῇ μελαίνῃ, τινὲς δὲ ἐπὶ τῷ φλέγματι συνίστανται. τοσαῦτα γὰρ ἐστι
σύμπαντα γένη τῶν ἐπὶ χυμοῖς σηπομένοις ἀναπτομένων
πυρετῶν. καὶ ἅπασα ποικιλία τῶν ἄλλων πυρετῶν ἐκ τῆς

perna et quando per inferna fit pharmacia utendum.
    *   *   In omni igitur re primum effe
artificem oportet, tum opus aggrediendum eft. Artificem
autem effe in eo pofitum eft ut primum et maxime
totius materiae, quae arti fubjecta fint, fimplices facultates cognofcas, mox vero ipfarum mixtiones, quot quales-
que fint. Eft enim eadem ratio atque doctrina de medicamentis componendis deque ipforum ufu. Quum autem
duplex materia fit medicis fubjecta, altera, in qua medicae artis finis, hoc eft bona valetudo, efficitur, idque eft
humanum corpus, altera eft auxiliorum, per quae finis
efficitur; fciendum eft medicamentorum tractationem ad
fecundam materiam pertinere, alteram vero effe prioris.
    *   *   Quaedam enim ex flava bile,
quaedam ex atra, quaedam ex pituita exiftunt, tot enim
funt omnia febrium, quae ex humoribus putrefcentibus
accenduntur, genera; omnis aliarum febrium varietas ex

Ed. Chart. VI. [273.]

τούτων γίνεται μίξεως. καί τοι οἱ ἐφήμεροί τε καὶ οἱ ἑκτι-
κοὶ καλούμενοι πυρετοὶ ἕτερα δύο γένη εἰσὶ ἀποκεχωρισμέ-
να τῶν ὀξέων πυρετῶν. ἀλλὰ καὶ ὁ ὀξὺς πυρετὸς ἤτοι σηπομένου τῶν εἰρημένων τινὸς χυμῶν, ἢ μορίου φλεγμαίνοντος γίνεται. ἅπαντα δὲ τὰ τοιαῦτα.   *   *
        ὅτε γὰρ ἐν πρώτῃ τῶν ἡμερῶν.   *   *

ψιλὸς μὲν οὖν καὶ μόνος ἕκαστος τῶν εἰρημένων χυμῶν ἀκριβὲς ἕκαστον ἐργάζεται τῶν εἰρημένων παθῶν. ἀνα-
θολωθεὶς δὲ τῷ αἵματι, κἄπειτα κατασκήψας εἰς τὶ μόριον
σκιῤῥώδεις ἢ οἰδηματώδεις ἢ ἐρυσιπελατώδεις ἐργάζεται
φλεγμονάς. καὶ σκιῤῥώδεις μὲν ὁ μελαγχολικὸς, ἐρυσιπελατώδεις δὲ ὁ πικρόχολος, οἰδηματώδεις δὲ ὁ φλεγματικός·
ὥσπερ ὅταν τὸ αἷμα αὐτὸ κατὰ φύσιν σφηνωθὲν ἐν τῷ
ῥευματισθέντι χωρίῳ διασαπῇ, φλεγμονὴ συνίσταται·   *
    *   ὡς καὶ πολλὰ εὑρίσκεσθαι, ἐφ᾽ ὧν οὐ χρὴ μήτε
ἄνω μήτε κάτω φαρμακεύειν. αὐτίκα μὲν οὖν οὔτε ἐν
    *   οὔτε ἐν τῇ ἡλικίᾳ,   *   οὔτ᾽

harum mixtione exiſtit.   Quae autem ephemerae hecti-
caeque vocantur, ſunt alia duo genera febrium, ab acutis
diſtincta.   Sed et acuta febris oritur aut putreſcente aliquo ex praedictis humoribus, aut particula inflammata.
Omnia autem, quae hujusmodi ſunt.   *
Quum enim primo die.   *   *   Sim-
plex et ſolus quisque humor ex iis, qui dicti ſunt, quem-
libet eorum quos commemoravimus morbum exquiſitum
gignit; confuſus vero cum ſanguine, tum in partem aliquam procumbens aut ſcirrhi aut oedematis aut eryſipelatis naturam referentem inflammationem.   Ac ſcirrhi
quidem is, qui atrae bili miſcetur, eryſipelatis, qui amarae,
oedematis, qui pituitae, ſicut quum ſanguis ipſe impactus
in loco fluxioni obnoxio computruit, inflammatio exoritur.
    *   *   *   Sicut multa com-
periuntur, in quibus neque per infernas, neque per ſuper-
nas partes pharmaco utendum eſt.   Jam vero neque in
        *   neque in aetate   *

ἐν τῷ θερμῷ χωρίῳ, οὔτ᾽ ἐν τῇ ἕξει.   #
οὔτ᾽ ἐν   #   #

κ´.

[274] Ἐν τροφῇ φαρμακίη ἄριστον. ἐν τροφῇ φαρμακίη
φλαῦρον. φλαῦρον καὶ ἄριστον πρός τι.

Πολλὰ μικτὴν ἔχουσι τὴν φύσιν ἐξ ἐδέσματός τε καὶ
φαρμάκου. τοιούτου δὲ τοῦ γένους εἶναι λέγομεν ὅσα σύνθετον ἔχει τὴν φύσιν ἐξ ἐναντίας δυνάμεως. οὕτω δὲ καὶ
ἐν τοῖς ὑφ᾽ ἡμῶν σκευαζομένοις ἐξ ἐναντίων οὐσιῶν τε καὶ
δυνάμεων εὑρίσκεται. καθάπερ εἰ κ᾽ αὐτὸς ἐμβάλῃς τῷ χυλῷ τῆς πτισάνης ὀλίγον τι τοῦ τῆς σκαμμωνίας ὀποῦ. λαν-
θάνον γὰρ οὕτω τὴν αἴσθησιν, οὐ λήσεται κατὰ τὴν ἐνέργειαν, ἀλλ᾽ ὑπάξει σαφῶς τὴν γαστέρα. ἔνια μὲν οὖν συν-
τίθεται κατὰ τὸν αὐτὸν τρόπον ὑπὸ τῆς φύσεως τῶν
ἁπλῶν εἶναι δοκούντων. τοιαύτην τὴν φύσιν ἔχει καὶ ἡ
φακὴ καὶ ἡ κράμβη καὶ τῶν θαλασσίων σχεδὸν ἁπάντων τὰ

---

neque in calida regione, neque in habitu   ∴
     neque in   ∴   ∴

XX.

*In alimento pharmacum optimum; in alimento pharma-
cum malum; malum et optimum ad aliquid referuntur.*

Multa funt quae mixtam ex cibo et medicamento
naturam habent. Hujus generis effe dicimus quaecunque
ex contraria facultate mixtam habent naturam. Sic in iis,
quae a nobis parantur, quaedam ex contrariis fubftantiis
facultatibusque comperiuntur, ut fi tu fucco ptifanae parum liquoris fcammonii injicias. Quamvis enim fic fenfum effugiat, in actione tamen non occultabitur, fed aperte
alvum fubducet. Quaedam autem eodem modo a natura
componuntur, quae videntur effe fimplicia. Talem habent
naturam lens, braffica et marina propemodum omnia,

Ed. Chart. VI. [274.]

ὀστρακόδερμα καλούμενα· ὧν τὸ μὲν στερεὸν σῶμα βραδύπορόν τέ ἐστι καὶ σταλτικὸν τῆς γαστρὸς, ἡ δ᾽ ὑγρότης
ἐρεθίζει πρὸς ἔκκρισιν. καὶ μάχη τις γίνεταί ποτε πρὸς
ἄλληλα, τοῦ μὲν στερεοῦ σώματος ἰσχομένου καὶ βραδύνον-
τος, ἐπειγομένης δὲ τῆς ὑγρότητος πρὸς τὴν ἔκκρισιν. ἔτι δὲ
τὰ βρώματα καὶ πόματα ταχεῖαν ἢ βραδεῖαν ἔχει τὴν διέξοδον, ἤτοι διὰ τὴν ἐξ ἀρχῆς ἡμῶν φύσιν ἢ διὰ τὴν ἐπίκτητον διάθεσιν τῆς γαστρὸς, ἢ διὰ τὴν οἰκείαν οὐσίαν.
ὡς καὶ πάντες ἴσασιν, ὅτι τινὰ μὲν αὐτῶν εἰσιν ὑγρὰ, τινὰ
δὲ ξηρὰ, καὶ τινὰ μὲν γλίσχρα, τινὰ δὲ εὔθρυπτά τε καὶ
εὐδιαίρετα· καὶ τινὰ μὲν δριμύτητας ἐν ἑαυτοῖς ἔχοντα, τινὰ
δὲ ὀξύτητας ἢ πικρότητος ἢ γλυκύτητας ἢ ἁλυκότητας ἢ
αὐστηρότητας καὶ στρυφνότητας ἤ τινας ἔξω τούτων φαρμακώδεις δυνάμεις, ὁμοίας ταῖς τῶν φαρμάκων τῶν καθαιρόντων. οὐ γοῦν θαυμαστὸν ὡς τινὰ μὲν ἐπάγει τὴν γαστέρα, μεμιγμένας ἐν ἑαυτοῖς ἔχοντα φαρμακώδεις δυνάμεις,
ὁμοίας τῆς κατὰ τὴν κολοκυνθίδα τε καὶ σκαμμωνίαν καὶ

quae teſtam pro cute habere dicuntur, quorum folidum
corpus tarde permeat alvumque cohibet, humor ad excretionem irritat. Atque interdum pugna quaedam mutuo
conferitur, quum folidum corpus cohibet et moratur, humor vero ad excretionem ſtimulat. Praeterea vero cibi
et potus celeriter aut tarde pertranſeunt, aut propter
naturam nobis ab initio tributam, aut propter ventris
affectionem acquiſitam, aut propter propriam ſubſtantiam,
quum neminem fugiat quosdam humidos eſſe, quosdam
aridos, quosdam lentos, quosdam friabiles, quosdam facile
dividuos, quosdam acres quosdam acidos aut amaros aut
dulces aut falfos aut auſteros aut acerbos, aut quasdam
extra has habere facultates medicamenti naturam referentes, quae fimiles fint earum, quae in medicamentis purgantibus infunt. Haud igitur mirabile eſt, ſi quaedam
alvum movent, quum mixtas in feipfis facultates habeant
medicamenti naturam referentes, fimiles earum, quae funt
in colocynthide, fcammonio, veratro et aliis generis ejus-

Y 2

ἐλλέβορον ὅσα τε ἄλλα τοιαῦτα. εἰσὶ δέ τινες ἡγούμενοι
ἐδέσματα μὲν εὑρίσκεσθαν, ἅπερ οὔτε θρεπτικήν τινα τοῦ
ζώου δύναμιν ἔχουσιν οὔτε καθαρτικήν. καὶ φασι ταῦτα
οὐχ ὡς τροφὰς μόνον ἐνεργεῖν πολλάκις, ἀλλὰ καὶ ὡς φάρμακα, διότι θερμαίνει καὶ ὑγραίνει καὶ ψύχει καὶ ξηραίνει
σαφῶς τὰ σώματα. καὶ ταῦτα ὅταν μηδὲν τούτων ἐνεργῇ
περὶ τὸ σῶμα, τρέφει δὲ μόνον αὐτὸ, τότε οὐχ ἕξει τὸν τοῦ
φαρμάκου λόγον. ἀλλ᾽ εἴπερ ἐστί τινα τοιαῦτα ἐδέσματα,
ἡμεῖς εἶναι ὀλίγιστά φαμεν. εἰ δ᾽ ἐστὶ, μόνον τὸν τῆς τροφῆς ἔχει λόγον χωρὶς τοῦ μεταβάλλειν τὸ σῶμα τοῦ προσε-
νεγκαμένου κατὰ ποιότητα. κατὰ τοῦτον οὖν τὸν λόγον ὅσα
μέσα ταῖς κράσεσιν οὐδεμίαν ἔχει ἐπικρατοῦσαν ποιότητα,
ταῦτα μόνον τροφὰς εἶναι, οὐ φάρμακά φασιν. ἔστι μὲν
οὖν ὅτε συμφέρει ἐν τῇ τροφῇ δύναμιν εἶναι τοῦ φαρμάκου,
ἵνα μετὰ τροφῆς καὶ τὸ βοήθημα προσενέγκοιτο καὶ ἴσως
μετά τινος ἡδονῆς, ἔστι δ᾽ ὅτε οὐ συμφέρει τοῦτό γε. καὶ
τότε ἡ τροφὴ γίνεται μὲν φαύλη κατὰ τὴν δύναμιν τὴν
φαρμακώδη, εἰ καὶ τῇ τῆς τροφῆς ποιότητι ἐπιτήδειος οὖσα

dem. Sunt qui edulia inveniri arbitrentur, in quibus
nulla neque alendi animalis, neque purgandi facultas infit, aiuntque haec non folum ut alimenta perfaepe agere,
fed etiam ut medicamenta, propterea quod corpora perfpicue calefaciunt, humectant, refrigerant et ficcant: haec
porro quum nihil horum agunt in corpore, fed folum
alunt, tum non fubire medicamenti rationem. Sed fi
quae funt hujusmodi edulia, nos certe paucilfima eſſe
affirmamus. Quod fi fint, folum pro alimento funt.
Nec qualitatem corporis ejus, qui fumpfit, immutant.
Hac ratione quae mediae temperaturae funt nullamque
fuperantem qualitatem habent, haec alimenta folum eſſe
volunt, medicamenta non item. Prodeft igitur interdum
in alimento vim medicamenti ineſſe, ut cum alimento
remedium quoque adhibeatur, ac fortaſſe etiam cum vo-
luptate quadam, interdum vero id prodeft. Quo fane tempore alimentum redditur malum ex medicamenti qualitate,
licet qualitate alimenti eſſet omnibus temporibus noftro

Ed. Chart. VI. [274. 275.]

κατὰ πάντας τοὺς χρόνους τοῖς σώμασιν ἡμῶν. οὐ συμφέρει δὲ, ὡς ὅταν μόνης τῆς καθάρσεως χρῄζει τὸ σῶμα, τροφῆς δὲ οὔ. τοῦτο δ᾽ οὐκ ἔστιν ἐπὶ πᾶσι καὶ ἀεὶ ἀληθές.
διὸ προστίθησι, φαῦρον καὶ ἄριστον πρός τι· δηλονότι τὸ
βλαβερόν τε καὶ ὠφέλιμον. ἑτέρῳ γὰρ λόγῳ φαίης ἂν τήνδε
τὴν τροφὴν τῆς ἄλλης βελτίονα, ἑτέρῳ δὲ τὴν ἄλλην ὑπάρ-
χειν· [275] οὐχ ἁπλῶς δέ. ἐὰν μὲν γὰρ χρὴ φαρμακεύειν
ἢ τὴν κοιλίαν καθᾶραι, βελτίονα πρὸς τοῦτο τὸ ἔργον εἶναι
τὴν σκαμμωνίαν τῆς κράμβης λέξειας· ἐὰν δὲ μόνον ὑπάγειν τὴν γαστέρα δέῃ, τὸν τῆς κράμβης ζωμόν. οὕτω δὲ
καὶ περὶ τῶν ἄλλων, διότι τὸ φαῦλον καὶ τὸ οὐ φαῦλον
πρός τι λέγεται· καὶ ὃ τινὶ ἄριστόν ἐστι,, ἄλλῳ φαῦλον ἔσται,
καὶ ἀνάπαλιν. καὶ ὃ ἁπλῶς φαῦλόν ἐστι, τινὶ κατὰ μέρος
ὠφέλιμον εὑρεθήσεται. περὶ δὲ τῆς τοῦ φαύλου ὀνομασίας
ἰστέον ὅτι οἱ παλαιοὶ σχεδὸν ἅπαντες εἰώθασι λέγειν αὐτὸ
ἀντὶ τοῦ τυχόντος καὶ ἁπλοῦ, ᾧ ἀντικείμενον τιθέασι τὸ
ἀκριβές· νῦν δὲ οὐχ οὕτω ληπτέον, ἐπειδὴ ἀντίκειται αὐτῷ
τὸ ἄριστον.

---

corpori idoneum. Non prodeſt autem, quum corpus ſolam purgationem et non item alimentum poſtulat. Id
quod neque in omnibus neque perpetuo verum eſt. Quocirca addit: *malum et optimum ad aliquid referuntur*,
hoc eſt noxium et utile. Alia enim ratione dices, hoc
alimentum eſſe melius: alia vero aliud, non autem abſolute. Nam ſi medicamentum dandum ſit aut purganda
alvus, hoc ad agendum ſcammonium braſſicae praeſtare
affirmabis; ſi vero ſolum ſubducenda alvus ſit, braſſicae
jus antepones. Sic de caeteris judicandum eſt, quia malum et non malum ad aliquid referuntur. Et quod uni
optimum eſt, alteri erit malum et contra, et quod abſolute malum eſt, alicui particulatim utile eſſe comperie-
tur. Caeterum de vocabulo φαύλου hoc ſciendum eſt,
veteres fere omnes ſolere hoc uſurpare, quum ſignificare
volunt ſimplex, aut quodvis, cui contrario nomine opponitur exquiſitum. Nunc vero non ita accipiendum eſt,
quum ei optimum opponatur.

κά.

Ἕλκος, ἐσχάρη, αἷμα, πῦον, ἰχὼρ, λέπρη, πίτυρον, ἀχὼρ, λειχὴν, ἀλφὸς, ἔφηλις· ὁτὲ μὲν βλάπτει, ὁτὲ δὲ ὠφελέει, ὁτὲ δὲ οὔτε βλάπτει οὔτε ὠφελέει.

Τῶν ἑλκῶν τὰ μὲν αὐτομάτως γίνεται, τὰ δὲ ἐκ τῆς ἔξωθεν αἰτίας. καὶ τὰ μὲν ἀεὶ μείζω καὶ χείρω γίνεται, τὰ δ' ἐναντίως, καὶ τὰ μὲν ἐπιπολῆς, τὰ δὲ κοῖλα. ὅσα δὲ ἐπιπολῆς ἢ καὶ κατὰ τὸ δέρμα, ἕρπητας ὀνομάζουσιν. ὅσα δὲ τὴν ὑποκειμένην διαφθείρει σάρκα, φαγεδαίνας· ὡς καὶ καλεῖται ἄνθραξ ἕλκος ἐσχαρῶδες ἅμα πολλῇ τῇ τῶν πέριξ σωμάτων φλογώσει· εἰ δέ τις ἐπιμελέστερον βούλεται τὰς οἰκείας τῶν ἑλκῶν εἰδέναι διαφοράς, οὗτος ἔχει αὐτὰς ἐν τῇ θεραπευτικῇ μεθόδῳ παραδεδομένας. ἔνθα καὶ λέλεκται ἡμῖν ἄλλας μὲν εἶναι διαφορὰς ἕλκους ἁπλοῦ καὶ μόνου, χωρὶς ἑτέρας τινὸς διαθέσεως, ἄλλας δὲ εἴ τις ἄλλη συνῇ διάθεσις.   *   *   *   εἶπεν αὐ-

---

XXI.

Ulcus, crusta, sanguis, pus, ichor, lepra, furfur, ulcera capitis manantia, impetigo, vitiligo, ephelis, interdum laedunt, interdum juvant. Interdum neque laedunt, neque juvant.

Ulcerum quaedam sua sponte oriuntur, quaedam e causa externa. Et quaedam semper majora deterioraque fiunt, quaedam contra, sicut quaedam in extremitate consistunt, quaedam cava sunt. Quae extremitatem cutemque occupant, herpetes vocant; quae subjectam carnem corrumpunt, phagedaenas, ut etiam carbunculus vocatur ulcus quum crusta simul cum multa circumjacentium corporum inflammatione. Si quis autem accuratius scire aveat proprias ulcerum differentias, is explicatas habebit in libris methodi medendi, ubi etiam diximus alias esse simplicis soliusque ulceris, sine alia affectione conjuncta, differentias, alias, si qua alia simul adsit affectio.   *

τὸς, ἐρυσίπελας ἔξωθεν ἔσω τρέπεσθαι, οὐκ ἀγαθόν· ἔσωθεν δὲ ἔξω ἀγαθόν· ἵνα ἐπιστάμεθα πᾶν ὅ τι ἐκ τῶν
βαθέων μερῶν ἐπὶ τὸ δέρμα τρέποιτο τῶν ἀγαθῶν εἶναι,
ἔμπαλιν δὲ ἐπὶ τὸ βάθος μεθιστάμενον, τῶν κακῶν. διὰ τοῦτο
οὐδὲν θαυμαστὸν εἰ τὰ ἕλκη ποτὲ ἐπ᾽ ἀγαθῷ γίνεται καίπερ
ὄντων, ὡς εἶπον, πάντων σχεδὸν κακῶν. ὁ αὐτὸς δὲ λόγος
τῆς ἐσχάρας ἐστίν. εἰ μὲν οὖν ἐκ τοῦ ἕλκεος τὸ αἷμα ῥέοι,
ἐπισχεῖν μὲν χρὴ πρῶτον τὸ αἷμα, τὸ δὲ ἕλκος ἑξῆς ἰᾶσθαι.
ἐσχάραν δὲ οἱ ἰατροὶ ὡς φράγμα τι τοῖς ἕλκεσιν ἐξεῦρον.
ἔστι γὰρ ἡ γένεσις αὐτῆς ἐκ τῶν ὑποκειμένων καὶ περικει-
μένων σωμάτων, οἷον ἡμικαύτων γενομένων. ὥστ᾽ ἀπόλλυται
τοῦ μορίου τοσοῦτον τῆς κατὰ φύσιν σαρκὸς, ὅσον κατὰ
τὴν ἐσχάραν ἐκαύθη. πολλοῖς μὲν ἐπὶ ταῖς τῶν ἐσχάρων
ἀποπτώσεσι δυσεπίσχετος ἐπηκολούθησεν αἱμορραγία· ὥστε
βλάπτειν μεγάλως καὶ πολλάκις οὕτω συμβαίνει. καὶ θᾶττον ἀπόλλυται τὸ οὕτως αἱμορραγοῦν ζῶον, ἢ τὸ αἷμα παύεται κενούμενον. τότε δὲ ἡ ἀνάγκη βιάζεται χρῆσθαι τοῖς

* Ipſe dixit: E·yſipelas ab externis ad
interna verti non bonum eſt; ab interioribus ad exteriora
bonum. ut ſciamus quicquid ex imis partibus ad cutim
vertitur, in bonis eſſe numerandum. Contra vero ſi ad
profundas partes transmutetur, in malis eſſe habendum:
quocirca non eſt mirabile, ſi ulcera interdum boni con-
ſulenda ſunt, licet, ut monui, omnia propemodum ſint
mala. Eadem eſt cruſtae ratio. Quare ſi ex ulcere ſanguis fluat, cohibendus prius ſanguis eſt, deinde ulcus curandum. Cruſtam autem ut ſepimentum ulcerum medici
compererunt. Generatur enim cruſta ex ſubjectis circum-
poſitisque corporibus veluti ſemiuſtis, quare tantum carnis naturalis deperditur, quantum ad cruſtam faciendam
aduſtum eſt. Multis autem, poſtquam cruſta decidit, pro-
fuſio ſanguinis, quae aegre ſiſti potuit, ſupervenit, ut
magnopere nocuerit, ac ſaepe acciderit ut animal hoc
profluvio laborans citius moriatur quam effluere ſanguis
ceſſet: quo ſane tempore neceſſitas nos cogit ut omni

Ed. Chart. VI. [275. 276.]

ἅπασι βοηθήμασι· καὶ δεῖ τὸν ἰατρὸν ἀκριβῶς καὶ ἐπιμελῶς νοῦν προσέχειν. περὶ δὲ τοῦ αἵματος οὐδεὶς ἀγνοεῖ
ὅτι ποτὲ μὲν ὠφελίμως, ποτὲ δὲ βλαβερῶς ἐκρεῖ, ἢ καὶ ἐκκρίνεται. καὶ γὰρ εἰ λόγῳ κρίσεως, πεπεμμένου τοῦ νοσήματος, καὶ ἐν τῇ κρισίμῃ ἡμέρᾳ αἱμορραγία γένοιτο, εἴπερ
δέον ἦν τὴν νόσον διὰ τοῦ αἵματος κρίνεσθαι, πάντως σώ-
σει τὸν κάμνοντα· εἰ δ' ἀνάπαλιν, οἴσεται τὸν θάνατον ἢ
κίνδυνον μέγιστον, ὡς ἡμεῖς ὁσημέραι σχεδὸν ὁρῶμεν.
[276] τὸ δὲ πῦον ἔχει δύο γένη καὶ καθ' ἕτερον μὲν βλάπτει, καθ' ἕτερον δὲ ὠφελεῖ· ὡς ὅταν ἐπικρατούσης τῆς
φύσεως γίνεται. βλάπτει δὲ ὅταν γίνεται ἐκείνης νενικημέ-
νης· καὶ ἐπικρατούσης μὲν, ὡς ἐπὶ ταῖς φλεγμοναῖς καὶ τοῖς
φυματώδεσιν ὄγκοις· καὶ ἐν τοῖς κατὰ τὰς ἀρτηρίας τε καὶ
φλέβας χυμοῖς τὸ τοῖς οὔροις ὑφιστάμενον. ἕτερον δὲ γένος ἀρρωστούσης εἰς τοσοῦτον τῆς πεπτικῆς δυνάμεως γίνεται, ὡς μηδεμίαν ἐπὶ χρηστὸν ἐργάζεσθαι μεταβολὴν τοῦ
σηπομένου περιττώματος. ὃ γίνεται ποτὲ μὲν ἐκείνης ἐσχάτως ἀσθενούσης, κἂν τὸ σηπόμενον μετρίως ᾖ μοχθηρόν,

remediorum genere utamur, debetque medicus accurate
ac fedulo animum advertere. De fanguine autem nemo
dubitat quin interdum utiliter, interdum fecus effluat, aut
etiam excernatur. Etenim fi ratione judicationis morbo
concocto et critico die fiat fanguinis profufio, fi modo
morbum per fanguinem judicari opus erat, omnino aegrotum fervabit. Sin contra, aut mortem aut certe maximum periculum afferet, ut nos quotidie propemodum intuemur. Puris duplex eft genus, altero prodeft, nocet altero. Prodeft autem, quum fit fuperante natura, nocet,
quum fit illa fuperata. Ac fuperante quidem, ut in inflammationibus et tumentibus tuberculis et in humoribus,
qui in venis arteriisque continentur, id quod fubfidet in
urinis. Alterum genus gignitur quum facultas concoctrix
usque adeo infirma facta eft, ut nullam plane mutationem putrefcentis excrementi ad bonum efficiat. Quandoque etiam facultas ad extremam imbecillitatem non per-

Ed. Chart. VI. [276.]

ἔστι δ᾽ ὅτε τὰ μὲν τῆς δυνάμεως οὐκ εἰς ἔσχατον τῆς ἀρ-
ρωστίας ἥκει, τὸ δὲ ὑγρὸν ἄκρως μοχθηρὸν ὑπάρχει. κρα-
τησάσης μὲν οὖν ἀκριβῶς τῆς φύσεως τὸ κάλλιστον γίνεται
πῦον. ἔστι γὰρ ἰδεῖν μὲν λευκὸν, παχὺ καὶ ὅμοιον ἑαυτῷ
πανταχόθεν· ἔτι δὲ καὶ λεῖον ἁπτομένῳ καὶ ἥκιστα δυσῶδες.
πολλάκις δὲ λευκὸν μέν ἐστιν, ἀλλ᾽ ὅτι δυσῶδες εἶναι δοκεῖ,
οὐ καλόν ἐστιν· ὡς ἐνίοτε οὐ λευκὸν, ἀλλὰ πελιδνὸν φαίνεται. διὸ εἶπεν ἐν τοῖς ἀφορισμοῖς Ἱπποκράτης, ὁκόσοι ἔμπνοι
καίονται, ἢν μὲν τὸ πῦον καθαρὸν ῥυῇ καὶ λευκὸν, περι-
γίνονται· ἢν δὲ ὕφαιμον καὶ βορβορῶδες καὶ δυσῶδες, ἀπόλλυνται. καὶ πάλιν, ὁκόσοι τὸ ἧπαρ διάπυον καίονται, ἢν
μὲν τὸ πῦον καθαρὸν ῥυῇ καὶ λευκὸν, περιγίνονται· καὶ τὰ
ἑξῆς. κατὰ δὲ τὸν αὐτὸν τρόπον καὶ περὶ τῶν ἰχώρων νομιστέον, ὡς οὐ σμικρὰ συμπτώματα ὑφ᾽ ἑαυτῶν γίνεται. καὶ
ὁ Πλάτων δὲ ταὐτό πως λέγει εἰπών· ἰχὼρ δὲ ὁ μὲν αἵματος ὀρρὸς πρᾶος, ὁ δὲ μελαίνης χολῆς, ὀξείας δὲ, ἄγριος.
δῆλον γάρ ἐστιν ὅτι ἐπὶ πάντων χυλῶν τε καὶ χυμῶν ὑγρό-

venit, fed humor eft fumme vitiatus. Ergo quum natura
integre fuperat, pus optimum efficitur. Eft autem hoc
ad adfpectum album, craffum et omni ex parte fibi fimile,
tangenti autem laeve ac minime foetidum. Saepe autem
album quidem eft, fed quia foetidum videtur effe, non
eft bonum; ficut interdum non album, fed lividum apparet. Propterea ipfe in Aphorifmis extulit hanc fententiam: *quicunque fuppurati uruntur aut fecantur, fi pus*
purum albumque fluxerit, evadunt; fin fubcruentum, foe-
culentum ac foetidum, moriuntur, et hanc: *quorum jecur*
fuppuratum aduritur, fi pus purum albumque fluxerit, eva-
dunt, et quae fequuntur. Eodem modo eft de jchoribus exiftimandum, quod non parva fymptomata ex ichoribus oriantur. Idem ferme cenfet Plato, quum ait: *Ichor, qui fan-*
guinis ferum eft, mitis, qui vero atrae bilis quae acida
fit, ferus. Perfpicuum enim eft in omnibus et fuccis et
humoribus humiditatem quandam ferofam tenuemque reperiri; differre tamen pro natura eorum humorum, quo-

της τις ὀῤῥώδης καὶ λεπτή ἐστι. διαφέρει δὲ κατὰ τὰς
φύσεις τῶν χυμῶν, ὧν εἰσιν ὀῤῥοί. καὶ χαλεπώτατος ἔσται
ὁ τῆς μελαίνης χολῆς· ἧττον δὲ χαλεπὸς ὁ τῆς ξανθῆς· καὶ
τούτου μᾶλλον ὁ τοῦ φλέγματος. ἐπιεικέστατος δὲ πάντων
ὁ τοῦ αἵματος ἰχώρ. καὶ δὴ κὰν τοῖς ἕλκεσιν ἰχὼρ μὲν
καλεῖται τὸ λεπτὸν περίττωμα, ῥύπος δ' ἕλκους τὸ παχύ.
καὶ διὰ μὲν τὸ λεπτὸν περίττωμα ὑγρὸν τὸ ἕλκος γίνεται,
διὰ δὲ τὸ παχὺ ῥυπαρόν. τὴν δὲ περὶ τῶν χυμῶν θεωρίαν,
ἐν οἷς ἰχωρές εἰσιν, οὐ μόνον αὐτὸς οἶδεν Ἱπποκράτης, ἀλλὰ
καὶ Πλάτων, καὶ περὶ τῶν νοσημάτων ἐκ τῶν καθέκαστα
χυμῶν ὁρμωμένων διαλέγεται ᾧδέ πως, περὶ νοσημάτων ὅσα
διὰ χολὴν γίνεται ἀρχόμενος· ὅσα δὲ φλεγμαίνειν λέγεται
τοῦ σώματος ἀπὸ τοῦ καίεσθαί τε καὶ φλέγεσθαι διὰ χολὴν
γέγονε πάντα. περὶ δὲ φλέγματος ᾧδε· φλέγμα δὲ ὀξὺ καὶ
ἁλμυρὸν πηγὴ πάντων νοσημάτων, ὅσα γίνεται καταῤῥοϊκά.
περὶ δὲ μελαίνης χολῆς λέγει μὲν ἐκεῖνα, ἅπερ ἡμεῖς ἤδη
γεγράφαμεν, ταὐτὰ δὲ λέγουσι καὶ Ἀριστοτέλης καὶ Θεόφραστος καὶ τῶν ἰατρῶν οἱ δοκιμώτατοι, Διοκλῆς, Πλειστόνικος, Φιλότιμος, Ἡρόφιλος καὶ ἄλλοι πολλοί. Ἱπποκράτης

rum ferum funt.   Erit autem infeftiſſimum atrae bilis
ferum, minus infeſtum flavae, hocque minus pituitae, omnium mitiſſimus ichor fanguinis. In ulceribus autem ichor
tenue excrementum appellatur, fordes ulceris id, quod
craſſum eſt, atque ex tenui excremento ulcus humidum
redditur, ex craſſo fordidum.   Hanc vero humorum contemplationem, in quibus ichores funt, non folum novit
Hippocrates, fed etiam Plato, et de morbis, qui ex fingulis humoribus oriuntur, ita fere differit, quum de morbis
qui a bile progrediuntur, agere incipit: *quaecunque partes
corporis pati inflammationem dicuntur, eae omnes a bile
incenduntur et inflammantur.*   De pituita ad hunc modum: *pituita acida et falfa morborum omnium, qui diſtil-
latione fiunt, fons eſt.*   De atra vero bile dicit ea, quae
a nobis jam fcripta funt. Eadem confueverunt Ariſtoteles, Theophraſtus et medici praeftantiſſimi, Diocles, Pliſto-
nicus, Philotimus, Herophilus et alii plerique. Hippocra-

Ed. Chart. VI. [276. 277.]

δὲ οὐ μὴ μόνον περὶ τούτων λέγει, ἀλλὰ καὶ περὶ τοῦ αἵματος τοῦ ἰχωροειδέος ἐν ταῖς ἐπιδημίαις, ὅπερ εἶναι οἱ ἰατροὶ βούλονται, τὸ μετά τινος ἰώδους καὶ κακοήθους δυνάμεως, κατὰ τὴν ἔννοιαν, καθ᾽ ἣν γέγραπται ἐν τῷ δευτέρῳ τῶν ἐπιδημιῶν· καὶ ὑπὸ τῷ δέρματι, φησὶν, ἰχῶρες ἐγίνοντο, ἐγκαταλαμβανόμενοι δὲ ἐθερμαίνοντο καὶ κνησμὸν ἐνεποίουν εἶτα φλυκταινίδες ὥσπερ πυρίκαυστοι ἀνίσταντο καὶ ὑπὸ τὸ δέρμα καίεσθαι ἐδόκεον. πρὸς δὲ τούτοις ἴσθι ὅτι τινὰ τῷ ὅλῳ γένει παρὰ φύσιν ἐστὶν, ὧν ἁπάντων τριττὴ ἡ διαφορά. τινὰ μὲν γὰρ ἐκ μεταβολῆς γίνεται τῶν στερεῶν σωμάτων, ὡς ἡ μυρμηκία καὶ ἡ λεύκη καὶ ὁ ἀλφὸς, ἐλέφας τε καὶ ψώρα καὶ λέπρα, τινὰ δ᾽ οὐδ᾽ ὅλως [277] ὄντα πρότερον ὕστερα γίνεται, καθάπερ καὶ ἡ μελικηρὶς, ἀθερώματά τε καὶ στεατώματα. προσέχειν οὖν ἀεὶ χρὴ τὸν νοῦν ἐπὶ πάντων τῶν παρὰ φύσιν ἀκριβῶς, ἐπισκοπούμενον ἐκ τίνος γένους ἐστὶ, καὶ πότερον αὐτομάτως γέγονεν, ἢ ἔκ τινος τῆς αἰτίας, καὶ πότερον ὠφελεῖ, ἢ βλάπτει· εἰ καὶ μήτ᾽ ὠφελεῖ μήτε βλάπτει, ὡς αὐτός φησιν. ἐπεὶ δὲ καὶ τὰ

tes non modo de his egit, fed etiam de ichoroide fanguine in libris de morbis vulgaribus loquutus eft, quem fanguinem medici effe volunt cui venenofa quaedam malignaque facultas fit adjuncta, ut eft in fecundo de morbis vulgaribus fententia, *fub cute,* inquit, *ichores gignebantur, hique inclufi incalefcebant pruritumque excitabant, tum puftulae, ut ambuftis, exurgebant, ac fub cute exuri fibi videbantur.* Praeterea vero fcito quaedam effe toto genere praeter naturam, quorum omnium eft triplex differentia, quaedam ex folidarum partium mutatione fiunt, ut myrmecia, vitiligo, leuce et alphos, elephas, fcabies et lepra. Quaedam non omnino funt praeter naturam prius, fed poftea fiunt, ut meliceris, atheromata et fteatomata. Quare femper adhibenda mens accurate eft ad omnia, quae praeter naturam funt, ut cujus fint generis expendas, et utrum fponte fua, an ex aliqua caufa orta fint pernofcas, et utrum profint, an noceant, utrum denique neque profint, neque noceant, ut ab ipfo dictum eft. Quia

Ed. Chart. VI. [277.]

ὁμοῖα πιτύροις ἀπὸ τοῦ τῆς κεφαλῆς δέρματος πολλάκις
ἀποπίπτει, διὸ ἀξιοῖ σκοπεῖν πότερον καὶ ταῦτα ὠφέλιμά
ἐστιν ἢ βλαβερά. γίνεται δὲ τὸ σύμπτωμα τοῦτο ὑπὸ μοχθηρῶν ἰχώρων τοὺς κνησμοὺς ἐμποιούντων. ἐν δὲ αὐτῷ
τῷ δέρματι τῆς κεφαλῆς γίνεται ὁ καλούμενος ἀχώρ· ὃς ἐκ
τοῦ γένους τῶν παρὰ φύσιν ὄγκων ὑπάρχει. οὗτος γὰρ
λεπτοῖς πάνυ τρήμασι κατατιτρᾶται, νοτίδα λεπτὴν ἔχουσιν
ὑγρότητος ἀτρέμα γλίσχρας. ἔστι δὲ καὶ ὁ λειχὴν πάθος
τοῦ δέρματος, διττὸν δὲ εἶδος λειχῆνος, ὁ μὲν ἥμερος καὶ
πρᾳότερος, ὁ δὲ ἄγριος καὶ χαλεπώτερος. ἀφίστανται δὲ
καὶ ἐπὶ τούτων καὶ αἱ λεπίδες τοῦ δέρματος καὶ ὑπὸ τὰς
λεπίδας τόπος ἐρευθέστερος καὶ ἐγγὺς ἡλκωμένου φαίνεται.
τὸ δὲ πάθος αὐτὸ γίνεται ἀπὸ φλέγματος ἁλμυροῦ καὶ τῆς
ξανθῆς χολῆς. νῦτοι δὲ καὶ ὁ ἀλφὸς διττός ἐστιν, ὁ μὲν λευκὸς, ὁ δὲ μέλας. γίνεται δὲ ὁ μὲν μέλας ὑπὸ μελαίνης χολῆς, ὁ λευκὸς δὲ ὑπὸ τοῦ φλέγματος οὐχ ἁλυκοῦ. περὶ
δὲ τὸ πρώσωπόν ἐστιν οὐ μόνον ἔφηλις, περὶ ἧς αὐτὸς εἶπεν, ἀλλὰ καὶ οἱ ἴονθοι καὶ φακὸς καὶ κατάγματα τῶν ὀστέων.

vero etiam quaedam furfurum fimilia a capite excidunt,
idcirco monet fpectandum effe, utrum haec quoque damnum, an utilitatem afferant. Caeterum hoc fymptoma
gignitur ab ichoribus pravis pruritus concitantibus. In
capitis etiam cute nafcitur is, qui achor nominatur. Eft-
que ex genere tumorum, qui praeter naturam funt. Hic
enim tenuibus quibusdam foraminibus perforatur, quae
tenuem quendam vaporem humiditatis modicae glutinofae
continent. Impetigo quoque affectio cutis eft. Ejus funt
duae fpecies, altera cicur et mitior, altera agreftis et mo-
leftior; in his fquamae a cute abfcedunt et locus, qui fub
fquamis eft, rubicundior videtur et prope ad ulceratum
accedit. Morbus autem ipfe a falfa pituita flavaque bile
exoritur. Alphos quoque duplex eft, albus et niger. Fit
niger ab atra bile, albus a pituita, non falfa. In vultu
autem eft non folum ephelis, cujus mentionen fecit, fed
et vari et lentigines et offium fracturae: quae omnia fpe-

Ed. Chart. VI. [277.]

ἅπαντα σκοπεῖσθαι χρὴ, πότερον λόγῳ κρίσεως, ἢ ἀποστάσεως, ἢ κατ᾽ ἄλλον τινὰ τρόπον γίνεται.

κβ΄.

Τροφὴ, οὐ τροφή. ἢν μὴ οἷόν τε ᾖ τρέφεσθαι, ὄνομα τροφὴ, ἔργον δὲ οὐχί· ἔργον τροφὴ, οὔνομα δὲ οὐχί.

Ὀρθῶς ἐλέγετο τὸ πρόσθεν ῥηθὲν, τὸ δεῖν πρόσθεσιν
μὲν πρῶτον, ἐφεξῆς δὲ πρόσφυσιν, ἔπειτ᾽ ὀξομοίωσιν γενέσθαι τῷ μέλλοντι τρέφεσθαι. καὶ ὅτι κυρίως μὲν τὸ τρέφον ἤδη τροφὴ, τὸ δ᾽ οἷον μὲν τροφὴ, οὔπω δὲ θρέψαν,
ὁποῖόν ἐστι τὸ προσφυόμενον ἢ τὸ προστιθέμενον· τροφὴ
μὲν οὐ κυρίως, ὁμωνύμως δὲ τροφὴ καλεῖται. τὸ δὲ ἐν ταῖς
φλεψὶ περιεχόμενον καὶ τούτου ἔτι μᾶλλον τὸ κατὰ τὴν γαστέρα, ὡς μέλλον ποτὲ θρέψειν, εἰ καλῶς κατεργασθείη, κέκληται τροφή. τὸν αὐτὸν δὲ τρόπον, ὡς εἴρηται, καὶ τῶν
ἐδεσμάτων ἕκαστα τροφὰς ὀνομάζομεν, οὔτε τῷ τρέφειν ἤδη

---

ctanda funt, an ut crifes, an ut abfceffus, an alio modo
quodam exoriantur.

XXII.

*Alimentum non alimentum; nifi alere queat, nomine ali-
mentum, re autem minime; re alimentum, nomine vero
non item.*

Quod paulo ante dixit recte dictum eft, appofitionem
fieri, deinde agglutinationem, tum affimilationem cum eo, quod
nutriendum fit, et illud proprie alimentum vocari, id quod
jam alit: quod vero velut alimentum eft, necdum aluit, quale
eft quod agglutinatur aut quod apponitur, alimentum non
proprie, fed homonyme nominari; quod autem venis continetur et eo magis etiam quod in ventriculo eft, utpote
quod quandoque nutriturum fit, fi probe conficiatur, alimentum effe appellatum. Eodem modo, ut dictum eft,
fingula edulia vocamus alimenta, non quod jam alant

τὸ ζῶον οὔτε τῷ τοιοῦτον ὑπάρχειν, οἷον τὸ τρέφον, ἀλλὰ
τῷ δύνασθαί τε καὶ μέλλειν τρέφειν, καλῶς κατεργασθέν.
ἔστι μὲν οὖν τροφὴ καὶ οὐ τροφή· τὸ γὰρ ἤδη ὁμοιούμενον
τροφὴν καλεῖ. οὕτω δὲ καὶ τὸ δυνάμενόν τε καὶ μέλλον
τρέφειν τροφὴν ὀνομάζομεν, τὸ δὲ μὴ δυνάμενόν ποτε τρέφειν τῷ μὲν ὀνόματι λέγεσθαι τροφὴ δύναται, ἔργῳ δὲ
οὐκ ἔτι. οὕτω καὶ τὸ τῷ ἔργῳ τροφὴ οὐκ ἔστι τροφὴ κατὰ τοὔνομα, ἀλλὰ κατὰ τὸ πρᾶγμα καὶ κατ᾽ ἐνέργειαν. περὶ
δὲ τῶν τροφῶν, ἐν αἷς αἱ δυνάμεις φαρμακώδεις εἰσὶ καὶ
περὶ τῶν φαρμάκων * * ὡς ἡ θεραπεία γινομένη διὰ τῶν τροφῶν, ἐν αἷς ἡ τοῦ φαρμάκου δύναμίς ἐστι,
βελτίων ἐστὶ τῆς διὰ τῶν φαρμάκων, τὰς τῶν τροφῶν δυνάμεις ἐχόντων. διὸ εὐλαβοῦ τὰς καθάρσεις ποιεῖν διὰ τῶν
καθαρῶν. δεῖ γάρ τι μιγῆναι· εἰ δὲ συμβαίνει φαρμακεύειν,
ἵνα μὴ ἁμαρτάνοις τοῦ σκοποῦ, μὴ προσθήσεις ἄλλο τι
πλὴν τὸ ἐπιτήδειον, ἐν ᾧ δύναμις ὑπάρχῃ τρόφιμος. τούτου
δὲ γένους ἐστὶν, ὅσα * * *

---

animantes, neque quod talia fint, quale eft id quod alit:
fed quod poffint alere nutrituraque fint, fi probe fuerint
confecta.   Eft ergo alimentum et non alimentum.   Quod
enim jam affimilatum eft, alimentum vocat.   Sic quod
poteft nutrire nutriturumque eft, alimentum nuncupamus.
Quod vero nunquam poteft alere, nomine quidem poteft
alimentum appellari, re vero non poteft.   Pari modo
quod re ipfa alimentum eft, non eft alimentum nomine,
fed re et actione.   De alimentis autem, in quibus medicamenti facultates funt, ac de medicamentis   *
Sicut curatio, quae fit iis alimentis, in quibus medicamenti facultas ineft, praeftantior cenfetur quam ea, quae
medicamentis facultates alimentorum in fe habentibus
fiat.   Proinde cave ne purgationes ex puris rebus moliaris, fiquidem aliquid admifcendum eft.   Si vero ut in medicamento purgante contingat, ne finem non confequaris,
ne quid aliud adjungito, nifi quod idoneum fit, in quo
alendi infit facultas.   Hujus   autem generis funt quaecunque   *

κγ'.

[278] Ἐς τρίχας τροφὴ καὶ ἐς ὄνυχας καὶ ἐς τὴν ἐσχάτην ἐπιφανείην ἔνδοθεν ἀφικνέεται. Ἔξωθεν τροφὴ ἐκ
τῆς ἐσχάτης ἐπιφανείης ἐνδοτάτω ἀφικνέεται, ξύῤῥοια μία,
ξύμπνοια μία.

Δέδεικται μὲν ἐν τοῖς ἄνωθεν εἰρημένοις ὅτι ἕκαστον
μόριον ἕλκει τὴν οἰκείαν αὐτῷ τροφήν· καὶ ὅτι φυσικὸν ἔργον ἐστὶν ἡ ἀνάδοσις τροφῆς, ἐκ κοιλίας μὲν εἰς ἧπαρ, ἐξ
ἥπατος δὲ εἰς ὅλον τὸ σῶμα· καὶ ὅτι τῶν φυσικῶν ἐνεργειῶν ἡ πρώτη τε καὶ ἀναγκαιοτάτη σχεδὸν ἁπασῶν ἡ θρέψις ἐστὶν εἶδός τι οὖσα τῆς ἀλλοιωτικῆς ἐνεργείας. ἐπειδὴ
δὲ ἡ κατὰ τὴν γαστέρα πέψις ἀλλοίωσίς ἐστι καὶ ἡ ἐν ταῖς
φλεψὶ καὶ ἡ καθ᾽ ἕκαστον μόριον, διὰ τοῦτο ἕπεται μὲν ἐξομοίωσις, οὐ ταὐτὸν μὲν ὄνομα τῇ θρέψει, τὸ δ᾽ ἔργον οὐχ
ἕτερον. εἰσὶ μέντοι τινὲς ἡγούμενοι οὐδεμίαν οὐδενὶ μορίῳ
ὑπάρχειν ἑλκτικὴν δύναμιν τῆς οἰκείας ποιότητος. ἡμῖν δὲ
οὐδὲ τὸ διὰ τοῦ αὐτοῦ πόρου τὴν ὁλκὴν γίνεσθαι καὶ τὴν

XXIII.

*Alimentum in pilos et in ungues et in extimam superfi-
ciem ab internis partibus pervenit. Ab externis partibus alimentum ab extima superficie ad intima pervenit,
confluxio una, conspiratio una.*

In iis, quae supra attulimus, ostensum est, unamquamque partem trahere alimentum sibi aptum; atque
alimenti distributionem opus esse naturale, ut ex ventriculo in jecur, ex jecore in totum corpus distribuatur,
itemque omnium naturalium actionum principem ac maxime necessariam propemodum esse nutritionem, quae
actionis alterantis quaedam species est. Quoniam autem
concoctio, quae in ventriculo fit, alteratio quaedam est,
itemque ea, quae in venis, quaeque in singulis fit partibus, ideo consequitur assimilatio, quae ut nomine non eadem sit, quod nutritio, re certe diversa non est. Sunt
tamen, qui nullam inesse ulli parti attractricem fa-

ἀπόκρισιν ἐν διαφόροις τοῖς χρόνοις οὐδὲν χαλεπὸν δεικνύναι, εἴ γε καὶ τῆς γαστρὸς ὁ στόμαχος οὐ μόνον ἐδέσματα
καὶ πόματα παράγων εἰς ἑαυτὸν, ἀλλὰ κἂν ταῖς ναυτίαις
τὴν ἐναντίαν ἐνέργειαν ποιῶν ἐναργῶς φαίνεται. ταὐτὸ
τοῦτο ποιεῖ καὶ ἡ ἐπὶ τῷ ἥπατι κύστις, ἣ διὰ τοῦ ἑαυτοῦ
αὐχένος πληροῦται καὶ ἐκκενοῦται. ὡσαύτως δὲ καὶ ὁ στόμαχος τῶν μητρῶν ὁδός ἐστιν εἴσω μὲν τοῦ σπέρματος, ἔξω
δὲ τοῦ κυήματος. δέδεικται δὲ ἤδη ἡμῖν ὅτι δι' ὧν εἰς
ἧπαρ ἐνεδόθη τι φλεβῶν ἐκ γαστρὸς, αὖθις εἰς αὐτὴν ἐξ
ἥπατος ἐν ταῖς ἀσιτίαις ταῖς μακροτέραις δύναται ἕλκεσθαι
ἡ τροφή. τῶν δὲ φλεβῶν τῶν ἐν τῷ μέσῳ τεταγμένων ἥπατός τε καὶ τῶν κατὰ τὴν κοιλίαν ὁ αὐτὸς λόγος. ὅτε μὲν
γὰρ ἐν τούτοις ἄφθονος εἴη περιεχομένη τροφή, διὰ τῶν
εἰρημένων εἰς ἧπαρ ἀναφέρεται φλεβῶν· ὅτε δὲ εἴη κενὰ
καὶ δεῖται τροφῆς, διὰ τῶν αὐτῶν αὖθις ἐξ ἥπατος ἕλκεσθαι. τούτων μὲν οὕτως ἐχόντων πᾶν μόριον ἕλκει μὲν
τὸ ἰσχυρότερον, ἐκκενοῦται δὲ τὸ ἀσθενέστερον. καὶ τοῦτό

cultatem propriae qualitatis arbitrentur. Nobis autem
nihil difficile eſt oſtendere per eundem meatum effici attractionem et excretionem, temporibus tamen diverſis,
quando gula ventriculi non ſolum eſculenta et potulenta
in ſeipſum adducit, ſed etiam quum nauſea tentatur, contrariam obire actionem evidenter conſpicitur. Idem facit veſica, quae ſub jecore eſt, quae ejusdem colli uſu
impletur et vacuatur. Simili quoque modo uteri collum
intro eſt via ſpiritus, foras vero foetus. Oſtenſum enim
eſt, per quas venas a ventre in jecur facta eſt digeſtio,
rurſus ex jecore in ipſum trahi nutrimentum in longiore
inedia poſſe. Venarum, quae medium ſpatium inter jecur et partes citra ventrem occupant, eadem ratio eſt.
Quum enim in eis magna alimenti contineatur copia, per
easdem venas ſurſum fertur jecur. Quum autem vacuae
ſint alimentique indigeant, per easdem rurſus a jecore
trahunt. Quae quum ita ſint, omnis pars, quae robu-
ſtior fit, trahit; quae imbecillior, evacuatur. Idque vel

γε ἢ ἁπλῶς καὶ φύσει καὶ κοινῇ πᾶσίν ἐστιν, ἢ ἰδίως τῷδέ τινι γίνεται. καὶ φύσει μὲν καὶ κοινῇ πᾶσι τοῖς ζώοις ἡ μὲν καρδία τοῦ ἥπατος, τὸ δ᾽ ἧπαρ ἐντέρων τε καὶ γαστρὸς, αἱ δ᾽ ἀρτηρίαι τῶν φλεβῶν ἰσχυρότεραί εἰσιν ἑλκύσαι τε τὸ χρήσιμον ἑαυτοῖς ἀποκρῖναί τε τὸ μὴ τοιοῦτον. καθ᾽ ἕκαστον δὲ ἡμῶν ἰδίως ἐν μὲν τῷδε καιρῷ τὸ ἧπαρ ἰσχυρότερον ἕλκειν, ἐν δὲ τῷδε ἡ γαστήρ ἐπισπᾶται γὰρ ῥᾳδίως ἐκ τοῦ ἥπατος, ὅταν αὐτὴ μὲν ὀρέγοιτο τροφῆς σφοδρῶς, ἐμπεπλησμένον δὲ εἴη τὸ ἧπαρ. οὕτω δὲ καὶ τὸ ἧπαρ ἕλκει, ὅταν ποτὲ καὶ αὐτὸ δεῖται τροφῆς, καὶ ὡς ἐξ ἀλλήλων ἕλκει τὰ μόρια τροφὴν, οὕτω καὶ ἀποτίθεταί ποτ᾽ εἰς ἄλληλα τὸ περιττόν. ὥστε οὐ θαυμαστὸν, εἰ ἐκ τῆς ἐσχάτης ἐπιφανείας, τῆς κατὰ τὸ δέρμα, ὡς νῦν Ἱπποκράτης φησὶ, μέχρι τῶν ἐντέρων καὶ τῆς γαστρὸς ἀφικνεῖταί τι μεταλαμβανόμενον. καὶ μὴ μόνον τὸ πνεῦμα ἢ τὸ περίττωμα, ἀλλὰ καὶ ἡ τροφὴ αὐτὴ ἐκ τῆς ἐσχάτης ἐπιφανείας αὖθις ἐπὶ τὴν ἀρχὴν, ὅθεν ἀνηνέχθη, καταφέρεται. ἐλάχισται γὰρ ῥοπαὶ τῶν κινήσεων τὴν ἐκκριτικὴν ταύτην οἰα-

abſolute et natura et communiter omnibus ineſt, vel proprie in aliqua efficitur. Et natura quidem, generatimque omnibus et animantibus, cor quam jecur, jecur quam inteſtina et venter, arteriae quam venae ſunt ad trahendum id, quod eis utile eſt, et ad id, quod tale non eſt, excernendum valentiores. In ſingulis autem nobis proprie hoc tempore trahit vehementius jecur, in alio ventriculus. Hic enim facile attrahit ex jecore, quum vehementer alimentum appetit plenumque jecur eſt. Quomodo etiam jecur trahit, quum ipſum quoque indiget alimento: et ut partes viciſſim ex ſeſe alimentum trahunt, ſic etiam quod ſupervacaneum eſt, in ſeſe viciſſim deponunt. Quare non eſt mirandum, ſi ab extima ſuperficie, quae ad cutim eſt, ut nunc ait Hippocrates, usque ad inteſtina et ventrem aliquid translatum perveniat, ac non ſpiritus modo et excrementum, ſed etiam nutrimentum ipſum ab ultima ſuperficie eo, unde primum aſcendit, rurſus deferatur, ſiquidem exiguum momentum expultricem facultatem huc illuc im-

κίζουσι δύναμιν. [279] αἱ δὲ κινήσεις ἀπὸ τῶν ἔνδοθεν
διερεθιζόντων, ὡς ἐν τοῖς καθαίρουσι φαρμάκοις, ἰσχυρότεραί τε πολὺ καὶ μονιμώτεραι γίνονται καὶ διαμένουσιν,
ἔστ᾽ ἂν καὶ ἡ περὶ τοῖς σώμασι τῶν ἀγγείων διάθεσις ἡ τὸ
πλησίον ἕλκουσα παραμένῃ. αὕτη γὰρ εἰς τὸ συνεχὲς ἐκκενοῖ τὸ μόριον, ἐκεῖνο δ᾽ αὖ εἰς τὸ μετ᾽ αὐτὸ, καὶ τοῦτο
οὐ παύεται μέχρι τῆς ἐσχάτης ἐπιφανείας, ὥστε μεταδι-
δόντων τῶν ἐφεξῆς ἀεὶ μορίων ἑτέρων ἑτέροις τὸ πρῶτον
πάθος τάχιστα διικνεῖσθαι μέχρι τῶν ἐσχάτων. δῆλον μὲν
οὖν ἐστιν ὅτι ἐκ παντὸς εἰς πᾶν φέρεταί τι καὶ μεταλαμ-
βάνεται καὶ ὅτι, ὡς γράφεται πρὸς αὐτοῦ, μία πάντων
ἐστὶ σύμπνοιά τε καὶ σύρροια. φαίνεται γὰρ τοῦτο σαφῶς
ἐπί τε τῆς καρδίας καὶ τῶν ἀρτηριῶν ἁπασῶν καὶ τοῦ θώρακος καὶ τοῦ πνεύμονος. καθ᾽ ἑκάστην γὰρ σχεδὸν τοῦ
καιροῦ ῥοπὴν τὰς ἐναντίας κινήσεις τε ἅμα τῶν ὀργάνων
καὶ φορὰς τῶν ὑλῶν ἐστιν ἰδεῖν γιγνομένας. καὶ ὥσπερ
εἰσπνέομεν ἐν ἑτέρῳ χρόνῳ καὶ αὖθις πάλιν ἐν ἑτέρῳ ἀν-
τεκπνέομεν, οὕτω καὶ τροφὴν ἐν ἑτέρῳ μὲν χρόνῳ τὸ ἧπαρ

pellit. Motus autem qui ab internis partibus irritant, ut
in purgantibus medicamentis fit, et vehementiores funt et
diuturniores, durantque dum affectio, quae in ore vaforum
eft, quae nimirum trahit, quod vicinum eft, permaneat.
Haec enim in partem continentem evacuat; illa in eam
rurfus, quae fibi proxima fuccedit, nec finis fit, donec
ad ultimam fuperficiem perventum fit, ita ut partibus
deinceps pofitis, fibi femper altera alteri impertientibus,
prima affectio celerrime usque ad extrema perveniat. Perfpicuum igitur eft ex toto in totum aliquid ferri mutuo-
que recipi et, ut ipfe fcribit, *unam effe omnium confpi-*
rationem et confluxionem. Id autem aperte cernitur in
corde arteriisque omnibus, itemque thorace et pulmone.
Siquidem omni fere temporis momento fimul inftrumentorum, fimul materiarum contrarios motus fieri confpi-
cies, et quemadmodum alio tempore fpiritum ducimus et
alio viciffim emittimus, fic alimentum alio tempore jecur

Ed. Chart. VI. [279.]

ἐκ τῆς γαστρὸς, ἐν ἑτέρῳ δὲ ἡ γαστὴρ ἐκ τοῦ ἥπατος ἐπισπᾶται. ἐκεῖνο μὲν γινώσκειν χρὴ, ὡς δύο εἰσὶν ὁλκῆς εἴδη, τὸ μὲν τῇ πρὸς τὸ κενούμενον ἀκολουθίᾳ, τὸ δ᾽ οἰκειό-
τητι ποιότητος γιγνόμενον. καὶ ὡς ἡ μὲν πρὸς τὸ κενούμενον ἀκολουθία τὸ κουφότερον ἕλκει πρότερον, ἡ δὲ κατὰ
τὴν τῆς ποιότητος οἰκειότητα πολλάκις τὸ βαρύτερον, ἂν
τῇ φύσει συγγενέστερον ὑπάρχῃ. τὸ μέντοι κουφότερον φαίνεται ἀεὶ πρότερον ἀκολουθεῖν καὶ ταῖς ἀρτηρίαις καὶ τῇ
καρδίᾳ. ὡς δὲ τρέφεσθαι δεομένοις εἰς αὐτοὺς τοὺς χιτῶνας ἕλκεται τὸ οἰκεῖον. ὁ δὲ δὴ τρόπος τῆς θρέψεως τῶν
μορίων τοιόσδε ἐστί· τοῦ σώματος ἑαυτῷ συνεχοῦς τὰ μὲν
ἐπιπολῆς μέρη πρῶτα ὁμιλούσης ἀπολαύει τροφῆς, ἐκ τούτων δ᾽ αὖ μεταλαμβάνει κατὰ τὸ συνεχὲς ἕλκοντα τὰ τούτων ἐφεξῆς, εἶτ᾽ ἐξ ἐκείνων αὖθις ἕτερα. καὶ τοῦτο γίνεται
ἄχρις ἂν εἰς ἅπαντα τὰ μόρια διαδοθείη ἡ ποιότης τῆς
τροφῆς. οὐχ ὁμοίως δὲ πάντα τὰ μόρια τρέφεται, ἀλλὰ
τὰ μὲν ἐπὶ πλέον ἀλλοιουμένου δεῖται χυμοῦ, τὰ δ᾽ ἧττον.

trahit ex ventriculo, alio vero ventriculus extrahit e jecore.   Illud autem non eſt praetereundum, duo eſſe genera tractionis, unum fit ſucceſſione ad id, quod vacuatur,
alterum qualitatis familiaritate.   Quod autem fit ſucceſſione ad id, quod vacuatur, prius id trahit, quod levius eſt.
Quod vero fit qualitatis familiaritate, ſaepe quod eſt gravius, modo id fit magis natura cognatum.   Quanquam
quod levius eſt, videtur cor et arterias prius petere.
Quatenus vero etiam alimentum exigunt, in ipſas tunicas
quod accommodatum eſt trahitur.   Partes autem hoc
potiſſimum modo nutriuntur, corporis, quod ſibi continuum eſt, ſummae primum partes admoto ſibi nutrimento
fruuntur.   Ab his rurſum per continuum trahentes, ſu-
munt eae, quae deinceps ſunt.   Deinde ab illis rurſus
aliae.   Atque id fit usque dum alimenti qualitas in omnes
ſit partes diſtributa.   Nec tamen partes omnes eodem
modo aluntur, ſed aliae ſanguinem magis, aliae minus
alteratum poſtulant.   Quae autem hujusmodi ſint alibi

ὅσα δὲ τοιαῦτά ἐστιν εἴρηται ἐν ἄλλοις καὶ οὐ χρὴ μηκύνειν ἔτι τὸν λόγον.

κδ'.

Ξυμπαθέα πάντα, κατὰ μὲν ὁλομελίην πάντα· κατὰ μέρος
δὲ τὰ ἐν ἑκάστῳ μέρει μέρεα πρὸς τὸ ἔργον.

Περὶ γενέσεως τοῦ τῶν ζώων σώματος τέσσαρες κατὰ
τὴν διαίρεσιν εὑρίσκονται δόξαι. πρώτη μὲν ἡ ἐξ ἀναισθήτων τε ἅμα καὶ ἀπαθῶν, δευτέρα δὲ ἡ ἐξ αἰσθητικῶν μὲν,
ἀπαθῶν δέ. τοῦτο δ' ἀδύνατον. διὸ ἀπεχωρήσαμεν ἀμφοτέρων τῶν δοξῶν. λοιπαὶ δ' εἰσὶ δύο, μία μὲν ἐξ αἰσθητικῶν τε ἅμα καὶ πασχόντων στοιχείων τὸ σῶμα αἰσθανόμε-
νον συνιστῶσα, δευτέρα δὲ ἡ οὐκ ἐξ αἰσθητικῶν μὲν, πασχόντων δέ. εἰ μὲν οὖν προσέχεις τὸν νοῦν, εὑρήσεις ὅτι
πάντα τὰ· τῶν ζώων σώματα αἰσθητικά ἐστι καὶ παθητικά.
ἀλλὰ καὶ τὰ πρῶτα στοιχεῖα εἰς ἄλληλα δρᾷ καὶ πάσχει
πολυειδῶς. ἐκ δὲ τῶν μὴ μεταβαλλόντων τὰς ποιότητας

dictum eſt, neque opus nunc eſt orationem producere
longius.

XXIV.

*Confentientia omnia, univerſae compagi omnia, parti
vero partes in unaquaque parte ad opus.*

De ortu corporis animantium quatuor opiniones per
diviſiones inveniuntur, prima, quae ex non ſentientibus
ſimul et non patientibus, ſecunda, quae ex ſenſibilibus
quidem, ſed impatibilibus ipſum conſtituit. Quod fieri
non poteſt: ideo ab utraque opinione diſceſſimus. Reliquae ſunt duae, quarum altera ex ſenſibilibus patientibus-
que elementis corpus ſentiens efficit, altera non ex ſenſibilibus illa quidem, ſed ex patientibus. Verum ſi mentem adhibeas, omnia corpora animantium et ſenſibilia
et patibilia eſſe comperies. Imo vero prima ipſa elementa
viciſſim agunt et patiuntur multis modis. Ex elementis

στοιχείων οὐκ ἐγχωρεῖ γενέσθαι τι τῶν ἑτερογενῶν· ἐκ δὲ
τῶν μεταβαλλόντων ἐγχωρεῖ. ὁρῶμεν γὰρ ποτε ἐν πολλαῖς
ταῖς μεταξὺ γινομέναις μεταβολαῖς τὸ τέως μέλαν αὖθις
γενέσθαι λευκὸν καὶ τὸ τέως λευκὸν, αὖθις μέλαν, [280] καὶ τὸ
νῦν ἀναίσθητον αὖθις αἰσθητικόν. ὅσοι μὲν οὖν ἐκ πυρὸς
καὶ ὕδατος καὶ γῆς καὶ ἀέρος ἀλλοιουμένων τε καὶ μετα-
βαλλομένων καὶ κεραννυμένων δι᾽ ὅλων ἀξιοῦσι γενέσθαι
τι τῶν συνθέτων σωμάτων αἰσθητικὸν, τἀληθὲς λέγουσιν.
ὅτι δέ τινες λέγουσι τὰ σώματα μὴ εἶναι αἰσθητικὰ, ἐπειδὴ
τῇ ἐνεργείᾳ οὐκ αἰσθάνεται, καὶ ἐν τῷδε ἐνδεχόμενα λέγουσι.
τὸ γὰρ ἡμέτερον σῶμα καίτοι φανερῶς ὑπάρχον αἰσθητικὸν,
ὅμως οὐκ αἰσθάνεται, πρὶν παθεῖν ὑπό τινος. διὸ ἤτοι
ἐξ αἰσθητικῶν τε καὶ πασχόντων τῶν πρώτων στοιχείων,
ἤτοι ἐξ ἀναισθήτοιν μὲν, ἀλλὰ μεταβάλλεσθαι καὶ ἀλλοιοῦσθαι
δυναμένων ἀνάγκη συνίστασθαι τὸ μέλλον αἰσθήσεσθαι, ἀληθὴς ἐστιν ἡ τοῦ παλαιοῦ δόξα, πάντα εἶναι συμπαθῆ. ἢ
νῦν λέγει περὶ τῶν μόνων τοῦ σώματος ἡμῶν μορίων ση-

autem qualitates non transmutantibus aliquid diverſi generis fieri non poteſt, ex transmutantibus puteſt. Videmus
enim interdum in multis mutationibus, quae interjectis
mediis fiunt, quod hactenus fuit nigrum, rurſus fieri album, et quod hactenus album ſuit, viciſſim nigrum, et
quod nunc fenſile eſt, mox effici non fenſile. Quicunque
igitur ex igne, aqua, aëre et terra alteratis, transmuta-
tis et per ſe tota temperatis, aliquod ex compoſitis corporibus fenſibile fieri cenſent, ii verum pronunciant. Quod
vero quidam ajunt, corpora non eſſe fenſibilia, quia actu
non ſentiunt, fortuito loquuntur. Etenim noſtrum corpus etſi eſt perſpicue fenſibile, tamen non ſentit prius,
quam ab aliquo quidpiam patiatur. Quare ſive ex fenſi-
bilibus et patientibus primis elementis, ſive ex non fen-
ſibilibus, ſed quae mutari alterarique poſſint neceſſario
conſtitutum eſt, quod ſenſum ſit habiturum, vera eſt ſenis
ſententia: *omnia eſſe conſentientia.* An de ſolis corporis
noſtri partibus nunc loquitur, ſignificans omnes eſſe ſibi

Ed. Chart. VI. [280.]

μαίνων πάντα εἶναι ἀλλήλοις συμπαθῆ, τουτέστιν εἰς ὑπηρεσίαν ἑνὸς ἔργου πάνθ᾽ ὁμολογεῖν. δῆλον γὰρ ὅτι τὰ μεγάλα τοῦ παντὸς ζῴου μόρια, καθάπερ χεῖρες καὶ πόδες
καὶ ὀφθαλμοὶ καὶ γλῶττα, ἐγένοντο χάριν τῶν ὅλων τοῦ
ζῴου ἐνεργειῶν· καὶ ὁμολογεῖ πάντα πρὸς ταύτας. ἀλλὰ
καὶ τὰ μικρότερα πρὸς τοὔργον τοῦ παντὸς ὀργάνου καὶ
αὐτὰ ἀναφέρεται. οἷον ἐν τῷ ὀφθαλμῷ, ἑνὶ ὄντι ὀργάνῳ
τῆς ὄψεως καὶ ἐκ πολλῶν μορίων συνεστῶτι, ἅπαντα τὰ
μόρια πρὸς ἓν ἔργον, τουτέστι πρὸς τὸ ὁρᾶν ὁμολογεῖται·
τῶν δ᾽ ἄλλων μορίων ὁ αὐτὸς λόγος. οὕτω μὲν οὖν ἡ γαστὴρ καὶ τὸ στόμα καὶ πόδες καὶ χεῖρες. τοῦτο δὲ οὐ
πάντες εἰδέναι βούλονται, καίτοι κατὰ τόνδε τὸν λόγον εἰρηκότος τοῦ συγγραφέως. συγγνωστέον μέντοι καὶ πολλοῖς,
ἀγνοοῦσι διὰ τὴν ἀσάφειαν τῆς λέξεως. καὶ γὰρ κατὰ τὸν
παλαιὸν ἡρμήνευται τρόπον καὶ ταχέως καὶ ἀπὸ τῶν ἄνω-
θέν τε καὶ κάτωθεν ἀδιαλύτως, καθάπερ ἐστὶ πλεῖστα τῶν
ἐν τῷδε τῷ γράμματι, ἢ αὐτοῦ τοῦτον τὸν τρόπον πρῶτον
γράψαντος, ἢ τοῦ βιβλιογράφου, ὡς εἰκός ἐστι, σφαλέντος,

muluo confentientes, hoc eſt omnes in unius operis miniſterium conſpirare. Perſpicuum enim eſt, magnas omnis
animalis partes, ut manus, ut pedes, ut oculos, ut linguam, omnium animalis actionum cauſa factas eſſe, omnesque ad actiones obeundas conſentire. Quin etiam minores
ad totius inſtrumenti actiones ipſae quoque referuntur,
ſicut in oculo, quod unum eſt aſpectus inſtrumentum et
ex multis conſtat particulis, omnes particulae ad unum
opus, hoc eſt ad videndum conſentiunt. Aliarum partium eſt eadem ratio. Sic ventriculus, ſic os, ſic pedes,
ſic manus faciunt; non omnes tamen id noſſe volunt,
quamvis hoc ſermone id expoſuerit hic auctor. Multis
tamen danda venia eſt, propter dicendi obſcuritatem non
intelligentibus. Hayc enim ſententiam et priſco more
et ſuccincte extulit et ſurſum et deorſum ſine copula-
tione, ut dicta eſt maxima pars eorum, quae hoc libro
continentur, vel quod ipſe primum ita ſcripſerit, vel quod
librarius, ut veriſimile eſt, errarit, aut ad extremum quod

Ed. Chart. VI. [280.]

ἢ τέλος μετατεθειμένων καὶ κενωθησομένων πολλῶν πρός
τε τοῦ Καπίτωνος καὶ Διοσκορίδου καὶ τῶν ἄλλων τολμη-
ρῶν ἐξηγητῶν, ὥσπερ ἐν ταῖς ἄλλαις τοῦ Ἱπποκράτους
πραγματείας συμβέβηκεν. ἀλλ' οὐ πρόκειται νῦν ἡμῖν τῶν
ἄλλων ἐξελέγχειν τὰ σφάλματα, ἀλλὰ τὴν Ἱπποκράτους λέξιν ἐξηγήσασθαι. φησὶ γοῦν αὐτὸς κατὰ μὲν ὑλομελίην
πάντα συμπαθέα, κατὰ δὲ μέρεα τοῦ μέρεος ἑκάστου πρὸς
τὸ ἔργον, διδάσκων ἡμᾶς ὅτι τὰ μόρια πάντα, ὡς εἶπον,
πρὸς ἓν ἔργον συντείνει· καὶ ἕκαστοι μόριον ὡσαύτως, ὡς
πρὸς τὸ ζῆν πάντα καὶ πρὸς μέσας τοῦ σώματος ἐνεργείας
καὶ πρὸς τὰς μερικὰς ἐνεργείας τὰ κατὰ μέρη· ὡς αἱ χεῖρες τῆς ἀντιλήψεως χάριν ἐγένοντο, οἱ δ' ὀφθαλμοὶ τῆς
ὄψεως, οἱ δὲ πόδες τῆς βαδίσεως καὶ τἆλλα τὸν αὐτὸν
τρόπον. εἰ μὲν οὖν ὡς ὀφθαλμῶν καὶ χειρῶν καὶ ποδῶν
ἅπασιν ἔνδηλον τοὔργον, οὕτω καὶ θώρακος καὶ πνεύμονος
καὶ καρδίας καὶ τῶν ἄλλων ἁπάντων ἦν, οὐκ ἂν ἀναγκαῖον
εἴη πολλὰ περὶ τούτων εἰπεῖν· νυνὶ δὲ πλείστων ἄδηλον
τοὔργον καὶ μὴ μόνον τοῖς πολλοῖς καὶ τυχοῦσιν, ἀλλὰ
καὶ τοῖς ἰατροῖς τε καὶ φιλοσόφοις. διὸ οὐκ ἐνδέχεται τῶν

multa fint immutata et innovata a Capitone, a Diofcoride
et aliis audacibus interpretibus, ficut in aliis Hippocratis
fcriptis contigit. Sed nunc non eft nobis propofitum aliorum errata arguere, fed Hippocratis explicare fententiam.
Ait igitur: *in totius corporis compage omnia confentiunt
et partis cujusque partes ad ejus actionem confpirant.*
Quibus verbis nos docet, omnes partes, ut dixi, in unam
actionem confpirare, unamquamque eodem modo: ut omnes
ad vitam et ad omnes corporis actiones confentiunt, fic
fingulae ad fingulas actiones confpirent, ficut manus ap-
prehenfionis caufa factae funt, oculi afpectus, pedes in-
ceffus et caeterae partes pari modo. Si igitur ut manuum, oculorum pedumque actio omnibus manifefta eft,
ita etiam pectoris, pulmonis, cordis et aliarum omnium
partium effet, non effet neceffe de eis multa dicere; nunc
vero actio plurimarum abdita eft, nec folum vulgo et cuivis homini, fed etiam medicis ac philofophis, proinde fit

Ed. Chart. VI. [280. 281.]

κατὰ μέρος ἐξευρεῖν καὶ τὰς ἐνεργείας καὶ τὴν χρείαν οὐ-
δενός. εὔδηλον δ᾿ ὅτι ὅσοι περὶ τὰς ἐνεργείας τῶν ὀργάνων σφάλλονται, οὗτοι καὶ τὴν χρείαν τῶν μορίων ἀγνοοῦσι.
ταύτης δὲ μὴ γινωσκομένης οὔτε πῶς πάντα συμπάσχει
κατὰ τὴν οὐλομελίαν οὔτε κατὰ τὰ μέρη δυνατόν ἐστι γινώσκεσθαι. ἄνευ γὰρ τῆς τοιαύτης θεωρίας πῶς τῶν ἐγκεφάλου μορίων ἢ καρδίας ἢ τῶν ἄλλων σχεδὸν ἁπάντων
σπλάγχνων ἑτοίμως ἐξευρήσομεν ἑκάστου τὴν ὠφέλειαν; διὰ-
φέρουσι δὲ περὶ τούτων καὶ φιλόσοφοι πολλοὶ καὶ εὐδόκιμοι
καὶ οἱ ἰατροὶ οὐ τυχόντες. [281] ὁ μὲν γὰρ τὴν καρδίαν,
ὁ δὲ τὰς μήνιγγας, ὁ δὲ τὸν ἐγκέφαλον ἐν ἑαυτῷ φησιν
ἔχειν τὸ τῆς ψυχῆς ἡγεμονοῦν· ὥστε καὶ τῶν ἐν αὐτοῖς μορίων τὴν ὠφέλειαν ἄλλος ἄλλην ἐρεῖ. ἵνα γοῦν τὴν ἀλήθειαν γνῶμεν, δι᾿ ὀλίγων ῥημάτων διδάσκει Ἱπποκράτης τοὺς
γε δυναμένους μανθάνειν τὰ αὐτοῦ. οὐ δύναται δὲ εὑρη-
θῆναι χωρὶς τοῦ περὶ χρείας μορίων ἀκριβῶς ἐπεσκέφθαι.
τοῦτο δ᾿ ἐστὶ τὸ γινώσκειν, ἥτις ἐστὶν ἡ ἀρίστη κατασκευὴ

ut neque actionem, neque ufum partium fingularum inve-
niamus. Quum interdum evidens fit, quicunque in actionibus inftrumentorum falluntur, eos etiam partium ufum
ignorare, hoc autem ignorato, nec quomodo omnia in totius corporis compage fimul confentiant, neque quomodo
id in fingulis partibus fiat, cognofci poteft. Etenim hac
neglecta contemplatione, quomodo particularum cerebri
aut cordis aut aliorum fere omnium vifcerum fingulorum utilitatem fine mora inveniemus? His de rebus diffentiunt multi clarique philofophi et medici non vulgares. Alius enim in corde, alius in membranis, alius in
cerebro animae principatum ftatuit. Proinde partium,
quae in illis funt, alius aliam utilitatem effe vult. Ergo
ut veritatem cognofcamus, paucis verbis docet Hippocrates eos, qui ab ipfo poffunt perdifcere. Sed ea inveniri
non poteft, nifi partium utilitas fit accurate confiderata.
Quod in eo pofitum eft, ut quae fit optima corporis con-

Ed. Chart. VI. [281.]

τοῦ σώματος. ταῦτα δὲ ἐν τοῖς περὶ χρείας μορίων ἀκριβῶς ἐξείργασται.

κε΄.

Ἀρχὴ μεγάλη εἰς ἔσχατον μέρος ἀφικνεῖται, ἐξ ἐσχάτου μέρεος εἰς ἀρχὴν μεγάλην ἀφικνεῖται.

Ἀρχὴν λέγομεν εἶναι τὸ μόριον ὃ τοῖς ἐφ᾽ ἑαυτοῦ πεφυκόσιν ἤτοι δύναμιν ἢ πάντως γε τὴν ὕλην χορηγεῖ. ἵνα
δὲ τὸ ζῶον ἅμα τε θερμὸν ᾖ συμμέτρως, εἰς ὅσον πρέπει
τῷ ζώῳ γενέσθαι θερμῷ καὶ τοὺς τόπους ἀμείβειν δύνασθαι,
δύο ἀρχὰς ἐπεκτήσατο, τὴν μὲν ἑτέραν ὀργάνων διαφυλα-
ξάντων αὐτῷ τὴν κατὰ φύσιν θερμότητα, τὴν δὲ ἑτέραν
τῶν ὑπηρετησόντων ἁπάσαις ταῖς καθ᾽ ὁρμὴν ἐνεργείαις.
ἐπειδὴ δὲ τὸ κύημα πληρωθῇ τοῦ αἵματος, τότε τρεῖς εἰσιν
αἱ ἀρχαί, ἡ καρδία καὶ ὁ ἐγκέφαλος καὶ τὸ ἧπαρ. ἔστι μὲν
τάδε ἀρχαί, ἀδιάρθρωτα δὲ καὶ ἄμορφα ἔτι, πῆξιν δὲ ἤδη

ſtitutio, cognoſcatur. Haec autem in libris de uſu partium ſunt diligenter pertractata.

XXV.

*Principium magnum in ultimam partem pervenit, ex ul-
tima parte ad principium magnum pervenit, una natura
eſſe et non eſſe.*

Principium eſſe dicimus partem, quae iis a ſe exor-
tis aut facultatem aut materiam omnino praebet. Ut
autem animal ſit moderate calidum, quatenus ei convenit
ut calidum fiat ac mutare locum queat, duo principia
nactum eſt, alterum inſtrumentorum, quae naturalem calorem conſervent, alterum eorum, quae omnibus ex appe-
titu actionibus obtemperent. Ubi vero foetus ſit repletus ſanguine, tum tria ſunt principia, cor, cerebrum,
jecur. Haec tamen principia indiſtincta adhuc ſunt et
informia, ſed quae coagulationem quandam notabilemque

τινὰ καὶ μέγεθος ἀξιόλογον ἔχοντα. προϊόντος δὲ τοῦ χρόνου τὰς μὲν τρεῖς ἀρχὰς ἔστιν ἰδεῖν ἐναργῶς· ὑπογραφὴν
δέ τινα ἁπάντων ἄλλων μορίων. ἔπειτα δὲ τὰ ἐν τοῖς κώλοις καὶ ἐν τῷ ὅλῳ τῷ σώματι πάντα διαρθροῦται. τριῶν
μὲν οὖν οὐσῶν ἔμαθες ὅτι ὁ ἐγκέφαλός ἐστιν ἀρχὴ τῶν
προαιρετικῶν ἐνεργειῶν, ἡ καρδία δὲ τῶν ζωτικῶν ὀνομαζομένων, τὸ δὲ ἧπαρ τῶν περὶ τροφῆς, ἃς δὴ καὶ φυσικὰς
ὀνομάζουσιν. νῦν δὲ ἐπειδὴ ἐν τῇ καρδίᾳ ἡ ἀρχὴ ζωῆς
συνίσταται καὶ αὐτή ἐστιν ἀρχή τε καὶ πηγὴ τῆς ἐμφύτου
θερμασίας, ἧς ἄνευ οὐ δύναται ζῷόν ποτε ζῆν, διὰ τοῦτο
τὴν καρδίαν αὐτὴν ἀρχὴν μεγάλην καλεῖ· ἐξ αὐτῆς γὰρ ὁρ-
μῶσα ἡ ἔμφυτος θερμότης εἰς πάντα τοῦ ζώου μόρια, καὶ
τὰ ἐγγυτάτω καὶ τὰ πορρωτάτω, ἅπερ αὐτὸς ἔσχατα λέγει,
κατὰ πᾶσαν ὥραν καὶ πάντα χρόνον ἀφικνεῖται καὶ πάλιν
εἰς αὐτὴν παλινδρομεῖ, ὡς τοιαύτην τινὰ γενέσθαι ἀμοιβὴν,
οἵαν δὴ ἔφαμεν πολλάκις πρὸς τὴν ζωὴν ἀναγκαίαν εἶναι.
καὶ ταύτης στερούμενον τὸ ζῶον οὐχ οἷόν τε μὴ μόνον οὐκ
ἐνεργεῖν τι τῶν ὅλων πραγμάτων, ἀλλὰ καὶ μηδ᾽ ὅλως ζῆν.

magnitudinem habeant. Progreſſu autem temporis licet
haec tria principia evidenter intueri et quandam etiam
aliarum omnium partium deſcriptionem; denique et artus
et quae in toto ſunt corpore diſtinguuntur. Quum igitur
tria ſint, noſti cerebrum eſſe voluntariarum actionum
principium, cor earum, quae vitales nominantur, jecur
earum, quae ad nutrimentum pertinent, quas etiam naturales vocant. Quumque in corde ſit vitae principium,
ipſumque ſit et origo et fons innati caloris, ſine quo nunquam vivere animal poteſt, ideo ipſum cor magnum principium nuncupat. Siquidem ab ipſo dimanans nativus
calor in omnes animantis partes et proximas et remotiſ-
ſimas, quas ipſe ultimas vocat, omnibus horis omnique
tempore pervenit et rurſus ad idem principium revertitur,
ut talis quaedam fiat viciſſitudo, quam perſaepe eſſe ad
vitam neceſſariam admonuimus et qua privatum animal
non poſſe non ſolum nihil plane agere rerum omnium,
ſed ne omnino quidem vivere. Ac fortaſſe hoc unam

καὶ ἴσως τήνδε μίαν φύσιν καλεῖ, ὡς τοιαύτης οὔσης ἄνθρωπος εἴη, μὴ οὔσης δὲ οὐκ εἴη.

κϚʹ.

Νούσων διαφοραὶ ἐν τροφῇ, ἐν πνεύματι, ἐν θερμασίῃ,
ἐν αἵματι, ἐν φλέγματι, ἐν χολῇ, ἐν χυμοῖσιν, ἐν σαρκὶ,
ἐν πιμελῇ, ἐν φλεβὶ, ἐν ἀρτηρίῃ, ἐν νεύρῳ, μυΐ, ὑμένι,
ὀστέῳ, ἐγκεφάλῳ, νωτιαίῳ μυελῷ, στόματι, γλώσσῃ, στο-
μάχῳ, κοιλίῃ, ἐντέροισι, φρεσὶ, περι- [282] τοναίῳ,
ἥπατι, σπληνὶ, νεφροῖσι, κύστεϊ, μήτρῃ, δέρματι. ταῦτα
πάντα καὶ καθ᾽ ἓν καὶ κατὰ μέρος. μέγεθος αὐτῶν μέγα
καὶ οὐ μέγα.

Ἦν ἐπὶ τοῦ τῶν νοσημάτων ἀριθμοῦ ζήτησις παρὰ πᾶσι
τοῖς παλαιοῖς ἰατροῖς. εἶπον γάρ τινες ἑπτὰ τὰ πάντα εἶναι αὐτά· ἄλλοι δὲ ἐλάττω τούτων ἢ πλείω. ἄλλοι δὲ, ὡς
οἱ ἀπὸ Κνίδου, τὸν τῶν μορίων τοῦ σώματος ἀριθμὸν τῆς
νόσου προσέγραψαν, ὡς εἶναι τῆς χολῆς νόσους ἑπτά· τῆς

naturam nuncupat, ut quum hic calor adſit, homo ſit,
quum ille abſit, homo eſſe deſinat.

XXVI.

*Morborum differentiae in alimento, in ſpiritu, in calore,
in ſanguine, in pituita, in bile, in humoribus, in carne,
in pinguedine, in vena, in arteria, in nervo, muſculo,
membrana, oſſe, cerebro, ſpinali medulla, ore, lingua,
gula, ventriculo, inteſtinis, ſepto transverſo, peritonaeo,
jecore, liene, renibus, veſica, utero, cute, haec omnia
tum ſigillatim, tum per partes, magnitudo ipſorum
magna et non magna.*

De numero morborum apud omnes veteres medicos
extitit quaeſtio. Quidam enim omnes morbos eſſe ſeptem
numero dixerunt, alii aut plures aut pauciores. Alii, ut
Cnidii, numerum partium corporis ad numerum morborum accommodarunt, ut bilis ſint morbi ſeptem, veſicae

δὲ κύστεως ιβ΄, νεφρῶν δὲ δ΄, τοῦ μηροῦ δὲ β΄, τοῦ ποδὸς ε΄. ὡς καὶ στραγγουρίας τέσσαρας, τετάνους τρεῖς. ἰκτέ-
ρους δ΄, καὶ φθίσεις γ΄, καὶ κυνάγχας πολλὰς, καὶ κατὰ
τὸν αὐτὸν τρόπον τὰς τῶν ἐντέρων διαθέσεις πολλάς. ὕπερ
οὔτε ἀληθές, οὔτε ἀναγκαῖόν ἐστιν.   *   *
ἀλλ᾽ εἰ νῦν κινήσαιμι τὴν περὶ διαφωνίας αὐτῶν διέξοδον,
ἀπάξω τοῦ χρησίμου τὸν λόγον. διττὸν γὰρ δή που γένος
ἐστὶ νοσημάτων, ἕτερον μὲν ἐν τοῖς ὁμοιομερέσι σώμασιν,
ἕτερον δὲ ἐν τοῖς ὅλοις ὀργάνοις, ὡς ἐν τοῖς ὁμοιομερέσιν
εἰσὶν αἱ δυσκρασίαι, τῶν δ᾽ ὅλων ὀργάνων ἓν μὲν τὸ παρὰ
τὴν διάπλασιν, ἓν δὲ τὸ παρὰ τὸν ἀριθμὸν τῶν μορίων,
ἄλλο δὲ τὸ παρὰ τὸ ποσὸν ἑκάστου καὶ τὸ παρὰ τὴν θέσιν.
ἔστι καὶ ἡ τῆς συνεχείας λύσις, ὡς εἶναι ἓξ τὰ πάντα τῶν
νοσημάτων γένη· αἱ δὲ καθ᾽ ἕκαστον αὐτῶν διαφοραὶ μέχρι
τῶν ἐσχάτων εἰδῶν ἐν τῷ περὶ τῆς τῶν νοσημάτων διαφορᾶς εἴρηται. ἄλλας δὲ τῶν νόσων διαφορὰς νῦν αὐτὸς λέγει· ὡς ἐκ τῆς τροφῆς, ἐκ τοῦ περιέχοντος ἡμᾶς
ἀέρος καὶ ἐκ τῶν ἄλλων πολλῶν. καὶ γὰρ ἐκ τῆς τρο-

duodecim, renum quatuor, femoris duo, pedis quinque,
ficut etiam difficultatis urinae quatuor, diſtentiones tres,
morbi regii quatuor, tabis tres, anginae multos, eodemque
modo inteſtinorum multas affectiones poſuerunt, quod neque verum eſt, neque neceſſarium.   *   *   *   Verum ſi nunc de illorum diſſenſione dicere aggrediar, ſermonem ad inutilia deflectam. Mórborum enim duplex eſt genus,
alterum in partibus ſimilaribus, alterum in totis organis.
Ut in ſimilaribus ſuǹt intemperies, ſic et in inſtrumentis
unum in figura ſpectatur; alterum in numero partium,
tertium in cujusque quantitate, quartum in ſitu obſerva-
tur. Eſt vero etiam ſolutio continui, atque ita ſena ſunt
omnia genera morborum. Horum autem cujusque differentiae ad ultimas usque ſpecies in libro de differentia
morborum expoſitae ſunt. Alias vero morborum differentias ipſe nunc connumerat, quae ab alimento, ab aëre
nos ambiente et ab aliis multis rebus oriuntur. Etenim
fieri morbos ex alimento in libro de natura hominis atte-

φῆς γίνεσθαι νοσήματα εἶπεν αὐτὸς κατὰ τὸ περὶ φύσεως ἀνθρώπου, ταυτὶ γράφων· αἱ δὲ νοῦσοι γίνονται αἱ
μὲν ἀπὸ διαιτημάτων, αἱ δὲ ἀπὸ τοῦ πνεύματος, ὃ ἐσαγό-
μενοι ζῶμεν. καὶ τὴν διάγνωσιν ἑκατέρων προστίθησιν.
ἐπεὶ δὲ μὴ μόνον ἀπὸ τῶν ἐσθιομένων καὶ πινομένων, ἀλλὰ
καὶ ἀπὸ τῶν θερμῶν λουτρῶν ἢ ψυχρῶν καὶ γυμνασίων,
ἀργίας τε καὶ ἀγρυπνίας καὶ λύπης καὶ θυμοῦ καὶ ψύξεως
καὶ ἐγκαύσεως γίνονται, εἰκότως προσέγραψεν, ἐν θερμασίῃ
καὶ τὰ λοιπά. ἐπειδὴ δὲ τὴν αὐτὴν ἀναλογίαν ἔχει πρὸς
μὲν τὰς φλέβας ἡ ἐκ τῆς κοιλίας εἰς αὐτὰς ἀναδιδομένη
τροφὴ, πρὸς δὲ τὰς σάρκας ἡ ἐκ τῶν φλεβῶν εἰς ἐκείνας,
ἣν παρεῖχε τὰ ἐσθιόμενά τε καὶ πινόμενα πρὸς τὴν γαστέρα. διὰ τοῦτο ἐκ τῶν κακοχυμιῶν πάμπολλα συμβαίνει
γενέσθαι νοσήματα, ὡς ἐρυσιπέλατά τε καὶ καρκίνους καὶ
γάγγραινας, φαγεδαίνας τε καὶ ἄνθρακας καὶ ἕρπητας, ὅσα
τε ἄλλα τοιαῦτα. ἐνίοτε δὲ τὰ ἐδέσματά ἐστι μοχθηρὰ ἢ
φύσει ἢ διὰ σηπεδόνα τινά. καὶ φύσει καθάπερ κρόμμυά
τε καὶ σκόροδα καὶ κάρδαμα καὶ πράσα, διὰ σηπεδόνα τε
ὥσπερ καὶ πυροὶ καὶ κριθαὶ καὶ τἄλλα τὰ γεύματα. τοι-

ſtatus eſt his verbis: *morbi autem tum a victu, tum a
ſpiritu, quem trahentes vivimus, oriuntur.* Tum utriusque
generis diſtinctionem adjunxit. Quia vero non ſolum ab
iis, quibus veſcimur, quaeque bibimus, ſed etiam a lavacris, exercitationibus, otio, vigilia, moerore, ira, frigore
et aeſtu morbi gignuntur, meritò addidit: *in calore*, et
reliqua. Quum autem alimentum e ventriculo in venas
diſtributum eandem habeat proportionem cum venis et
cum carnibus, id quod e venis in ipſas diditur, quam
habuerunt eſculenta et poculenta cum ventriculo, idcirco
ex vitio humorum plurimi morbi oriri ſolent, ut eryſipe-
lata, cancer, gangraenae, phagedaenae, carbunculi, herpetes et caeteri generis ejusdem. Edulia autem interdum
vitioſa ſunt aut natura, aut propter corruptelam quandam. Natura, ut caepa, allium, cardamum, porrum; propter corruptelam, ut triticum, hordeum et alia quae
guſtantur. Hujusmodi autem eduliis veſci fame coacti

αὖτα γοῦν ἐδέσματα ἀναγκασθέντες ἐσθίειν πολλοὶ διὰ λιμὸν οἱ μὲν ἀπέθανον ἀπὸ σηπεδονωδῶν τε καὶ λοιμωδῶν
νόσων, οἱ δὲ ἐξανθήμασιν ἑάλωσαν ψωρώδεσί τε καὶ λεπρώ-
δεσι. τοῦτο μὲν γὰρ φανερόν ἐστιν, ὅτι τὰ ἐδέσματα τὰ
μοχθηρὰ μοχθηρὸν εἴωθεν αἷμα γεννᾶν· ἐκ δὲ τοῦ αἵματος
ἡ θρέψις γίνεται· ὅθεν πολλὰ γένη τῶν νοσημάτων ὑπάρχει.
πάντων δὲ διὰ τοῦτο ἀπέχεσθαι συμβουλεύω τῶν μοχθηρῶν
τε καὶ κακοχύμων ἐδεσμάτων, κᾂν εὐπεπτά τισιν εἴη. λανθάνει γὰρ ἐν χρόνῳ πλείονι μοχθηρὸς ἐν ταῖς φλεψὶ χυμὸς
ἐξ αὐτῶν ἀθροιζόμενος· ὃς τοῦ χρόνου προϊόντος τοὺς πυρετοὺς κακοήθεις ἐργάζεται. οὕτω καὶ τὴν ποικιλίαν τῶν
ἐδεσμάτων φευκτέον. οὐδὲν γὰρ τοῦδε μᾶλλον ἐναντιοῦται
πέψει σιτίων, καὶ μάλιστα, ὅταν αὐτὰ τὰ ἐδέσματα ἐξ ἐναντίων ταῖς δυνάμεσι σύγκειται. [283] τί λέγω τὴν ἔνδειαν
τῆς τροφῆς; αὕτη γὰρ πλειόνων αἰτίαν παρέχει νοσημάτων,
ὡς καὶ τὰς ἐν γαστρὶ ἐχούσας ἐκτιτρώσκειν· ὡς ἐν ἄλλοις
μὲν τὴν χολὴν γενέσθαι, ἐν ἄλλοις δὲ ψυχρότητα, ἐν ἄλλοις τρόμον, ἐν ἄλλοις ῥύσιν τῶν τριχῶν. κατὰ τὸν αὐτὸν

aut mortui funt oppreſſi morbis, qui a corruptela oriri
folent et quos peſtis affert, aut puſtulis funt correpti, fca-
biem lepramque referentibus. Id enim manifeſtum eſt,
vitiofa edulia fanguinem vitiofum gignere, ac nutritionem
a fanguine effici. Unde multa genera morborum exiſtunt.
Itaque hoc confilii do, abſtinendum eſſe ab omnibus vitiofis malique fucci eduliis, etiam fi fint ad concoquendum
facilia. Humor enim vitiofus ex ipfis collectus diu in
venis latet, qui progreſſu temporis malignas febres gignit.
Eodemque pacto cenfeo eduliorum varietatem eſſe fugiendam, fi quidem nihil eſt, quod ciborum concoctioni magis
adverfetur, praefertim vero quum ipfa edulia ex contrariis fint conflata facultatibus. Quid dicam de alimenti
indigentia? ipfa enim multorum morborum caufa eſt usque adeo, ut etiam mulieres uterum gerentes abortum faciant, in aliis bilis gignatur, in aliis refrigeratio, in aliis
tremor, in aliis capilli defluant. Simili quoque modo

Ed. Chart. VI. [283.]

δὲ τρόπον, ἂν τροφὴ παρὰ φύσιν, ὡς αὐτός φησι, πλείων
εἰσέλθῃ, τοῦτο νόσον ποιεῖ. διὸ πειρατέον ἡμῖν, διότι κενούμεθα, ὡς τρέφεσθαι καὶ ὡς ἴσην εἶναι τὴν τροφὴν τῷ
πλήθει τῆς ἀποῤῥεούσης οὐσίας. ἀποῤῥεῖ δὲ πλεῖστον μὲν
τῶν θερμῶν καὶ μαλακῶν σωμάτων καὶ κινουμένων συνεχῶς
ἢ σφοδρῶς, ἐλάχιστον δὲ τῶν ψυχρῶν καὶ σκληρῶν καὶ
μετρίαις ἐνεργείαις ὑπηρετούντων   *   ἀλλὰ καὶ τῆς οὐσίας αὐτῆς ἡ μὲν σκληροτέρα καὶ λιθώδης μόνιμός ἐστι
καὶ δυσκίνητος, ἡ δὲ ὑγρὰ καὶ μαλακὴ ταχὺ μὲν ὑπὸ τῆς
   *   εἰς   *   ἀναλύεται, ταχὺ δ' ἔξαπ   νεῖται.
ἀνάλογον οὖν εἶναι χρὴ τὸ ποσὸν τῆς τροφῆς τῷ ποσῷ
τῆς διαπνοῆς.   *   τοὶ διαφοραὶ τῶν νοσημάτων ἐπὶ
μὲν τῇ τοῦ περιέχοντος ἡμᾶς ἀέρος κράσει γίνονται, διὰ
τὴν ἑκάστου φύσιν καὶ δίαιταν, ἣν ὑγιαίνων διαιτᾶται. εἰ
γὰρ ἡ τοῦ περιέχοντος ἡμᾶς ἀέρος κρᾶσις ἦν αἰτία μόνη
τῶν νοσημάτων, ἅπαντες ἂν ἐνοσοῦμεν ἐν ἑκάστῃ τῶν ὡρῶν
ἐκείνας τὰς νόσους, ὅσαι τῶν ὡρῶν εἰσιν οἰκεῖαι. νῦν δὲ

fi alimentum praeter naturam plus ingeſtum ſit, ut ipſe
ait, hoc morbum facit. Quocirca danda nobis opera eſt,
ut quoniam evacuamur, alimentum aequale ſit copiae ejus
ſubſtantiae, quae defluit. Plurimum autem defluit a calidis mollibusque corporibus et iis quae aut aſſiduo aut
vehementi motu cientur, minimum autem a frigidis, duris
et quae moderatas actiones obeunt.   *
Et quod ad ſubſtantiam pertinet, quae durior lapideaque
eſt, permanens eſt et aegre movetur. Quae vero humida
eſt ac mollis   *   cito a   resolvitur.
   Quocirca copia alimenti debet copiae perſpiratio-
nis proportione reſpondere.   *   Morborum
differentiae ex temperatura aëris non ambientis fiunt ex
natura cujusque victus ratione, qua bene valens quis
utatur. Si enim ſola aëris nos ambientis temperatura
eſſet cauſa morborum, omnes in ſingulis anni temporibus
illis generibus morborum affligeremur, qui morbi ad illa
eſſent tempora accommodati. Sed et propter errata, quae

καὶ διὰ τὰς ἐν τῇ διαίτῃ τε καὶ τῷ βίῳ πλημμελείας καὶ
ἄλλας πολλὰς αἰτίας αἱ νόσοι γίνονται, ὡς ἐν τῷ περὶ φύσεως ἀνθρώπου γέγραπται. τὴν δὲ διάγνωσιν αὐτὸς γράφει.   *   *   λέγει δὲ μόνην τὴν θερμότητα, ὅτι δρα-
στικωτάτη αὕτη τῶν ποιοτήτων ἐστίν· ἑξῆς δὲ τὴν ψυχρό-
τητα· εἶθ᾽ ὑγρότητα καὶ ξηρότητα. Θερμότης μέντοι καὶ
ψυχρότης ὅλην ἀλλοιῶσαι δύνανται τὴν πλησιάζουσαν οὐσίαν. ὑγρότης δὲ καὶ ξηρότης ἐν χρόνῳ μὲν μεταλλάττουσι
καὶ αὗται τὰ ὑποκείμενα, διὰ τάχους δὲ οὐχ ὁμοίως ταῖς
εἰρημέναις. οὐκ ἔστι δὲ εἷς τρόπος οὔτε γενέσεως οὔτε αὐξήσεως τῆς θερμότητος, ἀλλ᾽ ἤτοι διὰ κίνησιν ἢ διὰ σῆψιν
ἢ δι᾽ ὁμιλίαν ἑτέρας θερμότητος ἢ δι᾽ ἐπίσχεσιν ἀποῤῥοῆς
θερμῆς ἢ δι᾽ ἐπιμιξίαν οὐσίας θερμῆς. ἐξ ὁμιλίας μὲν
οὖν, ὡς εἴτε ἥλιος εἴτε πῦρ εἴτε φάρμακον εἴη τὸ θερμαῖ-
νον, ἔξωθεν ἁπτόμενον ἢ πλησιάζον. ἐκ κινήσεως δέ, ὡς
ὅταν ὁ θυμὸς κινεῖ σφοδρῶς τὴν θυμοειδῆ δύναμιν, ἐν τῷ
σώματι τῆς καρδίας καθιδρυμένην. ἐκ δὲ τῆς σήψεως

in victu committuntur et propter multas alias caufas
morbi oriuntur, quemadmodum in libro de natura hominis fcriptum eſt.   Caeterum diſtinctionem ipſe attulit.
*   *   Solam autem caliditatem
commemorat, quia ipſa eſt qualitatum efficaciſſima. Ad
ipſam addidit frigiditatem, tum humiditatem ac ſiccitatem,
ac caliditas quidem et frigiditas totam ſubſtantiam, quae
vicina ſit, alterare poſſunt; humiditas vero et ſiccitas temporis progreſſu mutant ipſae quoque res ſubjectas, ſed
tamen non tam celeriter ſicut antedictae. Non eſt autem
unus modus neque originis, neque incrementi caliditatis,
ſed hoc ſit aut propter motum, aut propter putredinem,
aut propter alterius caliditatis vicinitatem, aut propter
calidae effluxionis retentionem, aut calidae ſubſtantiae ad-
mixtionem.   Propter vicinitatem, ut facit ſol aut ignis,
aut ſi medicamentum calefaciens extrinſecus admotum
contingat aut adhaereat. Propter motum, ut quum ira
vehementer commovet facultatem iraſcendi, quae in corpore cordis collocata eſt. Propter vero putredinem   *

*　　* διττὴ γὰρ ἡ πρόφασις τῆς ἐπιῤῥοῆς· μία μὲν,
ὅταν ἐξ ἑτέρων μορίων ἐπιπέμπηται τοῖς ἀσθενεστέροις τὰ
περιττώματα, δευτέρα δὲ, ὅταν ἕλκηται, τῆς θερμασίας
ἤτοι γε ἕλκειν ὑφ᾽ ἑαυτὴν, ἢ δέχεσθαι ῥεύματα πεφυκυίας.

*　　* θερμοῦ δὲ κρατοῦντος νοσεῖν ἀνάγκη τὸ
ζῶον, εἶδος νοσήματος ἐοικὸς τῇ φύσει τοῦ κρατήσαντος αἰτίου. φλεγμοναὶ μὲν οὖν καὶ ἐρυσιπέλατα καὶ ἕρπητες καὶ
ἄνθρακες καὶ τὰ καυσώδη καὶ πάντα τὰ πυρετώδη πάθη
ἐστὶ τοιαῦτα, ὡς πάλιν σπασμοὶ καὶ τέτανοι καὶ παλμοὶ
καὶ νάρκαι καὶ παραλύσεις, ἐπιληψίαι τε καὶ παραπληγίαι
τοῦ κρατοῦντος ψυχροῦ. καθάπερ αὖ πάλιν ἐκ τῆς μελαίνης χολῆς καρκίνοι τε καὶ ἐλέφαντες καὶ ψώρα καὶ θέρμα-
τος κνησμὸς καὶ τεταρταῖος πυρετὸς καὶ ἡ μελαγχολία κα-
λουμένη καὶ τὸ τοῦ σπληνὸς μέγεθος καὶ τὰ ἄλλα πολλὰ
γενέσθαι πέφυκε· καὶ ἐκ τῶν ἄλλων χυμῶν ἄλλα, ἅπερ οὐ
χρὴ ἐν τῷ νῦν χρόνῳ καταριθμεῖν. μεγάλην οὖν χρείαν
τοῖς ζώοις ἡ σύμμετρος παρέχει θερμασία, μάλιστα μὲν τῷ
πνεύματι τῷ ψυχικῷ καὶ τοῖς κυριωτάτοις ὀργάνοις, ἤδη

Duplex enim eſt cauſa effluxionis, altera quum ab
aliis partibus excrementa ad imbecilliores mandantur, altera quando eodem trahuntur, quod caliditas apta ſit fluxiones ad ſe trahere, aut easdem recipere.　　*

*　　Si calor ſuperet, neceſſe eſt ut animal
aegrotet eo morbi genere, qui morbus ſimilis ſit naturae
ejus cauſae, quae ſuperarit. Quare inflammationes et ery-
ſipelata et herpetes et carbunculi et affectus cum ardore
et febre conjuncti ſunt hujusmodi, ſicut etiam convulſiones, diſtentiones, palpitationes, ſtupores, nervorum reſolu-
tiones, morbi comitiales et paraplegiae frigoris ſuperantis
affectus ſunt. Quo etiam modo ex atra bile exoriri ſolent cancer, elephas, ſcabies, pruritus cutis, quartana febris et affectio quae melancholia dicitur et lienis magnitudo atque alia permulta. Et item ex aliis humoribus
alia, quae non ſunt hoc tempore annumeranda. Magnam
autem utilitatem affert animantibus calor moderatus, praecipue autem animali ſpiritui et inſtrumentis locum ma-

δὲ καὶ καθ᾿ ὅλον τὸ σῶμα, ὡς ἑτέρωθι δέδεικται.   *

*   [284] τὸ μὲν γὰρ ψυχρὸν αἷμα πῶς
ἂν εἰς ἀτμοὺς λύοιτο; ἀμέτρως δὲ θερμὸν, εὐκόλως μὲν λύεται εἰς ἀτμοὺς, ἀλλ᾿ εἰς θολεροὺς τούτους καὶ καπνώδεις.

*   *   ταῦτ᾿ ἄρα τὸ μελαγχολικὸν
αἷμα καὶ τὸ πικρόχολον εἰς ἀτμοὺς μοχθηροὺς λυόμενον τὸ
μὲν εἰς μελαγχολίαν, τὸ δὲ εἰς φρενῖτιν ἄγει. ἐνίοτε δὲ καὶ
παραφροσύνην φέρει, ὡς ἐν τοῖς καυσώδεσι πυρετοῖς. ἐπειδὴ δὲ ἰδία ἑκάστου τῶν μορίων οὐσία ψυχροῦ καὶ θερμοῦ
καὶ ξηροῦ καὶ ὑγροῦ κρᾶσις ποιά τίς ἐστιν, ἰστέον ὅτι ξηρὸν μὲν ἀμέτρως, ἢ ὑγρὸν οὐκ ἐν ἀκαρεῖ χρόνῳ γίγνοιτο
τῶν μορίων οὐδὲν, ψυχρὸν δὲ ἐσχάτως ἢ θερμὸν δύναιτ᾿
ἂν προφανῶς γίνεσθαι. καὶ διὰ τοῦτο κρᾶσις διαφθείρεται ὑπ᾿ οὐδενὸς οὕτω ταχέως ὡς ὑπὸ τῆς κατὰ τὴν θερμασίαν ἀμετρίας· καθάπερ καὶ ὄφελος οὐ σμικρὸν, ὅταν εἴη
κατὰ φύσιν θερμόν. καὶ τοῦτο οὐ μόνον κατὰ τὴν πρώτην
διάπλασιν, ἐν ᾗ θᾶττον μὲν ὀστοῦν πήγνυται, θᾶττον δὲ
ἀποτείνεται τὰ νεῦρα· θᾶττον δὲ αἱ φλέβες καὶ ἀρτηρίαι

xime principem obtinentibus; fed et toti corpori, ficut
alibi oftenfum eft.   *   Quomodo enim frigidus fanguis in vapores folveretur? immodice vero calidus facile quidem in vapores folvitur, verum turbidos et
fumofos.   *   *   Ob hanc igi-
tur caufam fanguis melancholicus et biliofus in vapores
vitiofos folvuntur et alter'ad melancholiam, alter ad in-
faniam perducit. Interdum vero etiam in febribus ardentibus ad delirium.   Quum autem propria cujusque pars
fubftantia fit frigidi, calidi, humidi et ficci quaedam temperatura, fciendum eft nullam partem ftatim immoderate
ficcam aut humidam reddi, extreme vero frigidam aut
calidam evidenter effici. Itaque temperatura a nulla re
tam celeriter corrumpitur quam ab immoderato calore,
ficut non exigua utilitas eft, quum naturalis calor eft.
Idque non folum in prima conformatione, in qua offa
eitius concrefcunt, nervi citius extenduntur, venae et

Ed. Chart. VI. [284.]

συριγγοῦνται καὶ τἆλλα πάντα διαπλάττεται μόρια· ἀλλὰ κατὰ πᾶσαν τὴν ζωήν. οὕτω δὲ καὶ περὶ φλέγματός τε καὶ τῆς χολῆς ξανθῆς καὶ μελαίνης νομιστέον. ταῦτα γὰρ ὥσπερ καὶ τὸ αἷμα, ὅταν * * * οὐ γὰρ βούλονται, οὐδὲ μανίαν ἐπὶ μελαίνῃ χολῇ γίνεσθαι, καθάπερ μηδὲ καρκίνον, μηδὲ ἐλέφαντα, μηδὲ τὰς θηριώδεις ἐν φρενίτισι παρακοπὰς, μηδὲ κιρσοὺς, μηδ᾽ αἱμορροΐδας. *

* καθάπερ οὐδὲ τὸ πικρόχολον καὶ ὀῤῥῶδες περίττωμα. καί τοι φαίνονται πάντες κατὰ τὸ σῶμα οἱ χυμοὶ περιεχόμενοι. καὶ τοῦτο Ἱπποκράτης ἀπέδειξεν ἐκ τοῦ πάντας ἐκκρίνεσθαι τοῖς ὑγιαίνουσιν ἑλκομένους ὑπὸ τῶν οἰκείων ἑκάστου φαρμάκων. * * * φαίνεται ταῦτα. καὶ τὸ μέγεθος δὲ καὶ τὸ ἦθος ἑκάστου τῶν νοσημάτων ἐκ τούτων λαμβάνεται. καὶ τὸ μέγεθος μὲν ἐκ τοῦ τῆς διαθέσεως μεγέθους καὶ ἐκ τῶν ἑπομένων αὐτῇ συμπτωμάτων. τὸ δὲ ἦθος γνωρίζεται ἔκ τε τῆς διαφορᾶς τοῦ νοσήματος καὶ ἐκ τῶν συμπτωμάτων τῶν αὐτῇ ἑπομένων. τριχῶς γὰρ ἑκάστου νοσήματος μεγάλου γενομένου, διὰ τὸ κύριον τοῦ

arteriae citius in fiftulae formam fe induunt ac caetera membra formantur omnia, fed etiam in vita univerfa. Idem eft de pituita, de flava bile deque atra judicandum. Haec enim, ficut etiam fanguis, cum *

* * Neque enim volunt maniam ab atra bile exoriri, ficut neque cancrum, neque elephantiafin, nec ferina deliria in phrenitide, neque varices, neque haemorroidas. * * * Sicut neque biliofum ferofumque excrementum, et tamen omnes humores in corpore contineri perfpiciuntur, idque Hippocrates demonftravit eo, quod omnes in bene valentibus, quum unusquisque a proprio medicamento trahitur, excernuntur. * * Haec videntur. Itemque magnitudo et mos cujusque morbi ex iis percipitur. Ac magnitudo quidem ex affectionis magnitudine et fymptomatis ipfam confequentibus. Mos vero tum ex differentia morbi, tum ex fymptomatibus ipfum confequentibus cognofcitur. Quum enim quisque morbus tri-

πεπονθότος μορίου, διὰ τὸ μέγεθος τῆς διαθέσεως καὶ διὰ
τὴν κακοήθειαν αὐτοῦ· τὰ παραδείγματα εἴη ταῦτα. ἐν
μὲν οὖν τῇ κεφαλῇ καὶ τῇ κοιλίᾳ τρώματα τὸ κύριον ἐμφαίνει τοῦ τετρωμένου μορίου, κακοήθη δὲ γίνεται ταχέως
πάντα τὰ ἐν τοῖς ἄρθροις τρώματα. κίνδυνος γὰρ ἐνταῦθα
μὲν ὀδυνηθῆναι καὶ ἀγρυπνῆσαι καὶ σπασθῆναι καὶ παρα-
φρονῆσαι. οὕτω δὲ καὶ τὰ μεγάλα, ὅσα οὕτως ἐστὶ μεγάλα,
ὡς ῥαφῆς χρῄζειν, ἢ καὶ τῆς ἐπιδέσεως. ἐπὶ δὲ τῶν χυμῶν ἔσται ταὐτὸ τοῦτο δῆλον. ὁ γὰρ μελαγχολικὸς χυμὸς
ἐπικρατῶν ὀλεθριώτατός ἐστιν, ὅτι τε κακοηθέστατος αὐτός
ἐστι καὶ διαβρωτικώτατος καὶ δύσπεπτος καὶ δυσεκκάθαρ-
τος, ὅτι τε πλείσιην ἐνδείκνυται θερμασίαν, ὑφ᾽ ἧς κατο-
πτηθεὶς ἐγένετο. αἱματικὸς δὲ ὅτι γλυκύτατός τέ ἐστι καὶ
εὐπεπτότατος, πάντων ἐπιεικέστατος εἶναι βούλεται. οἱ δ᾽
ἄλλοι δύο χυμοὶ μεταξὺ τῶν εἰρημένων εἰσί. τῶν συμπτωμάτων δὲ   *

---

bus modis magnus fiat, aut propter nobilitatem affectae
partis. aut propter affectionis magnitudinem, aut propter
morum ipfius malitiam, exemnla erunt haec, vulnera capitis et ventriculi praeftantiam vulneratae partis indicant.
Maligna autem ftatim fiunt vulnera, quae in articulis
funt. Illic enim doloris, vigiliarum, convulfionis et delirii periculum inftat, fic etiam magna, quae ita magna
funt, ut vel futuram, vel deligaturam poftulent. In humoribus hoc idem manifeftum eft: etenim melancholicus
exuperans perniciofiffimus eft, et quod malignus eft maxime roditque maxime et aegre concoquitur aegreque purgatur, et quod plurimum fubeffe caloris, a quo peraffatus
eft, indicat. Sanguineus, quia dulciffimus eft et maxime
aptus ad concoquendum, omnium eft mitiffimus. Alii duo
humores funt inter praedictos interjecti medii. Sympto-
matum autem.   *

κζ'.

[285] *Τεκμήρια, γαργαλισμὸς, ὀδύνη, ῥῆξις, γνώμη, ἱδρὼς,
οὔρων ὑπόστασις, ἡσυχίη, ῥιπτασμὸς, ὄψιες, φαντασίαι,
ἴκτερος, λυγμὸς, ἐπιληψίη, αἷμα ὁλοσχερὲς, ὕπνος καὶ
ἐκ τούτων καὶ ἐκ τῶν ἄλλων τῶν κατὰ φύσιν καὶ ὅσα
ἄλλα τοιουτότροπα ἐς βλάβην καὶ ἐς ὠφελίην ὁρμᾷ. πόνοι ὅλου καὶ μέρεος καὶ μεγέθους σημήϊα, τοῦ μὲν ἐς
τὸ μᾶλλον, τοῦ δὲ ἐς τὸ ἧσσον· καὶ ἀπ' ἀμφοτέρων ἐς τὸ
μᾶλλον καὶ ἀπ' ἀμφοτέρων ἐς τὸ ἧσσον.*

---

*   *   οὔτε τῆς προαιρετικῆς δυνάμεως οὔτε τῶν
ὀργάνων τῶν προαιρετικῶν ἴδιόν ἐστι πάθος, ὥσπερ ὁ τρόμος τε καὶ σπασμός· ἀλλ' ἐν ἅπασι γίνεται σώμασιν, ὅσα
γε διαστέλλεσθαι πέφυκεν· ἅπερ μαλακὰ τὴν φύσιν εἰσὶν,
ὡς διάστασιν καὶ συνίζησιν ὑπομένειν δύνασθαι. ἐνίοτε μὲν
γὰρ οὗτος ὁ παλμὸς ἐκ τῶν ὀξέων καὶ δακνωδῶν συμβαίνει
χυμῶν, τῶν δακνωδῶν   *   *   καὶ ἔστι
κίνησις ἐοικυῖα τῇ κινήσει, ἥ μὲν καλεῖται πρὸς πάντων

XXVII.

*Signa, titillatio, dolor, ruptio, mens, fudor, urinarum fe-
dimentum, quies, iactatio, vifa, phantafiae, icterus, fingultus, morbus comitialis, fanguis integer, fomnus, et ex
his et ex aliis quae fecundum naturam funt et quaecunque ejusmodi caetera ad noxam et utilitatem procedunt.
Labores totius et partis et magnitudinis figna; alterius
quidem ad majus, alterius vero ad minus et ex utrisque
ad majus et ex utrisque ad minus.*

---

*   *   Neque facultatis voluntariae, neque inftrumentorum ad hanc pertinentium eft propria affectio,
ficut tremor et convulfio, fed omnibus accidit corporibus
quaecunque dilatari poffunt. Haec fuapte mollia funt, ut
et dilatari et rurfus federe in fe queant. Interdum haec
palpitatio ex acribus mordacibusque humoribus exoritur.
*   *   Eft motus fimilis ei motui,
qui vulgo dicitur titillatio, fitque ex digitorum contactu.

γαργαλισμὸς, γίνεται δὲ ἐκ τῆς τῶν δακτύλων ἁφῆς.　　*

ὁ μὲν δὲ τρόμος τοιαύτη τίς ἐστι κίνησις· ὁ δὲ τῶν
μορίων κλόνος, ὁ ἐν τῷ νοσώδει ῥίγει γινόμενος, ἄνευ τε
προαιρέσεως ἀποτελεῖται καὶ μετὰ μεγάλα διαστήματα, τῶν
ἐναντίων κινήσεων τῶν ἀλλήλοιν διαδεχομένων.　　*　　*
παραπλήσιον δ᾽ ἐστί πως τούτῳ πάθει ἄλλο μυῶν τε καὶ
νεύρων, ὃ καλεῖται σπασμός.　　*　　ἱκανῶς ἤδη μοι　　*
　　*　　τῷ βουλομένῳ δὲ ἀκριβῶς ὑπὲρ ἁπάντων τῶν εἰ-
ρημένων τῆς τε διαγνώσεως καὶ τῆς γενέσεως μανθάνειν
ἔξεστιν ἀναγινώσκειν τὸ βιβλίον, ἐν ᾧ τελέως ὑπὲρ ἁπάντων
αὐτῶν διῆλθον. πρὸς δὲ τὰ λοιπὰ νῦν ἰτέον καὶ πρῶτον
μὲν περὶ τῆς ὀδύνης λεκτέον, εἶτα περὶ τῶν ἑπομένων ἐφεξῆς.　　*　　　　*　　　　*

　　*　　　　*　　　　Tremor talis quidam eſt mo-
tus.　Partium vero concuſſio, quae in morboſo rigore ſit,
ſine voluntate efficitur et poſt longa intervalla, quum motus contrarii ſeſe excipiunt.　　　　*　　　　*
Huic ſimilis eſt alius morbus, qui musculos et nervos occupat, qui convulſio nominatur.　　　　*　　　　*
　　　　Satis enim jam a nobis eſt dictum　　　　*
　　　　*　　　　Qui autem eorum omnium, quo-
rum facta mentio eſt, accurate tum cognitionem habere,
tum originem perdiſcere ajunt, poterit is noſtrum librum
perlegere, in quo de iis omnibus plene diſſeruimus.　Nunc
autem ad reliqua progrediendum eſt, ac primum de dolore dicendum, tum deinceps de conſequentibus.
*　　　　*

ΓΑΛΗΝΟΥ ΕΙΣ ΤΟ ΙΠΠΟΚΡΑΤΟΥΣ ΠΕΡΙ ΤΡΟΦΗΣ ΥΠΟΜΝΗΜΑ Δ.

Ed. Chart. VI. [286.]

α΄.

[286] Γλυκὺ, οὐ γλυκὺ. γλυκὺ ἐς δύναμιν, οἷον ὕδωρ, γλυκὺ ἐς γεῦσιν, οἷον μέλι. σημεῖα ἑκατέρων ἕλκεα, ὀφθαλμοὶ καὶ γεύσιες. καὶ ἐν τούτοισι τὸ μᾶλλον καὶ τὸ ἧιτον. γλυκὺ ἐς τὴν ὄψιν καὶ ἐν χρώμασι καὶ ἐν ἄλλῃσι μίξεσι γλυκὺ μᾶλλον καὶ ἧσσον.

GALENI IN HIPPOCRATIS LIBRUM DE ALIMENTO COMMENTARIUS IV.

I.

Dulce, non dulce; dulce facultate, ut aqua, dulce gustu, ut mel. Signa utrorumque ulcera, oculi et gestus et in his magis et minus. Dulce ad aspectum et in coloribus et aliis mixturis dulce magis et minus.

* Τινὰ μὲν αὐτῶν εἰσιν ὑγρὰ, τινὰ δὲ ξηρὰ, καὶ
τινὰ μὲν γλίσχρα, τινὰ δὲ εὔθρυπτά τε καὶ εὐδιαίρετα. καὶ
τινὰ μὲν δριμύτητας ἐν ἑαυτοῖς ἔχοντα, τινὰ δὲ ὀξύτητας
ἢ πικρότητας ἢ γλυκύτητας ἢ ἁλυκότητας ἢ αὐστηρότητας
ἢ στρυφνότητας ἤ τινας ἔξωθεν τούτων ἄλλας δυνάμεις.
ἐπεὶ δὲ ἐπιστήμη γίνεται ἢ ἐξ αἰσθήσεως, ἢ ἐκ νοήσεως
ἐναργοῦς, ἡμᾶς ἀναγκαῖόν ἐστιν ἢ θατέρῳ τούτων, ἢ ἀμφοτέροις χρήσασθαι πρὸς τὴν τῶν νῦν προκειμένων εὕρεσιν.
καὶ πρῶτον μὲν   *   *

β′

Ἀραιότης σώματος ἐς διαπνοὴν, οἷσι πλέον φέρεται, ὑγιεινότερον, οἷσι δὲ ἔλαττον, νοσερώτερον. πυκνότης σώματος
ἐς διαπνοὴν, οἷσιν ἔλαττον ἀφαιρέεται, νοσερόν.

Διττῆς οὔσης βλάβης τοῖς τῶν ζώων σώμασιν, ἑτέρας
μὲν ἀπὸ τῶν ἔξωθεν αἰτίων, ἑτέρας δὲ ἀπὸ τῶν ἔνδοθεν,

---

* Ipforum quaedam humida, quae-
dam ficca, quaedam tenacia, quaedam friabilia et facile
dividua funt. Quaedam acrimoniam in fe habent, quaedam acorem, quaedam amaritiem aut dulcedinem aut fal-
fuginem aut aufteritatem aut acerbitatem aut alias praeter has qualitates. Quum autem fcientia oriatur aut a
fenfu, aut ab evidenti notione, nos ad eorum, quae
modo propofita nobis funt, inventionem aut altero horum, aut utroque uti necefle eft.

II.

*Raritas corporis ad perfpirationem, quibus amplius fer-
tur, falubrius, quibus minus, infalubrius. Denfitas corporis ad perfpirationem, quibus minus aufertur, morbofum.*

Quum duplex fit noxa, qua corpora animantium afficiuntur, altera ab externis, altera ab internis caufis

Ed. Chart. VI. [286. 287.]

ὧν μὲν μαλακόν ἐστι καὶ ἀραιὸν τὸ δέρμα, τούτων εὐάλω-
τόν ἐστι τοῖς μὲν ἔξωθεν ἅπασιν, τοῖς δ' ἔνδοθεν, ὧν πυ-
κνόν τε καὶ σκληρόν. διὸ καλόν ἐστιν οὕτως παρασκευά-
ζειν τὸ δέρμα, ὡς ἑκατέρας φυλάττεσθαι τὰς ὑπερβολὰς
καὶ μήτ' εἰς τοσοῦτον πυκνὸν τὸ δέρμα ποιεῖν, ὡς κωλύειν
διαπνοεῖσθαι καλῶς, μήθ' οὕτως ἀραιὸν, ὡς ὑπὸ παντὸς
τῶν ἔξωθεν αἰτίου αὐτῷ προσπιπτόντων ῥᾳδίως βλάπτεσθαι.
ἴσμεν γὰρ ὅτι τὰ μὲν ἀραιὰ τῶν σωμάτων ἀσθενέστερα
μέν εἰσι καὶ πλεῖον διαμένουσιν ὑγιεινὰ, ὅταν δὲ νοσῶσι,
ῥᾷον ὑγιαίνουσι· τὰ δὲ πυκνὰ τοὐναντίον. εἰ γοῦν συνεχῶς τις νοσοίη, σκεπτέον ἐπ' αὐτὴν τὴν αἰτίαν. διττὴν γὰρ
ἔχει τὴν πρόφασιν, ἤτοι πλῆθος ἢ κακοχυμίαν. ὅταν οὖν
ἐλάττω τὰ διαπνεόμενα τοῦ σώματος ἢ τῶν λαμβανομένων,
αἱ πληθωρικαὶ νόσοι γίνονται. διὸ δεῖ φυλάττεσθαι τὴν
συμμετρίαν τῶν ἐσθιομένων τε καὶ πινομένων πρὸς τὰ κε-
νούμενα, σκεψαμένων ἡμῶν ἐν ἑκατέροις τὴν ποσότητα.
ἀφαιρεῖν δὲ χρὴ τῶν τροφῶν ἤτοι τῆς ποιότητος, [287]
ἢ τῆς ποσότητος, ἢ καὶ συναμφοτέρων. καὶ τοὺς μὲν τὸ

profecta, quorum mollis raraque cutis eſt, ea ab omnibus
externis cauſis facile corripiuntur, quorum vero denſa
duraque eſt, ea facilius ab internis. Quocirca prodeſt
cutim ita praeparare, ut utrumque exceſſum caveamus, ut
neve cutim ita denſam reddamus, ut ne recte fiat perſpiratio prohibeamus, neve ita laxemus, ut a quacunque
cauſa foris in ipſam incidenti facile laedatur. Scimus
enim rara corpora imbecilliora eſſe et ſana diutius permanere et quum aegrotant, facilius ſaneſcere, denſa vero
contra. Quod ſi quis continenter aegrotet, inſpicienda
cauſa erit. Siquidem duplex ejus rei cauſa eſt, aut plenitudo, aut vitioſus humor. Quum igitur e corpore minus perſpiratur quam ſint ea, quae ſumpta ſunt, morbi
ex plenitudine oriuntur. Proinde aptus modus eorum,
quae edimus et bibimus, ſervandus eſt, habita ratione
eorum, quae evacuantur, quantitate in utrisque ponderata.
Eſt autem detrahendum de alimentorum aut qualitate,
aut quantitate, aut de utraque, atque in iis, qui celeriter

πλῆθος ταχέως ἀθροίζοντας ἑκατέρων, ὅσοι δὲ οὐ ταχέως,
ἢ οὐ μέγα, ἀρκέσει θάτερον, ὅπερ ἂν αὐτὸς ὁ κάμνων αἱρῆται. τὸ μὲν οὖν τῆς ποσότητος ἀφελεῖν ῥᾴδιον, τὸ δὲ τῆς
ποιότητος ἐν τῇ τῶν ὀλιγοτρόφων ἐδεσμάτων γίγνεται
προσφορᾷ. οἱ δὲ κακοχυμίαν ἀθροίζοντες οὐχ ὡσαύτως
τοῖς τὸ πλῆθος ἀθροίζουσιν. οὐχ εἷς γάρ ἐστιν ὁ σκοπὸς,
ὅτι μηδὲ τῆς κακοχυμίας ἰδέα μία. ἔστι μὲν γὰρ ψυχρο-
τέρα τε καὶ φλεγματικωτέρα τις, ὥσπερ καὶ τις θερμοτέρα
τε καὶ χολωδεστέρα· καὶ πάλιν τις ὑδατωδεστέρα καί τις
μελαγχολικωτέρα. ἀφεκτέον οὖν ἐν ἑκάστῃ σιτίων τε καὶ
ποτῶν, ὅσα πέφυκε γεννᾶν ἑτοίμως τὸν ἀθροιζόμενον ἐν τῷ
ἀνθρώπῳ χυμόν. εἰ δὲ τύχοι, ἀληθὲς εὑρίσκεται τὸ ὑφ᾽
Ἱπποκράτους ῥηθὲν, ὅτι οἷς πλείω φέρεται κατὰ τὸ δέρμα,
τούτους μὴ νοσεῖν συνεχῶς· διότι εἰσὶν εὐδιάπνευστοι· τοὺς
δὲ ἐπ᾽ ἐναντίον διακειμένους ἐναντίως· καὶ τουτ᾽ ἐστιν ὅπερ
αὐτὸς προστίθησιν εἰπών.

---

copiam humorum colligunt, de utraque. Qui non celeriter, aut non multum, fatis erit alteram imminuere,
quamcunque aegrotus optarit. Quantitatem imminuere
facile eft; quod ad qualitatem pertinet, fit ea edulia offerendo, quae parum nutriunt. Qui vero vitiofos humores
accumulant, non funt eo modo tractandi, quo ii qui plenitudinem congerunt, fiquidem non eft unus folum fcopus, quum neve una quidem fit malitiae humorum fpecies. Eft enim quaedam frigidior ac pituitofior, ut quaedam calidior et biliofior, ficut rurfus quaedam magis
aquea et quaedam magis melancholica. In fingulis autem
cibi potusque omittendi funt, qui cito gignere poffint humorem, qui in homine accumulatur. Quod fi contingat,
verum invenitur quod ab Hippocrate dictum eft: *quibus
plus ad cutim fertur, eos non affidue aegrotare*, quia
libera corporis perfpiratio eft. Qui contrario modo fe
habent, contra. Atque id eft quod ipfe addit, quum ait.

γ'.

Οἱ διαπνεόμενοι καλῶς ἀσθενέστεροι καὶ ὑγιεινότεροι καὶ
εὐανάσφαλτοι· οἱ διαπνεόμενοι κακῶς, πρὶν ἢ νοσέειν,
ἰσχυρότεροι· νοσήσαντες δὲ δυσανάσφαλτοι. ταῦτα δὲ
καὶ ὅλῳ καὶ μέρεϊ.

Ὅταν βλάβῃ τίς ἐστι τῶν πόρων, ἐφ' ᾗ κωλύεται διαφορεῖσθαι τὰ περιττώματα καὶ κακῶς διαπνεόμενοι τυγχά-
νομεν, αὕτη ἔμφραξις ἢ πύκνωσις ἢ μύσις τῶν πόρων ἢ
καὶ στέγνωσις ὀνομάζεται. διαφέρει μέντοι ἔμφραξις τῆς
πυκνώσεως, ὅτι ἔμφραξις ὑπὸ γλίσχρων ἢ παχέων περιττωμάτων ἀθροώτερον ἐπὶ τὸ δέρμα ὁρμησάντων γίνεται,
πύκνωσις δὲ ὑπὸ τῶν στυφόντων καὶ ψυχόντων. ἔνιοι μὲν
οὖν καλῶς διαπνεόμενοι ταύτην τὴν βλάβην φεύγουσιν, οἵπερ εἰ καὶ ἀσθενέστεροί εἰσιν, ἀλλ' ὅμως ὑγιεινότερον ζῶντες τυγχάνουσι, καὶ εἰς νόσους πεσόντες περιεστήκασιν.
ἔνιοι δὲ οὕτως εὐθὺς ἐξ ἀρχῆς κατεσκευάσθησαν κακῶς, ὡς

III.

Qui probe perfpirant, imbecilliores et falubriores exiftunt
et facile convalefcunt. Qui male perfpirant, priusquam
aegrotent, robuftiores funt. Quum vero in morbum
inciderunt, difficilius fanefcunt. Haec autem et toti et
parti attribuuntur.

Quum vitium quoddam meatuum cutis eft, quo per
halitum difcuti excrementa prohibentur ac nos male
tranfpiramus, id obftructio aut condenfatio aut contractio
meatuum aut etiam anguftatio nominatur. Obftructio
tamen a condenfatione differt, quod obftructio a tenaci-
bus craffisque excrementis confertim ad cutim ruentibus
fiat, condenfatio ab adftringentibus et refrigerantibus oriatur. Quidam autem, qui probe perfpirant, hoc vitium
effugiunt, qui licet fint imbecilliores, tamen magis fani
vitam degunt et quum in morbos incidunt, fuperftites
evadunt. Quidam vero fic a principio funt male confti-

Ed. Chart. VI. [287.]

ἀεὶ νοσεῖν, μηδ᾽ ὑγιαίνειν δύνασθαι, κἂν αὐτὸν αὐτοῖς ἐπι-
στήσῃς τὸν Ἀπόλλωνα. καὶ ταῦτα μὴ μόνον ἐν τῷ ὅλῳ σώματι, ἀλλὰ καὶ καθ᾽ ἕκαστον μόριον. αἴτιόν ἐστι τὰ μὴ
διαφορούμενα περιττώματα· ἡμᾶς μὲν γὰρ ἐσθίειν μὲν καὶ
πίνειν ἀναγκαῖον, ἐπειδὴ διὰ παντὸς ἀποῤῥεῖ τι τοῦ σώμα-
τος· ἐπεὶ δ᾽ ἐσθίομεν καὶ πίνομεν, ἀναγκαῖον αὖθίς ἐστι
τῆς τῶν περιττωμάτων προνοεῖσθαι κινώσεως. ἔστι δὲ τούτων εἴδη πολλὰ, ὡς τὰ μὲν ἐν τῇ γαστρὶ, πεττομένης τροφῆς, τὰ δὲ τῆς ἐν ἥπατι καὶ ἀρτηρίαις καὶ φλεψὶ, τὰ δὲ
τῆς καθ᾽ ἕκαστον μόριον. διὸ χρὴ καὶ τὴν κένωσιν αὐτῶν
ἰδίαν εἶναι καθ᾽ ἕκαστον· ὡς μηδ᾽ εἰς νόσον πεσεῖν μηδ᾽
ἐνοχλεῖσθαί τι. ἔστι γὰρ οὐκ ἀδύνατον τοῦτο, διότι εὑρίσκονται εἰς ταύτην τὴν χρείαν ἐν τοῖς ζώοις ὄργανα πολλὰ,
τὰ μὲν ἐκκαθαίροντά τε καὶ διακρίνοντα ταυτὶ τὰ περιττώματα, τὰ δὲ παράγοντα, τὰ δὲ ἀθροίζοντα. καὶ ταῦτα
πάντα ἡ φύσις αὐτὴ φαίνεται ἐξ ἀρχῆς ἐργαζομένη.

---

tuti, ut femper aegrotent, neque poffint valere, etiamfi
eis ipfum Apollinem praeficias.   Haecque non modo in
toto corpore, fed etiam in fingulis partibus vifuntur. In
caufa funt excrementa, quae per halitum non extruduntur. Neceffe enim eft ut comedamus bibamusque, propterea quod femper aliquid defluit e corpore. Quum autem
edamus ac bibamus, neceffe etiam eft ut provideamus
quo excrementa evacuentur.   Eorum autem multa funt
genera, ut quaedam fint in ventriculo confecti cibi, quaedam ejus, qui in jecore, arteriis et venis, quaedam ejus,
qui in fingulis partibus continetur, fane cujusque fuam
effe evacuationem oportet, quo neque in morbum animal
cadat, neque ullam plane moleftiam fentiat.   Id quod
fieri non poteft, quandoquidem in animantibus multa in
hunc ufum inftrumenta comperiuntur, tum quae deducant,
tum quae in unum conducant, tum quae excernant, quae
omnia natura videtur effe vel ab initio fabricata.

δ́

[288] *Πνεύμων ἐναντίην σώματι τροφὴν ἕλκει, τὰ δὲ ἄλ-*
λα πάντα τὴν αὐτήν.

Τῶν τρεφομένων ἕκαστον ἕλκει εἰς ἑαυτὸ τὴν τροφὴν
ἐκ τῶν παρακειμένων ἀγγείων. καὶ ἐκ μὲν τῶν ἀρτηριῶν
εὔλογον ἕλκεσθαι λεπτοτέραν, ἐκ δὲ τῶν φλιβῶν παχυτέραν.
τὸ γὰρ περιεχόμενον ἐν ταῖς ἀρτηρίαις αἷμα λεπτότερον
καὶ ἀτμωδέστερόν ἐστιν, ἐκ δὲ τοιούτου βέλτιόν ἐστι τρέφεσθαι
χαύνῃ σαρκὶ, καθάπερ ἐκ παχυτέρου τῇ πυκνῇ. διὰ τοῦτο ἡ
σὰρξ τοῦ πνεύμονος χαυνοτάτη καὶ κουφοτάτη οὖσα καὶ μικροῦ δεῖν λευκὴ καθάπερ ἐξ ἀφροῦ πεπηγυῖα, τρέφεται ἐξ
αἵματος ἀκριβῶς καθαροῦ καὶ ξανθοῦ καὶ λεπτοῦ καὶ πνευματώδους. τὸ γὰρ παρὰ τῆς καρδίας ἐπιπεμπόμενον αὐτῷ
αἷμα ἅπαντα ἔχει ταῦτα τὰ πλεονεκτήματα. ἀλλὰ καὶ τὸ
ἧπαρ ὑπὸ χρηστοῦ τε ἅμα τοῦ αἵματος καὶ παχέος τρέφεται, διά τε τὴν λεπτότητα τοῦ χιτῶνος τῶν ἐν ἑαυτῷ φλεβῶν καὶ τὸ μέγεθος τῶν καταρρήσεων. ὁ δὲ σπλὴν ἐκ τοῦ

IV.

Pulmo contrarium corpori alimentum trahit, alia vero
omnia idem.

Quicquid nutritur, ab adjacentibus fibi vafculis alimentum in fe trahit. Ac confentaneum eft ut ab arteriis tenuius, a venis craffius trahatur. Sanguis enim, qui
arteriis continetur, tenuior eft et vaporofior. Atque hoc
ali carnem laxam, ficut craffiore denfam praeftat. Ideo
pulmonis caro, quae laxiffima leviffimaque eft, ac paulo
minus alba, utpote quae ex fpuma concrevit, nutritur
fanguine exquifite puro et flavo et tenui et fpirituofo.
Sanguis enim, qui a corde ad ipfum transmittitur, has
omnes praerogativas habet. Jecur quoque nutritur fanguine probo fimul et craffo, tum propter tenuitatem tunicae venarum, quae in ipfo funt, tum propter forami-
num magnitudinem. Lien vero alitur humore melancholico, qui ab ipfomet vifcere fit elaboratus. Horum autem

μελαγχολικοῦ χυμοῦ, ὑπὸ τοῦ αὐτοῦ σπλάγχνου κατεργασθέντος. καὶ τοίνυν καὶ τῆς σαρκὸς τῶν τριῶν τούτων
σπλάγχνων ἰδέαι κατὰ τοῦ τρέφοντός εἰσιν εἶδος χυμοῦ.
ἐὰν δὲ ἑνὶ λόγῳ βούληται εἰδέναι τις τὸ περὶ τῶν τριῶν
σπλάγχνων τῆς τροφῆς, ὧδε ἔχει. τὸ μὲν ἧπαρ ἐξ ἐρυθροῦ
καὶ παχέος αἵματος· ὁ δὲ σπλὴν ἐκ λεπτοῦ μὲν, ἀλλὰ μέ-
λανος· ὁ δὲ πνεύμων ἐξ ἀκριβῶς κατειργασμένου καὶ ξανθοῦ καὶ λεπτοῦ καὶ πνευματώδους καὶ καθαροῦ τὴν θρέψιν λαμβάνει. νῦν δὲ ὡς πάντων πάντα μετέχει τἆλλα
μόρια, οὕτω καὶ ἀρτηρίαι καὶ φλέβες· καὶ αἱ μὲν ὀλίγου
καὶ λεπτοῦ καὶ ἀτμώδους αἵματος, αἱ δ' αὖ φλέβες ἐλαχί-
στου καὶ αὐταὶ πνεύματος ὁμιχλώδους δὲ καὶ παχέος. εἴπερ
οὖν δεῖται τρέφεσθαι τὸ σῶμα τοῦ πνεύμονος, οὐκ ἰλυώδει
τινὶ καὶ παχείᾳ τροφῇ, ὡς τὸ τοῦ ἥπατος, ἀλλὰ, καθάπερ
ἐρρέθη, λεπτῇ καὶ κούφῃ καὶ αἱμώδει, πάντα φαίνεται ἐν
τῷ ζώῳ καλῶς πρὸς τοῦ δημιουργοῦ γεγινημένα. τρέφεται
γὰρ ἕκαστον ἐκ τῆς ὁμοίας αὐτῷ τροφῆς. κοῦφον δέ ἐστι
καὶ μανὸν τὸ τοῦ πνεύμονος σῶμα. δεῖται γοῦν ἀτμώδους

trium vifcerum carnis fpecies formae humoris ipfas nutrientis refpondent.   Si quis vero fummatim fcire velit,
quomodo haec tria vifcera nutriantur, ita fe res habet:
jecur ex rubro craffoque fanguine, lien ex tenui, fed
nigro, pulmo ex accurate elaborato, flavo, tenui, fpirituofo puroque alimentum fumit.   Nunc autem quemadmodum aliae partes omnes funt omnium participes, fic
venae et arteriae funt, quarum hae exigui, tenuis et va-
porofi fanguinis, venae rurfus paucifſimi fpiritus, fed cali-
ginofi et craffi.   Si igitur corpus pulmonis alimentum
poftulat, non limofum illud quidem et craffum, ficut corpus jecoris, fed, ut dictum eft, tenue, leve et vaporofum:
profecto apparet omnia in corpore animalis ab opifice
recte facta effe.   Unumquodque enim alimento fibi fimili
nutritur.   Leve autem ac rarum eft pulmonis corpus.
Ergo vaporofum, tenuem et purum fanguinem, non limofum et craffum, ficut jecur, poftulabat.   Ex quo factum

καὶ λεπτοῦ καὶ καθαροῦ τοῦ αἵματος, οὐχ ὥσπερ τὸ ἧπαρ
ἰλυώδους καὶ παχέος. ὅθεν ἔμπαλιν αὐτῷ τὰ τῶν ἀγγείων
ἔχει, μάλιστα μὲν τοῖς καθ᾽ ἧπαρ· ἤδη δὲ καὶ τοῖς ἄλλοις
τοῦ ζώου μορίοις. ἐκείνων μὲν γὰρ ἀραιός τε καὶ λεπτὸς
ὁ χιτών ἐστι τοῦ ἀγγείου τοῦ τὸ αἷμα χορηγοῦντος. διὸ
πλεῖστον τοῦ παχέος ἑτοίμως τοῖς περιέχουσι διαδίδωσιν.
ὁ δὲ τοῦ πνεύμονος, παχὺς καὶ πυκνὸς καὶ διὰ τοῦτο οὐδὲν πλὴν τὸ λεπτότατον ἐᾷ διεξέρχεσθαι. ἔτι δὲ ἐν τοῖς
ἄλλοις μορίοις αἱ ἀρτηρίαι εἰσὶ παχεῖαι καὶ πυκναὶ, δι᾽ ἣν
αἰτίαν παντάπασιν ὀλίγον ἀτμώδους αἵματος τοῖς παρακει-
μένοις μορίοις ἕλκειν ἐπιτρέπουσι. τῷ δὲ πνεύμονι μόνῳ
πάμπολυ τὸ τοιοῦτον μεθιᾶσιν ὑπὸ μανότητος καὶ λεπτότητος μὴ δυνάμεναι στέγειν. ὅθεν γίνεται, ὡς παντὶ τῷ
πνεύμονι τὰ περὶ τὴν τροφὴν ὑπεναντίως ἔχει τοῖς ἄλλοις
ἅπασι τοῦ ζώου μορίοις. καὶ μὴ θαυμαστὸν τοῦτό γε, ἐπεὶ
καὶ τὰ τῆς τοῦ σώματος ἰδέας, ὄντος ἐν τῷ σώματι οὐδενὸς οὔτε οὕτω μανοῦ καὶ κούφου οὔτε πνευματώδους. ἀλλὰ
καὶ ἴσμεν τρεῖς ἐπικουρίας αὐτῷ πρὸς τὴν τροφὴν ἐξ ἀνάγ-

eſt, ut vaſa habeat contraria, praecipue iis, quae in jecore
ſunt, deinde vero aliis animalis partibus. In illis enim
rara tenuisque eſt tunica vaſis ſanguinem ſuppeditantis.
Propterea fit ut plurimum craſſi ſanguinis ac celeriter
partibus circumſtantibus diſtribuat. At tunica in pulmone
craſſa denſaque eſt, proinde nihil, niſi quod tenuiſſimum
ſit, elabi ſinit. Jam vero in aliis partibus arteriae craſſae
denſaeque ſunt. Qua ſane ratione paucum omnino ipſumque vaporoſum ſanguinem proximis partibus trahere permittunt. Soli vero pulmoni plurimum hujusmodi impar-
tiuntur, utpote quae propter raritatem ac tenuitatem continere ipſum non poſſint. Ex quo efficitur ut quod ad
nutrimentum pertinet, in pulmone contrarium ſit, atque
in caeteris omnibus animalis partibus. Neque hoc mirabile
eſt, quandoquidem etiam ipſius corporis forma ita ſe habet,
quum nihil in toto corpore neque ita rarum, neque ita leve,
neque ita ſpirituoſum reperiatur. Sed ſcimus etiam tria
adjumenta ad alimentum accommodata ei neceſſario ineſſe:

κης ὑπάρχειν, μίαν μὲν, τὸ πλῆθος τῆς ἐγχωρίου θερμότητος, ἑτέραν τὴν ἐν ταῖς εἰσπνοαῖς τοῦ πνεύμονος διάστασιν, [289] καὶ τρίτην ἀπὸ καρδίας ἐπιπεμπομένου μόνῳ
αὐτῷ τοῦ αἵματος, ἀκριβῶς ἐν ἐκείνῃ κατειργασμένου καὶ
λελεπτυσμένου· ἔτι δὲ μεγίστας ἐν αὐτῷ τὰς φλέβας· ἵνα
ὅσον ἀπολείπεται τοῦ τρέφειν ἱκανῶς, διὰ τὴν τοῦ χιτῶνος
πυκνότητα, τοῦτ᾽ ἐκ τοῦ μεγέθους αὐτῶν ἀναπληροῦται.
περὶ δὲ τῆς ἀρτηριώδους φλεβὸς καὶ φλεβώδους ἀρτηρίας
οὐ χρὴ νῦν λέγειν. ἐνήλλακται γὰρ καὶ ἡ τούτων τῶν ἀγγείων φύσις ἐν τῷ πνεύμονι ὅτι βέλτιον ἦν ἐν τούτῳ μόνῳ τῷ σπλάγχνῳ στεγανὴν μὲν τὴν φλέβα, μανὴν δὲ εἶναι
τὴν ἀρτηρίαν· ὃ μὴ ἴσασιν οἱ μὴ ἐν ταῖς ἀνατομαῖς ἐσκεμ-
μένοι καὶ μὴ ζητοῦντες τὰς αἰτίας τῶν φυσικῶν δυνάμεων.

ε΄.

Ἀρχὴ τροφῆς πνεύματος, ῥῖνες, στόμα, βρόγχος, πνεύμων
καὶ ἡ ἄλλη διαπνοή. ἀρχὴ τροφῆς καὶ ὑγρῆς καὶ ξηρῆς.

primum copiam domeſtici caloris, alterum pulmonis di-
latationem in inſpirationibus, tertium ſanguinem a corde
ad ipſum emiſſum, qui in corde ſit accurate elaboratus
et attenuatus. Praeterea vero maximae in ipſo venae
ſunt, ut quantum propter tunicae craſſitudinem juſto alimento detrahitur, tantum magnitudine ipſarum expleatur.
De arterioſa autem vena et venoſa arteria nihil nunc
attinet dicere, ſiquidem horum etiam vaſorum natura in
pulmone mutata eſt, propterea quod in hoc ſolo viſcere
denſam venam raramque arteriam eſſe praeſtabat. Quod
ignorant ii, qui non ſunt in corporum diſſectionibus exercitati, quique naturalium facultatum cauſas non inveſti-
gant.

V.

*Principium alimenti ſpiritus, nares, os, guttur, pulmo
reliquaque perſpiratio. Principium alimenti tum hu-*

στόμα, στόμαχος, κοιλίη· ἡ δὲ ἀρχαιοτέρη τροφὴ διὰ
τοῦ ἐπιγαστρίου, ὀμφαλός.

Ἐγὼ μὲν ἐπὶ πλέον διῆλθον ὁπόση τίς ἐστιν ἡ τέχνη
τῆς φύσεως ἐν ἅπασι τοῖς τῆς τροφῆς ὀργάνοις, εἰ τῆς
προκειμένης πραγματείας ὁ λόγος ἦν οἰκεῖος· ἐπὶ τοσοῦτόν
γε μὴν ἐνδεδεῖχθαι περὶ αὐτῶν, εἰς ὅσον ἠναγκάσθην ὑπὸ
τῆς τοῦ λόγου χρείας, ἀρκέσει. τὰ γάρ τοι τῆς τροφῆς
ὄργανα, καθότι περ ἂν ἐθέλῃς ἐπισκέπτεσθαι ζῶον, οὕτως
ἔχοντα εὑρήσεις, ὡς εἰς τὰς πύλας τοῦ ἥπατος ἀναφερομέ-
νας ἁπάσας θεάσῃ τὰς φλέβας, ὅσαι κατ᾽ ἔντερά τε καὶ
γαστέρα καὶ σπλῆνα καὶ τὸ ἐπίπλοον ὑπάρχουσι. μιᾶς οὖν
οὔσης κοινῆς χρείας, ἧς ἕνεκα πάντα τὰ ζῶα δέονται τροφῆς, ὄργανα καθ᾽ ἕκαστον εἶδος αὐτῶν τριττά ἐστιν· τινὰ
μὲν πρός τε τὴν ὑποδοχὴν καὶ τὴν κατεργασίαν αὐτῆς, ἔτι
δὲ καὶ τὴν εἰς ὅλον τὸ σῶμα φοράν· ἕτερα δὲ τῶν περιττῶν ὑποδεκτικά. τριττὰ δ᾽ ἄλλα μόρια ὑπηρετοῦντα ταῖς
τούτων ἐκκρίσεσι· γαστὴρ μὲν οὖν ὑποδέχεται τὴν τροφήν,

midi, tum ficci, os, gula, ventriculus. Antiquius autem
alimentum per abdomen, umbilicus.

Ego vero pluribus indicaffem quantum in omnibus
alimenti inftrumentis fit naturae artificium, fi hoc effet
hujus infcriptionis et temporis. Tantum autem indicaffe
fufficiat, quantum ufus orationis coëgit exponere. Etenim
alimenti inftrumenta in quocunque voles animante contemplari, ita effe conftituta comperies, ut venas omnes,
quae in inteftinis, ventriculo, liene omentoque infunt,
ad jecoris portas porrigi confpicias. Quumque unus fit
cunctis animantibus communis ufus, cujus gratia indigent
alimento, in fingulis ipforum generibus triplicia effe inftrumenta intuebere: quaedam ad alimentum fufcipiendum
et conficiendum, atque etiam in totum corpus comportan-
dum, alia, ut fint receptacula excrementorum, tertia alias
partes, quae excernendis excrementis fubferviant. Ergo
ventriculus alimentum excipit, in quo exiguam quandam

B b

καὶ ἔνθα μεταβάλλεταί τινα μικράν τε καὶ πρώτην μεταβολὴν παρασκευαζόμενα τῷ ἥπατι, μεγίστην ἀλλοίωσιν ἐργα-
ζομένῳ τῆς εἰς αὐτὸ παραγινομένης τροφῆς. ἐντεῦθεν φλέβες εἰς ὅλον ὀχετεύουσι τὸ σῶμα κατεργασθεῖσαν αὐτήν.
τὸ δὲ περιττὸν καὶ τὸ λεπτὸν καὶ τὸ κοῦφον, ἔτι τε τὸ
γεῶδες καὶ βαρὺ καὶ τὸ ὑδατῶδες καὶ τὸ ὀῤῥῶδες ἐκκαθαίρει ἡ φύσις δι᾽ ἄλλων ὀργάνων. τοιαῦτα μέν ἐστι πόροι
χοληδόχοι ὀνομαζόμενοι καὶ κύστις ὁμοία τούτοις καὶ ὁ σπλὴν
αὐτὸς καὶ τῶν φλεβῶν ἡ κάτω μοῖρα προαπευθυσμένου, καὶ
οὐρητῆρες καὶ νεφροὶ καὶ κύστις. κοινὰ δὲ ἐν ἅπασιν ἔντερα μὲν καὶ γαστὴρ καὶ φλέβες καὶ ἧπάρ εἰσιν. ἕνεκα δὲ
τῆς διακρίσεως καὶ καθάρσεως τῶν περιττῶν ἀγγεῖα χολη-
δόχα καὶ τὴν ἐπὶ τῷ ἥπατι κύστιν, ἔτι τε σπλῆνα καὶ νεφροὺς τοὺς δὲ ταῖς τῶν περιττωμάτων ἐκκρίσεσιν ὑπηρε-
τοῦντας μῦς, ἵνα μηδὲν ἀπρονόητον εἴη.   *   *
τοῦ μὴ πάνυ τι δεῖσθαι τοῦ παρὰ τῆς καρδίας πνεύματος
τὸν ἐγκέφαλον ἀπολείπεται γοῦν ἤτοι τὴν ἀναθυμίασιν αὐ-

primamque mutationem, quae ingefta funt, fubeunt ac
jecori praeparantur, quod jecur ejus alimenti, quod ipfum
permeat, maximam alterationem molitur. Hinc venae
confectum alimentum in omne corpus diffundunt. Quod
vero fupervacaneum, quodque tenue et leve itemque ter-
reum, grave, aqueum et ferofum eft, natura aliorum inftrumentorum ufu expurgat. Hujusmodi funt meatus,
qui bilis receptores nominantur, et vefica, quae eft his
fimilis, et lien et ex venis eae, quae ad imam inteftini
recti partem funt, et meatus urinarii et renes et vefica.
Communia porro in omnibus inftrumenta funt inteftina,
ventriculus, venae et jecur; ut vero excrementa difcer-
nantur atque expurgentur, vafa quae bilem recipiunt et
vefica jecori adjuncta, praeterea vero lien et renes. Mufculi vero accefferunt, qui reliquiis cibi depellendis fubferviant, ne quid fine providentia relictum effe videatur.

     *   *   Quod cerebrum eo fpiritu,
qui influit a corde, non admodum indigeat. Reftat igitur
ut in eo infit aut abundans ex fanguine exhalatio, aut

Ed. Chart. VI. [289. 290.]

τῷ τὴν ἐκ τοῦ αἵματος ἱκανὴν ὑπάρχειν ἢ τὴν διὰ τῶν
ῥινῶν εἰσπνοήν. οὐ γίνεται δὲ δαψιλὴς ἀναθυμίασις. ὥστε
ἀναγκαῖον ἐκ τῆς διὰ τῶν ῥινῶν τὴν πλείστην εἶναι τροφὴν
τῷ ψυχικῷ πνεύματι. [290] διὰ τοῦτο γοῦν φησιν Ἱπποκράτης ἀρχὴν τῆς τροφῆς πνεύματος εἶναι στόμα, ῥῖνας,
βρόγχον, πνεύμονα καὶ τὴν ἄλλην ἀναπνοήν. ἐξ ἁπάντων
γὰρ τούτων τρέφεται. προστίθησι δὲ ἀρχὴν τροφῆς καὶ
ὑγρᾶς καὶ ξηρᾶς εἶναι στόμα, στόμαχον καὶ κοιλίαν. αὕτη
δὲ ἐστιν ἀρχὴ ἡ πρώτη, ἡ δευτέρα δὲ αἱ ἐξ ἥπατος εἰς κοιλίαν καθήκουσαι φλέβες, ἐν αἷς πρώταις αἷμα γίνεται. ἡ
τρίτη δὲ τὸ ἧπαρ αὐτό. ἡ τετάρτη δὲ μετὰ τὸ ἧπαρ ἡ
κοίλη φλέψ, ἐν ᾗ πρώτῃ καθαρὸν τῶν περιττωμάτων ἀπολείπεται τὸ αἷμα. ὥστε τροφῆς μὲν ἀρχή ἐστι στόμα, στόμαχος, κοιλία, πνεύματος δὲ στόμα, ῥίνες, βρόγχος, πνεύμων, ὡς καὶ ὀμφαλὸς ἀρχαιοτέρας τροφῆς δι᾽ ἐπιγαστρίου.
ἔστι γὰρ ἐν αὐτῷ ἀγγεῖα τέτταρα, δύο μὲν ἀρτηρίαι, δύο
δὲ φλέβες μέσον ἑαυτῶν ἔχουσαι τὸν οὐραχόν. καὶ ἐκ μὲν
τῶν ἄνω μερῶν αἱ φλέβες εἰσίν, ἐκ δὲ τῶν κάτωθεν αἱ ἀρ-

inſpiratio per nares. Caeterum exhalatio copioſa non
fit. Quare neceſſe eſt ut a naribus plurimum alimenti
ſpiritu animali ſuppeditetur. Quamobrem dixit Hippocrates principium alimenti ſpiritus eſſe os, nares, guttur,
pulmonem et aliam reſpirationem, ſiquidem his omnibus
alitur. Addit autem, humidi ſiccique alimenti principium
eſſe os, gulam et ventriculum. Eſt enim primum principium. Secundum autem praeſtant venae ex jecore in
ventrem pertinentes, in quibus primis ſanguis gignitur.
Tertium vero ipſum eſt jecur. Sicut quartum eſt vena
cava, in qua prima ſanguis ab excrementis purus relinquitur. Quocirca alimenti principium eſt os, gula, ventriculus, ſpiritus vero os, nares, guttur, pulmo, ſicut umbilicus antiquioris alimenti principium eſt per abdomen.
In eo enim quatuor vaſa ſunt, duae arteriae ac duae
venae, quae in medio ſui habent urinaculum. In ſuperioribus partibus ſunt venae, in inferioribus arteriae. Pro-

τηρίαι. εὐθὺς γοῦν ἑκάτερον ζεῦγος τῶν ἀγγείων ἐν τῷ
χωρίῳ τῷ ἐπιτηδείῳ ἐστί. καὶ διὰ τούτων οἷον ἐκ πρέμνων
τινῶν ἐκ τῆς μήτρας ἕλκει τὸ ἔμβρυον αἷμα καὶ πνεῦμα,
ὅπερ Ἱπποκράτης ἀρχαιοτέραν καὶ πρωτίστην τροφὴν καλεῖ, τουτέστι πρὶν ἂν εἰς τὸ φῶς ἐξιέναι τὸ βρέφος, διὰ
τοῦ ὀμφαλοῦ καὶ τῶν τεττάρων ἀγγείων τῶν προειρημένων
τρέφεσθαι.

στ'.

Ῥίζωσις φλεβῶν ἧπαρ, ῥίζωσις ἀρτηριῶν καρδία. ἐκ τού-
τέων ἀποπλανᾶται ἐς πάντα αἷμα καὶ πνεῦμα καὶ θερμα-
σίη διὰ τούτων φοιτᾷ.

Ἐπειδὴ τὸ ἧπάρ ἐστι ῥίζωσις φλεβῶν, ἡ δὲ καρδία
ἀρτηριῶν, λέγει ὅτι καὶ αἷμα μὲν ἐξ ἥπατος ἀποπλανᾶται
εἰς πάντα, πνεῦμα δὲ ἐκ τῆς καρδίας, θερμασία δὲ ἐξ ἀμφοῖν. καὶ ταῖς μὲν κατὰ τὴν καρδίαν ἀρτηρίαις αἱ κατὰ
τὸ ἧπαρ φλέβες ἀνάλογον ἔχουσιν. καὶ ὥσπερ ἡ ἐκ τῆς

---

tinus igitur utrumque vaforum par eſt idoneo in loco
conſtitutum. Ac per ea velut per truncos quosdam foetus ab utero ſanguinem et ſpiritum ducit. Id quod Hippocrates antiquius et longe primum alimentum vocat, hoc
eſt, antequam infans in lucem proferatur, per umbilicum
et quatuor vaſa antedicta ali ſolet.

VI.

*Radix venarum jecur, radix arteriarum cor; ab his et ſan-
guis et ſpiritus in omnia aberrat et calor per haec
permeat.*

Quoniam jecur eſt radix venarum et cor arteriarum,
ait ſanguinem quoque ex jecore et ſpiritum ex corde in
omnes corporis partes evagari et ex utrisque calorem pro-
manare. Atque arteriis, quae in corde ſunt, proportione
reſpondent venae quae ſunt in jecore. Et quemadmodum

Ed. Chart. VI. [290.]

ἀριστερᾶς κοιλίας τῆς καρδίας ἀρτηρία φυομένη πρέμνον
τῶν καθ᾽ ὅλον τὸ ζῷόν ἐστι τῶν ἀρτηριῶν, τὸν αὐτὸν τρόπον ἀπὸ τῆς κοίλης φλεβὸς αἱ καθ᾽ ὅλον τὸ ζῷον ἀποπε-
φύκασι φλέβες, οἷον κλάδοι τινὲς, ὡς ἀπὸ στελέχων. ταῖς
δ᾽ οἷον ῥίζαις τῶν ἀρτηριῶν, ταῖς εἰς τὸν πνεύμονα κατα-
σχιζομέναις, ἐκ τῆς καρδίας ἀνάλογον αὖ πάλιν αἱ κατὰ τὴν
γαστέρα τε καὶ τὸν σπλῆνα καὶ τὸ μεσεντέριον ἔχουσι φλέβες. καὶ μὲν δὴ καὶ τῶν τῆς κοίλης φλεβὸς μερῶν τὸ μὲν
ἐπὶ τὴν ῥάχιν καταφερόμενον ἀνάλογόν μοι νόει τῇ μείζονι
μοίρᾳ τῆς μεγάλης ἀρτηρίας τῇ κάτω φερομένῃ, τὸ δὲ ἐπὶ
τὰς σφαγὰς ἀναφερόμενον τῇ μικροτέρᾳ. ἔστι μὲν οὖν μέγιστον ἀγγεῖόν τι ἐκπεφυκὸς τῆς ἀριστερᾶς κοιλίας τῆς
καρδίας, ὅπερ αὐτίκα μετὰ τὴν ἐκ τῆς καρδίας ἔκφυσιν εἰς
δύο τέμνεται μέρη, ὧν τὸ μὲν ἐπὶ τὴν ῥάχιν κατακάμπτε-
ται, πᾶσι τοῖς κάτω μορίοις ἐπιπέμψον ἀρτηρίαις, τὸ δὲ
ἐπὶ τὴν κεφαλὴν ἀναφέρεται, παρέξον τῆς ἄνω καρδίας ἅπασιν ἀρτηρίας. αὐτῆς δὲ τῆς ἀρτηρίας τὸ κάτω φερόμενον
μέρος ἐπιβαίνει τε τῷ πέμπτῳ θώρακος σπονδύλῳ, θάτερον

arteria, quae ex finistro cordis ventriculo producitur, truncus est arteriarum quae in toto funt animante, eodem
modo venae, quae in totum animantis corpus funt diffu-
fae, veluti rami quidam a trunco, a vena cava funt exor-
tae. Arteriis vero, quae a corde in pulmonem funt di-
vifae, quae funt veluti radices, proportione refpoudent
eae venae, quae ad ventriculum, lienem et mefenterium
collocantur. Atque etiam ex venae cavae partibus, quae
deorfum fertur ad fpinam, eam mihi intellige refpondere
parti magnae arteriae majori, quae deorfum fertur; eam
vero, quae furfum fertur ad jugulum, minori. Est autem
vas quoddam maximum, quod a finistro cordis ventriculo
exoritur. Quod fimul atque e corde emerfit, in duas
partes dividitur, quarum altera ad fpinam deflectitur, partibus omnibus inferioribus arterias immiffura, altera furfum ad caput fertur, arterias omnibus partibus, quae
supra cor funt, praebitura. Pars autem ejus, quae fertur
deorfum, quintam thoracis vertebram confcendit, altera

δὲ μετὰ τὴν πρώτην ἔκφυσιν καί τινα μοῖραν ἑαυτοῦ ἀπο-
πέμπει πρὸς τὴν ἀριστερὰν ὠμοπλάτην καὶ μασχάλην ἀνατεινομένην, ἣ ἀναφέρεται ἄσχιστος μέχρι τῆς πρώτης πλευρᾶς. ἐνταῦθα δὲ πρὸς τὰ πρῶτα μεσοπλεύρια πέμπει τι
μόριον ἑαυτοῦ εἰς ὑποχόνδριόν τε καὶ τιτθὸν ἕτερον, ὑπο-
τεταγμένον ἅπαντι τῷ στέρνῳ. [291] διεξερχόμενον δὲ τὰ
τῶν στ΄ σπονδύλων τρήματα τοῖς πλησιάζουσι κατὰ τὴν
ὁδὸν μυσὶ πέμπει ἀποβλαστήματα, καὶ τὸ ταύτης ἀρτηρίας
ὑπόλοιπον ἐπὶ τὴν ἀριστερὰν ὅλην χεῖρα καὶ τὴν ὠμοπλάτην διανέμεται. τὸ δὲ μεῖζον μέρος τῆς ὕλης ἄνω φερομένης ἀρτηρίας ἐπὶ τὴν σφαγὴν ἀναφέρεται καὶ τῷ κατὰ τὸ
μέσον στέρνον ὀστῷ συνάπτεται. αὕτη δὲ ἡ μεγίστη τῶν
ἀρτηριῶν, τὰ κατὰ τοῦ θώρακος διερχομένη, ἀποφύσεις ἑκα-
τέρωσε πέμπει κατὰ τὰς χώρας τῶν μυῶν τῶν μεσοπλευ-
ρίων καὶ διεκπίπτει οὐκ ὀλίγον εἰς τοὺς ἔξω τοῦ θώρακος
μῦς. καὶ τῇ γαστρὶ καὶ τῷ σπληνὶ καὶ ἥπατι ἀρτηρίας
παραδίδωσι, ἡνίκα πρῶτον ἐν τοῖς κάτω γίνεται φρενῶν,
ὅθεν καὶ ἡ τοῖς ἐντέροις διανεμομένη παραγίνεται. ἐφεξῆς

post primum exortum partem fui quandam ad finistram
fpatulam et axillam furfum mittit, quae ad primam ufque
costam furfum fertur indivifa. Illinc autem partem quandam fui mittit ad prima fpatia intercoftalia, hypochondrium atque alteram mammam, quae toti offi pectorali
fubjecta eft. Penetrans autem per fex vertebrarum foramina etiam mufculis propinquis obiter propagines immittit. Quod autem hujus arteriae reliquum eft, in totam
manum finistram et fcapulam diftribuitur. Major autem
totius arteriae, quae furfum fertur, pars furfum ad jugulum fertur et medio pectoris offi conjungitur. Haec autem aliarum arteriarum maxima inferiores thoracis partes
pertranfiens, propagines in utramque partem mittit in ea
loca, in quibus mufculi intercoftales positi funt, et non exigua in thoracis mufculos externos excidit et ventri ac lieni
et jecori arterias impertitur, quum primum ad loca, quae fub
phrenibus funt, pervenerint. Unde profecta inteftinis etiam

Ed. Chart. VI. [291.]

δὲ εἰς τοὺς νεφροὺς μέγιστον ζεῦγος ἀρτηριῶν ἐμβέβληκεν.
τῶν δὲ ἐπὶ τοὺς νεφροὺς ἰουσῶν αἱ εἰς τοὺς ὄρχεις εἰσίν.
ὅσαι δὲ εἰς ἄλλας τοῦ σώματος χώρας καθέκαστον διανέ-
μονται, οὐ πρόκειταί μοι διέρχεσθαι νῦν, μακρότητος τοῦ
λόγου φειδομένῳ, μάλιστα δὲ τοῦ περὶ τῶν φλεβῶν ὑπολοί-
που ὄντος λόγου, μακροῦ μὲν ἐκείνου, ἀλλ᾽ οὐ πάνυ ἀναγ-
καίου τοῖς τὰ ἡμέτερα περὶ τῆς ἀνατομίας αὐτῶν καὶ τὰ
περὶ χρείας μορίων ἀναλέξασι. δι᾽ ἐκείνων γὰρ ὑπομνημάτων ἐπὶ πλέον καὶ ἀρκούντως εἴρηταί μοι περὶ τούτων,
ὅμως δὲ οὐ χεῖρον ἀναμνῆσαι νῦν. ἐπεὶ τοίνυν τρέφεσθαι
δεόμεθα, διότι κενούμεθα, τῷ πλήθει τῆς ἀπορρεούσης οὐσίας ἴσην εἶναι χρὴ τὴν τροφήν. ἡ μὲν οὖν μεγίστη φλὲψ
ἁπασῶν τῶν κατὰ τὸ ζῶον ἐκπέφυκε τοῦ ἥπατος ἐφ᾽ ἑκάτερα τὰ μέρη, τό τε ἄνω τοῦ σώματος ἡμῶν καὶ τὸ κάτω.
πλησίον δὲ αὐτοῦ φλέβες εὐρεῖαι καὶ βραχεῖαι πρὸς τοὺς νεφροὺς ἀποσχίζονται. ἡ λοιπὴ δὲ νομὴ πᾶσα κατά γε ῥάχιν
ὅλην καὶ τὰ σκέλη παραπλησίως ἔχει τῇ κατὰ τὰς ἀρτηρίας.

distribuitur. Deinceps autem maximum par arteriarum in renes
infevit. Quae vero in tefticulos feruntur, funt ex iis, quae in
renes perrumpunt. Quaecunque autem in alia corporis loca
figillatim diffundantur, mihi nunc orationis prolixitatem vi-
tanti non eſt propoſitum explicare, praefertim quum reſtet
etiam de venis fermo, qui longus eſt ille quidem, fed non admodum neceſſarius iis, qui ea quae de ipſarum diſſectione
conſcripſimus et noſtros de uſu partium libros perlege-
runt. In illis enim commentariis et copioſius et quantum fatis ſit de iis a me dictum eſt. Nec tamen fuerit
incommodum, ea nunc commemorare. Quoniam igitur
alimento indigemus, quia evacuamur, ideo oportet alimentum aequale eſſe copiae ejus ſubſtantiae, quae defluit.
Vena igitur omnium, quae animali infunt, maxima ex
jecore in utramque corporis noſtri partem, ſuperiorem,
inquam, et inferiorem enaſcitur. Prope ipſum autem
venae latae ac breves ad renes dividuntur. Reliqua earum omnis diſtributio in tota ſpina et cruribus eo modo
fe habet, quo in arteriis. Atque etiam omnis venarum

ἀλλὰ καὶ ἡ εἰς τὰ ἔντερα νομὴ πᾶσα τῶν φλεβῶν ἦν ἀπὸ
πυλῶν ἥπατος ἴσχουσιν ἅμα ταῖς ἀρτηρίαις, ἔστι καὶ εἰς
ἐπίπλοον καὶ σπλῆνα καὶ γαστέρα, μιᾶς εἰς ταῦτα πάντα
κατασχιζομένης φλεβὸς, ἀπὸ τῆς μεγάλης ἀποπεφυκυίας,
ἐπειδὰν πρῶτον ἔξω τοῦ διαφράγματος γένηται. τοῖς ἄνω
μέρεσι ἀνάλογον τῇ κενώσει ἡ φύσις ἔνειμε τὰς φλέβας, τοῖς
μὲν ὀστοῖς μικρὰς, τῷ δὲ πνεύμονι μεγίστην τὴν ἐκ καρδίας
ἐκπεφυκυῖαν. καρδία δὲ διὰ τὸ πλῆθος τῆς θερμασίας ἀνα-
λίσκει πλείονα τροφὴν, ἐγκέφαλος δὲ ἧττον διαφορεῖται διὰ
τὴν τῆς θερμασίας ἔνδειαν. ἐπειδὴ δὲ πρόκειται εἰπεῖν περὶ
*   *   αἱ δὲ φλέβες διανε   *   *

ζ.

Δύναμις μίη καὶ οὐ μίη, ἢ πάντα ταῦτα καὶ ἑτεροῖα διοι-
κέεται. ἡ μὲν ἐς ζωὴν ὅλου καὶ μέρεος, ἡ δὲ ἐς αἴσθησιν
ὅλου καὶ μέρεος.

in inteſtina diſtributio, quam a portis jecoris habent,
ſimul cum arteriis eſt, itemque ea quae fit in omentum,
ventriculum et lienem, in quae omnia unica vena dividitur, quae a magna propagatur, ubi primum extra ſeptum
transverſum progreſſa eſt. Partibus autem ſuperioribus
natura venas diſtribuit ad proportionem eorum quae evacuantur, atque oſſibus quidem parvas, pulmoni maximam
ei a corde inſertam dedit. Cor autem propter magnam
caloris copiam plus alimenti conſumit. Cerebrum minus
per halitum diſſipatur: cauſa eſt caloris indigentia. Quoniam autem nobis propoſitum eſt agere de   *
        Venae autem

VII.

Facultas una et non una, quae haec omnia et diverſa
    gubernat. Alia quidem ad vitam totius et partis, alia
    vero ad fenfum totius et partis.

Ed. Chart. VI. [291. 292.]

Ὀυσῶν τεττάρων δυνάμεων ὧν ἅπαν μετέχει μόριον
καὶ τῆς μὲν ἑλκούσης τὸ οἰκεῖον, τῆς δὲ κατεχούσης, τῆς δὲ
ἀλλοιούσης, τῆς δ᾽ ἀποκρινούσης τὸ περιττὸν, διὸ εἶπεν περὶ
τροφῆς δύναμιν εἶναι μίαν καὶ οὐ μίαν, δεικνὺς μὲν κατὰ
τὸ γένος μίαν εἶναι δύναμιν, ἰδέας δὲ πολλὰς ἔχειν· καὶ
τοῦτο δηλονότι ἤτοι πρὸς ζωὴν ὅλου τοῦ ζώου ἢ καὶ πρὸς
μέρος, ἤτοι πρὸς τὴν αἴσθησιν ἀναφέρηται.   *   *

η'.

[292] Γάλα τροφὴ, οἷσι γάλα τροφὴ κατὰ φύσιν, ἄλλοισι
δὲ οὐχί. ἄλλοισι δὲ οἷσιν οἶνος τροφὴ καὶ οἷσιν οὐχί.
καὶ σάρκες καὶ ἄλλαι ἰδέαι τροφῆς πολλαί.

Ἐξ αἵματος ἀκριβῶς πεπεμμένου γένεσίς ἐστι τῷ γάλακτι. καὶ τοῖς τιτθοῖς οὐκ ἐκ τῶν πλησίων ἀγγείων, ἀλλὰ
ἐκ τοῦ μακροτάτου διαστήματος ἡ φύσις αἷμά τε καὶ πνεῦμα παράγει. ταῦτα γὰρ ἡμῖν ἐν ἑτέροις ἀποδέδεικται. τὸ

Quum quatuor facultates fint, quarum omnis pars eft
particeps, quae trahit quod fibi aptum eft, quae continet,
quae alterat quaeque excernit quod fuperfluit, de alimento
unam effe facultatem dixit et non unam, ut unam effe
genere facultatem, fed multas habere fpecies oftenderet.
Atque id five ad totius animantis aut partium ipfius vitam, five etiam ad fenfum referatur.   *   *

VIII.

Lac alimentum eft iis, quibus lac fecundum naturam ali-
mentum eft, aliis vero minime. Alii funt, quibus vinum
alimentum eft, alii quibus non eft, et carnes et aliae
multae fpecies alimenti.

Lac generatur ex fanguine exacte concocto. Natura
autem et fanguinem et fpiritum ad mammas non e propinquis vafculis, fed longiffimo interjecto fpatio adducit,
quod eft a nobis alibi demonftratum. Lac autem, quod

δὲ γάλα, ὅπερ ἐστὶν ἀκριβῶς εἰργασμένη τροφὴ, ἐκ τούτων
γίνεται. ἐξ αἵματος μὲν γὰρ ἔτι κυομένοις ἡμῖν ἡ τροφή.
ἐξ αἵματος δὲ καὶ ἡ τοῦ γάλακτος, ὡς εἶπον, γένεσις ὀλιγί-
σιην μεταβολὴν ἐν μαστοῖς προσλαβόντος.   *   *
ἄριστον μὲν τοῖς βρέφεσι τὸ τῆς μητρός ἐστι γάλα, πλὴν
εἰ νενοσηκὸς εἴη· ὅταν δὲ ἄμεμπτον εἴη, τότε ἐστὶν αὐτοῖς
κατὰ φύσιν, καὶ τὰ βρέφη συνηθεστάτῃ τε καὶ οἰκειοτάτῃ
χρῆται τροφῇ. καὶ ἡ φύσις μὴ μόνον τὴν τοιαύτην τροφὴν
παρασκευάζει τοῖς βρέφεσιν, ἀλλὰ καὶ δυνάμεις αὐτοῖς ἐξ
ἀρχῆς εὐθὺς συμφύτους παρέχει τῆς χρήσεως αὐτῆς. ἐπισκέπτεσθαι δὲ καὶ δοκιμάζειν ἀκριβῶς δεῖ τὸ γάλα γεύσει
καὶ ὄψει καὶ ὀσφρήσει. τὸ γὰρ ἄριστον ἔσται τὸ γευομένοις καὶ ὀσμωμένοις ἡδύ· ὀφθήσεται δὲ λευκόν τε ἅμα καὶ
ὁμαλὸν καὶ μέσον πως τοῦ ὑγροῦ τε καὶ παχέος. τὸ δὲ
μοχθηρὸν ἤτοι παχὺ ἢ ὑγρὸν ἢ ὀρρῶδες ἢ πελιδνὸν καὶ
ἀνώμαλον ἐν συστάσει καὶ τῇ χρόᾳ. ἀλλὰ καὶ τοῖς γευομένοις πικρὸν ἢ ἁλμυρὸν ἢ τινος ἑτέρας ἀλλοκότου ποιότητος
μετέχον φανήσεται. φησὶ δὲ μὴ μόνον τὸ γάλα εἶναι τρο-

eft alimentum exacte confectum, ex iis efficitur. Quum
enim adhuc in utero fumus, fanguine alimur.   Et ex
fanguine qui perexiguam in mammis mutationem affu-
mat, lac, ut dixi, conficitur.   *   *

     *   Lac matris, nifi aegrotet, eft infanti-
bus optimum.   Quumque culpa vacat, tunc eis naturale
eft et infantes ufitatiffimo accommodatiffimoque alimento
fruuntur. Ac natura non modo hoc infantibus alimentum
parat, fed facultates eis infitas ab ipfo ftatim initio tribuit, quibus uti eo poffint. Confiderandum explorandum-
que accurate eft lac guftu, vifu et odoratu. Quod enim
optimum eft guftantibus odorantibusque erit fuave, intu-
entibus vero candidum fimul et aequale et medium quodammodo inter liquidum et craffum. Quod vero vitiofum
eft aut craffum aut liquidum aut ferofum aut lividum,
et confiftentia coloreque inaequale. Sed et guftantibus
amarum aut fallum aut abfurdae cujusdam qualitatis
particeps videbitur. Ait autem non folum alimentnm effe

Ed. Chart. VI. [292.]

φὴν, ἀλλὰ καὶ πολλὰς εἶναι τῶν ἄλλων τροφῶν ἰδίας, ὡς
τοῦ οἴνου, τῶν σαρκῶν, τῶν ὀσπρίων καὶ τῶν ἄλλων πολλῶν,
ἅπερ αἱ γυναῖκες προμασώμεναι καὶ ἐντιθεῖσαι τοῖς στό-
μασι τῶν παιδίων εἰώθασι τῇ πείρᾳ διδαχθεῖσαι. ἢ καὶ
τοῦτο λέγει αὐτὸς περὶ παντὸς γένους τῆς τροφῆς, ᾗ ὁσημέραι χρῶνται οἱ θνητοί; τοῦτο γὰρ ἄμεινον. εἶπε γὰρ μίαν
μὲν εἶναι δύναμιν τῷ γένει, ἰδίας δὲ πολλάς.

θ'.

Καὶ κατὰ χώρην καὶ ἐθισμόν.

Ἐπιβλέπειν χρὴ τὴν ἐνεστῶσαν ὥραν τοῦ ἔτους εἴτε
ἐαρινὴ, εἴτε θερινὴ, εἴτε φθινοπωρινὴ, εἴτε χειμερινὴ ἐστὶν,
καὶ τὸ χωρίον, ἐν ᾧ εἰσιν οἱ ἄνθρωποι, καὶ τὴν ἡλικίαν
αὐτῶν. ὡς εἰ τὸ χωρίον θερμὸν ἢ ψυχρὸν, καὶ πότερον
νέοι ἢ ἀκμάζοντες ἢ πρεσβῦται. δεῖ δὲ καὶ τὸ ἔθος γνώρι-
μον ἡμῖν εἶναι. ἔνιοι γὰρ τὰ βρώματα καὶ πόματα ὅσα
συνήθη δυσπεπτότερα ὄντα ῥᾷον πέττουσιν ἢ τὰ ἀσυνήθη

lac, fed multas etiam effe aliorum alimentorum fpecies,
ut vinum, carnes, legumina et alia permulta, quae mulieres prius mandunt et ufu edoctae in ora infantium in-
dere folent. An vero hoc ipfe dixit de omni genere
alimenti, quo mortales quotidie utuntur? Id enim praeftat accipere, nam et unam facultatem genere multasque
fpecies dixerat.

IX.

Et pro regione et confuetudine.

Praefens anni tempus fpectandum eft, utrum vernum,
an aeftivum, an autumnale, an hibernum fit. Regio quoque attendenda eft, in qua homines degunt. Sed et
aetatis habenda eft ratio, ut fcias, an regio fit calida, an
frigida, et utrum fint pueri, aut adolefcentes, aut fenes.
Confuetudo quoque nota effe nobis debet, quando funt,
qui cibos et potus, quibus uti folent et difficiliores funt

εὐπεπτότερα ὄντα. διὸ πάνυ πολλὴν ἐπίσκεψιν ποιεῖν δεῖ
περὶ συνηθείας καὶ ἀσυνηθείας, εἰ μέλλοι μὴ πολλὰ τῶν
κατὰ τὴν ἰατρικὴν χωλεύειν. εἴρηται δὲ περὶ ἔθους καὶ ἐν
ἑτέροις ὑπομνήμασιν. διὰ τοῦτο πρὸς τὰ ἐφεξῆς μεταβήσομαι.

ι'.

[293] Τρέφεται δὲ τὰ μὲν ἐς αὔξησιν καὶ τὸ εἶναι, τὰ δὲ ἐς τὸ εἶναι μόνον, ὡς γέροντες, τὰ δὲ πρὸς τούτων καὶ ἐς ῥώμην.

Τὰ βρέφη καὶ τὰ παιδία καὶ τὰ μειράκια ἕλκουσι τὴν
τροφὴν, ὡς αὔξησιν λάβωσι καὶ ὡς σώζειν τὴν ὕπαρξιν
αὐτῶν. οἱ δὲ γέροντες οὐκ ἔτι αὐξάνονται. καὶ διὰ τοῦτο
κἂν τρέφωνται, ὅμως αὔξησιν οὐ λαμβάνουσιν, ἀλλ' εἰς τὸ
εἶναι μόνον τρέφονται. καθεστηκότες δὲ τελευταῖον καὶ εἰς
τὸ εἶναι καὶ εἰς ῥώμην, ὡς καί τινες εἰς ταῦτα πάντα.

ad concoquendum, facilius concoquant quam infolitos et
ad concoquendum faciliores. Quare magnopere fpectanda
eft confuetudo et diffuetudo, nifi multum velis in medicina claudicare. Sed de confuetudine dictum in aliis
commentariis eft. Propterea ad ea, quae deinceps fequuntur, pertranfibo.

X.

*Aluntur quaedam ad incrementum et effentiam, quaedam
ad effentiam folum, ut fenes, quaedam praeterea et ad
robur.*

Infantes, pueruli et adolefcentuli alimentum trahunt,
ut incrementum fumant atque ut effentiam fuam tuean-
tur. Senes non amplius augentur. Proinde licet alantur,
tamen incrementum non fumunt, fed aluntur, ut folum
fint. Poftremo autem qui aetatem confiftentem agunt et
ad effentiam et ad robur aluntur, ficut nonnulli, ut haec
omnia confequantur.

Ed. Chart. VI. [293.]

ιά.

Διάθεσις ἀθλητικὴ οὐ φύσει, ἕξις ὑγιεινὴ κρείσσων ἐν
πᾶσι.

Διὰ τί μὲν ἡ ἀθλητικὴ διάθεσις οὐ φύσει, δι᾽ ἑτέρων
ἐξηγούμεθα. ἀκούειν δέ σε χρὴ νῦν τὴν ἕξιν τῶν σωμάτων
μὴ τῶν ὁπωσοῦν γυμναζομένων, οἷον ἤτοι σκαπτόντων ἢ
ἄλλο τι πραττόντων, ὅσα κατὰ φύσιν ἄνθρωποι ποιοῦσιν,
ἀλλ᾽ οἷς τοῦτο τὸ ἐπιτήδευμα οἰκεῖόν ἐστι, τὸ γυμνάζεσθαι
κατ᾽ ἀθλητικὴν τῶν ἀντιπάλων ἰσχὺν ἐπασκοῦσιν, οὓς ἀθλητὰς ἐκάλουν, οἵπερ τὸν βίον ἅπαντα ἐν γυμνασίοις διατρί-
βουσιν, τοῦ καταβάλλειν ἑτέρους ἕνεκα. πρὸς δὲ τὸ τοῦτο
ποιεῖν πειρῶνται ἀεὶ περιβάλλεσθαι μέγεθος ὄγκου κατὰ
τὸ σῶμα καὶ πλῆθος χυμῶν, ὅθεν πᾶν τὸ σῶμα τρίφεται.
τὴν δὲ τοιαύτην διάθεσιν αὐτὸς εἶπεν εἶναι σφαλεράν, ὅτι
ἐπειδὴ τὰ ἀγγεῖα ὑπερπληρωθῇ ποτῶν ἢ σιτίων, κίνδυνος
αὐτοῖς ἐστι τοῦ διαῤῥαγῆναι ἢ καταπνιγῆναι ἢ καὶ σβεσθῆναι τὴν ἔμφυτον αὐτῶν θερμασίαν· ὅτι μὲν χρὴ φεύγειν

XI.

*Affectio athletica non est natura.   Habitus salubris melior
in omnibus.*

Cur athletarum affectio non fit naturalis, alibi expofuimus.   Hoc autem loco habitum corporum intelligere
debes non eorum, qui quovis modo exercentur, ut qui
fodiunt aut remigant aut quid aliud agunt eorum, quae
homines naturaliter faciunt, fed eorum, quorum hoc ftudium eft proprium, ut fefe exercendo contra vim athle-
ticam adverfariorum fe muniaut, quos athletas vocarunt,
qui aetatem omnem in exercitationibus confumunt, ut
alios dejiciant.   Ad haec autem peragendum magnam
molem corpori adjicere et humorum copiam, unde totum
corpus alitur, femper afferre ftudent.   Hanc autem affectionem ipfe effe periculofam cenfuit, quia ubi vafa impleta cibis potibusque funt,   periclitantur ne aut illa
difrumpantur, aut nativus calor fuffocetur, aut extingua-

τε καὶ δεδιέναι τοιαύτην τὴν διάθεσιν πρὸς Ἱπποκράτους
εἴρηται σαφῶς· τῆς δὲ φυσικῆς ἕξεως, ὅταν ὑγιεινὴ εἴη καὶ
οἵα τε εἴη καλεῖσθαι εὐεξία ἁπλῶς, προσήκει παντὶ τρόπῳ
σπουδάζειν, καὶ ὥσπερ ταύτην ἐπαινοῦσι πάντες, οὕτω τὴν
ἀθλητικὴν πᾶς καὶ ἰατρὸς καὶ φιλόσοφος ἐμέμψατο, ὅτι,
ὥς φησι Πλάτων, πρὸς οἰκονομίας καὶ πρὸς στρατείας καὶ
πρὸς ἑδραίας ἀρχὰς ἐν πόλει δύσκολος, μάλιστα δὲ πρὸς
μαθήσεις ἁστινασοῦν καὶ ἐννοήσεις τε καὶ μελέτας χα-
λεπή.

ιβʹ.

Μέγα τὸ ποσὸν εὐστόχως ἐς δύναμιν ξυναρμοσθέν.

Ἐν ταῖς τροφαῖς καὶ ποιότης καὶ ποσότης ἐστί, καὶ
μὴ μόνον δεῖ τῆς ποιότητος αὐτῶν, ἀλλὰ καὶ ποσότητος στοχάζεσθαι. πάνυ μὲν γὰρ πρὸς δύναμιν συμφέρειν φαμέν,
εἰ τὸ ποσὸν ταῖς δυνάμεσι συναρμόζῃ, καὶ τότε πέττεσθαι

tur. Dictum autem perfpicue ab Hippocrate eft, hanc
affectionem effe et fugiendam et pertimefcendam. Habitui
autem naturali, quum falubris fit et bonus habitus appellari abfolute poffit, omni modo ftudere convenit, et ficut
hunc omnes ornant laudibus, fic athleticum omnes et
medici et philofophi vituperarunt, propterea quod, ut fcriptum
reliquit Plato, et ad rem familiarem tuendam et ad mi-
litarem et ad urbanos magiftratus gerendos incommoda eft,
et quod familiam ducit, omne difcendi ftudium et omnem
intelligendi meditandique diligentiam impedit.

XII.

*Arduum quantitas proba conjectura ad facultatem accom-
modata.*

In alimentis qualitas et quantitas eft. Nec folum
debemus conjectura confequi qualitatem, fed etiam quantitatem. Nos vero in aliis ad vires non parum conferre
dicimus, fi quantitas facultatibus noftris accommodetur, ac

Ed Chart. VI. [293. 294.]

τὴν τροφὴν καλῶς ἴδομεν καὶ διαδίδοσθαι καὶ τὰ περιττὰ
ἐκκρίνεσθαι καὶ τὰς ἄλλας τὰς φυσικὰς ἐνεργείας κατὰ τρόπον ἔπεσθαι. ἐναντίως δέ, ἐὰν ἁμαρτάνῃς τι.

ιγ΄.

[294]   Γάλα καὶ αἷμα τροφῆς πλεονασμός.

Τὸ γάλα περίττωμα χρηστῆς ὑπάρχει τροφῆς, καὶ διὰ
τοῦτο τῷ ἀνθρώπῳ οἱ τιτθοὶ τοῖς στέρνοις εὐλόγως πρόσ-
κεινται, πρῶτον μὲν ὅτι οὗτος ὁ τόπος ἐστὶν αὐτοῖς οἱ-
κειότατος, δεύτερον δὲ ὅτι ὡς σκέπη τις τῇ καρδίᾳ προσγίνεται, καὶ τρίτον ὅτι περίττωμα χρηστῆς τροφῆς ἐνταυθοῖ
πλεῖστον ἐπ᾽ ἀνθρώπων ἀθροίζεσθαι δύναται. περὶ δὲ τοῦ
αἵματος οὐδεὶς ἀγνοεῖ πῶς γίνεταί τε καὶ ἐκ τίνων ὡς ὑλῶν
καὶ διὰ τίνων ὀργάνων, εἰ μὴ καὶ πάντα καὶ κατὰ τὴν ἀνατομὴν καὶ ὅλην ἰατρικὴν ἀγνοεῖ.

tunc alimentum probe concoqui ac diſtribui et excrementa excerni et alias naturales actiones ordine proce-
dere cernimus, ſicut ſecus, ſi qua in re pecces.

XIII.

Lac et ſanguis alimenti redundantia.

Lac eſt utilis alimenti excrementum. Quocirca jure
factum eſt ut in homine mammae ſint in pectore collo-
catae, primum quia is locus eſt eis aptiſſimus, deinde
quia velut tegumentum quoddam cordi accedit, tertio
quia utilis excrementi plurimum in hominibus poteſt eo
in loco colligi. De ſanguine autem et quomodo gignatur et ex quibus veluti materiis fiat et per quae inſtrumenta, nemo ignorat, niſi idem omnium, quae in diſſectionibus corporum medicinaque tractantur, ſit ignarus.

ιδ'.

Περίοδοι ἐς πολλὰ σύμφωνοι, ἐς ἔμβρυον καὶ ἐς τούτου
τροφήν.

Τέσσαρές εἰσι τῶν κυουμένων χρόνοι· πρῶτος μὲν, ἐν
ᾧ κατὰ τὰς ἀμβλώσεις τε καὶ τὰς ἀνατομὰς ἡ τοῦ σπέρματος ἰδέα κρατεῖ, δεύτερος δὲ, ἐν ᾧ καρδία καὶ ἐγκέφαλος
καὶ ἧπαρ, κἂν ἔτι ἄμορφα τυγχάνη, πῆξιν ἤδη τινὰ καὶ
μέγεθος ἔχει· τρίτον δὲ ὅταν τὰς τρεῖς ἀρχὰς ταύτας ἔστιν
ἰδεῖν ἐναργῶς, ὑπογραφὴν δέ τινα τῶν ἄλλων μορίων. τέ-
ταρτος δέ ἐστι χρόνος, ἡνίκα μὴ μόνον αἱ τρεῖς ἀρχαὶ, ἀλλὰ
καὶ τὰ κατὰ γαστέρα καὶ τὰ ἐν κώλοις ἅπαντα διηρθρωται.
οὐ γὰρ ἀποτετμημένος εἷς ὅρος ἐστὶ τοῖς ἐμβρύοις οὔτε
τῆς διαπλάσεως οὔτε τῆς ἀποκυήσεως. καὶ διὰ τοῦτο εἶπεν αὐτὸς ὡς τὰ πολλὰ συμφώνους εἶναι τὰς περιόδους καὶ
πρὸς τὸ κύημα καὶ ἐπειδὰν ἔχει τὰς τοῦ ζώου δυνάμεις
πρὸς τὴν τροφὴν αὐτοῦ.

XIV.

*Circuitus ad multa consoni, ad foetum et hujus ali-
mentum.*

Foetuum tempora funt quatuor: primum eft, in quo
in abortu vel in diffectionibus fuperat adhuc feminis
forma. Secundum, in quo cor, cerebrum et jecur, licet
adhuc fint informia, quandam tamen concretionem et magnitudinem habent. Tertium eft, quum tria principia evidenter licet intueri et quaedam aliarum partium defcriptio
apparet. Quartum illud tempus eft, quum non folum tria
principia, fed etiam partes ad ventrem artusque pertinentes omnes diftincta funt. Foetibus enim non eft unus
praefinitus terminus, neque perfpicuae conformationis,
neque egreffionis in lucem. Quocirca ipfe dixit, *ad
multa*, hoc eft plerumque confonos effe circuitus et ad
foetum et poftquam animalis facultates nactus eft, ad fui
ipfius alimentum.

ιε΄.

Αὖθις δ᾿ ἄνω ῥέπει ἐς γάλα καὶ τροφὴν καὶ ἐς βρέφος.

Μεγάλη συμπάθειά ἐστι τῆς τε μήτρας καὶ τῶν τιτθῶν.
καὶ εἰσιν ἀμφότερα ταῦτα τὰ μόρια εἰς ἑνὸς ὑπηρεσίαν ἔργου παρεσκευασμένα. συνῆψε δὲ ἡ φύσις αὐτὰ διὰ τῶν
φλεβῶν καὶ ἀρτηριῶν, ἅπερ ἀγγεῖα ἐκ τῶν ἄνω φέρεται κάτω τοῦ σώματος, καὶ ἐκ τῶν κάτω ἄνω, ἵνα ὅταν ἐν ταῖς
μήτραις αὐξάνηταί τε καὶ διαπλάττηται τὸ ἔμβρυον, ἐκείνῳ
μόνῳ αἱ κοιναὶ φλέβες τὴν ἐξ ἀμφοτέρων ἐπάρδωσι τροφήν.
ὅταν δὲ ἀποκυηθὲν τύχοι, τοῖς τιτθοῖς αὖθις ἐπιῤῥεῖ σύμ-
πασα· ὥσπερ γὰρ τὸ ἔμβρυον ἔτι ἐν τῇ μήτρᾳ ἕλκει τὴν
τροφὴν τὴν ἐξ αἵματος εἰς αὑτήν, μὴ φερομένων καταμηνίων, συῤῥοῦντος, οὕτως τοῦ βρέφους ἤδη κυηθέντος ἐκεῖνο
τὸ περιττὸν, ὅσον ἀθροιζόμενον ἡ φύσις ἐφ᾿ ἑκάστῳ μηνὶ
εἴωθεν ἐκκρίνειν, εἰς γάλα τρέπεται καὶ εἰς τιτθοὺς ἀναφέρεται πρὸς τὴν τοῦ παιδίου τροφήν. ἔστι γὰρ τὰ γάλακτα

XV.

*Rursus autem sursum repit ad lac, ad alimentum et in-
fantem.*

Magnus est uteri mammarumque consensus. Haecque
utraque pars est ad unius operis ministerium praeparata.
Natura autem eas venis arteriisque conjunxit, quae vasa
a partibus corporis superioribus ad inferiores et ab inferioribus ad superiores feruntur, ut quando in utero foetus augeatur ac conformetur, ei soli venae communes ex
utrisque alimentum affundant.   Quum vero sit in lucem
editus, mammis iterum totum affluat alimentum.   Ut enim
foetus, dum adhuc in utero est, alimentum trahit e sanguine illuc confluente, quum interim menstruae purgationes in uterum non comportentur, ita puerulo jam partu
edito illud excrementum, quod collectum natura singulis
excernere mensibus solebat, in lac convertitur et sursum
ad mammas fertur, ut eo puerulus nutriatur. Lac enim

C c

τῶν ἐπιμηνίων ἀδελφὰ, ὥς φησιν Ἱπποκράτης. τὸ μὲν οὖν
τῶν καταμηνίων ἄνω ῥέπον γάλα γίνεται καὶ τὸ βρέφος τρέφει τε καὶ αὐξάνει. διὰ ταῦτα γέγραφεν αὐτὸς ἐν τοῖς
ἀφορισμοῖς, ἢν γυναικὶ ἐν γαστρὶ ἐχούσῃ αἱ καθάρσιες πορεύονται, ἀδύνατον τὸ ἔμβρυον ὑγιαίνειν· καὶ ἑτέρωθί που·
ἐν γαστρὶ ἐχούσῃ γάλα ἐκ τῶν μαστῶν πολὺ ῥυὲν ἀσθενοῖ
τὸ ἔμβρυον· ὡς ἂν εἰς τοὺς μαστοὺς [295] τοῦ περιττοῦ
πάντως ἀνιόντος, ὃ κατέλιπεν ἐν ταῖς φλεψὶ τὸ κυούμενον,
μὴ δυναμένου τοῦ ἐμβρύου τὴν ἱκανὴν θρέψιν ἐπισπᾶσθαι.

ιστ'.

Ζωοῦται τὰ μὴ ζῶα, ζωοῦται τὰ ζῶα, ζωοῦται τὰ μέρεα
τῶν ζώων.

Ἐκ τῶν μὴ ὄντων γίνεται τὰ ὄντα καὶ ἐκ τῶν ὄντων
ἄλλα ὄντα καὶ τὰ μέρη αὐτῶν· τὸ μὲν κύημα κατὰ τὸν
πρῶτον καὶ δεύτερον χρόνον, ἡνίκα ὑπογραφήν τινα καὶ οἷον

est menſtruo germanum, ut prodilum ab Hippocrate eſt.
Quocirca ſanguis menſtruorum ſurſum repens fit lac et
infantem alit atque auget.   Quamobrem in Aphorismis
habetur: ſi mulieri uterum gerenti purgationes procedant,
foetus valere non poteſt ; et alio quodam in loco: ſi
gravidae lac copioſe mammis profluet, foetum imbecillum
reddit.   Quippe cum quicquid ſupervacaneum eſt, ſurſum
ad mammas aſcendat, quod foetus in venis reliquit, nec
ipſe quantum ad ſui nutritionem ſatis eſt, queat attrahere.

XVI.

Animantur quae non ſunt animalia, animantur quae ſunt
animalia, animantur partes animalium.

Ex iis quae nulla ſunt, fiunt ea quae ſunt, et ex iis
quae ſunt, fiunt alia et item ipſorum partes; foetus enim
primo ſecundoque tempore, quum deſcriptionem quandam

σκιαγραφίαν ἔχει πάντων τῶν μορίων, μή πω ζῶον δεῖ καλεῖσθαι, ἀλλ᾿ ὡς φυτὸν ἅπασαν τὴν γένεσιν ἔχει. ὥσπερ
γὰρ τοῖς φυτοῖς ὑπάρχει εἰς τὸ κάτω τε καὶ κατὰ τῆς γῆς
ἡ ῥίζωσις, οὕτω καὶ τοῖς κυουμένοις ἡ εἰς τὴν μήτραν ἔμ-
φυσις τῶν κατὰ τὸ χωρίον ἀρτηριῶν τε καὶ φλεβῶν. καὶ
ὥσπερ τὰ φυτὰ διττὴν ἔχει ἐκ τῶν σπερμάτων ἔκφυσιν,
καθ᾿ ἣν μὲν ἄνω προάγει τὸ πρέμνον καὶ τοὺς πτόρθους,
εἰς δὲ κάτω κατασχίζει τὴν ῥίζωσιν, οὕτω καὶ τοῖς ἐμβρύοις
πολυσχιδεῖς εἰσι τῶν ἀρτηριῶν τε καὶ φλεβῶν, ὡς πρέμνων
μὲν εἰς ὅλον τὸ κυοίμενον, ὡς ῥιζῶν δὲ εἰς τὴν μήτραν
τελευτῶσαι. ἀλλὰ καὶ διπλῆ ἐν αὐτοῖς ἀρχὴ κινήσεώς τε
καὶ διαπλάσεως εὐθὺς ἐξ ἀρχῆς εὑρίσκεται. τὰ γοῦν μὴ
ἔτι ζῶα γίνεται ζῶα, καὶ τὰ ζῶα τῇ δυνάμει γίνεται ἐνεργείᾳ, καὶ τὰ μέρη αὐτῶν κατὰ τοῦτον τὸν τρόπον.

<hr>

ιζ'.

Φύσιες πάντων ἀδίδακτοι.

<hr>

adumbrationemque omnium partium habet, nondum animal vocari debet, fed velut planta omnem habet ortum.
Ut enim in plantis in parte inferiori et fub terra eſt radix, fic in foetu eſt exortus arteriarum et venarum chorii
in uterum. Et ſicut plantae duplicem habent exortum e
feminibus prodeuntem, per quem truncum et ramos furfum emittunt, deorfum vero radices in multas partes diffundunt, fic in foetibus multiplici fciſſione difpertitae
venae atque arteriae in totum corpus, ut truncus, in uterum vero ut radices terminantur. Quin etiam duplex
in ipfis et motionis et conformationis principium ab
ipfo ſtatim initio reperitur. Ita quae animalia non funt,
fiunt animalia, et quae poteſtate animalia funt, ea fiunt
re ipfa animalia et partes item ipforum eodem modo.

<hr>

XVII.

Naturae omnium non edoctae.

<hr>

Οὕτως ἐν τῷ ἕκτῳ τῶν ἐπιδημιῶν γράφεται, ἀπαίδευτος ἡ φύσις ἐοῦσα καὶ οὐ μαθοῦσα τὰ δέοντα ποιεῖ καὶ τὰς θείας δυνάμεις ἑαυτῆς ἐπιδείκνυται. οὐδεὶς γὰρ διδάσκει εὐθὺς ἐξ ἀρχῆς τὸ βρέφος πῶς δεῖ τὴν γλῶτταν κινεῖν ἢ τοὺς τιτθοὺς ἐπιλαμβάνειν ἢ τὸ γάλα τῆς μητρὸς καταπίνειν, ἢ τὰς φυσικὰς ἐνεργείας ἁπάσας ἐνεργεῖν· οὗ μηδέν ἐστιν εὑρίσκεσθαι θαυμασιότερον. ἀλλ' ἐπειδὴ ταῦτα ἐν παντὶ χρόνῳ καὶ καθ' ἑκάστην ὥραν καὶ ἀπὸ πάντων γίνεται, διὰ τοῦτο οὐδεὶς, εἰ μή τις τῶν καλῶν τε καὶ σοφῶν γινομένων φίλος εἴη, θαυμάζει.

———

ιή.

Αἷμα ἀλλότριον ὠφέλιμον, αἷμα ἴδιον ὠφέλιμον. αἷμα ἀλλότριον βλαβερὸν, αἷμα ἴδιον βλαβερόν. χυμοὶ ἴδιοι βλαβεροὶ, χυμοὶ ἀλλότριοι βλαβεροί· χυμοὶ ἀλλότριοι ξυμφέροντες, χυμοὶ ἴδιοι ξυμφέροντες· τὸ ξύμφωνον τὸ διάφωνον, τὸ διάφωνον τὸ ξύμφωνον· γάλα ἀλλότριον ἀστεῖον,

In fexto de morbis vulgaribus libro fic fcriptum invenitur: *quum vero natura non edocta fit, nec didicerit, quae oportet efficit, ac divinas fui facultates indicat.* Nemo eft enim, quum primum natus infans eft, qui ipfum doceat quomodo aut linguam movere, aut mammas accipere, aut maternum lac deglutire, aut omnes naturales actiones obire debeat, quo nihil inveniri poteft admirabilius. Sed quoniam haec et omni tempore et fingulis horis et ab omnibus geruntur, idcirco ipfa, nifi idem amicitia junctus fit iis qui clari ac fapientes evaferunt, admiratur.

———

XVIII.

Sanguis alienus utilis; fanguis proprius utilis; fanguis alienus noxius; fanguis proprius noxius; humores proprii noxii, humores alieni noxii; humores alieni conferentes, humores proprii conferentes; confonum, diffonum; diffonum, confonum. Lac alienum bonum; lac

γάλα ἴδιον βλαβερόν· γάλα ἀλλότριον βλαβερὸν, γάλα ἴδιον ὠφέλιμον.

Ταῦτα πάντα δεῖ λαμβάνειν ἐν ταῖς διαφόροις περιστά-
σεσιν, ὡς ὅταν φθειρόμενόν τί ἐστιν ἢ μειούμενον, ἢ περιττὸν ἢ κακούμενον, ἢ ἄλλως πως ἀλλοιούμενον, ὡς καὶ τὸ τῆς
μητρὸς γάλα οἰκεῖόν ἐστι τῷ υἱῷ, ὅτι οὐσία αὐτοῦ ἐστιν
οὐσία τοῦ αἵματος ἐξ οὗ γέγονεν. ἀλλ' ὅταν τὸ γάλα τῆς
μητρὸς φθειρόμενον τυγχάνει, τότε ζητεῖν χρὴ ἄλλο προσῆκον τῷ παιδί. ταὐτὸ τοῦτο ἰστέον καὶ περὶ χυμῶν. λαπά-
θου μὲν γὰρ εἴ τις φάγοι τὰ φύλλα, τὴν κοιλίαν ἐκταράσσεται, εἰ δέ τις τὸ σπέρμα λάβοι, ἐπεχομένην αὐτὴν ἕξει.
ὁμοίως δ' οὖν καὶ ὁ τῆς κράμβης χυλὸς [296] καὶ ὁ τῶν
γερόντων ἀλεκτρυόνων ζωμὸς, καὶ οἱ τῶν θαλαττίων κοχλιῶν
χυμοὶ καὶ αἱ σάρκες αὐτῶν.

---

*proprium noxium; lac alienum noxium; lac proprium
utile.*

Haec pro varietate attributorum accipienda funt, velut quum quidpiam corruptum fit aut diminutum aut
redundans aut vitiatum aut alio modo quodam immutatum. Sicut etiam lac matris eft filio aptum, quia ipfius
fubftantia eft fubftantia fanguinis ex quo genitus eft.
Verum fi lac maternum corruptum fit, tum aliud, quod
infanti conferat, quaerendum erit. Idem eft de humoribus fentiendum. Rumicis enim fi quis foliis vefcatur,
alvus fubducetur, fi femen comedat, alvus cohibebitur. Simili quoque modo brafficae fuccus et gallorum veterum
jus et marinarum cochlearum humor et ipfarum carnes
efficient.

ιθ'.

Σιτίον νέοισιν ἀκροσαπές. γέρουσι δὲ ἐς τέλος μεταβεβλη-
μένον, ἀκμάζουσιν ἀμετάβλητον.

*   *   *   τὰ ζῶα πάντα, ἐξ ὧν τρέφεσθαι δεῖ
τοὺς γέροντάς τε καὶ τοὺς παρακμάζοντας, μίαν τὴν ἡμέραν
καὶ νύκτα θνητεντὰ ἐᾶν.   *   καλῶς πεπεμμέ-
νας τροφὰς   *   *   *   νέοις τε καὶ ἀκμάζουσιν
καὶ τὰ σύντονα ἔργα ἐνεργοῦσιν ὀπτὰ ἢ ἑφθὰ ἐπιμελῶς
*   *   ποιότητα γὰρ ἢ ποσότητα τῆς τροφῆς οὐκ ἐνδείκνυται.   *   Ἱπποκράτης μὲν τὸν σκοπὸν
τῆς ποσῆς τροφῆς ποιεῖ τὴν δύναμιν, λέγων, τὰ αὐξανόμενα
πλεῖστον ἔχει τὸ ἔμφυτον θερμόν. πλείστης οὖν δεῖται τροφῆς. ἡ μὲν γὰρ δύναμις τὸ γένος τῆς προσφορᾶς ἀπαιτεῖ.
καὶ τοῦτο μὲν ἄνευ διαφορᾶς, τὴν δὲ ποιότητα μετὰ διαφορᾶς. νῦν δὲ   *

XIX.

*Cibus junioribus parum immutatus, fenibus fumme immu-
tatus, aetate vigentibus haud immutatus.*

*   *   Cuncta animalia, quibus ali fenes et
quorum aetas inclinat, unum diem et noctem mortua
finere.   *   *   alimenta rite concocta.
*   *   Adolefcentibus et florenti
aetati et iis qui in vehementibus operibus verfantur,
tofta aut elixa diligenter.   *   Qualitatem
enim aut quantitatem alimenti non indicat.   *
Hippocrates autem facit ut vires fint quas   attendamus
in alimenti copia aeftimanda, quum ait: *quae augentur,
plurimum innati caloris habent*, ergo plurimo egent alimento. Vires enim genus alimenti indicant. Atque id
fine differentia, qualitatem vero cum differentia. Nunc
autem

κ'.

Ἐς τύπωσιν λέ ἠέλιοι, ἐς κίνησιν ο'. ἐς τελειότητα σί. ἄλλοι δέ φασιν ἐς μορφὴν μέ. ἐς κίνησιν οστ'. ἐς ἔξο-
δον σί. ἄλλοι ν' ἐς ἰδέην. ἐς πρῶτον ἅλμα ρ'. ἐς
τελειότητα τ'. ἐς διάκρισιν μ'. ἐς μετάβασιν π'. ἐς ἔκ-
πτωσιν σμ'.

Οὐκ ἔστιν ὡρισμέιος τις χρόνος τοῖς ἐμβρύοις, ὡς εἶπον, οὔτε τῆς σαφοῦς διαπλάσεως, οὔτε τῆς κινήσεως, οὔτε
τῆς ἀποκυήσεως. Ἱπποκράτης δὲ πρῶτος ἔγραψε περὶ διαπλάσεως αὐτῶν ἀληθῶς· καθάπερ ἀποδέδεικται ἐν τῷ περὶ
τῆς κυουμένων διαπλάσιος κἀν τῷ περὶ σπέρματος· ἀλλὰ
καὶ ἐν τῷ περὶ φύσεως παιδίου ταὐτὸ τοῦτο ἀκριβῶς τε
ἅμα καὶ σαφῶς γέγραπται. διόπερ οὐ χρὴ μηκύνειν τὸν λόγον. ὅλως δὲ οὐχ εἷς ἐστιν ὅρος, ἀλλ' ὁ μὲν χρόνος τῆς δια-
πλάσεώς ἐστιν ἡμερῶν λέ. ἢ τῶν μ'. ἢ καὶ μέ. καὶ ὁ μὲν
τῆς κινήσεως αὐτοῦ χρόνος ἐστὶ διπλάσιος τοῦ τῆς διαπλάσεως, ἣν αὐτὸς τύπωσιν καλεῖ. ὁ δὲ χρόνος τῆς ἀποκυή-

XX.

Ad conformationem foles 35, *ad motum* 70, *ad perfectio-*
nem 210. *Alii vero tradunt ad formam* 45, *ad mo-*
tum 76, *ad exitum* 210, *alii ad fpeciem* 50, *ad pri-*
mum faltum 100, *ad perfectionem* 300, *ad diftinctionem*
40, *ad tranfitum* 80, *ad elapfum* 240.

Non eft in foetibus definitum tempus neque manifeftae conformationis, neque motus, neque exortus. Hippocrates primus de ipforum conformatione vere fcripfit,
ficut in libro de foetuum formatione itemque in libris
de femine demonftratum eft. Idem quoque in libro de
natura pueruli accurate et perfpicue fcriptum legimus.
Quocirca non eft magis producenda oratio. Omnino autem non eft unus terminus, fed conformationis tempus eft
dierum 35. aut 40. aut 45, tempus motionis duplum eft
ejus, in quo conformatur, quod ipfe typofin nominat.

σεως τριπλάσιός ἐστι τοῦ τῆς κινήσεως. ὅπερ ἀληθὲς ὡς
ἐπὶ τὸ πλεῖστον εἶναι δοκεῖ.

κα'.

Οὐκ ἔστι καὶ ἔστι. γίνεται δὲ ἐν τούτοισι καὶ πλέω καὶ
ἐλάσσω. καὶ ὅλον καὶ κατὰ μέρος. καὶ εἴπομεν δὲ καὶ
πλέω πλεόνων καὶ ἐλάσσω ἐλασσόνων. οὐ πολλὸν δὲ
πλείω ἢ ἐλάσσω· τὰ δὲ ἐλάσσω τοσαῦτα καὶ ὅσα ἄλλα
τούτοισιν ὅμοια.

Ἔστι μὲν τὰ ἔμβρυα, ἐπειδὴ γέγονε ἤδη καὶ διάπλασιν
ἔχει τινά. οὐκ ἔστι δὲ ὅτι οὔπω τέλεια. αὖθις δὲ ὡς ἀπ᾽
ἀρχῆς λέγει, ἐν ταύταις ταῖς ἡμέραις, ἃς προέγραψε, καὶ
πλείω καὶ ἐλάττω γίνεσθαι παιδία, ὡς διδάσκων ἡμᾶς μὴ
ἕνα εἶναι τὸν ὡρισμένον αὐτῶν χρόνον, [297] ἀλλὰ διάφορον κατὰ τὴν φύσιν τοῦ σπέρματος καὶ τῆς μήτρας καὶ
τῆς ὥρας καὶ χώρας καὶ τῶν πολλῶν. οἱ δὲ παλαιοὶ ἐξη-

Tempus denique egreſſus in lucem, eſt triplum ejus, in
quo movetur. Quod ut plurimum eſſe verum videtur.

XXI.

Non eſt et eſt. Naſcuntur autem in his et plures et pauciores et ex toto et ex parte. Dicimus etiam plures
pluribus et pauciores paucioribus. Neque vero multo
plures quam pauciores. At pauciores tot et quaecunque alia his ſimilia.

Foetus ſunt, quoniam geniti jam ſunt et conformationem quandam habent. Non ſunt autem, quia nondum
perfecti ſunt. Rurſus autem velut ſumpto initio ait, in
his diebus, quos ante praeſcripſit et plures et pauciores
infantes exoriri, quaſi nos doceat non unum eſſe eis
definitum tempus, ſed diverſum pro natura ſeminis, uteri,
temporis, anni, regionis ac praeterea multarum aliarum
rerum. Veteres autem interpretes hunc locum aliter in-

Ed. Chart. VI. [297.]

γηται ἄλλως λαμβάνουσι τὸ χωρίον. ἡγοῦνται γὰρ περὶ
τῆς ὀκταμήνου γενέσεως τοῦτο λέγεσθαι. καὶ γὰρ ὁ Γλαυ-
κίας οὕτως τὸ ῥηθὲν ἐκφέρει, οὐκ ἔστι δὲ καὶ ἔστι τὸ ὀκτά-
μηνον βρέφος. καὶ πάντα ἐνθάδε μεταφέρει, ἅπερ γέγραπται ἐν τῷ περὶ ὀκταμήνων, ὧν οὐδὲν περιγίνεται. Σαβῖνος
δέ φησι ταῦτα φαίνεσθαι μὲν μετὰ τὴν ἔκτρωσιν καὶ οὕτως εἶναι ὡς ζῶα· οὐκ εἶναι δὲ ὡς εὐθὺς θνήσκοντα, ὡς
τίκτεσθαι μὲν, οὐ περιγίνεσθαι δέ. ἄλλοι δέ   *   *

κβ΄.

Ὀστέων τροφὴ ἐκ κατάξιος, ῥινὶ δὶς πέντε, γνάθῳ δὲ καὶ
κληΐδι καὶ πλευρῆσι διπλάσιαι, πήχει τριπλάσιαι, κνήμῃ καὶ βραχίονι τετραπλάσιαι, μηρῷ πενταπλάσιαι, καὶ
εἴ τι ἐν τούτοισι δύναται πλέον ἢ ἔλασσον.

Τὰ τῶν ὀστέων τῆς ῥινὸς κατάγματα ὑγιαίνει τε καὶ
κρατύνεται δέκα ἡμέραις, γνάθου δὲ καὶ κληΐδος καὶ μετώ-

---

telligunt. Hoc enim de partu, qui octavo menfe edatur,
dictum arbitrantur. Etenim Glaucias fic legit: *non eſt
et eſt infans octavo menfe natus*, et huc transfert ea
omnia, quae in libro de octavi menſis partu ſcripta ſunt,
quo in libro habetur, neminem eo menfe natum eſſe
ſuperſtitem. Sabinus autem ait, hos foetus poſt partum
apparere quidem et ita tanquam animalia eſſe, at non
eſſe, ut mox moritura, ita ut in lucem quidem edantur,
non vivant tamen. Alii vero   *

XXII.

*Offium alimentum ex fractura, naſo bis quinque, maxillae,
claviculae et coſtis duplicia, cubito triplicia, tibiae et
brachio quadruplicia, femori quintuplicia et ſi quid in
his plus aut minus poteſt.*

Naſi oſſium fracturae decem diebus convaleſcunt et
corroborantur, maxillae, claviculae et frontis viginti, hu-

Ed. Chart. VI. [297.]

που εἴκοσιν, ὤμου δὲ τριάκοντα, κνήμης καὶ βραχίονος τεσσαράκοντα, μηροῦ δὲ πεντήκοντα. εἰσὶ μέντοι αἰτίαι πολλαὶ,
δι' ἃς ταῦτα τὰ νῦν λεγόμενα ὑπαλλάττεται. καὶ γὰρ ἥ τε
τοῦ ἔτους ὥρα καὶ χώρα καὶ φύσις καὶ ἡλικία τοῦ θερα-
πευομένου σώματος καὶ δίαιτα καὶ ὁ τρόπος τῆς δέσεως
ποιοῦσι πολλάκις ὡς θᾶττον ἢ βραδύτερον τὰ κατάγματα
κρατύνεσθαι καὶ πωροῦσθαι. ἔστι δὲ καὶ τὸ μὲν πάχος
τῆς ὕλης ἐπιτηδειότερον εἰς τὸ παγῆναί τε καὶ γενέσθαι
πῶρον, ἡ δ' ὑγρότης ἀνεπιτήδειος. ἔτι δὲ καὶ ἡ δύναμις
ἰσχυρὰ θᾶττον ἐργάζεται τὸ ἑαυτῆς ἔργον, ἡ δ' ἀσθενεστέρα βραδύτερον. περὶ πάντων δὲ τούτων εἴρηται τελειό-
τερον ἐν τοῖς εἰς τὸ περὶ ἀγμῶν ὑπομνήμασιν.

κγ'.

Αἷμα ὑγρὸν καὶ αἷμα στερεόν· αἷμα ὑγρὸν ἀστεῖον, αἷμα
στερεὸν φλαῦρον. πάντα δὲ τὰ φλαῦρα καὶ ἀστεῖα πρός τι.

Θερμὸν καὶ ὑγρὸν τῇ φύσει τὸ αἷμα. διὰ τοῦτο ἡνίκα

meri triginta, tibiae brachiique quadraginta, femoris quin-
quaginta. Multae tamen caufae funt quae faciunt ut
haec varientur. Nam et anni tempus et regio et natura
et aetas ejus corporis, cui remedium adhibetur, et victus
ratio et deligandi modus faepe faciunt ut vel citius vel
ferius fracturae corroborentur et callo obducantur. Materiae quoque craſſitudo eſt aptior ad corroborandum et cal-
lum inducendum, ſicut humiditas inepta eſt. Jam vero
validae vires citius opus ſuum perficiunt, imbecillae tardius. De his autem omnibus in commentariis ad libros
de fracturis dictum eſt accuratius.

XXIII.

*Sanguis humidus et ſanguis ſolidus: ſanguis humidus pro-
bus, ſanguis ſolidus pravus. Omnia autem prava et
proba ad aliquid referuntur.*

Sanguis calidus et humidus ſuapte natura eſt. Ideo

εἴτ᾽ κατὰ φύσιν αὐτοῦ, ἀστεῖον καὶ καλὸν εἶναί φησιν· ὅταν δὲ στερεὸν καὶ ἔξω τῆς φύσεως αὐτοῦ, φαῦλον, τουτέστιν οὐ καλὸν, ἀλλὰ βλαβερόν. τὸ δὲ φαῦλον σημαίνει νῦν τὸ μοχθηρὸν, ὃ ἀντίκειται τῷ ἀγαθῷ, ἃ πρός τι εἶναι λέγεται.

κδ'.

Ὁδὸς ἄνω, κάτω, μίη.

Αἱ ὁδοὶ καὶ οἷον ὀχετοὶ ἐν τῷ σώματί εἰσι τὰ καλούμενα ἀπ᾽ αὐτοῦ ἀγγεῖα. ταῦτα ἄνωθεν κάτω καὶ κάτωθεν ἄνω πορεύονται, τῇ σχέσει μόνῃ διαφέροντα. ὥσπερ καὶ κλίμακες τῇ τε ἀναβάσει καὶ τῇ καταβάσει ὑπηρετοῦσι.

κε'.

[298] Δύναμις τροφῆς κρείσσων ἢ ὄγκος. ὄγκος τροφῆς κρείσσων ἢ δύναμις. καὶ ἐν ὑγροῖσι καὶ ἐν ξηροῖσιν ἀφαιρέει, καὶ προστίθησι τοῦτο αὐτό· τῷ μὲν ἀφαιρέει, τῷ

quum naturae fuae ftatum fervat, ipfum effe probum et bonum cenfet. Quum vero folidus eft, hoc eft, extra fuam naturam, effe malum ait, hoc eft, non effe probum, fed noxium. Nam quod φαῦλον dixit, hoc loco vitiofum fignificat, quod bono opponitur, quae ad aliquid referri dicuntur.

XXIV.

Via furfum, deorfum, una.

Viae et veluti canales quidam in corpore funt, quae ab ipfo vafa appellantur. Haec fuperne deorfum et inferne furfum progrediuntur ac fola relatione differunt, ficut fcalae et afcenfui et defcenfui deferviunt.

XXV.

Facultas alimenti melior quam moles. Moles alimenti melior quam facultas et in humidis et in ficcis. Detrahit et apponit idem. Huic quidem detrahit, illi vero

δὲ προστίθησι τὸ αὐτό· φλεβῶν διασφύξιες, καὶ ἀναπνοὴ
πνεύματος καθ᾽ ἡλικίαν, καὶ ξύμφωνα καὶ διάφωνα καὶ
νόσου καὶ ὑγείης, τροφὴ γὰρ καὶ πνεῦμα.

*   *   δύναμις ἀσθενὴς οὐ δύναται πέττειν πολὺ
τροφῆς, κἂν εἴη ἀγαθὴ τροφή. διὸ δεῖ σύμμετρον εἶναι τὸ
τῆς τροφῆς ποσὸν τῇ τοῦ σώματος δυνάμει τε καὶ
    *   *

_____

κστ'.

Ὑγρὴ τροφὴ εὐμετάβλητος μᾶλλον ἢ ἡ ξηρή· ξηρὴ τροφὴ
εὐμετάβλητος μᾶλλον ἢ ἡ ὑγρή. ἡ δυσαλλοίωτος δυσεξανάλωτος, ἡ εὐπρόσθετος εὐεξανάλωτος.

Πρὸς ἄλλην μὲν καὶ ἄλλην φύσιν ἀναφερόμενον τοῦτο
ἀληθὲς εἶναι δοκεῖ. ἔστι γὰρ φύσις τις τοῦ σώματος, ἐν

_____

apponit idem. _Venarum pulfationes et fpiritus refpiratio pro aetate confentiunt et diffentiunt, et morbi et
fanitatis funt indicia, magisque fanitatis quam morbi
et morbi magis quam fanitatis: fpiritus enim etiam alimentum eft._

    *   Vires imbecillae multum alimenti, li-
cet probum fit, concoquere non poffunt. Propterea curandum eft, ut modus alimenti habita ratione virium
corporis ftatuatur.   *

_____

XXVI.

_Humidum alimentum facilius transmutatur quam ficcum.
Alimentum ficcum facilius quam humidum transmuta-
tur. Quod difficile alteratur, difficile confumitur.
Quod facile apponitur, facile confumitur._

_____

Hoc ad aliam aliamque naturam relatum verum videtur effe. Quaedam enim eft corporis natura, in qua

Ed. Chart. VI. [298.]

ἢ μᾶλλον ἡ ὑγρὰ τροφὴ ἢ ἡ ξηρὰ εὖ μεταβάλλεται. ἔστι δὲ
καὶ ἐν ᾗ τὸ ἐναντίον εὑρίσκεται. οὕτω καὶ ἡ δυσαλλοίωτος
τροφὴ δυσεξανάλωτος, καὶ ἡ εὐπρόσθετος εὐεξανάλωτος.
πρώτου μὲν οὖν γένους ἐστὶ τὸ βόειον κρέας καὶ κοχλίαι
καὶ πάντα τὰ σκληρόσαρκα, καὶ τῶν οἴνων οἱ παχεῖς καὶ
κιῤῥοὶ, καὶ λευκοὶ ἅμα καὶ παχεῖς   δευτέρου δὲ οἱ οἶνοι
λευκοὶ μὲν τὴν χρόαν, λεπτοὶ δὲ τὴν σύστασιν, οὓς καλοῦμεν ὑδατώδεις. τῶν δ᾽ ἄλλων πάντων ὅσον ὑπέρχεταί τι
κατὰ τὴν γαστέρα σαφὲς, ἀνάλογον τῷ χρόνῳ τῆς θρέψεως
ἀναλίσκεται. τοιοῦτος μὲν γάρ ἐστιν ὁ τῆς πτισάνης χυλὸς, ὁ δὲ χόνδρος οὔ. ἀλλὰ καὶ πολλὴν καὶ ἐν πολλῷ χρόνῳ τροφὴν παρέχει. ποιεῖν δὲ δεῖ τὴν παραβολὴν ἐπὶ τοῖς
ὁμοίως ἔχουσι κατὰ τὸ ποιὸν τῆς συστάσεως καὶ κατὰ τὸ
ποιὸν τῆς σκευασίας, ὥσπερ ἴσασιν οἱ τῶν ἰατρῶν παῖδες,
ὡς τὰ ὀπτώμενα μᾶλλον κατισχύει τὰ σώματα, ἢ τὸ ἑψημένον.   *   τ᾽ ἄλλα εἴδη πάντα τῆς ἑψήσεως.

---

potius humidum quam ſiccum alimentum bene transmutatur.   Eſt etiam quaedam, in qua contrarium uſu venit.
Sic alimentum, quod difficulter alteratur difficulter conſumitur et quod facile apponitur facile alteratur.   Primi
generis eſt caro bubula et cochleae et quae carnem duram habent omnia et vinum craſſum et fulvum et
quod ſimul album craſſumque eſt.   Secundo genere continentur vina albi coloris et tenuis conſiſtentiae, quae
aquea vocamus.   Ex aliis omnibus quatenus aliquid manifeſte ventrem ſubit, eatenus ad proportionem temporis,
quo alit, conſumitur.   Talis eſt ptiſanae ſuccus, alica
vero non item.   Siquidem et multum alit et multo ſpatio temporis id facit.   Comparatio autem facienda eſt in
iis, quae et in qualitate conſiſtentiae et qualitate apparatus ſunt ſimilia, quod medici perſpectum habent, ut aſſa
magis corroborent corpora, quam elixa.   *
Caetera omnia elixandi genera.

κζ'.

Καὶ ὁκόσοι ταχείης προσθέσιος δέονται, ὑγρὸν ἴημα εἰς ἀνά-
ληψιν δυνάμιος κράτιστον. ὁκόσοι δὲ ἔτι ταχυτέρης, δι'
ὀσφρήσιος, ὁκόσοι δὲ βραδυτέρης προσθέσεως δέονται, στε-
ρεῇ τροφῇ. μύες στερεώτεροι, δυσεύκτητοι τῶν ἄλλων,
πάρεξ ὀστέου καὶ νεύρου, δυσμετάβλητα τὰ γεγυμνασμένα
κατὰ γένος αὐτὰ αὐτῶν ἰσχυρότερα τοῦ ὄντος, διὰ τοῦτο
αὐτὰ ἑωϋτῶν, δυστηκτότερα· πῦον τὸ ἐκ σαρκὸς, πυῶ-
δες τὸ ἐξ αἵματος καὶ ἐξ ἄλλης ὑγρασίης, πῦον τροφὴ
ἕλκεος. πῦον τροφὴ φλεβὸς, ἀρτηρίης, μυελὸς τροφὴ
ὀστέου, διὰ τοῦτο ἐπιπωροῦται.

Οὕτως κἂν τοῖς ἀφορισμοῖς γέγραπται, ῥᾷον πληροῦσθαι
ποτοῦ ἢ σιτίου. τὰ γὰρ ὑγρά τε καὶ ποτὰ ὅσα τρέφειν πέφυκε, τοῦτο ποιοῦσι θᾶττον, ἢ τὰ στερεὰ τῶν σωμάτων.
κἂν γὰρ τὰ στερεὰ μᾶλ- [299] λον τρέφει, ἀλλ' ὅμως ταῦτα
πλεονεκτεῖ τῷ τάχει. διὰ ταῦτα γοῦν τοῖς ταχείας δεομέ-

XXVII.

*Et quicunque celeri appofitione indigent, iis humidum me-
dicamentum ad refumendas vires optimum. Quicunque
vero adhuc celeriore, per olfactum. Quibuscunque vero
tardiore appofitione opus eft, iis folidus cibus exhibendus. Mufculi folidiores difficilius reliquis colliquefcunt
excepto offe et nervo. Quae exercita a funt aegre im-
mutantur ipfaque in fuo genere feipfis, quam pro natura, valentiora funt, ideo ipfa inter fe aegrius colliquefcunt. Pus ex carne, purulentum ex fanguine et ex
reliquo humore. Pus ulceris alimentum, pus venae et
arteriae alimentum, medulla offis alimentum, ideo callo
firmatur.*

Sic etiam in aphorismis fcriptum eft: *facilius impleri
corpora potu quam cibo.* Quae enim humida poculentaque funt, quae nimirum ad alendum apta funt, id celerius quam folida corpora efficiunt. Quamvis enim folida
magis nutriant, haec tamen celeritate illis praeftant.

νοις προσθέσεως, το ύγρὸν καὶ τὸ ποτὸν προσήκει, τοῖς δὲ
τῆς ταχυτέρας τὰ ὀσφραντὰ, τοῖς δὲ βραδυτέρας τὰ στερεὰ τῶν σωμάτων. τὸ μέντοι σῶμα ἤδη ἀσθενὲς, ἢ διὰ
μακρὰν νόσον ἢ διὰ κένωσιν ἢ μοχθηρὸν χυμοὶ, δεῖται
τροφῆς μὲν μὴ βαρείας, εὐπέπτου τε καὶ εὐόσμου, ὅτι ἀγαθὴ ὀσμὴ προστίθησί τι ἐν τῷ σώματι καὶ τὴν κρᾶσιν αὐτοῦ προσρυθμίζει καὶ τὴν θερμασίαν κρατεῖ τὴν φυσικὴν,
ἐν ᾗ τὴν ζωὴν εἶναί φαμεν.   *   *

κη΄.

Δύναμις πάντα αὔξει καὶ τρέφει καὶ βλαστάνει

Εἴρηται ὅτι ἔστι μέν τις ἑλκτικὴ δύναμις τῆς οἰκείας
ποιότητος, ἔστι δέ τις καὶ καθεκτικὴ ζῶν ληφθέντων καὶ
αὖθις ἀποκριτικὴ τῶν περιττωμάτων, καὶ ἡ ἀλλοιωτικὴ, καὶ
ὅτι πάντα τοῦ ζώου μόρια ταύτας ἔχει τὰς δυνάμεις. ἕλκει
γὰρ τὰ μόρια καθ᾽ ὅλον τὸ σῶμα ἐκ τῶν ἀπὸ τῆς κοίλης

Proinde fit ut quibus celeri appofitione opus eft, humida
poculentaque conveniant. Quibus vero etiam celeriore,
iis per odoratum fuccurramus. Quibus tardiore, folida
corpora praebeamus. Quamquam corpus, quod jam debile
aut evacuatione aut a vitiato humore fit redditum, poftulat alimentum non grave illud quidem, fed quod facile
concoquatur, quodque fuavis fit odoris. Caufa eft, quia
fuavis odor nefcio quid addit ad corpus et ejus temperaturam accommodat et naturalem calorem corroborat, in
quo calore nos effe vitam afferimus.   *   *

XXVIII.

Facultas omnia auget et alit et propagat.

Dictum eft, facultatem quandam effe, quae fibi aptam
qualitatem trahit, aliam effe quae retinet ea quae fumpta
funt, ficut rurfus aliam, quae rejicit excrementa, aliam
denique, quae alterandi munere fungitur, et has facultates in omnibus animantis ineffe partibus. Partes enim

πεφυκυιῶν φλεβῶν τὴν τροφήν. αὐτὴ δ᾽ αὖ ἡ κοίλη ἐκ τῶν καθ᾽ ἧπαρ. αἳ δ᾽ αὖθις ἐκ τῶν ἐπὶ τὰς πύλας ἀναφερομένων, ἐκεῖναι δ᾽ αὖ πάλιν ἐκ τῆς γαστρός τε καὶ τῶν ἐντέρων. τὴν δὲ γαστέρα αὐτὴν ἔξωθεν πληροῦν ἀνάγκη. ταῦτα δὲ πάντα ποιεῖ μὲν ἡ δύναμις πρός τε τὴν αὔξησιν καὶ τὴν θρέψιν καὶ τὴν βλάστησιν τοῦ ζώου, καὶ μάλιστα μὲν διὰ τῶν φλεβῶν φαίνεται τοῦτο ἐργάζεσθαι· ἃς ἴδομεν οὐ παραγούσας μόνον τὴν τροφὴν ἐκ τῆς γαστρὸς, ἀλλ᾽ ἑλκούσας ἅμα καὶ παρασκευαζούσας τῷ ἥπατι τὸν ὁμοιότατον ἐκείνῳ τρόπον. πῶς δὲ ταῦτα πάντα γίνεται, ἐπειδὴ

*　　　　*

κθ΄.

Ὑγρασίη τροφῆς ὄχημα.

Τὸ κοῦφόν τε καὶ ξανθὸν περίττωμα δεξαμένην κύστιν ἡ φύσις ἐπέθηκε τῷ ἥπατι. τὸν δὲ τὸ παχὺ καὶ ἰλυῶδες ἕλκοντα τὸν σπλῆνα ἐν τοῖς ἀριστεροῖς μέρεσι κατέθετο.

alimentum in totum corpus a venis a cava prognatis trahunt. Cava autem rurſus trahit ab iis, quae ſunt in jecore, eae deinde ab illis, quae ſurſum ad portas feruntur. Illae rurſus ex ventriculo et inteſtinis. Ipſum porro ventriculum extrinſecus impleri neceſſe eſt. Haec autem omnia facit facultas, ut augeat animal, nutriat atque propaget. Idque potiſſimum moliri per venas videtur, quas nos non modo alimentum e ventriculo deducere videmus, ſed etiam attrahere ſimul et jecori praeparare ſimillimo modo, quo ipſum facit. Quomodo autem haec generantur omnia, quoniam 　　*　　　*

Humiditas alimenti vehiculum.

XXIX.

Natura veſicam jecori adjunxit, qua leve flavumque excrementum exciperetur, lienem vero ſiniſtra in parte collocavit, qui craſſum limoſumque excrementum traheret.

ἀποθέμενος οὖν ὁ παρασκευαζόμενος ἐν τῷ ἥπατι χυμὸς εἰς
τροφὴν τοῦ ζώου τὰ εἰρημένα περιττώματα καὶ πέψιν κτη-
σάμενος, ἐρυθρὸς καὶ καθαρὸς ἐπὶ τὰ κυρτὰ μόρια τοῦ
ἥπατος ἀνέρχεται, διαδέχεται δ' αὐτὸν ἐνταῦθα μεγίστη
φλὲψ καὶ πρὸς ἄμφω τὰ τοῦ ζώου μέρη τό τε ἄνω καὶ τὸ
κάτω φέρει. κατὰ ταύτην δὲ τὴν φλέβα πολλῆς ὑγρότητος
λεπτῆς τε καὶ ὑδατώδους μεστόν ἐστι τὸ αἷμα. οὔτε γὰρ
ἐκ τῆς γαστρὸς εἰς τὰς φλέβας ἀναληφθῆναι καλῶς οἷόν τε
ἦν τὸν ἐκ τῶν σιτίων χυμὸν οὔτε ῥᾳδίως διεξέρχεσθαι τὰς
ἐν τῷ ἥπατι φλέβας, εἰ μή τις αὐτῷ λεπτοτέρα καὶ ὑδατώδης ὑγρότης ἀνεμέμικτο. τρέφεσθαι μὲν γὰρ οὐδὲν ἐξ αὐτῆς δύναται μόριον. διὸ τὴν ὑγρασίαν τῆς τροφῆς ὄχημα
καὶ οὐ τροφὴν οὐ μόνος ὁ Ἱπποκράτης, ἀλλὰ καὶ σχεδὸν
ἅπαντες οἱ ἄριστοι τῶν ἰατρῶν ἀπεφήναντο. πρὸς γοῦν
αὐτὴν τὴν χρείαν ὑπηρετεῖ τοῖς ζώοις καὶ οὐκ ἐνδέχεται
ἀναδοθῆναι τὸ τρέφον ἐκ τῆς κοιλίας, μὴ παραπέμποντος
ὑγροῦ τινος   *   *

Quum igitur humor, qui in jecore paratur ad animalis
alimentum, duo praedicta excrementa deposuit et coctionem est adeptus, ruber et purus surfum ad gibbas jecoris
partes ascendit. Illic autem ipsum excipit vena maxima
et ad utramque animalis partem inferiorem et superiorem
devehit. In hac vena sanguis est multa humiditate tenui
et aquea plenus. Siquidem humor ex cibis proveniens
neque poterat ex ventriculo in venas commode transumi,
neque facile venas, quae in jecore sunt, pertransire, nisi
quaedam tenuior et aquea humiditas esset admixta. Ex
ea tamen nutriri nulla pars potest. Idcirco humiditatem
esse alimenti vehiculum let non alimentum non solum
Hippocrates, sed omnes fere optimi medici censuerunt.
Hunc igitur ipsum praestat animantibus, neque quod nutriturum est, a ventriculo potest distribui, nisi ab aliqua
re ita liquida deducatur.   *   *

ΙΠΠΟΚΡΑΤΟΥΣ ΠΕΡΙ ΔΙΑΙΤΗΣ ΟΞΕΩΝ ΝΟΣΗΜΑΤΟΝ ΒΙΒΛΙΩΝ ΚΑΙ ΓΑΛΗΝΟΥ ΥΠΟΜΝΗΜΑ Α.

Ed. Chart XI. [1.]   Galen. V. (37.)

α΄.

[1] Οἱ ξυγγράψαντες τὰς Κνιδίας καλεομένας γνώμας ὁκοῖα μὲν πάσχουσιν οἱ κάμνοντες ἐν ἑκάστοισι τῶν νοσημάτων ὀρθῶς ἔγραψαν, καὶ ὁκοίως ἔνια ἀπέβαινεν αὐτέων, καὶ ἄχρι μὲν τουτέων καὶ μηδὲ ἰητρὸς δύναιτό τις ἂν ὀρθῶς ξυγγράψαι, εἰ εὖ παρὰ τῶν καμνόντων ἑκάστου πυθοίατο ὁκοῖα πάσχουσιν. ὁκόσα δὲ προκαταμα-

HIPPOCRATIS DE ACUTORUM MORBORUM VICTU LIBER ET GALENI COMMENTARIUS I.

I.

Qui Cnidias appellatas fententias confcripferunt, hi fane quae fingulis in morbis aegri patiantur et quomodo eorum quaedam fuccedant, recte fcripferunt. Ac certe quivis ad haec usque etiam non medicus fcribere potuerit, fi probe ex fingulis aegrotis quae patiantur refciverit. Verum quae medicum aegro non referente

θεῖν χρὴ τὸν ἰητρὸν, μὴ λέγοντος τοῦ κάμνοντος, τουτέων
τὰ πολλὰ παρεῖται, ἄλλα ἐν ἄλλοισι, καὶ ἐπίκαιρα ἔνια
ἐόντα ἐς τέκμαρσιν.

Οὐ μόνον οὐδὲν ὧν οἱ κάμνοντες πάσχουσι παρέλιπον
οἱ τὰς Κνιδίας γράψαντες γνώμας, ἀλλὰ καὶ πιραιτέρω τοῦ
προσήκοντος ἐνίων ἐμνημόνευσαν, ὡς ὀλίγον ὕστερον δείξω.
καὶ οὔπω τοῦτο τέχνης ἔργον, εἰ μηδὲν παρέλιπον τῶν καὶ
τοῖς ἰδιώταις γνωσθῆναι δυναμένων· οὐ γὰρ οὗτος ὁ σκοπὸς
τοῖς τεχνίταις ἐστὶν, ἀλλὰ τὸ τὰ χρήσιμα πρὸς τὴν θεραπείαν ἅπαντα γράφειν, ὥστε [2] καὶ προσθεῖναί τινα δεήσει πολλάκις, ὧν μὴ γινώσκουσιν οἱ ἰδιῶται πάντως, ἀφελεῖν
τε πολλὰ τῶν γινωσκομένων αὐτοῖς, ἐὰν μηδὲν φαίνοιτο
συνεργοῦντα πρὸς τὸ τῆς τέχνης τέλος. (38) Καὶ ἐπίκαιρα
ἔνια ἐόντα εἰς τέκμαρσιν. Τέκμαρσίς ἐστιν ἡ διὰ τεκμηρίου γνῶσις, τεκμήριον δὲ ὀνομάζουσιν οἱ παλαιοὶ τὸ συλ-
λογιστικὸν σημεῖον, τεκμήριον δὲ οὐχ ἁπλῶς ἅπαν σημεῖον,

*praedifcere oportuit, eorum multa praetermiſſa ſunt, in
aliis alia, nonnullaque, ad conjectationem peropportuna.*

Qui Cnidias ſcripferunt ſententias, non ſolum quae
aegri patiuntur, eorum nihil praetermiferunt, verum
etiam ultra decentia nonnulla memoriae prodiderunt, ut
paulo poſt ſum demonſtraturus.　Ac nondum id artis opus
eſt, ſi quae ab idiotis cognoſci queunt, eorum nihil prae-
termiferint, non enim hic artificibus eſt ſcopus, *ſed alius,*
quae *nimirum* ad curationem idonea ſunt, omnia ſcribere.
Quare tum ſaepiuscule nonnulla, quae vulgus indoctum
prorſus non agnovit, erunt adjicienda, tum multa, quae
ab eo cognoſcuntur, ſi nihil ad artis finem conferre videantur, auferenda. *Nonnullaque ad conjectationem peropportuna.*　Conjectatio eſt, quae per conjecturam fit cognitio.　Conjecturam vero　veteres nominant ratiocinativum
ſignum, conjectura autem non ſimpliciter omne ſignum

οἷς ἐν τῷ περὶ τεκμηρίου καὶ σημείου δέδεικται λόγῳ. τὰ
οὖν εἰς τὴν τοιαύτην γνῶσιν ἀναγκαῖά τε καὶ χρήσιμα τοῖς
ἰατροῖς οὐχ ἅπαντά φησι γεγράφθαι κατὰ τὰς Κνιδίας γνώμας, ἀλλὰ παραλελεῖφθαι πολλά.

β'.

Ὁκόταν δὲ ἐς τέκμαρσιν λέγηται, ὡς χρὴ ἕκαστα ἰητρεύειν,
ἐν τουτέοισι πολλὰ ἑτεροίως γινώσκω, ἢ ὡς ἐκεῖνοι ἐπεξ-
ίεσαν.

Ἐπειδὴ πολλὰ παραλελεῖφθαι τοῖς Κνιδίοις ἰατροῖς εἶπεν εἰς τέκμαρσιν χρήσιμα, τίνα λέγει τέκμαρσιν αὐτὸς ἐφεξῆς ἐδίδαξεν, ὡς χρὴ εἰπὼν ἕκαστα ἰητρεύειν· εἰς γὰρ τὴν
τούτων εὕρεσιν ὅ τί περ ἂν ᾖ χρήσιμον, ἐκ τῆς τέχνης
ἐστίν. ἴσως οὖν τις δόξειε παραλελεῖφθαι τὰ πρὸς τὴν
διάγνωσίν τε καὶ πρόγνωσιν διαφέροντα τεκμήρια· τὸ δὲ
οὐχ οὕτως ἔχει, περιέχεται γὰρ ἐξ ἀνάγκης ταῦτα τοῖς εἰς
θεραπείαν διαφέρουσιν, ὡς εἴ γε μηδὲν εἰς τὴν τῆς ἀρίστης

exiſtit, ut in libro de conjectura et ſigno demonſtratum
eſt. Quae igitur medicis ad hujusmodi cognitionem tum
neceſſaria tum utilia exiſtunt, ea non omnia Cnidiis in
ſententiis ſcripta, imo multa praetermiſſa eſſe protulit.

II.

Quum autem ad conjectationem refertur, quomodo ſin-
gula curare oporteat, in his multa aliter quam illi
diſſeruerint ſentio.

Poſtquam multa ad conjectationem utilia a Cnidiis medicis praetermiſſa eſſe protulit, quam dicat conjectationem
ipſe deinceps docuit his verbis: *quomodo ſingula curare*
oporteat. Nam quodcunque ad horum inventionem utile
fuerit, id ex arte eſt. Fortaſſis igitur aliquis cenſuerit
conjecturas tum ad dignotionem, tum ad praenotionem
conferentes eſſe praetermiſſas. Verum non ita ſe res
habet, hae namque neceſſario in rebus ad curationem ido-

θεραπείας εὕρεσιν ἡ διάγνωσις τῶν νοσημάτων ἢ ἡ πρόγνωσις τῶν ἀποβησομένων συνετέλουν, παντάπασιν ἂν ἦσαν
περιτταί, νυνὶ δὲ ὅτι συντελοῦσι, διὰ -οὗτό εἰσι χρήσιμαι.
ὅτι μὲν οὖν διάγνωσις τῶν παθῶν ἀναγκαιοτάτη πρὸς τὴν
θεραπείαν ἐστὶν οὐδὲ λόγου δεῖ. πρῶτον γὰρ διαγνῶναι
χρὴ τί ποτέ ἐστι τὸ πάθος, εἶθ' οὕτως ἐπιχειρεῖν αὐτὸ
θεραπεύειν. ὅτι δὲ καὶ ἡ πρόγνωσις εἰς τὴν θεραπείαν χρήσιμος κατὰ τὸ προοίμιον ἐδίδαξεν αὐτὸς τοῦ προγνωστι-
κοῦ. ὥστε ἄν τις λέγῃ πάντα τὰ κατὰ τὴν ἰατρικὴν ἤτοι
γε εἰς διάγνωσιν ἢ εἰς θεραπείαν εἶναι χρήσιμα ἢ εἰς πρόγνωσιν, δυνάμει λέγει ταὐτόν· ἡ μὲν γὰρ θεραπεία δι' ἑαυτὴν ἀσκεῖται τοῖς ἰατροῖς, ἡ δὲ πρόγνωσις καὶ διάγνωσις
ἕνεκα τῆς θεραπείας· ὅθεν οὐδὲ τὸ τέλος τῆς τέχνης διάγνωσιν ἢ πρόγνωσιν εἶπεν εἶναί τις ὥσπερ τὴν θεραπείαν.
ἄκουε δὴ νῦν τὴν θεραπείαν τὴν τῶν νοσημάτων ἀναίρεσιν
ἤδη γεγενημένων, οὐ γινομένων ἔτι. γέγραπται δὲ περὶ τούτων ἁπάντων ἱκανῶς ἐν τῷ περὶ τοῦ τέλους τῆς ἰατρικῆς
βιβλίῳ καὶ νῦν οὐ χρὴ τὸ πάρεργον ἔργον ποιεῖσθαι, τὴν

neis continentur. Quod fi ad optimae curationis inventionem nihil conferrent morborum dignotio ac futurorum
praenotio, hae prorfus forent fupervacaneae, nunc autem
quod conferant, ob id exiftunt utiles. Ergo quod affectuum dignotio ad curationem maxime neceffaria fit, ratione perpendere non opus eft. Primum enim quisnam
fit morbus dignofcere oportet, deinde ipfius curationem
ita fufcipere. Quod vero praenotio ad curationem quoque fit utilis, in prognoftici praefatione demonftravit *Hippocrates*. Quare fi quis quae ad medicinam fpectant
omnia aut ad dignotionem aut ad curationem aut praenotionem utilia effe dicat, potentia idem dicit. Curatio
fiquidem per fe a medicis inftituitur, at praenotio et dignotio propter curationem. Quare nemo finem artis dignotionem vel praenotionem, quemadmodum curationem, affeveraverit. Jam vero percipe, curationem morborum
everfionem jam obortorum, non autem etiamnum oborien-
tium effe. Sed de his omnibus libro de fine medicinae

γνώμην τοῦ παλαιοῦ κατανοήσαντας ἤδη καὶ χωρὶς τῆς περὶ
τοῦ τέλους ἀκριβολογίας. γεγραμμένης δὲ τῆς προκειμένης
ῥήσεως καὶ καθ' ἕτερον τρόπον ἐν πολλοῖς τῶν ἀξιοπίστων
ἀντιγράφων οὐκ ἄκαιρόν ἐστι κἀκείνης μνημονεῦσαι· διαφέρει δὲ τῆς προγεγραμμένης ἑνὶ γράμματι τῷ ἢ κατὰ τόνδε
τὸν τρόπον ἔχουσα, [3] ὁκόταν δὲ εἰς τέκμαρσιν λέγηται
ἢ ὡς χρὴ ἕκαστα ἰητρεύειν. οἱ δὲ οὕτω γράφοντες τέκμαρσιν μὲν τὴν διάγνωσίν τε καὶ πρόγνωσιν ἀκούουσι, τὸ δέ,
ὡς χρὴ ἕκαστα ἰητρεύειν τὴν θεραπείαν, οὐ βουλόμενοι ταύτην περιέχεσθαι ἐν τῷ τῆς τεκμάρσεως ὀνόματι· εἰ δέ γε
τοῦθ' οὕτως ἔχει, κατὰ τὴν προγεγραμμένην ῥῆσιν, ἐν ᾗ
φησιν, πολλὰ παρεῖται ἄλλα ἐν ἄλλοισι καὶ ἐπίκαιρα ἔνια
ἐόντα ἐς τέκμαρσιν, οὐκ ὀρθῶς ἔσται παραλελοιπὼς τὸ θεραπευτικὸν μέρος τῆς τέχνης. εὔδηλον δ' ὅτι φήσουσιν
ἐκεῖνοι δι' αὐτὸ τοῦτο πάλιν ἐπαναλαβεῖν καὶ γράψαι τὴν
ἑξῆς ῥῆσιν, ἵνα προσθῇ καὶ τὸ θεραπευτικόν. ἔνθα δὲ οὐκ
ἔστι περὶ πράγματος εἰς θεραπείαν χρησίμου διαφωνία πε-

abunde fcriptum eft. Atque nunc praeter propofitum opus
nos conftruere non oportet, qui jam fenis mentem etiam
citra accuratam de fine tractationem deprehendimus.
Quum autem propofita dictio alio quoque modo plerisque
in exemplaribus fide dignis fcripta fit, ejus mentionem
facere non intempeftivum eft. Differt autem a praefcripta
dictione unica litera, hoc eft vel, ut ad hunc modum
textus fit: Quum autem ad conjectationem referatur, vel
quomodo fingula curare oporteat. Qui ita fcribunt, per
conjectationem, dignotionem et praenotionem intelligunt,
et per haec verba: quomodo fingula curare oporteat, curationem, nolentes eam conjectationis nomine contineri.
Quod fi ita habet, in ante fcripta dictione qua dicit:
multa praetermiffa funt in aliis alia, nonnullaque ad conjectationem peropportuna, non recte curatricem artis partem praetermiferit. Patet autem quod ifti afferent, ob id
ipfum fequentem dictionem repetiviffe ac fcripfiffe, quo
curatricem artis partem adderet. Verum ubi de re ad
curationem utili difceptatio non eft, fermonem protrahere

ριττὸν τὸ μακρολογεῖν· ἐπ᾽ ἐκεῖνα τοίνυν σπεύσωμεν, ἐν οἷς
καὶ διδάσκει τὰ πρὸς τὴν θεραπείαν χρήσιμα.

γ΄.

Καὶ οὐ μόνον διὰ τοῦτο οὐκ ἐπαινέω, ἀλλ᾽ ὅτι καὶ ὀλίγοισι
τὸν ἀριθμὸν τυῖσιν ἀκέεσιν ἐχρέοντο· τὰ γὰρ πλεῖστα
αὐτέοισιν εἴρηται, πλὴν τῶν ὀξέων νούσων, φάρμακα ἐλα-
τήρια διδόναι καὶ ὀῤῥὸν καὶ γάλα τὴν ὥρην πιπίσκειν.
εἰ μὲν οὖν ταῦτ᾽ ἦν ἀγαθὰ καὶ ἁρμόζοντα τοῖσι νουσήμασιν, ἐφ᾽ οἷσι παρήνεον διδόναι, πολὺ ἂν ἀξιώτερα ἦν
ἐπαίνου, ὅτι ὀλίγιστα ἐόντα αὐτάρκεά ἐστιν· νῦν δὲ οὐχ
οὕτως ἔχει.

Καὶ ὀλίγοις τὸν ἀριθμὸν τοῖς ἰάμασιν αὐτούς φησι κεχρῆσθαι, πλὴν τῶν ὀξέων νοσημάτων, ὡς ἐν τούτοις εἰρηκότων πολλὰ, καὶ γὰρ οὕτως εἰρήκασι· τὰ δὲ ἐπὶ τῶν χρο-

---

fuperfluum eſt.   Quare ad ea, in quibus ad curationem
utilia etiam docet, properemus.

III.

*Atque non ſolum ob id non laudo, verum quod et paucis
numero remediis uſi ſint.   Nam plurima ab ipſis relata
ſunt (praeterquam in morbis acutis) medicamenta deorſum purgantia exhibenda, tum ſerum, tum lac pro tempeſtate propinandum.   Haec igitur ſi bona eſſent et
morbis in quibus dari monuerunt, convenientia, longe
laude digniora eſſent, quod pauciſſima ſufficerent.   Sed
nunc non ita ſe res habet.*

Paucis quoque numero medicamentis ipſos ait, praeterquam in acutis morbis, uſos fuiſſe, ac ſi in his multa
enarraverint.   Etenim ita protulerunt.   Quae vero de diuturnis morbis dixerunt,   haec revera contra ſe habent.

νίων ὄντως πάλιν καὶ ταῦτα. καὶ γὰρ δι᾽ ἐλατηρίων καὶ ὀῤ-
ῤοῦ καὶ γάλακτος ὡραίως πινομένων αὐτοῖς περαίνεται.

δ

Οἱ μέντοι ὕστερον ἐπιδιασκευάσαντες ἰητρικώτερον δή τι
ἐπῆλθον περὶ τῶν προσοιστέων ἑκάστοισιν.

Ἐπιδιεσκευάσθαι λέγεται βιβλίον ἐπὶ τῷ προτέρῳ γε-
γραμμένῳ τὸ δεύτερον γραφὲν, ὅταν τὴν ὑπόθεσιν ἔχον
τὴν αὐτὴν καὶ τὰς πλείστας τῶν ῥήσεων τὰς αὐτὰς, τινὰ
μὲν ἀφῃρημένα τῶν ἐκ τοῦ προτέρου συγγράμματος ἔχει,
τινὰ δὲ προσκείμενα, τινὰ δὲ ὑπηλλαγμένα· παράδειγμα δ᾽
εἰ βούλει τούτου σαφηνείας ἕνεκα τὸν δεύτερον Αὐτόλυκον
Εὐπόλιδος ἔχεις ἐκ τοῦ προτέρου διεσκευασμένον. οὕτως δὲ
καὶ τὰς Κνιδίας γνώμας ἐπὶ ταῖς προτέραις δευτέρας ἐξέδοσαν οἱ ἀπὸ τῆς Κνίδου ἰατροί, τινὰ μὲν ἐχούσας τὰ αὐτὰ πάντῃ, τινὰ δὲ προσκείμενα, τινὰ δὲ ἀφῃρημένα, καθάπερ γε καὶ ὑπηλλαγμένα· τοῦτ᾽ οὖν τὸ δεύτερον βι-

Etenim per medicamenta alvum deorfum purgantia tum
ferum tum lac potui exhibita ab illis perficiuntur.

IV.

*Qui vero fecundum librum recognoverunt, de iis fane quae
fingulis affumenda fint, medice magis differuerunt.*

Secundum priori fuccedentem librum fcriptum reco-
gnofci dioimus, qui quum documentum idem easdemque
plurimas dictiones habeat, nonnulla quidem e priore libro detracta, quaedam vero addita, alia denique permutata continet.   Hujus rei exemplum fi defideres, perfpi-
cuitatis gratia, fecundum Eupolidis Autolycum ex priore
compofitum habes.   Ita vero et Cnidias fententias Cnidii
medici a prioribus fecundas ediderunt, quae nonnulla
quidem prorfus eadem, quaedam vero addita, alia denique
detracta ac etiam immutata continebant.   Hunc itaque

βλίον ὁ Ἱπποκράτης ἰατρικώτερον συγκεῖσθαί φησι τοῦ προτέρου.

ε΄.

[4] Ἀτὰρ οὐδὲ περὶ διαίτης οἱ ἀρχαῖοι ξυνέγραψαν οὐδὲν ἄξιον λόγου, καίτοι μέγα τοῦτο παρῆκαν.

Ἡ διὰ τῶν συνηθῶν ὑλῶν ἀγωγὴ τῆς θεραπείας ὀνομάζεται δίαιτα, καθάπερ ἡ διὰ τῶν συνηθῶν τομῶν τε καὶ καύσεων καὶ τῶν ἄλλων, ὅσα διὰ τῶν χειρῶν ἐνεργεῖται, χειρουργία, καὶ τρίτη γε ἐπ᾽ αὐτοῖς μοῖρα τῆς ἰατρικῆς ἐστιν ἡ φαρμακευτική, διὰ φαρμάκων καὶ αὐτὴ δηλονότι περαινομένη. μέμφεται δὲ τοῖς ἑαυτοῦ πρόσθεν ὁ Ἱπποκράτης, ὡς οὐδὲν ἄξιον λόγου περὶ διαίτης γεγραφόσιν· τοῦτο δὲ εἶπεν, οὐχ ὡς οὐδὲν αὐτῶν συγγραψάντων διαιτητικὸν θεώρημα, [γράφουσι γὰρ] ἀλλ᾽ ὡς οὐκ ἄξιον λόγου· δείξει δ᾽ αὐτὸς ὁποῖόν τι τὸ ἄξιον λόγου διὰ τῶν ἐφεξῆς.

secundum librum primo magis medicum esse Hippocrates asserit.

V.

Sed neque de victus ratione quicquam effatu dignum veteres conscripserunt, quanquam magnum id praetermiserunt.

Is qui per consuetas materias fit curationis ductus, diaeta appellatur, quemadmodum qui per consuetas tum sectiones, tum ustiones et caeteras quae manibus fiunt operationes, chirurgia, ac tertia ab his medicinae pars est pharmaceutice, quae nimirum medicamentis absolvitur. Accusat autem priscos Hippocrates, quod de victus ratione nihil effatu dignum conscripserint, idque protulit, non quod nullum diaeteticum documentum conscripserint, (scripserunt enim) sed quod non effatu dignum. Quid autem sit effatu dignum sequentibus docebit.

στ'.

(39) Τὰς μέντοι πολυτροπίας τὰς ἐν ἑκάστῃσι τῶν νούσων καὶ τὴν πολυσχιδίην αὐτέων οὐκ ἠγνόουν ἔνιοι.

Οὐ μόνον οὐκ ἠγνόουν τὰς πολυτροπίας τῶν νοσημάτων, ἀλλὰ καὶ περαιτέρω τοῦ προσήκοντος ὑπὲρ αὐτῶν
ἔγραψαν, ὡς ἐφεξῆς δείξω.

ζ'.

Ἔνιοι δὲ τοὺς ἀριθμοὺς ἑκάστου τῶν νουσημάτων σάφα
ἐθέλοντες φράζειν οὐκ ὀρθῶς ἔγραψαν. μὴ γὰρ καὶ
οὐκ εὐαρίθμητον ἦν, εἰ τουτέῳ τις σημαίνεται τὴν τῶν
καμνόντων νοῦσον, τῷ ἕτερον τοῦ ἑτέρου διαφέρειν τι
καὶ μὴ τωὐτὸ νούσημα δοκέει εἶναι, ἢν μὴ τωὐτὸ ὄνομα
ἔχῃ. ἐμοὶ δὲ ἀνδάνει μὲν ἐν πάσῃ τέχνῃ προσέχειν τὸν
νόον. καὶ γὰρ ὁκόσα ἔργα διήκει καλῶς, ἕκαστα χρὴ
ποιέειν καὶ ὀρθῶς, καὶ ὁκόσα ἔργα ταχέως, ταχέως, καὶ

VI.

*Varia tamen fingulorum morborum genera multiplicemque
eorum divifionem non ignorarunt quidam.*

Non folum varia morborum genera non ignorarunt,
verum etiam ulterius quam deceat de iis fcripferunt,
quemadmodum deinceps fum demonftraturus.

VII.

*Nonnulli vero fingulorum morborum numeros dilucide
pronuntiare volentes non recte fcripferunt. Neque
enim eos numerare facile fuerit, fi quis ex eo aegrotantium morbum fignis conjectet, quod alter ab altero re
quadam differat, neque eundem effe morbum reputet,
nifi idem nomen fortiatur. Mihi vero placet in omni
arte animum advertere. Etenim quae recte procedunt
opera, ea quoque fingula recte facere oportet, quae celeritatem poftulant, ea quoque celeriter, et quae pure,*

ὁκόσα καθαρίως, καθαρίως· [5] καὶ ὁκόσα ἀνωδύνως δεῖ
διαχειρίζεσθαι, ὡς ἀνωδυνώτατα ποιέειν· καὶ τὰ ἄλλα
πάντα τὰ τοιουτότροπα, διαφερόντως τῶν πέλας, ἐπὶ τὸ
βέλτιον ποιέειν χρή· μάλιστα δὲ ἂν ἐπαινέσαιμι ἰητρὸν,
ὅστις ἐν τοῖσιν ὀξέσι νουσήμασιν, ἃ τοὺς πλείστους τῶν
ἀνθρώπων κτείνει, ἐν τουτέοισι διαφέρων τι τῶν ἄλλων
εἴη ἐπὶ τὸ βέλτιον. ἔστι δὲ ταῦτα ὀξέα, ὁκοῖα ὠνόμασαν
οἱ ἀρχαῖοι πλευρῖτιν καὶ περιπλευμονίην καὶ φρενῖτιν καὶ
λήθαργον καὶ καῦσον καὶ τὰ ἄλλα νουσήματα, ὁκόσα τουτέων ἐχόμενά ἐστιν, ὧν οἱ πυρετοὶ τὸ ἐπίπαν ξυνεχέες
ὄντες κτείνουσιν.

___

Εἶπεν ὀλίγον ἔμπροσθεν ὅτι κατ᾽ ἀρχὰς εὐθέως ἔγραψαν οἱ ἀπὸ Κνίδου ἰατροὶ περὶ νοσημάτων περαιτέρω τοῦ
προσήκοντος, χολῆς νοῦσοι ζ᾽· κατὰ τὸν αὐτὸν δὲ τρόπον
καὶ κατωτέρω πάλιν ἀπὸ τῆς κύστεως νοῦσοι ιβ᾽, καὶ πάλιν ἔτι κατωτέρω νεφρῶν νοσήματα δ᾽, καὶ μετὰ τοῦτο πάλιν ἀπὸ τῆς κύστεως νοῦσοι στραγγουριῶν τέσσαρες, εἶτα

___

*pure et quae citra dolorem administrari desiderant, ea
quammaxime sine dolore facere; caetera quoque hujus
generis omnia aliter quam proximi ad meliorem formam reducere oportet.   Sed maxime medicum proba-
vero, qui acutis in morbis, quibus plurimi homines ene-
cantur, longe melius caeteris se gerat.   Sunt autem hi
acuti morbi, quos prisci nominarunt pleuritidem, peripneumoniam, phrenitidem, lethargum, febrem ardentem
et quicunque alii morbi ad hos consequuntur, quorum
febres omnino continuae interficiunt.*

___

Dixit paulo ante Cnidios medicos statim per initia
de morbis plus quam deceat scripsisse, hi sunt bilis morbi
septem; ad hunc autem modum ac rursum in partibus
inferioribus vesicae morbi duodecim, in iisdem quoque
partibus inferioribus renum morbi quatuor, ac postea
iterum vesicae morbi stranguriae duodecim, mox etiam-

πάλιν ἐφεξῆς τέτανοι γ΄, καὶ μετὰ ταῦτα πάλιν ἴκτεροι δ΄.
εἶτα μετὰ τοῦτο φθίσιες γ΄. εἰς γὰρ τὰς τῶν σωμάτων ποι-
κιλίας ἔβλεπον ὑπὸ πολλῶν αἰτίων ἐξαλλασσομένας, παρέν-
τες σκοπεῖσθαι τῶν διαθέσεων τὴν ταυτότητα, καθάπερ ὁ
Ἱπποκράτης ἐποίησε μεθόδῳ χρησάμενος εἰς τὴν εὕρεσιν
αὐτῶν, ᾗ μόνον δυνατόν ἐστιν εὑρεῖν νοσημάτων ἀριθμόν.
ἐπιδέδεικται δὲ ὑφ᾽ ἡμῶν ἡ μέθοδος αὕτη κατ᾽ ἀρχὰς εὐθέως
τῶν τῆς θεραπευτικῆς μεθόδου βιβλίων· εἴρηται δὲ κἀν τῷ
περὶ τῶν καθ᾽ Ἱπποκράτην στοιχείων ἐπ᾽ ὀλίγον· ἐν συντό-
μῳ δὲ λόγῳ περὶ τῆς τῶν νοσημάτων διαφορᾶς ἓν ἔχεις
ὑπόμνημα ἡμέτερον. νυνὶ δ᾽ ἀκολουθεῖν προσήκει ταῖς ῥήσεσιν, οὗτος γὰρ ὁ σκοπὸς τῆς ἐξηγήσεως, ὡς εἴ γέ τις ἐν
ταῖς ἐξηγήσεσι τὰς ἀποδείξεις γράφοι, μακρὸν ἀνύσας λόγον
ἕνεκα τῆς τῶν νοσημάτων ἰάσεως, τὸ κυριώτατον ἀφεὶς ἔσται
μέρος ὅ τί περ ἂν εἰς τὴν ἴασιν τῶν ὀλεθριωτάτων νοσημάτων διαφέρει. τὸ μὲν κεφάλαιον τῆς προκειμένης ῥήσεως
τοῦτό ἐστι, τὸ δὲ κατὰ μέρος τῆς λέξεως ἐφεξῆς δίειμι.

---

num deinceps tetani tres, posteaque icteri quatuor, praeterea denique tabes tres.   Ad corporum enim varietates,
quae multas ob caufas immutabantur, refpexerunt, prae-
termittentes affectuum identitatem perpendere, quemadmodum accurate perpendit Hippocrates, ad eorum inventionem methodo ufus, qua duntaxat morborum numerum invenire conceditur.   Methodus autem ipfa ftatim per initia librorum methodi medendi a nobis demonftrata eft.
Prodita quoque eft paucis in libro de elementis fecundum
Hippocratem.   Habes etiam noftrum concifo fermone unum
de morborum differentiis commentarium.   Sed nunc dictiones obfervandae funt, is enim explicationis fcopus exiftit.   Quod fi quis in explicationibus demonftrationes fcripferit, longam orationem conficiens praecipuam (quae curationis morborum caufa exiftit) partem praetermittet, quae
ad maxime letalium morborum curationem praeftantiffi-
ma eft.   Summa quidem praefentis dictionis haec eft,
particularia vero dictionis deinceps explicabo.

η'.

Ὁκόταν γὰρ μὴ λοιμώδεος νούσου τρόπος τις κοινὸς ἐπιδη-
μήσῃ, ἀλλὰ σποράδες ἔωσιν αἱ νοῦσοι καὶ παραπλήσιοι,
ὑπὸ τουτέων τῶν νουσημάτων ἀποθνήσκουσι πλείους ἢ
ὑπὸ τῶν ἄλλων τῶν συμπάντων.

Δηλοῖ δὲ διὰ τοῦ λόγου τούτου τὰ μέν τινα πολλοῖς
γίνεσθαι νοσήματα καθ' ἕνα χρόνον, ἅπερ ὅταν μὲν ὀλέθρια γένηται, λοιμὸν ὀνομάζουσιν, ὅταν δὲ ἐπιεικέστερα,
ἑτέρᾳ τινὶ προσηγορίᾳ δηλοῦσιν, ἐπίδημα καλοῦντες· ὥστε
εἶναι τὸ μὲν ἐπίδημον νόσημα τὸ κατὰ χρόνον τινὰ πλεονάσαν ἔν τινι χωρίῳ, τὸν δὲ λοιμὸν ἐπιδημίαν ὀλέθριον.
ἔστι δὲ καὶ ἄλλο γένος νοσημάτων κοινὸν πολλοῖς, ὅπὲρ ἐστι
τὸ κατὰ χώραν ἐπι- [6] γινόμενον, τὰ ἔνδημα καλούμενα.
τούτοις δὲ ἀντίκεινται πᾶσιν αἱ σποράδες νόσοι, διαφερόντως ἐνοχλοῦσαι τοὺς νοσοῦντας, οὐ κατὰ τὸν κοινὸν τρόπον
συνιστάμεναι. τί ποτ' οὖν ἐστι τὸ λεγόμενον ὑπ' αὐτοῦ,
ἀλλὰ σποράδες ἔωσιν αἱ νοῦσοι καὶ παραπλήσιοι; τοὐναντίον

VIII.

Quum enim nullus communis pestilentis morbi modus po-
pulariter grassatus fuerit, sed sporadici morbi, ac simi-
les fuerint, ab his morbis plures quam ab aliis omni-
bus moriuntur.

Declarat hac oratione morbos quosdam multis hominibus uno tempore oboriri, quos, quum perniciosi fuerint,
pestem appellant, quum vero mitiores, altera quadam explicant appellatione, epidemios vocantes, ut epidemius
quidem morbus sit, qui quodam tempore aliqua in regione
vehementius grassatur, pestis vero, epidemia perniciosa.
Est autem et aliud morborum genus multis commune,
quod in regione oboritur endemiumque appellatur. His
autem omnibus opponuntur sporadici morbi, qui aegrotos
vehementer vexant, non communi consuetudine constan-
tes. Sed quid est quod ab Hippocrate dicitur: *sed spo-*
radici morbi ac similes fuerint? Nam contrarium dicen-

γὰρ ἐχρῆν εἰρῆσθαι καὶ μὴ παραπλησίας αὐτὰς ἀλλήλαις ὑπάρχειν, ὅπερ ἐστὶ μὴ ὁμοίας, εἴ γε τῇ τῶν νοσημάτων ὁμοιότητι τὸ ἔνδημον καὶ τὸ ἐπίδημον καὶ τὸ λοιμῶδες ἐκρίνετο. δυοῖν οὖν θάτερον, ἢ βελτίονα νομιστέον τὴν τοιαύτην γραφὴν, ἀλλὰ σποράδες ἔωσιν αἱ νοῦσοι καὶ μὴ παραπλήσιοι, ἢ παραπλησίας αὐτὰς εἰρῆσθαι χρὴ δοκεῖν, οὐκ ἀλλήλαις, ἀλλὰ ταῖς ἔμπροσθεν εἰρημέναις, τουτέστι ταῖς συνήθεσιν· ἐπειδὴ σπανιώτερα μὲν ἐπιδήμιά τε καὶ λοιμικὰ γίνεται νοσήματα, τὰ δ᾽ ὑπ᾽ αὐτοῦ καλούμενα σποραδικὰ συνήθως· ὑπὲρ ὧν καὶ νῦν ὁ λόγος αὐτῷ γενήσεται, καθάπερ ὑπὲρ τῶν ἐπιδημίων μὲν ἐν τοῖς τῶν ἐπιδημιῶν βιβλίοις· τῶν ἐνδήμων δὲ κατὰ τὸ περὶ ὑδάτων καὶ ἀέρων καὶ τόπων· ἴδιον δὲ οὐδὲν ἐξαίρετον ἐποίησε σύγγραμμα περὶ λοιμῶν, ἐπειδὴ τῶν ἐπιδημίων ἓν ὑπάρχειν αὐτὸ δι᾽ ἐκείνων ἐδίδαξεν.

θ'.

Οἱ μὲν οὖν ἰδιῶται οὐ κάρτα γινώσκουσι τοὺς εἰς ταῦτα διαφέροντας τῶν πέλας.

------

dum erat, *et diffimiles eos inter fe effe*, quod eſt non fimiles, fiquidem morborum fimilitudine et endemium et epidemium et peſtilens judicabatur. Duorum igitur alterum, aut meliorem hanc fcriptam fententiam augurandum eſt: *fed morbi fporadici ac non fimiles fuerint*, aut fimiles eos dictos effe cenfendum, non inter fe, fed morbis praedictis, hoc eſt, confuetis, quoniam rarius quidem tum epidemii tum peſtilentes morbi oboriuntur, vocati vero ab eo fporadici frequentius, de quibus et praefens liber ab ipfo habetur, ut et de epidemiis in libris epidemiorum morborum, et de endemiis in libro de aquis, aëre et locis. Nullum autem proprium de peſte confecit librum, quoniam ex epidemiis unum effe illam per libros epidemiorum demonſtravit.

IX.

Idiotae igitur non admodum cognofcunt eos, qui in his proximis praeſtant.

Ed. Chart. XI. [6.]   Galen. V. (39. 40.)

Τοὺς εἰς ταῦτα τὰ νοσήματά φησι διαφέροντας τῶν πέλας ἰατρούς, οὐ πάντῃ γινώσκειν τοὺς ἰδιώτας· δῆλον δὲ ὅτι τὰ ὀξέα λέγει, περὶ ὧν προείρηκει.

ί.

Ἑτεροίων τε μᾶλλον ἐπαινέται ἰημάτων καὶ ψέκται εἰσίν.

Οὐ τῶν προσηκουσῶν, οὐδὲ τῶν ἀξίων ἐπαινεῖσθαι θεραπειῶν διαγνωστικοὺς εἶναί φησι τοὺς ἰδιώτας, ἀλλὰ τῶν ἑτέρων μᾶλλον, ὅθεν οὐδ' ἐπαινεῖν αὐτοὺς ὀρθῶς οὐδὲ ψέγειν· εἶτ' ἐφεξῆς ὡς προστιθεὶς ἀπόδειξιν ὧν εἶπεν τάδε γράφει.

ιά.

(40) Ἔπειτα μέγα σημεῖον τόδε, ὅτι οἱ μὲν δημόται ἀξυνετώτατοι αὐτοὶ ἑωυτῶν περὶ τουτέων τῶν νουσημάτων εἰσὶν, ὥστε μελετητέα εἶναι· οἱ γὰρ μὴ ἰητροὶ ἰητροὶ

Idiotas ait eos non omnino cognofcere medicos, qui ad hujusmodi morbos proximis praeftant. Quod autem acutos dicat, palam eft, de quibus ante diſſeruit.

X.

Aliarumque curationum magis laudatores aut vituperatores exiftunt.

Non confentaneas   neque laudibus dignas curationes difcernere poſſe idiotas enunciat, fed alienas magis, proindeque ipfos neque probe laudare neque vituperare. Deinceps tanquam eorum quae protulit demonſtratione addita haec fcribit.

XI

Deinde magnum id indicium, quod hi populares hujusmodi morborum intelligentia minime fruantur, ut quos ftudio confequi oportet. Nam qui medici non funt,

432 ΓΑΛΗΝΟΤ ΕΙΣ ΤΟ ΙΠΠΟΚΡΑΤΟΤΣ

Ed. Chart. XI. [6. 7.]   Galen. V. (40.)

δοκέουσιν εἶναι μάλιστα διὰ ταύτας τὰς νούσους. ῥηΐδιον
γὰρ τὰ ὀνόματα ἐκμανθάνειν ἐστὶν, ὁκοῖα νενόμισται
προσφέρεσθαι πρὸς τοὺς τὰ τοιάδε κάμνοντας· ἢν γὰρ
ὀνομάσῃ τις πτισάνης χυλὸν καὶ οἶνον τοῖον ἢ τοῖον ἢ
καὶ μελίκρητον, ἅπαντα τοῖσι δημότῃσι δοκέουσιν οἱ ἰητροὶ ταυτὰ λέγειν, οἵ τε βελτίους καὶ οἱ χείρους· τὰ δὲ
οὐχ οὕτως ἔχει, ἀλλ' ἐν τουτέοισι δὴ καὶ πάνυ μέγα διαφέρουσιν ἕτεροι ἑτέρων.

[7] Ἐπεὶ ταῖς αὐταῖς ὕλαις τῶν διαιτημάτων οἵ τε
βελτίους ἰατροὶ καὶ οἱ χείρους χρῶνται, διὰ τοῦτο τοῖς ἰδιώταις ἀδιάγνωστός ἐστιν ὁ βελτίων, οὐκ εἰδύσι διακρῖναι τίνες μὲν ἐν καιρῷ καὶ μετὰ τῆς δεούσης ποσότητος τὰς ὕλας
τῶν βοηθημάτων τοῖς κάμνουσι προσφέρουσι, τίνες δὲ ἄνευ
τούτων. ἀλλ' οὖν ἐνταῦθα περιγράψας ὁ Ἱπποκράτης τὸ
δεύτερον προοίμιον, ἄρχεται τῶν ἐχομένων ἐπὶ τῆς προκειμένης ῥήσεως.

---

medici effe videntur maxime propter hos morbos. Fa-
cile eft enim nomina, quae apud aegrotos his morbis
affectos proferri confueverunt, edifcere. Si quis enim
ptifanae cremorem nominaverit et vinum hoc aut illud
aut etiam mulfum, haec omnia eadem plebeis tum prae-
ftantiores tum deteriores medici dicere videntur. At
non ita fe res habet, verum in his fane alii ab aliis
magnopere differunt.

Quandoquidem hujusmodi materiis ad victus rationem fpectantibus medici tum praeftantiores tum deteriores
utuntur, propterea quis fit praeftantior, haud ab idiotis difcer-
nitur, qui difcernere nequeunt, quinam tempeftive ac decenti
quantitate praefidiorum materias aegrotantibus admini-
ftrent et quinam citra haec. Verum Hippocrates hic de-
fcripto fecundo prooemio, a praefenti oratione confequen-
tia exorditur.

ιβ´.

Δοκέει δέ μοι ἄξια γραφῆς εἶναι ταῦτα μάλιστα, ὁκόσα τε
ἀκαταμάθητά ἐστι τοῖσιν ἰητροῖσιν, ἐπίκαιρα ἐόντα εἰδέναι, καὶ ὁκόσα μεγάλας ὠφελείας φέρει ἢ μεγάλας βλάβας.
ἀκαταμάθητα μὲν οὖν καὶ τάδε ἐστί· διὰ τί ἄρα ἐν τῇσιν ὀξείῃσι νούσοισιν οἱ μὲν τῶν ἰητρῶν ἅπαντα τὸν
αἰῶνα διατελοῦσι πτισάνας διδόντες ἀδιηθήτους καὶ νομίζουσιν ὀρθῶς ἰητρεύειν, οἱ δέ τινες περὶ παντὸς ποιέονται ὅπως κριθὴν μηδεμίην καταπίῃ ὁ κάμνων, μεγάλην γὰρ βλάβην ἡγέονται εἶναι, ἀλλὰ δι´ ὀθονίου τὸν χυλὸν διηθέοντες διδόασιν· οἱ δὲ αὖ τινες αὐτέων οὐδ´ ἂν
πτισάνην παχείην δοῖεν, οὔτε χυλόν, οἱ μὲν μέχρις ἦν
ἑβδομαῖος γένηται ὁ κάμνων, οἱ δὲ καὶ διὰ τέλεος ἄχρις
ἦν κριθῇ ἡ νοῦσος.

Δόξει μὲν εἶναι λογικώτερον τὸ προβεβλημένον ὑπ´ αὐτοῦ, δυναμένων ἡμῶν καὶ χωρὶς τῶν τοιούτων σκεμμάτων
ἰατρεύειν ὀρθῶς· ἐκ γὰρ τοῦ μαθεῖν τὰ ποιητέα, τὸ καλῶς

XII.

Videntur autem mihi scripto digna esse potissimum, quae
a medicis ignorantur, iis scitu necessaria, et quae
magnas utilitates aut magnas laesiones adferunt. Quae
itaque ignorantur, haec sunt. Curnam in acutis morbis quidam medici totum aevum ptisanas non colatas
exhibentes traducunt ac sese medicinam recte facere
arbitrantur? Quidam vero prae omnibus moliuntur
ut nullum hordeum aeger devoret (magnae enim lae-
sionis esse illud existimant), sed cremorem linteo colatum
exhibent. Quidam praeterea ipsorum neque crassam
ptisanam, neque cremorem exhibent, et hi quidem quousque ad diem septimum aeger pervenerit, illi autem assidue quoad morbus judicatus fuerit.

Quod a praeceptore propositum est, id sane logicum
magis esse videbitur, quum nos etiam citra hujusmodi
speculationes recte mederi possimus. Probe namque mor-

E e

ἰᾶσθαι τὰς νόσους περιγίνεται τοῖς ἰατροῖς, οὐκ ἐκ τοῦ ζητῆσαι τὴν αἰτίαν τῆς διαφωνίας τῶν διαφόρους θεραπείας
γραψάντων ἐπὶ τοῖς αὐτοῖς νοσήμασιν· ἔστι δὲ κατ᾽ ἀλήθειαν οὐ μόνον χρησιμώτατον, ἀλλὰ καὶ πρῶτον ἁπάντων
ἐζητῆσθαι δεόμενον, ὡς δείξω προϊόντος τοῦ λόγου. πρότερον γὰρ, ὅτι τε ζητήσεως ἄξιόν ἐστιν ὃ προβάλλει καὶ ὅπως
αὐτὸ λύει, διελθεῖν ἄμεινον. ὅτι μὲν οὖν ἄξιόν ἐστι ζητήσεως, ἐντεῦθεν μαθήσῃ. τῆς μὲν γὰρ τῶν φιλοσόφων διαφωνίας οὐδὲν ἔχομεν ἐμφανὲς τεκμήριον· οὔτε γὰρ εἰ γεννη-
τὸς ὁ κόσμος, οὔτ᾽ εἰ φθαρτὸς, οὔτ᾽ εἰ μὴ κενόν ἐστιν ἔξωθεν αὐτοῦ, οὔτ᾽ εἰ ἄπειρος, οὔτ᾽ εἰ μόνος οὗτος εἷς ἐστιν,
οὔτ᾽ εἰ πλείους, οὔτε πόσοι τὸν ἀριθμὸν, εἴπερ πλείους,
οὔτ᾽ εἰ πλῆθος ἀπερίληπτον ἢ ἄπειρον αὐτῶν, ἐναργεῖ τε-
κμηρίῳ χρήσασθαι δυνατόν· οὕτως δὲ καὶ ἄλλα πολλὰ τῶν
κατὰ φιλοσοφίαν ζητουμένων ἔνια μὲν οὐδ᾽ ὅλως ἐπικρῖναι
δυνάμεθα, τινὰ δὲ μετὰ πολλῆς ἐπισκέψεως. περὶ δὲ τῶν
ὠφελούντων τοὺς κάμνοντας ἢ βλαπτόντων οὐχ ὁμοίως ἔχει·

bis mederi ex faciendorum ſcientia ſuppetit medicis, non
ex indagatione cauſae controverſiae inter eos ortae, qui
pugnantes ipſorum morborum curationes ſcripſerunt Eſt
autem ſecundum veritatem non ſolum perutile, verum
etiam omnium primum quaeſitu neceſſarium, ut progreſſu
ſermonis ſum demonſtraturus. Primum enim quod quaeſtione dignum ſit quod proponit et quemadmodum id ſol-
vat, percurrere ſatius eſt. Quod igitur quaeſtione dignum ſit, hinc diſces. Nullam enim de philoſophorum
controverſia evidentem habemus conjecturam. Neque enim
ſi ortus ſit mundus, neque ſi interiturus, neque ſi extra
ipſum non ſit vanum, neque ſi immenſus, neque ſi is ſolus unus ſit, neque ſi plures, neque quot numero, ſi plures, neque ſi horum multitudo incomprehenſibilis ſit aut
infinita, manifeſta conjectura dari poteſt. Si vero et aliorum multorum, quae in philoſophia quaeruntur, nonnulla quidem judicare prorſus non poſſumus, quaedam
vero non ſine multa contemplatione. Verum de aegros
juvantibus vel laedentibus non ſimili modo ſe res ha-

Ed. Chart. XI. [7. 8.] Galen. V. (40.)

τὸ μὲν γὰρ εὑρεῖν αὐτὰ χρόνου δεῖται μακροῦ, διαφέροντός τε τῶν πολλῶν ἀνδρός· ὅσα δὲ εὑρηκέναι τινὲς ἐπαγγέλλονται, δόξει ταῦτα ῥᾳδίαν ἔχειν τὴν κρίσιν. [8] εἰ μὲν γὰρ ὠφέλησε προσαχθέντα τοῖς κάμνουσιν, ἐπαινεῖν αὐτὰ χρὴ καὶ προσίεσθαι, βλάψαντα δὲ φεύγειν τε καὶ ἀποτρέπεσθαι, μηδὲν δὲ ἀξιόλογον εἰς βλάβην ἢ εἰς ὠφέλειαν ἐργασάμενα τῶν οὐδετέρων ὑπολαμβάνειν· ἀλλὰ καὶ τοὺς ἰατροὺς ἀφίστασθαι τῶν ἐναργῶς βλαπτόντων. ὅσα μὲν οὖν ὀλίγην ἔχει τὴν διαφοράν, οὐδὲν θαυμαστὸν ἐπιμένειν αὐτοῖς τοὺς ὁπωσοῦν ἐξ ἀρχῆς δόξαντας· ὅσα δὲ πάμπολυ διέστηκεν, ὡς ἐπαινεῖσθαι μὲν ὑφ' ἑτέρων, ψέγεσθαι δὲ ὑπ' ἐνίων, ἐπὶ τούτων ἄν τις θαυμάσειεν ἢ τοὺς ἐπαινοῦντας τὰ μεγάλην ἔχοντα βλάβην ἢ τοὺς ψέγοντας τὰ κατὰ ἀλήθειαν ὠφέλιμα. τοῦτ' οὖν ἐστιν αὐτὸ νῦν προβαλλόμενον ὑπὸ Ἱπποκράτους, ἐφ' ἑνὸς τῶν κατὰ μέρος ὑποδειγμάτων· εἴρηται δὲ καὶ ὑπὸ Ἐρασιστράτου κατὰ τὸ πρῶτον βιβλίον περὶ πυρετῶν αὐτό τε καὶ ἡ λύσις αὐτοῦ διὰ ταχέων τε καὶ σαφῶς, ἀκολουθήσαντος αὐτοῦ τῷ Ἱπποκράτει πάντῃ.

bet. Nam ad ipfa invenienda longo opus eft tempore viroque fupra vulgus excellente; quae tamen fefe reperiffe quidam profitentur, ea facilem habere judicationem videbuntur. Si namque aegris adhibita profuerint, ipfa laudare oportet atque admittere, fi vero laeferint, et vitare et rejicere, quae vero nihil ad praefidium aut laefionem commemorandum attulerint, fub neutris comprehendere. Sed et medicos ab evidenter laedentibus abhorrere *oportet*. Ergo quae paucum quidem fortiuntur diffidium, nihil mirum ipfis eos immorari, qui quovis modo ab initio obfervarunt. Quae vero multopere ita diffederunt, ut ab aliis quidem probentur, a nonnullis vero rejiciantur, in his eos quisque admirari poterit, aut qui magnopere laedentia probant, aut eos qui vere juvantia improbant. Id ipfum fane eft, quod nunc ab Hippocrate particulari uno exemplo proponitur. Dictum autem tum id, tum ipfius folutio ab Erafiftrato in primo libro de febribus et paucis et manifeftis, Hippocratem plane fequuto. Quum

διελθὼν γὰρ ἐν τῷ προειρημένῳ βιβλίῳ τοὺς ἐναντιωτάταις
ἀγωγαῖς ἐπὶ τῶν πυρεττόντων χρωμένους ἰατροὺς, τούς τε
μακραῖς ἀσιτίαις καταπονοῦντας τοὺς κάμνοντας καὶ Πετρω-
νᾶν τὸν κρέα τε καὶ οἶνον διδόντα, ἐπιφέρων φησὶ κατὰ
λέξιν οὕτως· ἐπὶ πολλῶν μὲν οὖν πάνυ μεγάλαις πληγαῖς
περιέπιπτον· εἰ δὲ πάντες κακῶς ἀπηλλάττοντο πυρέττοντες
ἐν τῇ τοιαύτῃ ἀγωγῇ τῆς θεραπείας, πεπαυμένοι ἂν ἦσαν
τοῦ θεραπεύειν οἱ ἰατρεύοντες οὕτως· ἀλλ᾽ ὡς ἔοικεν οὐκ
ἐφαρμόζει πᾶσι τοῖς πυρετοῖς ἡ αὐτὴ ἀγωγὴ τῆς θεραπείας.
ἐπαινεῖν οὖν χρὴ καὶ τὸν Ἐρασίστρατον καὶ τοὺς ἄλλους,
οἳ προβάλλοντες τοῦτο τὸ ζήτημα καὶ τὴν λύσιν ἔγραψαν·
ἐπαινεῖν δὲ καὶ τὸν πρῶτον αὐτὸ προβάλλοντα, καὶ γινώσκειν οὐ μᾶλλόν τι περὶ τῶν ὀξέων νοσημάτων ἢ τῶν ἄλλων ἁπάντων προβάλλεσθαι καὶ λύεσθαι τοῦτο τὸ ζήτημα·
καὶ γὰρ ἡ ἀπόκρισις κοινὴ περὶ πάντων ἐστί. οὐ γὰρ ἐπὶ
τῶν ὀξέων μόνον, ἀλλὰ καὶ ἐπὶ τῶν ἄλλων νοσημάτων ἐν
τῇ θεραπείᾳ διεφώνησαν οἱ ἰατροὶ καὶ διὰ τοῦτο μέχρι πολλοῦ ταῖς ἑαυτῶν ἀγωγαῖς ἕκαστοι προσμένουσιν, ὅτι θεῶνταί

enim percurrit in praedicto libro tum eos, qui maxime
contrarium febricitantibus victum praescribunt, tum eos,
qui longis inediis aegros conficiunt atque Petronam, qui
tum carnes tum vinum exhibebat, deinde ad verbum ita
loquitur: *In multis igitur maximas plagas incurrebant,*
fi autem omnibus male cederet febricitantibus haec cura-
tionis ratio, qui ita curabant, a curatione discessissent,
sed, ut videtur, non febribus omnibus opem fert idem cu-
rationis modus.   Laudandi itaque cum Erasistratus tum
alii, qui quaestionem hanc proposuerunt solutionemque
scripserunt.   Laudandus quoque qui primus eam propo-
suit.   Sciendum quoque, hanc quaestionem non magis de
acutis morbis quam de caeteris omnibus proponi solvi-
que.   Responsio namque de omnibus communis est.   Non
enim de acutis solum, verum etiam de caeteris morbis
in curatione dissentanei fuerunt medici, ob idque diu
singuli suis in victus regulis permanent, quod quosdam ab

τινας ἐπ᾽ αὐτῶν ἐναργῶς ὠφελουμένους. ἐπὶ τῶν ἄλλων
οὖν ὅσοι μηδὲν ὀνίνανται, τάχα μὲν ὑπονοοῦσι καὶ τοὺς
κάμνοντάς τι λαθραίως ἁμαρτάνειν· οὐ μὴν ἀλλὰ ὅπερ εἶπε
καὶ αὐτὸς ὁ Ἱπποκράτης ἐν τῷ περὶ ἀγμῶν ἐπὶ τῶν κακῶς ἐπιδούντων τὰ μεθ᾽ ἕλκους κατάγματα καὶ διὰ τοῦτο
βλαπτόντων (οὐ γὰρ οἴονται, φησὶ, τὴν ἐπίδεσιν αἰτίην
εἶναι, ἀλλὰ ἄλλην τινὰ ἀτυχίαν) οὕτω καὶ ἐπὶ τῶν κατὰ
δίαιταν εἰκὸς αὐτοὺς ὑπολαμβάνειν. ὃ δὲ εἶπε νῦν ἐν τῇ
προκειμένη ῥήσει, πρόδηλόν ἐστιν, ἐάν τις αὐτὴν ἀναγνῷ
δὶς καὶ τρὶς αὐτὸς ἐφ᾽ ἑαυτοῦ προσέχων τὸν νοῦν· εὑρήσει
γὰρ ἐπὶ μερικοῦ παραδείγματος τὸν κοινὸν διδασκόμενον
λόγον, ὃν δὴ καὶ καθόλου (41) καλεῖν εἰώθασιν οὐχ οἱ
φιλόσοφοι μόνον, ἀλλὰ καὶ σχεδὸν οἱ ἀπὸ πασῶν ἤδη τῶν
λογικῶν τεχνῶν. ὁ μὲν οὖν Ἐρασίστρατος ἐναντιωτάτων
ἀγωγῶν ἐμνημόνευσεν, ὁ δὲ Ἱπποκράτης τὰς ἀλλοκότους
ἐάσας ἐπὶ τὰς μετριωτέρας ἧκεν. ἀλλόκοτοι γὰρ εἰσιν ὄντως αἱ διὰ λιμαγχονίας ἐσχάτης καὶ αἱ διὰ τὸ πληροῦν
ἀμέτρως, ὡς ὁ Πετρωνᾶς· μέτριαι δὲ τούτων, ὧν ἐμνημό-

his dilucide juvari conſpiciant. In caeteris autem, qui
nihilo juvantur, fortaſſis quidem et clanculum aliquid
aegros deliquiſſe ſuſpicantur; enimvero ut retulit et ipſe
Hippocrates in libro de fracturis, de iis qui fracturas cum
vulnere prave deligant, ob idque laedunt (*non enim*, ait,
deligationem cauſam eſſe exiſtimant, *ſed aliud quoddam
infortunium*) ſic et eos in victus ratione opinari par eſt.
Quod autem praeſenti in oratione recenſuit *Hippocrates*,
manifeſtum eſt, ſi quis ipſam apud ſe mente revolvens bis
terque legerit. Nam ex particulari exemplo communem
doceri ſermonem comperiet, quem et univerſalem vocare
conſueverunt non philoſophi duntaxat, verum etiam prope
omnes rationalium artium periti. Eraſiſtratus quidem
maxime contrarias meminit victus rationes, Hippocrates
vero abſurdis praetermiſſis ad moderatiores ſe contulit.
Abſurdae enim revera ſunt tum quae per enecantem inediam ſummam, tum quae per repletionem immoderatam
ſiunt, qua Petronas utebatur. Inter has moderatae, qua-

438　　*ΓΑΛΗΝΟΥ ΕΙΣ ΤΟ ΙΠΠΟΚΡΑΤΟΥΣ*

Ed. Chart. XI. [8. 9.]　　　　　　　　　Galen. V. (41.)

νευσεν ὁ Ἱπποκράτης, ἐπὶ τῶν ὀξέων νοσημάτων γιγνόμε-
ναι ὑπὸ τῶν ἀξιολόγων ἰατρῶν. ἔνιοι μὲν γὰρ τὴν κριθώ-
δη πτισάνην ἐπ᾽ αὐτῶν διδόασιν, ἔνιοι δὲ τὸν χυλὸν μόνον,
ἔνιοι δὲ οὐδὲ τοῦτον (ἐπὶ τῶν ὀξέων νοσημάτων καὶ πρὸ
τῆς κρίσεως ἔνιοι δι᾽ ὕδατος διήτων μόνον) ἄχρις ἂν ἡ νόσος κριθῇ, διαιτῶντες ἐν τῷ μεταξὺ πόμασι μόνοις, ὕδατί
τε καὶ μελικράτῳ καὶ εἰ δεήσειεν ὀξυμέλιτι. ἡ μὲν οὖν αἰτία τῆς διαφωνίας ἐστὶν, ἣν αὐτὸς ὁ Ἱπποκράτης ἐφεξῆς
ποιήσεται, καὶ καλῶς ἔφην αὐτὴν ὑπ᾽ Ἐρασιστράτου [9]
κατὰ τὸ πρῶτον εἰρῆσθαι περὶ πυρετῶν· ἔστι δὲ αὕτη τὸ
τινὰς τοῦ χυλοῦ μονον δεῖσθαι τῆς πτισάνης, τινὰς δὲ
καὶ τῆς κριθώδους πτισάνης, ἐνίους δὲ μηδετέρου τούτων,
ἀλλ᾽ ἐπὶ πομάτων μόνον ἄχρι τῆς κρίσεως ὠφελίμως διαφυ-
λάττεσθαι. καὶ δείξει γε ἐφεξῆς τίνες μέν εἰσιν οἱ τῆς
κριθώδους πτισάνης δεόμενοι, τίνες δὲ οἱ πτισάνης χυλοῦ,
τίνες δὲ οἱ μηδετέρου τούτων.

---

rum meminit Hippocrates, in acutis morbis ab infigni-
bus medicis praefcribuntur. Nonnulli etenim hordeaceam
quidem ptifanam in his adminiftrant, nonnulli vero duntaxat cremorem; quidam neque hunc (in acutis morbis
ante crifin quidam folam aquam propinant) quoad morbus judicatus fit. Interea pro victu folos potus exhibent,
tum aquam, tum mulfam et fi opus fuerit oxymel. Itaque controverfiae caufa eft, quam ipfe Hippocrates deinceps producturus eft, eamque ab Erafiftrato in primo de
febribus libro enunciari probe afferebam. Eft autem ea,
quod quidam folo ptifanae cremore indigeant, quidam
vero hordeacea ptifana et nonnulli horum neutro, fed
potibus folis ad crifin usque profpere ferventur. Demon-
ftrabit autem in fequentibus, qui fint, qui hordeacea ptifana et qui folo ptifanae cremore et qui horum neutro
indigent.

ιγ'.

Μάλα μὲν οὖν οὐδὲ προβάλλεσθαι τὰ τοιαῦτα ζητήματα εἰθισμένοι εἰσὶν οἱ ἰητροί.   ἴσως δὲ οὐδὲ προβαλλόμενα
εὑρίσκεται.

Ὅτι πρῶτος αὐτός ἐστιν ὁ τὸ ζήτημα προβαλὼν τοῦτο
καὶ λύσας εὔδηλόν ἐστιν ἐκ ταύτης τῆς ῥήσεως· οὐδὲ γὰρ
εἴθισται, φησί, τὰ τοιαῦτα προβάλλεσθαι παρὰ τοῖς ἰατροῖς·
εἰ δὲ καὶ προβάλλοι τις αὐτοῖς, ἴσως οὐδὲ τὴν λύσιν εὑρήσει.

ιδ'.

Καίτοι διαβολήν γε ἔχει ὅλη ἡ τέχνη πρὸς τῶν δημοτέων
μεγάλην, ὡς μηδὲ δοκέειν ὅλως ἰητρικὴν εἶναι.

Καὶ κατὰ ταύτην τὴν ῥῆσιν ἐπὶ μερικοῦ παραδείγματος διδάσκει τινὰ τῶν καθόλου, πρῶτον μὲν ὡς ἡ τῶν με-

XIII.

*Itaque hujusmodi quaeſtiones proponere non admodum
medici conſueverunt, neque vero fortaſſis ſi proponantur, ſolutae comperiuntur.*

Quod primus praeceptor ſit, qui quaeſtionem hanc
propoſuerit ac ſolverit, hac dictione innoteſcit, neque
enim, inquit, tales quaeſtiones proponi a medicis conſueverunt. Quod ſi eas aliquis propoſuerit, fortaſſis ſolutionem non comperiet.

XIV.

*Ac proinde calumniam adeo magnam patitur apud vul-
gus ars tota, ut nulla omnino ars medica eſſe exiſti-
metur.*

Hoc quoque textu ex particulari exemplo rem quandam univerſalem edocet. Primum quidem, quod quale-

τιόνων ὁτιοῦν ἐπιτήδευμα διαφωνία δικαίως ὑποψίαν
ἀγνοίας ἐνδείκνυται· δεύτερον οὖν πάλιν ὡς ἡ συμφωνία
δικαίαν μεγάλην ἐλπίδα γνώσεως, ὅπερ μεγάλα καὶ ταῖς γραμμικαῖς ἀποδείξεσι συνετέλεσεν· οὐ μόνον γὰρ αὐτοὺς τοὺς
μανθάνοντας πείθουσιν, ἀλλὰ καὶ παρὰ τοῖς ἰδιώταις δόξαν ἔχουσιν, ὡς ἀληθέσταται. γραμμικαῖς οὖν ἀποδείξεσι
κεχρῆσθαί φασι τοὺς ἐναργῶς τι καὶ ἀναμφιλέκτως δείξαν-
τας. ἐξεργάζεται δὲ τὸν περὶ τῆς διαφωνίας λόγον ἐπὶ τῆς
ἐχομένης ῥήσεως.

ιε'.

Ὥστ' ἔν γε τοῖς ὀξυτάτοις τῶν νοσημάτων τοσόνδε διοίσου-
σιν ἀλλήλων οἱ χειρώνακτες ὥστε ἃ ὁ ἕτερος προσφέρει
ἡγεύμενος ἄριστα εἶναι, ταῦτα νομίζειν ἤδη τὸν ἕτερον
κακὰ εἶναι. καὶ σχεδὸν ἂν κατά γε τοῦτο τὴν τέχνην
φαίην ὁμοιοῦσθαι τῇ μαντικῇ, ὅτι καὶ οἱ μάντιες τὸν
αὐτὸν [10] ὄρνιθα, εἰ μὲν ἀριστερὸς εἴη, ἀγαθὸν εἶναι
νομίζουσιν, εἰ δὲ δεξιὸς, κακόν· καὶ ἐν ἱεροσκοπίῃ δὲ τὰ

cunque vitae inſtitutum ſectantium diſſenſio juſtam igno-
rantiae ſuſpicionem prodat, ſecundo contra conſenſus juſtam magnamque ſcientiae fiduciam oſtendat, quod nimirum linearibus *mathematicorum* demonſtrationibus magnopere contulit.   Non enim diſcipulis ſolum perſuadent,
verum etiam apud vulgus tanquam veriſſimae diſciplinae
aeſtimationem conſequuntur.   Linearibus igitur *mathematicorum* demonſtrationibus uſos eſſe ait, qui manifeſte aliquid et citra quamvis ambiguitatem demonſtraverunt.
Verum diſceptationis rationem diligenter in ſequenti oratione proſequitur.

XV.

*Quare acutiſſimis in morbis tantopere diſſentiunt inter
ſe artifices, ut quae alter exhibet, optima eſſe exiſtimans, ea mala jam alter eſſe auguretur.   Ac fere ob
id artem vaticinationi ſimilem eſſe dixerint.   Quoniam
et augures eundem alitem, ſi ſiniſter quidem appareat,
bonum eſſe augurantur, ſi vero dexter, malum.   Sed*

*τοιάδε, ἄλλα ἐπ᾽ ἄλλοισιν· ἀλλ᾽ ἔνιοι τῶν μάντεων τὰ
ἐναντία τουτέων. φημὶ δὴ πάγκαλον εἶναι τοῦτο τὸ
σκέμμα καὶ ἠδελεισμένον τοῖσι πλείστοισι τῶν ἐν τῇ τέχνῃ καὶ ἐπικαιροτάτοισι.*

---

*Μαντικὴν μὲν ὠνόμασε τὴν οἰωνιστικήν· καὶ ἱεροσκο-
πίαν δὲ, τὴν θυτικὴν ὑπὸ τῶν πολλῶν καλουμένην, ἣν ὄντως καὶ οἱ ἄλλοι παλαιοὶ καλοῦσιν ἱεροσκοπίαν, ἐπειδὴ σκο-
ποῦντες τὰ ἱερεῖα προλέγουσιν ἐξ αὐτῶν οἱ περὶ ταῦτα δει-
νοὶ τὰ γενησόμενα· ἱερεῖα δὲ ἴσμεν ὀνομαζόμενα ἅπαντα
τὰ τοῖς θεοῖς εἰς τιμὴν γιγνόμενα, οἷα τὰ τῶν θυομένων
ἱερείων, ὧν τὰ σπλάγχνα θεώμενοι προλέγουσὶν οἱ ἱεροσκό-
ποι. τοὺς δὲ διὰ τῆς τῶν ὀρνίθων πτήσεως μαντευομένους,
οὓς οἰωνιστάς τε καὶ οἰωνοσκόπους ὀνομάζουσι, τούτους νῦν
μάντεις ἐκάλεσεν ὁ Ἱπποκράτης. καίτοι τὸ τοῦ μάντεως
ὄνομα καὶ ἡ μαντικὴ κατὰ πασῶν τῶν οὕτω προλεγουσῶν
τεχνῶν ἐπιφέρεται· μάντεις μὲν γὰρ καλοῦνται οἵ τε ἱερο-
σκόποι καὶ οἱ οἰωνισταὶ καὶ οἱ γενεθλιακοὶ προσαγορευόμε-*

et in harufpicina talia funt, alia in aliis. Verum va-
ticinantium nonnulli his contraria fentiunt. Dico vero
fpeculationem hanc effe tum pulcherrimam tum plurimis ac maxime in arte commodis cognatam.

Vaticinandi fcientiam appellavit auguralem difciplinam,
harufpicinam vero immolandi artem a multis vocatam,
quam vere alii prifci etiam harufpicinam vocant, quoniam
qui hoftias intuentur, ac in iis fcientiis verfati funt, ex
ipfis ventura praenunciant. Hoftias autem fcimus nominari omnia, quae diis ad honorem offeruntur, quales funt
quae immolantur victimae, quarum exta infpicientes harufpices praedicunt. Eos vero qui ex avium volatu vati-
cinantur, quos augures et aufpices appellant, hos nunc
vates appellavit Hippocrates, quanquam vatis nomen et
vaticinationis de omnibus ita praedicentibus artibus profertur. Vates namque vocantur et harufpices et augures
et qui appellantur genethliaci et qui per notas et victi-

Ed. Chart. XI. [10.]   Galen. V. (41.)

νοι καὶ οἱ διὰ συμβόλων καὶ οἱ διὰ ἱερείων προλέγοντες τὰ
ἐσόμενα, πρὸς τούτοις τε χρησμολόγοι καὶ θεομάντεις· ἔνιοι
δὲ καὶ τοὺς ὀνειροπόλους ὑπὸ τοῦ ποιητοῦ κληθέντας ἐν
τοῖς μάντεσι καταλέγουσιν. ἀλλ᾽ ὅ γε Ἱπποκράτης δῆλος
ὅτι τοὺς οἰωνιστὰς μόνους ὀνομάζει μάντεις ὡσαύτως τῷ
ποιητῇ· καὶ γὰρ κἀκεῖνος ἐν πολλοῖς μέρεσι τῆς ποιήσεως,
ἐνδεικνύμενος τὴν οἰωνιστικὴν τέχνην πρόγνωσιν εἶναι τῶν
γενησομένων, ὁμοίως ἐν ἀρχῇ τοῦ ἄλφα φησί·

Ἀλλ᾽ ἄγε δή τινα μάντιν ἐρείομεν ἢ ἱερῆα,

Ἢ καὶ ὀνειροπόλον, καὶ γάρ τ᾽ ὄναρ ἐκ Διός ἐστιν·
ἱερέα μὲν λέγων τὸν ἱεροσκόπον, ὀνειροπόλον δὲ τὸν περὶ
τοὺς ὀνείρους ἔχοντα, μάντιν δὲ δηλονότι τὸν οἰωνιστήν, οὐ
γὰρ δὴ παρέλιπεν αὐτὸν, εἰς τὰ μέγιστα πολλαχόθι τῆς
ποιήσεως καὶ τῇ περὶ τοὺς οἰωνοὺς τέχνη χρώμενος. ἀλλὰ
ταῦτα μὲν ἴσως καὶ πλείω τοῦ δέοντος εἴρηταί μοι περὶ τῆς
τοῦ μάντεως προσηγορίας· ἐπ᾽ αὐτὸ δὲ τὸ λεγόμενον μεταβαίνειν ἤδη καιρός. ὃ γὰρ λέγει τοιοῦτόν ἐστιν· οἱ τὰς

mas futura praedicunt, praeterea et fatidici et divini vates. Nonnulli etiam fomniorum interpretes a poëta vo-
catos, inter vaticinatores collocant. Verum ipfe declarat
Hippocrates, fe folos harufpices appellare vates, poëtae
ratione fimili. Is namque in plerisque fui poëmatis partibus harufpicinam artem venturorum praenotionem effe
demonftrans, fimili modo in primi Iliados exordio concinit:

Ergo age quis vates vel harufpex vera rogetur,
 Somnia vel prodens, etenim ab Jove fomnia manant.
Vatem quidem nominat harufpicem, fomniorum vero interpretem eum qui circa fomnia verfatur, vatem autem
omnino augurem. Non enim fane ad res maximas in
multis fuae poëfeos locis ipfum praetermifit, quum etiam
augurandi arte utitur. Sed fortaffis haec et quam deceat
plura de vatis appellatione a nobis dicta funt, ad id autem quod differitur jam transeundi tempus eft. Quod
enim profert ejusmodi eft. Qui vaticinandi artes profe-

μαντικας τέχνας μετιόντες οὐδὲν ἧττον ἀλλήλοις διαφέρον-
ται τῶν ἰατρῶν ἐν πολλοῖς τῶν κατὰ μέρος. ἐγὼ γοῦν
ποτε διαφερομένους οἰωνιστας εἶδον ἐπ' αὐτῶν τούτων τῶν
πτήσεων, ὧν καὶ νῦν ὁ Ἱπποκράτης ἐμνημόνευσεν, ἀριστερᾶς τε καὶ δεξιᾶς· ἦν δὲ ὁ μὲν ἕτερος αὐτῶν Ἄραψ, ὁ δὲ
ἕτερος Ἕλλην ἐξ Ἀσίας τῆς ἡμετέρας. ἔλεγεν οὖν ὁ μὲν
Ἄραψ τὸν δεξιὸν οἰωνὸν γυναῖκας σώζειν νοσούσας, τὸν
ἀριστερὸν δὲ ἄνδρας· ὁ δὲ ἐκ τῆς Ἀσίας τὸν μὲν δεξιὸν
ἐπ' ἀνδρῶν νοσούντων φανέντα τοῖς ἐρωτῶσιν, εἰ σωθήσε-
ται, καταφάσκειν τὴν ἐρώτησιν, ἀποφάσκειν δὲ τὸν ἀριστερόν. ἠρόμην οὖν αὐτοὺς εἰ τὸν ὁπωσοῦν πετόμενον, ἀριστερὸν ἢ δεξιὸν ὄρνιθα, ταύτην ἔχειν φασὶ τὴν δύναμιν, οὐδὲν ἡγούμενοι διαφέρειν εἰ ὑψηλότατός ἐστιν ἢ προσγειό-
τατος ἢ μεταξύ· καὶ εἰ ἐν τῷ μεταξὺ, ἐγγυτέρω ἄρα τοῦ
ὑψηλοτάτου ἢ ἐν μέσῳ· ὡσαύτως δὲ καὶ περὶ τοῦ πλησίον
τε καὶ πόρρω διεστάναι τὸν οἰωνὸν ἠρόμην εἰ μηδὲν αὐτοῖς
διαφέρει. ὁ μὲν οὖν Ἄραψ ἔφασκεν ὅπως ἂν ἔχῃ τῆς εἰς

quuntur, in particularibus multis nihil minus quam medici diffentiunt.   Vidi equidem nonnunquam augures his
in ipfis volatibus, quos dextros et finiftros memoravit
Hippocrates, diffidentes.   Alter quidem ipforum erat Arabs,
alter vero Graecus ex Afia noftra.   Arabs quidem dicebat
dextrum alitem laborantes mulieres fervare, finiftrum autem viros: Afiaticus vero dextrum alitem in viris aegrotantibus apparentem interrogantibus ipfis, fi fervarentur,
aftruere interrogationem, finiftrum vero denegare recen-
febat.   Eos igitur interrogabam, fi quomodocunque volan-
tem aut dextrum aut finiftrum alitem eandem *auguralem*
fortiri facultatem dicerent, nihilque differre autumarent,
fi aut celfiffimus *volando* fit, aut terrae propinquiffimus,
aut intermedius.   Quod fi intermedius, an propius *regionem* celfiffimam, an infimam, vel inter has mediam.   Eodem modo tum de propinqua, tum de remota alitis diftantia interrogabam, utrum in his nihil difcreparet.
Arabs itaque quomodocunque fefe haberet in altitudinem

ὕψος ἢ μῆκος ἢ [11] πλάτος ἀποστάσεως οὐδὲν διαφέρειν·
ὃ δὲ Ἕλλην διωρίζετο καὶ περὶ τοῦ συμμέτρου, δεξιοῦ τε καὶ
ἀριστεροῦ, καὶ γεγράφθαι ταῦτα τοῖς οἰωνισταῖς ἔλεγε, τὰς
δὲ ἀμέτρους ἀποστάσεις ἐναντίας εἶναι ταῖς ἐμμέτρως ἐχού-
σαις· ἐδείκνυε δὲ καὶ Ἀπόλλητος καὶ Ἀθηναίου καὶ Χαι-
ρήμονος καὶ Ἀρτεμιδώρου τοῦ Φωκᾶ ἄλλων τέ τινων οἰωνιστῶν ἐνδόξων βίβλους, αὐτῷ μαρτυρούσας. ἔγνων οὖν
ἀδιόριστον μὲν τὸν Ἄραβα, διωρισμένον δὲ καὶ τεχνικὸν
τὸν Ἕλληνα· (42) τέχνης γὰρ ἐμπειρίᾳ τὴν κρίσιν τῶν
θεωρημάτων ἐχούσης ἡ διαφωνία κατὰ τὸ διωρισμένον τε
καὶ ἀδιόριστον γίγνεται. καὶ τοῦτο μεμαθηκὼς ἐγὼ παρ'
Ἱπποκράτους ἔκρινα τὸν Ἕλληνα τεχνικώτερον ἀποφαίνεσθαι περὶ τῆς πτήσεως τῶν οἰωνῶν· ἐξ ἐπιμέτρου δὲ τοὺς
ἐνδοξοτάτους τῶν οἰωνιστῶν μάρτυρας παρεχόμενος ἔτι μᾶλλον ἦν ἀξιόπιστος. ἐπαγομένου δὲ καὶ τοῦ Ἄραβος πολλοὺς μάρτυρας, ὧν προεῖπεν ἀληθῶς νοσούντων, εἶπον αὐτῷ τῆς ὡς τὸ πολὺ γεγενημένης ἐπιτυχίας τὴν αἰτίαν· εἰ
γὰρ ὁ μὲν ἔμμετρος δεξιὸς σώζει τοὺς ἄνδρας, οἱ δὲ ἄμετροι

aut longitudinem aut latitudinem diſtantia nihil intereſſe
reſpondebat. Graecus autem de *volatu* commoderato dex-
tro ac ſiniſtro diſtinguebat dicebatque ab auguribus haec
ſcripta eſſe; immoderatas vero diſtantias moderate ſe habentibus eſſe contrarias teſtesque ſibi Appolletis, Athenaei,
Chaeremonis, Artemidori Phocae et quorundam aliorum
clarorum augurum libros prodebat. Agnovi ſane Ara-
bem indiſtinctum, Graecum vero tum diſtinctum tum artificem eſſe. Nam artis praeceptorum judicium per experientiam habentis diffidentia ex diſtincta et indiſtincta re
oritur. Idque ab Hippocrate edoctus, Graecum de avium
volatu artis peritiorem ſententiam ferre judicavi; ex abundantia vero celebratiſſimos augurum teſtes adducens, adhuc magis fide dignus erat. Quum vero etiam Arabs
plurimos aegrotantium, quibus vera praedixerat, teſtes
citaret, ſuccedentis in plurimum eventi ſubſequuti cauſam
ipſi pronunciavi. Si enim *ales* dexter moderatus viros
ſervet, immoderatus vero foeminas, ſint autem permulti

τὰς γυναῖκας, εἰσὶ δὲ πάμπολλοι μὲν οἱ ἄμετροι, μόνος δὲ
εἷς ὁ ἔμμετρος· εἰκότως ἐπὶ πολλῶν μὲν ἐπέτυχεν, ὀλιγάκις
δὲ ἀπέτυχεν. ὅ γε μὴν Ἕλλην οἰωνιστὴς καὶ ἄλλους τινὰς
διορισμοὺς προσετίθει, καθ᾽ οὓς κἂν ὁ δεξιὸς ἄμετρος ᾖ,
δηλώσει ποτὲ σωθήσεσθαι τὸν νοσοῦντα· τὸν γὰρ κίναιδον
καὶ τὸν γυναικεῖον ἐπιτήδευμα μετιόντα, καθάπερ τὸν ἐρι-
ουργὸν, τοῖς τῶν γυναικῶν ἔφη σχήμασι σώζεσθαι, καὶ τοῦτ᾽
αὖ πάλιν ἐδείκνυε παρὰ τοῖς ἀρίστοις οἰωνισταῖς γεγραμμένον. ἔτι δὲ πρὸς τούτοις καὶ ἄλλους τινὰς διορισμοὺς προσετίθει, περὶ ὧν οὐδὲν ἐφαίνετο γινώσκειν ὁ Ἄραψ. εἴρηται δέ μοι ταῦτα διὰ τὴν ἐφεξῆς ῥῆσιν, ἣν οὐδεὶς ἐξη-
γήσατο προσηκόντως, ὥσπερ οὐδὲ τὴν προγεγραμμένην αὐτῆς,
ἔνθα φησί· μᾶλλον μὲν οὐδὲ προβάλλεσθαι τὰ τοιαῦτα ζητήματα εἴθισται τοῖς ἰατροῖς, ἴσως δὲ οὐδὲ προβαλλόμενα
εὑρίσκεται· σαφῶς γὰρ εἰπόντος αὐτοῦ τὰ τοιάδε, ὅ ἐστι
τὰ οὕτω διαφωνούμενα, τινὲς μὲν ἐπὶ τῆς πτισάνης μόνης
ἤκουσαν οὐκ ὀρθῶς, ἔνιοι δὲ βραχὺ τούτων ἄμεινον ἐπὶ τῆς
τῶν ὀξέων διαίτης· ἔνιοι δὲ ἐπὶ πάσης ἁπλῶς, ἔνιοι δὲ

quidem immoderati unus autem duntaxat moderatus, jure
quidem plerisque fucceſſit, paucis vero praeter fpem fucceſſit. Graecus autem augur et alias quasdam adjiciebat
diſtinctiones, quibus etiamfi dexter immoderatus fit, interdum tamen virum falvum evafurum declarabit. Nam
cinaedum et muliebre munus obeuntem, veluti et lanifi-
cum, mulierum forma fervari dicebat ac rurfum id ab
optimis auguribus fcriptum demonſtrabat. His etiamnum
quasdam adjiciebat diſtinctiones, in quibus Arabs nihil
intelligere videbatur. Haec autem a me dicta funt propter fequentem fententiam, quam nemo convenienter expofuit, quemadmodum neque eam quae ante fcripta eſt,
ubi ait: *quaeſtiones fane hujusmodi proponere medicis
haud confuetum eſt, neque fortaſſis fi proponantur, folutae
reperiuntur.* Eo namque brevi dicente, *talia*, quod eſt,
quae ita diſſident, quidam de ptifana fola non recte intel-
lexerunt; nonnulli autem paulo his meliuscule de acutorum victu, alii de omni fimpliciter victu, alii vero de

Ed. Chart. XI. [11. 12.]   Galen. V. (42.)

ἐπὶ θεραπείας ἁπάσης, βέλτιον μὲν τῶν προτέρων, οὔπω δὲ
οὐδ' αὐτοὶ τελέως· αἰτίαν γὰρ ὡς εἶπον ὁ Ἱπποκράτης ἐπε-
ζήτησεν ἁπάσης διαφωνίας, ἐπὶ πάσης τέχνης τῇ πείρᾳ κριθῆναι δυναμένης. ὅτι δὲ οὕτως ἔχει τοῦτο μαθήσῃ σαφῶς
διὰ τῆς ἐφεξῆς ῥήσεως.

ιστ'.

Καὶ γὰρ τοῖσι νοσέουσι πᾶσιν ἐς ὑγείην μέγα τι δύναται.
καὶ τοῖσιν ὑγιαίνουσιν ἐς ἀσφαλείην καὶ τοῖσιν ἀσκέουσιν
ἐς εὐεξίην καὶ ἐς ὅ τι ἂν ἕκαστος ἐθέλοι.

[12] Οὗτος ὁ λόγος ἐξελέγχει καὶ τοὺς περὶ πτισάνης μόνης οἰομένους αὐτὸν προβεβληκέναι τὴν προγεγραμμένην ῥῆσιν καὶ τοὺς περὶ διαίτης, ἤτοι περὶ τῆς ἐπὶ τῶν
ὀξέων ἢ καὶ πάσης ἁπλῶς· ὡσαύτως δὲ καὶ τοὺς περὶ θεραπείας ἁπάσης ὑπειληφότας εἶναι τὸ πρόβλημα. προδήλως
γὰρ ἡ νῦν ἡμῖν προκειμένη ῥῆσις ἐλέγχει τοὺς μὲν ἤτοι

---

curatione univerſa, prioribus quidem melius, ſed neque
adhuc abſolute. Cauſam enim, ut dixi, totius diſſidii
quaeſivit Hippocrates in omni arte, quae experimentis
judicari poſſit. Quod autem id ita habeat, ſequenti oratione dilucide diſces.

XVI.

*Etenim aegrotantibus omnibus ad ſanitatem reſtituendam
magnum quippiam· poteſt, et ſanitate fruentibus ad ſanitatem tuendam, et ſeſe exercentibus ad bonum habitum conciliandum et ad quod quiſque voluerit.*

Hic ſermo tum eos arguit, qui ipſum *Hippocratem*
exiſtimant praeſcriptam ſententiam de ptiſana ſola pro-
poſuiſſe, tum eos qui de victu acutorum aut etiam ſimpliciter univerſo; eodem vero modo et eos qui de curatione univerſa problema eſſe arbitrati ſunt. Nam perſpicue nunc nobis propoſita oratio arguit eos aut qui de

Ed. Chart. XI. [12.]   Galen. V. (42.)

περὶ πτισάνης ἢ τῆς ἐπὶ τῶν ὀξέων διαίτης μόνης ἢ τῆς
ἐπὶ πάντων τῶν νοσημάτων οἰομένους εἶναι τὸν λόγον ἐν τῷ
προσγεγράφθαι, καὶ γὰρ τοῖς γε νοσέουσι πᾶσιν ἐς ὑγίην
μέγα τι δύναται· πάντες γὰρ οἱ νοσοῦντες ὑπὸ διαίτης μόνης οὐ θεραπεύονται, διὰ τὸ πολλοὺς δεῖσθαι καὶ χειρουργίας καὶ φαρμακείας, ἔτι δὲ μᾶλλον οὐδὲ ὑπὸ πτισάνης
μόνης· οὔτε περὶ διαίτης μόνης ὀξέων οὔτε περὶ διαίτης
ἁπλῶς τῆς ἐπὶ πάντων τῶν νοσημάτων ὁ λόγος αὐτῷ νῦν
ἐστιν, οὐδὲ περὶ τῆς ἐν τούτῳ διαφωνίας μόνης, ἀλλὰ περὶ
πάσης ἁπλῶς τέχνης τῇ πείρᾳ κρίνεσθαι πεφυκυίας. ὁ γὰρ
τὸ κοινὸν καὶ καθόλου κριτήριον εὑρὼν, ἐκείνῳ κρίνει τὰ
κατὰ μέρος· ἓν δέ τι τῶν κατὰ μέρος ἐστὶ καὶ τὸ περὶ
πτισάνης τοῖς ἰατροῖς διαπεφωνημένον, ὥσπερ γε καὶ τὸ
περὶ διαίτης οὐ μόνον ἐπὶ τῶν ὀξέων, ἀλλὰ καὶ τῶν ἄλλων
νοσημάτων, ἔτι τε γενικώτερον ὑπὲρ ἁπάσης θεραπείας καὶ
τούτου γενικώτερον ὑπὲρ ἁπάσης προνοίας σώματος, κἂν
ἐφ᾽ ὑγείας ὄντων γίγνηται· δέονται γὰρ καὶ οὗτοι τῆς τέχνης

ptifana aut qui de folo acutorum aut de morborum
omnium victu orationem afcriptam effe opinantur. *Ete-*
nim aegrotantibus omnibus ad fanitatem reftituendam
magnum quippiam poteft Qui enim aegrotant, non
omnes a fola diaeta curantur, quum plerique tum chirurgia, tum pharmacia indigeant, imo vero neque a ptifana
fola. Neque de diaeta fola acutorum, neque de diaeta
fimpliciter omnium morborum fermo praefens ipfi eft,
neque de fola quae de his oritur controverfia, fed de
omni fimpliciter arte, quae experientia judicari ac pro-
bari confuevit. Qui etenim commune ac univerfale ju-
dicandi organum invenit, per id particularia judicat. Particulare autem unum eft et quod de ptifana medicis in
controverfiam venit, quemadmodum et quod de victus
ratione non in acutis tantum, verum etiam in morbis
caeteris, praetereaque, quod generalius eft, de curatione
univerfa, et quod hoc generalius eft, de omni corporis
providentia, etiamfi fanitate fruentium ea fuerit: nam et

ἐπιστατουσης, οὐκ εἰς τὸ κτήσασθαι τὴν ὑγείαν, ἀλλ' εἰς τὸ
φυλάττειν, ὅπερ ὁ Ἱπποκράτης εἶπε καὶ τοῖς ὑγιαίνουσιν ἐς
ἀσφαλείην· τὸ γὰρ φυλάττειν ὁτιοῦν ἀσφαλείας δεῖται.
χρήσιμον δ' εἶναί φησι τὸ σκέμμα καὶ τοῖς ἀσκίουσιν εὐε-
ξίην· ὥσπερ γὰρ ἡ τῶν νοσούντων θεραπεία τοῦ προβε-
βλημένου νῦν ὑπ' αὐτοῦ δεῖται σκέμματος, οὕτως καὶ ἡ τῶν
ὑγιαινόντων ἀσφάλεια φυλακῆς ἕνεκα τῆς ὑγείας καὶ ἡ τῶν
ἀσκούντων πρόνοια κτήσεως ἕνεκα τῆς εὐεξίας. ταῦτα μὲν
οὖν πάντα τῆς περὶ τὸ σῶμα τέχνης ἐστὶ, τὸ δ' ἐφεξῆς
εἰρημένον ἐπὶ πᾶσαν τέχνην ἐκτέταται. τί γάρ φησι καὶ
ἐς ὅ τι ἕκαστος ἐθέλει; καὶ γὰρ ὁ οἰωνιστὴς καὶ ἱεροσκό-
πος καὶ μουσικὸς καὶ ῥήτωρ καὶ πᾶς τεχνίτης ἁπλῶς τῆς
κατὰ τὴν ἑαυτοῦ τέχνην διαφωνίας τὴν αἰτίαν εἴσεται μίαν
οὖσαν, ὅταν ἕκαστος τὸ κατὰ μέρος ἐπὶ τὸ καθόλου μεταφέρει.
οὕτως οὖν καὶ τὴν τῶν οἰωνιστῶν διαφωνίαν ἔγνων γεγονυῖαν
ἔκρινά τε τὸν ἀληθέστερα λέγοντα, καὶ τούτου χάριν ὀλίγον
ἔμπροσθεν ἐμνημόνευσα τοῦ τε Ἄραβος καὶ τοῦ Ἕλληνος

hi arte indigent, non ad fanitatem confequendam inftru-
ente, fed ad tuendam, quod *his* pronunciavit Hippocrates:
et fanitate fruentibus ad fanitatem tuendam. Nam ut
quodvis fervetur, fecuritate eft opus. Utilem vero ait effe
fpeculationem etiam bonum habitum exercitatione conci-
liantibus. Quemadmodum enim aegrotantium curatio ea
nunc ab ipfo propofita fpeculatione indiget, fic et fanitate fruentium fecuritas, ut fanitas confervetur, et fefe
exercitantium providentia, ut bonus habitus comparetur.
Haec igitur omnia artis, quae circa corpus verfatur, funt;
fed quod ferie dicitur, ad omnem artem extenditur. Quid
enim his enunciat *et ad quod quisque voluerit?* Etenim
augur, harufpex, muficus, rhetor et artifex omnis fimpliciter, ejus quae in fua arte eft, diffenfionis unam effe
caufam agnofcet, quum unusquisque particulare ad univerfale transfert. Ita fane et in auguribus obortam dif-
fenfionem deprehendi ac veriora loquentem judicavi; ob
idque paulo ante augurum memini tum Arabis tum

οἰωνισιοῦ. Πάσης γὰρ τέχνης σύστασις ἐν διορισμῷ γίνεται τῶν ἰδίων ἀπὸ τῶν κοινῶν· ὁ γὰρ ταῦτα διορίσασθαι
δυνάμενος ἄριστος τεχνίτης ἐστίν. ὥσπερ δὲ καὶ ἡ σύστασις, οὕτως καὶ ἡ κρίσις ἐν τῷ διορισμῷ τὴν ὕπαρξιν ἔχει·
σφάλλονται γὰρ οἱ συνιστάμενοι τὰς τέχνας, ὅταν τό τινι
συμβεβηκὸς ἤτοι γε ἐπὶ παντας ἐκτείνωσιν, ἢ πλείονάς γε
τοῦ προσήκοντος· τὸ μὲν γὰρ ὅλως μηδενὶ συμβεβηκὸς οὐδεὶς ἂν ἐν τέχνῃ τοιαύτῃ πείσειεν ἑαυτὸν ἀληθὲς εἶναι·
κατὰ τοῦτο γὰρ ἢ ὄντως γίγνεται διαφωνία κατὰ τὸ πεί-
θειν ἕκαστον ἑαυτὸν, οὐ κατὰ τὸ προσποιούμενον καὶ κα-
ταπλατιόμενον ἐρίζειν φιλονεικοῦντα, καθάπερ ἔνιοι περὶ
τινων ἑτέρως ἢ ὡς κατὰ τὴν ψυχὴν διάκεινται καὶ οἱ φάσκοντες ἄδηλον εἶναι πότερον ἐγρηγόραμεν ἢ κοιμώμεθα καὶ
σωφρονοῦμεν ἢ μαινόμεθα· καὶ εἰ τοῦτό γε συγχωρηθείη
δῆλον εἶναι, ἀλλ' ὁπότεροί γε μᾶλλον ἀληθεύουσιν ἄδηλον
ὑπάρχειν φασίν, εἴθ' οἱ ἐγρηγορότες τῶν κοιμωμένων εἴτε
τῶν μαινομένων μᾶλλον οἱ μὴ [13] μαινόμενοι· πεπεισμένος
γὰρ οὐδεὶς οὕτως οὐδὲ δοξάζων ἐν τῇ ψυχῇ τοὺς λόγους

Graeci. *Nam artis omnis conftitutio in propriorum a
communibus diftinctione exiftit,* qui enim haec diftinguere
poteft, is optimus eft artifex. Ut autem et conftitutio,
fic et *judicatio in diftinctione exiftentiam habet.* Falluntur enim qui artes conftituunt, quum quod alicui accidit,
id vel in omnes vel etiam plures quam deceat extendunt,
quod fiquidem nulli prorfus accidit, id nemo in tali arte
fibi verum effe perfuadebit. In hoc enim vere oritur
controverfia, quum unusquisque fibi ipfi perfuadet, non
quum fimulans confingensque contentiofe litigat, quemadmodum nonnulli de quibusdam aliter quam animo fen-
tiebant *fecerunt,* et qui proponunt abditum effe utrum
vigilemus aut dormiamus et fapiamus aut infaniamus.
Quod fi manifeftum effe id concedatur, utri fane magis
vera loquantur, abditum effe dicunt, an vigilantes dormi-
entibus, vel non infanientes infanientibus. Nullus enim
ita perfuafus, aut fecum animo reputans, fed litigans his

τούτους, ἀλλ᾽ ἐρίζων ποιεῖται. κατὰ τὴν ἰατρικὴν δὲ τέχνην
τινὲς μὲν ἐπεχείρησαν καινοτομεῖν, οὐ δυνάμενοι βέλτιόν τι
τῶν ἔμπροσθεν εὑρηκέναι, κατανενοηκότες δὲ τὸ τῶν ἰδιωτῶν πάθος, ὅπερ Ἱπποκράτης εἶπε· τὸ γὰρ ξενοπρεπὲς
οὔπω συνιέντες εἰ χρηστὸν ἐπαινοῦσι μᾶλλον ἢ τὸ σύνηθες,
ὃ οἴδασιν ὅτι χρηστόν. ἔνιοι δὲ καὶ διὰ τῆς ἡδίστων διαιτημάτων ἐπαγγελίας ἀναπείθοντες προσάγονται τοὺς κάμνοντας, εἰδότες μὲν ὅτι πανουργοῦσιν, ἀλλ᾽ ἤτοι διὰ φιλοχρηματίαν ἢ διὰ φιλοδοξίαν ἐπιχειροῦντες πανουργεῖν τὰ
τοιαῦτα. τῆς οὖν ἄχρι λόγου διαφωνίας, ὁποία καὶ ἡ τῶν
τοιούτων ἀνδρῶν ἐστιν, ἐξῃρημένης, ἡ κατ᾽ ἀλήθειάν τε καὶ
ὄντως διαφωνία γίγνεται, παρὰ τὸ μὴ διορισθῆναι τὴν
ἀπόφασιν, ἀλλ᾽ ἤτοι περὶ πλειόνων ἢ προσῆκεν ἢ περὶ πάντων ὡς ὁμοίως ἐχόντων ἀποφήνασθαι. καὶ κατὰ τοῦτο
ἐπαινεῖσθαι δίκαιόν ἐστι τὸν Ἱπποκράτην τῆς ὄντως διαφωνίας μνημονεύσαντα μόνης, ἣν οἱ κατ᾽ ἀλήθειαν ἐθέλοντες
τέχνην τινὰ συστήσασθαι πάσχουσιν, ἐν ταῖς ἑαυτῶν ψυ-

fermonibus utitur. Quidam autem in arte medendi res
quidem novas aggreſſi ſunt, quum prioribus quid melius
invenire nequirent, ſed idiotarum affectionem, quam Hippocrates dixit, intelligerent. Quod enim novum ac inuſi-
tatum eſt, nondumque, ſi utile ſit, exploratum, hi laudant
magis quam quod aſſuetum utile eſſe noverint. Nonnulli
vero et ob victus ſuaviſſimi pollicitationem perſuadentes
aegros alliciunt, quod doloſe quidem agant non ignari,
ſed vel ob pecuniae cupiditatem, vel ob gloriae ſtudium
talia doloſe committere contendunt. Sublata ergo, quae
verbo tenus fit, controverſia, qualis inter ejusmodi viros
orta, illa quae et ſecundum veritatem ac revera eſt, controverſia oritur, quod enunciatio non diſtinguatur, ſed
vel de pluribus quam oporteat, vel de omnibus tanquam
eodem modo ſeſe habentibus enuncietur. Atque ob id
Hippocratem laudare juſtum eſt, qui revera ſolius controverſiae meminit, quam qui ſecundum veritatem artem aliquam conſtituere volunt, patiuntur, ac ſuis in animis di-

χαῖς διαφόρως δοξάζοντες, οὐκ ἄχρι λόγου προσποιητῶς ὑπὸ
πανουργίας διὰ φιλοδοξίαν ἢ φιλοχρηματίαν. οὐδεὶς γὰρ
ὄντως τῇ πείρᾳ κρίνων τὰς ἐπινοίας ἐπὶ τὴν Πετρωνᾶ
ἀγωγὴν ἀφίξεται, κρέα διδοὺς ὀπτὰ καὶ οἶνον (43) μέλανα
τοῖς ὀξέως πυρέττουσιν, ὥσπερ δὲ οὐδὲ δίψει τοσούτῳ κο-
λάζων αὐτοὺς, ὡς κοτύλης ὕδατος εἰκοστὸν μέρος διδόναι·
τὰ γὰρ τοιαῦτα διαιτήματα παντάπασιν ἄτοπα καὶ δυοῖν
θάτερον, ἢ διὰ τὸ ξενοπρεπὲς ἐπιτηδευόμενα πανούργοις ἀνθρώποις, ἢ δι᾽ ἐμπληξίαν ἐσχάτην, εἴπερ ὄντως ᾤοντο μόνοι
τὴν ἀλήθειαν εὑρηκέναι. τὰ δ᾽ ὑφ᾽ Ἱπποκράτους γεγραμμένα καὶ περὶ τοὺς ἀληθῶς σπουδάζοντας τέχνην συστήσασθαι φρονίμους ἄνδρας γίνεσθαι δύναται, διὰ τὸ μὴ φέρειν
μεγίστην βλάβην, ὅταν οἷς οὐ χρὴ προσενεχθῇ. τὰ μὲν
οὖν τοιαῦτα δυσδιόριστον ἔχει τὴν ἐκ τῆς πείρας κρίσιν, τὰ
δὲ πολὺ διαφέροντα ῥᾳδίαν· τὴν οὖν ἐν τοῖς ὀλίγον ἀλλήλων
ὑπερέχουσι κρῖναι διαφωνίαν καὶ δεῖξαι τίσι μὲν ἐπὶ πτισάνης μόνης διαιτητέον ἐστὶ τῶν ὀξέως νοσούντων, τίσι δὲ

verfe opinantur, non verbo tenus fimulate ac fubdole ob
gloriae aut lueri cupiditatem.   Nullus enim, qui animi
confilia vere experimentis judicat, ad Petronae victus rationem fe conferet, carnes affas exhibens vinumque nigrum acuta febre laborantibus, quemadmodum neque in
tanta fiti eos ita temperans, ut cotulae aquae vigefimam
partem porrigat.   Nam ejusmodi diaetae omnino abfurdae
funt et quae ob duorum alterum aut ob novitatem va-
fris ab hominibus aut ob fummam ftupiditatem praefcribuntur, fi plane fe folos veritatem reperiffe exiftimave-
rint.   Quae vero ab Hippocrate fcripta funt, ea in pru-
dentibus viris vere artem conftituere ftudentibus reperiri
poffunt, quod non maximam laefionem adferant, quum
quibus non oporteat oblata fint.   Atque haec quidem di-
ftinctu difficilem ab experimentis judicationem confequuntur, quae autem valde differunt, facilem.   Controverfiam
itaque in iis quae parum inter fe exuperant judicare, et
quibus ptifana fola in acutis morbis praefcribenda fit et

κριθώδους δοτέον, τίσι δ' οὐδ' ὅλως, ἀλλ' ἐπὶ ποτοῦ μόνου
διαιτητέον ἄχρι κρίσεως, ἄξιόν ἐστι τῆς Ἱπποκράτους συν-
έσεως.

ιζ'.

*Πτισάνη μὲν οὖν μοι δοκέει ὀρθῶς προκεκρίσθαι τῶν σι-
τηρῶν γευμάτων ἐν τουτέοισι τοῖσιν ὀξέσι νοσήμασι, καὶ
ἐπαινέω γε τοὺς προκρίναντας. τὸ γὰρ γλίσχρασμα αὐτέης λεῖον καὶ συνεχὲς καὶ προσηνές ἐστι καὶ ὀλισθηρὸν
καὶ πλαδαρὸν μετρίως καὶ ἄδιψον καὶ εὐέκπλυτον, εἴ τι
καὶ τουτέου προσδέοι, καὶ οὔτε στύψιν ἔχον οὔτε ἄραδον
κακὸν, οὔτε ἀνοιδίσκεται ἐν τῇ κοιλίῃ, ἀνῴδηκε γὰρ ἐν τῇ
ἑψήσει, ὁκόσον ἂν πλεῖστον ἐπεφύκει διογκοῦσθαι.*

[14] *Τοῦτον τὸν λόγον ἀναγνῶναί μοι δοκοῦσι μόνον οἱ περὶ πτισάνης ἐπιγράψαντες τὸ βιβλίον· ὥσπερ
αὖ πάλιν οἱ πρὸς τὰς Κνιδίας γνώμας τὸ πρῶτον προοίμιον·
ἐδείχθη γὰρ ἐν τῷ δευτέρῳ μηκέτι πρὸς τοὺς Κνιδίους ἰα-*

quibus hordeacea exhibenda et quibus nihil omnino, fed
potus folus ad judicationem usque exhibendus fit, demonftrare, Hippocratis intelligentia dignum eft.

XVII.

*Ptifana igitur triticeis eduliis recte praelata fuiffe mihi
videtur his in acutis morbis, eosque qui ipfam praetu-
lerunt laudo. Cremor enim ejus laevis, continuus, fuavis, lubricus et moderate humidus, fitim reftinguit et
fi quid elui indiguerit, id facile eluitur, neque aftrictionem continet, neque pravam turbationem, neque in
alvo turgefcit. Nam in elixatione, quoad maxime in-
tumefcere potuit, intumuit.*

Orationem hanc duntaxat legiffe mihi videntur, qui
librum hunc de ptifana infcripferunt, quemadmodum certe
primum prooemium, qui adverfus Cnidias fententias titulum fecerunt. Nam demonftravit in fecundo non ampli-

τροὺς τὸν λόγον ποιούμενος, ἀλλὰ προτρέπων ἐπὶ τὴν ἄσκη
σιν τῆς τῶν ὀξέων νοσημάτων θεραπείας. ὁ δὲ δὴ τρίτος
λόγος, ὃν ἄχρι δεῦρο διῆλθεν, ἤδη αὐτῆς τῆς διαιτητικῆς
τέχνης τῶν ὀξέων νοσημάτων ἐστὶν, οὐ μὴν εἰς μόνην γε
αὐτὴν χρήσιμος, ἀλλ' ὑποπεπτωκὼς ἑτέρῳ γενικωτέρῳ. δέ
δεικται δέ μοι κἂν τοῖς περὶ ἀγμῶν καὶ ἄρθρων ἔθος Ἱπ
ποκράτει τοὺς ὑποπεπτωκότας λόγους ἑτέροις τισὶ καθολι
κωτέροις ἐπισημαίνεσθαι καὶ τήν γε διδασκαλίαν τῶν καθό
λου δι' αὐτῶν ποιεῖσθαι προκειμένων ὡς παραδειγμάτων·
οὗτος γὰρ οὔτε ἀποχωρεῖ τοῦ προκειμένου σκέμματος οὔτε
πολλαχῶς διδάσκει τὸ κοινὸν πολλῶν. ὥσπερ δὲ ἐπὶ τῆς
πτισάνης τὸν λόγον ἐποιήσατο, τὴν αἰτίαν τῆς περὶ αὐτῆς
διαφωνίας καὶ ζητήσας καὶ κρίνας, οὕτω καὶ περὶ διαίτης
ἁπάσης τῶν ὀξέων τὴν κρίσιν ὀρθὴν ἐποιήσατο. καὶ γὰρ
καὶ περὶ φλεβοτομίας καὶ περὶ καθάρσεως καὶ βαλάνου καὶ
κλυστῆρος χρήσεως, ὡσαύτως δὲ καὶ περὶ καταπλασμάτων
καὶ πυριαμάτων, οἴνου τε καὶ μελικράτου καὶ ὀξυμέλιτος

us contra Cnidios medicos fe orationem habere, fed *eos*
ad curationis acutorum morborum exercitationem exhortari. Tertia autem oratio, quam huc usque percurrit, jam
ad eam, quae victum morbis acutis praefcribit, artem fpectat. Non tamen ad eam folum eft utilis, verum et alteri generaliori fermoni fubjecta eft. Demonftravimus
autem et in commentariis de fracturis et articulis Hippocratem pro confuetudine fubjectos fermones aliis quibusdam univerfalioribus annotare doctrinamque univerfalium ex ipfis conftitutis tanquam exemplis efficere, fic
enim neque a propofito inftituto recedit, neque crebro
docet quod multis eft commune. Quemadmodum autem
de ptifana fermonem fecit, caufa de ipfa contentionis tum
inveftigata tum dijudicata: fic et de omni acutorum victu
rectum tulit judicium. Nam et de venae fectione et de
purgatione ac tum glandis tum clyfteris ufu, fimili vero
ratione et de cataplafmatum, fotuum, vini, aquae mulfae,
oxymelitis et balnei ufu non parva inter medicos exorta

καὶ λουτροῦ χρήσεως οὐ σμικρὰ διαφωνία γέγονε τοῖς ἰατροῖς,
ὑπὲρ ὧν ἁπάντων ὁ Ἱπποκράτης ἐν τούτῳ τῷ βιβλίῳ διῆλ-
θε, κατὰ μίαν μέθοδον ἣν ἀρτίως εἶπον, ἧς τὴν δύναμιν
ἐοίκασιν ἐγνωκέναι καὶ οἱ ἐμπειρικοὺς ἑαυτοὺς ὀνομάσαντες,
διορισμοῖς χωρίζοντες ἀπὸ τῶν κοινῶν τὰ ἴδια· καλεῖν δὲ
εἰώθασι διαστολὰς μᾶλλον ἢ διορισμοὺς τοὺς ἀπὸ τοῦ κοινοῦ τὸ ἴδιον ἀποκρίναντάς τε καὶ χωρίζοντας λόγους. ἴδωμεν οὖν ἤδη τὰ περὶ τῆς πτισάνης εἰρημένα τῷ Ἱπποκράτει. δοκέουσιν οὖν μοι, φησὶν, οἱ πρόσθεν ἰατροὶ προ-
κρῖναι πτισάνην ὀρθῶς τῶν σιτηρῶν γευμάτων ἐν τοῖς
ὀξέσι νοσήμασι. σιτηρὰ δὲ γεύματα λέγει τὰ ἐκ σίτου γι-
νόμενα· σῖτον δὲ ὀνομάζουσιν οἱ ἄνθρωποι μάλιστα μὲν τοὺς
πυροὺς, ἤδη δὲ καὶ τὰς κριθὰς τούτοις προσνέμουσι καὶ
τὰς ζειάς· ἐπὶ πλεῖον δὲ ἐκτείνοντες τὴν προσηγορίαν καὶ
τὰ δημήτρια καλούμενα σπέρματα συγκαταλέγουσι, φακοὺς
δηλονότι καὶ κυάμους καὶ θέρμους καὶ λαθύρους ἔλυμόν τε
καὶ κέγχρον καὶ πισὸν καὶ τῆλιν καὶ βρόμον καὶ τίφας,
ἐρεβίνθους τε καὶ ὅσα τἄλλα τοιαῦτα. τούτων οὖν πάντων

eſt controverſia, de quibus omnibus hoc in libro diſſeruit Hippocrates, una methodo, quam nuper dixi. Cujus
facultatem etiam noviſſe videntur qui ſe empiricos nomi-
naverunt, diſtinctionibus propria a communibus ſeparan-
tes. Conſueverunt autem diaſtolas magis quam diorismos
appellare ſermones eos, qui proprium a communi ſepa-
rant diſtinguuntque. Jam ergo quae ab Hippocrate de
ptiſana dicuntur videamus. *Videntur ergo mihi*, inquit,
*priores medici triticeis eduliis ptiſanam in acutis morbis
recte praetuliſſe.* Triticea edulia intelligit quae ex tritico fiunt, triticum autem homines appellant maxime
quidem frumentum, jam vero et huic tum hordeum tum
zeam adjiciunt. Appellationem vero ad plura extenden-
tes cerealia quoque vocata femina connumerant, lentes
videlicet, fabas, lupinos, cicerculas, panicum, milium, pi-
ſum, foenugraeoum, avenam, tipham, cicera et quaecunque
id genus caetera. Horum igitur omnium triticeorum

τῶν σιτηρῶν γευμάτων τὰ μὲν ἄλλα καὶ πρὸς τῶν ἰδιωτῶν
κατέγνωσται διὰ τὸ παραχρῆμα μεγάλην ἐπιφέρειν βλάβην,
ἄρτος δὲ μόνος καὶ χόνδρος ἐπὶ τῶν ὀξέως νοσούντων δίδοται καὶ πρὸς ταῦτά ἐστι μόνα παραβάλλειν τὴν πτισά-
νην· ἡ γάρ τοι φακὴ καὶ ἡ κέγχρος καὶ ἡ τῆλις ὡς φάρμακά ποτε προσφέρεται διά τινα τῶν κατὰ κοιλίαν νοσημάτων, οὐχ ὡς σιτία τροφῆς ἕνεκα. τῶν οὖν σιτηρῶν ἐδεσμάτων ὀρθῶς προκεκρίσθαι φησὶ τὴν πτισάνην, ἄρτου δηλονότι καὶ χόνδρου καὶ ζειῶν, ἐξ ὧν ὁ καλούμενος τράγος γίνεται. τοὺς γὰρ οἰομένους μηδέπω χόνδρον εἶναι κατὰ
τοὺς Ἱπποκράτους χρόνους ἀγνοοῦντας ἐλέγξεις ἐκ τοῦ τῶν
παλαιῶν κωμικῶν ἐνίους μεμνημονευκέναι χόνδρου, καὶ αὐτὸν δὲ τὸν Ἱπποκράτην κατὰ τὸ περὶ διαίτης ὑγιεινῆς εἰ
γὰρ καὶ μὴ Ἱπποκράτους ἐστὶν ἐκεῖνο τὸ βιβλίον, ἀλλ' Εὐ-
ρυφῶντος ἢ Φάωντος [15] ἢ Φιλιστίωνος ἢ Ἀρίστωνος ἢ
τινος ἄλλου τῶν παλαιῶν, (εἰς πολλοὺς γὰρ ἀναφέρουσιν
αὐτὸ) πάντες ἐκεῖνοι τῶν παλαιῶν ἀνδρῶν εἰσι, ἔνιοι μὲν
Ἱπποκράτους πρεσβύτεροι, τινὲς δὲ συνηκμακότες αὐτῷ. μνη-

eduliorum caetera quidem ab idiotis damnantur, quod
quamprimum magnam laefionem inferant. Panis autem
folus et alica acute laborantibus exhibentur et cum his
folis ptifana eft conferenda. Lens fiquidem et milium et
foenugraecum tanquam medicamenta ob quosdam ventris
morbos interdum offeruntur et non tanquam nutritura
cibaria. *Ptifanam igitur recte praelatam effe ait triticeis eduliis,* pani nimirum, chondro et zeae, ex qua fit
tragus appellatus. Nam qui chondrum Hippocratis temporibus nondum fuiffe exiftimant, eorum ignorantiam ar-
gues tum ex quibusdam antiquis comicis chondri memo-
ribus, tum etiam ex Hippocrate ipfo, qui in libro de falubri victu de chondro ipfo mentionem fecit. Nam
etiamfi liber is Hippocratis non fit, fed Euryphontis vel
Phaontis vel Philiftionis vel Ariftonis vel cujusdam alterius veterum, ad multos enim hunc librum referunt, hi
omnes prifci viri funt, nonnulli quidem Hippocrate ve-
tuftiores, quidam vero ipfi coaetanei vixerunt. At nunc

μονεύω δὲ Ἱπποκράτους νῦν τοῦ Ἡρακλείδα υἱέος, οὗ τοῦτό
ἐστι τὸ βιβλίον· ὁ γάρ τοι πάππος αὐτοῦ, ὁ Γνωσιδίκου
υἱὸς Ἱπποκράτης, κατὰ τινὰς μὲν ὅλως οὐδὲν ἔγραψε, κατὰ
τινὰς δὲ δύο μόνα, τὸ περὶ ἀγμῶν καὶ τὸ περὶ ἄρθρων.
διὰ τί δὲ ὀρθῶς ἡ πτισάνη προκέκριται τῶν σιτηρῶν ἐδεσμάτων ἀποδειχθήσεται δι' ὧν ἐπιφέρει αὐτὸς λέγων· ὅσα
γὰρ αὐτῇ πρόσεστιν ἀγαθὰ πρὸς τὴν τῶν ὀξέων νοσημάτων
ἴασιν, οὐδενὶ τῶν ἄλλων ὑπάρχοντα εὑρήσεις· ὀρθὴ δ' ἂν
σοι γένοιτο κρίσις ἐννοήσαντι τήν τε τῶν ὀξέων νοσημάτων
φύσιν καὶ τὴν τῆς πτισάνης δύναμιν. ἡ μὲν οὖν τῶν
ὀξέων νοσημάτων φύσις ἐστὶν, ὡς αὐτὸς εἶπεν ὀλίγον ἔμπροσθεν, ὧν οἱ πυρετοὶ τοὐπίπαν εἰσὶ συνεχεῖς· ἡ δὲ τοῦ πυρετοῦ γένεσις ἐκτροπὴ τῆς ἐμφύτου θερμασίας ἐπὶ τὸ πυ-
ρῶδές ἐστιν, ὡς ἐν ἄλλοις τέ τισιν ἔχει δεῖξαι καὶ νῦν δηλώσει λέγων ἐπ' αὐτοῦ· ἄρχεσθαι μὲν γὰρ ἐκ τοῦ θώρακος,
εἰς τὴν κεφαλὴν δὲ ἀναπέμπειν τὴν φλόγα. καὶ μὲν δὴ
κἂν τοῖς τῶν ἐπιδημιῶν τὸν μέγαν πυρετὸν ὀνομάζειν εἴωθε
πῦρ, ὡς οὐκ ἄλλην τινὰ φύσιν ἔχοντα παρὰ τὴν τοῦ πυρὸς

memoriam facio Hippocratis Heraclidae filii, cujus hic
liber eſt. Nam avus ipſius Gnoſidici filius Hippocrates
quorundam judicio nihil omnino ſcripſit, aliorum vero
ſententia duos ſcripſit, librum videlicet de fracturis et
librum de articulis. Quare autem ptiſana triticeis eduliis
recte antepoſita ſit, demonſtrabitur per ea quae ipſe infert inquiens: *Quaecunque etenim ei ad acutorum morborum ſanationem inſunt bona, nulli alteri ineſſe comperies.* Rectum autem tibi fuerit judicium, ſi et acutorum
morborum naturam et ptiſanae facultatem ccgnoveris.
Natura igitur acutorum morborum eſt, ut ipſe paulo ante
dixit, quorum febres omnino ſunt continuae. Febris autem ortus caloris nativi ad igneum eſt converſio, ut et
aliis quibusdam in locis demonſtravit et nunc manifeſta-
bit, inquiens: *ex thorace quidem incipere, ad caput vero
flammam mittere.* Praeterea in Epidemiorum libris febrem magnam ignem vocare conſuevit, quaſi non aliam
naturam ſortiatur, praeterquam ignis ſubſtantiam. Si igi-

οὐσίαν. εἴπερ οὖν τὰ ἐναντία τῶν ἐναντίων ἐστὶν ἰάματα,
τὸ τῶν πυρετῶν ἴδιον ἅμα δύναμιν χρὴ ἔχειν ψύχουσάν
τε καὶ ὑγραίνουσαν· τοῦτο γὰρ ὑπεναντίον ἔσται τῇ φύσει
τοῦ πυρετοῦ, θερμῇ τε οὔσῃ καὶ ξηρᾷ, τοιοῦτον γὰρ τὸ
πῦρ· καὶ μὲν δὴ καὶ τῶν διὰ τὴν τῶν χυμῶν σηπεδόνα
γιγνομένων πυρετῶν οὐ σμικρὰν φροντίδα πεποιῆσθαι χρὴ
τοῦ πεφθῆναι μὲν αὐτῶν ὅσον ἂν ἐγχωρῇ δέξασθαι τὴν
πέψιν, ἐκκριθῆναι δὲ τὸ κατωπτημένον ἤδη καὶ μηκέθ' οἷόν
τε πεφθῆναι. καὶ εἴπερ (44) τῶν ταῦτα ἐργάσασθαι δυναμένου σιτίου τοῖς πυρέττουσίν ἐστι χρεία, ἐὰν καὶ τὸ
ῥᾳδίως πέττεσθαί τε καὶ ἀναδίδοσθαι παρῇ, πάντα ἂν ἤδη
τὰ τοιαῦτα ὧν χρῄζομεν ἔχοι. τίς οὖν ἐστιν ἡ τῆς πτισάνης δύναμις ἀκούσωμεν αὐτοῦ. τὸ γλίσχρασμα, φησὶ,
λεῖον. τὸ λεῖον ἀντίκειται τῷ τραχύνοντι· τραχύνει δὲ τὰ
δριμέα καὶ ὀξέα καὶ σίφοντα. δριμέα μὲν οὖν ἅπαντ' ἐστὶ
τὰ θερμαίνοντα, καθάπερ ὄροβος καὶ τῆλις· ὀξέα δὲ τὰ
μὲν ἄλλα παρείσθω, τὸ δ' ὀξύμελι μόνον ἐν λόγῳ γιγνέσθω·
καθάπερ γε τῶν στυφόνιων παρείσθωσαν ἀχράδες καὶ μέ-

tur contraria contrariorum remedia fint, febrium peculiare
remedium facultatem tum refrigerantem tum humectantem habeat oportet: id namque febris naturae, quae tum
calida tum ficca eft, contrarium erit, talis fiquidem naturae eft ignis. Praeterea quum febres et ex humorum
putredine oriantur, non parvam diligentiam moliri oportet, tut quicquid ex ipfis coqui poffit, concoctionem fubeat et quod jam exuftum eft, neque amplius concoqui
poffit, evacuetur. Quod fi febricitantibus ipfis cibi ufus
fit, qui haec efficere queat, fi etiam facile tum concoqui,
tum diftribui accedat, jam haec omnia, quibus eft opus,
habuerit. Quae fit igitur ptifanae facultas ex Hippocrate
audiamus. Lentor, inquit, *laevis eft*. Laeve exafperanti
opponitur. Exafperant autem acria, acida et aftringentia.
Acria fane omnia calefaciunt, ut ervum, foenugraecum.
Acida vero alia praetermittantur, acetum vero mulfum in
oratione fit duntaxat. Praetermittantur pari modo ex
acerbis pira fylveftra et mefpila et quaecunque hujusmodi,

σπιλα καὶ ὅσα τοιαῦτα, τῶν δὲ σιτηρῶν ἡ φακή ἐστι καὶ
τὰ τοιαῦτα. ἐκπέφευγεν οὖν ἡ πτισάνη τὴν τῶν τραχυ-
νόνιων κακίαν, ἔχουσα πρὸς τῷ κατὰ τὴν ἀφὴν λείῳ καὶ
τὸ κατὰ δύναμιν λεῖον. ἔστι δὲ καὶ συνεχὴς ἡ γλισχρότης
αὐτῆς, ὁμοίας ἑαυτῇ κατὰ πάντα ὑπαρχούσης τὰ μόρια διὰ
τὸ τῆς ἑνώσεως ἀκριβὲς, ὅπερ οὐχ ὑπάρχει ταῖς ζειαῖς.
ἔπαινος δὲ οὐ μικρὸς τῆς πτισάνης καὶ τὸ προσηνὲς, ἐναντίον ὑπάρχον τῷ ἀπηνεῖ, τουτέστι τῷ κατὰ τὴν λῆψιν ἀη-
δίαν τινὰ ποιοῦντι, καθάπερ ἀμέλει καὶ ὁ ἄρτος ἀηδής ἐστι
λαμβανόμενος, εἰ μὴ διαβρέξειας αὐτὸν ἱκανῶς· ἀλλὰ καὶ
οὕτως ἀπολείπεται τῶν κατὰ τὴν πτισάνην προσηνοῦς, ὡς
ἂν μηδὲ μασήσεως δεομένης, ἀλλ' ὁμοίως τοῖς ποτοῖς κα-
ταπίνεσθαι δυναμένης. οὐ σμικρὸν δὲ πλεονέκτημα καὶ τὸ
ὀλισθηρὸν αὐτῆς καὶ μάλιστα τοῦ χυμοῦ· διεξέρχεται γὰρ
τὸν θώρακα, μηδαμόθι μέρος αὐτοῦ καταλιπὼν μηδὲν τῇ
διόδῳ, καθάπερ τὰ δυσαπολύτως ἐμπλαττόμενα· καὶ σχεδὸν ἅπαντα τὰ γλίσχρα, πλὴν τῆς πτισάνης, [16] πέπονθε τοῦτο, ὅπου γε καὶ τὸ ἐκ τοῦ χόνδρου ῥόφημα τὸ μὲν

atque ex triticeis lens et humilia. Exafperantium igitur
malitiam ptifana effugit, habetque laevorem non tactu folum, verum etiam facultate. Eſt vero et lentor ejus continuus, fibi ipfi in omnibus partibus fimilis ob exquifitam
unitatem, quod zeae non ineſt. Laus autem non parva
eſt ptifanae, quod res fuavis exiſtat, quae rei infuavi contraria exiſtit, hoc eſt in affumptione quandam infuavita-
tem efficit, quemadmodum certe et panis infuavis eſt, dum
fumitur, nifi abunde ipfum maceraveris, imo et ita fuperatur ab ea quae in ptifana eſt fuavitate, ut quae mandi
non indigeat, fed potuum inſtar forberi poffit. Neque
parvae eſt conditionis ptifanae lubricitas praefertimque
cremoris. Pertranfit enim thoracem, in nulla ipfius parte
quippiam in tranfitu relinquens, veluti ea quae infarcta
adeo obſtruunt, ut vix avelli poffint, idque gluti-
nofis prope omnibus, excepta ptifana, accidit, quum et
quae ex alica conficitur forbitio, haec quidem glutino-

γλίσχρον ἔχει, τὸ δὲ ὀλισθηρὸν οὐκ ἔχει· πτισάνη δ' ὑπάρχει τὸ ὀλισθηρὸν καὶ τὸ ῥυπτικόν. οἱ δ' οὖν ἰατροὶ πρὸς
τὸ διαρρύψαι γλίσχρον χυμὸν ἐμπεπλασμένον τῇ γαστρὶ
τοῖς ἀπὸ τοῦ χυλοῦ τῆς πτισάνης ἐμέτοις χρῶνται καθὰ
τοῖς ἀπὸ τοῦ μελικράτου, καὶ ὠμὴν δὲ λειοῦντες ἐπιχρίουσι
τοῖς προσώποις οἱ ἀνδραποδοκάπηλοι, ῥύψεως ἕνεκα τῆς ἐν
αὐτοῖς ἀχροίας κατὰ τὸ δέρμα συνισταμένης. τοῦτ' οὖν τὸ
ῥυπτικὸν αὐτῆς καὶ πρὸς τὴν ὑποχώρησιν ἐπιτήδειον καὶ
πρὸς τὴν ἀνάδοσιν, καὶ μάλισθ' ὅταν ἐκ τῶν σιμῶν τοῦ ἥ-
πατος εἰς τὰ κυρτὰ δέῃ μεταληφθῆναι τὴν ἀναδιδομένην
τροφήν· ἐνταῦθα γὰρ ἐμπλάττεται τὰ παχύχυμα καὶ κολλώδη πάντα καὶ διὰ τοῦτο χόνδρος οὐκ ἐπὶ τῶν μόνον
τοῦτο τὸ σπλάγχνον πεπονθότων βλαβερώτατός ἐστιν, ἀλλὰ κἀπὶ τῶν μηδέπω μὲν ἐχόντων αὐτὸ βεβλαμμένον,
ἐν δὲ τῇ φυσικῇ διαπλάσει στενόπορον· ὅσοι γὰρ οὕτω
διάκεινται φύσει, τὰ κολλώδη καὶ παχύχυμα πάντα αὐτοῖς ἐμπλάττεται καὶ διὰ τοῦτο βάρους αἰσθάνονται κατὰ
τὸ σπλάγχνον ἐν ταῖς ἀναδόσεσιν αὐτῶν. καὶ μὲν δὴ

fum continet, fed lubricum non continet; ptifanae autem ineft et lubricum et detergens. Quapropter medici
ad detergendum glutinofum humorem ventri infarctum
vomitibus a ptifanae cremore ut ab aqua mulfa utuntur.
Crudam quoque conterunt ptifanam puerorum mangones
faciesque, ut vitiofos cutis exterant colores, illinunt. Quod
igitur in ea detergens exiftit, id et ad dejectionem eft
idoneum et ad diftributionem, praefertim ubi ex fima
parte hepatis ad gibbam transmeare debeat quod diftribuitur alimentum: hic etenim infarciuntur quae craffi fucci
et quae glutinofa funt, ob idque chondrus non in affectis hoc folum vifcere maxime nocet, verum etiam in iis
qui hocce quidem nondum laefum, fed naturali conformatione meatuum anguftia donatum habent. Qui enim ita
a natura affecti funt, ipfis tum glutinofa, tum craffi fucci
omnia infarciuntur, proptereaque gravitatem eo in vifcere
fentiunt, quum haec diftribuuntur. Praeterea *ptifanae*

Ed. Chart. XI. [16.] Galen. V. (44.)

καὶ πλαδαρόν ἐστι τὸ γλίσχρασμα τῆς πτισάνης, οὐ
σφοδρῶς ὡς ὕδωρ καὶ μελίκρατον καὶ πρὸς τούτοις γε τό
τε ἐκ χόνδρου ῥόφημα καὶ τὰ ῥοφούμενα τῶν ὠῶν· ἅπαντα
γὰρ ταῦτα τὸν στόμαχον ἐργάζεται ὕπτιον τοῖς κάμνουσιν
αὐτοῖς ἐπιδήλως, ὡς ἀνατετράφθαι φάσκειν αὐτόν· ἡ δὲ
πτισάνη τὸ ὑγραίνειν ἔχουσα, τὸ ἀνατρέπειν τὸν στόμαχον
οὐκ ἔχει. στόμαχον δὲ ἀκουστέον νῦν, ὡς ἔθος νῦν τοῖς
ἀνθρώποις λέγειν ἐστιν, οὐ μόνον τὸν πόρον, ἀλλὰ καὶ τὸ
στόμα τῆς γαστρός. ὅταν οὖν ἄτονον τοῦτο καὶ ἔκλυτον
γένηται, μέχρι πολλοῦ μένει κατ᾽ αὐτὸ τὸ ἐδηδεσμένον ἐπιπολάζον αὐτῷ· τοὐναντίον δὲ συμβαίνειν πέφυκεν ὅταν ὑπο-
στραφὲν ὑπό τινος τῶν εὐστομάχων ἐδεσμάτων ἀπώσηται τὸ
περιεχόμενον· αὐτίκα γὰρ ὁ πλάδος αὐτῷ συναπέρχεται καὶ
πέττεται καὶ ὑποχωρεῖ τὸ οὕτως ἀπωσθέν, ὥσπερ ἄπεπτόν
τε μένει καὶ οὐ διαχωρεῖται ταχέως τὸ κατὰ τὸ στόμα τῆς
γαστρὸς ἐπιπολάζον· ὀρέγεσθαι γὰρ ἔργον οὐ πέττειν ἐστὶ
τοῦδε τοῦ μορίου. τὰ μὲν οὖν στύφοντα τῶν ἐδεσμάτων
ὥσπερ ἔχουσι τὸ ῥωννύειν τὸ στόμα τῆς γαστρός, οὕτω

lentor humens eft, non vehementer, ut aqua et melicratum, ad, haec quoque tum forbitio ex chondro, tum ova
forbilia, ea namque omnia ftomachum ipfis aegrotantibus
ita manifefte fupinant, ut ipfum fubverfum effe exifti-
ment. Verum ptifanae humectandi quidem eft facultas,
fed ftomachum fubvertendi non eft. Stomachum autem
hic intelligere oportet, prout nunc homines dicere confueverunt, non meatum duntaxat, verum etiam os ventriculi. Quum igitur id imbecillum fuerit atque exolutum, moratur diutius in eo quod manducatum eft, ipfi
fupernatans. Sed contrarium accidere confuevit, quum ab
eduliorum ftomacho opitulantium aliquo reductum, quod
continetur, expellit. Nam humor quamprimum ab ipfo
recedit et coquitur, atque quod ita amandatum eft dejici-
tur, quemadmodum et crudum manet, neque celeriter de-
jicitur, quod in ore ventriculi fupernatat. Nam partis
hujus munus eft appetere, non concoquere. Quae igitur
aftringunt edulia, ut os ventriculi roborant, fic et plus

καὶ ξηραίνει περαιτέρω τοῦ προσήκοντος· οὕτω δὲ καὶ ῥόφημα τὸ ἐκ χόνδρου καθάπερ ὑγραίνειν, οὕτω καὶ ὑπτιά-
ζειν πέφυκεν. ἡ τοίνυν πτισάνη τὴν ἀρετὴν τῶν ὑγραινόντων ἔχουσα τὴν κακίαν ἐκπέφευγεν. ἐφεξῆς δὲ τί φησιν ὁ Ἱπποκράτης; καὶ ἄδιψον αὐτὴν εἶναι· μέγιστόν τε
καὶ τοῦτο μαρτυρῶν, ἐν νοσήματι διακαίοντί τε καὶ ξηραί-
νοντι πᾶν τὸ σῶμα. κατὰ τοῦτο μὲν οὖν καὶ τοῦ μελικράτου πολὺ κρεῖττόν ἐστιν ἡ πτισάνη, καίτοι τὸ εὐέκκριτον,
ὅπερ ἐφεξῆς εἶπεν ὑπάρχειν αὐτῇ, παραπλησίως τῷ μελικράτῳ κεκτημένη· καὶ εἴ γε παραβαλεῖς πτισάνην μελικράτῳ, πλεονεκτοῦσαν εὑρήσεις ἐπὶ τῶν ὀξέων νοσημάτων·
ἀλλὰ τοῦτο μὲν ἐπὶ προήκοντι τῷ λόγῳ δείξω, τὸν δὲ περὶ
πτισάνης λόγον ἐπὶ τέλος ἀγαγεῖν καιρός. εὐέκπλυτον γὰρ
αὐτὴν εἶπε μετὰ τοῦ προσθεῖναι, εἴ τι καὶ τούτου προσδέοι,
ὡς οὐκ ἐπὶ πάντων νοσημάτων ὀξέων χρῃζόντων ἡμῶν ἐδέ-
σματος εὐεκπλύτου. τὰ μὲν γὰρ ἄλλα πάντα τὰ εἰρημένα
τῆς πτισάνης ἀγαθὰ διὰ παντός εἰσι χρήσιμα τοῖς ὀξέσι
νοσήμασι, τὸ δ᾽ εὐέκπλυτον, ἐφ᾽ ὧν ὑπιέναι βουλόμεθα τὴν

justo exiccant. Ita vero et quae ex chondro paratur forbitio, ut humectat, ita et supinare consuevit. Ptisana igitur humectantium facultatem consequuta malitiam effugit. Deinde vero ipsam sitim restinguere ait Hippocrates et maximum quippiam id remedium esse in morbo totum corpus tum exurente tum siccante testatur. Hac sane ratione ptisana aqua mulsa longe melior existit, licet excernendi facilitatem, quam deinceps huic inesse ait, similiter aquae mulsae adepta fuerit. Imo si ptisanam aquae mulsae comparaveris, ipsam in acutis morbis facultatibus superiorem comperies, sed id quidem procedente ostendam sermone. Nam de ptisana sermonem ad finem perducere tempestivum est. *Ipsam* enim *facile abluere* dixit, cum adjectione, *siquid et ablui indigeat*, ac si non in omnibus acutis morbis probe nos abluente indigeamus edulio. Enimvero caetera omnia quae de ptisana dicuntur bona semper acutis morbis sunt utilia. Sed abluendi facilitas, quibus alvum subduci volumus, cibis in via re-

Ed. Chart. XI. [16. 17.]   Galen. V. (44.)

γαστέρα, βραδυνόντων κατὰ τὴν διέξοδον τῶν σιτίων ἐπιτήδειόν ἐστιν. οὐκ οὖν οἷς ἐναντίον τῇ διαθέσει τοῦ πυρετοῦ τὸ εὐέκπλυτον, οὐδ᾽ ὡς ἕν τι τῶν οἰκείων βοηθημάτων,
[17] ἀλλ᾽ ὡς ἐπανορθούμενόν τι σύμπτωμα χρήσιμον ὑπάρχει. ἐφεξῆς δέ φησι· καὶ οὔτε στύψιν ἔχον οὔτε ἄραδον
κακόν· τὸ γλίσχρασμα δηλονότι τῆς πτισάνης, οὕτω γὰρ
ἤρξατο τοῦ περὶ αὐτῆς λόγου. τὸ μὲν δὴ μὴ ἔχειν στύψιν
ἀγαθόν ἐστιν ἐνίοις μάλιστα· πλὴν γὰρ ἢ διὰ σύμπτωμα
συγκοπτικὸν ἢ γαστρὸς ἄμετρον ῥύσιν οὐκ ἄν τις χρήσαιτο
τῶν στυφόντων ἐδεσμάτων οὐδενί· συνάγει γὰρ καὶ σφίγγει
τὰ σώματα καὶ μύειν ἀναγκάζει τὰς διεξόδους τῆς ἀναδόσεως καὶ τῆς τροφῆς καὶ τῆς εἰς τοὐκτὸς διαπνοῆς, ἃς ἀ-
νεῷχθαι συμφέρει. τὸ δὲ μηδὲ ἄραδον ἔχειν, τουτέστι τὸ
μηδεμίαν ἐν τῷ πέττεσθαι ταραχὴν ἐμποιεῖν, εἰς ἔπαινον
καὶ αὐτὸ διαφέρει τῆς πτισάνης· ὅπερ ἐπὶ πολλῶν ἐδεσμάτων γίνεται, τῶν μὲν δακνόντων τὴν γαστέρα, τῶν δὲ
φυσούντων, ἐνίων δὲ καὶ ἐκ μαχομένων ταῖς δυνάμεσι μερῶν
συγκειμένων, ὅπερ ἀμέλει κἀπὶ τῆς φακῆς ἐστι καὶ τῆς

morantibus eft idonea. Probe igitur abluere febrili af-
fectioni non ut contrarium, neque tanquam unum quoddam familiare auxilium, utile exiftit, fed tanquam fymptomatis alicujus emendatorium. Verum deinceps inquit: ac neque aftrictionem habet, neque pravam perturbationem excitat, cremor fcilicet ptifanae, fic enim fermonem de ea au-
fpicatus eft. Aftrictionem certe non habere nonnullis maxime bonum eft. Nemo fiquidem aftringentibus utitur cibis,
nifi vel propter fymptoma fyncopticum vel propter immoderatum alvi profluvium. Cogunt fiquidem conftringuntque
corpora viasque tum diftributionis tum alimenti tum ejus
quae foras fit perfpirationis occludunt, quas apertas effe
conducit. Quod autem perturbationem non excitet, hoc
eft, nullam dum coquitur efficiat perturbationem, in lau-
dem et id praeftat ptifanae. Hujusmodi autem perturbatio
ex multis eduliis oritur, his quidem ventrem mordentibus, aliis vero inflantibus, nonnullis etiam pugnantibus

Π. ΔΙΑΙΤΗΣ ΟΞΕΩΝ ΝΟΣΗΜ. ΥΠΟΜΝΗΜΑ Α. 463

Ed. Chart. XI. [17.] Galen. V. (44. 45.)

κράμβης· αὐτὸ μὲν γὰρ αὐτῶν τὸ στερεὸν σῶμα τῶν ἐφε-
κτικῶν γαστρὸς ἐστιν· ὁ δὲ χυλὸς τῶν ἐρεθιστικῶν τε καὶ
ὑπακτικῶν. οὕτω δὲ καὶ οἱ τὸν ἐγκέφαλον ἀρτύοντες ἐλαίῳ
καὶ γάρῳ τὸ σύμπαν ἐξ αὐτῶν ἀνομοιομερές τε καὶ στα-
σιάζον ἑαυτῷ ποιοῦσι, τοῦ μὲν ἐγκεφάλου τὸ στάσιμον καὶ
βραδύπορον ἔχοντος, τῶν δὲ μιχθέντων αὐτῷ πρὸς τὴν
ἔκκρισιν ὁρμᾶν χρησίμων. ὡσαύτως καὶ ὠὸν, εἴτε μετὰ
μέλιτος, εἴτε μεθ᾽ ἁλῶν, εἴτε μετὰ γάρου λαμβάνοιτο τὸ
συγκείμενον ἐξ αὐτῶν, διαφόρους ἔχει τὰς δυνάμεις, οἵ τε ζω-
μοὶ σχεδὸν ἅπαντες. ὅθεν καὶ κατὰ τὴν ἀρχὴν τοῦ λόγου
τὸ γλίσχρασμα τῆς πτισάνης ἐπαινῶν ἔφη, συνεχὲς, ὅπερ
οὐκ ἂν γένοιτο χωρὶς τοῦ τὸ σύμπαν ὁμοιομερὲς εἶναι. νυνὶ
δὲ τῷ ἀράδῳ καὶ τὸ κακὸν προσέγραψεν, οὐχ ἁπλῶς (45)
εἰπὼν οὐκ ἔχειν ἄραδον τὴν πτισάνην, ἀλλὰ προσθεὶς τὸ
κακόν· οὐδὲν γὰρ τοῦδε μᾶλλον ἐναντιοῦται πέψει σιτίων.
ὥστε καὶ οἱ περὶ πέψεως γράψαντες τὴν ποικιλίαν τῶν
ἐδεσμάτων, καὶ μάλισθ᾽ ὅταν ἐξ ἐναντίων ταῖς δυνάμεσι
σύγκειται, βλαβερωτάτην εἶναί φασι, κωλύουσαν τὰ ληφθέντα

facultate partibus praeditis, quod tum in lenticula, tum in braffica reperitur; folidum namque ipfarum corpus ventrem fupprimit, jus autem ipfum prorilat fubducitque. Sic et qui cerebrum cum oleo et garo condiunt, totum ex ipfis tum diffimilare, tum fibi ipfi pugnans efficiunt, cerebro quidem ftabili et tarde meante, mixtis vero ipf ad excretionem excitare idoneis. Eodem modo et ovum five cum melle, five cum fale, five cum garo affumatur, quod ex ipfis conftat, differentes habet facultates, jura etiam prope omnia. Unde et circa fermonis initia lento-rem ptifanae laudans inquit, *continuus,* quod citra totius in partibus omnibus fimilitudinem non fit. Verum in praefentia huic *perturbationi* adjecit *malae,* ptifanam per-turbationem non excitare haudquaquam fimpliciter affe-rens, fed *malam* adjiciens, nihil enim ciborum concocti-oni quam haec ipfa adverfatur magis. Quare et qui de concoctione fcripferunt, ciborum varietatem praefer-timque ubi contrariis conftant facultatibus, nocentiffimam

πέττεσθαι καλῶς. φυλάττονται δὲ αὐτὸ μάλιστα καὶ οἱ
γυμνασταὶ καὶ οἵ |γε νομίμως ἀθλοῦντες ἐπὶ μὲν τοῦ ἀρί-
στου τὸν ἄρτον μόνον ἐσθίουσιν, ἐπὶ δὲ τοῦ δείπνου τὸ
κρέας. ἐπὶ πλέον δ᾽ ἄν σοι περὶ τούτων ἔλεγον, εἰ μὴ καὶ
κατὰ σεαυτὸν δυνατὸς ἦσθα εὑρίσκειν αὐτὰ, ὁρμώμενος ἐκ
τῶν εἰρημένων περὶ πέψεως ἐν τοῖς τῶν φυσικῶν δυνάμεων
ὑπομνήμασιν· εἰ δὲ οὐκ ἐξεμελέτησας ἐκεῖνα, μάτην καὶ τούτοις ὁμιλεῖς. διὸ περὶ μὲν ἀράδου παύομαι λέγων, ἐπὶ δὲ
τὸ πάντων ὕστατον εἰρημένον ὑπ᾽ αὐτοῦ μεταβήσομαι λέγοντος ἔτι περὶ τῆς πτισάνης. οὔτ᾽ ἀνοιδίσκεται ἐν τῇ
κοιλίη. γινώσκων γὰρ ὅτι μέμφονται τῆς πτισάνης πολλοὶ
τὸ φυσῶδες, εἰκότως προσέθηκεν· ἀνῴδηκε γὰρ ἐν τῇ ἑψήσει ὅσον πλεῖστον ἐπεφύκει διογκοῦσθαι· τῇ προσθήκῃ καὶ
τὸ ἔγκλημα συνενδειξάμενος καὶ τὴν λύσιν εἰπὼν αὐτοῦ καὶ
τὴν ἕψησιν διδάξας. γράφει δ᾽ οὐδὲν ἧττον ἔτι κἂν τοῖς
ἐχομένοις περὶ τῆς ἑψήσεως· ἀλλὰ νῦν γε τοσοῦτον
προσθήσω τῷ περὶ πτισάνης λόγῳ. πτισάνην μὲν ἑψήσας

esse dixerunt, assumpta probe concoqui prohibentem.
Observant id maxime tum qui luctantur, tum qui legi-
time certant. Prandio *siquidem* panem duntaxat edunt,
in coena vero carnem. Plura de his enunciarem, nisi
scirem te invenire ipsa posse, qui ex iis quae de concoctione in commentariis de facultatibus naturalibus dicuntur,
sis instructus. Commentarios autem hujusmodi si negle-
xeris, frustra et in his versaris. Quapropter de hac per-
turbatione supersedens ad omnium ultimum me transferam, quod ab *Hippocrate* de ptisana adhuc loquente
dicitur. *Neque in ventre tumefcit.* Quum enim cogno-
sceret multos ptisanam, quod flatulenta esset, damnare,
merito adjecit: *Nam in elixatione, quoad maxime potuit, intumuit.* Qua sane adjectione objectionem simul
prodidit et ipsius solutionem protulit elixationemque docuit. Scribit autem quaedam et nihilominus de coctione
in sequentibus, sed nunc tantillum hoc sermoni de ptisana
adjiciam. Ptisanam si plurimum coxeris, cibum flatus

Π. ΔΙΑΙΤΗΣ ΟΞΕΩΝ ΝΟΣΗΜ. ΥΠΟΜΝΗΜΑ Α. 465

Ed. Chart. XI. [17. 18.]　　　　　Galen. V. (45.)

ἐπὶ πλεῖστον ἄφυσον ἔδεσμα ποιήσεις. ἔτνος δὲ κυάμινον
οὐδ᾽ εἰ τρισὶν ἡμέραις καθεψήσαις, ἄφυσον ἐργάσῃ ποτέ·
ἐκ γὰρ τῆς οἰκείας οὐσίας ἔχει τὸ φυσῶδες, οὐχ ὥσπερ ἡ
πτισάνη διὰ τὸ τῆς ἑψήσεως ἐλλιπές. εἰθισμένοι γοῦν εἰσιν οἱ ἕψοντες αὐτὴν ἀφίστασθαι θᾶττον ἤδη καὶ μάλισθ᾽
οἱ τῶν πλουσίων μάγειροι· τρίβοντες γὰρ αὐτὴν ὠμὴν ἐν
θυείᾳ καὶ μετὰ ταῦτα θερμήναντες ἐπ᾽ ὀλίγον, [19] οὐ γὰρ
ἑψήσαντές γε προσφέρουσι τοῖς δεσπόταις. ἀλλὰ περὶ μὲν
ἑψήσεως πτισάνης, ὡς ἔφην, καὶ αὖθις εἰρήσεται· νυνὶ δὲ
ἐπεὶ τὴν δύναμιν ἐδήλωσεν αὐτῆς, ἑξῆς ἐρεῖ τὸν διορισμὸν
τῆς χρήσεως, ἐφ᾽ ὃν κἀγὼ μεταβήσομαι, προαναμνήσας ὅτι
τὸν περὶ τῆς παραβολῆς πρός γε μελίκρατον καὶ τἄλλα τῆς
πτισάνης λόγον ἐν τοῖς ἑξῆς ὑπέσχημαι τελέως ποιήσασθαι.

ιή.

Ὁκόσοι μὲν οὖν πτισάνῃσι χρέονται ἐν τουτέοισι τοῖσι νουσήμασιν, οὐδεμιῇ ἡμέρῃ κενεαγγητέον, ὡς ἔπος εἰρῆσθαι,

expertem efficies. Pulmentarium autem fabaceum neque
fi tribus diebus coxeris, flatus unquam expers reddideris,
nam ex propria fubſtantia flatulentum eſt, non ob imperfectam coctionem, quemadmodum ptifana. Sunt igitur
qui ab ipſius coctione paulo ocius recedere conſueverunt
potiſſimumque divitum coqui: terunt fiquidem in pila crudam eam atque deinde parum calefaciunt, non enim coctam dominis offerunt. Sed de ptifanae coctione, ut dixi,
rurſum quoque dicetur. Nunc autem poſteaquam facultates ipſius declaravit, uſus diſtinctiones deinceps docebit,
ad quem et ego me conferam, ubi me in ſequentibus ab-
ſoluturum ſermonem, quem de ptifanae ad aquam mulſam
et alia comparatione ſum pollicitus, praemonuerim.

XVIII.

*Quicunque ergo ptiſana hiſce in morbis utuntur, nullo
die, ut verbo dicam, vaſa vacuanda ſunt, ſed ea uten-*

ἀλλὰ χρηστέον καὶ οὐ διαλειπτέον, ἢν μή τι δέῃ ἢ διὰ
φαρμακίην ἢ κλύσιν διαλείπειν.

Ἐντεῦθεν ἄρχεται τῆς τοῦ ζητουμένου λύσεως· ἀλλ' ἐλλιπῶς χρησάμενος τῇ κατὰ τὴν λέξιν ἑρμηνείᾳ, διὰ τοῦτο
ἀσαφῆ ἐποίησε τὸν λόγον. ἐγὼ τοίνυν εἰπεῖν πειράσομαι,
καθ' ὃν μάλιστα τρόπον ἑρμηνευθεὶς οὐδὲν ἂν ἔσχεν ἀσα-
φές· ἀναλήψομαι δὲ ἀπ' ἀρχῆς αὐτὸν ὡδέ πως. τίς ἡ αἰτία τῆς διαφωνίας ἐστὶν, ὥστε τοὺς μὲν ταῖς κριθώδεσι
πτισάναις ἐπὶ τῶν ὀξέων χρῆσθαι, τοὺς δὲ τῷ χυλῷ μόνῳ,
τοὺς δὲ οὐδὲ τούτῳ μέχρι κρίσεως; τουτὶ μὲν οὖν τὸ πρόβλημα, τῆς λύσεως δὲ ἐφεξῆς ἄκουε. τῶν ὀξέως νοσούντων
ἔνιοι μὲν ὑπὸ τοῦ χυλοῦ μόνου, ἔνιοι δὲ ὑπὸ τῆς πτισάνης, ἔνιοι δὲ ὑπ' οὐδετέρου τούτων ὠφελοῦνται· προπετέστερον οὖν ἀπεφήνατο περὶ πάντοιν τῶν ὀξέως νοσούντων
ἕκαστος τῶν ἰατρῶν, ἐξ ὧν οὐκ ἐπὶ πάντων ἐπειράθη· ἀλλ'
ἐγὼ διοριοῦμαι καὶ δείξω τίνες μὲν ὑπὸ τῆς πτισάνης
ὀνίνανται, τίνες δὲ ἀπὸ μόνου τοῦ χυλοῦ, τίνες δὲ οὐδετέ-

*dum neque intermittendum, nifi aut propter medicamen-
tum aut clyfterem intermittere oporteat.*

Ab his quaeflionis agitatae folutionem exorditur.
Verum quum dictionis concifa ufus fit interpretatione, ob
id obfcurum fermonem edidit. Ego vero quomodo maxime expofitus nihil obfcuritatis habuiffet, referre cona-
bor, ipfumque ab exordio ita repetam. Quae caufa difcor-
diae eft, cur in acutis alii quidem ptifana hordeacea utantur, alii folo cremore, alii ne hoc quidem ad morbi usque
que judicationem? Hoc fane problema eft, fed folutionem deinceps audi. Acutis laborantium nonnulli quidem a cremore
folo, alii a ptifana, alii ab horum neutro juvantur. Petulan-
tius fane de omnibus acuto morbo laborantibus medicorum unusquisque tulit fententiam, ex rebus quas non in
omnibus expertus eft. Sed ego diflinguam ac demonftra-
bo, qui a tota ptifana juventur, qui a cremore folo et
qui neutro indigeant. Tota igitur ptifana uti debent

Ed. Chart. XI. [18.]   Galen. V. (45.)

ρου χρηζουσιν. ὕλαις μὲν οὖν πτισάναις δέονται χρῆσθαι
τῶν νοσούντων ὀξίοις οἳ μήτε βοηθείας ἑτέρας χρήζουσι
πρότερον, ἤτοι διὰ φλεβοτομίας ἢ γαστρὸς ὑπαγωγῆς ἤ
τινος τῶν τοιούτων, μήτ' οὖν ἐστιν αὐτοῖς τι κινδυνῶδες
σύμπτωμα· χυλῷ δὲ οἱ τούτων ἔχοντές τι σφαλερώτερον· οὓς
δ' ἤτοι διακενῶσαι διὰ φλεβοτομίας ἢ γαστρὸς ἀναγκαῖόν
ἐστιν ἢ ὀδυνωμένους παῦσαι, τούτοις μὴ πρότερον δίδου
πτισάνην ἢ τὸν χυλὸν αὐτῆς, πρὶν ἂν ὧν εἶπόν τι πράξῃς.
ταῦτ' οὖν ἐχρῆν προγράψαντα τὸν Ἱπποκράτην τῶν κατὰ
μέρος, ἀφ' ἑκάστου πάλιν ἀρξάμενον, οὕτω πεποιῆσθαι τὸν
λόγον, εἴπερ ἔμελλεν ἔσεσθαι σαφής· ἐπεὶ δὲ οὐκ ἐποίησεν,
εἰκότως ἀσαφὴς ἐγένετο, τὴν προσήκουσαν ἀποβαλὼν τάξιν.
ἀκολουθήσαντες οὖν αὐτοῦ ταῖς λέξεσιν, ἀνάγωμεν ἑκάστην
εἰς τὰ προειρημένα κεφάλαια καὶ πρώτην γε τὴν προκειμένην ῥῆσιν ἐξεργαστέον. ἄκουσον δέ μου παραφράζοντος αὐτοῦ τὴν λέξιν, ἅμα τῷ παρεντιθέναι τινὰ ῥήματα σαφηνείας ἕνεκα· ὅσοι μὲν ἄρρωστοι πτισάνῃ χρῶνται ἐν τούτοις
τοῖς νοσήμασιν, (ἐρῶ δὲ ὀλίγον ὕστερον τίνες εἰσὶν οἱ χρη-

acuto morbo laborantes, qui neque alio prius indigent
remedio, veluti venae fectione aut ventris fubductione
aut aliquo fimilium celebratur, neque etiam ipfis eft periculofum fymptoma, cremore vero iis, qui gravius aliquod
periculum fortiuntur. Quos autem aut venae fectione aut
ventris fubductione vacuare neceffarium eft, aut etiam
doloribus liberare, his ne prius ptifanam aut ejus cremorem exhibeas quam quae dixi, eorum quicquam feceris.
Haec fane Hippocratem praefcripfiffe oportuit et ab unoquoque fingularium rurfus aufpicatum, fic orationem con-
didiffe, fi dilucidus fore debuerat. Quoniam vero non
condidit, jure obfcurus abjecto decenti ordine factus eft.
Nos autem ipfius dictiones fequuti, *earum* unamquamque
ad praedicta capita reducamus, ac imprimis praefentem
etiam dictionem accurate exponamus. At me latius ex-
plicantem ipfius dictionem fimulque verba quaedam per-
fpicuitatis gratia adjicientem audito. Quicunque fane
aegroti ptifana his in morbis utuntur, dicam autem **paulo**

σόμενοι) τούτοις μὲν οὐδεμιᾷ ἡμέρᾳ κενεαγγητέον ἐστὶν, ὡς
ἔπος εἰρῆσθαι, εἰ μή τι δέοι διὰ φαρμακίην ἢ κλύσιν δια-
λιπεῖν. τούτοις οὖν καὶ δὶς διδοὺς, ἂν δέησῃ, καλῶς πρά-
ξεις καὶ πλῆθος ὅσον ἂν ἡ τοῦ σώματος δύναμις φέρῃ·
ὑφηγήσομαι δέ σοι σκοποὺς, πρὸς οὓς ἀποβλέπων ἢ διὰ
γαστρὸς ἢ διὰ φλεβὸς αὐτοὺς κενώσεις ἢ πυρίαις ἢ κατα-
πλάσμασι χρήσῃ. ταῦτ᾽ εἴπερ οὕτω προεῖπεν, εἶθ᾽ ἕκαστον
αὐτῶν ἐφεξῆς ἀναλαμβάνων κατὰ τὴν προσήκουσαν τάξιν
ἡρμήνευσεν, οὐκ ἀσαφὴς ὁ λόγος ἐγεγόνει· νυνὶ δὲ τὸ παρ-
εμπῖπτον ἀεὶ τελέως διεξέρχεσθαι προαιρούμενος, [19]
ἄχρι πολλοῦ τὸν λόγον αἰωρούμενον ἐάσας εἰκότως ἐποίησεν ἀσαφῆ· μαθήσῃ δὲ ἀληθεύοντα, τὰς κατὰ μέρος ῥήσεις
ἁπάσας εὑρίσκων σαφεῖς, τὸν δ᾽ ὅλον λόγον ἀσυνάρτητόν τε
καὶ διὰ τοῦτο ἀσαφῆ.

ιθ'.

Καὶ τοῖσι μέν γε εἰθισμένοισι δὶς σιτέεσθαι τῆς ἡμέρης

---

poſt qui ſint qui ea utantur, iis nullo die vaſa, ut vebro
dicam, evacuanda ſunt, niſi aut propter purgationem aut
clyſterem intermittendum fuerit. His ergo ſi bis dederis, ſi opus habuerint, probe facies et copiam quandocun-
que ferant vires corporis, ſcopos autem tibi ſum explicaturus, ad quos reſpiciens aut per alvum aut per venas
ipſos evacuabis aut fotibus aut cataplaſmatis uteris. Haec
ſi ita praedixiſſet, deinde unumquodque ipſorum ſerie reſu-
mens, idoneo interpretatus eſſet ordine, non obſcura fuiſſet ejus oratio. Nunc autem quod intercidit, ſemper
adusque finem examinare praeoptans, ubi diutius ſuſpen-
ſam orationem eſſe permiſit, jure obſcuram fecit. At *me*
vera loqui diſces, ſi ſingulas omnes dictiones dilucidas
inveneris, totam vero orationem incompoſitam et ob id
obſcuram.

XIX.

Atque bis die cibum ſumere conſuetis, bis ptiſana danda

δὶς δοτέον, τοῖσι δὲ μονοσιτέειν εἰθισμένοισιν ἅπαξ δοτέον
τὴν πρώτην, ἐκ προσαγωγῆς δὲ ἢν ἐνδέχηται, καὶ τουτέοισι δὶς διδόναι ἤν τι δοκέῃ προσδεῖν.

Δὶς αὐτοὺς σιτεῖσθαί φησιν, εἴπερ οὕτως εἰθισμένοι
εἰσὶ διαιτᾶσθαι· χρείας δὲ οὔσης δὶς λαμβάνειν καὶ τοῖς
ἅπαξ εἰθισμένοις ἐσθίειν, δὶς δώσεις τὴν πτισάνην, ἀρξάμενος μὲν ἀπὸ τοῦ ἅπαξ, κατὰ βραχὺ δὲ προελθὼν ἐπὶ τὸ
δίς· τὸ γὰρ ἐκ προσαγωγῆς τοῦτο δηλοῖ καὶ γίνεται τὸν
τρόπον τοῦτον· ἅπαξ μὲν δώσεις αὔταρκες, ἐλάχιστον δὲ τὸ
κατὰ τὴν ἑτέραν δόσιν, εἶτα παραυξήσεις κατὰ βραχὺ καὶ
τοῦτο μέχρις ἂν εἰς ἴσον ἀμφοτέρας τὰς τροφὰς καταστή-
σῃς. ἡ δὲ τοῦ λόγου πίστις οὔπω σαφής ἐστι τῷ τὸ βιβλίον ἀναγινώσκοντι τοῦ Ἱπποκράτους, διὰ τὸ μὴ προδεδη-
λῶσθαι παρ' αὐτοῦ τίνες εἰσὶν οἱ πτισάνῃ χρώμενοι συμ-
φερόντως. ἀλλ' ἐγὼ προειρηκὼς τοὺς μετρίως νοσοῦντας οὕτως ὑπ' αὐτοῦ διαιτᾶσθαι δείξω μικρὸν ὕστερον καὶ αὐτὸν
τὸν Ἱπποκράτην τοῦτο βουλόμενον. αὕτη μέν σοι τῆς προ-

eſt; ſemel vero cibum capere ſolitis, ſemel primo die
exhibenda, ſi paulatim ex additione admittant, his etiam bis danda, ſi quid adjiciendum videtur.

Bis ipſos cibandos eſſe pronunciat, ſi ita vivere conſueverint. Quum vero neceſſitas fuerit etiam ſemel edere
conſuetis bis aſſumendi cibum, bis ptiſanam dabis, a ſemel quidem auſpicatus, ſed paulatim ad bis ipſum pro-
greſſus, nam ex additione ſenſim id declarat, fitque res
hoc pacto. Semel quidem dabis quod ſatis ſit, ſed minimum ſit quod ſecundo exhibeas, deinde paulatim auge-
bis, idque efficies, donec ambas alimonias ad aequalitatem
reduxeris. Sed nondum orationis fides huic patet, qui
hunc Hippocratis librum praelegit, quod neque ab ipſo
praemonſtratum eſt qui ſint qui utiliter ptiſana utantur.
Ego vero quum paulo ſuperius mediocriter aegrotantes ab
ipſo ita cibari praedixerim, paulo poſt et Hippocratem
ipſum id velle demonſtrabo. Atque haec tibi ſit praeſen-

κειμένης ῥήσεως ἡ ἐξήγησις· οἱ πλείους δὲ γράφουσιν αὐτὴν
κατὰ τήνδε τὴν λέξιν· τοῖσι δὲ μονοσιτέειν εἰθισμένοισιν
ἅπαξ δοτέον, τὴν πρώτην ἐκ προσαγωγῆς· ἢν δ' ἐνδέχηται,
καὶ τουτέοισι δὶς διδόναι, εἰ δοκέει προσδεῖν. ἀλλ' οὐκ
ἔχει νοῦν ἡ λέξις αὕτη· τὸ (46) γὰρ τὴν πρώτην ἐκ προσαγωγῆς ἀδύνατόν ἐστι γενέσθαι, τοῦ ἐν προσαγωγαῖς ἐν
πλείοσι προσφοραῖς γίνεσθαι πεφυκότος, οὐχ ἅπαξ οὐδὲ εὐθέως ἐν τῇ πρώτῃ.

κ'.

Πλῆθος δ' ἀρκέει κατ' ἀρχὰς διδόναι μὴ πουλὺ, μηδὲ ὑπέρπαχυ, ἀλλ' ὁκόσον ἕνεκα τοῦ ἔθεος εἰσιέναι τι καὶ κενεαγγείην μὴ γίνεσθαι πολλήν.

Ὅσοι τοὺς νοσεῦντας ἐμπιπλάναι φασὶν Ἱπποκράτην,
διὰ τὸ καθ' ἑκάστην ἡμέραν τοῖς ἀκινδύνως διάγουσι δὶς
διδόναι τῆς πτισάνης, εἰ προσέσχον τῷ κατὰ τήνδε τὴν

tis hujus dictionis explicatio. At plures ipſam hac dictione ſcribunt: *femel vero cibum capere folitis, femel primo
die exhibenda, fi paulatim ex additione admittant, his
etiam bis danda, fiquid adjiciendum videatur.* Verum
fenfum non habet ipfa dictio. Quod enim primo detur
die paulatim, id fieri non poteſt, quum fenfim per additi-
ones pluribus ingeſtionibus id fieri confueverit, non femel neque ftatim in prima.

XX.

*Verum per initia copiam dare fufficiat non multam, ne-
que ultra modum craſſam, fed quantum pro confuetudine quicquam ingerere convenit et ne multa vaforum
inanitio oboriatur.*

Qui morbo laborantes implere proferunt Hippocratem, quod his citra periculum degentibus bis quotidie
ptiſanam dare jubeat, fi quod in textu pronunciavit ani-

ῥῆσιν εἴρηκε, κατέγνωσαν ἂν ἑαυτῶν· τοσοῦτον γὰρ ἀξιοῖ
δίδοσθαι τοῦ ῥοφήματος. ὅσον ἕνεκα τοῦ ἔθους εἰσιέναι
τροφὴν τῷ σώματι καὶ μὴ πολλὴν γίνεσθαι τὴν κένωσιν.
ἐὰν οὖν συγχωρήσωσιν ὀξύβαφον πτισάνης δὶς ἑκάστης ἡμέρας διδόμενον ἄχρι τῆς ἑβδόμης ἢ τῆς ἐνάτης, ἐλάττονα
δύναμιν ἔχειν, ἧς αὐτοὶ τρέφουσιν ἅπαξ τροφῆς, ἡγοῦμαι
παύσασθαι φλυαρεῖν αὐτούς. ἀλλὰ τοῦ- [20] τό γε μικρὸν ἂν ὕστερον δείξω· νῦν δὲ ἐξηγήσομαι τὸ κατ' ἀρχάς.
οὐ τοῦτο γὰρ φησιν, ὅτι κατ' ἀρχὴν τοῦ νοσήματος, ἀλλ'
ἔτι γενικώτερον ἄκουε σημαινόμενον ἐκ τοῦ κατ' ἀρχάς·
ὁπόταν γὰρ ἄν σοι δόξῃ πρῶτον ὁ κάμνων δεῖσθαι τῆς
πτισάνης, τηνικαῦτα μὴ πολὺ μηδὲ ὑπέρπαχυ δίδου πα-
ραχρῆμα· φυλάττεται γὰρ ὁ Ἱπποκράτης τὸ κατὰ πολὺ καὶ
ἐξαπίνης πληροῦν ἢ κενοῦν.

κα'.

Περὶ δὲ τῆς ἐπιδύσεως ἐς πλῆθος τοῦ ῥοφήματος, ἢν μὲν

----

madverterent, feipfos damnarent. Tantum enim forbitionis adhiberi praecipit, quantum alimenti corpori et confuetudinis gratia et ne multa fiat vacuatio conveniat.
Si igitur concefferint ptifanae acetabulum, quod quotidie
ad feptimum usque vel nonum diem exhibetur, minorem
habere facultatem, quam id, quo femel ipfi cibant, nutrimentum, ii mea fententia nugari definent. Verum et id
paulo poft fum demonftraturus. At nunc *verbum* hoc
per initia explicabo. Non enim morbi principium id
fignificat, fed etiamnum generalius ex dictione *per initia*
fignificari percipe. Nam quum qui aegrotat, ptifana primum egere tibi videbitur, tum neque multam, neque admodum craffam quamprimum dato ; a multa namque ac
fubitanea tum repletione tum vacuatione cavet Hippocrates.

XXI.

De forbitionis autem ad copiam incremento, fi ficcior qui-

ξηρότερον ᾖ τὸ νούσημα ἢ ὡς ἄν τις οἴοιτο, οὐ χρὴ ἐπι-
πλέον διδόναι, ἀλλὰ προπίνειν πρὸ τοῦ ῥοφήματος ἢ μελίκρατον ἢ οἶνον, ὁκότερον ἂν ἁρμόζῃ· τὸ δ᾽ ἁρμόζον ἐφ᾽
ἑκάστοισι τῶν τρόπων εἰρήσεται.

Ξηρότερον νόσημα πολυειδῶς γνωρίζεται, καίτοι τόν γε
καθόλου καὶ κοινὸν λόγον ἔχον τὸν αὐτόν· ἡ μὲν περιπνευμονία καὶ ἡ πλευρῖτις καὶ ὅλως τὰ κατὰ τὸν πνεύμονα καὶ
τὴν τραχεῖαν ἀρτηρίαν, ὅταν μηδὲν ἀπὸ τῶν πεπονθότων
μορίων ἀποπτύηται· ἧπαρ δὲ προπεπονθὸς ἢ μεσάραιον ἢ
τι τῶν κατὰ κοιλίαν ἢ νῆστιν ἢ ἔντερον ἢ σπλῆνα ἢ γαστρὸς ἐπεχομένης τελέως, ἢ πρὸς ἀνάγκην ἐκκρινούσης σκληρὰ καὶ ξηρὰ καὶ σπυραθώδη περιττώματα· τὰ δὲ κατὰ τὰς
ἀρτηρίας καὶ τὰς φλέβας ξηρὰ νοσήματα γνωρίζεται τῇ τε
τῆς γλώττης ξηρότητι καὶ τῷ τοῦ παντὸς σώματος αὐχμῷ.
κατὰ δὲ τὸν αὐτὸν τρόπον ἐπὶ τοῖς ἔξω καὶ προφανῶς ὁρω-
μένοις ἕλκεσιν αἱ φλεγμοναὶ γίγνονται ξηραί, μηδενὸς ἐξ
αὐτῶν ἰχῶρος χωροῦντος. καὶ τῶν ὀφθαλμῶν δὲ πολλάκις

---

dem fuerit morbus quam quis exiſtimaverit, non copioſius dare oportet, ſed ante ſorbitionem mulſam aut
vinum, utruncunque magis congruat, propinare, quod
autem ſingulis in modis congruat, pronunciabitur.

Morbus ſiccior variis modis dignoſcitur, etiamſi
univerſalem communemque rationem habeat eandem. Peripneumonia quidem et pleuritis atque omnino qui tum
pulmoni tum aſperae arteriae inſident morbi, quum nihil
ab affectis partibus expuitur. Jecur autem prius male
affectum proditur, vel meſaraeum, vel aliqua pars ventris, vel jejuni, vel inteſtinorum, vel lienis, quum alvus
plane ſupprimitur, aut pro neceſſitate excernit tum ſicca,
tum dura ac pilulata excrementa. Morbi ſicci tum arteriarum, tum venarum dignoſcuntur et linguae ſiccitate et
totius corporis ariditate. Phlegmonae pari modo fiunt
ſiccae in iis quae tum foris tum aperte conſpiciuntur ulceribus, nulla ſanie ex ipſis manante. Saepe vero et

φλεγμοναὶ ξηραὶ συνίστανται, μηδὲν ἐκκρίνουσαι· καὶ τὰ
κατὰ τὸν ἐγκέφαλον ὡσαύτως πάθη μήτε διὰ ῥινῶν μήτε
δι᾽ ὑπερῴας ἐκκαθαιρόμενα ξηρὰ προσηκόντως ἂν λέγοιντο.
καὶ τοῦτ᾽ οὖν ἴσθι ἁπάντων τῶν ξηρῶν νοσημάτων ὑπάρχον γνώρισμα, τὸ μηδὲν ἐκκρίνεσθαι τῶν περιττωμάτων.
προσηκόντως οὖν ὁ Ἱπποκράτης ἐπ᾽ αὐτῶν πρὸ τῆς πτισάνης ἀξιοῖ λαμβάνεσθαί τι τῶν ὑγραινόντων, ἤτοι μελίκρατον ἢ οἶνον, ὡς μᾶλλον τούτων ὕδατος ὑγραινόντων· ἐπεὶ
δὲ ἐπαγγέλλεται περὶ τῆς δυνάμεως αὐτῶν ἐρεῖν, ἀναβεβλή-
σθω καὶ ἡμῖν ἡ πρὸς ὕδωρ αὐτῶν παραβολὴ, γενησομένη
κατ᾽ ἐκεῖνο τὸ μέρος τοῦ συγγράμματος, ἐν ᾧ διδάσκει τὰς
δυνάμεις αὐτῶν.

κβ'.

Ἢν δ᾽ ὑγραίνηται τὸ στόμα καὶ τὰ ἀπὸ τοῦ πνεύμονος εἴη
   ὁκοῖα δεῖ, ἐπιδιδόναι χρὴ ἐς πλῆθος τοῦ ῥοφήματος, ὡς
   ἐν κεφαλαίῳ εἰρῆσθαι. τὰ μὲν γὰρ θᾶσσον καὶ μᾶλλον

---

oculis phlegmonae ficcae oriuntur, quae nihil excernunt.
Cerebri fimiliter morbi, qui neque per nares, neque per
palatum expurgantur, jure quoque ficci dicantur.   Et
fane nihil excrementorum excernere, fcito hoc conftans
effe ficcorum omnium morborum indicium.   Merito igitur
Hippocrates in his humectantium aliquid ante ptifauam
affumi jubet, vel aquam mulfam, vel vinum, quod haec
quam aqua magis humectent.   Sed quoniam de ipforum
facultatibus fe dicturum pollicetur, ob id et nos eorum
quae ad aquam eft comparationem in eam differemus libri partem, in qua eorum facultates edocet.

XXII.

Quod fi os humefcat et quae a pulmone prodeunt qualia
   decent, talia extiterint, forbitionis copiam, ut in fumma
   dicam, adjicere oportet.   Nam quae celerius magisque

πλαδῶντα, ταχυτῆια σημαίνει κρίσεως, τὰ δὲ βραδύτερον
καὶ ἧττον βραδυτέρην σημαίνει τὴν κρίσιν.

---

[21] Ἀπὸ τοῦ γένους τῶν ξηρῶν νοσημάτων ἐπὶ τἀναντία μεταβὰς, εἶθ᾽ ἑνὸς μνημονεύσας ἄνευ τοῦ προσθεῖναι πάντα, παράδειγμα κοινὸν γεγέσθαι τὸν ἑαυτοῦ λόγον
ἁπάντων ὁμογενῶν οἰηθεὶς, εἰκότως ἀσάφειαν εἰργάσατο.
τὸ γὰρ ὑγραίνεσθαι τὸ στόμα καὶ τὰ ἀπὸ τοῦ πνεύμονος
ἀναπτύεσθαι νοσήματος οὐχ ἁπλῶς ἐστιν ὑγροῦ γνωρίσματα παντὸς ἐν παντὶ μορίῳ τοῦ σώματος, ἀλλὰ μετὰ τοῦ
πεπονθέναι τι τῶν ἀναπνευστικῶν ὀργάνων διὰ τοῦθ᾽, ὡς
ἔφην, ἀσαφὴς ὁ λόγος ἐγένετο· τό γε μὴν εἰρημένον αὐτῷ
παντὸς μᾶλλον ἀληθέστερόν ἐστιν, ὡς τὰ μὲν ἐκκαθαιρόμενα
διὰ τῶν πτυσμάτων οἵων χρὴ πινομένων ταχέως κρίνεται,
τὰ δ᾽ ἐναντία δυοῖν θάτερον, ἢ εἰς ὄλεθρον ἢ εἰς μῆκος
χρόνου τελευτᾷ. διδόναι οὖν χρὴ τοῖς καλῶς ἐκκαθαιρομέ-
νοις πτισάνης, ἕνεκα τοῦ ῥωσθῆναι τὴν δύναμιν καὶ ἐξαυ-
κεῖν ταῖς διὰ τῶν βηχῶν γιγνομέναις ἀναπτύσεσι τῶν ἐκ

---

madefcunt, celeriorem crifin denunciant, quae vero tardius et minus, tardiorem judicationem fignificant.

A morborum ficcorum genere ad contrarios digreffus,
deinde memorato citra omnium adjectionem uno, narra-
tionem ejus commune omnium ejusdem generis exemplum
productum effe arbitratus, non citra rationem obfcurita-
tem fecit. Nam os madefcere et a pulmone talia expui,
qualia decet, morbi non fimpliciter humidi omnis in
omni corporis parte figna funt, fed cum cujusdam fpira-
bilium organorum affectione. Ob id, ut dixi, oratio obfcura eft reddita. Sed certe quod ab eo enunciatur, verius omnino eft, quod quae per fputa, qualia expui oportet, expurgantur, celeriter judicentur. Contraria vero
duorum alterum fubeunt, aut in perniciem, aut in temporis diuturnitatem finiuntur. Ergo qui probe expurgantur, his ptifanam dare oportet, ut roboratae vires, iis
quae per tuffes ex pulmone fiunt, humidorum expuitioni-

τοῦ πνεύμονος ὑγρῶν· τὸ γὰρ ὁκοῖα δεῖ τὰ τῆς πέψεώς
ἐστιν ἔχοντα γνωρίσματα, περὶ ὧν τελεώτατα εἰρήκαμεν ἔν
τε τοῖς περὶ κρίσεων καὶ περὶ τῶν ἐν ταῖς νόσοις καιρῶν,
οἷον ἔτι δὲ ἐν ἐξηγήσει τοῦ ἀφορισμοῦ, ἔνθα διδάσκων ὁ
Ἱπποκράτης ὅπως χρὴ διὰ τῶν ἐπιφαινομένων τὰς προγνώσεις ποιεῖσθαι, παράδειγμα τοῦ λόγου τὴν πλευρῖτιν ἔγραψεν, ὡδέ πως εἰπών· οἷον ἐν πλευριτικοῖσι πτύελον, ἦν μὲν
αὐτίκα ἐπιφαίνηται, ἀρχομένου μὲν βραχύνει, ἦν δ' ὕστερον
ἐπιφαίνηται μηκύνει.

κγ'.

Καὶ ταῦτα μὲν καθ' ἑαυτὰ τοιάδε τὸ ἐπίπαν ἐστί· πολλὰ
δὲ καὶ ἄλλα ἐπίκαιρα παρεῖται, οἷσι προσημαίνεσθαι δεῖ,
ἃ εἰρήσεται ὕστερον.

Εἶπον κἀγὼ λείπειν τῷ λόγῳ τῶν χρησίμων εἰς διορισμὸν οὐκ ὀλίγα, περὶ ὧν καὶ αὐτὸς ἐρεῖν ἐπαγγέλλεται·

bus fufficiant. Nam haec verba: *qualia effe oportet*, funt
ea quae coctionis figna prae fe ferunt, de quibus abfolute
tum in libris de crifibus, tum in libris de morborum
temporibus diximus, praeterea et in explicatione apho-
rifmi illius, ubi Hippocrates quonam| oporteat modo ex
apparentibus praenotiones facere docens, orationis exemplum pleuritidem fcripfit hoc pacto: *Quale in pleuriticis fputum, fi ftatim oboriente morbo appareat,* brevem
*morbum, fi vero pofterius appareat, longum fore denun-
ciat.*

XXIII.

*Atque haec quidem per fe talia prorfus exiftunt. Sed
multa quoque alia peropportuna, ex quibus figna elicienda funt, praetermittuntur, quae poftea dicentur.*

Nos· quoque huic orationi deeffe non pauca ad diftinctionem definitionemque utilia diximus, de quibus et
ipfe fe acturum pollicetur. Nunc vero de his folum vult

Ed. Chart. XI. [21. 22.] Galen. V. (46. 47.)

νυνὶ δὲ ἀξιοῖ περὶ τῶν εἰρημένων ἀκούειν μόνον, αὐτὰ γὰρ
καθ᾽ ἑαυτὰ τοιαῦτά ἐστιν, ὁποῖα διῆλθεν αὐτός.

κδ'.

Καὶ ὁκόσῳ ἂν πλείων ἡ κάθαρσις γίγνηται, τοσῷδε χρὴ
πλεῖον ἐπιδιδόναι μέχρι κρίσιος· μάλιστα δὲ κρίσιος
ὑπερβολῆς δύο ἡμερέων, οἷοί γε ἢ πεμπταίοισιν ἢ ἑβδο-
μαίοισιν ἢ ἐναταίοισι δοκέει κρίνεσθαι, ὡς καὶ τὸ ἄρτιον καὶ τὸ περιττὸν προμηθὲς ᾖ. μετὰ δὲ τοῦτο τῷ
μὲν ῥοφήματι ἐς τὸ πρωῒ χρηστέον, ἐς ὀψὲ δὲ ἐς σιτία
μεταβάλλειν.

[22] Κρίσιν νῦν εἴρηκεν ἤτοι τὴν τελείαν λύσιν τοῦ
νοσήματος, ἤτοι τὴν εἰς τοσοῦτον ἀξιόλογον μεταβολὴν, ὡς
ἤδη κινδύνου παντὸς ἐκτὸς καθεστηκέναι· ἐπιμετρεῖν δὲ
ἀξιοῖ τῇ κρίσει δύο ἡμέρας, ἵνα καὶ τὰς ἐν ἀρτίαις καὶ
ταῖς (47) περισσαῖς ἡμέραις περιόδους τῶν παροξυσμῶν φυ-
λαξώμεθα· συμβαίνει γὰρ ἐνίοτε, θαρσύνοντας, ὡς λελυμέ-

intelligi, quae pronunciata funt. Ea namque per fe talia
funt, qualia ipfe differuit.

XXIV.

*Et quo purgatio copiofior fuerit, eo majorem copiam ad
judicationem usque adjicere oportet, fed maxime duobus ab judicatione diebus, quibus fane aut quinto aut
feptimo aut nono die incidere videatur judicatio, quo
dierum tum par tum impar fpectandum fit. Poftea
vero forbitione mane utendum eft, vefpere vero ad cibaria transeundum.*

Crifin nunc pronunciavit vel perfectam morbi folutionem, vel permutationem adeo infignem, ut jam aeger
extra periculum omne tutus evaferit. Duos autem crifi
admetiri dies imperat, ut et in diebus tum paribus, tum
imparibus accefilonum circuitus obfervemus. Accidit enim
interdum ut tanquam foluto prorfus morbo aegri confi-

νου τοῦ νοσήματος ἀκριβῶς, εἶτα διαιτηθέντας ἀμελέστερον,
ἀφορμὴν ἀναμνήσεως τοῦ κατὰ περίοδον γιγνομένου παρα-
ξυσμοῦ παρασχεῖν. ἀσφαλὲς γοῦν ἐστι, κἂν ἤδη δοκῇ κεκρίσθαι τὸ νόσημα, φυλάττειν ἄχρι δυοῖν ἡμερῶν τὴν ἀκρίβειαν τῆς διαίτης, ᾗ χρώμενος ὁ κάμνων ἦν, κἂν ἤδη δοκῇ κεκρίσθαι τὸν κάμνοντα· παρελθουσῶν δὲ τῶν μετὰ τὴν
κρίσιν δυοῖν ἡμερῶν ἤδη ἀσφαλὲς διαιτᾶν ἁδρότερον, οὐδὲ
τότε τὴν μεταβολὴν ἀθρόως ποιουμένους, ἀλλ' ἕωθεν μὲν
τῷ ῥοφήματι χρωμένους, ὕστερον δὲ προϊούσης τῆς ἡμέρας
ἤδη καὶ σιτώδη τροφὴν προσφέροντας. εὔδηλος οὖν ἐστι
μήτ' ἄλλο τι διδοὺς τοῖς κάμνουσι πρὸ τῆς εἰρημένης ἄρτι
προθεσμίας μήτ' ἄρτον, ἀλλὰ πτισάνῃ διὰ παντὸς ἀρκού-
μενος, ὅπερ οὐκ ἔστιν ἐμπιπλάντος, ἀλλὰ μᾶλλον, ἐγκαλεῖν
εἴ τις βούλοιτο, λεπτότερον ἢ προσήκει διαιτῶντος. ἀλλ' οὔτε
λεπτότερον οὔθ' ἁδρότερόν ἐστι τοῦ προσήκοντος οὕτω διαιτᾶν, ἀλλ' ἀκριβῶς τὸ μέσον τῶν ὑπερβολῶν καὶ ἄριστον·
ἀπόδειξις δὲ τοῦ μέσον ὑπάρχειν αὐτὸ καὶ ἡ τῶν ἐγκαλούν-
των τἀναντία φιλονεικία· τούτων γὰρ οἱ μὲν περὶ τὸν Θεσ-

dant, cibentur deinde negligentius et ejus quae per circuitum repetit accessionis occasionem praebeant. Tutum
igitur est, etiamsi morbus jam videatur judicatus, ad duos
usque dies accuratam victus rationem, qua aeger usus
fuit, servare, etiamsi jam judicatus esse videatur aeger.
Transactis autem a judicatione diebus duobus, jam secu-
rum est plenius cibare, ut ne tunc quidem mutationem
confertim efficiamus, sed mane quidem sorbitionem demus,
postea vero progrediente die jam et frumentacea exhibeamus alimenta. Constat igitur *Hippocratem* aegrotantibus neque aliud quippiam ante praefinitum tempus nuper dictum dare, neque panem, sed ptisana omnino esse
contentum, quod aegrum replentis non est, sed potius,
si quis vitio vertere voluerit, tenuius quam deceat ciban-
tis. Verum ita cibare neque tenuius justo est, neque
plenius quam deceat, sed exuperantium exacte est medium ac optimum. Quod autem id sit medium, demon-
strat et contraria increpantium contentio. Ex iis enim

σαλὸν ἐγκαλοῦσιν ὡς ἐμπιπλῶντι τοὺς κάμνοντας, οἱ δὲ περὶ
τὸν Ἐρασίστρατον ὡς λιμαγχονοῦντι τῷ Ἱπποκράτει. τὰ
γὰρ εἰς Ἀπολλώνιον καὶ Δέξιππον τοὺς Ἱπποκράτους μαθητὰς εἰρημένα κατὰ τὸ πρῶτον περὶ πυρετῶν Ἐρασιστράτῳ τὴν διαβολὴν τῆς λιμαγχονίας εἰς Ἱπποκράτην τὸν δι-
δάσκαλον ἀναφερομένην ἔχει. τούτοις οὖν μᾶλλόν ἐστι
συγχωρητέον, ὡς εἰκότα λέγουσι· τοὺς δ' ἐμπιπλάναι φάσκοντας αὐτὸν ἀξίους εἶναι Θεσσαλοῦ νομιστέον, ἄνδρας οὔτ'
ἄλλο τι τῶν Ἱπποκράτους γνόντας οὔτε τὰ περὶ διαίτης
εἰρημένα.

κε'.

Συμφέρει δὲ τὰ τοιάδε ὡς ἐπιτοπολὺ τοῖσιν ὅλῃσι πτισάνῃσιν αὐτίκα χρεομένοισιν.

Ἐάν τε ὅλας ἐάν τε κριθώδεις ἐάν τε ἁπλῶς πτισάνας εἴπῃ, ἓν καὶ ταὐτὸν ἐκ τῶν τριῶν σημαίνεται λέξεων, τὰς

Theſſalus tanquam aegros replentem accuſat Hippocratem,
Eraſiſtratus vero tanquam fame necantem Hippocratem
accuſat. Nam quae ab Eraſiſtrato in primo de febribus
adverſus Appollonium Dexippumque Hippocratis diſcipu-
los dicuntur, calumniam habent enecantis inediae, quae
ad Hippocratem praeceptorem refertur. His itaque magis concedendum, ut qui veriſimilia dicant, illos vero,
qui Hippocratem aegros replere ajunt, viros Theſſalo di-
gnos eſſe eſt exiſtimandum, qui neque aliud quicquam
ſcriptorum Hippocratis, neque quae de victus ratione
proferuntur, noverunt.

XXV.

Haec autem plerumque iis conferunt, qui ſtatim integra
ptiſana utuntur.

Sive totam ſive hordeaceam ſive ptiſanam ſimpliciter
dixerit, unum et idem ex tribus his dictionibus ſignifica-

ἀδιηθήτους πτισάνας δηλοῦντος. μετὰ γὰρ τὴν ἕψησιν ἐάν
τις αὐτὰς διηθήσας, ἔπειτ᾽ ἰδίᾳ τὸν χυλὸν ἀποκρίνας, ἐκεῖνον διδῷ, οὔθ᾽ ὅλαις πτισάναις οὔτε κριθώδεσι πτισάναις
οὔτε ἁπλῶς εἰρημέναις πτισάναις ὁ τοιοῦτος λεχθήσεται
χρῆσθαι, χυλῷ δὲ μόνον πτισάνης. πάλιν δὲ καὶ νῦν ἀναμνήσω, τίνες εἰσὶν οἱ πτισάναις ὅλαις ἐξ ἀρχῆς δεόμενοι
χρῆσθαι σύντομος δὲ ἡ ἀνάμνησις, εἰ μὴ παντάπασιν ἀργῶς ἤκουσας τῶν προειρημένων, ὅτι τῶν ἀναπτυομένων χρη-
σίων ὄντων, ἐὰν μήτε φαρμακείας μήτε κλύσματος ὁ κάμνων φαίνηται δεόμενος, ἐπὶ πτισάνης αὐτὸν ἀξιοῖ διαι-
[23] τᾶσθαι· καὶ τὸν λογισμὸν δὲ τῆς συμβουλῆς αὐτὸς
προσέθηκεν εἰπών·

_____

κστ'.

Αἵ τε γὰρ ὀδύναι ἐν τοῖσι πλευριτικοῖσιν αὐτίκα παύονται
αὐτόματοι, ὅταν ἄρξωνται πτύειν τι ἄξιον λόγου καὶ
ἐκκαθαίρεσθαι. αἵ τε γὰρ καθάρσιες πολλῷ τελεώτεραί
εἰσι καὶ ἔμπυοι ἧσσον γίνονται ἢ εἰ ἀλλοίως τις διαιτῷη,

_____

tur, ptifanam unoquoque non colatam fignificante. Nam
a decoctione fi quis ipfam colaverit, deinde per fe cremorem feparaverit illumque dederit, is neque tota ptifana,
neque hordeacea ptifana, neque fimpliciter dicta uti ptifana dicetur, fed folo ptifanae cremore. Rurfus autem
et nunc commemorabo qui fint qui ptifana tota ab initio
uti debent; concifa vero erit commemoratio, nifi defidiofe
praedicta prorfus audieris, quod fi quae expuuntur utilia
fint, aeger neque medicamento neque clyftere egere videatur ptifaua hunc cibare jubet. Atque rationem confilii ipfe adjecit inquiens:

_____

XXVI.

*Dolores etenim in pleuriticis ftatim fponte definunt, quum
aliquid effatu dignum tum expuere tum expurgari
coeperint. Etenim purgationes longe perfectiores funt
minusque purulenti fiunt quam fi quis aliter victum in-*

καὶ αἱ κρίσιες ἁπλούστεραι καὶ εὐκριτώτεραι καὶ ἧσσον
ὑποστροφώδεες.

———

Γίνεται δὲ ταῦτα πάντα καλῶς ὑπὸ τῆς πτισάνης, διὰ
τὸ ὑγραίνεσθαι καὶ τέμνεσθαι μετρίως τὰ δεόμενα τῆς ἀναπτύσεως ὑγρὰ καὶ διὰ τὸ τὴν δύναμιν ῥώννυσθαι· συνελθόντων γὰρ ἀμφοτέρων ἐκκαθαίρονται ταχέως τῶν ἀναπνευστικῶν ὀργάνων οἱ μοχθηροὶ χυμοί· ὧν τὸ μὲν ὑγραίνειν τε
καὶ τέμνειν ὑπάρχει καὶ τῷ μελικράτῳ, ὁμοίως δὲ τῇ πτισάνῃ ῥωννύναι τὴν δύναμιν οὐχ ὑπάρχει· τἀναντία δ' ἄρτῳ
τε καὶ χόνδρῳ, τῷ ῥωννύναι τὴν δύναμιν ἔχοντι, τὸ ὑγραίνειν καὶ τὸ τέμνειν οὐχ ὑπάρχει, καθάπερ οὐδὲ ἄλλῳ τινὶ
τῶν εἰθισμένων δίδοσθαι τοῖς ἀρρώστοις ὑπὸ τῶν νῦν ἰατρῶν, οἷον ὠῶν καὶ ὄρχεων ἀλεκτρυόνων καὶ πτερῶν ἰχθύων
τε καὶ περιστερῶν νεογνῶν, ὅσα τε ἄλλα τοιαῦτα. καὶ ὁ
τὴν φακὴν διδοὺς ἰατρὸς ἐσκευασμένην δι' ὄξους ἐπὶ πλευριτικοῦ τελέως ἤδη παρηκμακότος,. ὡς μηδενὸς ἄλλου δεῖσθαι ἢ ἀναπτύσεως τῶν πεπεμμένων, εἰκότως ἔδοξεν αἴτιος

———

*ſtituat et judicationes ſimpliciores et melius judicantes
ac minus redeuntes.*

———

Probe autem haec omnia a ptiſana oboriuntur, tum
quod humectet moderateque incidat quae expui debent
humida, tum quod vires roboret. Concurrentibus enim
utrisque continuo expurgantur ſpirabilium organorum
vitioſi humores, quos quidem et humectare et incidere
poteſt ptiſanae modo aqua mulſa, ſed vires roborare non
poteſt. Contraria autem eſt facultas tum pani tum chondro, quod hi vires quidem roborent, non autem humectent, neque incidant, quemadmodum neque alteri cuipiam
ineſt eorum, quae hodierni medici aegrotis dare conſueverunt, verbi gratia ovis, gallorum teſticulis, alis, piſci-
bus, junioribus columbis et quaecunque id genus ſunt
caetera. Qui vero medicus lenticulam ex aceto con-
fectam pleuritico morbo prorſus jam declinato, ut nihil
aliud quam coctorum expuitionem deſideraret, exhibuit,

γενέσθαι θανάτου τῷ κάμνοντι, πνιγέντι διὰ τῆς ἑπομένης
νυκτός. ἀλλὰ φακὴν οὐδ᾽ ἄν τις δοίη τῶν ἐχόντων νοῦν·
ἀπεστραμμένου δὲ μελίκρατον καὶ πτισάνην τοῦ κάμνοντος
οἱ πετραῖοι τῶν ἰχθύων ἐπιτηδειότατοι, σκευαζόμενοι δι᾽ ὕ-
δατος καὶ πρασίου καὶ ἀνήθου καὶ ἁλῶν ἐλαίου τε συμμέτρου, τῶν δὲ μὴ πετραίων οἱ ὀνίσκοι. προδιδόναι δ᾽ αὐτῷ ὀξύμελι, κακοστόμαχον γὰρ οὐδὲν ἔχει τοῦτο, πλὴν εἰ
πεπονθότων ἐπί τινος ἀῤῥώστου τῶν νεύρων καὶ τῆς μήτρας ἐπὶ γυναικός. ἀντ᾽ αὐτοῦ δ᾽ εἰ βούλοιο τῶν ἄλλων τι
διδόναι φαρμάκων, οἷόν ἐστι τὸ διὰ πρασίου τε καὶ ἴρεως·
καὶ αὐτὴ μέν γε καθ᾽ ἑαυτὴν ἅμα μελικράτῳ πινομένη πέττει καλῶς τὰ κατὰ τὸν θώρακα καὶ πνεύμονα περιττώματα καὶ πρὸς τὰς ἀναπτύσεις παρασκευάζει.

κζ'.

Τὰς δὲ πτισάνας χρὴ ἐκ βελτίστων τέως κριθέων εἶναι καὶ
ὡς βέλτιστα ἡψῆσθαι καὶ ἄλλως ἢν μὴ τῷ χυλῷ μούνῳ
μέλλῃς χρέεσθαι.

is merito aegrotanti ipſi, qui ſequenti nocte ſuffocatus eſt,
mortis cauſa fuiſſe eſt viſus.   Verum lenticulam nemo
mente praeditus dederit.   Quod ſi aeger aquam mulſam
ptiſanamque faſtidierit, piſces ſaxatiles ſunt maxime idonei, ex aqua et marrubio et anetho et ſale et modico
oleo parati, atque ex non ſaxatilibus aſelli.   Sed antea
oxymel propinare oportet, nihil enim id habet quod ſto-
macho noceat, niſi affectis in aegroto aliquo nervis et in
muliere utero.   Quod ſi pro eo medicamentum aliud
dare volueris, *dabis* eam, quae ex marrubio et iride ſit,
confectionem.   Nam haec etiam, ſi per ſe cum mulſa bibatur, maturat probe, quae tum in thorace, tum in pulmone ſunt excrementa atque ad expuitiones praeparat.

XXVII.

At ptiſanam interea ex optimo confici hordeo et quam
optime cuctam eſſe oportet, ac praeſertim ſi non ſolo
cremore uti debeas.

Βέλτισται κριθαὶ πρὸ μὲν τῆς πείρας κριθήσονται
διὰ μόνου τοῦ πλήρεις εἶναι καὶ μηδὲν ἔχειν ἐν ἑαυταῖς
ῥυσσόν· αἱ δὲ τῇ πείρᾳ κεκριμέναι διὰ τῆς ἑψήσεως, [24]
ὅταν ἐπιπλεῖστον ἀνοιδίσκωνται καὶ χυλὸν ποιῶσι πλεῖστον,
ὅπερ δὴ καὶ βέβαιόν ἐστι τῆς ἀρετῆς αὐτῶν γνώρισμα· τὸ
γὰρ ἀπὸ τῆς εὐτροφίας οὐκ ἐπιστημονικὸν οὐδὲ διὰ παντὸς
ἀληθές, ἀλλ᾽ ὡς ἐπὶ τὸ πολὺ κατορθούμενον. ἀξιοῖ δὲ τὰς
πτισάνας ἀεὶ μὲν εἶναι βελτίστας, μάλιστα δὲ ἐὰν μὴ μόνον
τῷ χυλῷ χρῆσθαι μέλλωμεν, ἀλλὰ καὶ ὅλαις αὐταῖς· διὰ τί
δὲ τοῦτο ἀξιοῖ σαφῶς αὐτὸς ἐδήλωσεν εἰπών·

κη΄.

Μετὰ γὰρ τῆς ἄλλης ἀρετῆς τῆς πτισάνης τὸ ὀλισθηρὸν τὴν
κριθὴν καταπινομένην ποιέει μὴ βλάπτειν· οὐδαμῇ γὰρ
προσίσχεται οὐδὲ μένει κατὰ τὴν τοῦ θώρακος ἕξιν.

Ἴσμεν δ᾽ ὅτι τὴν ἕξιν ὡς τὸ πολὺ μὲν τὴν εὐθυωρίαν,

Optimum hordeum, priusquam experiaris, ex eo folum quod et plenum fit et nihil rugofum in fe habeat,
judicabitur. Sed experientia judicatum per decoctionem
deprehendetur, quum plurimum intumefcat et cremorem
faciat plurimum, quod certum ratumque virtutis ipfius
eft argumentum, nam quod a plenitudine fumitur; id
fcientificum non eft, neque perpetuo verum, fed magna
ex parte bene fuccedit. Ptifanam autem perpetuo optimam effe jubet, fed maxime fi non folo uti cremore velimus, verum et ipfa tota. Quare autem id praecipiat,
manifefte ipfe declaravit, quum inquit:

XXVIII.

Nam cum aliis virtutibus ptifanae lubricitas efficit ut
hordeum quum devoratur, minime laedat; nusquam enim
adhaeret, neque fecundum thoracis rectitudinem immo‾
ratur.

Scimus Hippocratem rectitudinem faepiuscule qui-

ἐνίοτε δὲ καὶ αὐτὴν λέγει τὴν φοράν. ἡ δὲ διὰ τοῦ θώρακος εὐθυωρία τε καὶ φορὰ τῆς καταπινομένης πτισάνης
ἄχρι τῆς γαστρὸς, εὔδηλον ὅτι διὰ τοῦ στομάχου γίνεται·
καὶ ἐν τούτῳ βούλεται μηδὲν αὐτῷ προσίσχειν. ἐν γὰρ τοῖς
κατὰ θώρακα καὶ πνεύμονα πάθεσι θερμασίας οὔσης πολλῆς,
προσισχύμενον τοῦτο ξηραινόμενόν τε καὶ δυσαπολύτως
προσπλαττόμενον ἄσην τέ τινα καὶ δίψαν ἐπιφέρει.

κθ'.

(48) Ὀλισθηροτάτη δὲ καὶ ἀδιψοτάτη καὶ εὐπεπτοτάτη
καὶ ἀσθενεστάτη ἐστὶν ἡ κάλλιστα ἑφθή, ὧν πάντων δεῖ.

Τὴν καλῶς ἡψημένην πτισάνην οὐ μόνον ὀλισθηροτά-
την τε καὶ ἀδιψοτάτην καὶ εὐπεπτοτάτην εἶναί φησιν, ἀλλὰ
προσέθηκε τῷ τέλει καὶ ἀσθενεστάτην. τὸ μὲν οὖν ὀλισθη-
ροτάτην εἶναι τὴν καλῶς ἡψημένην ἤδη προείρηται· τὸ δὲ
καὶ ἀδιψοτάτην αὐτὴν ὑπάρχειν ἐνταῦθα πρόσκειται διὰ

dem rectum tramitem, interdum autem et lationem dicere. Quod autem ptisanae deglutitae per thoracem tum
rectus trames tum latio ad ventrem usque per stomachum fiat, patet, vultque in ea re nihil ipsi adhaerere.
Quum enim multus in thoracis pulmonisque affectionibus
exiftat calor, quod adhaeret, id arefcit atque avul-
fionis expers affigitur et jactationem quandam et fitim
adfert.

XXIX.

*Eft autem maxime lubrica fitimque maxime reftinguit et
facillime coquitur et eft infirmiffima, fi optime cocta
fuerit, quibus omnibus opus eft.*

Ptifanam probe coctam non modo maxime lubricam
fitimque maxime reftinguentem et facillimae coctionis effe
aftruxit, fed fub finem infirmiffimam effe adjecit. Quod
itaque maxime lubrica fit, fi probe cocta fuerit, jam
antea enunciatum eft. Sed et quod fitim maxime exple-

Ed. Chart. XI. [24. 25.]   Galen. V. (48.)

τὴν τῆς κριθῆς φύσιν γινόμενον· ἔστι δὲ ψυχρὰ τὴν κρᾶσιν. ὅπως δὲ χρὴ κρίνειν ψυχρὰν καὶ θερμὴν οὐσίαν ἐπὶ
μὲν τῶν ζώων ἐν τοῖς περὶ κράσεων εἴπομεν, ἐπὶ δὲ τῶν
ἀψύχων ἐν τοῖς περὶ τῶν ἁπλῶν φαρμάκων δυνάμεως. ἀλλὰ καὶ εὐπεπτοτάτην εἶναί φησι τὴν τοιαύτην πτισάνην, ὡς
ἂν διαλελυμένην τε καὶ μηδὲν ἔτι σκληρόν τε καὶ δυσκατέρ-
γαστον ἔχουσαν ἄφυσόν τε γεγονυῖαν ἤδη διὰ τὸ τῆς ἑψήσεως μῆκος. ὁ δὲ ἐπὶ τῷ τέλει τῆς ῥήσεως εἶπεν, ὀνομάσας
ἀσθενεστάτην τὴν οὕτως ἡψημένην, εἰ μηδὲν προείρηκε περὶ
αὐτῆς ὡς εὐπεπτοτάτης, ἕτοιμον ἂν ἦν φάναι πρὸς τὴν ἐν
τῇ γαστρὶ κατεργασίαν ἀναφέρεσθαι τὸν λόγον, ἀσθενεστά-
της αὐτῆς εἰρημένης, ὡς εἰ καὶ ῥᾷστα νικωμένην εἰρήκει
καὶ κατεργαζομένην ὑπὸ τῆς γαστρὸς καὶ μεταβαλλομένην·
ἐπεὶ δὲ τοῦτο προείρηται, τὴν ἀσθένειαν αὐτῆς ἤτοι διότι
βραχεῖαν τροφὴν τῷ σώματι [25] δίδωσιν ἀκουστέον ἐστὶν
ἢ ὅτι ποιότητα μηδεμίαν ἔχει σφοδρὰν, ὡς ἤτοι τῶν νεύρων
ἢ τῆς γνώμης ἅπτεσθαι, καθάπερ ὄξος τε καὶ ὁ οἶνος.

at, hic propter hordei naturam adjicitur. Eſt autem hordeum temperamento frigidum. Verum quo pacto ſubſtantiam tum frigidam tum calidam judicare oporteat, inter
animantia quidem in libris de temperamentis diximus;
inter vero inanimata in libris de ſimplicium medicamentorum facultatibus. Imo et facillimae ait eſſe coctionis
ptiſanam hujusmodi, ut quae diſſoluta ſit, neque quippiam
habeat, quod durum ſit et difficulter confici poſſit, atque
flatus expertem jam propter longam elixationem effectam.
Quod vero in dictionis ſine dixit, ptiſanam ita coctam
infirmiſſimam nominans, ſi nihil de facillima ipſius coctione praedixiſſet, promptum eſſet ſermonem ad eam quae
in ventre ſit confectionem referendum affirmare, quaſi infirmiſſimam dixiſſet, quae in ventre et facillime vincatur
et conficiatur et permutetur. Sed quoniam id praedixit,
infirmitatem illam intelligere oportet, quod vel paucum
praeſtet corpori alimentum, vel nullam habeat qualitatem
vehementem, ut vel nervos vel mentem feriat, quemadmodum acetum vinumque.

λ'.

Ἢν μὲν οὖν μὴ προστιμωρήσῃ τις, ὁκόσον δέεται αὐτάρκης εἶναι ὁ τρόπος τῆς τοιαύτης πτισανορροφίης, πολλαχῇ βεβλάψεται.

"Ἄρχεται τοίνυν τῆς διδασκαλίας ὧδε, περὶ ὧν ἐρεῖν ἐπηγγείλατο μικρὸν ἔμπροσθεν, ἡνίκ' ἔφη· πολλὰ δὲ καὶ ἄλλα ἐπίκαιρα παρεῖναι, οἷς προσημαίνεσθαι δεῖ ἃ εἰρήσεται ὕστερον. ὅτι δὲ τὸ τιμωρῆσαι παρά τε τοῖς ἄλλοις παλαιοτέροις καὶ αὐτῷ τῷ Ἱπποκράτει πολλάκις ἀντὶ τοῦ βοηθῆσαι λέλεκται καὶ κατὰ τὰ ἄλλα συγγράμματα δέδεικται διὰ τῶν γεγενημένων ἡμῖν ἐξηγήσεων εἰς αὐτά.

λα'.

Ὁκόσοισί τε γὰρ σῖτος αὐτίκα ἐγκατακέκλεισται, ἢν μή τις ὑποκενώσας τὸ ῥόφημα δοίη, τὴν ὀδύνην ἐνεοῦσαν προσπαροξύνειεν ἂν καὶ μὴ ἐνεοῦσαν εὐθὺς ἐμποιήσειεν καὶ

XXX.

Nifi igitur quis quantum deeſt contulerit, ut idoneus ejusmodi ptiſanae ſorbendae modus efficiatur, plerumque laedet.

Eorum doctrinam exorditur, de quibus paulo ante ſe dicturum pollicitus eſt, quum dixit: *ſed et multa quoque alia peropportuna, ex quibus ſigna elicienda ſunt, praetermittuntur, quae poſtea dicentur.* Quod autem verbum τιμωρῆσαι tum apud antiquos tum apud Hippocratem ipſum ſaepius pro βοηθῆσαι, *auxiliari*, dictum ſit, demonſtratum et in aliis libris per eas quas in ipſos confecimus enarrationes.

XXXI.

Quibus etenim ſtatim cibus intercluſus eſt, ſi quis eo non ſubvacuato ſorbitionem dederit, dolorem ſi adeſt exacerbaverit; ſi non adeſt, ſtatim induxerit denſiorque evaſe-

πνεῦμα πυκνόιερον γένοιτ' ἄν· κακὸν δὲ τοῦτό ἐστιν· ξηραντικόν τε γὰρ πνεύμονος καὶ κοπῶδες ὑποχονδρίου καὶ
ἤτρου καὶ φρενῶν.

Σῖτον εἶπε τὸ ἀπὸ τῶν σιτίων περίττωμα περιεχόμενον
ἐν τοῖς ἐντέροις, ὃ δὴ καὶ σκύβαλον ὀνομάζουσι καὶ κόπρον.
εἰ τοίνυν ἐγκατακεκλεισμένου τούτου, τουτέστιν ἐκ πολλοῦ
χρόνου μὴ διακεχωρηκότος, ἐπὶ τὴν τῆς πτισάνης προσφορὰν ἀφίκοιτό τις, ἀναγκαῖόν ἐστι βλάβην γενέσθαι τῇ πλευ-
ρᾷ διὰ τὴν ἔμφραξιν τῶν ἐντέρων, ἣν ἐκ τῆς ἠθροισμένης
ἐν αὐτοῖς ἔσχηκε κόπρου, μήτε φύσης διεξερχομένης ἐπὶ
τῇ προσφορᾷ τῆς πτισάνης ἀναδόσεώς τε μοχθηρᾶς γιγνομένης ἐπὶ τὸ πεπονθὸς μέρος· ὥστε ἀναγκαῖόν ἐστι τὴν
ὀδύνην, εἰ μὲν εἴη λελωφηκυῖα, παραυξηθῆναι πάλιν· εἰ δὲ
πεπαυμένη, γεννηθῆναι. καὶ γὰρ ἀτμοὶ καὶ πνεῦμα φυσῶδες ἀναθυμιάσεις τε τῶν σκυβάλων ἐπὶ τὴν πλευρὰν ἀφι-
κόμεναι τὴν ὀδύνην αὐτῆς καὶ γεννήσει καὶ παραυξήσει· ἐπὶ
τούτοις δὲ καὶ ἡ ἀναπνοὴ πυκνοτέρα γενήσεται· κέκληκε δὲ

---

rit spiritus; hoc autem malum est, pulmonem enim exic-
cat, fatigatque hypochondria et imum ventrem septum-
que transversum:

Cibum dixit, quod ab eduliis in inteſtinis continetur
excrementum, quod certe ſtercus ac merdam appellant.
Si igitur incluſo eo, hoc eſt ex multo tempore non dejecto, ad ptiſanae exhibitionem quis venerit, lateri laeſionem fieri neceſſe eſt ob inteſtinorum obſtructionem, quam
ex collecto in ipſis ſtercore ſtatuque propter oblatam
ptiſanam non pertranſeunte ac demum ob pravam quae
ad affectam partem ſit diſtributionem conſequuta ſunt,
proindeque ipſam neceſſario dolorem, ſi remiſſus fuerit,
rurſum exacerbare, ſi vero ceſſaverit, procreare. Etenim
vapores, flatulentus ſpiritus et exhalationes ſtercorum, ad
latus accedentes, dolorem ipſi pariunt exacerbantque, ob
eas autem cauſas et frequentior fiet reſpiratio. Vocavit

τὴν ὅλην ἀναπνοὴν πνεῦμα κἂν τῷ προγνωστικῷ συγγράμματι καὶ τοῖς τῶν ἐπιδημιῶν. πυκνωθεῖσα δὲ ἀναπνοὴ
θερμασίαν ἐν τοῖς ἀναπνευστικοῖς ὀργάνοις ἐργάζεται πλείονα
διὰ τὸ συνεχὲς τῆς κινήσεως, ἐφ᾽ ᾗ θερμασίᾳ ξηραίνεται
μὲν ὁ πνεύμων καὶ τὸ διάφραγμα, συνξηραίνεται δὲ καὶ
συνθερμαίνεται καὶ τὰ καθ᾽ ὑποχόνδριόν τε καὶ περιτόναιον
μόρια τοῦ ζώου· πάντα γὰρ συγκινεῖται τῷ θώρακι κατὰ
τὰς ἀναπνοάς. [26] τὸ δὲ ἐν ἀρχῇ τῆς ῥήσεως εἰρημένον, οἷσί
τε γὰρ σῖτος αὐτίκα ἐγκατακέκλεισται, τὴν αὐτίκα φωνὴν
ἐνηλλαγμένην ἔχει κατὰ τὴν τάξιν· ἀπολαβούσης δ᾽ αὐτῆς
τὴν οἰκείαν σύνθεσιν ὁ λόγος ἔσται τοιόσδε. μὴ προσβοη-
θησάντων δὲ ἡμῶν τῷ προειρημένῳ τρόπῳ τῆς πτισανορροφίης πολλαχόθι γενήσεται βλάβη. αὐτίκα γοῦν οἷς σῖτος
ἐγκατακέκλεισται, εἰ μή τις ὑποκενώσας πρότερον αὐτὸν,
οὕτω δοίη τὸ ῥόφημα, βλάβην ἐργάσεται μεγίστην.

λβ´.

Τοῦτο δὲ, ἢν ἔτι τῆς ὀδύνης τοῦ πλευροῦ συνεχέος ἐούσης

autem totam refpirationem fpiritum et in prognoſtici
libro et in epidemiorum libris. Denſata autem refpiratio fpirabilibus in organis aſſiduum ob motum calorem
majorem efficit, quo calore ſiccantur tum pulmo tum
feptum transverfum, ſiccanturque ſimul et calefiunt quae
tum in hypochondrio tum in peritonaeo exiſtunt animalis partes; omnes enim in refpirationibus una cum thorace moventur. Quod autem in principio dictionis dicitur: *quibus etenim cibus ſtatim inclufus*, vocem hanc *ſtatim* ordine habet commutatam, quae fi fuam acceperit
concinnitatem, dictio talis erit. Niſi praefato ptifanaceae
forbitionis modo fuppetias tulerimus, frequentius orietur
laeſio. Statim ergo quibus cibus interclufus eſt, niſi quis
prius fubvacuato eo forbitionem ita dederit, maximam
afferet laeſionem.

XXXII.

Id vero cavendum, *fi lateris dolore etiamnum continuo*

καὶ πρὸς τὰ θερμάσματα μὴ χαλώσης καὶ τοῦ πτυέλου
μὴ ἀνιόντος, ἀλλὰ καταγλισχραινομένου ἀσαπέως, ἢν μὴ
λύσῃ τις τὴν ὀδύνην, ἢ κοιλίην μαλθάξας ἢ φλέβα τα-
μὼν ἢ ὁκότερον ἂν τουτέων συμφέρῃ· τὰς δὲ πτισάνας
ἢν οὕτως ἔχουσι δίδως, ταχέες οἱ θάνατοι τῶν τοιουτέων
γίγνονται.

Ἀναμνησθῶμεν ὅτι περὶ πλευρίτιδος ἐποιεῖτο τὸν λόγον
ὡς παραδείγματος· ἐδείχθη δὲ αὕτη γιγνομένη διὰ τὴν
φλεγμονὴν τοῦ τὰς πλευρὰς ὑπεζωκότος ὑμένος. ἐὰν οὖν
ἀκμαζούσης τῆς φλεγμονῆς πτισάνην τις διδῷ, μεγάλως
βλάψει τὸν κάμνοντα. τοῦ δ' ἀκμάζειν αὐτὴν γνώρισμα τό
τε συνεχὲς τῆς ὀδύνης καὶ τὸ μηδὲν ἐνδιδόναι πρὸς τὰ θερμάσματα. πρόσκειται δὲ τῷ λόγῳ καὶ ἄλλο γνώρισμα πλευρίτιδος οὐ μόνον μεγάλης, ἀλλὰ καὶ κακοήθους, τὸ γλίσχρον
ἱκανῶς γιγνόμενον τὸ πτύελον εἴργεσθαι τῆς κενώσεως ἐμ-
πλαττόμενόν τε καὶ προσισχόμενον τοῖς πεπονθόσι μέρεσι·
τὸ γὰρ καταγλισχραίνεσθαι πλέον τι σημαίνει, τὴν σφοδρο-

*exiftente neque ad calida fomenta remittente fputoque
minime prodeunte, imo perquam glutinofo crudefcente,
nifi quis dolorem aut alvo emollita aut fecta vena folverit aut horum utrumcunque contulerit; fi ptifanam ita
affectis dederis, his mors praeceps oborietur.*

Quod de pleuritide pro exemplo fermonem fecerit
in memoriam revocemus. Fieri autem *pleuritidem* ipfam
propter inflammationem membranae coftas fuccingentis
oftendimus. Si igitur, vigente inflammatione, ptifanam
quis dederit, aegrum graviter oblaedet. Vigentis autem
inflammationis notae funt dolor affiduus et quod nihil
a calidis fomentis remittatur. Textui autem et alia adjicitur pleuritidis non folum magnae, verum et malignae
nota, quod fputum abunde glutinofum ab evacuatione
arceatur, affectis partibus infarctum et adhaerefcens.
Nam peragglutinari plus aliquid indicat, dictione maxi-

τάτην γλισχρότητα ἐνδεικνυμένης τῆς ῥήσεως ἐν τῷ προσ-
λαβεῖν τὴν κατὰ πρόθεσιν. ἤρκει μὲν οὖν καὶ διὰ τῆς
προσθήκης αὐτῆς ἀφορίσαι τὸ οὕτω γλισχραινόμενον τοῦ
πεττομένου· γλίσχρον μὲν γὰρ γίνεται κἀκεῖνο μετρίως, οὐ
μὴν καταγλισχραίνεται, τουτέστιν οὐκ ἐσχάτως οὐδ᾽ ἄκρως
πάσχει τοῦτο· τοῦ δὲ μὴ παρακοῦσαί τινα, τούτου χάριν
οὐκ ὤκνησε τῷ λόγῳ προσγράψαι καὶ τὸ ἀσαπῶς, ὅπερ
ταὐτὸν δηλοῖ τῷ ἀπέπτως· τὸ γὰρ καταγλισχραινόμενον ἀπέπτως μοχθηρόν. ἐν τούτῳ δὴ καθεστῶτος τοῦ κάμνοντος,
εἰ πτισάνην τις προσφέροι πρὶν λῦσαι τὴν ὀδύνην ἢ διὰ
φλεβοτομίας ἢ διὰ κενώσεως γαστρὸς, ἀναιρήσει τὸν ἄνθρωπον. εἰρηκὼς γὰρ ἐπὶ τῆς προκειμένης κατὰ τὸν λόγον
τόνδε πλευρίτιδος, ὡς οὐδὲν ἐνδι- (49) δούσης πρὸς τὰ.
θερμάσματα, δύο λοιπὰ τῆς ὀδύνης ἔχει τὰ αὐτίκα βοηθήματα, φλεβοτομίαν καὶ κάθαρσιν· ἡ γὰρ τῶν δι᾽ ὀπίου καὶ
ὑοσκυάμου καὶ μανδραγόρου σκευαζομένων φαρμάκων χρῆσις
οὐ τὴν ὀδυνώδη διάθεσιν ἰᾶται τῆς πλευρίτιδος, ἀλλὰ τὴν
αἴσθησιν νεκροῖ. νυνὶ μὲν οὖν ἁπλῶς ἐμνημόνευσε φλεβο-

mam glutinationem fignificante, facta praepofitionis hujus
per adjectione. Satis igitur fuerit ex ipfius additamento,
quod ita glutinofum fit ab eo quod concoquitur diftin-
xiffe. Nam quod concoquitur, mediocriter glutinofum
exiftit, non tamen peragglutinatur, hoc eft neque extreme,
neque fumme id patitur. Et ne quis in ea re falleretur,
propterea non moratus eft huic verbo adverbium hoc *crude*
adfcribere, quod idem ac incocte fignificat. Nam quod
incocte peragglutinatur, pravum. Aegro autem ita affecto
fi quis ptifanam dederit, priusquam dolorem vel fecta
vena vel ventris evacuatione folverit, hominem perimet.
Nam in praefenti pleuritide, quum a calidis fomentis non
remiffum effe dolorem dixit, ftatim duo alia habet in dolorem remedia, venae fectionem et purgationem. Nam
eorum, quae ex opio, hyofcyamo et mandragora conficiuntur, medicamentorum ufus dolentem pleuritidis affectionem non fanat, fed fenfum enecat. Nunc ergo tum

τυμίας τε καὶ καθάρσεως κοιλίας, ἐφεξῆς δὲ διορίζεται περὶ
τῆς ἑκατέρου χρήσεως.

———

λγ'.

[27] Διὰ ταύτας οὖν τὰς προφάσιας καὶ ἑτέρας τοιαύτας
ἔτι μᾶλλον οἱ ὅλῃσι χρώμενοι πτισάνῃσιν ἑβδομαῖοι καὶ
ὀλιγημερώτεροι θνήσκουσιν, οἱ μέντοι καὶ τὴν γνώμην
βλαβέντες, οἱ δὲ ὑπὸ τῆς ὀρθοπνοίης καὶ τοῦ ῥέγχους
ἀποπνιγέντες.

———

Ὅτι πολλάκις ὀνομάζει τὰς αἰτίας προφάσεις ἐδείχθη
κἀν ταῖς τῶν ἄλλων συνταγμάτων αὐτοῦ ἐξηγήσεσι· τίνας
δ' ἑτέρας προφάσεις παρὰ τὰς εἰρημένας αὐτῷ συνεπιφέ-
ρειν φησὶ τοὺς ὀλιγημέρους θανάτους, προσθεῖναι τῷ λόγῳ
χρή. νῦν μὲν γὰρ εἴρηκε τήν γε τῆς πτισάνης προσφορὰν,
πρὶν λῦσαι τὴν ὀδύνην καὶ τὴν ἐπὶ τῷ πυκνῷ πνεύματι
γλισχρότητα τοῦ πτυέλου, δι' ἣν καὶ ἀποπνίγονται· βλαβῆναι δέ φησιν, εἰ καὶ οἴνου προσενέγκαιντο, πρὶν ὡς ὑπέθετο

fectionis venae meminit fimpliciter, tum alvi purgationis,
fed deinceps fuper utriusque ufu diftinguet.

———

XXXIII.

*Has igitur ob caufas et alias hujusmodi etiamnum magis,
qui tota utuntur ptifana, feptimo die ac celerius moriuntur, alii quidem mente iaefi, alii vero orthopnoea
ftertoreque praefocati.*

———

Quod plerumque caufas occafiones nominet et in aliorum ejus operum explicationibus demonftratum eft. Sed
quas alias caufas praeter ab ipfo commemoratas paucis
diebus fimul inferre mortem dicat, adjicere fermoni oportet. Nunc fiquidem fumptionem ptifanae, priusquam folvatur dolor, recenfuit, fputique ob denfum fpiritum lento-
rem, ob quem et fuffocantur. Sed laedi quoque afferit,
fi prius, ut fuppofuit, quam vacuati fint, vinum affum-

κενωθῆναι, καὶ μελικράτου καὶ ὀξυμέλιτος· περὶ γὰρ τῶν
ἄλλων ἁπάντων οὐδὲ τοῖς ἰδιώταις ἄδηλον. εἰκότως οὖν
ἔφη καὶ τὴν γνώμην βλαβέντας ἐνίους αὐτῶν ἀπόλλυσθαι,
ὅπερ πέφυκεν οἴνῳ τε καὶ τοῖς οἰνώδεσιν ἀκαίρως προσε-
νεχθεῖσι.

λδ'.

Μάλα δὲ τοὺς τοιουτέους οἱ ἀρχαῖοι βλητοὺς ἐνόμιζον εἶναι
διὰ τόδε μάλιστα, οὐχ ἥκιστα δὲ καὶ ὅτι ἀποθανόντων
αὐτέων ἡ πλευρὴ πελίη εὑρίσκεται ἴκελόν τι πληγῇ.

Καὶ διὰ τὸ τάχος μὲν τῆς ἀπωλείας ἡ τοιαύτη δόξα
τοὺς ἀρχαίους εἰσῄει καὶ διὰ τὸ πελιδνοῦσθαι ἐπὶ τῆς πλευρᾶς ἐνίους, ἔνθα δηλονότι τῆς φλεγμονῆς ἦν ἡ ῥίζα. τοῦ
γὰρ ἐπ' αὐτὴν αἵματος ἀφικνουμένου διὰ τὴν ὀδύνην, ὅσον
ἐμερίσθη πρὸς τὸ δέρμα, τοῦτ' ἐν τῷ θανάτῳ ψυχθὲν ἐμε-
λάνθη, γινόμενον ἴκελον, τουτέστιν ὅμοιον, τοῖς ἐκ πληγῆς
οὕτω διατεθεῖσιν.

pferint, aquam item mulfam et oxymel. Nam de aliis
omnibus neque idiotis ipfis non conftat   Merito igitur
ait ex ipfis alios mente laefos mori, quod contigit, fi vinum vinofaque intempeftive fumpferint.

XXXIV.

*At fane hos antiqui fideratos effe exiftimaverunt, tum ob
id maxime, tum non minime, quod mortuis latus lividum plagae fimile deprehendatur.*

Prifcos talis prehendit opinio, tum propter interitus
celeritatem, tum quod nonnullorum latus affectum livore
videretur, ubi fcilicet inflammationis erat radix. Sanguine
etenim in latus ob dolorem perveniente, quicquid in cute
divifum folutumque eft, id in morte refrigeratum atrorem
contraxit, illis factum fimile, hoc eft aequale, qui ita ex
plaga affecti funt.

λε΄.

Αἴτιον δὲ τούτου τόδε ἐστὶν, ὅτι πρὶν λυθῆναι τὴν ὀδύνην
θνήσκουσι· ταχέως γὰρ πνευματίαι γίνονται.

[28] Ὅτι δὲ τοιοῦτον ἀναπνέουσιν αὐτὸς ἐφεξῆς ἐδήλωσεν εἰπών·

―――――

λστ΄.

Ὑπὸ δὲ τοῦ πολλοῦ καὶ πυκνοῦ πνεύματος, ὡς ἤδη εἴρηται,
καταγλισχραινόμενον τὸ πτύελον ἀπέπτως κωλύει τὴν ἐπά-
νοδον γίγνεσθαι, ἀλλὰ τὴν ῥέγξιν ποιέει ἐνισχόμενον ἐν
τοῖσι βρογχίοισι τοῦ πνεύμονος· καὶ ὁκόταν ἐς ταὐτὸ ἔλθῃ, θανατῶδες ἤδη ὡς ἐπὶ τὸ πολύ ἐστι.

Τὸ ἔμπροσθεν αὐτῷ ῥηθὲν ἀσαπὲς τοῦτο νῦν ἄπεπτον
ὠνόμασε, μαρτυρῶν ἡμῖν ὅτι καλῶς καὶ τότε τὴν μετάληψιν ἐποιησάμεθα τῆς φωνῆς.

―――――

XXXV.

Rei hujus haec caufa eft, quod priusquam dolor folvatur,
intereant, brevi fiquidem anhelatores fiunt.

―――――

Quod autem hoc pacto refpirent deinceps ipfe declaravit inquiens:

―――――

XXXVI.

A multo autem denfoque fpiritu, ut jam dictum eft, per-
agglutinatum cruditate fputum egreffum fieri prohibet,
imo ftertorem inducit, pulmonis bronchiis impactum,
quumque ad hoc devenerit, lethale jam plerunque exiftit.

Quod prius immaturum dixit, nunc incoctum nominavit, fidemque facit, quod et probe tunc vocis tranfpofi-
tionem fecimus.

λζ΄.

Καὶ γὰρ αὐτὸ τὸ πτύελον ἐνισχόμενον κωλύει μὲν τὸ πνεῦ-
μα εἴσω φέρεσθαι, ἀναγκάζει δὲ ταχέως ἔξω φέρεσθαι.

Οὐ πᾶν δὲ τὸ πνεῦμα κωλύεται κατὰ τὰς τοιαύτας
διαθέσεις ἔσω φέρεσθαι, τοῦτο γὰρ εἰ γένοιτο παραχρῆμα
τὸν ἄνθρωπον ἀποθανεῖν ἀναγκαῖόν ἐστιν, ὡσαύτως τοῖς
ἀπαγξαμένοις. ἀλλὰ τὸ συμφέρον δηλονότι τῇ χρείᾳ τῆς
ἀναπνοῆς ἔσω φέρεσθαι κωλύεται, διὸ καὶ μέχρι τινὸς ἐξ-
αρκοῦσιν, ἐν δὲ τῷ χρόνῳ τῆς ἐνδείας ταύτης αὐξανομένης
ἀπόλλυνται.

λη΄.

Καὶ οὕτως ἐς τὸ κακὸν ἀλλήλοισι συντιμωρέουσι. τό τε γὰρ
πτύελον ἐνεχόμενον πυκνὸν τὸ πνεῦμα ποιέει· τοῦτο δὲ
πυκνὸν ἐὸν ἐπιγλισχραίνει τὸ πτύελον καὶ κωλύει ἀπολι-
σθαίνειν.

XXXVII.

Etenim ipſum ſputum intus impactum ſpiritum quidem
intro ferri prohibet, celeriter vero extra ferri cogit.

Non omnis ſpiritus in hujusmodi affectionibus intro
ferri prohibetur. Id enim ſi fieret, hominem protinus
interire neceſſe eſſet, eodem modo ac eos qui ſtrangulan-
tur. Verum quod uſui nimirum reſpirationis confert, intro ferri prohibetur, quapropter ad tempus aliquod ſuffi-
ciunt, ſed tractu temporis aucta ipſa indigentia moriuntur.

XXXVIII.

Atque ita in aegri perniciem mutuas tradunt operas, nam
retentum ſputum denſum ſpiritum facit, ſpiritusque den-
sus exiſtens ſputum agglutinat atque defluere prohibet.

Ὅτι τῷ τιμωρεῖν ἀντὶ τοῦ βοηθεῖν οἵ τ' ἄλλοι παλαιοὶ
καὶ ͡ό Ἱπποκράτης κέχρηνται πολλάκις ἔμπροσθεν εἴρηται·
καὶ νῦν οὖν τὸ συντιμωρεῖν ἀλλήλοις εἰς τὸ κακὸν εἶπεν,
ἀντὶ τοῦ συμπράττειν καὶ λυσιτελεῖν. πῶς δὲ συμπράττει
καὶ λυσιτελεῖ σαφῶς μὲν καὶ αὐτὸς ἐδήλωσεν, εἰρήσεται
δὲ καὶ πρὸς ἡμῶν. τὸ πτύελον ἰσχυρῶς ἰσχόμενον ἐν τοῖς
τοῦ πνεύμονος βρόγχοις στενοχωρίαν ἐργάζεται ταῖς διεξό-
δοις τοῦ πνεύματος καὶ διὰ ταύτην τὴν στενοχωρίαν ἧττον
εἰσπνέουσιν οἱ κάμνοντες· ὅσῳ δ' ἂν ἧττον εἰσπνέουσιν,
τοσῷδε μᾶλλον ἀπλήρωτον ἐργάζονται τὴν χρείαν τῆς [29] ἀναπνοῆς καὶ διὰ τοῦτο πρωιαίτερον ἐπὶ τὴν δευτέραν εἰσπνοὴν
ἀπὸ τῆς προτέρας ἥκουσιν, ὅπερ ὀνομάζουσι πυκνὸν πνεῦμα.

μ'.

Καταλαμβάνει δὲ ταῦτα οὐ μόνον ἢν πτισάνῃσιν ἀκαίρως
χρέωνται, ἀλλὰ πολὺ μᾶλλον καὶ ἤν τι ἄλλο φάγωσιν ἢ
πίωσιν πτισάνης ἀνεπιτηδειότερον.

Quod verbo τιμωρεῖν pro opitulari tum antiqui alii
tum Hippocrates uſi ſint ſaepius ante dictum eſt, et nunc
ſane mutuas tradere operas in perniciem dixit, pro conſpirare ac prodeſſe. At quomodo conſpirent proſintque
perſpicue quidem et ipſe oſtendit, ſed et a nobis dicetur.
Sputum in bronchiis pulmonis vehementer adhaerens
tranſitui ſpiritus anguſtiam efficit, atque ob eam anguſtiam
minus aegri inſpirant. Quo autem minus inſpirant, eo
magis inexpletum reddunt reſpirationis uſum, atque ob
id citius a priore inſpiratione ad ſecundam properant,
quod denſum ſpiritum nominant.

XL.

*Prehendunt autem haec non ſolum ſi ptiſana intempeſtive
utantur, verum etiam multo magis ſiquid aliud quod ptiſana minus idoneum ſit vel ederint vel biberint.*

Εἴρηται μικρὸν ἔμπροσθεν περὶ τούτου, ἡνίκα ἔλεγε·
διὰ ταύτας οὖν τὰς προφάσεις καὶ ἑτέρας τοιαύτας. ἀλλ᾿
ἐκεῖ καὶ ἐμνημονεύσαμεν ἡμεῖς οἴνου τε καὶ μελικράτου καὶ
ὀξυμέλιτος· ἐνταυθοῖ δὲ καὶ τῶν ἄλλων ἀκούειν προσήκει
τῶν οὕτω διδομένων τοῖς οὕτω κάμνουσιν ὑπὸ τῶν πολλῶν
ἰατρῶν, ἃ δὴ καὶ μᾶλλον ἔβλαπτε μελικράτου τε καὶ ὀξυμέλιτος καὶ οἴνου.

μα΄.

Μάλα μὲν οὖν τὰ πλεῖστα παραπλήσιαί εἰσιν αἱ τιμωρίαι,
τοῖσί τε ὅλῃσι τῇσι πτισάνῃσι χρεομένοισι, τοῖσί τε τῷ
χυλῷ αὐτέων· τοῖσι δὲ μηδετέρῳ τουτέων, ἀλλὰ ποτῷ
μούνῳ ἔστιν ὅπη καὶ διαφερόντως τιμωρητέον.

Αἱ βοήθειαι, φησὶ, παραπλήσιαι γίνονται τοῖς πτισάνῃ τε καὶ τῷ χυλῷ χρωμένοις αὐτῆς· τοῖς δὲ ποτῷ μόνῳ
ἔστιν ὅπη καὶ διαφερόντως χρὴ βοηθεῖν. ποία δέ τις ἡ
διαφορὰ γίνεται διὰ τῶν ἑξῆς διδάσκει.

Ea de re paulo ante dictum eſt, quando dixit: *ob
has igitur cauſas atque ob alias ſimiles.* Imo illic et de
vino et aqua mulſa et oxymelite mentionem fecimus, hic
autem et alia intelligere eſt opus, quae ita affectis ſic a
plerisque medicis exhibentur, quae ſane etiam quam aqua
mulſa, vinum et oxymel magis laedunt.

XLI.

*Proinde ſane ut plurimum ſimilia ſunt auxilia tum iis
qui tota utuntur ptiſana tum iis qui cremore ipſius.
At qui neutro horum, ſed potu ſolo utuntur, his interdum diverſe auxiliandum eſt.*

Auxilia, inquit, ſimilia ſunt tum iis qui ptiſana tum
iis qui cremore ipſius utuntur. Sed qui potione duntaxat utuntur, his interdum diverſe opitulari oportet. Sed
quaenam ſit hujusmodi diverſitas, ſequentibus perdocet.

μβ'.

Χρὴ δὲ τό γε πάμπαν οὕτω ποιέειν· ἦν μὲν νεοβρῶτι αὐτέῳ ἐόντι καὶ κοιλίης μή- (50) πω ὑποκεχωρηκυίης ἄρξηται ὁ πυρετός, ἤν τε ξὺν ὀδύνῃ ἤν τε ἄνευ ὀδύνης,
ἐπισχεῖν τὴν δόσιν τοῦ ῥοφήματος, ἔστ᾽ ἂν οἴηται ὑπο-
κεχωρηκέναι εἰς τὸ κάτω μέρος τοῦ ἐντέρου τὸ σιτίον.

Ἤσθηται δὲ καὶ αὐτὸς ἐσπαραχὼς κατὰ μύρια τὸν λόγον, οὐ συνεχῶς ἐφεξῆς ἐν τάξει τῇ προσηκούσῃ πεποιημέ-
νος· καὶ διὰ τοῦτο νῦν ἀναλαμβάνων αὐτὸν ἐπὶ τὴν προσήκουσαν ἀρχὴν ἀφικνεῖται. τοῦτο δὲ ἔπαθεν ἐπειδὴ τὸ περὶ
διαφωνίας ζήτημα λύειν ἐπιχειρήσας ἐμνημόνευσεν ἐν τῇ
λύσει θεραπευτικῶν λογισμῶν. ἀλλ᾽ ἐχρῆν αὐτὸν αἰσθανό-
μενον οὗ πέπονθεν ἐξαμεῖψαι μὲν ἐκεῖνα, διελθεῖν δὲ ἑτέρως ἀπ᾽ ἀρχῆς τὸν λόγον· οὕτω [30] γὰρ κἀμοὶ συμβαίνειν κάλλιον ἔδοξεν, ἄνωθεν ἑτέρως γράψαι περὶ τῶν αὐτῶν
ἐξαμείψαντι τὰ πρότερον γεγραμμένα. πῶς οὖν ἐχρῆν αὐτὸν ἅμα τε λῦσαι τὸ προβληθὲν ὑπ᾽ αὐτοῦ ζήτημα καὶ τάξει

XLII.

*Verum hoc modo omnino facere oportet. Sive a cibo
recens accepto et alvo nondum subducta febris invaſe-
rit, ſive cum dolore, ſive ſine dolore, a ſorbitione exhibenda tantiſper eſt temperandum, quoad cibi faeces ad
imam inteſtini partem receſſiſſe videantur.*

Sermonem in partes ſectum neque continenter et
convenienti digeſtum ordine ſe feciſſe deprehendit Hippocrates, quapropter nunc refumens ipſum, ad accommodum
perducit principium. Hoc autem ipſi accidit, quod quaeſtionem ſuper medicorum controverſia ſolvere conatus, in
ea ſolutione de medendi rationibus mentionem fecit, qui
ſane re intellecta, his permutatis, ſermonem ab initio
aliter percurrere debuit. Nam et ita mihi aliquando felicius contingere eſt viſum, ut iis quae ante ſcripta fuerant permutatis, alio modo de ipſis ſcripſerim. Quo
pacto igitur et quaeſtionem ab ipſo propoſitam ſolvere et

Ed. Chart. XI. [30.]   Galen. V. (50.)

διδόναι τὸν λόγον, ἐγὼ διηγήσομαι τοῖς βουλομένοις ἑρμηνεύειν τὰ τοιαῦτα σαφῶς, τὴν ὁδὸν διηγούμενος. ἤδη τοίνυν πρόσεχέ μοι τὸν νοῦν, ὡς ἐξ ἀρχῆς ἀκουσόμενος τοῦ
λόγου. διὰ τί τοῖς ἀξιολόγοις ἰατροῖς ἐνίοτε διαφωνεῖν συμβαίνει περὶ τῆς θεραπείας; ὅτι τὸ πειρασθὲν ἐπί τινων ἐπὶ
πάντων ᾠήθησαν ἁρμόττειν. οὕτω γοῦν κἂν τοῖς περὶ δια-
τῆς τῶν ὀξέων νοσημάτων διεφώνησαν, ἔνιοι μὲν ἐπὶ τῷ
χυλῷ πτισάνης ἄχρι κρίσεως φυλάττοντες τοὺς νοσοῦντας,
ἔνιοι δὲ οὐδέτερον, ἐκ μέρους μὲν ἀληθεύοντες ἅπαντες, ἐκ μέρους δὲ σφαλλόμενοι˙ τινὲς μὲν γὰρ τῶν ὀξέων νοσούντων πτισάνης δέονται, τινὲς δὲ χυλοῦ, τινὲς δὲ οὐδετέρου τούτων ἄχρι
κρίσεως. ἕνεκα δὲ σαφηνείας ἐφ' ἑνὸς τῶν ὀξέων ὡς ἐπὶ παραδείγματος ἐγὼ ποιήσομαι τὸν λόγον. προκείσθω δὴ πλευρίτιδος εἰπεῖν θεραπείαν˙ εἴπερ οὐ πρὸ πολλοῦ χρόνου τοῦ κάμνοντος ἐδη-
δοκότος, οὐδέπω τῆς κοιλίας ὑποκεχωρηκυίας, ὁ πυρετὸς ἄρξαιτο,
μὴ διδόναι τούτῳ ῥόφημα μέχρις ἂν ἡ δοθεῖσα τροφὴ δόξῃ
σοι ἐξελθοῦσα τὰ πλεῖστα τῶν ἐντέρων ἐν τοῖς ὑστάτοις

fermoni ordinem dare debuit, exponam ego, iisque qui
talia interpretari defiderant viam dilucidabo. Jam ergo
mihi animum adverte, tanquam fermonem ab initio audi-
turus. Quare contingit ut interdum praeftantes medici
de curatione diffideant? quod in nonnullis expertum
convenire omnibus putaverunt. Sic fane et in victus ratione
in morbis acutis fuerunt controverfi: nonnulli quidem aegros
ad judicationem usque ptifanae cremore fervant, alii ptifanam ipfam exhibent, alii autem neutrum; ex parte verum
quidem dixerunt omnes, fed ex parte falluntur. Nam quidam ex acute aegrotantibus ptifana indigent, alii cremore,
alii horum neutro ad judicationem ufque. Verum claritatis
gratia de acuto morbo uno, tanquam exemplo, ego fermonem faciam. Proponatur igitur pleuritidis curatio tra-
denda. Si aegrotante non multo ante tempore cibato,
necdum alvo fubducta, febris invaferit, forbitionem huic
non dabis, donec exhibitum alimentum penetratis plurimis inteftinis ad ultima ufque eorum perveniffe videbi-

αὑτῶν εἶναι. ταύτην τὴν ἀρχὴν τῷ λόγῳ ποιησάμενός τις
εἶθ᾽ ἑξῆς ἅπαντα κατὰ τὴν οἰκείαν τάξιν ἐπιὼν, ἐπὶ τούτων
οὐκ ἂν ἀσαφῆ τὴν διδασκαλίαν ἐργάσαιτο.

μγ'.

Χρέεσθαι δὲ ποτῷ, ἢν ἄλγημά τι ἔχῃ, ὀξυμέλιτι, χειμῶνος
μὲν θερμῷ, θέρους δὲ ψυχρῷ· ἐὰν δὲ πολλὴ δίψα ᾖ, καὶ
μελικρήτῳ καὶ ὕδατι.

Διψώδους ὄντος τοῦ κάμνοντος, ἄλλως φυλασσόμενος
ὀξύμελι πάνυ πολὺ, διὰ τοῦτο ἐφεξῆς τοῦ τε μελικράτου καὶ
τοῦ ὕδατος ἐμνημόνευσεν. ὅσον μὲν γὰρ ἐπὶ τῷ πάθει μᾶλλον ὀξυμέλιτι χρηστέον· εἰ δὲ αὔταρκες αὐτοῦ λαμβάνων
ἔτι διψῶν ὁ κάμνων εἴη, μελίκρατον ἐπιδοτέον· εἰ δὲ καὶ
μετὰ τοῦτο διψήσει, τὸ ὕδωρ προσενεγκτέον· αὐτὸ γὰρ ἐφ᾽
ἑαυτὸ τὸ ὕδωρ πινόμενον μέμφεται· μαθήσῃ δὲ ἐν τοῖς ἐφεξῆς τὰς αἰτίας, δι᾽ ἃς μέμφεται τὸ ποτὸν τοῦτο κατ᾽ ἐκεῖνο
τὸ μέρος τοῦ συγγράμματος, ὅταν ὁ λόγος αὐτῷ περὶ δυνά-

tur. Hoc principium ubi quispiam sermoni fecerit, atque deinceps omnia proprio dotaverit ordine, doctrinam
in his haudquaquam obscuram pariet.

XLIII.

Utendum autem est in potu aceto mulso, si quis dolor de-
tinuerit, hieme quidem calido, aestate vero frigido, et
si multa sitis fuerit, etiam aqua mulsa et aqua.

Siticuloso existente aegro, alias acetum mulsum co-
piosissimum devitans, ob id deinceps tum melicrati tum
aquae mentionem fecit.   Nam quantum ad morbum spectat, oxymelite magis est utendum, verum si aeger eo
copiose accepto adhuc sitiverit, melicratum exhibendum
est.   Quod si et ab hoc sitiverit, aqua offerenda est, nam
aqua ipsa per se pota improbatur. Quas vero ob causas
aqua pota improbetur sequentibus in ea libri parte,

μέως ὕδατος γίγνηται. νῦν δὲ ἐπισκεψώμεθα περὶ τοῦ
προτεθέντος αὐτῷ ἐν τῷ προκειμένῳ λόγῳ κελεύοντος αὐτοῦ
χειμῶνος μὲν χρῆσθαι θερμῷ, θέρους δὲ ψυχρῷ τῷ ὀξυμέλιτι. τοῦτο γὰρ ἡμᾶς ποδηγήσει πρὸς τὴν ἀγωνιστικῶς γιγνομένην ἐπὶ τῶν ὀξέως νοσούντων ὕδατος ψυχροῦ πόσιν,
ἢν τελέως δοκεῖ παραλελοιπέναι. καὶ μέμψαιτο μὲν ἄν τις
αὐτῷ κατὰ τοῦτο, διδασκαλίας γὰρ ἄξιος ἦν ὁ λόγος, οὐ
κατὰ τὸ πάρεργον προσερρίφθαι. ἢν μὲν οὖν γνώμην εἶχε
περὶ ψυχροῦ πόσεως ὕδατος ἐκ τοῦ νῦν λόγου κατανοῆσαι
δυνατόν· οὗτος γὰρ εἰ ὀξύμελι διψῶσί ποτε δίδωσι ψυχρόν,
εὔδηλον ὅτι καὶ ὕδωρ δώσει. τοῦτο γὰρ εἰ καὶ μὴ ὅλως εἴρη-
κει περὶ ψυχροῦ πόματος, [31] ἀκόλουθον ἦν αὐτοῦ τοῖς
δόγμασι, τὸν μὲν πυρετὸν ἐκπυρουμένης τῆς ἐμφύτου θερμασίας ἡγουμένου γίγνεσθαι, τὰ δ' ἐναντία τῶν ἐναντίων
ἰάματα ὑπάρχειν· θερμοῦ δὲ καὶ ξηροῦ τοῦ πυρὸς ὑπάρχοντος καὶ διὰ τοῦτο καὶ τοῦ πυρετοῦ, τὸ ὕδωρ ἐναντιώτατόν ἐστι τῇ φύσει τοῦ πυρετοῦ, ψῦχόν τε καὶ ὑγραῖνον
τὸ σῶμα. καὶ τοίνυν καὶ φαίνονται σβεννύμενοι πυρετοὶ

quae de aquae facultatibus agit, perdifces. Nunc autem quod praefenti appofuit orationi, confiderabimus,
qua praecipit: *oxymelite utendum, hieme quidem calido,
aeftate vero frigido.* Id enim ad eam, quae in acutis
morbis magno eft auxilio, nos hortatur gelidae aquae potionem, quam omnino praetermififfe videtur *Hippocrates*,
atque ob eam rem a quopiam improbari poffet; res etenim
doceri, non negligentius narrari debuit. Quam ergo opinionem habuit de aquae frigidae potione ex hoc fermone
intelligi poteft. Hic enim fi fitientibus oxymel frigidum
aliquando exhibeat, quod et aquam daturus fit, manifeftum eft. Quamvis enim non prorfus de frigidae potione
id praeceperit, ejus tamen dogmatis id confentaneum fuit,
qui febrem ex nativo calore ignefcente procreari exiftimet,
atque contraria contrariorum effe remedia. Quum autem
ignis calidus et ficcus fit, atque ob id etiam febris, aqua
febris naturae maxime contraria eft, quae corpus tum
refrigerat tum humectat. Et fane ab ea tempeftive data

ὑπ' αὐτοῦ παραχρῆμα δοθέντος ἐν καιρῷ εἴρηται μὲν οὖν
αὐτάρκως ἐν τοῖς τῆς θεραπευτικῆς μεθόδου γράμμασιν, εἰρήσεται δὲ καὶ νῦν τό γε κεφάλαιον. ὅταν οὖν ὁ πυρετὸς
ᾖ, δυνάμεως οὔσης, οὐ μόνον οὐκ ἂν βλάψῃς τηνικαῦτα δοὺς
τὸ ψυχρόν, ἀλλὰ καὶ μεγάλως ὠφελήσεις. ἡ μὲν δὴ τοιαύτη
πόσις τοῦ ψυχροῦ τοσαύτη τὸ πλῆθός ἐστιν, ὅσον ὁ κάμνων
αὐτὸς οἷός τ' ᾖ πιεῖν τὸ ψυχρὸν ὕδωρ ἐπισπασάμενος ἀπνευ-
στί· τὸ δ' ὀξύμελι βραχὺ διδόμενον οὐ πλέον ἡμίσεος καθ'
ἑκάστην προσφοράν. οὐχ ὁμοίως οὖν ὁ τῆς δόσεως σκοπὸς
ἐπὶ τούτου διὰ τὸ σβέννυσθαι βούλεσθαι τὸν πυρετὸν ἀθρόως
πινομένου ψυχροῦ μέχρι τοῦ πληρωθῆναι τὸν κάμνοντα.
τὸ μὲν γὰρ ὕδωρ οὕτως πινόμενον ἰάσεως ἕνεκα πίνεται,
τὸ δὲ ὀξύμελι θέρους ὥρᾳ δίδοται ψυχρὸν ἕνεκα τοῦ μὴ
παροξῦναι τὴν δίψαν τοῦ κάμνοντος, ἀλλά τι καὶ συντελεῖν
οἷόν τε πρὸς τοὐναντίον. διὰ τοῦτο καὶ πρὶν πεφθῆναι
τὴν νόσον ὀξυμέλιτος ψυχροῦ διδόναι φησὶν, ὡς ὥρᾳ θέρους
οὐκ ἂν δώσοντες ὕδωρ ψυχρὸν εἰς κόρον ἐν τῇ τοιαύτῃ δια-
θέσει· πυκνώσει γὰρ τὴν φλεγμονήν, ὅταν ἐπὶ φλεγμονῇ

febres protinus extingui videntur. Dictum fane abunde
in libris methodi medendi, fed et nunc rei fumma dicetur. Quum ergo febris fuerit, conftantibus viribus, non
folum non laedes fi frigidam dederis, verum et magnopere
proderis. Potio autem frigidae hujusmodi tanta fit copia,
quantum frigidae aquae aeger ipfe infpirando haurire poffit. Oxymelitis vero exiguum datur, neque fingulis oblationibus plus dimidio. In hoc ergo exhibitionis fcopus
haud eft fimilis, quod velis febrem extinguere frigida
affatim atque ad laborantis ufque fatietatem epota. Quae
enim ita bibitur aqua, fanationis gratia bibitur, oxymel
vero aeftate datur frigidum, ne laborantis adaugeat fitim,
imo ut adverfus etiam contrarium conferre poffit. Ob id
etiam frigidum oxymel ante morbi coctionem dari jubet,
tanquam frigidam aquam ad fatietatem usque in ejusmodi
affectione dare aeftatis tempeftate haudquaquam debeamus.
Denfabit enim inflammationem, fi ex inflammatione febri-

πυρέττωσιν, ἀπέπτους δὲ ἐργάσεται ψύξει τοὺς χυμοὺς, ὅταν
ἐπὶ τούτοις νοσῶσιν. ἀλλὰ τότε μὲν ὀλίγον τὸ ὀξύμελι δίδομεν, ὡς ἐν τῇ κοιλίᾳ πρότερον χλιαρὸν γενησόμενον τοῦ
τὴν αὐτοῦ ψύξιν μέχρι τῆς πλευρᾶς ἀναδίδοσθαι· εἰ δὲ καὶ
ὀλίγον ἀναδοθῇ, ἀλλ᾽ ὑπὸ τοῦ γε ὀξυμέλιτος ἐπανορθωθή-
σεται δύναμιν ἔχοντος τμητικήν· ἐναντίον γάρ ἐστι τὸ τέμνον καὶ διεξερχόμενον τῷ πυκνοῦντι καὶ συνάγοντι τὰ σώματα.

μδ'.

Ἔπειτα μέντοι ἦν μὲν ἄλγημά τι ἐνῇ ἢ τῶν ἐπικινδύνων
τι ἐμφαίνηται, διδόναι τὸ ῥόφημα μήτε πολὺ μήτε παχύ·
μετὰ δὲ τὴν ἑβδόμην ἢ ἐνάτην, ἢν ἰσχύῃ.

Ταύτην τὴν ῥῆσιν οἱ ἐμπιπλᾶν τοὺς πάσχοντας τὸν
Ἱπποκράτην φάντες (οὕτω γὰρ αὐτοὶ κέχρηνται τῷ ῥήματι)
παρελθεῖν μοι δοκοῦσιν, ὥσπερ πάλιν οἱ λιμοκτονεῖν αὐτὸν

citent; crudos frigore reddet humores, ubi ex his morbum contraxerint. Sed tunc oxymelitis parum damus,
tanquam in ventriculo prius fit evafurum tepidum quam
ejus frigiditas ad coftam ufque diftribuatur, quod fi quid
exiguum fuerit etiam diftributum, ·illud ab ipfo oxymelite emendabitur, incidendi facultate praedito; nam quod
incidit penetratque, id denfanti cogentique corpora contrarium eft.

XLIV.

Poftea vero fi quis dolor infit aut periculum quoddam im-
pendeat, forbitio neque copiofa neque craffa exhibenda,
verum poft feptimum aut nonum diem, fi validus
aeger fuerit.

Qui Hippocratem aegros replere dixerunt (ita enim
ipfi verbo ufi funt) dictionem hanc praetermittere mihi
videntur, ut qui fame necare ipfum dicunt, folam hanc

Ed. Chart. XI. [31. 32.]   Galen. V. (50. 51.)

εἰπόντες ἀνεγνωκέναι μόνην φαίνονται ταύτην. εἰ δέ γε ἀμφοτέραις ἑκάτεροι προσέσχον τὸν ‚νοῦν, ἐμνημόνευόν τε τῶν καλῶς ὑπ᾽ αὐτοῦ λελεγμένων, αἷς φύσιες φυσίων μέγα διαφέρουσιν, ἴσως ἂν ἠδέσθησαν ἐγκαλεῖν αὐτῷ τὰ ἐναντία, εἰ καὶ μάλιστα τῶν ἄλλων ἐμνημόνευον ὧν ἔδειξε καὶ χωρία χωρίων πάμπολυ διαφέρειν ἐπιδείξας καὶ ὥρας ὡρῶν καὶ ἡλικίας ἡλικιῶν καὶ ἔθη ἐθῶν καὶ τὴν πρὸ τοῦ νοσῆσαι δίαιταν ἑκάστῳ τῶν καμνόντων ἰδίαν [32] γεγονυῖαν. ἐὰν οὖν παραβάλλοις ἀλλήλοις τοὺς ἐναντίως ἔχοντας ἐν ἅπασι τοῖς εἰρημένοις, τὰς ἐν τῇ διαίτῃ μεγίστας διαφορὰς εὑρήσεις, ἃς καταντικρὺ τάξας ἀλλήλαιν, οὕτως ἤδη καὶ τὰς ἐν τῷ μέσῳ παμπόλλας οὔσας ἀκριβῶς θεωρήσεις. λέλεκται μὲν οὖν περὶ τῆς ἐν τούτοις διαφορᾶς τελέως ἐν τοῖς (51) τῆς θεραπευτικῆς μεθόδου γράμμασιν, εἰρήσεται δὲ καὶ νῦν τὸ κεφάλαιον αὐτῶν. ὑποκείσθω δή τις φύσει ξηρὸς μὲν τὴν ἕξιν τοῦ σώματος, πυκνὸς δὲ τὴν ἐπιφάνειαν καὶ φλέβας εὐρείας ἔχων καὶ τὴν ζωτικὴν δύναμιν ἰσχυρός, εἰθισμένος ἐσθίειν οὐ πολλά, νοσεῖν ἐν χειμῶνι μὴ πάνυ ψυ-

legiſſe apparent. Quod ſi utramque utrique animadvertiſſent eorumque quae ab ipſo recte enarrata ſunt meminiſſent, naturas a naturis valde differre, forſan eos contraria Hippocrati imponere puduiſſet, et potiſſimum ſi reliqua animo volutaſſent, quae ipſe demonſtravit, regiones a regionibus magnopere differre oſtendens et anni tempeſtates a tempeſtatibus et aetates ab aetatibus et conſuetudines a conſuetudinibus et proprium aegrotantium unicuique ante morbum victum. Si ergo in omnibus enarratis contrario habentes modo inter ſe comparaveris, maximas in victus ratione comperies differentias, quas ubi e regione inter ſe ordinaveris, jam et ita permultas conſiſtere in medio accurate videbis. Sed de hujusmodi differentiis dictum quidem abſolute in libris methodi medendi, dicetur quoque et nunc earum ſumma. Proponatur igitur aliquis natura ſiccus quidem corporis habitu, ſuperficie autem denſus, latis venis praeditus, facultate vitali validus, non multis veſci aſſuetus, aegrotare hieme non ad-

χρῶ κατὰ χωρίον τοιοῦτον, πρὶν νοσεῖν ἀργότερόν τε καὶ
ἀπληστότερον ἐν πολυτρόποις ἐδέσμασι διῃτημένος, ὑπαρχέ-
τω δ' αὐτῷ σὺν τούτοις ἰσχυρὸν τὸ στόμα τῆς γαστρὸς,
ὅπερ καὶ στόμαχον ἔνιοι καλοῦσιν. ὁ δ' ὑπ' ἐναντίου τούτῳ διακείμενος ὑγρὸς μὲν καὶ μαλακὸς καὶ τὴν ζωτικὴν δύναμιν ἀσθενὴς καὶ πλείω προσφέρεσθαι σιτία μεμαθηκὼς,
νοσεῖν δὲ ἐν θέρει πνιγηρῷ καὶ χωρίῳ τοιούτῳ· συνυπο-
κείσθω δὲ τούτοις καὶ τεταλαιπωρῆσθαι πρὸ τῆς νόσου τὸν
ἄνθρωπον ἐν φροντίσι καὶ πράξεσι διηνεκέσιν, ἐδηδοκέναι
δὲ παρὰ τὸ ἔθος ὀλίγα λαχανώδη τε καὶ ἄτροφα καὶ τὸ τῆς
γαστρὸς στόμα μὴ ἰσχυρὸν, ἀλλ' ἀσθενὲς ἔχειν φύσει. καὶ
τούτων οὕτως ἐχόντων ἀμφότεροι τὴν αὐτὴν νόσον ὑποκεί-
σθωσαν νοσεῖν, εἰ βούλει, τὴν ὑφ' Ἱπποκράτους προκεχει-
ρισμένην ὡς ἐν παραδείγματι κατὰ τὸν λόγον τοῦτον πλευρῖτιν. ἆρά σοι δοκεῖ προσήκειν ἕνα κανόνα διαίτης ἐπ'
ἀμφοτέρων ὁρίζειν; ἢ τὸν μὲν δεύτερον εἰρημένον ἀπὸ πρώτης ἡμέρας τρέφειν, τὸν δὲ πρότερον ἄχρι τῆς ἑβδόμης ἐπὶ
πομάτων μόνων διαιτᾶν, ὅταν ἐλπίζῃς μὴ προσωτέρω ταύτης

modum frigida in loco tali, atque priusquam aegrotaret
magis ociofus, intemperantior ac variis eduliis nutritus,
praeterea ipfi os ventris validum fit, quod et ftomachum
quidam vocitant. Sit autem et alter contrario modo
affectus, humidus quidem et mollis et facultate vitali im-
becillus et qui plures cibos affumere confuevit, aegrotet
vero aeftatis tempore aeftuofo in regione hujusmodi, fta-
tuamusque hominem, antequam aegrotaret, tum curis tum
affiduis negotiis fatigatum, pauca praeter confuetudinem
ediffe, tum oleracea tum minime nutrientia, ventriculi
quoque os non validum, fed natura imbecillum habere.
Atque his ita fe habentibus, uterque eodem fi volueris
morbo laboret, ea pleuritide, quam Hippocrates veluti
exemplum hoc in loco conftituit. Utrum una tibi victus
ratio in utroque definienda videtur? An pofterior enar-
ratus a prima die alendus, prior vero potu folo ad feptimum ufque diem cibandus, ubi morbum eo non ulterius

ἀφίξεσθαι τὴν νόσον; ἐγὼ μὲν γὰρ σοί φημι. πολυχρονίῳ
τῇ πείρᾳ κεκρικὼς ἀμφότερα, βελτίσιην οὕτως ἔσεσθαι τὴν
δίαιταν, εἰ δ' ὑπαλλάξαις ἐπὶ τἀναντία, τὸν μὲν πρῶτον εἰρημένον ἀπ' ἀρχῆς τρέφειν ἐγχειρῶν, τὸν δὲ δεύτερον ἄχρι
τῆς ἑβδόμης φυλάττειν ἀμφοτέρους ἀναιρήσεις πρὸ τετάρτης
ἡμέρας, τὸν μὲν ἀποπνίξας τάχιστα, τοῦ δὲ συγκόψας τὴν
δύναμιν. πρόσθες οὖν, εἰ βούλει, καὶ τὴν ἡλικίαν ἐναντίαν
ἑκατέρῳ, τεσσαρακοντούτην μὲν ὑποθέμενος εἶναι τὸν πρότερον, παῖδα δὲ τὸν δεύτερον· οὕτως γὰρ ἔτι καὶ μᾶλλον ἐπειχ-
θήσεται πρὸς τὸν ὄλεθρον ἑκάτερος αὐτῶν. ἀλλὰ ταῦτά γε
πάντα τὰ νῦν εἰρημένα πρὸς ἕνα σκοπὸν ἀναφέρεται τὸν
ὑφ' Ἱπποκράτους ἑνὶ ῥήματι δηλωθέντα. τί γὰρ φησι; διδόναι τὸ ῥόφημα μετὰ τὴν ἑβδόμην, ἢν ἰσχύῃ. ῥῆμα γὰρ
ἐστιν ἕν, εὑρίσκεται δὲ ἐξ ὧν εἶπον ἄρτι συμπάντων· εἰ γὰρ
ἰσχύει μέχρι τῆς ἑβδόμης ἡμέρας ἐπ' ὀξυμέλιτί τε καὶ μελικράτῳ καὶ ὕδατι διαιτώμενος ἐξαρκέσαι δι' ὧν εἶπον ἁπάντων, ἐλευθερωθήσεταί τε καὶ ὑγιασθήσεται· ὡς εἴ γε τὰ μὲν

protracturum fperaveris? Ego fane, qui diuturna experientia utrumque probaverim, tibi optimam ita fore victus
rationem affero. At fi vice verfa feceris, priorem quidem
propofitum a principio nutrire aggreffus, pofteriorem vero
ad feptimum ufque *fine cibo* fervare, utrumque trucidabis
fane ante quartum diem, alterum quidem citiffime praefo-
cando, alterius vero vires profternendo. Caeterum adjice,
fi velis, aetatem utrique contrariam, priorem quidem qua-
dragenarium conftituens, pofteriorem vero puerum, fic
enim citius adhuc ad mortem uterque properabit. Sed
fane haec omnia nunc dicta ad unum reducuntur fcopum,
qui uno verbo ab Hippocrate eft declaratus. Quid enim
ait? *Sorbitionem dare oportet poft feptimum diem*, *fi*
validus fuerit. Verbum fiquidem unum eft, fed ex omnibus, quae nuper dicta funt, invenitur. Si enim viribus
valido ad feptimum ufque diem et oxymel et melicratum
et aquam dare fatis fit ob quae dixi omnia, tum libera-
bitur tum fanabitur. Ut fi fane ex ipfis alia quidem

αὐτῶν παρείη, τὰ δὲ ἀπείη, τὴν δύναμιν τῶν παρόντων τῇ
δυνάμει τῶν ἀπόντων ἀντιπαραβάλλων εἴσῃ πόσαις ἡμέραις
ὁ κάμνων ἐξαρκέσαι δυνήσεται τῷ τοιῷδε τῆς διαίτης εἴδει.
ταῦτ᾽ οὖν ἀποδεδειγμένα κατὰ τὴν ἡμετέραν πραγματείαν εἰ
μὲν ἀνέγνωκας, ἀναμνήσθητι νῦν· εἰ δ᾽ οὐκ ἀνέγνωκας, ἐπ᾽
ἐκεῖνα μετάβηθι πρότερον, εἰ βούλει τὴν ἀλήθειαν τῆς Ἱπποκράτους γνώμης κατανοῆσαι. πάντα γὰρ ὑφ᾽ ἡμῶν εἴρηται κατὰ πάσας τὰς πραγματείας, ἑπομένων αὐτοῦ τοῖς δό-
γμασιν ἀληθεστάτοις οὖσιν. ἀλλὰ γὰρ οὐχ οἷόν τέ ἐστιν
ἄνθρωπον ἕνα τὴν προσήκουσαν διδάξαι τε μέθοδον καὶ τὰ
κατὰ μέρος ἐν αὐτῇ ἅπαντα. διὸ μηδὲ παρ᾽ Ἱπποκράτους
ἀκούειν ἅπαντα τὰ κατὰ μέρος ἀξιώσῃς, ἀλλὰ μᾶλλον μέμφου
τοῖς δέον ἐργάζεσθαι τὰ καλῶς ὑπ᾽ αὐτοῦ διδαχθέντα, διὰ
φιλοδοξίαν ἑτέραν αἵρεσιν συνισταμένοις. ἀλλ᾽ ἡμεῖς τιμῶν-
τες ἀλήθειαν ἔν τε [33] τοῖς ἄλλοις ἅπασιν ἐπαινοῦμεν
Ἱπποκράτην κἂν τῷ τὸν οἰκεῖον ἑκάστῳ πράγματι διδάξαι
σκοπόν, οἷς διὰ παντὸς ἀποβλέποντά τινα πρὸς αὐτὸν ὡρισμένην ἔχειν τὴν ὁδὸν τῆς εὑρέσεως τῶν βοηθημάτων. οὕτω

praefto fint, alia vero defint, horum vires fi vice verfa
comparaveris, quot diebus fufficere ex tali victus fpecie
aeger poffit, deprehendes. Verum haec noftris in tractationibus demonftrata fi legifti, recordare nunc, fi non
legifti, in eas te prius transfer, fi fententiae Hippocratis
veritatem cognofcere volueris. Omnia fiquidem in operibus omnibus dicta funt a nobis, qui verifIima Hippocratis dogmata fequimur. Sed enim fieri non poteft ut homo unus convenientem methodum et fingularia, quae in
ea funt, omnia doceat, ideo neque ab Hippocrate fingularia omnia auditurum te exiftimaveris. At potius eos ar-
gue, qui qnum ea, quae ab Hippocrate probe demonftrata
funt, elaborare et conficere deberent, laudis appetentia
ducti fectam aliam conftituunt. Verum nos, qui veritatem honoramus, laudamus Hippocratem cum in caeteris
omnibus, tum quod in unoquoque opere proprium fcopum ita docuerit, ut huic attentus omnino quispiam defi-
nitam certamque inventionis auxiliorum habeat viam.

γοῦν καὶ τοῦ τροφὴν προσφέρεσθαι σκοπὸν ἕνα κοινὸν ἐπὶ
πάντων ἐδείξαμεν, ὑγιαινόντων τε καὶ νοσούντων. ἔστι δ᾽
οὗτος ἡ φυλακὴ τῆς ζωτικῆς δυνάμεως, ἣν νῦν ἐνεδείξατο
σαφῶς εἰπὼν, ἢν ἰσχύῃ. διὰ ταύτην γάρ τοι τὴν δύναμιν
ἐσθίομέν τε καὶ πίνομεν ὑγιαίνοντες, ἅπαντά τε τἄλλα
πράττομεν ὅσα διαφέρει πρὸς τὴν ζωήν· διὰ δὲ τὴν αὐτὴν
ταύτην καὶ νοσοῦντες ἐπὶ τροφὴν καὶ πόμα παραγινόμεθα.
τὸ μὲν γὰρ νόσημα αὐτὸ τῆς ἑαυτοῦ διαθέσεως ἐνδείκνυται
τὰ βοηθήματα, φλεβοτομίαν καὶ κλύσμα καὶ κατάπλασμα καὶ
κάθαρσιν ὀξύμελί τε καὶ μελίκρατον, ἕκαστόν τε τῶν ἄλλων·
ἡ δὲ τῆς δυνάμεως φυλακὴ μόνην τὴν τροφὴν ἐνδείκνυται.
εἰ μὲν οὖν μηδὲν ἔβλαπτε μηδέποτε τὴν νοσώδη διάθεσιν ἡ
τροφὴ, πρὸς μόνην ἂν ἀποβλέποντες τὴν δύναμιν ὡς ἐπὶ
τῶν ὑγιαινόντων ἐτρίφομεν τοὺς νοσοῦντας· ἐπεὶ δὲ βλάπτει πολλάκις, ὡς ἐδείξαμεν, ἐπισκοπούμεθα διὰ τοῦτο τῆς
νόσου τὴν διάθεσιν, οὐχ ὡς ἐνδεικνυμένην ποτὲ τὴν τροφὴν,
ἀλλ᾽ ὡς κωλύουσαν. ὅταν οὖν μὴ κωλύῃ κελεύῃ τε ἡ δύναμις, τηνικαῦτα τρέφομεν. οὐδέποτε γὰρ ἡ τροφὴ κατὰ τὸν

Sic itaque et alimenti exhibendi fcopum unum communem prorfus omnibus tum fanis tum aegrotis effe demonftravimus.   Is autem facultatis vitalis confervatio eft,
quam nunc indicavit, quum dixit: *fi viribus validus fuerit.* Ob eam enim fane facultatem fani edimus et bibimus aliaque omnia ad vitam fpectantia obimus; propter
hanc eandem et aegrotantes ad cibos potusque procedi-
mus.   Nam morbus ipfe fuae affectionis indicat auxilia,
phlebotomiam, clyfma, cataplafma, purgationem, oxymel,
aquam mulfam atque aliorum unumquodque.   Facultatis
vero confervatio folum indicat alimentum.   Si igitur
affectionem nullo modo laederet unquam alimentum, nos
facultati foli attendentes aegros ut fanos aleremus, fed
quoniam faepius laedit, uti oftendimus, ob id morbi affectionem non tanquam cibum indicantem, fed tanquam
prohibentem contemplamur.   Quum ergo non prohibeat
facultasque imperet, tunc nutrimus.   Nunquam enim cibus morbofam affectionem fui ratione juvabit.   Id fane

ἑαυτῆς λόγον ὀνίνησι τὴν νοσώδη διάθεσιν. εἶπον δὲ τοῦτο
διότι πολλάκις ὕλη μία καὶ τροφῆς καὶ φαρμάκου δύναμιν
ἔχει, καθάπερ ἡ τῆς πτισάνης· καθ᾽ ὅσον μὲν γὰρ ῥώννυσι
τὴν δύναμιν, ὡς τροφὴ τοῦτο ἐργάζεσθαι πέφυκεν· ἐπεὶ
δὲ καὶ τέμνει καὶ ὑγραίνει τὰ τῆς ἀναπτύσεως δεόμενα, φαρμάκου λόγον ἔχει κατὰ τοῦτο. χόνδρος μὲν οὖν τροφὴ μόνον ἐστὶ πλευριτικοῦ, ὀξύμελι δὲ φάρμακον· ἀμφοτέρων δὲ
ἡ πτισάνη καὶ τὴν δύναμιν ἔχει καὶ τὴν χρείαν παρέχει
τοῖς κάμνουσιν, ἀλλ᾽ ὡς μὲν τροφὴ φυλακῆς ἕνεκα τῆς δυνάμεως, ὡς φάρμακον δὲ λύσεως ἕνεκα τῆς νόσου προσφέρεται. ὅταν οὖν ἡ δύναμις ἐξαρκῇ μέχρι τῆς τοῦ νοσήματος κρίσεως, ἄνευ τοῦ ῥοφῆσαι πτισάνην ὀξύμελι καὶ μελίκρατον ἀρκεῖ· τὸ μὲν ὀξύμελι φαρμάκου μόνον δύναμιν ἔχον,
τὸ μελίκρατον δὲ καὶ τροφῆς ὀλίγης τε καὶ ἀσθενοῦς. ἐὰν
μὲν οὖν θᾶττον τῆς ἑβδόμης ἡμέρας ἐλπίζεις ἔσεσθαι τὴν
κρίσιν, οἷον εἰ τύχοι περὶ τετάρτην ἢ πέμπτην, πολλοὺς τῶν
καμνόντων εὑρήσεις ἐξαρκέσαι δυναμένους ἄνευ τοῦ ῥοφῆ-
ναι πτισάνην· ἐὰν δὲ εἰς τὴν ἑβδόμην ἐκτείνηται, παντάπα-

dixi, quoniam plerumque materia una tum cibi tum medicamenti facultatem obtinet, ut ptiſana. Nam quod
facultatem roboret, id tanquam alimentum efficere nata eſt,
ſed quoniam et incidit et humectat quae expui oportet,
ideo medicamenti rationem obtinet. Alica ergo pleuritici
cibus tantum exiſtit, oxymel vero medicamentum. Sed
et utrorumque facultatem ptiſana obtinet uſumque aegrotis exhibet, ſed ingeritur, virium quidem conſervan-
darum gratia tanquam alimentum, ut vero ſolvatur morbus, tanquam medicamentum. Quum igitur vires ad
morbi usque judicationem ſine ptiſanae ſorbitione ſuffece-
rint, oxymel et aqua mulſa ſatis ſunt; oxymel quidem
ſolam medicamenti facultatem habens, aqua vero mulſa
cibi pauci et imbecilli. Si igitur judicationem ſeptimo
die citius futuram ſperaveris, ut verbi gratia circa quartum aut quintum, aegros ſane multos ſufficere citra ptiſanae ſorbitionem poſſe comperies, quod ſi ad ſeptimum
usque protrahatur, paucos omnino, qui et vires habent

σιν ὀλίγους, ὅσοι τήν τε δύναμιν ἰσχυρὰν ἔχουσι καὶ τὴν
τοῦ σώματος ἕξιν σκληρὰν καὶ δυσδιάπνευστον καὶ τοὺς χυμοὺς παχεῖς ἢ γλίσχρους, τό τε περιέχον μὴ εἴη θερμόν. εἰ
μὲν γὰρ μηδὲν ἀπέῤῥει τοῦ σώματος ἡμῶν, οὐκ ἂν ἐδεόμεθα
τροφῆς· ἐπεὶ δὲ ἀποῤῥεῖ, κατὰ τὴν ἀναλογίαν τοῦδε καὶ τὸ
τῆς τροφῆς ποσὸν ὁριούμεθα. τοῖς νῦν ὀλίγον διαπνεομέ-
νοις ἐγχωρεῖ ἄκραν ἀσιτίαν συμβουλεύειν, ἔτι δὲ μᾶλλον
πρὸς τοῦτο ἐὰν καὶ τὴν δύναμιν ἐξ ἀρχῆς ἔχωσιν ἰσχυράν·
οἷς ἤ γε ἀσθενὴς ὥσπερ ἐπὶ τῶν γερόντων ἔχει, εἰ καὶ ὀλίγον διαπνέεται τὸ σῶμα, ταχέως κάμνει· διὸ καὶ μικρὸν
ἔμπροσθεν ἐμνημόνευσα τῶν ἔτη τεσσαράκοντα γεγονότων, οὐ
τῶν ἑβδομήκοντα.

μδ'.

Ἢν δὲ μὴ ὑπελήλυθη ὁ παλαιότερος σῖτος νεοβρῶτι ἐόντι,
ἢν μὲν ἰσχύη τε καὶ ἀκμάζῃ τῇ ἡλικίῃ, [34] κλύσαι· ἢν δὲ
ἀσθενέστερος ᾖ, βαλάνῳ προσχρήσασθαι, ἢν μὴ αὐτόματα
διεξίῃ καλῶς.

---

robuſtas corporisque habitum tum durum tum aegre
tranſpirabilem humoresque craſſos vel glutinoſos, etiam ſi
ambiens aër calidus non fuerit.   Nam ſi nihil e noſtro
efflueret corpore, alimento opus non eſſet, ſed quoniam
effluit, *ideo* hujus proportione cibi quantitatem definimus.
Quibus igitur per cuticulares meatus paucum exhalat,
fieri poteſt ut his ſummam conſulamus inediam, imo
etiamnum ad hoc magis, ſi vires ab initio validas habuerint; ſi enim fuerint imbecillae, quemadmodum in ſeni-
bus ſe res habet, etſi corpus parum exhalat, celeriter tamen aegrotat.   Quapropter et paulo ante quadragenarii
meminimus, non ſeptuagenarii.

XLIV.

At ſi recens cibato vetuſtior cibus non ſubierit. ſi quidem
*   tum validus ſit, tum aetate vigeat, ſubluere oportet,*
*   ſi vero imbecillior extiterit, glande utendum, niſi ſponte*
*   probe dejecerit.*

Πάλιν καλῶς κἀνταῦθα τὴν μὲν ἔνδειξιν τοῦ βοηθήματος ἀπὸ τῆς κατὰ τὸ σῶμα διαθέσεως ἔλαβε, συνεπεσκέ-
ψατο δὲ τὴν (52) δύναμιν οὐχ οἷς ἐνδεικνυμένην ποτὲ τὴν
χρῆσιν τοῦ βοηθήματος, ἀλλ᾽ οἷς ἀντενδεικνυμένην, ἐνίοτε δὲ
καὶ κωλύουσαν. οὐ γὰρ ὅτι τὴν δύναμιν ἰσχυρὸς ὁ κάμνων,
διὰ τοῦτο δεῖται κλύσματος, ἀλλ᾽ ἡ τοῦ κλύσματος ἔνδειξις
ἐκ τῆς κατὰ τὴν γαστέρα διαθέσεως. ἡ δύναμις δὲ ἰσχυρὰ
μὲν ὑπάρχουσα συγχωρεῖ κενοῦν, ἄῤῥωστος δὲ οὖσα κωλύει.
πρόσεχε δὲ πάλιν αὐτοῦ τῷ ἔθει ποτὲ μὲν τῆς δυνάμεως
μόνης ἐπὶ τῶν τοιούτων μνημονεύοντος, ὥσπερ ἐπὶ τῆς
προγεγραμμένης ῥήσεως, ποτὲ δὲ καὶ τὴν ἡλικίαν προστι-
θέντος· κυριώτατος μὲν γὰρ ὁ τῆς δυνάμεως σκοπός, εἰς δὲ
τὴν διάγνωσιν αὐτοῦ καὶ ἡ τῆς ἡλικίας γνῶσις συντελεῖ, ταχέως μὲν ἐπὶ τῶν παίδων καμνούσης τῆς δυνάμεως διὰ τὸ
τῆς ἀποῤῥοίας πλῆθος, ἐπαρκούσης δὲ ἐπὶ πλέον ἐν τοῖς
ἀκμάζουσιν. ἀλλ᾽ ὥσπερ ἐπὶ τῶν παίδων ἡ τοῦ σώματος
οὐσία μαλακή τε οὖσα καὶ ὑγρὰ διαφορουμένη αἰτία γίγνεται τοῦ καταλύεσθαι τὴν δύναμιν, οὕτως καὶ ἐπὶ τῶν χωρίων ἔχει καὶ ὡρῶν. καὶ γὰρ τούτων αἱ θερμαὶ ταχέως τε

Rurſus et hic probe remediorum indicationem ab
affectu corporis ſumpſit, ſimulque conſideravit vires non
tanquam remediorum uſum aliquando indicantes, ſed tanquam contra indicantes, interdum autem et prohibentes.
Non enim quod aeger validus ſit viribus, ob id clyſmate
eſt opus, ſed clyſmatis indicatio ex ventris deſumitur
affectu. Si vero vires validae fuerint, vacuare concedunt, ſi imbecillae, prohibent. Sed rurſus ad Hippocratis
conſuetudinem converte animum, qui in talibus aliquando
de ſolis viribus mentionem facit, ut in praeſcripta dictione, interdum autem et aetatem adjicit. Praecipuus ſiquidem eſt virium ſcopus, ſed ad ejus dignotionem confert
etiam aetatis cognitio, cito quidem in pueris laborantibus
ob copiam effluvii viribus, in aetate vero florentibus
abunde ſufficientibus. Caeterum quemadmodum in pueris
corporis ſubſtantia tum mollis tum humida praecipua
exolutionis virium cauſa efficitur, ſic et in regionibus et

Ed. Chart. XI. [34.]   Galen. V. (52.)

καὶ εὐθέως καταλύουσι τὴν δύναμιν τῷ πλήθει τῆς κενώσεως. εἰκότως οὖν ἐνίοτε ἐπὶ μόνης τῆς δυνάμεως ὁ Ἱπποκράτης ποιεῖται τὴν διδασκαλίαν τῶν τοιούτων διορισμῶν,
ἐνίοτε δὲ καὶ τῶν ἄλλων τι προστίθησι συναναμιμνήσκων
αὐτοῖς καὶ τὰ λοιπά.

με΄.

Καιρὸν δὲ τῆς δόσιος τοῦ ῥοφήματος τόνδε μάλιστα φυλάττεσθαι κατ᾿ ἀρχὰς καὶ διὰ παντὸς τοῦ νοσήματος· ὅταν
μὲν οἱ πόδες ψυχροὶ ἔωσιν, ἐπισχεῖν χρὴ τοῦ ῥοφήματος
τὴν δόσιν, μάλιστα δὲ καὶ τοῦ ποιοῦ ἀπέχεσθαι· ὅταν
δὲ ἡ θέρμη καταβῇ εἰς τοὺς πόδας, τότε διδόναι· καὶ
νομίζειν μέγα δύνασθαι τὸν καιρὸν ἐν ἁπάσῃσι τῇσι νούσοισι, οὐχ ἥκιστα δ᾿ ἐν τῇσιν ὀξείῃσιν, μάλιστα δ᾿ ἐν τοῖσι
μᾶλλον πυρετώδεσι καὶ ἐπικινδυνοτάτοισιν.

Ὥσπερ ἔφην ἕνα μὲν ὑπάρχειν σκοπὸν τῆς τροφῆς, τὴν

---

anni tempeſtatibus res habet. Nam horum calores velo-
citer confeſtimque vires vacuationis copia folvunt. Jure
igitur Hippocrates ex viribus interdum folis diſtinctionum
hujusmodi doctrinam efficit, interdum et aliquid ex aliis
adjicit, una cum ipſis et caetera commemorans.

XLV.

Occaſionem autem exhibendae forbitionis tum per in-
itia tum per totum morbum hanc maxime obſervare
oportet. Quum quidem pedes frigidi fuerint, forbitio-
nis exhibitionem prohibere oportet, maxime vero etiam a
potu temperandum eſt. Quum vero calor ad pedes
deſcenderit, tunc dare convenit, reputareque cum in
morbis omnibus tum haud minime in acutis, ac potiſſi-
mum in magis febrilibus ac periculoſiſſimis, hancce
occaſionem plurimum poſſe.

Quemadmodum dixi unum quidem eſſe alimenti ſco-

Ed. Chart. XI. [34. 35.] Galen. V. (52.)

φυλακὴν τῆς δυνάμεως, ἀναγκαῖον δὲ εἶναι συνεπισκοπεῖσθαι
καὶ τοῦ νοσήματος τὴν διάθεσιν· οὕτω καὶ αὐτοῦ τοῦ καιροῦ τῆς προσφορᾶς ἡ εὕρεσις ἐκ τοῦ μὴ κωλύειν τὴν νόσον γίνεται. ὅσον μὲν γὰρ ἐπὶ τῷ πρώτῳ σκοπῷ τῆς δυνάμεως ἡ χρεία
τῆς τροφῆς ἐνίοτε καὶ κατὰ τὴν ἀρχὴν τῶν ὑγιαινόντων παροξυσμῶν ἐστιν, ὥσπερ καὶ ἐπὶ τῶν ὁπότε πρῶτον ἐπὶ τῶν φυσικῶς
γιγνομένων κενώσεων ἐγγύς ἐστί τις τοῦ κάμνειν, ἀναλήψεως αὐτῷ χρεία. ἐπεὶ δ᾽ ἐν ταῖς ἀρχαῖς καὶ ταῖς ἀναβάσεσι τῶν παροξυσμῶν ἡ προσενεχθεῖσα τροφὴ βλάπτειν πέφυκε μεγάλα, διὰ
τοῦτ᾽ ἀναβαλλόμεθα τὴν δόσιν αὐτῆς, καίτοι τοῦ σώματος ἤδη
δεομένου. τίς οὖν ἄριστος καιρὸς τροφῆς ἐπὶ τῶν [35]
νοσούντων; ἐν ᾧ δῆλον μετριώτατα διάκειται τὰ κατὰ τὸν
θώρακα καὶ τὴν γαστέρα. τίς δὲ χείριστος; ἐν ᾧ χείριστα
διάκειται ταῦτα. πότε γοῦν ἔχει χείριστα; κατὰ τὰς ἀρχὰς
τῶν παροξυσμῶν. πότε δὲ μετριώτατα; κατὰ τὰς παρακμάς.
εὔδηλον οὖν ὅτι καιρὸς τροφῆς ἐστιν ἄριστος ἐν ταῖς πα-
ρακμαῖς τῶν νοσούντων. ἡ μὲν οὖν ἀρχὴ τῶν παροξυσμῶν

pum, virium confervationem, neceſſario autem ſimul morbi affectionem contemplandam eſſe, ita cibi offerendi occaſio ex morbo non prohibente invenitur. Quantum
ſiquidem ex primo virium ſcopo eſt, interdum et per acceſſionum initia nutriendi exiſtit neceſſitas, quemadmodum
et in ſanis, ubi primum in naturalibus evacuationibus
quis eo devenerit, ut prope laborare incipiat, virium in-
ſtauratione per alimenta eſt opus. Sed quoniam in acceſſionum tum principiis tum incrementis aſſumptum alimentum laedere admodum conſuevit, ob id differimus
ipſius exhibitionem, quamquam corpus ipſum jam indiget.
Quae igitur optima aegrotantibus alimenti exhibendi occaſio? in qua conſtet moderatiſſime affici tum thoracis, tum
ventris partes. Quae vero deterrima? in qua hae deterrime afficiuntur. Quando igitur deterrime ſe habent? In
acceſſionum principiis. Quando vero moderatiſſime? in
declinationibus. Conſtat igitur optimum cibi miniſtrandi
tempus in aegrotantium declinationibus eſſe. Acceſſionum

γίγνεται συνελθόντος εἰς τὴν καρδίαν τε καὶ τὸν θώρακα
ἐξ ὅλου τοῦ σώματος τοῦ θερμοῦ παντός· ἡ δ᾽ ἐπίδοσις
ἐκτεινομένου κατὰ βραχὺ πρὸς τὰ πέρατα τοῦ σώματος· ἡ
δ᾽ ἀκμὴ δι᾽ ὅλου τοῦ σώματος ὁμαλῶς ἐκτεινομένου· παρακμὴ
δ᾽ ἔμπαλιν τῇ ἀρχῇ διαπνεομένης γε τῆς θερμασίας γίγνεται καὶ τὰ μέσα τοῦ σώματος ἀπολειποίσης, ὅπερ ἐδήλωσε
δι᾽ ἑνὸς ῥήματος εἰπών· ὅταν ἡ θέρμη καταβῇ εἰς τοὺς πόδας. οὐ γὰρ ταὐτόν ἐστι τὸ θερμοὺς ἐκ ψυχρῶν γενέσθαι
τοὺς πόδας καὶ καταβῆναι τὴν θερμασίαν εἰς αὐτούς. τὸ
μὲν γὰρ καταβῆναι τὴν μετάστασιν δηλοῖ τῆς θερμασίας
ἐξ ἑτέρου μέρους εἰς ἄλλο μέρος· τὸ δὲ θερμανθῆναι τοὺς
πόδας ἐγχωρεῖ γενέσθαι καὶ μενούσης ἐν τοῖς μέσοις τῆς
θερμασίας, ὅπερ ἐπὶ τῆς ἀκμῆς συμβαίνει.

μστ᾽.

Χρῆσθαι δὲ πρῶτον μάλιστα μὲν χυλῷ, ἔπειτα δὲ πτισάνῃ,
κατὰ τὰ τεκμήρια τὰ προγεγραμμένα ἀκριβῶς θεωρῶν.

autem principium fit, calore omni univerfo ex corpore
tum ad cor tum ad thoracem concurrente. Incrementum
vero, quum paulatim ad extremas corporis partes fefe
expandit. Status, quum per univerfum corpus aequabiliter
extenditur. Verum declinatio principio contraria eft, quae
tum perfpirante calore, tum media corporis relinquente
oritur, quod uno oftendit verbo, inquiens: *quum ad pedes calor defcenderit.* Non enim idem eft calidos ex frigidis fieri pedes et calorem in eos defcendere. Nam
defcendere commutationem caloris ex alia parte in aliam
partem prodit. Pedes autem poffunt calefieri, manente
etiam in corporis medio calore, quod in vigore ipfo
accidit.

XLVI.

*Primum autem maxime quidem cremore, deinde ptifana,
praefcriptas conjecturas accurate confulentem, uti oportet.*

Προειρηκὼς ὁπότε μὲν ἐπὶ τῷ ποτῷ μόνῳ χρὴ διαιτᾷν
τοὺς κάμνοντας, ὑπότε δὲ ἐπὶ πτισάνῃ, νῦν διορίζει πότε μόνῳ χυλῷ χρηστέον ἐστὶ καὶ πότε αὐτῇ τῇ πτισάνῃ. σύντομος δὲ καὶ σαφὴς ὁ διορισμός. ὅταν γὰρ οἷς εἶπε τεκμη-
ρίοις προσέχων, εὑρήσεις τινὰ τῶν καμνόντων δύνασθαι χρῆσθαι πτισάνῃ τὴν ἀρχὴν ἀπὸ τοῦ χυλοῦ ποιησάμενος, οὕτως
ἐπ' αὐτὴν μεταβήσῃ κατὰ βραχύ· λέγω δὲ κατὰ βραχύ, πρῶτον μὲν αὐτῷ μόνῳ τῷ χυλῷ χρησάμενος, εἶτα τούτου μὲν
δοὺς πλείονος, ὀλίγον δὲ τῆς πτισάνης, εἶτ' ἴσον ἑκατέρου,
κἄπειτα τῆς πτισάνης πλεῖον, εἶτα μόνην αὐτὴν ἐπιστάμενος
εἰς μὲν τὴν θρέψιν τοῦ σώματος καὶ ῥῶσιν τῆς δυνάμεως
τὴν πτισάνην πλεονεκτεῖν, εἰς δὲ τὸ πεφθῆναί τε καὶ κα-
τεργασθῆναι ῥᾳδίως τὸν χυλόν. ὅταν οὖν βλέπῃς προχω-
ροῦσαν ἐπὶ τὰ βελτίω τήν τε πρὸς τοῦ νοσήματος διάθεσιν
καὶ τὴν τῆς δυνάμεως ἰσχὺν, αὔξανε καὶ σὺ τὴν προσφορὰν
τῆς πτισάνης.

Praenunciavit quando pro victu potu folo uti aegrotantes oportet et quando ptifana, nunc diftinguit quando
cremore folo et quando ptifana ipfa utendum fit. Concifa vero ac confpicua diftinctio eft. Quum enim ad
eas, quas recenfuit, conjecturas animum convertens aegrotantium aliquem ptifana uti poffe comperies, a cremore
ducto exordio ad ipfam paulatim te transferes. Dico
autem paulatim, ut primum quidem folo utaris cremore,
deinde cremoris quidem plus exhibeas, ptifanae autem
exiguum, deinceps aequaliter utrumque, mox ptifanae plus,
atque tandem eam folam, fciens ptifanam ipfam ad corporis nutrimentum viriumque robur exuberare, cremorem
autem ad concoctionem confectionemque facilem effe.
Quum igitur morbi affectionem viriumque robur vergere
ad melius videris, auge et tu ptifanae oblationem.

ΙΠΠΟΚΡΑΤΟΥΣ ΠΕΡΙ ΔΙΑΙΤΗΣ ΟΞΕΩΝ ΝΟΣΗΜΑΤΩΝ ΒΙΒΛΙΟΝ ΚΑΙ ΓΑΛΗΝΟΥ ΥΠΟΜΝΗΜΑ Β.

Ed. Chart XI. [36.]   Galen. V. (52.)

α'.

[36] Ὀδύνη δὲ πλευροῦ ἤν τε κατ' ἀρχὰς γένηται ἤν τε
ὕστερον, θερμάσμασι μὲν τὸ πρῶτον οὐκ ἀπὸ τρόπου ἐστὶ
χρησάμενον πειρηθῆναι διαλῦσαι τὴν ὀδύνην.

Ὅπερ εἴρηταί μοι πολλάκις ἄμεινον ἀναμνῆσαι καὶ νῦν,
ὡς ἡ μὲν ἐξήγησις ἐπὶ τῶν ἀσαφῶν γίγνεται λέξεων, οὐ μὴν

HIPPOCRATIS DE ACUTORUM MORBORUM VICTU LIBER ET GALENI COMMENTARIUS II.

I.

*Lateris autem dolorem, five is per exordia, five poftea
obortus fit, tentare calidis quidem fomentis primum
diffolvere, non diffentaneum eft.*

Quod a me plerumque enunciatum eft, id ad memoriam et nunc revocare praeftat, ut nimirum obfcurarum

οἵ γε ἐξηγηταὶ τοῦτο μόνον ἐν τοῖς ὑπομνήμασι πράττουσιν,
ἀλλὰ καὶ κατασκευάζουσι τὰ λεγόμενα διὰ τῶν συγγραμμάτων, εἰς ἃ τὰς ἐξηγήσεις ποιοῦνται. δι' οὖν τοῦτο τὸ ἔθος
ἀναγκάζομαι κἀγὼ συναγορεύειν οἷς οὐκ ἀρέσκομαι, προσαπο-
φαίνεσθαί τε τοῖς ἐξηγήσεως δεομένοις ὡς τὰ πολλὰ καὶ τὴν
ἐμὴν γνώμην· οὐ μὴν τὰς ἀποδείξεις γράφω τῶν ἀληθῶν
μοι δοξάντων [37] εἶναι, κατὰ τὰ τοιαῦτα ὑπομνήματα, γέγραπται γὰρ ὑπὲρ τούτων ἰδίᾳ καθ' ἕκαστον· ἀλλὰ τὰ κεφάλαια μόνα τῶν ἀποδεδειγμένων ἐν ἑτέραις πραγ- (53)
ματείαις ἀναμιμνήσκω, καθάπερ καὶ νῦν ἐπὶ τῆς ὀδύνης ποιή-
σω. περὶ οὖν ὀδύνης γενέσεως εἴρηται μέν μοι κἀν τῷ καθ' Ἱπποκράτην στοιχείων περὶ τῶν, εἴρηται δὲ κἀν ταῖς τῶν συμπτωμάτων αἰτίαις ὡς ἐν τοῖς αἰσθητικοῖς σώμασιν ἡ ὀδύνη
γίγνεται μεταβολὴν ἀθρόαν εἰς τὸ παρὰ φύσιν λαμβάνουσι,
καὶ ὡς ἔστιν ἡ μεταβολὴ διττὴ, ποτὲ μὲν ἀλλοιουμένων αὐτῶν ἀθρόως τε καὶ βιαίως κατὰ ποιότητα, ποτὲ δὲ τῆς συνεχείας λυομένης. ἀλλοιοῦται μὲν οὖν ἀθρόως κατὰ τὰς δρα-

dictionum explicatio fiat, neque tamen interpretes id
tantummodo in commentariis faciunt, verum etiam quae
dicuntur in libris, in quos commentaria moliuntur, aftru-
unt. Ob hunc igitur morem cogor ego et illis quos non
probo confentire atque faepenumero ad ea quae explicatione egent fententiam meam prodere. Non tamen eorum,
quae in hujusmodi commentariis effe vera mihi apparent,
demonftrationes fcribo, nam de his peculiariter in unoquoque fcriptum eft, fed quae caeteris in tractationibus
demonftrata funt, eorum ad memoriam revoco fola capita,
ut et nunc in dolore fum facturus. De doloris ergo
generatione diximus quidem libro de elementis fecundum
Hippocratem, diximus etiam et in libris de fymptomatum
caufis, quod dolor in fenfibilibus fiat corporibus, mutationem repentinam in quod praeter naturam eft fufcipien-
tibus et quod duplex fit haec mutatio, alias quidem dum
ipfa tum repente tum violenter fecundum qualitatem
alterantur, alias vero dum continuitas folvitur. Alterantur autem *corpora* repente ab efficientibus qualitatibus,

στικὰς ποιότητας θερμαινόμενα καὶ ψυχόμενα καὶ ξηραινόμενα καὶ ὑγραινόμενα, διαφθείρεται δ' αὐτῶν ἡ συνέχεια
τεινομένων σφοδρῶς ἢ θλιβομένων. οὕτως οὖν καὶ τῆς πλευρᾶς ὀδύνη γίγνεται κατὰ τὰ πλευριτικὰ πάθη, περὶ ὧν ὁ
λόγος ἦν αὐτῷ, τῆς ἐν τούτοις τοῖς χωρίοις φλεγμονῆς καὶ
τῷ πλήθει τῆς παρὰ φύσιν θερμασίας ἀνιώσης τὰ μόρια
κατὰ δυσκρασίαν καὶ τῇ πληρώσει δὲ τεινούσης τὰ φλεγμαίνοντα σώματα. πρώτης οὖν ἀξιοῖ βοηθείας εἰς τὴν τῆς
ὀδύνης ἴασιν ἢ παρηγορίαν ἀποπειραθῆναι τῆς διὰ τῶν
θερμασμάτων· ταῦτα γὰρ εἴωθεν ἀραιόν τε τὸ δέρμα πρὸς
τὰς διαπνοὰς ἐργάζεσθαι καὶ τὸ κατὰ τὴν φλεγμονὴν αἷμα
λεπτύνειν τε καὶ διαφορεῖν. εἰ μὲν οὖν ταῦτα πραχθείη,
κενωθήσεταί τι τοῦ αἵματος ἧττόν τε διατεινόμενα τὰ πεπονθότα μόρια πρὸς τοῦ λοιποῦ πραότερον ὀδυνήσεται· μὴ
γιγνομένου δὲ ἐλάττονος τοῦ κατὰ τὴν φλεγμονὴν αἵματος
ἢ καὶ πνεύματος ἀτμώδους ἐκ τῆς θερμασίας γεννηθέντος
αὐξάνεσθαι συμβαίνει τὴν ὀδύνην. οὐ γίγνεται δὲ ἔλαττον
τὸ αἷμα διὰ τὴν ἐν τῷ παντὶ σώματι περιουσίαν τῶν χυ-

quum et calefiunt et refrigerantur et ficcantur et humectantur, corrumpitur autem eorum continuitas, quum illa
vehementer diftenduntur vel comprimuntur. Sic igitur
et dolor lateris fit in pleuriticis affectibus, de quibus ipfi
fermo eft, dum quae illis in locis eft phlegmone, tum
multitudine caloris praeter naturam, partes per intemperiem difcruciat, tum etiam repletione corpora phlegmone
laborantia diftendit. Primo ergo auxilio ad doloris fana-
tionem vel mitigationem fomentis calidis aggredi praecipit. Haec enim et cutim ad perfpirationes rariorem efficere et phlegmones fanguinem tum tenuare tum per
halitum difcutere confueverunt. Quae fi facta fuerint,
fanguinis aliquid evacuabitur, minusque partes affectae
diftendentur ac deinceps moderatius dolebunt. At quum
fanguis in phlegmone non minuitur, aut etiam fpiritus
vaporus ex calore generatur, tunc dolorem augeri contingit. Sanguis autem non minuitur propter eam quae
in toto corpore eft humorum redundantiam. Nam quae

μῶν· ἐπὶ γὰρ τὸ θερμαινόμενον μέρος ἕλκεται πλέον ἢ διαφορεῖται, φύσιν ἐχόντων τῶν θερμαινόντων ὥσπερ διαφορεῖν τὸ περιεχόμενον οἷς ἂν πλησιάζῃ μορίοις, οὕτως ἕλκειν
τὸ περιττεῦον ἐκ τῶν γειτνιώντων. ὅταν οὖν τὰ θερμάσματα
μὴ λύῃ τὴν ὀδύνην, προκενωτέον ἐστί σοι τὸ πᾶν σῶμα διὰ
κενώσεως· ἀξιόλογος δὲ κένωσις ἐπὶ τῶν ὀξέως νοσούντων
ἥ τε διὰ τῆς γαστρὸς καὶ ἡ διὰ τῆς φλεβοτομίας, ὧν τὴν
ἑτέραν ἀξιοῖ παραλαμβάνειν ὁ Ἱπποκράτης, διδάσκων σκοπούς τῆς μᾶλλον ὠφελῆσαι δυναμένης. τὸ μὲν οὖν κεφάλαιον τοῦ προκειμένου λόγου τουτό ἐστι, τῶν δὲ κατὰ μέρος
αὐτῷ λεγομένων ὅσα μὴ σαφῆ τοῖς πολλοῖς ἐστι διὰ τῶν
ἐφεξῆς διηγήσομαι· τοῖς πολλοῖς δὲ εἶπον, ἐπειδὴ τοῖς προ-
γεγυμνασμένοις ἀκούειν λέξεως παλαιᾶς ὀλίγα παντάπασιν
ἀσαφῆ γίνεται. ἀλλ᾽ οὐ στοχαζόμεθα τούτων μόνον ἐν τοῖς
ὑπομνήμασι.

---

pars calore afficitur plus trahit quam difcutiatur, nam
quae calefaciunt, ut natura quod vicinis continetur partibus difcutiunt, fic et quod redundat ex propinquis trahunt. Quum igitur fomenta calida dolorem non folve-
rint, corpus totum aliqua vacuatione praevacuandum.
Vacuatio autem infignis in acute laborantibus aut per
ventrem aut per venae fectionem fit, quarum alteram
affumi praecipit Hippocrates, fcoposque ejus, quae praefidio magis effe poffit, edocet. Summa ergo praefentis
narrationis haec eft. Verum quae particulatim ab eo dicuntur et quae multis obfcura exiftunt, in fequentibus
explanabo. Multis dixi, quoniam iis, qui fefe in dictionibus antiquis intelligendis exercuerunt, pauca omnino
obfcura funt. At in hisce commentariis mentem non eo
tantum dirigimus.

β'.

Θερμασμάτων δὲ κράτιστον μὲν ὕδωρ θερμὸν ἐν ἀσκῷ ἢ ἐν
κύστει ἢ ἐν χαλκῷ ἀγγείῳ ἢ ἐν ὀστρακίνῳ.

[38] Θερμάσματα δηλονότι καλεῖ τὰ θερμαίνοντα τὸ
σῶμα καθ᾽ ὁντιναοῦν τρόπον· ἔστιν οὖν αὐτῶν ἔνια μὲν
ὑγρὰ τελέως, ἔνια δὲ ξηρὰ, τινὰ δὲ ἐξ ἀμφοῖν μικτά· δακνώδη δὲ ἄλλα ἢ ἄδηκτα καί τινα τρίτα κἀνταῦθα σύμμι-
κτα. τὸ μὲν οὖν πρῶτον εἶδος αὐτῶν ὃ κατὰ τὴν ῥῆσιν
ἔγραψεν ἄδηκτόν τέ ἐστι καὶ ὑγρὸν, τὸ δὲ δεύτερον μικτὸν
ἐξ ἀμφοτέρων, ξηροῦ τε καὶ ὑγροῦ δακνώδους τε καὶ ἀδή-
κτου· τὸ δὲ τρίτον ξηρὸν μὲν, ἀλλ᾽ ἤτοι δακνῶδες ἢ ἄδηκτον·
εἰ δὲ καὶ τὰς διαθέσεις αὐτὸς εἰρήκει τὰς ἑκάστου τῶν εἰρημένων δεομένας, τοσούτῳ βελτίων ἂν ἦν ὁ λόγος, ὅσῳ καὶ
ὠφελιμώτερος τοῖς ἀναγινώσκουσιν· ἐπεὶ δ᾽ οὐκ εἶπεν, ἣν μὲν
οὐδ᾽ ἡμῖν ἀναγκαῖον ἀλλοτρίαν διδασκαλίαν σαφηνίζουσιν,
οὐκ ἰδίαν διερχομένοις. ἐπεὶ δ᾽ ἔμπαλιν τοῖς ἄλλοις ἐξηγη-

II.

*Fomentorum autem optimum quidem eſt aqua calida in
utre aut in veſica aut in vaſculo aeneo aut teſtaceo
poſita.*

Fomenta calida omnino vocat quae corpus quocunque modo calefaciunt. Sunt itaque ipſorum nonnulla prorſus humida, quaedam ſicca et quaedam ex utrisque mixta,
mordacia praeterea alia, alia minime mordacia et alia ex
iis commixta tertia. Primum igitur horum genus, quod
in textu ſcripſit, minime mordax atque humidum exiſtit.
Secundum ex utriſque, ſicco et humido, mordaci et minime mordaci, commixtum eſt. Tertium autem ſiccum
quidem, ſed vel mordax vel minime mordax. Quod ſi
et affectiones unumquodque dictorum generum poſtulan-
tes ipſe recenſuiſſet, oratio ejus tanto melior, quanto et
legentibus ipſis utilior fuiſſet. Sed quia non recenſuit,
neque id recenſere neceſſarium erat nobis, qui doctrinam alterius explicamus, non noſtram perſequimur. At

ταῖς ἔχει τοὐμὸν (ἐκεῖνοι μὲν γὰρ ἐπισπείρουσιν ταῖς ἐξηγήσεσι τὰ σοφιστικὰ ζητήματα, μηδὲν εἰς τὸ τέλος τῆς τέχνης ὠφελοῦντα τοὺς μανθάνοντας· ἐγὼ δ' ἀεὶ πειρῶμαι
τὰ χρησιμώτατα διεξέρχεσθαι) διὰ τοῦτο καὶ νῦν οὐκ ὀκνή-
σω προσθεῖναι τῇ τοῦ Ἱπποκράτους διδασκαλίᾳ τὰ παραλε-
λειμμένα μὲν ὑπ' αὐτοῦ, τῇ δ' ὅλῃ γνώμῃ καὶ τοῖς δόγμασι καὶ
τοῖς καθόλου παραγγέλμασιν ἑπόμενα. πυρία μὲν οὖν πᾶσα
καθ' ὅντινα λόγον ὀνίνησι πολλάκις ὀδύνας ἔμπροσθεν εἴρηται·
λέλεκται δὲ καὶ περὶ τῶν οὐδὲν ὠφελουμένων ὑπὸ πυρίας ὀδυ-
νῶν, εἰ μὴ προκενωθείη τὸ πᾶν σῶμα. κοινῶν δ' ὄντων τούτων
ἁπάσαις πυρίαις, αἱ μὲν ὑγραὶ φλεγμοναῖς ἁρμόζουσιν ὑπὸ
χολωδεστέρων ὑγρῶν γεγονυίαις, αἱ δὲ ξηραὶ ταῖς ὑπὸ λεπτοῦ καὶ ὑδατώδους αἵματος· ἀεὶ γὰρ χρὴ μεμνῆσθαι τοῦ
τὰ ἐναντία τῶν ἐναντίων ἰάματα εἶναι. κατὰ τοῦτον οὖν
τὸν σκοπὸν αἱ μὲν ἄδηκτοι πυρίαι τοῖς δακνώδεσιν ἁρμότ-
τουσι χυμοῖς, αἱ δὲ δακνώδεις, ἐπειδὴ λεπτύνουσι, τοῖς
παχέσι καὶ γλίσχροις· ὥστε καὶ σὺ πειρῶ στοχάζεσθαι τίς

vero quoniam meum eſt contra quam interpretes caeteri
agere (illi namque ſuis in explanationibus ſophiſticas
quaeſtiones diſcentibus ad finem artis nihil opitulantes
inferunt, ego vero ſemper quae commodiſſima ſunt per-
ſequi molior) ob id et nunc doctrinae Hippocratis ab eo
quidem praetermiſſa, ſed toti ſententiae dogmatisque atque
univerſalibus praeceptis reſpondentia, adjicere non cunctabor. Qua igitur ratione fotus omnis doloribus ſaepiuſ-
cule adjumento ſit, prius dictum eſt. Atque dictum quoque de illis eſt doloribus, qui a fotu nullo pacto, niſi
prius vacuato univerſo corpore, juvantur. Verum quum
haec fotibus omnibus communia ſint, humidi quidem
phlegmonis a bilioſiore humore factis idonei ſunt, ſicci
vero a tenui aquoſoque ſanguine obortis. *Perpetuo enim
contraria contrariorum eſſe remedia meminiſſe oportet.*
Hoc igitur ſcopo fotus minime mordaces mordacibus humoribus quadrant, mordaces vero, quod attenuant, craſſis
et glutinoſis. Quare tu quoque enitere conjecturis aſſe-

ἐστιν ὁ κατὰ τὸ φλεγμαῖνον μέρος ἐπικρατῶν χυμὸς ἐξ ὧν
εἶπον ὁρμώμενος ἡλικίας τε τοῦ κάμνοντος καὶ φυσικῆς κράσεως ὥρας τε καὶ χώρας καὶ τοῦ προηγουμένου βίου. φαινομένης δέ σοι τῆς φλεγμονῆς κἀκ τῶν συμβεβηκότων αὐτῇ
κατά τε χροιὰν καὶ μέγεθος ἀντιτυπίαν τε καὶ μαλακότητα,
πλευρῖτιν δὲ καὶ περιπνευμονίαν θεραπεύων, κἀκ τῶν ἀνα-
πιττομένων, στοχαστικῆς δὲ οὔσης, οὐκ ἐπιστημονικῆς οὐδὲ
βεβαίας, τῆς εἰρημένης ἁπάσης διαγνώσεως, καὶ μάλισθ᾽ ὅταν
ἐν τῷ βάθει τοῦ σώματος ᾖ τὸ τὴν ὀδύνην ἔχον μόριον,
ἄρξαι μὲν ἀπὸ τῶν δοξάντων σοι μᾶλλον ἑτέρων ὠφελήσειν,
ἐὰν δὲ μηδὲν ἀνύσῃ, κἀπὶ τἆλλα μετάβαινε, μὴ παυσαμέ-
νης δὲ τῆς ὀδύνης ἐπὶ τὴν τοῦ παντὸς σώματος ἀφικνοῦ
κένωσιν. φαίνεται τοιγαροῦν ὁ Ἱπποκράτης ἀπὸ τῆς ἀκιν-
δυνοτάτης ἀρξάμενος πυρίας, ἥτις ἐστὶν ἀδηκτοτάτη τε καὶ
ὑγρά· κἂν γὰρ ὠφελήσῃ μηδὲν, ἀλλ᾽ οὐ βλάψει γε μεγάλως·
αἱ δὲ δι᾽ ὄξους ἢ ὀρόβων ἢ ἁλῶν, ἐὰν μὴ τύχωσιν ἐπιτη-

qui quis in phlegmone obſeſſa parte exuperans humor
ſit, ab iis quae retuli concitatus, aetate laborantis, naturali temperamento, anni tempeſtate, regione et vita antecedente. At phlegmone tibi prodita ex iis quae ipſi tum
in colore, tum in magnitudine, tum in duritie, tum in
mollitie acciderunt, et ſi pleuritidem vel peripneumoniam
curaveris, ex iis quae ſpuendo excernuntur. Verum quum
praeſata omnis dignotio conjecturalis ſit et non ſcienti-
fica neque certa, praeſertim quum in corporis alto pars
ſita ſit, quae dolore afficitur, ab iis inchoare te oportet,
quae quam caetera magis auxilio eſſe tibi videbuntur.
Quod ſi nihil praeſidii tuleris, ad alia etiam te trans-
ferre conveniet. Dolore autem non ſedato ad totius corporis accede evacuationem. Videtur ergo Hippocrates ab
eo incepiſſe fotu, qui periculo omni vacat; is autem eſt
qui et minime mordax et humidus exiſtit; nam etiamſi
nihil auxilii attulerit, non tamen magnopere laeſerit.
At qui ex aceto vel orobo vel ſale parantur, niſi convenientem ſortiantur affectionem, non ſolum non auxilian-

δείας διαθέσεως, οὐ μόνον οὐδὲν ὠφελοῦσιν, ἀλλὰ καὶ μεγάλως παροξύνουσι δραστήριον ἔχουσαι δύναμιν.

γ'.

[39] *Προϋποτιθέναι δὲ χρὴ μαλθακόν τι πρὸς τὴν πλευρὴν προσηνείης ἕνεκεν.*

Ἐπειδὴ τὸ ὕδωρ ἐν ἀσκῷ ἢ κύστει ἢ ἀγγείῳ χαλκῷ ἢ ὀστρακίνῳ προσφέρειν ἠξίωσε ταῖς πλευραῖς, ὅπως ἄθλιπτός τε ᾖ καὶ τελέως ἄλυπος ἡ τῶν προσφερομένων ὁμιλία, μαλακόν τι προϋποτιθέναι κελεύει κατὰ τῶν πλευρῶν ἐπιβάλλοντας. ἔριον δ' ἂν εἴη τοῦτο τὸ μαλακὸν ἢ τὸ πολύπτυχον ἱμάτιον ἢ καί τι τῶν ἀπαλῶν ὑπαρχόντων. μικρὸν γοῦν ἐφεξῆς τῆς διὰ τοῦ σπόγγου πυριάσεως μνημονεύων. οὐδὲν ἀξιοῖ προϋποτιθέναι.

δ'.

Ἀγαθὸν δὲ καὶ σπόγγος μαλθακὸς μέγας, ἐξ ὕδατος θερμοῦ

tur, verum etiam et dolorem multopere exacerbant, efficacem fortita facultatem.

III.

Verum prius molle quidpiam ad latus lenitatis gratia fubjicere oportet.

Quandoquidem in utre aut vefica aut vafculo aeneo vel teftaceo pofitam aquam lateri admovere praecipit, prius molle aliquid fubjici iis quae latus contingere debeant, ut et minime premat et prorfus minime molefta fit eorum quae admoventur applicati imperato. Cujusmodi fuerit lana mollis, vel linteum multiplex, vel quidpiam eorum quae mollia exiftunt. Sed paulo poft de eo qui per fpongiam fit fotu agens nihil prius fubjici jubet.

IV.

At commode etiam fpongia mollis magna ex aqua calida

ἐκπεπιεσμένος προστίθεσθαι. περιστέγειν δὲ ἱματίῳ τὴν
θάλψιν χρὴ· πλείω τε γὰρ χρόνον ἂν διαρκέσει καὶ πα-
ραμενεῖ, καὶ ἅμα ὡς μὴ ἡ ἀτμὶς πρὸς τὸ πνεῦμα τοῦ
κάμνοντος φέρηται, ἢν μὴ ἄρα δοκέῃ (54) καὶ τοῦτο
χρήσιμον πρός τι εἶναι· ἔστι γὰρ ὅτε δεῖ πρός τι.

Τὰ μὲν ἄλλα τῆς ῥήσεως δῆλα, περὶ δὲ τῆς ἀτμίδος
εἰπεῖν χρή, πολὺ τὸ ἀσῶδες καὶ ἀνιαρὸν ἐχούσης, παροξυ-
νούσης τε τὴν δύσπνοιαν αὐξήσει τῆς θερμασίας καὶ τὴν
κατὰ τὸν πνεύμονα στενοχωρίαν, ἢν ἐκ τῆς ὑγρᾶς ἀτμίδος
πληρούμενος ἴσχει. μόναις οὖν ταῖς ξηραῖς καὶ ἀπτύστοις
πλευρίτισιν ἐπιτήδειός ἐστιν ἡ τῆς ἀτμίδος εἰσπνοὴ πλέον
ἔχουσα τοῦ βλαβεροῦ τὸ ὠφέλιμον. ἐνταῦθα μὲν οὖν ἐπιγέγραπται τὸ πρῶτον εἶδος τῆς πυριάσεως, ἐφεξῆς δὲ ἐπὶ τὸ
δεύτερον μεταβαίνων ἐρεῖ·

ε'.

Ἔτι δὲ καὶ κριθαὶ ἢ καὶ ὄροβοι ἐν ὄξει κεκραμένῳ σμικρῷ

*expreſſa admovetur. Sed fomentum linteo involvendum
eſt; etenim longiore tempore ſufficiet ac perdurabit,
atque ſimul ut ne halitus ad laborantis ſpiritum effe-
ratur, niſi fortaſſis et hoc ad aliquid commodum videatur cſſe; interdum enim ad aliquid opportunum cſt.*

Caetera quidem textus manifeſta ſunt, ſed de halitu
diſſerendum eſt, qui multam jactationem ac moleſtiam
exhibet, ſpirandi difficultatem caloris incremento prorilat
et pulmonis anguſtiam, quam humido halitu oppletus patitur. Solis igitur pleuritidibus tum ſiccis tum expui-
tionis expertibus idonea eſt halitus inſpiratio, plus auxilii
quam laeſionis afferens. Hic igitur ſcriptum eſt primum
fotus genus. Mox ad ſecundum ſeſe conferens inquit:

V.

Praeterea et hordeum et ervum in aceto temperato pau'o

ὀξύτερον ἢ ὡς ἂν πίῃ τις διέντα καὶ ἀναζέσαντα εἰς μαρ-
σύππιά τε ἀποῤῥάψαντα προσιτιθέναι καὶ πίτυρα τὸν αὐτὸν τρόπον.

---

[40] Καὶ κριθὰς καὶ ὀρόβους οὐχ ὁλόκληρα τὰ σπέρματα κελεύει δι' ὄξους καὶ ὕδατος ἑψεῖν, ἀλλὰ κόψαντας
πρότερον· δῆλον δὲ κᾀκ τοῦ λέγειν διέντα, καὶ ἄλλως δ' ἄν
τις ἐξ αὐτοῦ τοῦ πράγματος διδαχθείη τοῦτο βούλεσθαι τὸν
Ἱπποκράτην. καὶ γὰρ οὖν προσηνέστερον οὕτως ἔσται τὸ
πυρίαμα καὶ δραστικώτερον· ἀμέλει καὶ πίτυρα κατὰ τὸν
αὐτὸν δὴ τρόπον σκευάζειν κελεύει. δραστικωτέρα δὲ τῆς
πρόσθεν ἡ τοιαύτη πυρία τῇ τοῦ ὄξους γίνεται δυνάμει·
εἰ δὲ δι' ὀρόβων σκευάζοιτο, καὶ οὗτοι συντελοῦσιν οὐ σμικρὸν, ἱκανὴ γὰρ ἡ δύναμις αὐτῶν τέμνειν καὶ κατεργάζεσθαι
καὶ διαφορῆσαι πάχος χυμῶν. διὸ καὶ παραληπτέον τὰς
τοιαύτας πυρίας, ἐφ' ὧν ὑπονοοῦμεν παχεῖς ἢ γλίσχρους χυμοὺς ἠθροῖσθαι κατὰ τὸ φλεγμαῖνον μόριον· ἔσται δέ σοι
δῆλον τοῦτο ἔκ τε τῆς προηγησαμένης διαίτης, εἰ τοιούτων

---

acidiore quam quis bibere queat macerata, fervefacta
atque in facculos confuta admovere oportet, eodemque
modo furfures.

Hordeum ervumque non femina integra ex aceto et
aqua concoquere praecipit, fed prius concifa; conftat autem Hippocratem velle id ex verbo *macerata*, idque aliter quis ex actione ipfa didicerit. Etenim fic tum placidior
tum efficacior erit fotus; furfur fane et hoc modo parare praecipit. Fotus autem hujusmodi priore efficacior aceti facultate redditur. Quod fi ex ervo paretur, et hoc quoque
non parum confert. Ipfius enim facultas craffos humores tum incidere tum concoquere tum difcutere poteft,
atque ob id fotus hujusmodi admittendi funt, ubi craffos
aut glutinofos humores in ea, quae phlegmone obfidetur,
parte collectos effe fufpicamur. Tibi autem fane id con-
ftabit tum ex antecedente victu, fi humores hujusmodi

χυμῶν εἴη γεννητικὴ, κἀκ τῆς τοῦ κάμνοντος κράσεως ὥρας
τε καὶ χώρας καὶ ἡλικίας, ἔτι δὲ κἀκ τοῦ τὰς πραείας πυρίας, ὧν πρῶτον ἐμνημόνευσε, μηδὲν ἠνυκέναι. διορισαμένῳ
γάρ σοι περὶ τοῦ κατὰ πᾶν τὸ σῶμα πλήθους, ὅταν μὴ
φαίνηται μὲν τὰ τούτου γνωρίσματα, τὰ δὲ ἐπιεικῆ θερμάσματα μηδὲν ἀνύει, πάχος ἐστὶ χυμῶν εἰς ἀτμοὺς καὶ πνεῦμα φυσῶδες λυόμενον, ὃ διέξοδον οὐκ ἔχον ἀνιᾷ. καὶ τοῦτ'
οὖν αὐτὸ καὶ τοὺς γεννῶντας αὐτὸ χυμοὺς αἱ εἰρημέναι πυρίαι διαλύουσι καὶ μάλιστα ἡ διὰ τῶν ὀρόβων. ἀλλὰ καὶ
περὶ τῆς ἐμμέτρου κράσεως τοῦ ὄξους πρὸς τὸ ὕδωρ ἐμνημόνευσε σαφέστατά τε ἅμα καὶ κάλλιστα διελθὼν τὸν λόγον·
οὕτω γὰρ αὐτὸ κεκρᾶσθαί φησι δεῖν, ὡς εἶναι μικρῷ ὀξύτερον ἢ ὡς ἂν πίῃ τις, ὅπως ἀποχωρήσῃ μὲν τοῦ δριμυτέρου
διὰ τὸ δακνῶδες, ἀποστῇ δὲ καὶ τοῦ ὑδατωδεστέρου διὰ τὸ
ἄπρακτον. ὅσον μὲν οὖν ἐπὶ τῷ τομῆς δεῖσθαι καὶ διαφο-
ρήσεως τοὺς παχυτέρους τε καὶ γλισχροτέρους χυμοὺς, ἐπιτηδειότερον ἂν εἴη τοῦ ὑδατώδους ὀξυκράτου τὸ δριμύτερον·
ἐπεὶ δὲ οὐκ ἀνέξεται τὰ φλεγμαίνοντα τῶν τοιούτων φαρμά-

produxerit, tum aegri temperamento, tum anni temporibus et
locis et aetate. Praeterea vero et ſi placidi fotus, quos prius
memoravimus, nihil praeſidii attulerint. Nam ubi de corporis
totius repletione diſtinxeris, quum neque hujus notae apparuerint, neque mites hi fotus quidpiam juverint, humorum
craſſities eſt, quae in halitus ſolvitur, flatulentusque ſpiritus,
qui ob denegatum exitum moleſtat. Flatum ergo hunc
parientesque ipſum humores praefati diſcutiunt fotus et
potiſſimum qui ex ervo parantur. Praeterea et ſermonem
percurrens manifeſtiſſime ſimul et optime, moderatam
aceti ad aquam temperaturam memoravit. Id enim ita
dilutum eſſe oportere protulit, ut paulo acidius ſit quam
ut quispiam biberit, ut et acrius ob mordendi facultatem
et aquoſius ob operandi penuriam vitemus. In inciſione
igitur atque diſcuſſione tum craſſiorum tum glutinoſiorum
humorum aquoſo oxycrato congruentius fuerit acrius, ſed
quoniam medicamenta hujusmodi non tolerant quae

κων, διὰ τοῦτο μέσην ἀμφοτέρων τῶν ὑπερβολῶν τὴν κρᾶσιν αὐτοῦ πεποίηται. τοῦτό σοι καὶ τὸ δεύτερον εἶδος τῶν
πυριάσεών ἐστιν, ὧν ἐξ ἀρχῆς διείλομεν τριχῶς.

στ΄.

Ξηρῶν δὲ θερμασμάτων ἅλες, κέγχροι πεφρυγμένοι ἐν ἐρι-
νέοισι μαρσυππίοισιν ἐπιτηδειότατοι· καὶ γὰρ κοῦφον καὶ
προσηνὲς ἡ κέγχρος.

Ἐπὶ τὸ τρίτον εἶδος τῶν πυριάσεων, ὧν ἐξ ἀρχῆς διείλομεν μετέβη, ἁλῶν καὶ κέγχρων μνημονεύσας. ἔστι δὲ ἀμφοτέρων κοινὸν μὲν ἡ ξηρότης, ἴδιον δὲ τῶν μὲν ἁλῶν τὸ
δακνῶδες, τῶν δὲ κέγχρων τὸ ἄδηκτον.

ζ΄.

Μάλθαξις δὲ λύει ἡ τοιήδε καὶ τὰς πρὸς κληῖδα περαιούσας
ἀλγηδόνας.

phlegmone obſidentur partes, ob id mediam utriusque
exuperantiae temperiem fecit. Hoc tibi fecundum genus
eſt fotum, quos ab initio trifariam feparavimus.

VI.

*Siccorum autem fomentorum ſal miliumque torrefacta in
ſacculis laneis maxime idonea funt. Etenim laeve ac
blandum eſt milium.*

Ad tertium fotuum, quos initio diſtinximus, genus
feſe transfert, mentionem milii et ſalis faciens. Eſt autem communis utrique ſiccitas, ſed ſali quidem ut mordax
ſit, milio vero ut morſu careat proprium eſt.

VII.

*Fomentum hujusmodi emolliens dolores etiam ad clavicu-
lam productos folvit.*

[41] Ἐκ τοῦ προσθεῖναι τὸν καὶ σύνδεσμον ἐδήλωσεν ὅτι καὶ τὰς ἄλλας ὀδύνας λύει, τουτέστι τὰς πρὸς ὑποχόνδριον περαιούσας.

η'.

Τομὴ μέντοι γε οὐχ ὁμοίως λύει ὀδύνην, ἢν μὴ πρὸς τὴν
κληῖδα περαίνοιτο ἡ ὀδύνη.

Τομὴν λέγει δηλονότι τὴν τῆς φλεβὸς, ἢν οὐχ ὁμοίως
εἰπὼν λύειν συνεχώρησε καὶ αὐτὴν ὠφελεῖν. ἐπὶ πλέον δὲ
περὶ τούτου τοῦ βοηθήματος ἐν τοῖς ἐφεξῆς γράφει.

θ'.

Ἢν δὲ μὴ λύηται πρὸς τὰ θερμάσματα ὁ πόνος, οὐ χρὴ
πολὺν χρόνον ἐκθερμαίνειν· ξηραντικὸν γὰρ τοῦ πνεύμονος τοῦτο καὶ ἐμπυητικόν.

Ποικίλα θερμάσματα διελθὼν, τὰ μὲν ὑγρὰ, τὰ δὲ ξηρὰ,

Ex adjectione hujus conjunctionis, *etiam*, oftendit et
dolores alios folvere, eos nimirum qui ad hypochondria
percurrunt.

VIII.

*At venae fectio non peraeque dolorem folvit, nifi dolor
ad claviculam pertingat.*

Sectionem nimirum venae dicit, quam non fimiliter
folvere pronuncians auxiliari et ipfam conceffit. Sed de
hujusmodi auxilio in fequentibus fufius fcribit.

IX.

*Verum fi fomentis dolor non folvatur, non multo tem-
pore calefacito; id enim pulmones exiccat ac fuppuratum creat.*

Fomenta varia, alia quidem humida, alia vero ficca

τὰ δὲ ἄδηκτα, τὰ δὲ δακνώδη, μετὰ τὴν ἐπ᾽ ἐκείνων ἀπό-
πειραν ἐὰν ὁ πόνος μὴ ὠφελῆται, κενώσει χρῆται παντὸς
τοῦ σώματος ἀφιστάμενος τῶν θερμασμάτων, ὡς καὶ τὸν
πνεύμονα ξηραινόντων καὶ τὸ καλούμενον ἐμπύημα ποιούντων. γίνεται γὰρ τοῦτο τῆς κατὰ τὴν πλευρὰν φλεγμονῆς
μὴ διαφορηθείσης, ἀλλ᾽ εἰς πῦον μεταβαλλούσης, εἶτα τούτου
συῤῥέοντος εἰς τὴν μεταξὺ θώρακός τε καὶ πνεύμονος χώραν.

ί.

Ἀλλ᾽ ἢν μὲν σημαίνῃ ὀδύνη ἐς τὴν κληῖδα ἢ ἐς τὸν βραχίονα βάρος ἢ περὶ μαζὸν ἢ ὑπὲρ τῶν φρενῶν, τάμνειν
ἀρήγει τὴν ἐν τῷ ἀγκῶνι φλίβα τὴν εἴσω καὶ μὴ ὀκνεῖν
συχνὸν ἀφαιρέειν τὸ αἷμα, ἕως ἂν ἐρυθρότερον πολλῷ
ῥυῇ ἢ ἀντὶ καθαροῦ τε καὶ ἐρυθροῦ πελιδνόν· ἀμφοτε-
ροῖα γὰρ γίγνεται.

Κατὰ τὴν ῥοπὴν τῶν ἐργαζομένων χυμῶν τὴν φλεγμονὴν ποιεῖται τὰς κενώσεις· τὸ γὰρ ἀκτέα ᾗ ῥέπει τῶν συμ-

----

et alia minime mordacia, aiia etiam mordacia, ubi percurreris,
fi ab horum experientia facta dolor non levetur, totum corpus
vacuabis, a fomentis defiftens, pulmonem exiccantibus et fup-
purationem vocatam excitantibus.   Fit enim *fuppuratio* hujusmodi, quum lateris inflammatio non difcutitur, fed in
pus transmutatur, ac pus in mediam thoracis pulmonisque
regionem confluit.

X.

Quod fi dolor quidem ad claviculam fui det fignum, aut
ad brachium aut circa mammam aut fupra feptum
transverfum fit gravitas, internam flexus cubiti venam
fecare juvat, neque copiofum fanguinem detrahere cun-
ctandum eft, usque dum multo rubicundior aut pro
puro et rubro lividus fluat, nam utrumque contingit.

Pro humorum inflammationem parientium impetu
vacuationes facit.   Nam quod dicitur: *Quae educenda*

φερόντων χωρίων ἀληθέστατον. συμβαίνει δὲ ἐνίοτε [42]
τοῦτο κατὰ τὴν διαφορὰν τῶν μερῶν τοῦ τὰς πλευρὰς ὑπεζωκότος ὑμένος. τὰ μὲν γὰρ ἀνωτέρω μέρη τοῦδε φλεγμαίνοντα πρὸς τὴν κλεῖν καὶ τὸν βραχίονα καὶ τὸν μασθὸν
ἐκτείνει τὴν συμπάθειαν, τὰ δὲ κάτω πρὸς τὰς φρένας τε
καὶ τὸ ὑποχόνδριον. ἄνω μὲν οὖν τῆς συμπαθείας διαση-
μαινούσης φλέβα χρὴ τέμνειν ἐν ἀγκῶνι, τὴν μᾶλλόν τε καὶ
θᾶττον ἀπὸ τοῦ πεπονθότος μορίου δυναμένην ἀντισπάσαι
τε καὶ κενῶσαι τὸ αἷμα· κάτω δὲ διὰ καθάρσεως τὴν κένωσιν ποιεῖσθαι προσήκει. εὖ δὲ εἶπε βάρος γίγνεσθαι
περὶ τὸν βραχίονα καὶ οὐ πόνον· τοῦ μὲν γὰρ ἐνταῦθα
μᾶλλον ἠθροῖσθαι τὸ αἷμα καὶ ῥέπειν ση- (55) μεῖόν
ἐστι τὸ βάρος ἐπὶ πλήθει γιγνόμενον· αἱ δὲ τάσεις καὶ
κατὰ συμπάθειαν μόνην εἰώθασι γίγνεσθαι, τῶν συνεχῶν
τοῖς φλεγμαίνουσι τεινομένων ἄνευ τοῦ πλεονάζειν ἐν αὐτοῖς
τὸ αἷμα· διὰ τοῦτο οὖν αὐτὸ κενοῦν κελεύει τὸ πλεονάζον
αἷμα τέμνοντα φλέβα τὴν ἔνδον. εἰσὶ γὰρ ἔνδον ἐν τῇ

funt, quo vergunt, per loca conferentia ducere, veriſſimum
exiſtit. Accidit autem id interdum ob differentiam partium membranae coſtas ſuccingentis. Superiores enim ipſius
partes quum inflammantur, ad claviculam, brachium et
mammam condolentiam extendunt, inferiores vero ad
ſeptum transverfum et hypochondrium. Quum igitur ſu-
periorum condolentia ſignum fecerit, venam in cubito
ſecare oportet, quae ſanguinem ab affecta parte et magis
et celerius tum revellere tum vacuare poſſit. Verum
quum inferiorum, purgatione vacuationem moliri convenit. Recte autem gravitatem circa brachium eſſe et non
dolorem dixit. Nam quod hic ſanguis magis acervetur
repatque ſignum eſt gravitas, quae ex multitudine fit.
Tenſiones autem et per conſenſum ſolum fieri conſueverunt, quum partes partibus inflammatis continuae citra
ſanguinis in eis redundantiam tenduntur. Ob id igitur
ſanguinem redundantem ſecta interna vena vacuandum
praecipit. Sunt enim in interna cubiti articulatione plu-

κατ᾽ ἀγκῶνα διαρθρώσει πλείους φλέβες, ἃς τέμνειν εἰώθα-
μεν· εἴρηται δὲ περὶ αὐτῶν αὐτάρκως κατά τε τὸ τρίτον
γράμμα τῶν ἀνατομικῶν ἐγχειρήσεων κἂν τῇ τῶν φλεβῶν
τε καὶ ἀρτηριῶν ἀνατομῇ καθ᾽ ἓν ἄλλο βιβλίον ἰδίᾳ γε-
γραμμένον· ἐπὶ κεφαλαίων δὲ καὶ νῦν ἀναγκαῖον εἰπεῖν, ἀπ᾽
ἀρχῆς ἀγαγόντας τὸν λόγον. ἡ κοίλη φλὲψ ἐκ τῶν κυρτῶν
τοῦ ἥπατος ἐπὶ τὸ δεξιὸν οὖς τῆς καρδίας ἀναφέρουσα τὸ
αἷμα διανέμει μέν τι καὶ τοῖς μεταξὺ μορίοις ὀλίγον, αὐτῇ
δὲ τῇ καρδίᾳ δίδωσι τὸ πλεῖστον· ἔπειτα ἐντεῦθεν ὡς ἐξ
ἀρχῆς ὥρμητο κατ᾽ εὐθὺ φερομένη πρὸς τὸν τράχηλον, εἰς
ὀρθίας σχίζεται κατὰ τὸ τοῦ θώρακος μέρος δύο φλέβας
μεγάλας, ἃς ὀνομάζουσι σφαγίτιδας· ἀποφύσεις δὲ αὐτῆς,
πρὶν ἐπὶ τὴν καρδίαν ἀφικέσθαι, μεγάλων μὲν φλεβῶν εἰς
τὸ διάφραγμα, σμικρῶν δὲ εἰς τὸ τοῦ θώρακος αὐτοῦ κάτω
μέρος τῶν ὀκτὼ πλευρῶν, ὃ ὑπὸ μιᾶς ἀζύγου τρέφεται φλεβὸς, ἐπὶ μὲν ἐνίων ζώων ἀνωτέρω τῆς καρδίας ἀποφυομένης,
ἐπ᾽ ἐνίων δ᾽ ὥσπερ καὶ ἐπ᾽ ἀνθρώπων, καθ᾽ ὃ μέρος ἤδη

res, quas fecare confuevimus, venae; de his autem abunde
quidem in tertio de adminiftrationibus anatomicis libro
atque in alio libro, qui feorfum de venarum arteriarum-
que diffectione fcriptus eft, diximus, fed nunc quoque de
ipfis fummatim agemus, ab initio ducentes orationem.
Vena cava ex gibbis hepatis furfum ad dextram cordis
aurem fanguinem ferens partibus quidem interjacentibus
quid exiguum diftribuit, fed cordi ipfi plurimum elargi-
tur. Deinde ab eo tanquam ab initio progreffa ad cervicem recta via fertur, atque in duas rectas fcinditur in
thoracis parte venas magnas, quas jugulares nominant.
Propagines autem ipfius, priusquam ad cor perveniat, in-
fignium quidem venarum ad feptum transverfum, exilium
autem ad inferiorem thoracis ipfius partem octo coftis
conftantem *perrepunt.* Pars autem haec ab una caelibe
nutritur vena, in quibusdam animantibus fupra cor procedente, in quibusdam vero, ut et in hominibus, per eam partem
qua jam cordis auriculam vena cava tangit; hinc enim

ψαύει τοῦ τῆς καρδίας ωτὸς ἡ κοίλη φλέψ. ἐντεῦθεν γὰρ
ἀποφυομένη ταπεινοτέρα φέρεται διὰ τῆς καρδίας ἐπὶ τὴν
ῥάχιν κατακαμπτομένη. αὕτη μὲν οὖν ἡ φλὲψ εἰς τὰ κάτω
μέρη τοῦ θώρακος μερίζεται ταῖς ὀκτὼ πλευραῖς ἑκατέρωθεν
ἄχρι τοῦ διαφράγματος· αἱ δ᾽ ὑπόλοιποι τοῦ θώρακος ὑψη-
λαὶ πλευραὶ τέσσαρες ὑπὸ συζυγίας ἄλλης τρέφονται φλεβῶν, ἀποφυομένων τῆς κοίλης πρὶν εἰς τὰς σφαγίτιδας σχισθῆναι. τούτων οὖν τῶν δύο φλεβῶν ἀκολούθως ἐφεξῆς εἰσιν αἱ εἰς τὰς χεῖρας ἀφικνούμεναι διὰ τῶν μασχαλῶν· αἱ
δ᾽ ὠμιαῖαι καλούμεναι μετὰ τὸ σχισθῆναι εἰς τὰς σφαγίτιδας τὴν κοίλην ἀφ᾽ ἑκατέρας μία πεφύκασιν ἐκτὸς ἤδη τοῦ
θώρακος, ἔχουσι δὲ τὰς ῥίζας κοινὰς ταῖς ἐπιπολαίοις σφα-
γίτισιν. ἀπὸ μὲν οὖν τῶν ἐπιπολῆς σφαγιτίδων τὰ ἐπιπολῆς σχεδὸν ἅπαντα μόρια τὰ κατὰ τὸν τράχηλον καὶ τὴν
κεφαλὴν τρέφεται, καθάπερ γε καὶ τὰ διὰ βάθους ἀπὸ τῶν
διὰ βάθους σφαγιτίδων πάντα. τὰ δὲ κατὰ τὰς ὠμοπλάτας τε καὶ τὸν ἐν τῷ τραχήλῳ νωτιαῖον ἐκ τῶν κάτω μερῶν τῆς εἰρημένης ῥίζης κοινῆς ἔχει τὰς φλέβας ἀνερχομέ-
νας ἐπ᾽ αὐτά· λέγω δὲ κοινὴν ῥίζαν ἣν ἀρτίως εἶπον εἶναι

procedens humilius per cor defertur, in ſpinam defle-
ctens. Ipſa igitur vena ad inferiores thoracis partes utrinque coſtis octo ad ſeptum uſque tranſverſum diſtribuitur.
Caeterae autem ſublimes thoracis coſtae quatuor ab alio
venarum nutriuntur conjugio, a vena cava propagatarum
priusquam ea in jugulares ſcindatur. Ab his igitur duabus venis deinceps ſunt quae ad manus per axillas per-
tingunt. Verum humerariae vocatae, poſtquam cava in
jugulares fiſſa eſt, ab utraque una extra jam thoracem
extenduntur, habent autem radices externis jugularibus communes. Ab externis itaque jugularibus partes
fere omnes tum cervicis tum capitis ſuperficiariae nutriuntur, quemadmodum et a jugularibus internis partes
omnes in alto ſitae. Verum quae tum in ſcapulis tum
dorſali cervicis medulla exiſtunt partes, venas habent
ex inferioribus praefatae radicis communis partibus ad
ipſas aſcendentes. Communem vero dico radicem, quam

ταῖς τε ἐπιπολαίοις σφαγίτισι καὶ ταῖς ὠμιαίαις. εἰκότως
οὖν ἡ μὲν ὠμιαία τὰ τῶν κλειδῶν ἄνωθεν μέρη κενοῖ θᾶττόν τε καὶ μᾶλλον, ὅσα κατὰ τράχηλόν τέ ἐστι καὶ κεφαλήν·
ἡ δὲ διὰ τῆς μασχάλης τὰ κατὰ τὸν θώρακα καὶ τούτων
αὐτῶν μᾶλλον τὰ ὑψηλὰ καὶ μάλιστα ἐπὶ τῶν ἀνθρώπων·
[43] ἐπειδὴ τὰ ταπεινὰ πάντα μία φλὲψ ἑτέρα τρέφει κατωτέρω τῆς καρδίας ἀποφυομένη τῆς κοίλης φλεβός. ταύτης
δὲ τῆς τὰ ταπεινὰ τοῦ θώρακος τρεφούσης παρὰ τὰς ῥίζας τῶν πλευρῶν κατάντους φερομένης ἐκ τῶν ἀριστερῶν
μερῶν ἄχρι τοῦ διαφράγματος, αἱ καθ᾽ ἕκαστον μεσοπλεύ-
ριον, ἀριστερόν τε καὶ δεξιὸν, ἀπονεμήσεις γίγνονται· καὶ
μέντοι καὶ τὸ λείψανον αὐτῆς διεκπίπτει πρὸς τὸ διάφραγμα
τοῖς πρώτοις μετ᾽ αὐτὸ διανεμόμενον σώμασιν. αἱ δὲ διὰ
τῶν μασχαλῶν ἐπὶ τὰς χεῖρας φερόμεναι τὰς ῥίζας ἔχουσιν
ἐγγυτάτω ταῖς τρεφούσαις φλεψὶ τὰς ὑψηλὰς τοῦ θώρακος
τέτταρας πλευρὰς, οὐκ ὀλίγῳ μείζους οὖσαι τῶν κατὰ τὸν
ὦμον εἰς τὰς χεῖρας ἡκουσῶν. ἐπιβαίνουσι δὲ κατὰ τὴν ἔνδον χώραν ἑκατέρου βραχίονος, φέρονται δὲ δι᾽ αὐτῶν κατάν-

paulo ante dixi tum externis jugularibus tum humerariis
communem eſſe.   Merito igitur humeraria partes ſupra
claviculas ſitas, quae et in cervice et capite exiſtunt, tum
magis tum celerius evacuat.   Axillaris vero thoracis
partes et inter eas magis ſublimes praeſertimque in
hominibus, deinde demiſſas omnes vena una altera nutrit,
quae ſub corde a vena cava procedit.   Ex ſiniſtra autem
parte venae illius infernas thoracis partes nutrientis, quae
ad coſtarum radices prona fertur aduſque ſeptum transverſum, ſingulis intercoſtalibus ſpatiis, tum ſiniſtris tum
dextris, rami diſtribuuntur.   Verum hujus reliquum ſeptum
transverſum penetrat primisque ab eo corporibus diſtribuitur.   Sed quae per axillas ad manus feruntur venae,
proximas venis ſublimes quatuor thoracis coſtas alentibus
radices habent, ſuntque quam quae per humerum ad manus contendunt non paulo majores.   Aſcendunt autem
ad internam regionem brachii utriusque atque per ipſam

τεις, ἀπονεμήσεις μεγάλας διδοῦσαι τοῖς ἐνταῦθα μυσίν.
ἐπειδὰν δὲ πλησίον ἑκατέρα γένηται τῆς κατ᾽ ἀγκῶνα διαρ-
θρώσεως, ἀποφύει τὰς ἔνδον τοῦ βραχίονος φλέβας παρα
τὸν ἐνταῦθα κόνδυλον αὐτοῦ τοῦ πήχεος ὀστοῦ· τῷ δ᾽ ἄλλῳ
παντὶ δίχα σχισθέντι φέρεται διὰ τῆς κατ᾽ ἀγκῶνα καμπῆς,
ἐπιπολῆς μὲν ἐργαζομένη τὴν τεμνομένην ἐνταῦθα φλέβα,
διὰ βάθους δὲ πολλοῦ τὴν κατασχιζομένην τῇ ἀρτηρίᾳ. τέμνεται δὲ καὶ ἄλλη φλὲψ ἡ ἐν ἀγκῶνι λοξὴ, καθάπερ ἤδη
καθ᾽ ἑκατέραν χεῖρα μία, τῆς ὠμιαίας οὐ σμικρὸν μόριον·
διεξελθοῦσα γὰρ αὕτη κατὰ τὸν βραχίονα προφανὴς ὑπὸ τῷ
δέρματι σχίζεται καὶ αὕτη κατὰ τὴν ἐν ἀγκῶνι διάρθρωσιν,
ἐν τοῖς ὑψηλοτάτοις μέρεσιν αὐτῆς, ἐσχηματισμένης δηλονότι
τῆς χειρὸς, ὡς Ἱπποκράτης ἐδίδαξεν ἐν τῷ περὶ ἀγμῶν.
ὅσον μὲν οὖν μετὰ τὴν σχίσιν αὐτῆς ὑψηλὸν μέρος ἐπὶ τὰ
τοῦ πήχεος ἐκτὸς φέρεται, τοῦτο παρὰ τὴν σχίσιν αὐτὴν
τέμνεται, κατ᾽ εὐθὺ μάλιστα κείμενον τῇ πρώτῃ ῥίζῃ τῆς
φλεβὸς, διὸ καὶ τάχιστα κενοῖ τὰ τῶν κλειδῶν ὑψηλότερα
χωρία· τὸ δ᾽ εἰς τὴν καμπὴν φερόμενον λοξὸν ἧττον μὲν

pronae feruntur et mufculis ibi pofitis notabiles difpen-
fant ramos.   Verum quum ad cubiti articulum prope
utraque venerit, venas brachii internas ad ipfius cubiti
offis condylum hic pofitum producit.   Quicquid vero reliquum eft, bifariam fciffum per cubiti flexum defertur,
parte quidem fuperficiaria venam hic divifam efficiente,
profundiore vero eam quae cum arteria dividitur.   Seca-
tur quoque et alia vena in cubito obliqua, veluti et haec
in utraque manu una, humerariae non exigua portio.
Ipfa namque *humeraria* per brachium fubter cutem confpicue percurrens ad ipfum cubiti articulum, in fublimi-
bus ejus partibus, figurata fcilicet, ut Hippocrates in libro
de fracturis docuit, manu, dividitur.   Quae igitur fubli-
mior venae ipfius a propagine portio per externa cubiti
loca defertur, ea apud propaginem ipfam fecatur, qua
primae venae radici e directo maxime refpondet, ob id
et fublimiora clavicularum loca citiffime evacuat.   Portio

τοῦδε, μᾶλλον δὲ τῶν ἄλλων κενοῖ ταῦτα. τὸ δὲ ἀπὸ τῆς ἔνδον τῆς μεγάλης φερόμενον καὶ αὐτὸ λοξὸν, ἥκιστα μὲν τὰ
προειρημένα κενοῖ μόρια, μάλιστα δὲ τὰ τοῦ θώρακος ἄνω,
διὰ τὰς ῥίζας καὶ τῆς διὰ τῆς μασχάλης πρὸς τὴν χεῖρα
φερομένης καὶ τῆς τὰ τοῦ θώρακος ἄνω τρεφούσης ἐγγυτάτω ὑπαρχούσας. ταύτην οὖν ἀξιοῖ τέμνειν πρὶν εἰς ταὐτὸν
ἀφικέσθαι καὶ συμφῦναι τῇ τῆς ὠμιαίας ἀπεσχισμένῃ. μὴ
φαινομένης δ᾽ ἐνίοτε ταύτης, ἀντ᾽ αὐτῆς τέμνομέν τινα τῶν
ἔνδον, ἃς ἐπὶ τὸ τοῦ πήχεος ὀστοῦν κατ᾽ ἴξιν καταφέρεσθαι
μεμαθήκαμεν· μὴ φαινομένων δὲ μηδὲ τούτων ἐπὶ τὴν γιγνομένην ἐκ τῆς συμφύσεως τῶν εἰρημένων δύο φλεβῶν
τῶν λοξῶν ἀφικνοίμεθα· δυναμένης δέ ποτε καὶ ταύτης μὴ
φαίνεσθαι, τῆς δ᾽ ὠμιαίας φαινομένης καὶ ἐκείνην τέμνε,
γινώσκων τὰς κενώσεις ὅθεν ἂν γένωνται ἀναδιδομένας μὲν
εἰς τὸ σῶμα τῶν ζώων ὅλον οὐ, μὴν οὔτε ταχέως οὔθ᾽
ὁμοίως ἐξ ἁπάσης φλεβός· ἡμεῖς δὲ καὶ ταχέως καὶ μᾶλλον
τῶν ἄλλων μορίων κενῶσαι σπεύδομεν τὸ φλεγμαῖνον καὶ
μάλιστ᾽ ἐπὶ τῶν ὀξέων νοσημάτων· ὅπερ ἡ ἔσω φλὲψ ἢ ἐν

autem quae in cubiti flexum oblique fertur, minus quidem ea, fed caeteris magis eas evacuat partes. Pars vero
quae ab interna magna *vena* oblique etiam fertur, minime
quidem praedictas vacuat partes, verum maxime thoracis
fuperiores, ob radices tum ejus, quae per axillam ad manum fertur, tum ejus quae fuperiores thoracis alit partes,
admodum vicinas. Hanc igitur fecare jubet *Hippocrates*
priusquam in idem venerit et humerariae propagini infe-
ratur. Haec fi aliquando non comparuerit, pro ea feca-
mus aliquam ex internis, quas in os cubiti e directo deferri didicimus. Quod fi neque hae confpiciantur, acce-
dimus ad eam, quae ex praedictarum duarum venarum
obliquarum propagine gignitur. Verum et quum ea interdum non apparere poffit, humeraria vero apparente, hanc
etiam feca, qui vacuationes unde fiant noveris per univerfum animalium corpus effufas, quanquam neque celeriter
neque fimiliter ex omni vena fiunt. Nos vero partem
phlegmone laborantem tum celeriter tum quam caeteras

ἀγκῶνι ποιεῖ, καὶ πολὺ μᾶλλον, ὅταν τὴν ῥοπὴν ἄνω τὸ πλεονάζον αἷμα φαίνηται ποιούμενον ἢ καὶ τὰ τοῦ θώρακός
ἐστιν ὑψηλὰ πεπονθότα· τηνικαῦτα γάρ τοι τὸ βάρος μᾶλλον ἐν βραχίονι γίγνεται καὶ κατὰ τὸν μαστόν. αἱ δ᾽ ἐν
τοῖς κάτω μέρεσι τοῦ θώρακος φλεγμοναὶ, πλησίον οὖσαι
τοῦ διαφράγματος, εἰς ὑποχόνδριον εἰκότως διαπέμπουσι
τὰς ὀδύνας· οὔκουν αὐτὰς ὀνίνησι μεγάλως ἡ ἀπ᾽ ἀγκῶνος
κένωσις ἐν τῷ μεταξὺ τῆς καρδίας κειμένης· ἤκουσας γὰρ
ἄρτι τὴν τὰ κάτω τοῦ θώρακος τρέφουσαν φλέβα [44] κατωτέρω
τῆς καρδίας ἀποφύεσθαι. ταῦτα μὲν εἴρηταί μοι περὶ τοῦ
καλῶς ὑπ᾽ αὐτοῦ γεγράφθαι τέμνειν τὴν φλέβα τὴν ἐν
ἀγκῶνι, τὴν εἴσω· τῆς δὲ κενώσεως τοῦ αἵματος ὅρον αὐτοῦ
θεμένου τὴν μεταβολὴν τῆς χροιᾶς, ἐφεξῆς ἂν εἴη καὶ περὶ
τοῦδε ῥητέον. ὅσον μὲν οὖν ἐν τῇ φλεγμονῇ αἷμά ἐστι, τοῦτο
διὰ τὸ πλῆθος τῆς θερμασίας ὑπαλλάττεται τῇ χροιᾷ, τὸ δ᾽
ἄλλο παραπλήσιον ἐν ἅπασι τοῖς μορίοις διαμένει· ὥστε τοῦ
μὲν ἐν ὅλῳ τῷ σώματι φλεγματικωτέρου τυγχάνοντος, ἐρυ-

partes magis, in acutis praefertim morbis vacuare contendimus, quod interna cubiti vena facit, multoque magis,
quum fanguis redundans ad fuperiora impetu ferri videtur, aut etiam fuperiores thoracis partes affectae funt.
Tunc enim gravitas magis in brachio et circa mammam
fit. Verum quae partes thoracis inferiores prope feptum
transverfum afficiunt phlegmonae, merito dolores ad hypochondrium tranfmittunt. Non igitur ipfos magnopere
juvat a cubito vacuatio, corde medium occupante, nam
venam inferiores thoracis alentem partes infra cor emer-
gere nuper audivifti. Dicta quidem mihi haec funt fuper
eo quod ab Hippocrate probe fcriptum eft, de fecanda
interna cubiti vena. Sed quum vacuandi fanguinis ter-
minum coloris mutationem pofuerit, deinceps de eo differendum eft. Quicquid fane fanguinis eft in phlegmone,
id caloris abundantia colore permutatur, reliquum in
partibus omnibus fimile permanet. Quare fanguine per
totum corpus pituitofiore exiftente, rubicundior fane erit

θρότερον ἔσται τὸ κατὰ τὴν φλεγμαίνουσαν πλευρὰν· ἐκείνου δ' ὄντος ἐρυθροῦ κατοπτώμενον τοῦτο πρὸς τὸ μέλαν
ἐκτραπήσεται· τῆς δ' εἰς τὸ μέλαν ἐξ ἐρυθροῦ μεταβολῆς
ἐν τῷ μεταξὺ τὸ πελιδνόν ἐστι. σημεῖον οὖν ἱκανόν ἐστι
τῆς (56) ἐκ τοῦ φλεγμαίνοντος μέρους μεταλήψεως τοῦ
αἵματος ἡ τῆς χροιᾶς ὑπαλλαγή. τὸ μὲν οὖν οἰκεῖον τῷ
πάθει μέτρον τῆς κενώσεως εἴρηται· τῆς δυνάμεως δὲ ποτε
κωλυούσης ἄχρι τοσούτου κενοῦν, εἰδέναι μὲν χρὴ τὴν ὠφέλειαν ἥττονα ἐσομένην τῷ φλεγμαίνοντι μορίῳ, μᾶλλον δὲ
ἀπέχεσθαι προσήκει τοῦ καταλῦσαι τὴν δύναμιν ἢ κενῶσαι
τὸ πλεονάζον αἷμα.

─────────

ιά.

Ἢν δὲ ὑπὸ τὰς φρένας ᾖ τὸ ἄλγημα, ἐς δὲ τὴν κληῖδα μὴ
σημαίνῃ, μαλθάσσειν χρὴ τὴν κοιλίην ἢ μέλανι ἐλλεβόρῳ
ἢ πεπλίῳ· μέλανι μὲν δαῦκον ἢ σέσελι ἢ κύμινον ἢ ἄνι-
σον ἢ ἄλλο τι τῶν εὐωδέων μίσγοντα, πεπλίῳ δὲ ὀπὸν
σιλφίου· ἀτὰρ καὶ μισγόμενα ἀλλήλοισιν ὁμοιότροπα ταῦ-

─────────

lateris phlegmone laborantis fanguis. Illo vero rubro
exiftente, hic affatus in atrum permutabitur. Lividus
autem ex rubro ad atrum tranfmutationis medium obtinet. Idoneum igitur fignum eft fanguinis ex parte inflammata excepti coloris permutatio. Neceffarium igitur
affectui evacuationis metrum enarratum eft. Quum autem
interdum vires quantum oporteat vacuare prohibeant,
parti phlegmone obfeffae minus quidem futurum auxilium
fcire oportet, fed fatius cautione congruit vires non exolvere quam fanguinem redundantem vacuare.

─────────

XI.

Si vero fub fepto fuerit dolor, neque fui ad claviculam
fignum praebeat, alvum aut nigro veratro aut peplio
emollire oportet; veratro quidem nigro, fi daucum aut
fefeli aut cuminum aut anifum vel aliud quidpiam boni
odoris admifceas, peplio vero laferis fuccum, fed et
haec inter fe mixta congeneris funt facultatis. Sed

τά ἐστιν. ἄγει δὲ μέλας μὲν καλλίω καὶ κρισιμώτερα
πεπλίου, πέπλιον δὲ μέλανος μᾶλλον φυσέων καταῤῥηκτι-
κώτερόν ἐστιν. ἄμφω δὲ ταῦτα ὀδύνην παύει· παύει δὲ
καὶ ἄλλα πολλὰ τῶν ὑπηλάτων, κράτιστα δὲ ταῦτα ὧν
ἐγὼ οἶδά ἐστιν. ἐπεὶ καὶ τὰ ἐν τοῖσι ῥοφήμασι διδόμενα
ὑπήλατα ἀρήγει, ὁκόσα μὴ ἄγαν ἐστὶν ἀηδέα λύειν διὰ
πικρότητα, ἢ δι᾽ ἄλλην τινὰ ἀηδίην ἢ διὰ πλῆθος ἢ
χροιὴν ἢ ὑπεροψίην τινά.

___

Ὅτι τὰ καθαρτικὰ φάρμακα διὰ τῆς πείρας εὑρίσκεται
τίνα τε καθαίρει χυμὸν καὶ εἰ ὅλως καθαίρει, μεμάθηκας
ἐν τοῖς περὶ τῆς τῶν ἁπλῶν φαρμάκων δυνάμεως· ὅτι μέντοι χρεία καθάρσεώς ἐστιν, εἰ ῥέπουσιν οἱ πλεονάζοντες χυμοὶ κάτω καὶ τῷ λόγῳ μὲν ἐπενοήθη, τὴν μαρτυρίαν δὲ καὶ
βεβαίωσιν ἐκ τῆς πείρας ἔσχεν. αὐτὸς οὖν ὁ Ἱπποκράτης
ἐδίδαξέ σε τὰς δυνάμεις ὧν δίδωσι φαρμάκων ἐν τοῖς τοιούτοις πάθεσι, τὸν μέλανα ἐλλέβορον ἐκκενοῦν εἰπὼν κρισι-

___

veratrum quidem nigrum tum melius tum ad judicationem commodius quam peplium alvum ducit, peplium vero flatus magis excutit. Sed haec ambo dolorem
fedant. Sedant autem et alia multa, quae alvum fub-
ducunt, medicamenta. Verum quae novi ego, haec funt
optima. Quandoquidem etiam quae in forbitionibus dantur
alvum fubducentia medicamenta, opitulantur, quaecunque vel propter amaritudinem vel aliam quandam in-
fuavitatem aut copiam aut colorem aut faftidium aliquod, non admodum ingrata exiftunt.

___

Quod medicamenta purgantia per experientiam inveniantur et quem purgent humorem et fi omnino purgent, in libris
de fimplicium medicamentorum facultatibus didicifti. Quod
vero purgationis neceffitas fit, fi redundantes humores deorfum
repant, ratione quoque ftatutum eft, fed teftimonium ac certi-
tudinem ob experientia obtinuit. Ipfe vero te docuit Hippocrates facultates medicamentorum, quae in hujusmodi affectibus exhibet, veratrum quidem nigrum ad judicationem

Ed. Chart. XI. [44. 45.]   Galen. V. (56.)

μώτερα, τὸ δὲ πέπλιον φυσῶν εἶναι καταῤῥηκτικώτερον. εἴη
δ᾽ ἂν αὐτῷ κρισιμώτερα λεγόμενα τὰ μᾶλλον κρίσιν ποιοῦν-
τα τοῦ νοσήματος, ὅπερ ἐστὶ [45] δυνάμει ταυτὸν τῷ
ὠφελιμώτερα. ἁπάντων δὲ τῶν καθαιρόντων φαρμάκων κα-
κούντων τὴν γαστέρα καὶ μάλιστα ταύτης τὸ στόμα, διότι
νευρωδέστατόν τε καὶ αἰσθητικώτατόν ἐστιν, ἡ μῖξις ἐπενοήθη τῶν εὐωδῶν, ὅπως μὴ μόνη μηδ᾽ ἀκραιφνὴς ἡ δύναμις τῶν
καθαιρόντων φαρμάκων ἅπτηται τοῦ στόματος τῆς γαστρός.
μιγνύμενα δ᾽ ἀλλήλοις τὸ πέπλιον καὶ τὸ ἐλλέβορον ὁμοιό-
τροπά φησιν εἶναι, τουτέστιν ὁμολογεῖν ταῖς δυνάμεσι καὶ
κατὰ μηδὲν στασιάζειν. ἡ γάρ τοι στάσις ἐν ταῖς μίξεσι
τῶν καθαιρόντων γίνεται φαρμάκων, οὐχ ὅταν αὐτῶν τὸ μὲν
χολῆς, εἰ τύχη, τὸ δὲ φλέγματος ᾖ κενωτικὸν (ἀμφότερα γὰρ
ἐκκενοῦσθαι δύναται κατὰ τὸν αὐτὸν χρόνον) ἀλλ᾽ ὅταν τὸ
μὲν εὐθέως, τὸ δὲ μετὰ πολὺ τῆς προσφορᾶς πεφύκῃ κινεῖν
τὴν κάθαρσιν· ἀνώμαλος γὰρ οὕτως ἡ κένωσις γίγνεται
προσενεχθέντων ἅμα. λέγω δὲ ἀνώμαλον ὅταν ἤδη παύε-

commodius vacuare, peplium vero flatus magis excutere
affirmans. Sunt autem, quae ab eo *ad crifin commo-
diora* dicuntur, quae morbi judicium faciunt magis, quod
facultate ac magis conferentia idem exiftit. At quum
purgantia omnia medicamenta ventrem praefertimque os
ipfius, quod maxime tum nervofum tum fenfile fit, laedant, odoratorum mixtio excogitata eft, ut ne fola mera-
que purgantium medicamentorum facultas os ventriculi
tactu laedat. Permixta autem inter fe tum peplium tum
elleborum congeneris ait effe facultatis, hoc eft facultatibus convenire et in nullo diffidere. Nam in purgantium medicamentorum permixtione diffidium oritur, haud
quum eorum aliud quidem bilem, fi contigerit, aliud
vero pituitam evacuat, nam eodem tempore utraque vacuari poteft, fed quum aliud quidem quamprimum, aliud
vero longe a propinatione purgationem movere natura
confueverit. Sic enim inaequalis fimul affumptorum fit
vacuatio. Inaequalem dico, quum jam videtur quidem

σθαι δοκούσης, ἀρχὴ πάλιν ἑτέρας κενώσεως γίνεται· τὸ γάρ
τοι θᾶττον εἰωθὸς καθαίρειν φάρμακον συνεκκενοῖ τι καὶ ἐκ
θατέρου, ὥστ᾽ ὀλίγον αὐτοῦ καταλειπόμενον ἀσθενέστερον
γιγνόμενον ἔτι καὶ μᾶλλον ὀψιαίτερον τῆς οἰκείας καθάρσεως
ἄρχεται. τῇ γοῦν προθεσμίᾳ τῆς κενώσεως ὁμοιότροπόν
ἐστι τῷ ἐλλεβόρῳ τὸ πέπλιον, ὑπάγειν τε καὶ αὐτὸ πέφυκε
παραπλησίως ἐλλεβόρῳ μέλανα χυμόν. τὰ δ᾽ ἄλλα καὶ τῆσδε
τῆς ῥήσεως καὶ τῶν ἐφεξῆς δῆλα. γινώσκειν μὲν οὖν αὐτὰ
χρὴ καὶ μεμνῆσθαι, χρῆσθαι δὲ οὐ διὰ παντὸς ἐπὶ τῶν πλευριτικῶν, ἀναμιμνησκομένους ἐκείνου τοῦ ἀφορισμοῦ, καθ᾽ ὃν
φησιν, ἐν τοῖς ὀξέσι πάθεσιν ὀλιγάκις καὶ ἐν ἀρχαῖς χρηστέον εἶναι ταῖς φαρμακείαις. ὅταν οὖν, φησὶ, μὴ μόνον
ὀξὺ τὸ πάθος ᾖ, καθάπερ ἐστὶν ἡ πλευρῖτις, ἀλλὰ καὶ μετὰ
πυρετοῦ σφοδροτάτου, πολλῷ μᾶλλον εὐλαβητέον ἐστὶ τὴν
δόσιν τοῦ καθαίροντος φαρμάκου καὶ διὰ φλεβοτομίας κε-
νωτέον μᾶλλον, εἰ καὶ πρὸς ὑποχόνδριόν ἐστιν ἡ ὀδύνη
περαινομένη, μικροτέρας μὲν ὠφελείας ἢ τῆς διὰ καθάρσεως
ἑπομένης, ἀσφαλεστέρας δὲ μακρῷ, μᾶλλον δὲ κίνδυνον μὲν

definere, altera vero incipit. Nam quod citius purgare
consuevit medicamentum, etiam ex alio quidpiam simul
evacuat, quare quod paucum ipsius relinquitur, imbecillius redditur et longe tardius adhuc suam inchoat purgationem. Praefinita igitur vacuationis lege simile est elleboro peplium, potestque elleboro similiter nigrum subducere humorem. Caetera tum dictionis hujus tum sequen-
tium patent. Haec igitur nosse atque meminisse oportet,
sed non perpetuo in pleuriticis his uti, hujus aphorismi
memores, quo dicit: *in acutis morbis raro et per initia*
purgantibus medicamentis utendum. Quum igitur, inquit,
non solum acutus morbus sit, ut est pleuritis, sed et cum
febre vehementissima, multo magis vitanda est purgantis
medicamenti exhibitio, atque per sectionem venae vacuandum magis, etiamsi ad hypochondrium dolor perduca-
tur. Nam minus quidem auxilium quam per purgationem
sequitur, securius tamen multo existit. Imo nullum ex

οὐδ' ὁντιναοῦν τῆς διὰ φλεβοτομίας ἐχούσης, μεγίσταις δὲ
ἀποτυχίαις τῆς διὰ καθάρσεως περιπιπτούσης, καὶ μάλισθ'
ὅταν ἀπείρως τις ἔχῃ τῆς τοῦ κάμνοντος φύσεως. ἔνιοι μὲν
γάρ εἰσι φύσει δυσκάθαρτοι, τινὲς δ' ἐπὶ βραχείᾳ φαρμάκου πόσει δαψιλῶς καθαίρονται. ὅσοις δ' εὔλογόν ἐστι διδόναι, τὸ πλῆθος τοῦ φαρμάκου τοσοῦτον ἔστω, ὅσον ἐπὶ
τῶν πλείστων οἶσθα καὶ πεπείρασαι συμμέτρως κενοῦν.
ἀγνοοῦντα δ' ὅπως ἔχει φύσεως ὁ ἄνθρωπος κίνδυνος ἢ
πλείονα κένωσιν ἐργάσασθαι τῆς προσηκούσης ἢ οὐδ' ὅλως
κινῆσαι τὴν κάθαρσιν, ἢ κινῆσαι μέν, οὐ μὴν ἱκανῶς κεκε-
νῶσθαι. ταῦτα δὲ πάντα μεγίστας βλάβας φέρει τοῖς ὀξέως
νοσοῦσιν, οὐχ ὥσπερ ἐπὶ τῶν ἀπυρέτων ἐπανορθοῦται ῥᾳδίως. ὅταν οὖν ὁ πυρετὸς ᾖ μὴ σφοδρὸς, ἔμπειρός τε ᾖς
τῆς τοῦ κάμνοντος φύσεως, ἐς τὴν τοῦ καθαίροντος φαρμάκου δόσιν ἀφίξῃ χρώμενος ἤτοι τοῖς ὑπὸ Ἱπποκράτους εἰρημένοις ἢ καί τισιν ἄλλοις τῶν ὁμοιοτρόπων, ὧν ἐστι καὶ τὸ
διὰ τῆς κολοκυνθίδος, ἱερὰν δ' αὐτὴν ἤδη συνήθως ὀνομά-

eo quod per venae fectionem fit, periculum impendet, eo
difcrimen maximum fubeunte, quod per purgationem tentatur, ac potiffimum quum laborantis naturam expertus
quis non fuerit.   Nonnulli namque difficulter natura purgantur, quidam modico affumpto medicamento purgantur
copiofe.   Quibus autem dare rationi confentaneum eft,
tanta fit medicamenti quantitas, quantum in plurimis mediocriter vacuare tum novifti tum es expertus.   Si enim
hominis naturam non noveris, metus eft ne quam deceat
uberiorem vacuationem moliaris, aut nullam prorfus purgationem moveas, aut fi moveris, non tamen fufficienter
vacues.   Haec autem omnia maximas in morbis acutis
pariunt laefiones, quae non facile, ut in minime febricitantibus, emendantur.   Quum igitur febris vehemens non
fuerit naturamque laborantis expertus fueris, ad medicamenti purgantis potum te conferes, aut iis quae ab Hippocrate dicta funt, vel etiam quibusdam aliis facultate
fimilibus ufus, quorum eft et ex colocynthide medicamentum, quod jam hieram pro confuetudine vocant.   Quum

ζουσι. ποικίλως δ᾽ αὐτῆς σκευαζομένης ἢ τὸν ἐλλέβορον μὲν
εἰληφυῖα, τὴν σκαμμωνίαν δ᾽ οὐκ ἔχουσα κάλλιστόν ἐστι φάρμακον ἐπὶ τῶν δυναμένων ὅλως λαβεῖν φάρμακον ὑπήλατον.

ιβ'.

[46] Τὴν μέντοι πτισάνην ὁκόταν πίῃ τὸ φάρμακον, ἐπιρ-
ῥοφεῖν αὐτίκα χρὴ διδόναι, μηδὲν ἔλασσον ἀξίως λόγου ἢ
ὁκόσον εἴθισται.

Καὶ ἄλλως μὲν χρὴ προνοεῖσθαι ,τοῦ στόματος τῆς γαστρὸς, ὃ δὴ καὶ στόμαχον ὀνομάζουσιν, ὡς διαμένειν ἀβλα-
βὲς ἐν ταῖς τῶν καθαιρόντων φαρμάκων πόσεσιν, μάλιστα δ᾽
ὅταν ἐπὶ τῶν πυρειῶν δίδωταί τι τοιοῦτον. μία δὲ τοῦ
μὴ βλαβῆναι φυλακὴ τὸ μὴ μόνον εἶναι τὸ καθαῖρον φάρμακον, ἄκρατόν τε καὶ ἄμικτον ἑτέρων τῶν ἀμβλύνειν αὐτοῦ
τὴν κακίαν πεφυκότων. ἐναντία γάρ ἐστιν ἡ φύσις ἁπάντων τῶν καθαιρόντων φαρμάκων ταῖς τῶν καθαιρομένων

autem haec variis paretur modis quae elleborum quidem
accipit, fcammonium vero non continet, medicamentorum
iis qui fubducens alvum medicamentum omnino aſſumere
queunt optimum eſt.

XII.

*Enimvero ptiſanam, quum epotum eſt medicamentum, in-
ſuper ſorbendam ſtatim dare oportet, neque admodum
pauciore quam conſuetum eſt copia.*

Et maxime quidem ventris ori, quod et ſtomachum
vocant, ut in ipſis purgantium medicamentorum potibus
illaeſum maneat, conſulere oportet, praeſertimque ubi
febrientibus tale quidpiam propinatur. Verum praecipua
ne laedatur cautio eſt ut medicamentum purgans purum
non ſit, ſed cum aliis malitiam ipſius obtundere natura
valentibus temperatum mixtumque. Nam purgantium
omnium medicamentorum natura corporum quae purgan-

σωμάτων καὶ ὡς ἄν εἴποι τις ὀλέθριός τε καὶ δηλητήριος
αὐτῶν. ὥσπερ δὲ ὁποῦ μήκωνος μανδραγόρου τε καὶ ὑοσκυάμου καὶ ἄλλων πολλῶν τοιούτων φαρμάκων ἐναντίων ταῖς
τε οὐσίαις καὶ ταῖς δυνάμεσιν ὄντων ἡμῶν καὶ φθείρειν πεφυκότων τὰ σώματα, βραχύ τι μέρος λαμβάνοντες ἀπολαύο-
μεν ἐξ αὐτῶν μεγάλης ὠφελείας, οὕτω καὶ τῶν καθαρτικῶν
ἐναντίας οὔσης τῆς φύσεως τῇ τῶν ἡμετέρων σωμάτων, ὀλίγον τι τῆς οὐσίας μέρος ἀποτεμνόμενοι πρὸς ὠφέλειαν χρώμεθα. καθάπερ δὲ ἐν αὐτῷ τῷ πίνειν αὐτὰ μίγνυταί τινα
τῶν εὐωδῶν σπερμάτων, (57) ἃ καὶ τὴν κακίαν πέφυκεν
ἀμβλύνειν καὶ τὴν ἐνέργειαν αὐτῶν μὴ κωλύειν, λεπτυντικῆς
τε καὶ τμητικῆς ὄντα δυνάμεως, ὡς καὶ τοὺς παχεῖς χυμοὺς
τέμνεσθαι καὶ τὰς ὁδοὺς αὐτῶν δι' ὧν ἐκκενοῦνται διοίγειν
τε καὶ ἀναστομοῦν, οὕτω καὶ μετὰ τὸ ληφθῆναι συμφέρει
τῆς πτισάνης ἐπιῤῥοφεῖν. αὐτὸ μὲν γὰρ τὸ καθαρτικὸν
φάρμακον, ὡς ἂν ὀλίγον ὄν, εἰς τὸν πυθμένα τῆς κοιλίας
ἀφικνεῖται· κατὰ δὲ τὴν δίοδον ὁ στόμαχος, ὅσον τε ὑψη-
λότερον τῆς γαστρὸς, οὐ μόνον τῆς ποιότητος τοῦ καθαί-

tur naturis contraria eſt, atque ut quispiam dixerit, leta-
lis ac deleteria. Quemadmodum autem ſucci papaveris,
mandragorae, hyoſcyami atque aliorum hujusmodi multorum, quae nobis et ſubſtantia et facultatibus contraria
corpus perimere conſueverunt, portionem ex ipſis exiguam aſſumentes magnam percipimus commoditatem, ſic
et purgantium medicamentorum, quorum natura corporibus noſtris adverſaria eſt, exiguam aliquam partem prae-
cidentes, ad auxilia utimur. Vt vero in horum medicamentorum potu quaedam odorata ſemina miſcentur, quae
et malitiam obtundere valeant et actionem ipſorum non
prohibeant, tenuandi incidendique facultatem obtinentia,
ita ut et craſſos incidant humores et vias ipſorum quibus
vacuatio fiat aperiant patefaciantque, ſic et a ſumpto medicamento ptiſanam ſorbere confert. Id enim purgans
medicamentum quantumvis exiguum ad ventris quidem
fundum pervenit, ſed in tranſitu ſtomachus et quaecunque ventris ſublimior pars, non modo qualitatem medi-

ροντος φαρμάκου, ἀλλὰ καὶ τῆς οὐσίας προσιζούσης ἐν τῇ
διόδῳ, μεταλαμβάνων μεγάλως βλάπτεται· χρήσιμος οὖν ὁ
χυλὸς τῆς πτισάνης ἐπιῤῥοφούμενος, ὡς ἂν ἀποῤῥύψαι μὲν
καὶ κατασῦραι κάτω τὸ προσπεπλασμένον ἐν τῇ διόδῳ δυνάμενος, ἐπικεράσαι δὲ καὶ ὑπαλλάξαι τὴν ἐνιζηκυῖαν τοῖς μορίοις ποιότητα τοῦ φαρμάκου. διὰ ταῦτα μὲν οὖν ἐπὶ τῇ
τοῦ καθαρτικοῦ πόσει κελεύει πτισάνης ἐπιῤῥοφεῖν, ἀρξαμένης δὲ γίνεσθαι τῆς καθάρσεως οὐκέτι βούλεταί δίδοσθαι
τῆς πτισάνης, εὐλαβούμενος ἐκλυθῆναι τὴν ἐνέργειαν τοῦ
καθαίροντος φαρμάκου καὶ διὰ τοῦτό φησιν·

ιγ'.

Ἐπεὶ καὶ κατὰ λόγον ἐστὶ μεσηγὺ τῆς καθάρσεως μὴ διδόναι ῥοφήν. ὁκόταν δὲ λήξῃ ἡ κάθαρσις, [47] τότε ἔλασσον ῥοφεέτω ἢ ὁκόσον εἴθισται· μετὰ δὲ τοῦτο ἀναγέτω
ἀεὶ ἐπὶ τὸ πλεῖον, ἢν ἥ τε ὀδύνη πεπαυμένη εἴη καὶ μηδὲν ἄλλο ἐναντιῶται.

camenti purgantis, verum et fubftantiae quae in tranfitu-
haeret aliquid affumens, magnopere laeditur. Ptifanae
igitur cremor fuperforptus eft utilis, ut quod et detergere
et deorfum trahere, quod viae adhaeret et qualitatem
medicamenti his adhaerentis partibus tum contemperare
tum permutare poteft. Ob eas igitur caufas a purgantis
medicamenti potu ptifanam fuperforberi praecipit, fed
ubi purgatio fieri coepit, ptifanam non amplius exhiberi
vult, purgantis medicamenti actionem exolvi veritus, atque ob eam rem ait:

XIII.

Quandoquidem rationi confentaneum eft, media in purgatione forbitionem non exhibere. Quum autem ceffaverit purgatio, tunc parciorem copiam quam pro confuetudine forbeat, poftea vero ad uberiorem perpetuo ad-
ducatur, fi etiam dolor fedatus fuerit nihilque aliud re-
pugnet.

Ἐναντίως ἐγίνωσκε περὶ τούτου τοῖς πολλοῖς τῶν νῦν
ἰατρῶν ὁ Ἱπποκράτης. οὗτοι μὲν γὰρ ὅταν κενώσωσι, τρέ-
φουσι δαψιλῶς· ὁ δ᾽ Ἱπποκράτης ἔλασσον ἀξιοῖ δίδοσθαι
τῆς πτισάνης μετὰ τὴν κάθαρσιν. ἡ γάρ τοι τῶν καθαρ-
θέντων σωμάτων δύναμις ἐν τῇ καθάρσει κεκμηκυῖα φέρειν
οὐ δύναται τὴν τροφήν, οὐδὲ κατεργάζεσθαι καλῶς, εἰ μὴ
παντελῶς εἴη βραχεῖα. τοσοῦτον οὖν τοῖς καθαρθεῖσι διδόναι τοῦ χυλοῦ χρὴ τὴν πρώτην, ὅσον κρατῆσαι δύνανται·
εἶτ᾽ εὐθὺς κατὰ βραχὺ παραυξάνειν, ἐὰν ἥ τ᾽ ὀδύνη, φησὶ,
παύσηται καὶ μηδὲν ἄλλο κωλύῃ. τὸ μὲν οὖν τῆς ὀδύνης
πρόδηλόν ἐστι, τὸ δὲ μηδὲν ἄλλο κωλύειν ἀκουστέον ἐπὶ
τοὺς προειρημένους διορισμοὺς ἀναφέροντα, ἐν οἷς ἐδίδαξεν
ὁπηνίκα χρὴ διαιτᾶν τοὺς ὀξέως νοσοῦντας ἄνευ ῥοφημάτων. ἔστι δ᾽ αὐτῶν τὸ κεφάλαιον, ὅταν ἤτοι προκριθήσε-
σθαι τὴν νόσον ἐλπίσωμεν ἄνευ τοῦ δεηθῆναι ῥοφήματος ἢ
ἐφ᾽ ὧν παντελής ἐστιν ἡ ἀπεψία τοῦ κατὰ τὴν φλεγμονὴν
χυμοῦ.

Contra quam plerique hujusce temporis medici hac
de re decrevit Hippocrates. Hi namque, quum vacua-
verint, copiose nutriunt: Hippocrates vero a purgatione
ptifanae minus dari jubet. Nam corporum purgatorum
vires purgatione proftatae alimentum ferre nequeunt,
neque probe conficere, nisi omnino paucum fuerit. Pur-
gatis igitur tantum cremoris primo exhibendum, quantum
evincere possint, deinde paulatim adaugere oportet, si et
dolor, inquit, cessaverit et nihil aliud prohibuerit. Quod
de dolore dicitur manifeftum est, sed nihil aliud prohibere intelligendum est, si ad praedictas referas diftinctiones, in quibus demonftravit quo pacto acute laborantes
absque forbitionibus alere oporteat. Summa vero horum
est, quum vel morbum ante judicationem nulla forbitione
indigere sperabimus, vel in quibus summa est humoris
phlegmonen facientis cruditas.

ιδ'.

Ὡυτὸς δέ μοι λόγος ἐστὶ καὶ ἢν χυλῷ δέῃ πτισάνης χρέεσθαι.

Παραπλήσιον τῇ τε πτισάνῃ καὶ τῷ χυλῷ τὸν καιρὸν
τῆς δόσεως ἔφησεν εἶναι καὶ διὰ τῶν ἔμπροσθεν, ἑνὶ μόνῳ
τὴν διαφορὰν αὐτῶν ἀφορισάμενος, τῷ τὴν ἀρχὴν τῆς δόσεως ἀπὸ τοῦ χυλοῦ ποιεῖσθαι.

ιε'.

Φημὶ γὰρ ἄμεινον εἶναι αὐτίκα ἄρξασθαι τὸ ἐπίπαν ῥοφεῖν,
μᾶλλον ἢ προκενεαγγήσαντα ἄρξασθαι τοῦ ῥοφήματος ἢ
τριταῖον ἢ τεταρταῖον ἢ πεμπταῖον ἢ ἑκταῖον ἢ ἑβδομαῖον,
ἤν γε μὴ προκριθῇ ἡ νοῦσος ἐν τουτέῳ τῷ χρόνῳ.

Ὁ κατὰ τοὺς ἀφορισμοὺς ἔγραψε, τούτῳ καὶ νῦν ἀκολουθεῖ, βουλόμενος ἐν πάσῃ νόσῳ τὸ λεπτότατον τῆς διαί-

XIV.

*Eadem autem mihi ratio eſt, ſi et ptiſanae cremore uten-
dum ſit.*

Tempus exhibendi tum ptiſanam tum cremorem et
antea ſimile eſſe demonſtravit, re una differentiam horum
definiens, nimirum a cremore principium exhibitionis
facit.

XV.

*Melius enim eſſe dico ſtatim omnino per morbi exordia
ſorbere, potius quam praevacuatis vaſis aut tertio aut
quarto aut quinto aut ſexto aut ſeptimo die a ſorbitione inchoare, niſi hocce tempore morbus prius judicatus fuerit.*

Quod in aphorismis ſcripſit, id et nunc perſequitur,
dum in omni morbo tenuiſſimum victum in morbi vigore

Ed. Chart. XI. [47. 48.]　　　　Galen. V. (57.)
της ἐν τῇ τοῦ νοσήματος ἀκμῇ παραλαμβάνεσθαι. ἐὰν οὖν
αὕτη τῇ πέμπτῃ τῶν ἡμερῶν μέλλῃ γίνεσθαι καὶ μὴ δύνη-
ται τοῖς πόμασι μόνοις χρώμενος ὁ κάμνων ἐξαρκέσαι, βέλτιον εἶναί φησιν εὐθέως ἀπ᾽ ἀρχῆς αὐτῷ δίδοσθαι τῆς πτισάνης, οὐ κατὰ τὴν τρίτην ἢ τὴν τετάρτην ἡμέραν ἄρξασθαι
τῆς δόσεως. οὕτως οὖν καὶ τοὺς ἐν τῇ ε΄ τῶν ἡμερῶν ἢ
τῇ στ΄, ἢ τῇ ζ΄ τοῦ ῥοφήματος ἀρχομένους ἁμαρτάνειν φησὶν, ἐάν γε μὴ τύχῃ προκριθὲν ἐν τούτῳ τῷ χρόνῳ τὸ νόσημα, τῆς κρίσεως, ὡς ἔφην, ἀκουομένης οὐ μόνον τῆς τε-
λείας ἀπαλλαγῆς, ἀλλὰ καὶ τῆς ἀξιολόγου μεταβολῆς.

———

ιστ΄.

[48] *Αἱ δὲ προπαρασκευαὶ καὶ τουτέοισι παραπλήσιοι ποιητέαι,*
ὁκοῖαί περ εἴρηνται. περὶ μὲν οὖν ῥοφήματος προσάρσιος
οὕτω γινώσκω.

———

Καὶ οἷς ἀπ᾽ ἀρχῆς μέλλεις διδόναι τὸ ῥόφημα, τὴν προ-
παρασκευὴν ὁμοίως ἀξιοῖ γενέσθαι, τουτέστιν εἴτε φλεβοτο-

———

affumi imperat. Si igitur quinto die morbi vigor futurus
fit et aeger folo ufus potu fufficere non poffit, melius effe
ait protinus ab initio ptifanam dari, non tertio die aut
quarto ejus exhibitionem aufpicari. Sic fane et eos, qui
aut quinto aut fexto aut feptimo forbitionem inchoant,
aberrare pronunciat, fi hocce tempore morbus non fuerit
judicatus. Per judicationem intelligo, ut dixi, non perfectam duntaxat *morbi* mutationem, verum etiam effatu
dignam tranfmutationem.

———

XVI.

Praeparationes autem et his confimiles, quales dictae funt,
faciendae. De forbitionis igitur exhibitione ita fentio.

———

Et quibus a principio forbitionem daturus fis, praeparationem fimiliter fieri praecipit, hoc eft five fectionis

Ed. Chart. XI. [48.]   Galen. V. (57.)

μίας ἐστὶν, εἴτε κλύσματος ἢ βαλάνου χρῆσις, ἐκεῖνο πράττειν κελεύει πρότερον.

ιζʹ.

Ἀτὰρ καὶ περὶ ποτοῦ, ὁκοῖον ἄν τις μέλλῃ πίνειν τῶν γρα-
φησομένων, ωὑτός μοι λόγος ὡς ἐπίπαν ἐστί.

Κἂν χωρὶς πτισάνης ἐπὶ τῶν πομάτων μόνων διαιτῴης
τὸν κάμνοντα, τὰς εἰρημένας προπαρασκευὰς ἀξιοῖ ποιεῖσθαί
σε, τουτέστιν ἢ φλεβοτομεῖν ἢ κλύζειν ἢ βαλάνῳ χρῆσθαι.

ιή.

Οἶδα δὲ καὶ τοὺς ἰητροὺς τὰ ἐναντιώτατα ἢ ὡς δεῖ ποιέον-
τας· βούλονται γὰρ ἅπαντες ὑπὸ τὰς ἀρχὰς τῶν νούσων
προταριχεύσαντες τοὺς ἀνθρώπους ἢ δύο ἢ τρεῖς ἡμέρας
ἢ καὶ πλείονας οὕτω προσφέρειν τὰ ῥοφήματα καὶ τὰ
ποτά. καὶ ἴσως τι καὶ εἰκὸς δοκέει αὐτέοισιν εἶναι, μεγάλης τῆς μεταβολῆς γενομένης τῷ σώματι, μέγα τι κάρτα

venae, five clyſmatis, five balani neceſſitas fuerit, illud
prius faciendum imperat.

XVII.

Quin et de potu, qualemcunque tandem ex deſcribendis
quis potaturus fit, eadem omnino mihi eſt ratio.

Si laborantem potu ſolo citra ptiſanae ſorbitionem
cibaveris praedictas praeparationes te facere jubet, hoc
eſt aut venam ſecare aut clyſtere aut balano uti.

XVIII.

At vero novi medicos his quae deceant maxime contraria
moliri. Volunt enim omnes, ubi ſub initia morborum
homines, aut duos, aut tres aut etiam plures dies inedia praemaceraverint, ita tum ſorbitiones tum potus
exhibere. Et fortaſſis aliquid etiam conſentaneum eſſe
videtur, magna mutatione oboriente corpori, magnam

καὶ ἀντιμεταβάλλειν· τὸ δὲ μεταβάλλειν μὲν εὖ ἔχει μὴ
ὀλίγον, ὀρθῶς μέντοι μεταβιβασίη καὶ ἡ μεταβολὴ καὶ
ἔκ γε τῆς μεταβολῆς ἡ πρόσαρσις τῶν γευμάτων ἔτι
μᾶλλον.

* * *

Μέμφεται τοὺς ἰατροὺς ὅσοι ταῖς πρώταις ἡμέραις ἐν
ἀσιτίῃ παντελεῖ φυλάξαντες τοὺς κάμνοντας ἀθρόως μετά-
γουσιν, ἔνιοι μὲν ἐπὶ τὴν τῶν ῥοφημάτων προσφορὰν, ἔνιοι
δὲ ἐπὶ τὴν τῶν ποτῶν. οὐ μὴν ἐμνημόνευσέ γε τῶν ἔτι καὶ
τούτων αὐτῶν τροφὰς ἰσχυροτέρας διδόντων πρὸ τοῦ πεφθῆναι τὴν νόσον· εἴωθε γὰρ, ὥσπερ καὶ πρόσθεν ἔφην, ἐνίοτε
τὰ μέγιστα τῶν διαμαρτημάτων ἀνεξέλεγκτα καταλείπειν, ἐξ
ὧν τὰ μικρότερα διέβαλλε καὶ τὴν (58) ἀπ᾽ ἐκείνων ἐνδεικνύμενος βλάβην. ὅσοι δ᾽ οὕτω μεταβάλλουσιν, ἴσως οἴονται, φησὶ, κατὰ λόγον μεταβάλλειν ἐπὶ μεγάλη τῇ τοῦ σώματος μεταβολῇ, ἀξιόλογον καὶ τὴν τῆς διαίτης ὑπαλλαγὴν
ποιούμενοι. τοῦτο μὲν οὖν αὐτὸ καλῶς ὑπειληφέναι φησὶν
αὐτοὺς, οὐ μὴν ἅπασάν γε μεταβολὴν, ἀλλά τινα οἰητέον

* * *

etiam quandam mutationem contra objicere, commutare
quidem bene habet non parum, recte tamen mutatio
transferenda et ex mutatione ciborum exhibitio etiamnum magis.

* * *

Medicos arguit, qui primis diebus aegrotos in integra inedia fervant, tum nonnulli quidem eos derepente
ad forbitionum, alii vero ad potuum exhibitionem dedu-
cunt. Non tamen eorum etiamnum meminit, qui cibos
validiores ante morbi concoctionem miniſtrant. Confuevit enim, ut antea dixi, interdum maximos errores non
evictos praetermittere, ex quibus minores defert et ex illis ortam laeſionem demonſtrat. Qui vero ita commutant, fortaſſis, inquit, cum ratione ſe transmutare arbitrantur, in magna corporis transmutatione effatn dignam victus permutationem facientes. Id ſane ipſum bene eos
exiſtimaſſe ait, non tamen transmutationem omnem, ſed
aliquam augurandum eſſe, de qua partim praedixit et

εἶναι, περὶ ἧς τὸ μέν τι προείρηκε, τὸ δέ τι καὶ λέξει κατασκευάζων τῷ λόγῳ, φυλάττεσθαι τὰς ἀθρόας μεταβολάς.

ιθ'.

[49] Μάλιστα μὲν οὖν βλάπτοιντο ἄν, ἢν μὴ ὀρθῶς με-
ταβάλλοιεν, οἱ ὅλῃσι τῇσι πτισάνῃσι χρεόμενοι· βλάπτοιντο
δ' ἂν καὶ οἱ μούνῳ τῷ χυλῷ χρεόμενοι· βλάπτοιντο δ' ἂν
καὶ οἱ μούνῳ τῷ ποτῷ χρεόμενοι, ἥκιστα δὲ οὗτοι.

Τὴν εἰρημένην ὀλίγον ἔμπροσθεν ἀθρόαν μεταβολὴν τῆς
διαίτης, καθ' ἣν ταῖς πρώταις ἡμέραις ἐν ἀσιτίᾳ παντελεῖ
φυλάξαντες τοὺς κάμνοντας ἄρχονται τρέφειν περὶ τετάρτην ἡμέραν, μάλιστα μὲν βλάπτειν φησὶν, ἐὰν ἐπὶ τὴν ὅλην
πτισάνην μεταβάλλωσιν, ἔλαττον δ' ὅταν ἐπὶ τὸν χυλόν·
ἥκιστα δὲ, τουτέστιν ἐλάχιστα βλάπτειν τοὺς ἐπὶ μόνα τὰ
ποτὰ παραγινομένους. κατὰ γὰρ τὸ μέγεθος τῆς δυνάμεως
τοῦ προσφερομένου καὶ τὸ τῆς βλάβης γίνεται μέγεθος.

partim eſt dicturus, ſermone aſtruens vitandas eſſe repentinas mutationes.

XIX.

Plurimum igitur laedentur, qui tota utuntur ptiſana, niſi
recte mutationem fecerint, laedentur etiam, qui ſolo
utuntur cremore, quanquam minus, laedentur praeterea
et qui ſolo utuntur potu, ſed hi minime.

Dictam paulo ante repentinam victus mutationem,
qua primis diebus in integra inedia ſervatos aegrotantes
circa diem quartum nutrire incipiunt, maxime quidem
laedere ait, ſi in ptiſanam totam transferantur, minus
vero, ſi in cremorem, minime denique, hoc eſt paucissime,
eos laedi, qui ad ſolos procedunt potus. Nam ex magnitudine facultatis eorum, quae offeruntur, laeſionis oritur
magnitudo.

κ'.

Χρὴ δὲ καὶ τὰ μαθήματα ποιέεσθαι ἐν τῇ διαίτῃ τῶν ἀνθρώπων ἔτι ὑγιαινόντων, οἷα ξυμφέρει· εἰ γὰρ δὴ τοῖσί
γε ὑγιαίνουσι φαίνονται διαφέροντα μεγάλα τὰ τοῖα ἢ
τοῖα διαιτήματα, ἐν ἄλλῳ τινί που καὶ ἐν τῇσι μεταβο-
λῇσι, πῶς οὐχὶ καὶ ἐν τῇσι νούσοισι διαφέρει μεγάλα καὶ
τουτέων ἐν τῇσιν ὀξυτάτῃσι μάλιστα;

Ἀποδεικνύειν ἤρξατο τὴν προειρημένην ὑπ' αὐτοῦ περὶ
τῆς διαίτης δόξαν, ἐλέγχων ἅμα καὶ τοὺς ἐναντίως διαιτῶν-
τας· ἵνα δὲ σαφὴς ὁ λόγος γένηται, τὸ κεφάλαιον αὐτοῦ
σύμπαν ἄμεινόν μοι δοκεῖ προειπεῖν. ἔστι δὲ τῶν εἰς αὐτὸ
λαμβανομένων λημμάτων τὸ μὲν ἕτερον ἀξίωμα καθόλου
τοιοῦτον· ἐὰν τοῖς ὑγιαίνουσι βλάβην φέρουσιν αἱ ἀθρόαι
τῆς διαίτης ἐπὶ τἀναντία μεταβολαί, πολὺ μᾶλλον τοῖς νο-
σοῦσιν· ὃ καὶ πολυειδῶς ἐστιν ἑρμηνεύειν, ἄλλοτε εἰς ἄλλην
λέξιν μεταλαμβάνοντας, οἷον οὕτως· ἐπὶ τῶν κατὰ δίαιταν

XX.

*Oportet autem et ex fanorum adhuc hominum victu quae
conferant addifcere. Etenim fane fi fanis quibusdam
talis vel talis victus magnopere inter fe differre videatur, cum in aliis quibusdam, tum in mutationibus, quomodo et in morbis maximeque in acutiffimis non multum differet?*

Incipit praedictam a fe de victu fententiam demonftrare, arguens una et eos qui contrario modo victum in-
ftituunt. Sed ut dilucidus evadat fermo, fummam ipfius
totam praefari melius effe mihi videtur. Eft autem earum, quae in eam rem affumuntur, fumptionum altera,
fententia univerfalis haec. *Si bene valentibus laefionem
afferant repentinae victus ad contraria mutationes, multo
magis aegrotantibus ipfis*, quod variis etiam modis poffumus interpretari, aliud in aliam tranffumentes dictionem,

ἀθρόων μεταβολῶν οἱ ὑγιαίνοντες ἧττον βλάπτονται τῶν
νοσούντων· ἢ οὕτως, οἱ νοσοῦντες βλάπτονται μᾶλλον τῶν
ὑγιαινόντων· ἢ οὕτως, τὰ βλαβερὰ τοὺς ὑγιαίνοντας ἧττον
βλάπτει τῶν νοσούντων· καὶ ἔτι γενικώτερον τοῦδε· τοὺς
ἰσχυροτέρους ἧττον βλάπτει, τοὺς δ᾽ ἀσθενεστέρους μᾶλλον
τὰ βλαβερά· ἔξεστι δὲ καὶ ἄλλως ἑρμηνεύειν τὴν αὐτὴν τοῦ
λόγου δύναμιν, ἤτοι τὸ καθ᾽ αὑτὸ καὶ πρώτως χρήσιμον εἰς
τὸ ἀποδεικνύμενον ἢ διά τινος τῶν περιεχόντων ἀξιωμάτων
ἢ λημμάτων αὐτό. τοιοῦτον μὲν δή σοι τὸ ἕτερον τῶν λημμάτων ἐστὶν ἐξ αὑτοῦ πιστόν, ἅπερ δὴ καὶ καλεῖν ἔθος ἐστὶν
ἀξιώματα τοῖς περὶ τὸν Ἀριστοτέλην· [50] τὸ δὲ ἕτερον
ἐξ ἐμπειρίας ἐγνωσμένον ἐφεξῆς ἄκουε· καὶ τοὺς ὑγιαίνοντας ἡ ἀθρόα μεταβολὴ τῆς διαίτης βλάπτει. τούτοις δ᾽
ἀμφοτέροις τοῖς λήμμασιν ἕπεται τὸ συμπέρασμα, τὸ βλάπτεσθαι μειζόνως τοὺς νοσοῦντας ὑπὸ τῆς ἀθρόας ἐν τῇ
διαίτῃ μεταβολῆς καὶ πολὺ δὴ μᾶλλον ἔτι τοὺς ὀξέως νοσοῦντας. αὕτη μὲν ἡ τοῦ λόγου δύναμις· ὁ δὲ Ἱπποκράτης τὸ
μὲν ἕτερον τῶν λημμάτων ἐξ ἑαυτοῦ πρότερον πιστότερον ὂν
ἄντικρυς λαμβάνει χωρὶς κατασκευῆς· τὸ δὲ ἕτερον ἐκ τῶν

ut fic: in repentinis victus mutationibus fanitate fruentes
aegrotantibus minus laeduntur, vel fic: aegri fanis magis
laeduntur, vel hoc modo: laefiones fanos minus quam
aegros afficiunt, et adhuc generalius: robuftiores minus
laedunt, imbecilliores magis, noxiae. Licet et aliter vim
ipfam fermonis interpretari, aut ex eo quod per fe et
primum utile fit ad quod demonftratur, aut ex aliqua continentium ipfum vel fententiarum vel fumptionum. Talis
quidem tibi fit per fe credibilis altera fumptionum, quas
fane vocare confuevit Ariftoteles axiomata. Sed et alteram ab experientia cognitam deinceps audi: fanos etiam
repentina victus mutatio laedit. Has vero utrasque fum-
ptiones fequitur conclufio, aegrotos a repentina victus
mutatione laedi magis, fed multo magis acute laborantes.
Haec eft vis fermonis. Verum Hippocrates alteram ex
fumptionibus per fe prius credibiliorem confeftim citra
probationem accipit, alteram vero iis, quae particulatim

διὰ τῆς ἐμπειρίας κατὰ μέρος ἑωραμένων πιστοῦται, καὶ
τοῦτο αὐτὸ δηλοῖ καὶ ὁ ἐφεξῆς λόγος.

κα΄.

Ἀλλὰ μὴν εὐκαταμάθητόν γέ ἐστιν ὅτι φαύλη δίαιτα βρώ-
σεως καὶ πόσεως αὐτὴ ἑωυτῇ ἐμφερὴς ἀεὶ ἀσφαλεστέρη
ἐστὶ τὸ ἐπίπαν ἐς ὑγείην ἢ ἐάν τις ἐξαπίνης μέγα μεταβάλλοι εἰς ἄλλο κρέσσον.

Τὸ ἕτερον τῶν εἰς τὴν ἀπόδειξιν τοῦ προκειμένου λόγου διαφερόντων λημμάτων ἤρξατο νῦν κατασκευάζειν ἐκ
πολλῶν τῶν κατὰ μέρος παραδειγμάτων, εἰς ἓν κεφάλαιον
ἀθροίζων αὐτοῦ τὴν πίστιν· ἔστι δὲ τοῦτο τοῖς ὑγιαίνουσι
τὰς παρὰ τὸ ἔθος ἐξαπίνης μεγάλας μεταβολάς, οἳ μικρὰν
ἐργάζεσθαι βλάβην. ὁ λόγος μὲν οὖν οὗτος ὑπάρχει σαφής,
ὅμως δ᾽ εἴ τι παρεμπίπτειν δόξειεν ἐξηγήσεως δεόμενον τοῖς
ἀγυμναστοτέροις περὶ τὴν ἐν τούτοις ἀκολουθίαν, οὐκ ὀκνή-
σομεν ἐξηγήσασθαι. καὶ τοῦτο γὰρ ὑπόμνημα φιλανθρω-

per experientiam nofcuntur, fide aftruit. Atque id ipfum
fequens declarat oratio.

XXI.

*Atqui quod vitiofus victus cibi et potus fui femper fimi-
lis ad fanitatem tutior omnino fit, quam fi quis fubito
ad alium meliorem magnam mutationem faciat, facile
addifcitur.*

Alteram fumptionum, quae ad praefentis fermonis demonftrationem praeftant, nunc ex multis particularibus
exemplis aftruere incipit, fidem ipfius in unam colligens
fummam, quae talis eft: *Magnae et repentinae praeter
confuetudinem mutationes non parvam fanis afferunt laefionem.* Quanquam fermo hic confpicuus eft, tamen fi
quid quod explanatione indigeat, intercidere videbitur iis
qui exercitati non funt in fequenti ferie, explanare non
cunctabor. Nam hic commentarius liberalior ac huma-

πότερόν ἐστι, τῷ ἐστοχάσθαι μὴ μόνον τῶν γεγυμνασμένων
ἐν λόγοις, ἀλλὰ καὶ τῶν ἀγυμναστοτέρων· εἰ δέ τις ἀμαθὴς
καὶ ἄπειρός ἐστι τῶν προειρημένων μαθημάτων, ἄλλο τι
πραττέτω.

κβ'.

Ἐπεὶ καὶ τοῖσι δὶς σιτεομένοισι τῆς ἡμέρης καὶ τοῖσι μονο-
σιτέουσιν αἱ ἐξαπίναιοι μεταβολαὶ βλάβας καὶ ἀῤῥωστίην
παρέχουσι. καὶ τοῖς μέν γε μὴ μεμαθηκότας ἀριστᾶν,
ἢν ἀριστήσωσιν, εὐθέως ἀῤῥώστους ποιέει καὶ βαρέας ὅλον
τὸ σῶμα καὶ ἀσθενεῖς καὶ ὀκνηρούς· ἢν δὲ καὶ ἐπιδειπνήσωσιν, ὀξυρεγμιώδεας, ἐνίοισι δὲ ἂν καὶ σπατίλη γένοιτο, ὁκόταν παρὰ τὸ ἔθος ἀχθοφορήσῃ ἡ κοιλίη εἰθι-
σμένη ἐπιξηραίνεσθαι καὶ μὴ δὶς διογκοῦσθαι μηδὲ δὶς
ἕψειν τὰ σιτία.

Οὐ μόνον ὅτι βλάπτονται μεγάλα κατὰ τὰς τῶν ἐθῶν
ἐξαιφνιδίους μεταβολάς, ἀλλὰ καὶ τίνες αἱ βλάβαι [51] γί-

nior eſt, ſi non eos modo qui in rationibus ſunt exercitati, ſed etiam qui non ſunt exercitati, ſpectet. Quod
ſi quis praedictas diſciplinas neqne didicerit neque expertus fuerit, aliud quidpiam agat.

XXII.

*Quandoquidem tum bis die tum ſemel cibum aſſumentibus
repentinae mutationes laeſiones et morbos invehunt. Et
ſane qui prandere non conſueverunt, ſi prandeant, ſtatim infirmos efficiunt et corpore graves et imbecilles
ac deſidioſos. Quod ſi praeterea coenaverint, acidum
eructant, nonnullis etiam alvi liquida dejectio oboritur.
Quum praeter conſuetudinem ventriculus pondere gravetur, reſiccari conſuetus, non bis intumeſcere, neque bis
cibos coquere.*

Non ſolum quod in repentinis conſuetudinum mutationibus magnopere laedantur, verum etiam et quae laeſi-

νονται γράφων, τίνα δὲ τρόπον ἐπανορθωτέον ἑκάστην ἐστὶν,
εἰς μῆκος ἐκτείνει τὸν λόγον· ὡς εἴ γε μόνον ὅτι βλάπτον
ται μεγάλα κατὰ τὰς τῶν ἐθῶν ἐξαιφνιδίους μεταβολὰς ἐπε
δείκνυε, βραχὺς ἂν αὐτῷ ὁ πᾶς λόγος ἐγεγόνει. πρώτη μὲν
οὖν ἐστι μεταβολὴ ἡ νῦν προκεχειρισμένη, τοῦ ἔθους ἐπὶ τῶν
ἀηθῶν μὲν ἀριστᾶν, ἀριστησάντων δέ ποτε· φησὶ γὰρ ἀρρώστους
τε καὶ βαρεῖς ὅλον τὸ σῶμα γίγνεσθαι καὶ ἀσθενεῖς καὶ
ὀκνηρούς. συμβαίνει δὲ αὐταῖς ταῦτα βαρυνομένης τῆς δυ
νάμεως ὑπὸ τῆς τροφῆς ὡς ὑπὸ φορτίου· οὐ γὰρ δὴ κατά
γε τὸν ἴδιον λόγον ἀρρωστούσης, ὡς ἐπὶ τῆς ἐνδείας εἴωθε
γίγνεσθαι. διὰ τοῦτο οὖν ἐνταῦθα μὲν προσέθηκε τῷ λό
γῳ, τὸ βαρείας ὅλον τὸ σῶμα γίγνεσθαι καὶ ὀκνηροτέρους
τοὺς δὶς διαιτηθέντας· ἐπὶ δὲ τῶν εἰθισμένων ἀριστᾶν, οὐκ
ἀριστησάντων δὲ, τὴν μὲν ἀσθένειαν τῆς δυνάμεως ἔγραψε,
τὸ δὲ βάρος οὐ προσέγραψε· κατὰ γὰρ τὸν ἑαυτῆς λόγον
ἡ δύναμις ἐν ταῖς τοιαύταις (59) μεταβολαῖς ἀρρωστεῖ.
καὶ μέντοι καὶ ὀκνηροὺς εἰπὼν γενέσθαι κατὰ τὴν νῦν ἡμῖν
προκειμένην μεταβολὴν τῆς διαίτης, ἐπὶ τῆς ἐναντίας εἶπε

ones fiant et quonam modo fingulas emendare oporteat
fcribens in prolixitatem fermonem extendit; nam fi duntaxat, quod in repentinis confuetudinum mutationibus laedantur, oftenderet, fermo illi totus brevis foret. Prima
igitur confuetudinis mutatio nunc expofita eft, de prandere non affuetis, qui pranfi aliquando funt. Ait enim
tales et infirmos et toto corpore graves fieri, imbecilles
quoque et defidiofos. Haec autem ipfis accidunt, gravata
ab alimento, tanquam a pondere, facultate, neque enim
certe imbecilla ea redditur propria ratione, veluti in cibi
penuria fieri confuevit. Ob eam igitur caufam hic fermoni adjecit, totum corpus gravari iis, qui bis cibati
funt, eosque fieri defidiofiores. Verum in affuetis prandere et non pranfis, imbecillitatem quidem virium fcripfit,
fed gravitatem non adfcripfit. Nam per fe vires in ejusmodi mutationibus imbecilles evadunt. Praeterea quum
defidiofos fieri in praefenti victus mutatione afferat, in

δειλοὺς, ὡς πᾶν ἔργον μισεῖν, ὡς εἰ καὶ φοβουμένους τῶν
ἔργων ἅψασθαι εἰρήκει· οὕτως γὰρ ἔχει καὶ κατ᾽ ἀλήθειαν,
αἰσθανομένων τῆς κατὰ δύναμιν ἀσθενείας τῶν οὕτως ἐχόντων καὶ διὰ τοῦτο μὴ τολμώντων ἐνεργεῖν ἃς ἐνήργουν ἔμπροσθεν ἑτοίμως ἐνεργείας. ἀλλὰ μὴν καὶ ἐκκρεμᾶσθαι δοκεῖν τὰ σπλάγχνα τοῖς ἐνδεῶς διαιτηθεῖσί φησι καὶ οὐρεῖν
θερμόν τε καὶ χλωρόν· θερμὸν μὲν λέγων δηλονότι τοῦ
συνήθους θερμότερον, χλωρὸν δὲ κατά τι τῶν ἐπὶ τῆς Ἀσίας
Ἑλλήνων ἔθος, ὅ ἐστι καὶ νῦν διασωζόμενον. ὠχροὺς γάρ
τινας ἰδόντες ἐρωτῶσι τὴν αἰτίαν, δι᾽ ἣν οὕτω γεγόνασι χλω-
ροὶ, μηδὲν διαφέρειν ἡγούμενοι χλωρὸν εἰπεῖν καὶ ὠχρόν·
ἑωρακέναι τε τόνδέ τινα χλωρότερον ἑαυτοῦ φασι, τὸν ὠχρότερον οὕτω δηλοῦντες. ἔστι δὲ τὸ ὠχρὸν χρῶμα κατ᾽ ἀλήθειαν τοιοῦτον, οἷόν περ καὶ τὸ τῆς καλουμένης ὤχρας
ὀξυνομένης κατὰ τὴν προσηγορίαν τῆς πρώτης συλλαβῆς·
καὶ γίγνεταί τοιοῦτον ἐπιμιγνυμένης τῷ ὑδατώδει περιττώ-
ματι τῆς ὠχρᾶς τε καὶ πικρᾶς καὶ ξανθῆς ὀνομαζομένης
χολῆς· ὅσον γὰρ τοῦ ἐρυθροῦ χρώματος ἐπὶ τὸ λευκότερον

contraria timidos effe dixit, velut fi opus omne perofus
ac opus aggredi veritos diceret. Sic enim fe vere res
habet. Atque quum ita fe habeant, virium imbecillitatem
fentiunt, atque ob id eas, quas ante promptius obibant,
obire non audent actiones. Quin etiam et iis qui parcius cibantur vifcera videri pendere ait, eosque tum calidum tum viride meiere. Calidum quidem inquiens, id eft
folito calidius, viride vero juxta morem quendam Afiati-
corum Graecorum, qui et nunc obfervatur; pallidos enim
quosdam videntes, caufam cur ita virides facti funt, inter-
rogant, viride et pallidum nihil differre exiftimantes,
confpectumque quendam fe ipfo viridiorem dicunt, palli-
diorem ita fignificantes. Eft autem color pallidus revera
talis, qualis ignis et ochrae vocatae, ὤχρας, cujus nominis prima fyllaba acuitur. Fitque talis color permixta
aquofo excremento pallida et amara et flava appellata
bile. Quantum enim flavus color a rubro in albiorem

ἀποκεχώρηκε τὸ ξανθὸν, τοσοῦτον τούτου τὸ ὠχρόν. ἔγραψε
δέ τινα καὶ ἄλλα συμπτώματα, γεγνόμενα τοῖς οὕτω διατε-
θεῖσι, περὶ ὧν ὅταν ἀφικώμεθα ἐπὶ τὴν ῥῆσιν, ἐπισκεψό-
μεθα· νυνὶ δὲ τὴν προκειμένην ῥῆσιν ἐξεργαστέον. οἷς
ἔφη συμβαίνειν ἐπὶ τῶν ἀήθως ἀριστησάντων, ἔτι καὶ τοῦτο
προσέθηκεν· ἢν δὲ καὶ ἐπιδειπνήσωσιν, ὀξυρεγμιώδεις. ἐμάθομεν δὲ ὅτι διά τε τὴν ψίξιν τῆς γαστρὸς αἱ ὀξυρεγμίαι
γίνονται καὶ διὰ φλέγμα πολλάκις ἠθροισμένον ἐν αὐτῇ καὶ
διὰ πλῆθος σιτίων ἢ καὶ συμμέτρων μὲν ὄντων, ἀλλὰ ψυχρῶν τῇ δυνάμει. πάντων δὲ τῶν προειρημένων κοινόν ἐστι
τὸ νικᾶσθαι τὴν ἔμφυτον θερμασίαν τῆς γαστρὸς ὑπὸ τῶν
σιτίων, οὐ νικᾷν οὐδὲ κρατεῖν οὐδὲ κατεργάζεσθαι δυναμένην καλῶς αὐτά· καθάπερ εἰ καὶ φλογὶ μικρᾷ πλῆθος ἐπι-
σωρεύσαις ξύλων, ἢ καὶ χωρὶς πλήθους ἐπιτιθείης χλωρὰ
καὶ ὑγρά. τισὶ δὲ τούτων τῶν οὕτω διαιτηθέντων καὶ σπατίλην φησὶ γίνεσθαι, τουτέστιν ὑγρὰν διαχώρησιν· ἐν πολλοῖς δὲ τῶν ἀντιγράφων οὐ σπατίλην γεγραμμένην εὑρήσεις,

fecedit, tantum a flavo pallidus. Scripfit autem et alia
quaedam fymptomata, quae ita affectis fiunt, de quibus
quum ad propriam enarrationem pervenerimus, agemus.
Nunc autem praefentem textum abfolvamus. Quae in
non affuetis prandere contingere ait, iis adhuc et hoc
adjecit: *fi autem fupercoenaverint, acidum eructant.*
Quod autem ructus acidi fiant et propter ventriculi frigiditatem et propter pituitam faepius in eo acervatam et
propter ciborum multitudinem, aut etiam fi moderati quidem fint, poteftate tamen frigidorum, didicimus. Omnium
autem praedictorum commune eft calorem ventris infitum vinci a cibis, non eos vincere, neque fuperare, neque
probe conficere poffe, ut fi modicae flammae lignorum
multitudinem fuperacervaveris, aut et citra multitudinem
tum viridia tum humida fuperpofueris. Quibusdam ita
cibatis diarrhoeam, hoc eft liquidam dejectionem fieri
ait. Verum multis in exemplaribus non dejectionem liquidam fcriptam invenies, fed inquietudinem, ut videlicet

ἀλλ᾿ ἄσην, ἵν᾿ ἀκούσωμεν δηλονότι τὸν ῥιπτασμὸν τοῦ σώματος, ἀσωμένου διὰ τὸ πλῆθος τῆς τροφῆς τοῦ διαιτη-
θέντος οὕτως καὶ δυσφοροῦντος ἐν τῇ κατακλίσει καὶ μεταβάλλοντος ἑαυτόν. ἐπὶ δὲ τῆς τελευταίας ῥήσεως ἀπεφήνατο
σαφῶς ὅτι δεῖ τὴν πέψιν εἶναι παραπλησίαν ἑψήσει, ὡς
ὑπὸ θερμοῦ γιγνομένην, οὐ ξηροῦ καὶ αὐχμώδους, ὁποῖόν ἐστι
τὸ τῶν πυρετῶν, ἀλλ᾿ ὑγροῦ καὶ ἀτμώδους οἷον τὸ κατὰ
φύσιν ἐν τοῖς ζώοις ἐστίν.

κγ´.

[52] Ἀρήγει οὖν τουτέοισιν ἀνασηκῶσαι τὴν μεταβολήν.
ἐγκοιμηθῆναι γὰρ χρὴ ὥσπερ νύκτα ἀγαγόντα μετὰ τὸ
δεῖπνον, τοῦ μὲν χειμῶνος ἀριγέως, τοῦ δὲ θέρεος ἀθαλ-
πέως· ἢν δὲ καθεύδειν μὴ δύνανται, βραδεῖαν συχνὴν περίοδον πλανηθέντα μὴ στασίμως, δειπνῆσαι μηδὲν ἢ ὀλίγα
καὶ μη βλαβερά, ἔτι δὲ ἔλασσον πιεῖν καὶ μὴ ὑδαρές. ἔτι
δὲ μᾶλλον ἂν πονήσειεν ὁ τοιοῦτος, εἰ τρὶς σιτέοιτο
τῆς ἡμέρας ἐς κόρον, ἔτι δὲ μᾶλλον, εἰ πλεονάκις· καὶ-

jactationem intelligamus corporis ita cibati, ut alimenti
copia jactetur molefteque in lecto jaceat et fefe permu-
tet. At circa textus finem concoctionem elixationi fimilem effe oportere manifefte oftendit, tanquam quae a calido fiat, non ficco fqualentique, quale febrium eft, fed
humido et vaporofo, quale in animalibus fecundum naturam exiftit.

XXIII.

Iis igitur auxiliatur aequabilem mutationem rependere.
Dormire fiquidem oportet, tanquam noctem a coena
agentes, hieme quidem citra frigus, aeftate vero citra
calorem. Quod fi dormire nequeant, ubi multam lentamque ambulatiunculam oberraverint non ftando, nihil
coenent, aut pauca et innoxia, minus praeterea neque
aquofum bibant. Is praeterea etiam magis afficietur,
fi ter die ad fatietatem cibum acceperit, ac etiamnum

τοιγε πολλοί εἰσιν, οἳ εὐφόρως φέρουσι τρὶς σιτεόμενοι
τῆς ἡμέρης εἰς πλῆθος, οἳ ἂν οὕτως ἐθισθῶσιν.

Οὐκ ἦν ἀναγκαῖον εἰρῆσθαι νῦν ταῦτα, προύκειτο γὰρ
αὐτῷ διδάξαι τὰς ἐξαπιναίας μεταβολὰς τῶν ἐθῶν βλάπτειν
ἡμᾶς, οὐχ ὅπως χρὴ τὰς τοιαύτας βλάβας ἐκθεραπεύειν·
ἐπεὶ δὲ καὶ τοῦτο ἔδοξεν αὐτῷ πρᾶξαι, καὶ ἡμεῖς ἀκολουθή-
σωμεν οἷς ἔγραψε, μάλιστα μὲν ἐπὶ πλέον κοιμηθῆναι κελεύων, εἰ δὲ καθεύδειν μὴ δύναιντο περιπατῆσαι σχολαίως
συχνὴν περίοδον, ὡς μὲν οἱ πλεῖστοι τῶν ἐξηγουμένων λέγουσι, μετὰ τὸ δεῖπνον, ὡς δὲ ἡ διάνοια τῶν εἰρημένων βούλεται, μετὰ τὸ ἄριστον· τὸ γὰρ ὥσπερ νύκτα ἀγαγόντα περὶ
τῶν ἡμερινῶν ὕπνων, οὐ τῶν ἐν τῇ νυκτὶ προσήκει λέγεσθαι. καὶ μέντοι τὸ γεγραμμένον ἐφεξῆς ἔνθα φησίν· ἦν
δὲ καθεύδειν μὴ δύνανται, βραδεῖαν συχνὴν περίοδον πλανηθέντα μὴ στασίμως, δειπνῆσαι μηδὲν ἢ ὀλίγα· μαρτυρεῖ
τῷ μετὰ τὸ ἄριστον αὐτὸν ἀξιοῦν κοιμηθῆναι. δυοῖν οὖν θάτερον ἢ ἐπανορθωτέον ἐστὶν ὡς ἡμαρτημένην μὲν τοιαύτην

---

magis, fi faepius; quanquam multi funt fane, qui ter
die copiofum cibum facile ferunt, quod ita affueti fint.

Haec nunc referre non erat neceffarium. Nam docere propofuerat repentinas confuetudinum mutationes nos
laedere, non autem quomodo tales laefiones curare oporteat. Verum quoniam ipfi hoc agere vifum eft, nos quoque quae fcripfit perfequamur. Maxime quidem dormire
ipfos plurimum jubet, et fi dormire nequeant, multae ac
lentae ambulationis circuitum conficere, ut quam plurimi
interpretes ajunt, poft coenam, verum ut eorum quae dicuntur fenfus praecipit, poft prandium. Nam oratio haec:
tanquam noctem agant, de fomnio meridiano, non de no-
cturno dici expoftulat. Enimvero, quod continuata eft
fcriptum ferie, ubi inquit: *Si vero dormire nequeant, ubi*
multam lentamque ambulationem non ftando confecerint,
nihil coenent aut pauca, teftatur *Hippocratem* velle eos a
prandio dormire. Duorum igitur alterum, aut emendanda

γραφὴν καὶ οὕτω γραπτέον· ἐγκοιμηθῆναι γὰρ χρὴ ὥσπερ
νύκτα ἀγαγόντα, μετὰ τὸ ἄριστον, τοῦ μὲν χειμῶνος ἀριγέως,
τοῦ δὲ θέρεος ἀθαλπέως· ἢ εἴπερ φυλάττοιμεν τὴν μετὰ τὸ
δεῖπνον, οὕτως ἀκουστέον τῆς λέξεως· ἐγκοιμηθῆναι γὰρ
χρὴ ὥσπερ μετὰ τὸ δεῖπνον ἐκοιμᾶτο πρόσθεν, οὕτω νῦν
μετὰ τὸ ἄριστον ὥσπερ νύκτα ἀγαγόντα. τοῦ δὲ κελεύειν
αὐτὸν ἤτοι μηδὲν ὅλως ἢ ὀλίγα καὶ κοῦφα δειπνῆσαι, πρόδηλος ὁ λογισμός· ἡσυχάσαι γὰρ βούλεται τὴν γαστέρα καὶ
ἀνακτήσασθαι τὸν κάματον, ὃν ἔκαμνε βαρυνθεῖσα διὰ τὸ
παρὰ τὸ ἔθος ἀριστῆσαι τὸν ἄνθρωπον. ἀκόλουθον δὲ τούτῳ καὶ τὸ πιεῖν μὲν ἧττον, οὐ μὴν ὑδαρές γε· τόν τε γὰρ
κλύδωνα καὶ τὴν ὑγρότητα καὶ ψύξιν φυλάξασθαι χρὴ βε-
βαρημένης τῆς γαστρὸς ὑπὸ τοῦ πλήθους τῶν σιτίων· αὐτὸ δὲ
τὸ διδόμενον πόμα μὴ ὑδαρές, ἀλλ' ἐκθερμαῖνόν τε καὶ
ῥωννύον εἶναι τὴν γαστέρα. τὰ δὲ ἄλλα τὰ συνεχῆ τῇ ῥήσει δῆλα.

---

eft tanquam erronea fcriptio, atque ita fcribendum : *Dormire fiquidem eos oportet poft prandium, tanquam noctem
agant, hieme quidem citra frigus, aeftate vero citra calorem.* Vel fi fervare volumus orationem hanc *a coena,*
fic intelligenda eft dictio, dormire fiquidem eos oportet,
ut a coena ante dormiebant, fic et nunc poft prandium
tanquam noctem agant. Quod autem velit Hippocrates
eos aut nihil omnino, aut parce et leviter coenare, fenfus eft manifeftus. Ventrem enim vult requiefcere laboreque, quo gravatus afficiebatur, levari, quod praeter confuetudinem pranfus homo fuerat. Hinc fequens eft et
minus bibere, fed non aquofum. Etenim fluctuationem,
humiditatem et refrigerationem vitare oportet, ubi a ciborum multitudine venter gravatus fuerit. Potum autem,
qui exhibetur, non aquofum effe *convenit*, fed qui ventrem facultate tum calefaciat tum roboret. Caetera quae
textu continuantur funt manifefta.

κδ'.

[53] Ἀλλὰ μὴν καὶ οἱ μεμαθηκότες δὶς σιτεῖσθαι τῆς ἡμέρης, ἢν μὴ ἀριστήσωσιν, ἀσθενέες καὶ ἄῤῥωστοί εἰσι καὶ δειλοὶ εἰς πᾶν ἔργον καὶ καρδιαλγέες. κρεμᾶσθαι γὰρ δοκέει τὰ σπλάγχνα αὐτέοισι καὶ οὐρέουσι θερμὸν καὶ χλωρὸν καὶ ἡ ἄφοδος ξυγκαίεται· ἔστι δ' οἷσι καὶ τὸ στόμα πικραίνεται καὶ οἱ ὀφθαλμοὶ κοιλαίνονται καὶ οἱ κρόταφοι πάλλονται καὶ τὰ ἄκρα διαψύχεται.

Ταύτης τῆς ῥήσεως τὰ μὲν ἄλλα διὰ τῆς παραβολῆς, ὧν τοῖς ἀριστήσουσι παρὰ τὸ ἔθος συμβαίνειν ἔφησεν, ἐξήγημαι· περὶ δὲ τῶν ὑπολοίπων νῦν ἐρῶ. τὴν ἄφοδον αὐτῶν, τουτέστι τὸ ἀποπάτημα, συγκαίεσθαί φησιν, ὑπὸ τῆς θερμασίας δηλονότι κατοπτώμενον· ξηρότερόν τε γὰρ ἑαυτοῦ καὶ πυρωδέστερον γίνεται τὸ σῶμα, τοῖς ἐκ- (60) λείπουσι τὸ εἰθισμένον ἄριστον. ἐνίοις δὲ καὶ τὸ στόμα πικρὸν γίγνεσθαί φησιν· εἰσὶ δ' οὗτοι χολωδέστεροι φύσει, καὶ οἱ ὀφθαλμοὶ κοῖλοι γίγνονται τοῖς τοιούτοις ξηραινόμενοι κατὰ τὴν αὐτὴν αἰτίαν τὴν συγκαίουσαν τὸ διαχώρημα. διὰ

XXIV.

Quin etiam qui bis die cibum fumere confueverunt, ii nifi pranfi fuerint, imbecilles ac infirmi funt et ad quodcunque opus timidi et cor dolentes. Iis enim vifcera pendere videntur, calidum meiunt et cum virore pallidum ftercusque exuritur. Quibusdam etiam os amarefcit, oculi cavantur, tempora palpitant et extrema perfrigerantur.

Caetera quidem hujus textus eorum collatione, quae praeter confuetudinem pranfis accidere protulit, explicavimus, fed de reliquis nunc dicam. Stercus ipforum, hoc eft dejectionem, exuri profert, a calore fcilicet affatam. Aridius etenim fit corpus igneumque magis iis, qui confuetum relinquunt prandium. Nonnullis et os amarefcere ait (funt vero hi natura biliofiores) hisque concavi fiunt oculi et ab eadem qua dejectio aduritur caufa ficcefcunt.

δὲ τὴν ἐπὶ τὸ πυρῶδες ἐν ταῖς πικροχύλοις φύσεσιν ἐκτρο-
πὴν τῆς ἐμφύτου θερμασίας καὶ οἱ κρόταφοι πάλλονται,
τουτέστιν αἱ κατὰ τους κροτάφους ἀρτηρίαι σφύζουσιν ἐπι-
φανῶς· καὶ τὰ τοῦ σώματος ἄκρα ψυχρότερα γίγνεται, χολωδῶν ἰχώρων ἐμπιπλαμένης τῆς γαστρὸς, ὑφ' ὧν δακνομένη
τε καὶ ἀνιωμένη καταλύει τὴν δύναμιν καὶ καταψύχει τὰ
ἄκρα τοῦ σώματος.

___

κε'.

Καὶ οἱ μὲν πλεῖστοι τῶν ἀνηριστηκότων οὐ δύνανται κατε-
σθίειν τὸ δεῖπνον· δειπνήσαντες δὲ βαρύνουσι τὴν κοιλίην καὶ δυσκοιτέουσι πολὺ μᾶλλον ἢ εἰ καὶ προηριστή-
κεισαν.

Οἱ πικρόχολοι φύσει παρὰ τὸ ἔθος ἀνάριστοι μείναν-
τες ἀποστρέφονται τὰ σιτία κακωθείσης αὐτοῖς τῆς γαστρός·
ὅσοι δ' ἂν βιασάμενοι λάβωσι, βαρύνονταί τε καὶ διὰ τοῦτο
δυσκοιτοῦσιν, ὡς αὐτὸς εἶπεν, ὅπερ ταυτὸν σημαίνει τῷ
μοχθηρῶς ἔχοντας αὐτοὺς ἐν τῇ κοίτῃ διατελεῖν.

___

At in biliosis naturis ob innati caloris in igneum digreffionem etiam tempora palpitant, hoc est temporum arteriae evidenter pulsant. Praeterea corporis extrema frigidiora sunt, quod venter bilioso sero repletus sit, cujus
morsu atque molestia affectus vires dissolvit corporisque
extrema perfrigerat.

___

XXV.

*Ac plurimi quidem impransi coenam edere nequeunt, coe-
nati vero ventriculum gravant multoque difficilius in
lecto decumbunt quam si prius etiam pransi fuissent.*

___

Biliosi natura amarulenti, praeter consuetudinem impransi manentes cibos aversantur, ventriculo ipsis male
affecto. Verum qui coacti cibum sumpserint, et gravantur
et ob id difficile in lecto decumbunt, ut ipse protulit,
quod idem est ac male ipsos habentes in lecto permanere.

κστ'.
Ὁκότ' οὖν ταῦτα τοιαῦτα γίγνεται τοῖσιν ὑγιαίνουσιν ἕνεκεν
ἡμίσεος ἡμέρης διαίτης μεταβολῆς παρὰ τὸ ἔθος οὔτε
προσθεῖναι λυσιτελέειν φαίνεται οὔτε ἀφελέειν.

[54] *Μεταξὺ* δὲ πάλιν τῆς διηγήσεως τῶν συμβαινόντων
τοῖς ὑγιαίνουσιν, ὅσοι γε τὸ ἔθος ὑπήλλαξαν ἀθρόως τὸ κεφάλαιον τοῦ λόγου παρενέθηκεν, οὗ χάριν ταῦτα πάντα διη-
γεῖται τὰ τοῖς ὑγιαίνουσι συμβαίνοντα. δῆλον γὰρ ὡς εἴπερ
τοῖς ὑγιαίνουσιν ἡ τῆς ἡμίσεος ἡμέρας μεταβολὴ τῆς διαίτης εἰς τοσοῦτόν ἐστιν ἀνιαρὰ, πῶς οὐχ ἥδε πολλή γε τοῖς
νοσοῦσιν; ἐφεξῆς δὲ πάλιν ἐπὶ τὴν διήγησιν τῶν συμβαινόντων τοῖς ὑγιαίνουσιν ἐπανέρχεται κατὰ τὴν ἐχομένην ῥῆσιν ἔχουσαν οὕτως·

κζ'.
Εἰ τοίνυν οὗτος ὁ παρὰ τὸ ἔθος μονοσιτήσας, ὅλην τὴν
ἡμέρην κενεαγγήσας, δειπνήσειεν ὁκόσον εἴθιστο εἰκὸς αὐ-

XXVI.

Quum igitur talia haec ob dimidiatae diei victus a con-
suetudine mutationem sanis contingant, neque apponere
quicquam, neque detrahere commodum esse videtur.

Rursus autem in eorum explicatione, quae bene valentibus oboriuntur, iis nimirum qui derepente consuetudinem permutarunt, sermonis summam inseruit, cujus
gratia omnia haec exponit, quae sanis contingunt. Nam
ut constat, si bene valentibus victus dimidiati diei permutatio adeo molesta sit, quomodo haec non admodum aegrotantibus molesta erit? deinde rursus ad explicationem
eorum, quae sanis accidunt, revertitur in sequenti textu,
qui ita habet:

XXVII.

Qui igitur praeter consuetudinem semel cibum acceperit
et toto die evacuatis vasis quantum consuevit coena-

τὸν, εἰ τότε ἀνάριστος ἐὼν ἐπόνεε καὶ ἠρρώισιεε, δειπνήσας
δὲ τότε βαρὺς ἦν, πολὺ μᾶλλον βαρύνεσθαι· εἰ δέ γε ἔτι
πλείονα ἱχρόνον κενεαγγήσας ἐξαπίνης μεταδειπνήσειεν, ἔτι
μᾶλλον ἂν βαρύνοιτο.

Ὃ λέγει τοιοῦτόν ἐστιν. εἰ ὁ παρὰ τὸ ἔθος ἀναρίστη-
τος μείνας, εἶτα δειπνήσας τῶν εἰθισμένων ἐλάττω τῆς
νυκτὸς ἐβαρύνθη, πολὺ μειζόνως βαρυνθήσεται ὁ πλείω ἢ
ὅσα εἴθισιο δειπνήσας· ὁ δ᾽ ἐπὶ πλείονα χρόνον κενεαγγήσας, εἰ ἐξαπίνης μεταδειπνήσειεν, ἔτι μᾶλλον ἂν βαρυνθείη.
τῶν γὰρ ἀναριστήτων μενόντων παρὰ τὸ ἔθος ἔνιοι μὲν ἐπ᾽
ἐλάττονα χρόνον ἐκτείνουσι τὴν ἀσιτίαν, ἔνιοι δὲ ἐπὶ πλείονα·
τούτους οὖν φησιν ἔτι μᾶλλον βαρυνθήσεσθαι.

κη´.

Τὸν μὲν οὖν παρὰ τὸ ἔθος κενεαγγήσαντα συμφέρει ταύτην τὴν ἡμέρην ἀντισηκῶσαι ὧδε, ἀρρίγεως καὶ ἀθαλ-

---

verit, fi tunc impranfus doluerit ac aegrotaverit, atque
coenatus tum gravatus fuerit, multo magis eum gravari
par eſt. Quod ſi etiamnum longiore tempore evacuatis vaſis repente poſt coenaverit, magis adhuc gravabitur.

Quod docet hujusmodi eſt. Si qui praeter confuec-
tudinem impranſus manens minus confueto coenaverit,
nocte gravetur, multo magis gravabitur qui folito plura
eſt coenatus. Qui autem plufculo tempore exinanitis vaſis repente coenaverit magis adhuc gravabitur. Nam qui
impranſi praeter confuetudinem morantur, horum alii ad
minus temporis inediam protendunt, alii ad longius inter-
vallum, hos igitur gravari adhuc magis pronunciat.

XXVIII.

Cui igitur praeter confuetudinem vaſa evacuata funt, ei
hunc diem ſic rependere confert, citra frigus, calorem

πέως καὶ ἀταλαιπώρως· ταῦτα γὰρ ἅπαντα βαρέως ἂν
ἐνέγκοι. καὶ τὸ δεῖπνον συχνῷ ἔλασσον ποιήσασθαι ἢ
ὅσον εἴθιστο καὶ μὴ ξηρὸν, ἀλλὰ τοῦ πλαδαρωτέρου τρό-
που· καὶ μετὰ ταῦτα πιεῖν μὴ ὑδαρὲς μήτε ἔλασσον ἢ
κατὰ λόγον τοῦ βρώματος· καὶ τῇ ὑστεραίᾳ ὀλίγα ἀριστῆσαι, ὡς ἐκ προσαγωγῆς ἀφίκηται εἰς τὸ ἔθος.

———

Ὥσπερ τῶν ἀριστησάντων οὐκ εἰθισμένως ἐπηνώρθου
τὴν βλάβην, οὕτως καὶ τοὺς παρὰ τὸ ἔθος κακωθέντας ἐκ
μονοσιτίας ἀξιοῖ πρῶτον μὲν θάλπους καὶ ψύχους καὶ ταλαιπωρίας ἀπέχεσθαι· ταῦτα γὰρ ἂν, φησὶ, πάντα βαρέως
ἐνέγκοιεν· ἔτι τε ἀξιοῖ ἐπ᾽ ἔλαιτον ἢ ὅσον ἦσαν εἰθισμένοι
δει- [55] πνῆσαι. καίτοι τούτου ἐναντιώτατον οἱ πολλοὶ
ποιοῦσι· κωλυθέντες γὰρ ὑπό τινος ἀσχολίας ἀριστῆσαι
κατὰ τὸ δεῖπνον ἀξιοῦσιν ἀπολαμβάνειν καὶ τὴν παραλελειμ-
μένην ἐπὶ τοῦ ἀρίστου τροφὴν, οὐκ εἰδότες ὅτι δεῖται μὲν
ὄντως τὸ σῶμα τῆς παραλελειμμένης τροφῆς, οὐ δύναται
δὲ αὐτὴν ἡ γαστὴρ κατεργάσασθαι, βεβλαμμένη διὰ τὴν

———

et laborem. Haec enim omnia graviter tulerit. Et
coenam quam confuevit multo parciorem faciat eamque
non ficcam, fed quodammodo humentiorem, poftea bibat
neque aquofum neque minus quam pro cibi ratione,
pofteroque die pauca prandeat, quo acceffione facta ad
confuetudinem redeat.

———

Quemadmodum praeter confuetudinem impranforum
laefionem emendavit, fic et unico in die paftu praeter
confuetudinem male affectos vult in primis tum calorem
tum frigus tum labores fugere, haec enim omnia molefte
ferri ait. Praetereaque pauciore coena quam confueverint ipfos uti imperat, quanquam plerique maxime contrarium agunt. Nam prandere ob negocium aliquod pro-
hibiti volunt in coena omiffum in prandio alimentum
affumere, haud fcientes quod eget quidem vere corpus
omiffo alimento, fed ipfum conficere non poteft ventricu-

μακροτέραν ἀσιτίαν. ἀλλ᾽ ὅ γε Ἱπποκράτης ὥσπερ ἐλάττονα κελεύει δοθῆναι τὴν τροφὴν, οὕτως καὶ ὑγροτέραν·
αὕτη γὰρ οἰκεῖον ἅμα τῇ τε γαστρὶ καὶ παντὶ τῷ σώματι
γενήσεται κατεξηρασμένοις. ἐπιρρῶσαι δὲ αὐτῶν βούλεται
τὴν γαστέρα καὶ τῇ τοῦ οἴνου πόσει, μήθ᾽ ὑδαρὲς μήτ᾽ ἔλαττον τῆς κατὰ τὴν τροφὴν ἀναλογίας κελεύων πιεῖν. τὸ μὲν
γὰρ ὑδαρὲς ἐκλύσει τὸν τόνον τῆς γαστρός· τὸ δ᾽ ἔλαττον
ἀνεπιτήδειον τῇ ἐξηρασμένῃ. καὶ κατὰ τὴν ὑστεραίαν δ᾽
ἔτι προνοήσασθαι τῆς διαίτης ἀξιοῖ τὸν οὕτω βλαβέντα,
τροφῆς τῆς συνήθους ἐλάττονα προσενεγκάμενον, ὅπως ἐκ
προσαγωγῆς, τουτέστι κατ᾽ ὀλίγον, εἰς τὸ παλαιὸν ἔθος ἐπα-
νέλθοι.

κθ'.

Αὐτοὶ μέντοι σφῶν αὐτῶν δυσφορώτερον δὴ τὰ τοιαῦτα φέρουσιν οἱ πικρόχολοι τὰ ἄνω.

Εἶπον ἤδη κἀγὼ πρὸ μικροῦ περὶ τῶν πικροχόλων ὡς

lus ob longiorem inediam laefus. Quin etiam Hippocrates, ut alimenti minus imperat exhiberi, ita et humidius.
Id enim exiccatis tum ventri tum corpori univerfo peculiare remedium erit. Roborare praeterea et ventrem ipforum jubet vini potu, neque dilutum neque minus quam
cibi proportio exigit potandum praecipiens. Dilutum
enim ventris robur exolvit, minus vero ventri arefacto
incommodum exiftit. Poftero etiam die ita laefum victui
profpicere jubet, qui cibum confueto parciorem affumpfit,
ut ex accefsu, hoc eft paulatim, in priftinam redeat confuetudinem.

XXIX.

*Ifta tamen eorum quidam moleftius certe ferunt, furfum
picrocholi.*

Jam et ego paulo ante dixi biliofos repentinam a

Ed. Chart. XI. [55.]   Galen. V. (60. 61.)

δυσφορώτεροι γίγνονται τῶν φλεγματωδῶν ἐν τῷ μεταβάλλειν ἀθρόως τὴν δίαιταν ἐπὶ τὴν ἔνδειαν· ἐκχολοῦται γὰρ
αὐτοῖς θᾶττον ἤ θ' ὅλη τοῦ σώματος ἕξις καὶ ἡ κατὰ τὴν
γαστέρα. διὰ τί δὲ οὐχ ἁπλῶς εἶπεν οἱ πικρόχολοι, ἀλλὰ
προσέθηκε τὰ ἄνω; ὅτι τῆς ξανθῆς χολῆς, ἣν δὴ καὶ ὠχρὰν
καὶ πικρὰν ὀνομάζουσιν, ἐπιπολαζούσης μὲν τῇ ἄνω γαστρὶ
πικροχόλους εἰκότως ἐροῦμεν εἶναι τὰ ἄνω τοὺς τοιούτους,
ὑπιούσης δὲ δι' ἕδρας πικροχόλους τὰ κάτω. Παύλῳ μὲν
γὰρ τῷ ῥήτορι φλεγματώδη τὴν ὅλην ἕξιν τοῦ σώματος ἔ-
χοντι καθ' ἑκάστην ἡμέραν ἐπεπόλαζεν ἡ ξανθὴ χολὴ καὶ
πρώτην αὐτὴν ἤμει μετὰ τὸ λουτρὸν οὐκ ὀλίγην. Εὐδήμῳ
δὲ τῷ φιλοσόφῳ χολώδει τὴν κρᾶσιν ὄντι διὰ τῆς ἕδρας
ὑπῄει κάτω καὶ σπανίως ποθ' οὗτος ἤμει χολὴν (61)
ὠχράν· ἦν δ' ὥσπερ τῷ Παύλῳ τὰ διαχωρήματα χολῆς ὀλίγον ἔχοντα, οὕτω τῷ Εὐδήμῳ πάμπολυ. τοῖς οὖν ἐκλεί-
πουσι παρὰ τὸ ἔθος τὸ ἄριστον, ἐὰν μὲν τήν τε ὅλην ἕξιν
τοῦ σώματος ὦσι πικρόχολοι, τήν τε ἄνω γαστέρα συμβαίνειν ἀναγκαῖόν ἐστι πάνθ' ὅσα προεῖπεν ὀλίγον ἔμπροσθεν·

victu ad inediam digreſſionem pituitoſis difficilius ferre.
Bileſcit enim celerius his totus tum corporis tum ventris
habitus.   Cur autem non ſimpliciter dixit *picrocholi,* ſed
furfum addidit?   quod quum flava bilis, quam ſane et pallidam et amaram nominant, ſuperiori ſupernatat ventriculo, jure optimo tales parte ſuperiore picrocholos dicimus, quum vero per ſedem demittitur, deorſum picrocholos *afferimus.*   Paulo ſiquidem rhetori, toto corporis habitu pituitoſo, diebus ſingulis ſupernatabat flava bilis primamque ipſam vomebat a lavacro non paucam.   Eudemo
autem philoſopho, temperamento bilioſo exiſtenti, per ſedem deorſum ferebatur, raroque is bilem vomebat pallidam.   Erant autem ut Paulo excrementa quae bilis exiguum habebant, ita et Eudemo quae plurimum.   Qui igitur praeter conſuetudinem prandium reliquerunt, ſi et
toto corporis habitu et ſuperiore ventre picrocholi ſuerint, his accidere neceſſarium eſt quaecunque paulo ante

ὅσοις δὲ τὴν ἄνω γαστέρα μόνην ὑπάρχει πικροχόλοις εἶναι,
τὰ μὲν τῆς δυσφορίας συμβήσεται ὁμοίως, τὰ δὲ ἄλλα συμπτώματα τινὰ μὲν οὐδ' ὅλως ἔσται, τινὰ δὲ μετριώτερα.
προείρηκει δὲ τοὺς ἐκλείποντας τὸ ἄριστον παρὰ τὸ ἔθος
δειλοὺς ἐς πᾶν ἔργον γίγνεσθαι καὶ καρδιαλγέας καὶ κρεμᾶσθαι δοκεῖν αὐτοῖς τὰ σπλάγχνα καὶ οὐρεῖν θερμὸν καὶ
χλωρὸν καὶ τὴν ἄφοδον συγκαίεσθαι· τισὶ δ' αὐτῶν καὶ τὸ
στόμα πικρὸν γίγνεσθαι καὶ τοὺς ὀφθαλμοὺς κοίλους καὶ
τοὺς κροτάφους πάλλεσθαι καὶ τὰ ἄκρα διαψύχεσθαι. τούτων δὲ τινὰ μὲν τοῖς ὅλην τὴν ἕξιν πικροχόλοις μᾶλλον συμβαίνει, τινὰ δὲ τοῖς τὴν ἄνω γαστέρα. καὶ διὰ τοῦτο καὶ
ἡ πρὸς τὰς ἐνεργείας ἀτολμία καὶ ἡ τῶν ἄκρων ψῦξις [56]
τό τ' οὐρεῖν θερμόν τε καὶ χλωρὸν καὶ τὰ διαχωρήματα
συγκαίεσθαι καὶ τοὺς ὀφθαλμοὺς κοίλους γίγνεσθαι καὶ τοὺς
κροτάφους πάλλεσθαι, τοῖς τὴν ὅλην ἕξιν πικροχόλοις, ἀμφοτέροις δὲ τό τε δοκεῖν κρεμᾶσθαι τὰ σπλάγχνα καὶ τὸ
στόμα πικραίνεσθαι. διὰ μὲν γὰρ τὴν παρὰ τὸ ἔθος ἔνδειαν αἴσθησιν ἴσχουσιν ἀστηρίκτων τῶν σπλάγχνων, διὰ δὲ
τὴν ἐπικράτειαν τῆς χολῆς πικρὸν γίγνεσθαι τὸ στόμα τοῖς

praedixit omnia. At qui ventre duntaxat fuperiore picrocholi exiftunt, his tolerantiae difficultas fimiliter continget, fed ex reliquis fymptomatis alia quidem prorfus
non erunt, alia vero moderatiora. Praedixit autem eos
qui praeter confuetudinem prandium omittunt, timidos
ad quodvis opus fieri, cardialgiis affici, pendentia videri
ipfis vifcera, calidum et viride meiere exurique ftercus,
quibusdam eorum et os amarefcere, oculos cavari, tempora palpitare et extrema perfrigerari. Sed horum alia
toto habitu picrocholis magis accidunt, alia autem fuperiore duntaxat ventre *biliofis*. Atque ob id ad functiones
timiditas, extremorum perfrictio, mictus calidus viridifque,
dejectionum aduftio, cavatio oculorum et temporum fal-
tus, toto habitu picrocholis eveniunt. Utrisque autem
pendentium vifcerum opinio et oris amaritudo. Nam ob
infuetam inediam fufpenfa percipiunt vifcera, verum ob

τὸ πᾶν σῶμα πικροχόλοις, οὐχ ὡς τοῦ παθήματος ἐν τῷ
στόματι γιγνομένου μᾶλλον, ἀλλ᾽ ὅτι τῆς αἰσθήσεως αὐτὸ
μόριον ἡ φύσις ἐποίησε χυμῶν ἰδέας διαγνωστικόν. ἡ δὲ
γαστὴρ συγκαίεται μᾶλλον μὲν οἷς ἡ ἐξ ἥπατος εἰς αὐτὴν
καταῤῥέουσα χολὴ τὸ ἐπιπολάζον ἔσχηκεν, ἧττον δὲ οἷς ὑπέρχεται κάτω· τούτοις μὲν γὰρ ἐρεθίζει τὸ ἔντερον εἰς ἀπόκρισιν, ἐκείνοις δὲ τὸν στόμαχον ἀδικεῖ· διὸ καὶ ὁ Εὔδημος ἑκάστης ἡμέρας διεχώρει δὶς, ἔστι δ᾽ ὅτε καὶ τρὶς, ὁ δὲ
Παῦλος ἐνίοτε οὐδ᾽ ὅλως ἐξέκρινεν. εἰ μὴ γὰρ ἐρεθίζοιτο
πρός τινος δάκνοντος ἢ τῷ πλήθει τῆς κόπρου βαρύνοιτο
τὰ ἔντερα, προθυμίαν ἐκκρίσεως οὐ λαμβάνει τούτων δ᾽
οὐδέτερον τοῖς παραλείπουσι τὸ ἄριστον· οὔτε γὰρ δάκνον-
ται τὰ ἔντερα, τῆς χολῆς ἐπὶ τὸ στόμα ἐνηνεγμένης, οὐκ
ἐκεῖνα δακνούσης καὶ ἀνιώσης· οὔτε βάρος ἐγγίνεται τοῖς
μηδὲ ὅλως ἐδηδοκόσι.

λ'.

Τὴν δέ γε ἀσιτίην τὴν παρὰ τὸ ἔθος οἱ φλεγματίαι τὰ ἄνω

bilis exuperantiam os amarefcit toto corpore picrocholis,
non quod affectio in ore magis fiat, fed quod ipfam fen-
tiendi partem natura fecerit, quae fpeciem humorum di-
gnofceret.   Venter autem magis quidem iis exuritur, quibus ex hepate in eum bilis effufa fupernatat, minus autem quibus deorfum fubit.   Nam his quidem inteftinum
proritat ad excretionem, illis vero ftomachum mordet.
Ob eam rem Eudemus diebus fingulis bis et interdum ter
dejiciebat.   Paulus autem interdum nihil prorfus excer-
nebat.   Nifi enim inteftina a mordente aliquo irritaren-
tur vel copiofo excremento gravarentur, excretionis prom-
ptitudinem non acciperent.   Neutrum autem horum im-
pranfis contingit, neque enim mordentur inteftina, bile in
os afcendente, non illa mordente vexanteque, neque gravitas his fit qui nullo pacto comederunt.

XXX.

Non confuetam autem cibi abftinentiam facilius omnino

εὐφορώτερον φέρουσι τὸ ἐπίπαν· ὥστε καὶ μονοσιτίην τὴν
παρὰ τὸ ἔθος εὐφορώτερον οὗτοι ἂν ἐνέγκοιεν.

Ἔμπροσθεν μὲν εἰρήκει τοὺς πικροχόλους τὰ ἄνω δυσφορώτερον φέρειν τὴν μονοσιτίην, νυνὶ δὲ πρὸς τοὺς φλεγματώδεις μεταβὰς ἀντὶ τῆς μονοσιτίας πρότερον ἐμνημόνευσε τῆς ἀσιτίας, ἐκ τοῦ σαφεστέραν ἔχοντος τὴν βλάβην
τὴν μετάβασιν ἐπὶ τὸ βλάπτον ἧττον ποιησάμενος ἐξ ἀναλογίας. εἰ γὰρ δὴ μᾶλλον μὲν εἰκὸς βλάπτεσθαι τοὺς ὅλην
τὴν ἡμέραν ἀσιτήσαντας παρὰ τὸ ἔθος, ἧττον δὲ τοὺς
ἐκλείποντας τὸ ἄριστον, εὐφορώτερον δὲ τῶν πικροχόλων οἱ
φλεγματώδεις φέρουσι τὴν μονοσιτίαν, εὔδηλον ὡς καὶ τὴν
ἀσιτίαν εὐφορώτερον οἴσουσιν. ἡ δὲ αἰτία τοῦ ῥᾷον φέρειν
τὴν μονοσιτίαν τοὺς φλεγματώδεις ἐκ τῶν προειρημένων ἐπὶ
τοῖς χολώδεσι πρόδηλος. ὁ μὲν γὰρ τῆς χολῆς χυμὸς ἐν
ταῖς ἀσιτίαις ἑαυτοῦ γίνεται πικρότερος, ὁ δὲ τοῦ φλέγματος ἐν τῷ χρόνῳ πεπτόμενος γίνεται αἷμα, τῶν χολῶν οὐδε-

ferunt, qui superioribus partibus pituitosi sunt. Quare
assumptum praeter consuetudinem semel die cibum hi
facilius etiam tulerint.

Prius quidem parte superiore picrocholos assumptum
semel die cibum difficilius tolerare dixit, nunc autem ad
pituitosos digressus pro unico cibatu prius inediae meminit, ex re habente manifestiorem laesionem, ad minus laedentem translationem ex proportione faciens. Nam si
magis quidem laedi eos, qui cibo abstinentes totum diem
praeter consuetudinem traduxerunt, consentaneum sit, minus autem prandium deserentes et pituitosi picrocholis
cibatum die unicum facilius ferant, quod sane et inediam
facilius ferant perspicuum est. Causa autem cur pituitosi facilius cibatum die unicum ferant, ex iis quae antea de biliosis dicta sunt evadit conspicua. Nam bilis
humor in ipsis inediis amarior redditur, pituitae vero
humor temporis processu coctus sanguis efficitur, neutra

τέρας ἐπανελθεῖν εἰς αἵματος οὐσίαν δυναμένης, ἐπειδὴ τοῦ
μὲν αἵματος ἐν αὐτῷ θερμανθέντος ἐπὶ πλέον ἡ ξανθὴ γεννᾶται χολή, τούτου δ᾽ αὐτοῦ κατοπτηθέντος ἢ καὶ τοῦ παχέος αἵματος ἡ μέλαινα· τοῦ δὲ φλέγματος ἡ γένεσις ἐν τοῖς
φλεγματώδεσιν ἐδέσμασιν ἀεὶ προηγεῖται τοῦ αἵματος καὶ
διὰ μέσης τῆς τούτου γενέσεως ἡ εἰς αἷμα μεταβολὴ γίνεται τοῖς σιτίοις. καὶ τοῦτο συμβέβηκεν οὐ μόνον τοῖς μο-
χθηροτέροις ἐδέσμασιν, ἀλλὰ καὶ τῶν πάνυ δοκούντων ἐνίοις
ὑγιεινῶν εἶναι, καθάπερ ἄρτῳ τε καὶ χόνδρῳ καὶ σεμιδά-
λει. ἐγὼ μὲν οὖν ἐξήγημαι τὴν ἀρίστην εἶναί μοι δοκοῦσαν
γραφήν· αὐτό τε γὰρ καθ᾽ [57] αὐτὸ τὸ ἐν αὐτῇ διδασκόμενον ἀληθές ἐστι καὶ τοῖς προηγουμένοις ἀκόλουθον, οἵπερ εἰσὶ σκοποὶ τῆς ἀρίστης ἐξηγήσεως· οὐ μὴν ἐν ἅπασί
γε τοῖς ἀντιγράφοις εὑρήσεις τὴν τοιαύτην γραφήν, ἀλλ᾽
ἐναντίως μὲν καὶ ἀλλήλοις, ἑτέρως δὲ ἐν ἅπασι σχεδόν τι
τοῖς βιβλίοις ἐστὶν εὑρεῖν ἐγγεγραμμένην τὴν ῥῆσιν ταύτην
καὶ ψευδοῦς γιγνομένου τοῦ λόγου καὶ τοῖς προειρημένοις
οὐδεμίαν ἀκολουθίαν σώζοντος.

---

bile in fanguinis fubftantiam redire valente, quandoquidem
ex fanguine quidem in fe plus calefacto flava bilis procreatur, ex eodem vero affalo, vel etiam ex craffo fanguine, atra. Pituitae autem generatio in pituilofis eduliis fanguinem perpetuo antecedit, atque generatione ipfius
media cibi in fanguinem commutantur. Neque hoc deterioribus tantum cibis contingit, verum et quibusdam
eorum, qui falubres admodum effe videntur, ut pani, ha-
licae, filigini. Ego fane eam, quae mihi optima effe videtur, enarravi defcriptionem. Etenim quod in ea docetur, per fe verum eft atque antecedentibus confentaneum,
qui optimae explicationis funt fcopi. Non tamen in
exemplaribus omnibus confimilem invenies defcriptionem,
fed in aliis et aliis pugnantem. Verum aliter in libris
fere omnibus reperitur dictio haec infcripta, falfo fermone
reddito nullamque praedictis confequentiam fervante.

λα'.

Ἱκανὸν μὲν οὖν καὶ τοῦτο σημεῖον ὅτι αἱ μέγισται μεταβολαὶ τῶν περὶ τὰς φύσιας ἡμῶν καὶ τὰς ἕξιας συμβαινόντων μάλιστα νοσοποιέουσιν.

Πολλὰ μὲν οὖν σημαίνει παρ' αὐτῷ τὸ τῆς φύσεως
ὄνομα, νῦν μέντοι τὴν κρᾶσιν ἄν τις ὑπολάβοι δηλοῦσθαι,
καθάπερ γε καὶ τὴν αὐτῶν τῶν μορίων κατασκευὴν ἕξιν
ὠνομάσθαι νῦν, ἐν ᾗ κατασκευῇ καὶ τὸ ἐπιπολάζειν ἄνω
τὴν χολήν ἐστι καὶ ὑποχωρεῖν κάτω καὶ τὸ κρεμάμενα μᾶλλον ἔχειν ἢ ἐστηριγμένα τὰ σπλάγχνα. μεγάλη μὲν γὰρ οὖσα φύσει ἡ γαστὴρ στηρίζει τὰ σπλάγχνα, κἂν κενὴ ᾖ γαστὴρ σιτίων ᾖ· σμικρὰ δ' ὑπάρχουσα σιτίων μὲν πληρω-
θεῖσα στηρίζει, κενωθεῖσα δὲ καταλείπει συνιζάνουσα, κἀν-
τεῦθεν αἴσθησις αὐτοῖς γίγνεται τοῦ κρεμᾶσθαι τὰ σπλάγχνα.
περὶ δὲ τοῦ τὴν ξανθὴν χολὴν ἐπιπολάζειν τισὶν ἄνωθεν
πρόσθεν εἴρηται, τοῦ καταφέροντος αὐτὴν εἰς τὴν τῆς γαστρὸς ἔκφυσιν ἐξ ἥπατος πόρου διαφέρουσαν ἴσχοντος τὴν

XXXI.

Satis igitur idoneum et hoc argumentum quod eorum
quae circa naturam noſtram habitumque contingunt
maximae mutationes maxime morbos efficiunt.

Multa quidem apud Hippocratem naturae nomen
ſignificat, ſed hoc in loco temperamentum ſignificari quispiam exiſtimaverit, veluti et partium ipſarum ſtructuram
habitum appellari, qua in ſtructura continetur et bilis ad
partes ſuperiores fluctuatio et ad inferiores dejectio et
viſcerum tum ſuſpenſio tum ſtabilitas. Nam quum venter natura magnus exiſtit, viſcera ſtabilit, etiamſi venter
cibis vacuus fuerit. Verum quum parvus eſt, cibis quidem repletus fulcit, vacuatus vero ſubſidentia relinquit,
hinc ſenſus eſt ipſis ſuſpenſa eſſe viſcera. Quod autem
quibusdam bilis flava furfum fluctuet ante dictum eſt,
meatu ipſam ex hepate ad ventris duodenum deferente,
ſtructuram differentem habente. Nam interdum quibus-

κατασκευήν. ἔσθ᾽ ὅτε γὰρ τισιν ἀπ᾽ αὐτοῦ εἰς τὴν γαστέρα
παραγίνεται μόριον· τούτοις μὲν οὖν ἐπιπολάζει τὸ χολῶδες
περίττωμα, τοῖς δ᾽ ἄλλοις ὑπέρχεται κάτω πᾶν.

λβ'.

Οὐδὲ δὴ οἷόν τε παρὰ καιρὸν οὔτε σφοδροτάτας κενεαγγείας
    ποιέειν οὔτε ἀκμαζόντων τῶν νουσημάτων καὶ ἐν φλεγμα-
    σίῃ ἐόντων προσφέρειν, οὔτ᾽ ἐξαπίνης οἷόν τε ὅλῳ τῷ
    πρήγματι μεταβάλλειν, οὔτε ἐπὶ τὰ οὔτ᾽ ἐπὶ τά.

Ἀτάκτως ἡ ῥῆσις αὕτη γέγραπται, συνῆφθαι γὰρ αὐτὴν ἐχρῆν τῇ πρὸ αὐτῆς γεγραμμένῃ, ἵνα ὁ σύμπας λόγος
γένηται τοιοῦτος· αὐτοὶ μέντοι σφῶν αὐτῶν δυσφορώτερον
δὴ τὰ τοιαῦτα φέρουσιν οἱ πικρόχολοι τὰ ἄνω· τὴν δέ γε
ἀσιτίαν τὴν παρὰ τὸ ἔθος οἱ φλεγματίαι τὰ ἄνω εὐφορώτερον φέρουσι τὸ ἐπίπαν, ὥστε καὶ τὴν μονο- (62) σιτίην
τὴν γε παρὰ τὸ ἔθος εὐφορώτερον ἂν οὗτοι ἐνέγκαιεν·

dam portio aliqua ab ipfo ad ventrem procedit. His quidem fupernatat bitiofum excrementum, caeteris vero deorfum omnino voluitur.

XXXII.

*Neque fane intempeftivas neque vehementiffimas vaforum
    vacuationes moliri fas eft, neque vigentibus morbis et
    in inflammatione confiftentibus cibos exhibere, neque
    derepente huc aut illuc in toto negocio quicquam mu-
    tare licet.*

Dictio haec praeter ordinem fcripta eft. Copulari
fiquidem ipfam oportebat cum ea, quae ante fcripta eft,
ut tota oratio talis effet. *Talia vero moleftius ferunt
qui parte fuperiore picrocholi exiftunt. At non affuetam
cibi abftinentiam facillime omnino ferunt, qui parte fuperiore funt pituitofi, quo fit ut unicam die cibationem infuetam facilius etiam ferant. Non igitur intempeftive*

οὐδὲ οἷόν τε παρὰ καιρὸν οὔτε σφοδρὰς τὰς κενεαγγείας
ποιέειν, οὔτ᾽ ἀκμαζόντων τῶν νοσημάτων καὶ ἐν [58] φλεγμασίῃ ἐόντων προσφέρειν. συμπληρώσας γὰρ τὸν λόγον ἐν
ᾧ τὰς μεγάλας μεταβολὰς τῆς διαίτης ἐδείκνυε καὶ αὐτοὺς
τοὺς ὑγιαίνοντας βλαπτούσας, οὐχ ὅπως τοὺς νοσοῦντας εἰκότως ἐπήνεγκεν, οὗ χάριν ἐμνημόνευσεν ἁπάντων τούτων εἰ-
πών· οὐδ᾽ οἷόν τε παρὰ καιρὸν οὔτε σφοδρὰς τὰς κενεαγγείας ποιέειν. ἀποδεδειγμένου δ᾽ ἱκανῶς αὐτῷ τοῦ προκειμένου καὶ διὰ τῶν εἰρημένων, ὅμως φαίνεται μεταβαίνων
καὶ ἐφ᾽ ἕτερον λόγον ἀποδεικνύντα ταῦτα, ἐκ περιουσίας
χρώμενος ταῖς πίστεσιν. ἀρχὴ τοίνυν ἐστὶν εἰκότως τοῦ
δευτέρου λόγου τούτου ἡ ῥῆσις ἥδε· ἱκανὸν μὲν οὖν καὶ
τοῦτο σημεῖόν ἐστιν, ὅτε αἱ μέγισται μεταβολαὶ τῶν περὶ
τὰς φύσιας ἡμῶν καὶ τὰς ἕξιας συμβαινόντων νοσοποιέου-
σιν· ᾧ λόγῳ συνεχὴς ἂν εἴη καὶ ἀκόλουθος οὗτος· πολλὰ
δ᾽ ἄν τις ἠδελφισμένα τούτοισι τῶν εἰς τὴν κοιλίην καὶ ἄλλα εἴποι. ταύτην μὲν οὖν τὴν ῥῆσιν ἐξηγήσομαι, νυνὶ δὲ
ἐπὶ τὴν προκειμένην ἐπανήξω, τήνδε τὴν διάνοιαν ἔχουσαν·

neque vehementes vaforum vacuationes moliri, neque quum
morbi vigent et cum inflammatione funt, cibum dare licet. Nam peracto fermone, quo magnas victus mutationes prodidit, fanos ipfos, non modo aegrotantes, laedere,
jure intulit, cujus gratia mentionem de his omnibus fecit, inquiens: non igitur intempeftivas, neque vehementes
vaforum vacuationes moliri licet. Quanquam autem et
inftitutum etiam per relata fatis demonftravit, videtur
tamen et ad alterum tranfire fermonem, qui haec commonftret, ex abundanti teftimoniis ufus. Principium igitur fequentis fermonis jure cenfetur hic textus. Satis
idoneum fane et hoc argumentum, quod maximae mutationes eorum, quae circa naturam noftram habitumque
contingunt, maxime morbos concitent. Cui quidem orationi continua fuerit, quae ita fequitur : Multa autem his
cognata eorum, quae ventri contingunt, atque alia quis
retulerit. Textum fane hunc fum explicaturus, fed nunc
ad praefentem revertar, qui hunc fenfum habet. Non

οὐχ οἷόν τέ ἐστι παρὰ καιρὸν οὔτε σφόδρα λιμαγχονεῖν οὔτ'
ἐν ταῖς ἀκμαῖς τῶν νοσημάτων μεταβάλλειν τὴν δίαιταν ἐξ
ἐνδείας ἐπὶ προσφορὰν, ὥσπερ οὐδ' ἐπὶ τοὐναντίον ἀθρόως·
οἷς ἕπεται δηλονότι τὸ τοιαύτην ποιεῖσθαι τὴν δίαιταν οἵαν
οὗτος ἐκέλευσε· κεφάλαιον δὲ αὐτῆς ἐστι πεφυλάχθαι τὰς
ἀθρόας μεταβολὰς ἐπὶ τάναντία.

λγʹ.

Πολλὰ δ' ἄν τις ἠδελφισμένα τούτοισι τῶν ἐς κοιλίην καὶ
ἄλλα εἴποι· ὡς εὐφόρως μὲν φέρουσι τὰ βρώματα ἃ εἰθισμένοι εἰσὶν, ἢν καὶ μὴ ἀγαθὰ ᾖ φύσει, ὡσαύτως δὲ καὶ
τὰ ποτά· δυσφόρως δὲ φέρουσι τὰ βρώματα, ἃ μὴ εἰθισμένοι εἰσὶν, ἢν καὶ μὴ κακὰ ᾖ, ὡσαύτως δὲ καὶ τὰ
ποτά.

Τὰ ὁμοιούμενα καὶ ὡς ἄν εἴποι τις ἱκανῶς συγγενῆ καλεῖν ἠδελφισμένα σύνηθες αὐτῷ, διότι τῶν συγγενῶν οἰ-
κειότατοί τέ εἰσι καὶ συγγενέστατοι πάντων οἱ ἀδελφοί· καὶ

intempeſtive, neque vehementer fame necare, neque in
morborum vigore victum ex inedia ad cibi oblationem
permutare licet, quemadmodum neque derepente ad contrarium. Ex quibus ſcilicet ſequitur, talem inſtituendam
victus rationem, qualem is praecepit. Summa autem horum eſt, declinandas eſſe repentinas ad contraria permutationes.

XXXIII.

*Multa vero eorum, quae ad ventrem ſpectant, atque alia
his cognata referre quis poſſit, quod quidem cibos, quibus aſſueverunt, facile ferant, etiamſi natura non boni
ſint, eodem modo et potus. Moleſte autem ferunt cibos, quibus non aſſueti ſunt, quamvis mali non ſint,
conſimili modo et potus.*

Quae ſimilia et ut quiſpiam dixerit vehementer cognata ſunt, ea fraterna vocare ipſi conſuetum eſt, quod
congenerum et conſanguineorum tum familiariſſimi tum

γὰρ αἱ ἄλλαι συγγένειαι τούτων εἰσὶν ὕστεραι, θεῖοί τε καὶ
θεῖαι καὶ ἀνεψιοὶ καὶ ἀνεψιαὶ καὶ ἄλλα ὅσα τοιαῦτα. τὰ
δ᾽ ἄλλα τῆς ῥήσεως δῆλα, δεικνύντος αὐτοῦ τὸν αὐτὸν λόγον, ὃν ἀπ᾽ ἀρχῆς ἐδείκνυε, κεφάλαιον ἔχοντα, μέγιστα μέντοι δύνασθαι τὰ ἔθη, τὴν δ᾽ ἀθρόαν μεταβολὴν οὐ σμικρὰ
βλάπτειν τὰ σώματα.

λδ´.

Καὶ ὁκόσα μὲν κρεηφαγίη πολλὴ παρὰ τὸ ἔθος βρωθεῖσα
ποιέει ἢ σκόροδα ἢ σίλφιον ἢ ὀπὸς ἢ καυλὸς ἢ ἄλλα
ὁκόσα τοιουτότροπα μεγάλας δυνάμιας ἔχοντα ἰδίας, ἧσσον ἄν τις θαυμάσειεν, εἰ τὰ τοιαῦτα πόνους ἐμπυιέει
τῇσι κοιλίῃσι μᾶλλον τῶν ἄλ- [59] λων· ἀλλ᾽ εἰ κατα-
μάθῃς ὁκόσον μᾶζά τε ὄχλον καὶ ὄγκον καὶ φῦσαν καὶ
στρόφον τῇ κοιλίῃ παρέχοι, παρὰ τὸ ἔθος βρωθεῖσα τῷ
ἀρτοφαγέειν εἰθισμένῳ, ἢ ὁκοῖον ἄρτος βάρος καὶ τάσιν
κοιλίης τῷ μαζοφαγέειν εἰθισμένῳ, ἢ αὐτός γε ὁ ἄρτος

----

genere omnium junctiſſimi ſint ſratres.   Etenim propin-
quitates caeterae his poſteriores ſunt, ut avunculi, amitae,
conſobrini et conſobrinae et quae hujus generis ſunt alia.
Caetera dictionis clara ſunt, quum is demonſtret ſermonem eundem, quem ab initio demonſtravit, cujus ſumma
eſt, maxima quidem poſſe conſuetudines, repentinas vero
mutationes corpora non parum laedere.

XXXIV.

Et quaecunque multus quidem carnis eſus praeter conſue-
tudinem aſſumptus facit, aut allia, aut laſer, aut ejus
ſuccus, aut caulis, aut ejusmodi alia inſignibus praedita
facultatibus propriis, minus utique miretur quis, ſi quae ſunt
ejusmodi, dolores ventriculis quam alia magis inducunt.
At jure miraberis, ſi didiceris quantam maza et turba-
tionem et tumorem et flatum et tormina ventri offerat
praeter morem comeſta ab eo, qui pane veſci ſolet, aut
qualem panis gravitatem et tenſionem ventris mazam
edere ſolito, vel qualem panis ipſe calidus devoratus

θερμὸς βρωθεὶς οἴην δίψην παρέχει καὶ ἐξαπιναίην πλη-
θώρην, διὰ τὸ ξηραντικόν τε καὶ βραδύπορον· καὶ οἱ ἄ-
γαν καθαροί τε καὶ ξυγκομισιοὶ παρὰ τὸ ἔθος βρωθέν-
τες διαφέροντα ἀλλήλων ποιέουσι· καὶ μᾶζά τε ξηρὴ παρὰ
τὸ ἔθος ἢ ὑγρὴ ἢ γλίσχρη· καὶ τὰ ἄλφιτα οἷόν τι ποιέε
τὰ ποταίνια τοῖσι μὴ εἰωθόσι καὶ τὰ ἑτεροῖα τοῖσι τὰ
ποταίνια εἰωθόσι· καὶ οἰνοποσίη καὶ ὑδροποσίη παρὰ τὸ
ἔθος εἰς θάτερα μεταβληθέντα ἐξαπίνης, καὶ ὑδαρής γε
οἶνος καὶ ἄκρητος παρὰ τὸ ἔθος ἐξαπίνης ποθείς· ὁ μὲν
γὰρ πλάδον τε ἐν τῇ ἄνω κοιλίῃ ἐμποιήσει καὶ φῦσαν ἐν
τῇ κάτω, ὁ δὲ παλμόν τε φλεβῶν καὶ καρηβαρίαν καὶ
δίψην· καὶ λευκός τε καὶ μέλας οἶνος παρὰ τὸ ἔθος με-
ταβάλλοντι, εἰ καὶ ἄμφω οἰνώδεες εἶεν, ὅμως πολλὰ ἂν
ἑτεροιώσειαν κατὰ τὸ σῶμα, ὡς δὴ γλυκύν τε καὶ οἰνώδεα ἧσσον ἄν τις φαίη θαυμαστὸν εἶναι μὴ τωὐτὸ δύνασθαι ἐξαπίνης μεταβληθέντα.

———

*fitim inducat et repentinam plethoram, tum quod exic-
cet, tum quod tarde defcendat. Et quam diverſas inter
ſe affectiones efficiant puriſſimi confuſaneique panes in
cibo praeter conſuetudinem aſſumpti, itemque maza
praeter morem arida aut humida aut lenta, et quale
quid polentae efficiant recentes non aſſuetis, aliaeque iis
qui recentibus aſſueti ſunt et vini potus et aquae potus
praeter conſuetudinem in oppoſita derepente permuta-
tus et aquoſum vinum et meracum derepente praeter
conſuetudinem epotum. Illud enim in ſuperiore ventre
humiditatem excrementitiam et in inferiore flatum inducit, hoc vero ſpectabilem venarum pulſum, capitis gravitatem et ſitim. Tum etiam vinum album et nigrum
ſi quis praeter conſuetudinem immutet, etiamſi ambo vinoſa
fuerint, multa tamen in corpore alterarint, ut minus
mirum eſſe quis dixerit, dulce et vinoſum vinum, ubi
repente permutata fuerint, non idem poſſe.*

———

Τὴν ὅλου τοῦ λόγου τοῦδε διάνοιαν εἰπὼν πρότερον,
οὕτως ἐπὶ τὰς κατὰ μέρος ἐν αὐτῇ λέξεις ἀφίξομαι. διάνοια μὲν οὖν ὅλου τοῦ λόγου τοιαύτη τίς ἐστι. τὴν μὲν
οὖν εἰς τὰ μεγάλην ἔχοντα δύναμιν ἐδέσματά τε καὶ πόματα, μεταβολὴν τῆς διαίτης οὐκ ἄν τις θαυμάσειε βλάπτουσαν ὁρῶν τὰ σώματα· περὶ δὲ τῆς εἰς τὰ μικρὰ μεταβολῆς
οὐδ᾽ αὐτῆς ἀβλαβοῦς γινομένης, εἰκότως ἄν τις θαυμάσειε.
τοιαύτη μὲν ἡ τοῦ παντὸς λόγου διάνοια· κατὰ μέρος δὲ
τῆς ὅλης ῥήσεως ἡ ἀρχὴ τῶν ἰσχυρὰν δύναμιν ἐχόντων σιτίων ὀνομαστὶ μέμνηται, κρεηφαγίης τε καὶ σκορόδων καὶ
σιλφίου καὶ ὁποῦ καὶ καυλοῦ, δηλονότι τοῦ σιλφίου· καὶ
γὰρ ὅλον τὸ σίλφιον ἰσχυρὰν ἔχει δύναμιν καὶ κατὰ μέρος
ὁ ὁπὸς αὐτοῦ καὶ ὁ καυλός. ἀλλὰ ταῦτα μὲν ἁπλῶς εἶπεν·
ἐπὶ δὲ τῆς κρεηφαγίας προσέθηκε καὶ τὸ πολλῇ· μεγάλην
γὰρ οὕτως ἕξει δύναμιν, οὐκ ἔχουσα μεγάλην, εἰ σύμμετρος ᾖ.
ἡ δ᾽ ἐφεξῆς τῆσδε λέξις ἐπὶ τὰ σμικρὰν ἔχοντα δύναμιν
ἐδέσματα μεταβαίνει, μᾶζαν καὶ ἄρτον θερμὸν ἢ ψυχρὸν ἢ

Orationis totius fenſu prius aperto, ſic ad particulares quae in ea ſunt dictiones perveniemus.   Orationis
igitur totius ſenſus talis eſt.   Victus mutatiónem in eos,
qui inſigni praediti ſunt facultate, tum cibos tum potus,
nemo qui laedentem corpora viderit, admirabitur, verum
eam mutationem quae fit neque ſine laeſione in cibaria
facultatibus parva jure quis admirabitur.   Talis quidem
eſt ſermonis totius intelligentia.   Sed ut particulatim dicam, orationis totius principium meminit ciborum habentium vehementem facultatem, nominatimque eſus carnium,
alliorum, laſeris, ſucci ejusdem videlicet et caulis.   Etenim laſer totum vehementem habet facultatem ſigillatim-
que ſuccus ipſius et caulis.   Verum haec quidem ſimpliciter dixit.   Sed quum eſus carnium meminit, adjecit hoc
verbum, *multus*, nam ſi magnam habebit facultatem, com-
moderatus vero non magnam.   Quae huic ſuccedit dictio,
ad eos accedit cibos, qui perexigua conſtant facultate,
mazam et panem, calidum vel frigidum, purum vel con-

Ed. Chart. XI. [59. 60.] Galen. V. (62. 63.)

καθαρὸν ἢ συγκομιστόν. ὅτι δὲ τὸν μὴ καθαρὸν ὀνομάζει
συγκομιστὸν, εὔδηλόν ἐστι κἀκ τῆς πρὸς τὸν καθαρὸν ἀντι-
θέσεως· οἵ γε μὴν νῦν ἄνθρωποι τὸν τοιοῦτον ἄρτον αὐ-
τόπυρον ὀνομάζουσιν, οὐ διακρινομένου τοῦ πιτυρώδους ἀλεύρου κατ' αὐτὸν, συναναφυρομένου δὲ τῷ καθαρῷ. τούτοις
ἐφεξῆς καὶ τῆς ἐν τοῖς ἀλφίτοις διαφορᾶς ἐμνημόνευσε, τὰ
δὲ πρόσφατα ποταίνια κέκληκε τῇ τῶν Ἰώνων φωνῇ καὶ
τῇ τῶν παλαιοτέρων· οἰνοποσίας τε καὶ ὑδροποσίας παρὰ
τὸ ἔθος ὑπαλλαττομένων, ἀκρατεστέρου καὶ ὑδαρεστέρου πόματος. ἐφ' ὧν καὶ προσέθηκεν ὡς ὁ μὲν ὑδαρὴς οἶνος
πλάδον ἐν τῇ ἄνω κοιλίᾳ, τουτέστιν ὑγρότητα, καὶ ἀτονίαν
ἐμποιήσει καὶ φῦσαν ἐν τῇ κάτω, ὁ δ' ἄκρατος (63) παλμὸν
κροτάφων καὶ καρηβαρίαν καὶ δίψος· [60] οὗτος μὲν τῇ θερμότητι ταῦτα ἐργαζόμενος, ὁ δ' ὑδαρὴς τῇ θ' ὑγρότητι καὶ τῇ
ψύξει τἀναντία. καὶ τῶν οἴνων δ' αὐτῶν ἐμνημόνευσε τῆς
διαφορᾶς, ἐξ ἁπάντων τούτων ἀθροίζων τὸ προκείμενον ἐξ
ἀρχῆς αὐτῷ καθόλου, πᾶσαν ἐξάλλαξιν ἔθους ἀθρόως γινομένην οὐ μικρὰν βλάβην κατὰ τὸ σῶμα ἐργάζεσθαι.

fufaneum. Quod vero panem non purum confufaneum
appellet, conftat et ex ea, quae ad purum eft oppofitione.
Panem hunc fane homines hujus temporis cibarium appellant, non feparato ex fefe furfure, fed una cum pura
farina fubacto. Poft haec de polentarum differentia mentionem fecit, recentesque vocavit potaenias, Ionum et
antiquiorum voce. *Memoravit* et vini et aquae potatio-
nes praeter confuetudinem immutatas, meraciorem item
et dilutiorem potum, quibus adjecit dilutius vinum in
ventre fuperiore excrementitiam humiditatem facere, hoc
eft pravum humorem, ac infirmitatem flatumque in inferiore. Meracum vero afpectabilem temporum pulfum,
capitis gravitatem et fitim, idque calore haec efficit, dilutum autem contraria, tum humiditate tum frigore. Mentionem quoque et de vinorum ipforum differentia fecit,
ex his omnibus colligens univerfum ab initio ipfi propofitum, omnem confuetudinis permutationem derepente
factam non parvam corpori laefionem efficere.

λέ.

Τιμωρητέον μέντοι τοιόνδε τι μέρος τῷ ἐναντίῳ λόγῳ, ὅτι
ἡ μεταβολὴ τῆς διαίτης τουτέοισιν ἐγένετο, οὐ μεταβάλλοντος τοῦ σώματος οὔτε ἐπὶ τὴν ῥώμην, ὥστε προσθέ-
σθαι δεῖν σιτία, οὔτ᾽ ἐπὶ τὴν ἀῤῥωστίην, ὥστ᾽ ἀφαιρε-
θῆναι.

Τὸ μὲν τιμωρητέον δηλωτικόν ἐστι τοῦ βοηθητέον· ἡ
βοήθεια δ᾽ οὐκ ἂν ἄλλη τις εἴη τῷ λόγῳ παρὰ τὴν συνηγορίαν ὡς ἀληθεύει. δυοῖν γὰρ τοῖν λόγοιν τοῦ μὲν ἀρέ-
σκοντος αὐτῷ, τοῦ δὲ ἐναντιουμένου τούτῳ, συνηγόρησε μὲν
ἄχρι τοῦδε τῷ ἀρέσκοντι, νυνὶ δὲ καὶ πρὸς τὴν θατέρου
συνηγορίαν ἐτράπετο, καθ᾽ ὃν εἰκὸς εἶναι φήσειεν ἄν τις
ὠφελεῖσθαι τοὺς νοσοῦντας ὑπὸ τῆς ἐν τῇ διαίτῃ μεταβολῆς μεγάλοις, ἐπειδὴ καὶ ἡ τοῦ σώματος ὑπήλλακται διάθεσις εἰς τοὐναντίον, οἷς γε πρόσθεν μὲν ὑγίαινε, νυνὶ δὲ νο-
σεῖ. ἀλλά γε πρὸς τοῦτον τὸν λόγον καὶ ἔμπροσθεν μὲν
εἶπεν ἐν τῷ καθόλου· τὸ δὲ μεταβάλλειν μὲν εὖ ἔχει μὴ

XXXV.

At sane pars haec operis *contraria quadam ratione aftru-
enda eft, quod his* fanis *victus mutatio facta fit, corpore neque ad robur, ut cibos adjicere, neque ad infirmitatem, ut cibos demere oporteat, non immutato.*

Aftruendum idem ac auxiliandum fignificat. Auxilium autem non quid aliud fermoni huic fuit praeter
patrocinium, ut vere loquitur. Nam quum ex duobus
fermonibus unus ipfi placuerit, alter vero huic adverfetur,
ei quidem qui placuit, huc ufque eft patrocinatus, nunc
etiam ad alterius patrocinium defcendit, quo aequum effe
quivis dixerit, aegrotantes ab infigni victus mutatione juvari, quum et corporis affectio in contrarium his quidem
qui antea fani vivebant, nunc vero aegrotant, permutata
fit. Sane et in hujus fermonis gratiam univerfaliter antea eft loquutus *his verbis: commutare quidem bene habet*

ὀλίγον, ὀρθῶς μέντοι γε μεταβιβαστέη καὶ ἡ μεταβολή. καὶ
τί ποτ᾽ ἐστὶ τὸ ὀρθῶς ἐδήλωσε διὰ πλειόνων, ὃ συγκεφα-
λαιούμενος εἶπεν· οὐ δὴ οἷόν τε παρὰ καιρὸν οὐδὲ σφοδρὰς
τὰς κενεαγγείας ποιεῖν, οὔτ᾽ ἀκμαζόντων τῶν νοσημάτων καὶ
ἐν τῇ φλεγμασίῃ ἐόντων προσφέρειν, οὔτ᾽ ἐξαπίνης οἷόν τε
ὅλῳ τῷ σώματι μεταβάλλειν, οὔτ᾽ ἐπὶ τὰ οὔτ᾽ ἐπὶ τά. ὥστ᾽
ἤδη φθάνει λελυπέναι ἀμφιβολίαν, ἣν εἶπεν ἄρτι συναγορεύων
τῷ λόγῳ, προσθήσει δ᾽ αὐτῇ τι καὶ νῦν λέγων· προστεκμαρτέα δὴ καὶ ἡ ἰσχὺς καὶ ὁ τρόπος τοῦ νοσήματος ἑκάστου
καὶ τἄλλα ὅσα τούτοις ἐφεξῆς εἶπεν, ἃ κατὰ τὴν ἐφεξῆς ῥῆσιν διηγήσομαι.

λστ΄.

Προστεκμαρτέα δὴ καὶ ἡ ἰσχὺς καὶ ὁ τρόπος τοῦ νοσήμα-
τος ἑκάστου καὶ τῆς φύσιος τοῦ τε ἀνθρώπου καὶ τοῦ
ἔθεος καὶ τῆς διαίτης τοῦ κάμνοντος, οὐ μόνον σιτίων,
ἀλλὰ καὶ ποιῶν.

non parum, recte tamen mutatio transferenda. Et quid
recte fit, non paucis oftendit, fed ad fummam colligens
dixit: *Neque fane intempeftivas, neque vehementes vafo-*
rum vacuationes moliri fas eft, neque vigentibus morbis et
in inflammatione confiftentibus cibos exhibere, neque re-
pente huc aut illuc in toto negotio quicquam mutare licet.
Quare et ambiguitatem folvere jam anticipat, quam nuper
enunciavit fermoni confentiens. Adjicietque ipfi in praefentia aliquid, quum inquiet: *Conjicere autem oportet et*
robur et morbi cujusque modum, et caetera quae his fuccedunt, quae in fequenti dictione explanabo.

XXXVI.

Ad haec autem et virium robur conjectandum eft et mor-
bi cujusque modus et hominis natura et aegrotantis in
victu confuetudo, non in cibis folum, verum etiam in
potionibus.

[61] Εἰς τὸ προσηκόντως ἐπὶ τῶν ὀξέως νοσούντων
καταστήσασθαι τὴν δίαιταν, ὡς ἐδίδαξε, προστιθέναι κελεύει
τήν τε τῆς ἰσχύος ἐπίσκεψιν καὶ τοῦ νοσήματος τὸν τρόπον,
ἔτι δὲ τὴν φύσιν τοῦ ἀνθρώπου καὶ τὸ ἔθος αὐτοῦ. τὸ
μὲν γὰρ κεφάλαιόν ἐστιν, ὃ κατασκευάζει μὴ μεταβάλλειν
τὸ τῆς διαίτης εἶδος, πρὸ τοῦ γενέσθαι σαφῆ τὰ τῆς πέψεως σημεῖα· τοῦτο δὲ ἔσται προγνόντος σου πόσαις ἡμέραις τὸ νόσημα πρὸς τὴν ἀκμὴν ἀφίξεται. δυναμένης δὲ
τῆς διαίτης, ἣν ἐξελέγξω, κατὰ τὸ μᾶλλόν τε καὶ τὸ ἧττον
ἐξαλλάττεσθαι, διὰ τὸ καὶ τοὺς κάμνοντας ἀλλήλων διαφέρειν κατά τε ῥώμην καὶ ἀῤῥωστίαν τῆς δυνάμεως καὶ τὴν
φυσικὴν κρᾶσιν καὶ τὸν τρόπον τοῦ νοσήματος καὶ τὸ προ-
γεγονὸς ἔθος, εἰς ταῦτα ἀποβλέποντά σε τεχνικῶς ὑπάρξει
στοχάζεσθαι τοῦ τε μᾶλλον καὶ ἧττον τοῦ τῆς διαίτης εἴδους, εἰ ἐπ᾿ ὀξυμέλιτος ἢ μελικράτου τὸν κάμνοντα χρὴ
διαιτᾶν ἢ ὕδατος μόνου διδόναι πιεῖν ἄχρι τῶν τῆς πέψεως
γνωρισμάτων, ἢ πτισάνην δοτέον ἢ μόνον τὸν χυλὸν αὐτῆς,
εἴτ᾿ οὖν δὶς εἴτε καὶ ἅπαξ τῆς ἡμέρας. τὸ δὲ μᾶλλόν τε
καὶ ἧττον ἐν τῇ διαίτῃ προσεκμαίρεσθαι χρὴ δι᾿ ὧν εἶπε

Victus rationi acute laborantibus decenter praeſcriptae, ut docuit, et roboris conſiderationem et morbi modum, praeterea et hominis naturam conſuetudinemque
ipſius adjicere imperat. Nam quam ſummam aſtruit, haec
eſt: *non permutandam eſſe victus ſpeciem, priusquam
ſigna coctionis manifeſta ſint.* Id autem fiet, ſi quot
diebus ad vigorem morbus venturus ſit, praecognoveris.
Verum quum victus, quem manifeſtabo, pro majoris mi-
norisve ratione permutari poſſit, quod laborantes inter ſe
differant virium tum robore, tum infirmitate, naturali
item temperamento et morbi modo, atque antecedente
conſuetudine, ſi ad ea reſpexeris, poteris artificioſe tum
magis, tum minus in ſpecie victus conjicere, ſi oxymelite
vel melicrato aegrum cibare debeas, aut ſolam aquam bi-
bendam aduſque coctionis notas dare, aut ptiſanam aut
ejus ſolum cremorem, et an bis, an ſemel die. In victu
ergo tum magis tum minus per ea quae jam dixit conji-

νῦν. οὐ δήπου γὰρ ἐὰν εὕρῃς τὸν κάμνοντα χυλοῦ δεόμενον, ἤδη γινώσκεις ὑπόσον τούτου δοτέον ἐστί· ὡσαύτως δὲ
καὶ ἐπ᾽ ὀξυμέλιτός τε καὶ μελικράτου καὶ ὕδατος· ἀλλ᾽
ὥσπερ εἰς τὴν εὕρεσιν τοῦ τῆς διαίτης εἴδους ἐδεήθης
διαγνῶναι, πότερον ἄρρωστος ἢ εὔρωστός ἐστιν ἡ δύναμις
τοῦ κάμνοντος, ἐν πόσαις τε τῶν ἡμερῶν ἡ πέψις ἔσται
τοῦ νοσήματος, οὕτω καὶ νῦν προσεπισκεπτέον μέχρι πόσου
τὰ τῆς ἰσχύος ἢ τὰ τῆς ἀσθενείας αὐτῇ συμβέβηκε· παμπόλλη γὰρ ἡ διαφορὰ καὶ κατ᾽ αὐτὴν τὴν ἰσχὺν τῆς δυνάμεως,
ἐπεὶ καὶ κατὰ τὴν ἀσθένειαν ἐν τῷ μᾶλλόν τε καὶ ἧττον.
οὕτως δὲ καὶ ἡ τοῦ νοσήματος διαφορὰ προστεκμαρτέα·
χρὴ γὰρ οὐ μόνον ὅτι πλευρῖτις ἢ περιπνευμονία γινώσκειν,
ἀλλὰ καὶ ποία τίς ἐστιν αὕτη, κατά τε τὰς ὀδύνας καὶ τοὺς
πυρετοὺς καὶ τὰ πτυόμενα. καὶ γὰρ τῶν ὀδυνηρῶν πλευρι-
τίδων αἱ μὲν μᾶλλον, αἱ δὲ ἧττόν εἰσι τοιαῦται, καὶ τὸν
σφοδρὸν πυρετὸν ἧττόν τε καὶ μᾶλλον ἔχουσι τοιοῦτον αἱ
κατὰ μέρος πλευρίτιδες. ἐν δὲ τοῖς πτυομένοις οὐ σμικρὰ
διαφορά, καθότι κἂν τῷ προγνωστικῷ λέλεκται. ποικιλλο-

cere oportet. Nam fi aegrum ptifanae cremore indigere
comperias, nondum cognofcis quantum de eo fis propina-
turus, confimili modo de oxymelite, melicrato et aqua.
Verum quemadmodum ad fpeciei victus inventionem dignofcere, an robuftae vel infirmae fint laborantis vires,
opus tibi fuerit, quot item diebus morbi coctio futura fit,
fic et nunc confiderandum, quousque viribus robur aut
imbecillitas accidit. Multa namque differentia eft inter
ipfum virium tum robur, tum etiam imbecillitatem, majoris et minoris ratione. Sic morbi quoque differentias
oonjicere oportet. Non enim folum cognofcere oportet,
quod pleuritis aut peripneumonia fit, fed et qualis ea
fit in dolore, febre et fputis. Etenim pleuritidum quae
cum dolore funt, aliae quidem magis, aliae vero minus
tales exiftunt, febremque vehementem habent tum magis,
tum minus particulares pleuritides. Sed non parva quoque eft in iis, quae expuuntur, differentia, ut in progno-

μένων οὖν τῶν κατὰ μέρος ἀῤῥώστων ἐν ταῖς εἰρημέναις
διαφοραῖς οὐχ οἷόν τε κατὰ τὰς τῶν ἐμπειρικῶν ὀνομαζομένας συνδρομὰς ποιήσασθαι τὴν διδασκαλίαν· οὐδὲ γὰρ
οὐδὲ γράψαι δυνατόν ἐστι τὰς διαφορὰς τῶν κατὰ δύναμιν
ὑπεροχῶν, ἢ τὰς τῶν σφοδροτήτων τοῦ πυρετοῦ καὶ τὸ ποσὸν ἐν τοῖς πτύσμασι καὶ τὸ μᾶλλόν τε καὶ ἧττον ἐν τοῖς
κατὰ μέρος χρώμασιν ἢ ἀνομοιοτρόποις ἀναγωγαῖς, ἀλλ' ἑκάστου πράγματος ἀκηκοότα τὴν δύναμιν, ἰδίᾳ καὶ κατὰ μέρος
αὐτὸν χρὴ παραβάλλειν γε πάσας ἀλλήλαις, ἀθροίζειν δέ
τι κεφάλαιον ἓν ἐξ αὐτῶν. ἐν τούτῳ γάρ ἐστι καὶ τὸ βελ-
τίονας καὶ χείρονας γίγνεσθαι τοὺς ἰατρούς, εἰ καὶ τὰ αὐτὰ μεμαθηκότες εἶεν· οἱ γὰρ ὀξύτεροι τὸν λογισμὸν τῶν
ἀμβλυτέρων, οἵ τε φιλοπονώτεροι τῶν ῥαθυμωτέρων, οἵ τε
τριβακώτεροι τῶν ἀπειροτέρων, οἵ τε μνημονικώτεροι τῶν
ἀμνημονεστέρων. ἄμεινον οὖν ἐκ τῆς τῶν κατὰ μέρος πάντων δυνάμεως ἀθροίζειν εἰς ἓν κεφάλαιον ὅλον τὸ σχῆμα
καὶ τὸ καθ' ἑκάστην τροφὴν ποσόν. ἡ μὲν γὰρ ἀσθένεια
πλεονάκις μέν, ἀλλὰ κατ' ὀλίγον διδόναι τὴν τροφὴν ἐνδεί-

ſtico dictum eſt. Quum igitur particulatim in dictis differentiis diſtinguantur aegri, non datur in empiricorum
appellatis ſyndromis doctrinam conſtitui. Neque enim
eorum qui in viribus comperiuntur exceſſuum differentiae
ſcribi poſſunt, neque febris vehementia, neque ſputorum
quantitas, neque in particularibus coloribus diſſimilibus-
que eductionibus magis minusque. Verum cujusque rei
facultate intellecta, omnes inter ſe ſingillatim comparare
ſummamque unam ex ipſis colligere oportet. Hac enim
in re licet tum meliores tum deteriores haberi medicos,
quanquam eadem didicerint. Nam acutiores ratiocinio
hebetioribus *evadunt probatiores*, laboris amantiores
ſegnioribus, exercitatiores minus exercitatis, atque memoria valentiores, memoria minus valentibus. Ex particularium igitur omnium facultatibus colligere in unam
ſummam, univerſam *victus* formam, ſingulorumque ciborum quantitatem, commodius eſt. Nam imbecillitas ſaepius quidem, ſed paulatim, alimentum exhibendum eſſe

κνυται· συνεπιμαρτυρεῖ δὲ τούτῳ καὶ τὸ δὶς ἐσθίειν εἰθί-
σθαι τὸν κάμνοντα. τοὐναντίον δὲ πάλιν ἡ ῥώμη τῆς δυνάμεως ἐὰν ἐπ᾽ ἀνθρώπου μονοσιτεῖν εἰθισμένου φαίνηται,
θρεπτέον ἅπαξ τοῦτον· ἐνδείκνυται δὲ ἄμφω τὰ τεκμήρια.
οὕτω δὲ καὶ τὸ μὲν εὐδιαφόρητον σῶμα [62] πρὸς τὸ διδόναι τροφὴν παρορμᾷ, τὸ δὲ δυσδιαφόρητον ἐπὶ τἀναντία
ἄγει· καὶ τὸ μὲν λεπτοὺς ἔχον τοὺς χυμοὺς ἐπὶ τὸ διδόναι
τροφήν, τὸ δὲ μὴ τοιοῦτον ἐπὶ τἀναντία· καθ᾽ ἕκαστόν τε
τῶν εἰρημένων τὸ μᾶλλόν τε καὶ ἧττον ἀνάλογον ἑαυτῷ καὶ
τὴν τοῦ βοηθήματος χρῆσιν αὐξάνει τε καὶ ἀνίησι. λέλεκται δὲ περὶ τῶν τοιούτων ἐν τῇ τῆς θεραπευτικῆς μεθόδου πραγματείᾳ πάνθ᾽ ἑξῆς κατὰ τάξιν, ὡς μαθεῖν τε δύνασθαι τάχιστα καὶ μνημονεῦσαι ῥᾷστα· δι᾽ ἑνὸς γὰρ βιβλίου τοῦ νῦν ἡμῖν προκειμένου πάντα καλῶς εἰπεῖν τὸν
Ἱπποκράτην καὶ κατὰ τάξιν διδάξαι τῶν ἀδυνάτων ἦν καὶ
μάλιστα αὐτοῦ πρώτου τὴν εὕρεσιν αὐτῶν ποιουμένου· τῷ
δὲ παρ᾽ αὐτοῦ μὲν αὐτὰ μαθόντι διεστραμμένως τε καὶ
ἀτάκτως, ὅλον τε τὸν ἑαυτοῦ βίον ἀναθέντι πρὸς τὴν ἐξ

indicat, fidemque rei huic facit, quod aeger bis edere
confueverit. Contrarium autem rurfus robur virium *indicat*, fi in homine femel cibari affueto videatur, femel
ipfum cibare oportet, quod indicant ambae conjecturae.
Sic vero et quod corpus facilis eft difcuffionis ad cibationem ftimulat, quod aegre difcutitur, ad contraria agit.
Quod item tenues habet humores, id cibandum indicat,
quod his non conftat, contraria. Atque in fingulis quae
dicta funt, magis minusque proportionaliter fibi et auxiliorum ufum tum auget, tum remittit. Sed de hujusmodi omnia in methodo medendi deinceps et ordine ita
exarata funt, ut tum citiffime condifcere, tum facillime
ad memoriam revocare poffis. Fieri fiquidem nequit, ut
libro uno praefenti bene omnia fcribat Hippocrates, atque
ordine doceat, praecipueque quum ipfe primus horum inventionem fit molitus. Qui tamem haec ab eo tum
transverfe, tum inordinate *fcripta* didicerit, totamque fuam
vitam in id quod ex operibus docetur, ftudium devove-

ἔργων ἄσκησιν διδαχθεῖσαν οὐκ (64) ἀδύνατον καὶ σαφήνειαν καὶ τάξιν τῇ διδασκαλίᾳ προσθεῖναι· ἐὰν δὲ καὶ διὰ
πλειόνων βιβλίων ὑπάρξῃ τοῦτο πρᾶξαι, δῆλόν ἐστι πόση
γίγνεται τῆς σαφηνείας τῶν διδασκομένων ὑπερβολή. μὴ
τοίνυν ἀθυμείτω τις ἐὰν ἐντεῦθεν συγχεῖται περικλυζόμενος
ἀθρόως τῷ πλήθει τῶν σκοπῶν· ἀλλ᾽ ἐννοήσας ὅτι κατὰ
μέρος ἕκαστον τούτων δέδεικται πρὸς ἡμῶν ἐν τῇ θεραπευτικῇ πραγματείᾳ, μεταβὰς ἐπ᾽ ἐκείνην ἐκμαθέτω φιλοπόνως ἕκαστον, αὐτά τε τὰ νῦν ἀτάκτως λεγόμενα σαφῶς εἴσεται καὶ τὴν θεωρίαν ἐν τοῖς τῆς τέχνης ἔργοις ἀσκῶν,
ἐπαινέσει τὴν ἀλήθειαν αὐτῆς.

λζ'.

Πολλῷ δὲ ἧττον ἐπὶ τὴν πρόσθεσιν ἰτέον· ἐπεὶ τήν γε
ἀφαίρεσιν ὅλως ἀφελεῖν πολλαχοῦ λυσιτελέει, ὅκου διαρ-
κέειν μέλλει ὁ κάμνων, μέχρις ἂν τῆς νούσου ἡ ἀκμὴ
πεπανθῇ.

---

rit, is et lucem et ordinem doctrinae adjicere poterit.
Quod fi et pluribus libris fecerit, quanta futura fit claritatis eorum quae docentur exuperantia, liquido patet.
Nemo ergo animo defpondeat, fi hoc in loco confundatur fcoporum multitudine affatim circumfeptus. Verum
quum quod particulatim horum unumquodque a nobis in
methodo medendi demonftratum fit, intellexerit, ad illam
tranflatus fedulo fingula difcat et fane quae nunc inordinate dicuntur, liquido cognofcet, fpeculationemque in ipfis
artis operibus exercens veritatem ipfius laudabit.

XXXVII.

Multo autem minus ad ciborum additionem procedendum.
Quandoquidem ipfos detractione omnino fubducere faepenumero conducit, ubi fuffecturus eft aeger, donec
morbi vigor mitefcat.

Ed. Chart. XI. [62.]   Galen. V. (64.)

Ἐπεὶ τοῦ καθ᾽ ἑκάστην δίαιταν εἴδους ἐξ ὧν εἶπεν
ἔμπροσθεν εὑρισκομένου προστεκμαίρεσθαι χρὴ τὰ κατὰ
τὴν προγεγραμμένην ῥῆσιν εἰρημένα, χάριν τοῦ τὸ ποσὸν
εὑρίσκειν ἐν ἑκάστῃ διαίτῃ, διὰ τῆς νῦν προκειμένης λέξεως
(πολλῷ δὲ ἧσσον ἐπὶ τὴν πρόσθεσιν ἰτέον, ἐπεὶ τήν γε ἀφαίρεσιν ὅλως ἀφελεῖν πολλαχοῦ λυσιτελεῖ) γιγνώσκων ὅτι τὸ
ποσὸν ἑκάστου βοηθήματος στοχασμοῦ δεῖται τεχνικοῦ, στοχάζεσθαι δὲ τεχνικῶς ἀνδρός ἐστιν ἐκμεμαθηκότος τάς τε
δυνάμεις ἁπάντων τῶν κατὰ τὴν τέχνην καὶ μεμνημένου καὶ
φιλοπόνως ἐπὶ τῶν ἔργων τετριμμένου· τοιοῦτοι δὲ ὀλίγοι
παντάπασίν εἰσιν εἰκότως προσέγραψε ταυτὶ τὰ νῦν εἰρημένα κατὰ τὴν ἐνεστῶσαν λέξιν, τό τ᾽ ἐπὶ τὸ ἔλαττον ἐπὶ τῇ
ποσότητι μᾶλλον, ὅταν τις ἁμαρτάνῃ τοῦ προσήκοντος μέτρου, παραγίγνεσθαι παραινῶν ἤπερ ἐπὶ τὸ πλέον. τὸ μὲν
γὰρ πλέον ἀνεπανορθώτους ἐνίοτε τὰς βλάβας ἐργάζεται, τὸ
δ᾽ ἔλαττον εὐεπανόρθωτόν ἐστι, δυναμένων ἡμῶν, ἐὰν ἡ δύναμις ὀκλάζειν φαίνηται, τροφῆς ὀλίγου ἐπιδιδόναι· τῆς δὲ
φθασάσης εἰς τὴν γαστέρα καταπεπύσθαι τὸ περιττὸν ἀφε-

Quoniam victus cujusque fpecies ex iis, quae antea
dixit, invenitur, et quae in ante fcripto textu dicuntur
conjicere oportet, ut in unoquoque victu quantitas reperiatur; praefenti dictione, *ciborum autem adjectioni inten-
dendum multo minus, quandoquidem fubductione eos prorfus detrahere, faepenumero conducit,* cognofcens praefidiorum fingulorum quantitatem artificiofa egere conjectura,
artificiofe autem conjicere viri effe, qui facultates omnium
quae in arte funt, didicerit, memoriae mandaverit atque
ftudiofe fefe in operibus artis exercuerit, paucosque tales
exiftere. Jure hic quae praefenti textu dicuntur, adfcripfit, in quantitate ad quod minus magis quam ad
quod exuberat, quum quis a jufto modo aberret, procedendum effe admonens. Nam quod plus eft, noxas interdum inemendabiles facit, quod vero minus eft, facile
emendatur. Nam fi vires deficere videantur, cibi exiguum miniftrare poffumus, verum eo in ventrem abforpto

λεῖν, οὔτ' ἄλλως ῥᾴδιον καὶ πολὺ μᾶλλον ἐν τοῖς ὀξέσι νοσήμασιν. ἐπεὶ τήν γε ἀφαίρεσιν ὅλως ἀφελεῖν πολλαχοῦ λυσιτελέει, ὅκου διαρκεῖν μέλλει ὁ κάμνων, μέχρις ἂν τῆς νόσου ἡ ἀκμὴ πεπανθῇ. τῆς προγεγραμμένης ῥήσεως τοῦτο
τὸ μέρος αὖθις ἀνέλαβεν, ἀναμνῆσαι βουλόμενος τοῦ συνήθους αὐτοῦ σκοποῦ κἀνταῦθα καὶ κατὰ τοὺς ἀφορισμούς·
[63] ἐὰν γὰρ φαίνηται δυνάμενος ὁ κάμνων ἄνευ τροφῆς
ἐξαρκέσαι τῇ τοῦ νοσήματος ἀκμῇ, διὰ παντελοῦς ἀσιτίας
αὐτὸν ἐπὶ τὸν ποτὸν μόνον διαιτήσεις ὅπου περ ἂν εἶναί
σοι δόξει χρεία.

λη'.

Ἐν ὁκοίοισιν δὲ τὸ τοιόνδε ποιητέον γεγράψεται.

Δῆλός ἐστι προῃρημένος μετὰ τὸ διδάξαι τὴν καθόλου δίαιταν ἐν τῷδε τῷ βιβλίῳ, μεταβῆναι πρὸς τὰ ἄλλα
σύμπαντα τὰ ὀξέα· οὐ μὴν εὑρίσκεταί γε τοιοῦτον τοῦτο
σύγγραμμα. τὰ δὲ προκείμενα ἐν τούτῳ τῷ βιβλίῳ μετὰ

superfluum non alias, multo magis in acutis morbis, tol-
lere eſt facile. Nam prorſus ſubtrahere ſaepenumero conducit, ubi aeger ſufficere poſſit, donec morbi vigor maturuerit. Rurſum praeſcriptae dictionis partem hanc aſ-
ſumpſit, nos familiaris bujus ſcopi admonens, qui tum hic
tum in aphoriſmis habetur. Nam ſi aeger ad morbi uſque vigorem ſine cibo ſufficere poſſe videatur, in omni
ciborum abſtinentia eum potu ſolo moderaberis, cum tibi
videbitur neceſſitas.

XXXVIII.

In quibus autem hoc faciendum ſit, ſcribetur.

Quod ſtatuerit, demonſtrata univerſali victus ratione
hoc in libro, ſe tranſiturum ad caeteros omnes acutos morbos, declarat. Veruntamen id opus hujusmodi non reperi-
ritur. Sed quae hoc in libro poſt balneum propoſita

τὸ λουτρὸν, εἰ μὲν ὡς ἐν τύπῳ τις ὑπ' αὐτοῦ γεγραμμένα,
ταῦτα παρασκευάσαντος εἰς ἀνάμνησιν ἑαυτῷ, εὑρὼν ἐπὶ
τῆς οἰκίας ἐξέδωκε μετὰ θάνατον τοῦ ἀνδρὸς, ἴσως ἄν τινα
λόγον ἔχοι· ὡς σύγγραμμα δ' οὐκ ἔστιν ἄξιον τῆς Ἱπποκράτους δυνάμεως· ὥσπερ οὐδὲ τὰ περὶ νόσων τε καὶ περὶ
παθῶν ἐπιγραφόμενα, καίτοι πολλὰ καλῶς ἐν αὐτοῖς εἴρηται·
διοριούμεθα δὲ τὸ αὐτὸ καὶ διακρινοῦμεν ἐν ταῖς εἰς αὐτὰ
γεγραμμέναις ἐξηγήσεσι.

λθ'.

Πολλὰ δ' ἄν τις καὶ ἄλλα ἠδελφισμένα τοῖσιν εἰρημένοισι
γράφοι.

Πάλιν ἐπὶ τὸν αὐτὸν λόγον ἐπανῆλθεν, ὃν διὰ πολλῶν
παραδειγμάτων ἐπιστώσατο, δεικνὺς τὴν τοῦ ἔθους μεταβολὴν βλάπτειν τοὺς νοσοῦντας· ἀλλ' ἐπειδήπερ ἀπὸ τῶν ὑγιαινόντων μετέβαινεν ἐπ' αὐτούς, διὰ τοῦτ' εἶπεν ἠδελφισμένα
τὰ ὅμοια καλῶν. ὃ δὲ ἐφεξῆς ἐρεῖν μέλλει, μαρτύριόν ἐστι

sunt, fi quis veluti in typo ab Hippocrate fcripta, qui fibi
haec ad commemorationem praeparaverat, in domo repe-
riens poft viri mortem deprompfit, fortaffis rationem aliquam habuit. At tanquam opus dignum Hippocratis facultatibus non eft, quemadmodum neque ea quae de morbis et affectibus infcripta funt, quanquam multa in iis
probe fcripta funt. Id autem in fcriptis fuper ea explicationibus definiemus ac diftinguemus.

XXXIX.

*Multa vero etiam alia productis confimilia quis fcribere
potuerit.*

Rurfus ad eum reverfus eft fermonem, quem multis
exemplis confirmavit, mutationem confuetudinis aegrotantes laedere demonftrans. Verum quoniam a fanis in eos
tranfiit, ob id quae fimilia funt, cognata vocat. Quod
autem poftea dicturus eft, fermonis hujus teftimonium

τοῦ λόγου τούτου· καίτοι οὐκ ἔστι παραπλήσιον, οὐδ' ὅμοιον
οὐδ' ὡς αὐτὸς ὀνομάσειεν ἂν, ἠδελφισμένον, ἀλλὰ τὸ ζητού-
μενον αὐτό. σαφὴς δ' ἡ γνώμη τοῦ ἀνδρὸς ἔσται σοι κατὰ
τὴν ἐξήγησιν τῆς ἐχομένης ῥήσεως.

———

μ'.

Τό γε μὴν κρέσσον μαρτύριον· οὐ γὰρ ἠδελφισμένον μόνον
ἐστὶ τῷ πρήγματι, περὶ οὗ πλεῖστός μοι λόγος εἴρηται,
ἀλλ' αὐτὸ τὸ πρῆγμα ἐπικαιρότατόν ἐστι διδακτήριον.
οἱ μὲν γὰρ ἀρχόμενοι τῶν ὀξέων νούσων ἔστιν ὅτε οἱ
μὲν [64] σιτία ἔφαγον αὐθημερὸν, ἠργμένοι ἤδη, οἱ δὲ
καὶ τῇ ὑστεραίῃ, οἱ δὲ καὶ ἐῤῥόφεον τὸ προστυχὸν, οἱ
δὲ καὶ κυκεῶνα ἐῤῥόφεον· ἅπαντα δὲ ταῦτα κακίω μὲν
ἐστιν ἢ εἰ ἑτεροίως τις διαιτηθείη, πολλῷ μέντοι ἐλάσσω βλάβην φέρει ἐν τούτῳ τῷ χρόνῳ τὰ ἁμαρτηθέντα
ἢ εἴ τις τὰς μὲν πρώτας ἡμέρας δύο ἢ καὶ τρεῖς κενεαγγήσειε τελείως, τεταρταῖος δὲ ὢν τοιάδε διαιτηθείη ἢ καὶ

———

exiſtit, quanquam non aequale neque ſimile, neque germanum, ut ipſe appellarit, ſed id ipſum quod indagatur.
Patebit autem tibi mens viri in ſequentis dictionis explicatione.

———

XL.

Hoc tamen melius eſt teſtimonium. Non enim ſolum rei,
de qua plurimus a me ſermo habitus eſt, cognatum
exiſtit, ſed res ipſa opportuniſſimum eſt documentum.
Nam quidam per morborum acutorum exordia, nonnunquam quo tum laborare coeperunt die, cibos comederunt, quidam etiam poſtridie, nonnulli quoque quidvis ſine delectu, alii etiam moretum ſorpſerunt. Sane
haec omnia deteriora quidem ſunt, quam ſi quis aliter
victus rationem inſtituerit. Multo tamen leviorem laeſionem inferunt qui hoc tempore errores fiunt, quam
ſi quis primis quidem duobus vel tribus diebus omnino
vaſa exinanierit, mox quarto aut quinto talem cibum

Ed. Chart. XI. [64.]   Galen. V. (64.)

πεμπταῖος. ἔτι μέντοι κάκιον εἰ ταύτας πάσας τὰς ἡμέρας προκενεαγγήσας ἐν τῇσιν ὕστερον ἡμέρῃσιν οὕτω
διαιτηθείη, πρὶν ἢ πέπειρον γενέσθαι τὴν νοῦσον· οὕτω
μὲν γὰρ θάνατον φέρει φανερῶς τοῖσι πλείστοισιν, εἰ μὴ
παντάπασί τις εὐήθης ἢ νοῦσος εἴη· αἱ δὲ κατ᾽ ἀρχὰς
ἁμαριάδες οὐχ ὁμοίως ταύτῃσιν ἀνήκεστοί εἰσιν, ἀλλὰ
πολλῷ εὐακεστότεραι.

Ἔμπροσθεν μὲν ἀπὸ τῶν τοῖς ὑγιαίνουσι συμβαινόντων ἐν τῇ μεταβολῇ τῶν ἐθῶν ἐπὶ τοὺς νοσοῦντας μετῄει
καθ᾽ ὁμοιότητα· μεταβήσεσθαι δὲ μέλλει καὶ νῦν καὶ αὐτὸ
δείξειν ἄντικρυς οὕτως ἔχειν τὸ προκείμενον. τί δ᾽ ἦν τοῦτο;
τὸ μὴ ἐξ ἀρχῆς, μηδ᾽ ἐν ταῖς πρώταις ἡμέραις προταρι-
χεύσαντα τοὺς νοσοῦντας, ὅταν ἤδη πλησίον ἥκωσι τῆς
ἀκμῆς ἐμπιπλάναι. δι᾽ ὧν οὖν εἶπε καθ᾽ ὅλην τὴν ῥῆσιν,
ἐπιδεῖξαι βούλεται μείζονα γιγνομένην βλάβην τοῖς νοσοῦσιν
ἐπὶ τοῖς αὐτοῖς ἁμαρτήμασιν, ὅταν ἐγγὺς ἤδη τῆς ἀκμῆς
ἁμαρτηθῇ ἢ ἐν ταῖς ἀρχαῖς τῶν νοσημάτων. φησὶ γάρ·

---

exhibuerit. Deterius etiamnum tamen eſt, ſi quis totis
his diebus vaſis praevacuatis, poſterioribus deinceps diebus ita victum inſtituerit, priusquam morbus concoctus
ſit. Sic enim aperte plurimis mortem adfert, niſi mitis quidam omnino morbus extiterit. Quae vero per
initia errata committuntur, his non ſimiliter incurabi-
lia exiſtunt, ſed multo facilius curantur.

Ante quidem ab iis quae valentibus ex conſuetudinis
mutatione oboriuntur, ad aegrotantes per ſimilitudinem
tranſit. Tranſiturus autem et nunc, atque ipſum, quod
nunc inſtituitur, plane ita habere eſt demonſtraturus. Sed
quidnam id fuit? quod neque a principio, neque primis
diebus fame exiccatos aegros, quum jam prope vigorem
pervenerint, replere oportet. Dictis ſane toto textu vult
oſtendere majorem aegris laeſionem oboriri ex iisdem
erroribus, quum jam prope vigorem erratum ſit, quam in
morborum principiis. Dicit enim: *multo tamen leviorem*

πολλῷ (65) μέντοι ἐλάσσω βλάβην φέρει ἐν τούτῳ τῷ χρόνῳ τὰ ἁμαρτηθέντα ἢ εἴ τις τὰς μὲν πρώτας ἡμέρας δύο
ἢ καὶ τρεῖς κενεαγγήσειε τελείως, τεταρταῖος δὲ ὢν τοιάδε
διαιτηθείη ἢ καὶ πεμπταῖος· ἔτι μέντοι κάκιον εἰ ταύτας
πάσας τὰς ἡμέρας προκενεαγγήσας ἐν τῇσιν ὕστερον ἡμέρῃσιν οὕτω διαιτηθείη, πρὶν ἢ πέπειρον γενέσθαι τὴν νόσον. εὔδηλον δ᾿ ὅτι πέπειρον ὀνομάζει τὴν πεπεμμένην.
εὐήθεις δὲ νόσους εἴρηκεν οὐ τὰς κακοήθεις, ἀλλὰ τὰς εὐ-
τρέπτους· ἴσμεν γὰρ ὅτι οὕτως κέχρηνται τῇ λέξει πολλοὶ
τῶν παλαιῶν, καὶ οὕτως ὁ Ἱπποκράτης πολλάκις, ὡς ἐν ἑτέροις δέδεικται.

μα΄.

Τοῦτ᾿ οὖν ἡγεῦμαι μέγιστον διδακτήριον, ὅτι οὐ στερητέαι
αἱ πρῶται ἡμέραι τοῦ ῥοφήματος ἢ τοίου ἢ τοίου, τοῖσι
μέλλουσιν ὀλίγον ὕστερον ῥοφήμασιν ἢ τοίοις ἢ τοίοις
χρέεσθαι.

laefionem inferunt qui hocce tempore errores fiunt, quam
fi quis primis quidem duobus vel tribus diebus omnino vafa
exinanierit, mox quarto aut quinto talem cibum exhibuerit, deterius etiamnum tamen eft, fi quis totis his diebus
vafis praevacuatis, pofterioribus deinceps ita victum infti-
tuerit, priusquam morbus concoctus fit. Quod maturum
appellet concoctum manifeftum eft. Morbos praeterea
mites ac benignos dixit, non malignos, fed qui facile fub-
moventur. Scimus enim veterum multos ita uti dictione,
ita quoque et Hippocratem multoties, ut alibi demonftratum eft.

XLI.

Hoc igitur maximum reor effe documentum, quod primi
dies hac vel illa forbitione non fiut privandi in his qui
paulo poft his aut illis forbitionibus ufuri funt.

II. ΔΙΑΙΤΗΣ ΟΞΕΩΝ ΝΟΣΗΜ. ΥΠΟΜΝΗΜΑ Β. 591

Ed. Chart. XI. [64. 65.]　　　　　　　　　Galen. V (65.)

Κἀνταῦθα τὸν αὐτὸν λόγον πάλιν εἶπεν, ὃν πολλάκις
ἔμπροσθεν ἀπεφήνατο, τρέφειν ἐξ ἀρχῆς κελεύων τοὺς μὴ
δυναμένους ῥοφήμασιν ἐξαρκέσαι μέχρι τῆς ἀκμῆς ἄνευ τοῦ
λαβεῖν τῆς πτισάνης· ξυμβήσεται γὰρ ἡμῖν ἀναγκασθῆναι
τρέφειν αὐτοὺς ἐγγὺς τῆς ἀκμῆς, ὁπότε ἐχρῆν, εἰ καὶ ἔμπροσθεν ἀδρότερον διῃτῶντο, μεταβαίνειν πρὸς τὸ λεπτότερον εἶδος τῆς διαίτης.

μβ'.

[65] Πυθμενόθεν μὲν οὖν οὐκ ἴσασιν οὔθ' οἱ τῇσι κριθώδεσι
πτισάνῃσι χρεόμενοι, ὅτι αὐτέῃσι κακοῦνται ὁκόταν ῥοφέειν ἄρξωνται, ἢν προκενεαγγήσωσι δύο ἢ τρεῖς ἡμέρας
ἢ καὶ πλείους· οὔτ' αὖ οἱ τῷ χυλῷ χρεόμενοι γινώσκουσιν, ὅτι αὐτέοισι βλάπτονται ῥοφέοντες, ὁκόταν μὴ ὀρθῶς ἄρξωνται τοῦ ῥοφήματος· τότε μὴν φυλάσσουσι καὶ
γινώσκουσιν ὅτι μεγάλην τὴν βλάβην φέρει, ἢν πρὶν πέπειρον γενέσθαι τὴν νοῦσον, κριθώδεα πτισάνην ῥοφήσῃ
ὁ κάμνων εἰθισμένος χυλῷ χρέεσθαι. πάντ' οὖν ταῦτα

Hic sermonem rursus eundem dixit, quem saepius
antea enunciavit, nutrire sorbitionibus ab initio praecipiens eos, qui ad vigorem usque sufficere citra ptisanae
ingestionem non possunt. Accidet enim nobis ut eos
prope vigorem nutrire cogamur, quum ad tenuiorem victus speciem, etiamsi antea plenius cibati fuerint, transeundum sit.

XLII.

*Funditus igitur ignorant, qui hordeacea ptisana utuntur,
quod ab ea male habeant quum duobus aut tribus,
aut etiam pluribus diebus antea exinanitis vasis, sorbere
coeperint, neque etiamnum qui cremore utuntur, quod
sorbentes laedantur, intelligunt, ubi non recte sorbitionem inchoaverint. Hoc tamen cavent et agnoscunt
magnam adferre laesionem, si aeger, priusquam morbus
coctus fuerit, ptisanam hordeaceam sorpserit, cremore
uti assuetus. Omnia igitur haec magna testimonia*

μεγάλα μαρτύρια, ὅτι οὐκ ὀρθῶς ἄγουσιν εἰς τὰ διαιτήματα οἱ ἰητροὶ τοὺς κάμνοντας· ἀλλ' ἐν ᾗσί τε νούσοισιν
οὐ χρὴ κενεαγγέειν τοὺς μέλλοντας ῥοφήμασι διαιτᾶσθαι,
κενεαγγέουσιν· ἐν ᾗσί τε οὐ χρὴ μεταβάλλειν ἐκ κενεαγγείης εἰς ῥοφήματα, ἐν ταύτῃσι μεταβάλλουσι.

Πυθμενόθεν μὲν ἤτοι τὸ παντελῶς, ἢ τὸ ἐξ ἀρχῆς αὐτῷ δηλοῖ· φησὶ γὰρ ἀγνοεῖν τοὺς ἰατροὺς ὁπότε χρὴ πρῶτον ἤτοι πτισάνην ἢ χυλὸν διδόναι τοῖς κάμνουσιν, ἐπίστα-
σθαί γε μὴν αὐτοὺς πρὸ τοῦ πεφθῆναι τὸ νόσημα εἰ κρι-
θώδη πτισάνην δώσουσι βλαβήσεσθαι τὸν κάμνοντα. τὴν
δὲ ἐχομένην τῆσδε τῆς ῥήσεως ὑπὲρ τῶν αὐτῶν ἀποφαινο-
μένην τὰ αὐτὰ τοῖς πολλάκις εἰρημένοις ἑκὼν ὑπερβήσομαι
διὰ σαφήνειαν.

μγ'.

Καὶ οἷς ἐπιτοπολὺ ἀπάρτι, ἐνίοτε δὲ ἐν τοῖσι τοιούτοισι
καιροῖσι μεταβάλλουσιν ἐς τὰ ῥοφήματα ἐκ τῆς κενεαγγείης,

---

*funt, quod medici non recte aegrotantes ad cibos addu-
cant, fed et in quibus morbis vafa exinaniri non oportet et in quibus forbitionibu sutendum fit, vafa evacuant,
et in quibus ex vaforum inanitione ad forbitiones transeundum non fit, in his tranfeant.*

Funditus quidem aut omnino, aut ab initio ipfi indicat. Nam medicos ignorare ait quando primum vel
ptifanam vel cremorem aegrotis dare oporteat, bene tamen eos fcire, fi ante morbi coctionem ptifanam hordeaceam dederint, fe aegrum laefuros. Sequentem autem dictionis hujus feriem, quae eadem de eisdem faepius dictis
oftendit, de induftria ob claritatem tranfgrediar.

XLIII.

*Et plerumque abfolute, interdum autem hifce temporibus ex
vaforum inanitione ad forbitiones difcedunt, quibus*

Π. ΔΙΑΙΤΗΣ ΟΞΕΩΝ ΝΟΣΗΜ. ΤΠΟΜΝΗΜΑ Β.   593

Ed. Chart. XI. [65. 66.]   Galen. V. (65.)

ἐν οἷς πολλάκις ἀρήγει ἐκ τῶν ῥοφημάτων πλησιάζειν τῇ
κενεαγγείῃ, ἢν οὕτως εὕχῃ παροξυνομένη ἡ νοῦσος.

Τὸ ἀπάρτι καὶ παρὰ τοῖς Ἀττικοῖς συγγραφεῦσιν ἐπὶ
τοῦ ἀπηρτισμένως εἴρηται καὶ παρ᾽ αὐτῷ τῷ Ἱπποκράτει.
καὶ νῦν οὖν αὐτῷ κίχρηται βουλόμενος δηλοῦν ἐν ἐκείνῳ
μάλιστα τῷ καιρῷ τοὺς ἰατροὺς μεταβάλλειν τὴν δίαιταν
ἐκ τῆς ἀσιτίας εἰς τὰ ῥοφήματα, ἐν ᾧ συμφέρει πλησιάζειν
τῇ ἀσιτίᾳ· σαφέστατα κἀνταῦθα δηλῶν, ὁκόταν ἀκμάζῃ τὸ
νόσημα, τότε καὶ τῇ λεπτοτάτῃ διαίτῃ ἀναγκαῖον χρέεσθαι.

μδ´.

Ἐνίοτε δὲ καὶ ὠμὰ ἐπισπῶνται ἀπό τε κεφαλῆς καὶ τοῦ
περὶ θώρακος τόπου χολώδεα, ἀγρυπνίαι τε συμπί- [66]
πιουσιν αὐτέοισι, δι᾽ ἃς οὐ πέσσεται ἡ νοῦσος, περίλυποί
τε καὶ πικροὶ γίγνονται καὶ παραφρονέουσι καὶ μαρμαρυ-
γώδεα σφέων τὰ ὄμματα καὶ αἱ ἀκοαὶ ἤχου μεσταὶ καὶ
ἀκρωτήρια κατεψυγμένα καὶ οὖρα ἄπεπτα καὶ πτύσματα

*faepe a forbitionibus ad vaforum inanitionem accedere
prodeft, fi ita morbum exacerbari contigerit.*

Hoc abfolute et apud auctores Atticos et apud ipfum
Hippocratem pro perfecte ac exquifite dicitur. Eoque
nunc fane eft ufus, demonftrare volens medicos in illo
maxime tempore permutare victus rationem ex abftinentia cibi ad forbitiones, quo ad abftinentiam accedere confert, atque hinc manifeftiffime oftendens, quum morbi vigor adeft, tunc tenuiffimo victu uti neceffarium effe.

XLIV.

*Interdum autem et cruda tum a capite tum a thoracis
regione biliofa attrahuntur, vigiliaeque his accidunt,
ob quas non coquitur morbus, pertriftes et amarulenti
evadunt, delirant, ipforum oculi fulguriunt, aures fonitu
implentur et extrema perfrigefcunt, urinae incoctae,
fputa tenuia fiunt, falfa, colore fincero tincta et pauca,*

λεπτὰ καὶ ἁλυκὰ καὶ κεχρωσμένα ἀκρήτῳ χρώματι σμικρὰ
καὶ ἱδρῶτες περὶ τὸν τράχηλον καὶ διαπορήματα καὶ πνεῦμα προσπταῖον ἐν τῇ ἄνω φορῇ, πυκνὸν ἢ μέγα λίην·
ὀφρύες δεινώσιος μετέχουσαι, λειποψυχώδεα πονηρὰ καὶ
τῶν ἱματίων ἀποῤῥίψιες ἀπὸ τοῦ στήθεος καὶ χεῖρες τρο-
μώδεες, ἐνίοτε δὲ χεῖλος τὸ κάτω σείεται.

———

Ταῦτα πάντα συμβαίνειν φησὶ τοῖς κακῶς διαιτηθεῖ-
σιν ὑπὸ τῶν ἰατρῶν, ὅσοι προταριχεύσαντες ἐν ταῖς πρώταις
ἡμέραις τοὺς κάμνοντας ἤτοι κατὰ τὴν γ΄ ἢ δ΄ ἢ ε΄ ἢ
τὴν στ΄, ἐπὶ σιτία μετέβησαν ἀθρόως, οὐδέπω τῆς ἀκμῆς
τοῦ νοσήματος γεγονυίας, ὡς εἰ γέγονε, προσηκόντως αὐτοὺς
ὑπηλλαχέναι φησὶ τὴν δίαιταν. ὅπερ οὖν ἔλεγεν ὅτι μεταβάλλειν μὲν δεῖ τὴν δίαιταν τῶν ὑγιαινόντων ἐν ταῖς νού-
σοις, οὐ μὴν ὡς ἔτυχέ γε τοῦτο ποιητέον, ἤδη νομίζω γέγονε σαφὲς ἐκ τῶν προειρημένων. οὔσης γὰρ καταστάσεως
τοῦ σώματος μιᾶς μὲν τῆς ὑγιεινῆς, ἑτέρας δὲ τῆς ἐν
ἀρχῇ τοῦ νοσήματος ἄχρι τῆς ἀκμῆς, εἶτ᾽ ἄλλης ἄχρι τῆς

———

*fudores circa cervicem et jactationes et spiritus colli-
dens in ea quae surfum fit latione, densus aut magnus
valde, supercilia gravitatem sortiuntur, pravae animi
defectiones, vestium a pectore rejectationes, manus tremulae, interdum vero labium inferius concutitur.*

———

Haec omnia prave cibatis a medicis oboriri profert,
qui primis diebus exhauftos aegros aut die tertio aut
quarto aut quinto aut fexto repente ad edulia, non peracto morbi vigore, permutaverunt, quasi peracto *morbi
vigore*, convenienter eos victum permutasse dicat. Quod
igitur dicebat, permutare quidem oportet fanorum victum
in morbis, non tamen temere id agendum, jam patere ex
praedictis arbitror. Quum enim unus quidem corporis
ftatus falubris fit, alter qui a morbi initio ad vigorem
usque extenditur, mox et tertius qui ad perfectam usque
morbi folutionem fefe prorogat, deinde et quartus, qui

παντελοῦς λύσεως καὶ μετ᾽ αὐτὴν τῆς ἀναλήψεως ἄχρι τῆς
καθ᾽ ἕξιν ὑγείας, ἐν ἑκάστῃ τῶν τεττάρων καταστάσεων οὐ
χρὴ ποιεῖσθαι μεγάλας μεταβολὰς τῆς διαίτης, πρὶν εἰς
ἕτερον εἶδος ἀφικέσθαι καταστάσεως. οἱ τοίνυν τοὺς κάμνοντας ἐν ἀρχῇ τῶν νοσημάτων ἐν ἀσιτίᾳ παντελεῖ φυλάττοντες, εἰ μὲν ἄχρι τῆς ἀκμῆς δύναιντο διαφυλάξαι τὸ
τοιοῦτον τῆς διαίτης εἶδος, οὐκ ἄν τις αὐτοῖς μέμψαιτο·
μὴ δυνάμενοι δὲ πρᾶξαι τοῦτο διὰ τὸ καταλύεσθαι μεταξὺ
τὴν δύναμιν τῶν νοσούντων, εὔδηλον ὅτι κακῶς ἐχρῶντο
ταῖς ἀσιτίαις, προταριχεύσαντες τοὺς κάμνοντας. ἐνδείκνυται δὲ ἐναργῶς διὰ τῆσδε τῆς προσηγορίας τὴν ἀκαιρίαν
τῆς ἀσιτίας καταξηραίνουσαν τὸ σῶμα περαιτέρω τοῦ προσ-
ήκοντος· ὅπου γὰρ ἐν ᾧ χρὴ καιρῷ λεπτότερον διαιτᾶν,
ἐγγὺς (66) οὔσης τῆς ἀκμῆς, ἐν τούτῳ προσφέρειν ἠναγκάσθησαν σιτία, πρόδηλόν ἐστι κατεξηράνθαι διὰ τῆς ἀσιτίας
ἀμέτρως τοὺς κάμνοντας, ὅπερ ὠνόμασται ταριχεύεσθαι.
διὰ τοῦτ᾽ οὖν φησιν ἕπεσθαι συμπτώματα τῷ τοιούτῳ τρόπῳ τῆς διαίτης πολλὰ καὶ μοχθηρά, καταλέγει δὲ ἐφεξῆς
αὐτὰ πάντα τὴν ἀρχὴν ἀπὸ χολωδῶν ὠμῶν ποιησάμενος·

totius convalefcentiae tempus ad ufque fanitatis habitum
occupat, in nullo horum quatuor ftatuum permutationes
victus infignes facere oportet, nifi prius in alteram ftatus
fpeciem perventum fit. Qui igitur aegros per morborum
exordia in omni ciborum abftinentia fervant, fi ad vigorem ufque talem victus fpeciem fervare poffint, nemo eos
culpaverit, quod fi facere nequeant ob interlabentes aegrorum vires, quod male inedia utantur exiccantes aegros
palam eft omnibus. Hoc autem verbo inediae immoderationem plus jufto corpus exiccare evidenter demonftrat.
Ubi enim quo tempore prope vigorem tenuius cibandum
fuit, in eo cibum dare coacti funt, aegros inedia immoderate exiccatos effe, quod vocatur fame confectos, manifeftum eft. Ob id igitur huic cibandi rationi fuccedere
ait fymptomata multa et prava, quae omnia continuata
recenfet ferie, a biliofis crudis ducto exordio. Haec enim
ita nominavit, quoniam et excrementorum coctionem ap-

ὠνόμασε γὰρ οὕτως αὐτὰ, διότι καὶ τὴν τῶν περιττωμάτων
ὀνομάζει πέψιν, εἰ καὶ μὴ δυνατὸν μεταβληθέντα θρέψαι
τὸ σῶμα, καθάπερ αἱ χολαὶ καὶ οἱ ἰχῶρες· ἀλλ' ὅμως ἐπειδὴ κρατεῖ καὶ τῶν τοιούτων ἡ φύσις, εἴωθεν ὀνομάζειν πε-
πεμμένα μὲν τὰ κρατηθέντα τῶν τοιούτων περιττωμάτων
ὑπὸ τῆς φύσεως, ἄπεπτα δὲ τὰ μὴ κρατηθέντα. διὰ τοῦτο
καὶ τὸ πῦον ἐπὶ ταῖς πεπτομέναις φλεγμοναῖς γίγνεσθαί φησι,
καίτοι μηδενὸς μορίου τὴν ἐκ πύου θρέψιν ἀναλαμβάνοντος
ὥσπερ τὴν ἐκ τῶν ὠμῶν ὀνομαζομένων χυμῶν καὶ τοῦ φλέγματος, ἅπερ ἀναδεξάμενα τὸ λεῖπον τῆς κατεργασίας καὶ
πεφθέντα τελείως τρέφειν δύναται τὸ ζῶον. οὕτως οὖν καὶ
τῶν χολωδῶν πέψις χυμῶν ἐστιν, ὥσπερ καὶ τοῦ κατὰ
φλεγμονὴν αἵματος εἰς πῦον μεταβάλλοντος, κατὰ τὸ γενικώτερον σημαινόμενον τῆς πέψεος ἀκουόντων ἡμῶν τῆς προση-
γορίας· γενικώτερον δ' ἐστὶν, ὅταν ἡ φύσις τῶν αἰτίων ἰσχυρο-
τέρα ᾖ καὶ μεταβάλλῃ αὐτὰ κατὰ τὴν ἑαυτῆς ἰσχύν· τὰ δ' ὡς ἐν
ἀψύχῳ σώματι σηπόμενα, μηδὲν συντελούσης αὐτοῖς τῆς
ἐμφύτου θερ- [67] μότητος εἰς τὴν ἀλλοίωσιν, ἐκπέπτωκε
τοῦ πέττεσθαι. τοῦτ' οὖν ἐνίοτε καὶ τοῖς ὑδατώδεσιν ἰχῶσι

pellat, quanquam mutata corpus nutrire non poſſunt, ut
bilis utraque et ſerum. Veruntamen quoniam et talia
evincit natura, cocta quidem vocare conſuevit excrementa
hujusmodi, quae a natura ipſa evicta ſunt, cruda vero,
quae non ſunt evicta. Ob id et pus in phlegmonis, quae
concoquuntur, fieri ait, quanquam pars nulla ex pure
alimentum accipit, quemadmodum *accipit* ex crudis appellatis humoribus et pituita, quae reliquum perfectionis
aſſequuta et prorſus cocta, animal nutrire poſſunt. Sic
igitur bilioſorum humorum concoctio exiſtit, ut et ſanguinis phlegmones in pus migrantis, intelligentibus nobis
coctionis nomen in ſuo univerſaliore ſignificato. Eſt autem univerſalius, quum natura cauſis fortior fuerit per-
mutaveritque eas pro ſuis viribus. Quae igitur tanquam
in corpore inanimato putreſcunt, nihil ad mutationem con-
ferente ipſis innato calore, a concoctionis ratione dege-
nerant. Hoc ſane aliquando contingit etiam aquoſis iis

συμβαίνει δι᾽ οὔρων ἐκκενουμένοις καὶ διὰ τοῦτο καὶ οὖρα
τὰ ἄπεπτα πέττεσθαί φαμεν, καίτοι μὴ δυναμένου τοῦ σώματος ἐκ τῶν πεπεμμένων οὔρων τρέφεσθαι. τῷ δὲ γενικῷ
τούτῳ σημαινομένῳ τῆς πέψεως χρώμεθα, ἐπειδὰν κατάρῥουν, ἢ κόρυζαν ἢ τοὺς ἐκ τούτων ῥέοντας ἰχῶρας ἢ τοὺς
ἐν ταῖς ὀφθαλμίαις ἤτοι γε ἀπέπτους ἢ πεπεμμένους εἶναι
λέγωμεν. οὕτως γοῦν καὶ χολὴν ἢ ὠμὴν ἢ ἄπεπτον ἢ πεπεμμένην εἶναί φαμεν. ἡ μὲν γὰρ ὠμὴ ξανθή τέ ἐστιν
ἱκανῶς καὶ δριμεῖα καὶ δυσώδης, ἡ πεπεμμένη δὲ ὠχρο-
τέρα τε καὶ ἥκιστα δυσώδης. ἄπεπτον οὖν χολὴν φησὶν εἰς γαστέρα συῤῥεῖν ἀναγκάζεσθαι, διὰ τὴν κακήν τε
δίαιταν ἔκ τε τῆς κεφαλῆς καὶ τοῦ θώρακος ἑλκομένην· καθ᾽
ἕτερον μὲν καιρὸν, ἐν ᾧ λιμαγχονοῦσιν, οὐδενὶ χρηστῷ πα-
ραμυθούμενοι τὴν γαστέρα, καθ᾽ ἕτερον δὲ καιρὸν, καθ᾽ ὅν
ἀκαίρως μεταβαίνουσιν ἐκ τῆς ἀσιτίας εἰς ἰσχυρὰ σιτία
πλησίον τῆς ἀκμῆς. ἐφεξῆς δὲ καὶ ἄλλα συμπτώματα καταλέγει διὰ τὴν μοχθηρὰν δίαιταν γινόμενα· πρώτας μὲν
τὰς ἀγρυπνίας, ἐπομένας δηλονότι ἀσιτίαις μακραῖς καὶ τρο-

ichoribus, qui per urinas excernuntur, atque ob id incoc-
tas urinas concoqui dicimus, quanquam corpus ex coctis
urinis ali non poteſt.   Generali praeterea hoc concoctionis ſignificato utimur, quum aut catarrhum aut coryzam
aut fluentes ex his ichoras, aut eos qui in lippitudini-
bus manant, aut incoctos aut coctos eſſe dicimus.   Sic
igitur et bilem vel crudam, vel incoctam, vel coctam eſſe
pronunciamus.   Cruda quidem et flava admodum eſt et
acris et male olens, cocta autem et pallidior et minimum
male olens.   Bilem igitur incoctam ait ad ventrem de
neceſſitate confluere, quae ob pravam victus rationem tum
ex capite tum ex thorace trahitur, alio quidem tempore,
quo fame aegros enecant, nullo utili ſolatium ventri praeſtantes, alio vero tempore, quo ab inedia ad validos
cibos prope, vigorem intempeſtive tranſeunt.   Recenſet
autem deinceps et ſymptomata alia, quae pravam ob victus rationem oriuntur.   In primis quidem vigilias, quae
nimirum longas inedias cibosque intempeſtivos conſequun-

φαῖς ἀκαίροις, ἅπερ ἀμφότερα μέμφεται τῆς διαίτης τῶν
ἰατρῶν. ὅτι δὲ ταῖς ἀγρυπνίαις ἡ ἀπεψία τοῦ νοσήματος
ἕπεται πρόδηλον, εἴ γε καὶ τοῖς ὕπνοις ἡ πέψις. ἀλλὰ καὶ
περίλυποι, φησὶ, γίγνονται· κατ᾽ ἀμφότερα δηλονότι, τήν τε
μακρὰν ἀσιτίαν καὶ τὴν ἰσχυρὰν τροφὴν τὴν ἐξαίφνης, ὑφ᾽
ἧς ἡ γαστὴρ βαρύνεται, βαρυνομένη δὲ καὶ δυσθύμους τε
καὶ λυπηροὺς ἀπεργάζεται τοὺς κάμνοντας. ἀλλὰ καὶ πικροὺς αὐτοὺς ἔφη γίγνεσθαι, δηλονότι παραπλήσιόν τι τῷ
προειρημένῳ. καθάπερ γὰρ ἔνιοι δυσθυμοῦνται μελαγχολικῶς, οὕτως ἕτεροί τινες ὀξυθυμοῦνται πολλάκις, ὡς ἀθροι-
ζομένης αὐτῆς τῆς χολῆς κατὰ τὸν στόμαχον· ἢ καὶ τὴν ἐν
τῷ στόματι γιγνομένην αὐτοῖς ἐκ τῆς τοιαύτης χολῆς πικρότητα δηλοῖ, διὰ τὸ φάναι πικροὺς αὐτοὺς γίγνεσθαι. αἱ
παραφροσύναι δὲ καὶ ἐπὶ ταῖς ὀξυθυμίαις καὶ τῇ πικρᾷ χολῇ κατὰ τὸν στόμαχον ἢ τὸν ἐγκέφαλον ἀθροιζομένη πεφύκασιν ἕπεσθαι. τὰ δ᾽ ὄμματα μαρμαρυγώδη γίγνεται, διά
τε τὴν ἀπὸ τῆς γαστρὸς ἀναθυμίασιν καὶ διὰ πλῆθος αἵματος ἐπὶ τὴν κεφαλὴν ἀναφερομένου. τούτων δὲ τὸ μὲν πρότερον ἐπ᾽ ἀκαίροις ἐνίοτε γίγνεται προσφοραῖς τῆς τροφῆς,

tur, quae utroque tempore medicorum victus rationem
culpant. Quod autem vigilias morbi cruditas confequatur, patet, fi fomnos concoctio *fequi debeat*. Deinde pertriftes, inquit, fiunt, utroque videlicet tempore, tum ob
longam inediam, tum ob validum repentinum alimentum,
quo gravatur venter, gravatus vero triftes aegros reddit
ac moeftos. Imo etiam amaros ipfos fieri ait, quid praedicto omnino confimile aftruens. Ut enim nonnulli ex
melancholia moerent, fic alii faepe excandefcunt, tanquam
collecta in ftomacho ipfa bile. Vel etiam quum amaros
fieri ait, eam quae in ipforum ore ex tali bile fit, amaritudinem indicat. Deliria vero et excandefcentias et bilem amaram in ftomacho vel cerebro collectam comitari
confueverunt. Oculi vero corufcantes evadunt, tum propter eam, quae a ventre fertur, exhalationem, tum propter fanguinis ad caput elati copiam. Horum autem prius
quidem ex intempeftiva interdum fit ciborum oblatione,

τὸ δὲ δεύτερον ἢ δι᾽ αἱμοῤῥαγίαν κρίσιμον, ἢ παραφροσύνην
ἐφεδρεύουσαν. ὡσαύτως δὲ καὶ τὰ ὦτα πληροῦται τοῦ ἤχου
διά τε τοὺς ἐκ τῆς γαστρὸς ἀναφερομένους ἀτμοὺς καὶ διὰ
πνεῦμα φυσῶδες ἐν αὐτῇ τῇ κεφαλῇ γιγνόμενον. τὰ δ᾽ ἀκρωτήρια τοῦ σώματος, ἅπερ ἐστὶ πόδες τε καὶ χεῖρες, ἴσμεν
ἑτοίμως καταψυχόμενα κακοπαθοῦντος τοῦ στόματος τῆς
γαστρὸς, ὅταν ἤτοι διὰ μακρὰν ἀσιτίαν δάκνηται σφοδρῶς
ὑπὸ δακνωδῶν ἰχώρων, ἢ διὰ πλῆθος ἄκαιρον τροφῆς βαρύνηται. πάσχει δ᾽ ἀμφότερα κατὰ τὴν προειρημένην δίαιταν, ἐν ᾗ προταριχεύσαντες ἐν ταῖς πρώταις ἡμέραις τοὺς
κάμνοντας οἱ ἰατροὶ μεταβαίνουσιν ἀθρόως ἐπὶ σιτώδεις
τροφὰς, ἐν ᾧ καιρῷ ἐχρῆν αὐτοὺς λεπτότερον διαιτᾶν. κατὰ
δὲ τὸν αὐτὸν λόγον οὐδ᾽ οὖρα πέττεται, διαιτωμένων οὕτως·
ἐν μὲν τῷ προταριχεύειν ἄνευ τοῦ προσφέρειν ἢ χυλὸν πτισάνης ἢ μελίκρατον ἢ ὀξύμελι τοῦ αἵματος ἐπιχολουμένου
διὰ τὸ μὴ καθαίρεσθαι· διὰ δὲ τὴν ἀθρόαν μεταβολὴν ἐπὶ
σιτία βαρυνθείσης μὲν τῆς γαστρὸς, συγκαμνούσης δ᾽ αὐτῇ καὶ τῆς ζωτικῆς δυνάμεως· ὡς αἱ στομαχικαὶ καλούμεναι

alterum autem vel propter criticam fanguinis eruptionem,
vel delirium imminens. Confimiliter autem et aures fonitu implentur, tum propter elatos a ventre furfum vapores, tum propter flatulentum fpiritum in capite ipfo
oborientem. Corporis extrema, quae funt tum pedes tum
manus, prompte perfrigerari, male habente ventriculi ori-
ficio, novimus, quum vel propter longam inediam vehementer a mordentibus mordetur ichoribus, vel ob ine-
ptam cibi multitudinem gravatur. Patitur autem utrunque
ex praedicta victus ratione, qua medici aegros primis diebus ubi fame exsiccaverint, quo tempore tenuiter cibandum
fit, ad frumentacea repente tranfeunt edulia. Ob eandem
rationem neque eorum qui ita cibantur urinae concoquuntur. Nam in ea quae citra vel cremoris ptifanae
vel melicrati vel oxymelitis oblationem fit exsiccatione,
fanguis quod non purgetur bilefcit, propterque repentinam ad efculenta permutationem venter, compatiente
ipfi facultate vitali, gravatur adeo, ut ftomachicae appel-

συγκοπαὶ σαφῶς ἡμῖν ἐνδείκνυνται τὴν συμπάθειαν τῆς ζωτικῆς δυνάμεως πρὸς τὸ τῆς γαστρὸς στόμα· τοῦτο γάρ ἐστι
τὸ μᾶλλόν τε καὶ πρῶτον ἐν ταῖς ἀκαίροις ἀσιτίαις τε καὶ
προσφοραῖς κακούμενον. [68] διὰ τοῦτο οὖν καὶ τὰ πτύσματα λεπτὰ καὶ ἁλυκὰ καὶ σμικρὰ καὶ κεχρωσμένα χρώμασιν ἀκράτοις γίγνεσθαί φησι καὶ ἱδρῶτας περὶ τράχηλον
μόνον ἀπορίαν τε καὶ δύσπνοιαν· ἄπεπτον γὰρ μένει τὸ
νόσημα δι᾿ ἑκατέραν τὴν ὑπερβολὴν, ἀσιτίαν τε μακρὰν καὶ
τροφῆς προσφορὰν ἄκαιρον· τῇ δ᾿ ἀπεψίᾳ συνέπεται καὶ
τὰ καταλελεγμένα πτύσματα· καθάπερ καὶ οἱ περὶ τράχηλον
ἱδρῶτες καὶ διὰ λιμαγχονίαν καταλυομένης τῆς δυνάμεως
καὶ διὰ τροφὴν ἄκαιρον βαρυνομένης. ὡσαύτως δὲ καὶ ἡ
ἀπορία κοινὸν ἀμφοῖν ἐστι σύμπτωμα καὶ διὰ μακρὰν ἀσιτίαν ἐμπιπλᾶσαν ἰχώρων τὴν γαστέρα καὶ διὰ τροφὴν ἄκαιρον βαρύνουσαν. ἥ γε μὴν δύσπνοια, καθ᾿ ἣν τὸ πνεῦμα
προσπταίει, διὰ τροφὴν ἄκαιρον γίνεται μᾶλλον ἢ δι᾿ ἔν-
δειαν· ἔστι γὰρ στενοχωρίας τε καὶ σπασμοῦ γνώρισμα,
προσκόπτειν τε καὶ οἷον ἵστασθαι τὸ πνεῦμα κατὰ τὴν ἐκ-

latae ſyncopae manifeſto nobis indicent facultatis vitalis
ad os ventris ſympathiam. Hoc ſiquidem tum magis tum
primum ex intempeſtivis tum inediis tum ciborum
oblationibus vitiatur. Ob id igitur ſputa tenuia et ſalſa
et pauca et ſinceris coloribus colorata fieri ait et ſudores circa cervicem duntaxat et anxietatem et ſpirandi
difficultatem. Incoctus enim manet morbus propter exceſſum utrumque, tum longam inediam tum intempeſtivam
cibi oblationem. Cruditatem autem conſequuntur ſputa
commemorata, ut et circa cervicem ſudores, viribus et ob
enecantem inediam ſuccumbentibus et ob cibum intempeſtivum gravatis. Eodem modo et anxietas commune eſt
utrisque ſymptoma et ob longam inediam, quae ventrem
ichoribus replet et propter cibum intempeſtivum gravan-
tem. Verum ſpirandi difficultas, qua ſpiritus colliditur,
ob cibum intempeſtivum magis quam ob indigentiam
oritur. Nam ſpiritum inter exſpirandum et collidi et
quaſi ſiſti tum anguſtiae tum convulſionis eſt nota. La-

πνοὴν· ἡ γὰρ ἄνω φορὰ τὴν ἐκπνοὴν ποιεῖται. τῷ τοιούτῳ δὲ πνεύματι τὸ ἐναντίον ἐν τῷ δευτέρῳ καὶ ἕκτῳ τῶν
ἐπιδημιῶν αὐτὸς διῆλθεν, εἰπών· διπλῆν εἴσω ἐπανάκλησιν
οἷον ἐπεισπνέουσιν. ὅτι δὲ διὰ τὴν ἄκαιρον τροφὴν, οὐ διὰ
τὴν ἔνδειαν ἡ τοιαύτη γίγνεται δύσπνοια, δῆλόν ἐστι κἀκ
τοῦ φάναι τὸν Ἱπποκράτην πυκνὸν ἢ μέγα λίην τοῖς κακῶς
διαιτηθεῖσι γίγνεσθαι τὸ πνεῦμα. καὶ γὰρ τὸ πυκνὸν καὶ
τὸ μέγα στενοχωρουμένου τοῦ διαφράγματος ὑπὸ τῆς ἐν τῇ
κοιλίᾳ περιεχομένης γίνεται τροφῆς, ὅταν μὴ κρατουμένη
μηδὲ κατεργαζομένη καλῶς ὑπὸ τῆς γαστρὸς, ἐργάσηται
πνευμάτωσιν· ἀναγκαῖον γάρ ἐστι τηνικαῦτα διά τε τὴν
στενοχωρίαν τοῦ διαφράγματος ἔλαττον εἰσπνεῖσθαι τὸ πνεῦμα, καίτοι διαστολὴν διαστελλομένου τοῦ θώρακος ἢ πρόσθεν διεστέλλετο. τοῦτ' οὖν ὅσον λείπεται τὸ νῦν πνεῦμα
τοῦ πρότερον, ἐνδεῆ τὴν χρείαν τῆς ἀναπνοῆς ἐργάζεται καὶ
διὰ ταύτην τὴν ἔνδειαν ἤτοι μείζονα τὴν ἀναπνοὴν ἀναγκάζει
(67) ποιεῖσθαι τὸ ζῶον ἢ πυκνοτέραν ἢ ἀμφότερα. λέλεκται δὲ περὶ πασῶν δυσπνοιῶν ἐπὶ πλεῖστον ἐν τοῖς περὶ

tio etenim quae furfum fit expirationem facit. Tali autem fpiritui contrarium tum in fecundo tum in fexto
epidemiorum ipfe percurrit, inquiens: *Duplex intro revo-
catio, veluti fuper infpirantibus.* Quod autem ob cibum
intempeftivum, non propter penuriam talis fiat fpirandi
difficultas, patet ex fermone Hippocratis, fpiritum denfum vel magnum valde prave cibatis fieri afferentis.
Etenim fit denfus magnusque, coarctato fepto transverfo
ab eo quod in ventre continetur alimento, quum neque
victum, neque probe a ventre confectum inflationem parit. Neceffarium enim eft tunc ob fepti tranfverfi angu-
ftiam minus aëris infpirari, quanquam diaftole thoracis
fefe quo prius explicantis dilatetur. Ergo quantum nunc
fpiritus deeft priori, id deficientem refpirationis ufum
facit, atque ob eam penuriam animal refpirationem facere majorem cogitur, vel denfiorem vel utramque. Dictum autem abunde de fpirandi difficultatibus omnibus
in libris de fpirandi difficultate, in quibus tum harum tum

δυσπνοίας, ἐν οἷς καὶ τούτων καὶ τῶν ἄλλων δυσπνοιῶν
τὰς αἰτίας σὺν ταῖς οἰκείαις ἀποδείξεσιν ἐγράψαμεν· ἀλλ'
εἴς γε τὸ παρὸν ἀρκεῖ ταῦτα. φησὶ δὲ τῆς κακῆς διαίτης
καὶ τὰς ὀφρῦς γίγνεσθαι δεινώσιος μετεχούσας. γέγραπται
δὲ δισσῶς, ἔν τισι μὲν τῶν ἀντιγράφων κατὰ τὸν ἑνικὸν
ἀριθμὸν, ὀφρὺς δεινώσιος μετέχουσα, καθ' ἕτερα δὲ πλη-
θυντικῶς, ὀφρύες δεινώσιος μετέχουσαι. δηλοῦται δὲ ἐκ
τῆς λέξεως τὸ παρεσπάσθαι πως αὐτὰς ἢ ἀνεσπάσθαι· καὶ
γίνεται τοῦτο ποτὲ μὲν ἀμφοτέρων τεινομένων σπασμωδῶς,
ἢ τῆς ἑτέρας μόνης, ποτὲ δὲ τῆς ἑτέρας παραλελυμένης. εἶτ'
ἐφεξῆς φησι. λειποψυχώδεα πονηρά, τὸν λόγον ἀναφέρων ἐπὶ
τὰ συμπτώματα, καθ' ἃ καὶ τῶν ἱματίων ἀποῤῥίψεις γίνονται, διακαιομένων τῶν καμνόντων· ἐνίοτε δὲ καὶ χεῖρες
ὅλαι τρομώδεις, ἐπὶ πλέον αὐξανομένου τοῦ κακοῦ. τὸ δὲ
κάτω χεῖλος σειόμενον ἐνδείκνυται δῆξιν εἶναι σφοδρὰν ἐν
τῷ στόματι τῆς γαστρὸς, διὸ καὶ σημεῖόν ἐστιν ἐμέτου δριμέων χυμῶν τὸ τοιοῦτον σύμπτωμα.

---

aliarum difficultatum fpirandi caufas cum propriis demonftrationibus fcripfimus, verum quantum ad praefens attinet, haec fufficiunt. Ait praeterea et ex pravo victu
fupercilia gravitatem fortiri. Verum id bifariam fcriptum
invenitur, in quibusdam fane exemplaribus fingulari numero: *fupercilium gravitatem fortitur*, in caeteris vero
pluraliter: *fupercilia gravitatem fortiuntur*. Significatur
autem ex ea dictione fupercilia ipfa quodam modo evelli
vel retrahi, fitque illud interdum quidem ambobus con-
vulfive intentis, aut altero folo, interdum autem et altero
refoluto. Deinceps ait deliquia animi prava, fermonem
ad fymptomata referens, per quae et veftium rejectiones
fiunt, ardentibus aegris. Interdum autem et manus totae
tremulae fiunt, plus aucto malo. Concuffio autem labri
inferioris morfum in ore ventris vehementem fignificat,
idcirco tale fymptoma vomitus acrium humorum etiam
fignum eft.

μέ.

Ταῦτα δὲ ἐν ἀρχῇσιν ἐπιφαινόμενα παραφροσύνης εἰσὶ δηλωτικὰ σφοδρῆς καὶ ὡς ἐπὶ τὸ πολὺ ἀποθνήσκουσιν.

[69] Τά εἰρημένα, φησὶ, συμπτώματα κατὰ τὴν ἀρχὴν τῶν νοσημάτων γιγνόμενα, παραφροσύνης εἰσὶ δηλωτικὰ
σφοδρᾶς, ἀρχὴν δὲ νόσου νῦν ἀκούειν σε χρὴ τὸν χρόνον
ἐκεῖνον ὅλον, ἐν ᾧ μηδέπω πέψεώς εἰσι γνωρίσματα. εἴρηται γὰρ ἐν τοῖς περὶ κρίσεων, ὅτι τε πλείω σημαίνει τὸ τῆς
ἀρχῆς ὄνομα, καὶ ὅτι τὸ νῦν εἰρημένον σημαινόμενον τῆς
ἀρχῆς ἔστι κατὰ τὴν τοιαύτην διαίρεσιν γιγνόμενον, ἐν
ᾗ τούς τοιούτους καιροὺς τῶν νοσημάτων διαιρούμενοι λέγομεν ἐξ ἀρχῆς αὐτὰ καὶ ἀναβάσεως καὶ ἀκμῆς καὶ παρακμῆς συγκεῖσθαι. τῶν οὖν εἰρημένων ἄρτι συμπτωμάτων,
ὅταν ἐγγὺς τῆς ἀκμῆς φαίνηται, κρίσιν ἐσομένην προδηλούν-
των, ἐν περιεστηκόσι δηλονότι νοσήμασιν· ὅταν ἐν ἀρχῇ
γένηται, κρίσιν μὲν οὐ δηλοῖ, κριθῆναι γὰρ ἐν ἀρχῇ οὐδὲν
δύναται, παραφροσύνης δ᾿ ἐστὶ γνωρίσματα. καὶ γέγρα-

XLV.

*Haec autem in principiis comparentia vehementis delirii
funt indicia et plerumque intereunt.*

Dicta, inquit, fymptomata per morborum initium
oborta delirii vehementis funt ᵢindicia. Morbi autem
principium te nunc intelligere oportet totum illud tempus, in quo nondum exiftunt concoctionis notae. Nam
in libris de judicationibus dictum eft nomen principii et
plura fignificare et fignificatum quod nunc dictum eft
fecundum eam effe divifionem, qua morborum tempora
dividentes, *morbos* ipfos conftare ex principio, incremento, vigore et declinatione afferimus. Ergo quum nuper dicta fymptomata, ubi prope morbi vigorem apparent, judicationem futuram obfidentibus nimirum in
morbis fignificant, fi in principio fiant, judicationem
quidem non denunciant, nihil enim in principio judicari poteft, fed delirii notae exiftunt. Scriptum au-

πται περὶ αὐτῶν ἱκανῶς ἐν τοῖς περὶ κρίσεων· ἐξ ἐκείνων
οὖν καὶ σὺ μάνθανε τὸν ὅλον ὑπὲρ αὐτῶν λόγον. ἔστι γὰρ
μακρότερος ἢ ὡς νῦν ἅπαντα διελθεῖν αὐτόν· ἀλλ᾽ ἀρκέσει,
καθάπερ ἐπὶ τῶν ἄλλων, οὕτω κἀπὶ τούτων τὸ κεφάλαιον
εἰπεῖν, ὡς ἐπειδὰν ἡ φύσις ἐπείγηται πρὸς ἔκκρισιν, ἀξιόλογος ἐν τῷ σώματι γίνεται ταραχὴ, δι᾽ ἣν τὰ τοιαῦτα φαίνεται συμπτώματα μετὰ τῶν τῆς πέψεως σαφεστάτων ση-
μείων· χωρὶς δὲ τοῦ παρεσκευάσθαι τὴν φύσιν εἰς τὴν τῶν
λυπούντων ἔκκρισιν ὁμοία ταραχὴ γιγνομένη κινδυνωδέ-
στατόν ἐστι σημεῖον. εἴρηται δὲ καὶ δι᾽ ἄλλων ὑπομνημάτων ἤδη περὶ κρισίμων συμπτωμάτων, ὁποία τέ τις ἡ φύσις αὐτῶν ἐστι καὶ ὅπῃ διαφέρει τῶν ἐπιφαινομένων καλουμένων, ἐν οἷς ἔσται καὶ τὰ τῆς πέψεως σημεῖα. τό τε
γὰρ προγνωστικὸν καὶ τὸ περὶ χυμῶν καὶ τοὺς ἀφορισμοὺς
ἤδη προεξηγήμεθα πρὸ τοῦδε τοῦ βιβλίου· μακρολογοῦντος
οὖν ἐστιν ἀεὶ περὶ τῶν αὐτῶν λέγειν τὰ αὐτά.

---

tem et de his abunde in libris de judicationibus, ex illis
fane et tu totum qui de his eſt ſermonem perdiſces; eſt
enim longior quam ut nunc omnino ipſum percurrere
oporteat. Sed ut in caeteris, ita in his ſummatim dicere
fatis erit. Ergo quoties natura ad excretionem properat,
eſſatu digna in corpore fit perturbatio, ob quam ſymptomata hujusmodi cum manifeſtiſſimis coctionis ſignis apparent. Verum quum perturbatio efficitur ſimilis, nullo a
natura ad infeſtantium excretionem facto apparatu, tunc
periculoſiſſimum eſt ſignum. Dictum vero jam et caeteris in commentariis de judicatoriis ſymptomatis qualis
fit ipſorum natura et quo pacto ab apparentibus vocatis
differant, in quibus erunt et ipſa coctionis ſigna. Nam
et prognoſticum et librum de humoribus et aphoriſmos
jam ante hunc librum expoſuimus. Sane ſemper de his
eadem dicere ad eum ſpectat, qui prolixioribus utitur ſer-
monibus.

μστ'.

Οἱ δὲ διαφεύγοντες, ἢ μετὰ ἀποστήματος ἢ αἵματος ῥύσιος
ἐκ τῆς ῥινὸς, ἢ πῦον παχὺ πτύσαντες διαφεύγουσιν, ἄλλως δὲ οὔ.

———

Ἐπειδὴ θνήσκειν αὐτοὺς εἶπεν, οὐχ ἁπλῶς, ἀλλὰ προσέγραψεν, ὡς ἐπὶ τὸ πολὺ, διὰ τοῦτο ἀκόλουθον ἦν εἰπεῖν
ὅπως ἐξ αὐτῶν ἔνιοι σώζονται. τούτους οὖν νῦν διεξέρχεται, καί φησιν ἢ δι' αἱμορραγίας ἢ δι' ἀποστήματος ἢ
διὰ πύου πτύσεως ἱκανῶς πεπεμμένου σώζεσθαί τινας ἐξ
αὐτῶν, συνενδεικνύμενος ἐξ ὧν εἶπε, διὰ πλῆθος τοῖς τοιούτοις περιπίπτειν συμπτώμασι τοὺς κάμνοντας.

———

μζ'.

Οὐδὲ γὰρ τῶν τοιουτέων ὁρέω ἐμπείρους τοὺς ἰητροὺς, ὡς
χρὴ διαγινώσκειν τὰς ἀσθενείας ἐν τῇσι νούσοισιν, αἵ
[70] τε διὰ κενεαγγείην ἀσθενέονται, αἵ τε δι' ἄλλον
τινὰ ἐρεθισμὸν, αἵ τε διὰ πόνον καὶ ὑπὸ ὀξύτητος τῆς

XLVI.

Qui vero effugiunt, aut cum abfceffu, aut fanguinis e na-
ribus profluvio, aut puris craffi expuitione evadunt,
aliter autem minime.

———

Quum mori ipfos dixit, non fimpliciter, fed *ut pluri-*
mum afcripfit, quapropter quo pacto quidam ex ipfis ferventur, dicere fequens erat.   Hos igitur nunc percurrit,
atque quofdam ex ipfis fervari ait aut per fanguinis eruptionem, aut per abfceffum, aut puris abunde cocti expuitionem, fimul ex iis, quae retulit, aegros in hujusmodi
fymptomata incidere propter multitudinem fignificans.

———

XLVII.

Neque enim horum ita peritos video medicos, qui ut
oportet dignofcant in morbis virium imbecillitates et
quae ob vaforum evacuationem et quae ob aliud quod-
dam irritamentum et quae ob dolorem et ab acumine

νούσου, ὁκόσα τε ἡμέων ἡ φύσις, καὶ ἡ ἕξις ἑκάστοισιν
ἐκτεκνοῖ πάθεα καὶ εἴδεα παντοῖα, καίτοι σωτηρίην ἢ
θάνατον φέρει γινωσκόμενα ἢ ἀγνοούμενα τὰ τοιαῦτα.

Ἐπεὶ περί τε τῆς ἰσχύος τοῦ κάμνοντος πεποίηται καὶ
περὶ τῆς ἀσθενείας λόγον, ταῦτα δ᾽ εἰσὶ τῶν ἐκ τῆς διαίτης σκοπῶν οὐχ οἱ φαυλότατοι, διὰ τοῦτο νῦν ἀναλαμβάνει
τὸν ὑπὲρ αὐτῆς λόγον τῆς κατὰ τὴν δύναμιν ἀσθενείας,
ᾧτινι τρόπῳ γίγνεται διαγνωστικοὺς λέγων δεῖν εἶναι τοὺς
ἰατροὺς ὅτι ἔνιαι μὲν τῶν ἀσθενειῶν διὰ τὴν τῶν ἀγγείων
κένωσιν ἀποτελοῦνται, (τοῦτο γὰρ ἡ κενεαγγεία σημαίνει κυρίως τε καὶ πρώτως καὶ διὰ τοῦτο ἡ ἀσιτία κενεαγγεία πολλάκις εἴρηται, ὡς τῷ τοῦ γένους ὀνόματι καὶ ἐπὶ τοῦ εἴδους συνηθέστατα χρωμένων ἁπάντων τῶν ἀνθρώπων) ἔνιαι
δὲ διὰ πόνον, ἤτοι τὸν ἰδίως λεγόμενον, ὅσπερ ἐστὶν ὁ αὐτὸς
ταῖς ὀδύναις, ἢ τὴν ὡς ἂν εἴποι τις κακοπάθειαν, ᾗ κακο-
παθοῦσιν οἱ κάμνοντες ἐν ταῖς ὀξείαις νόσοις. ἐνίας δὲ καὶ
δι᾽ ἄλλον τινὰ γίγνεσθαί φησι ἐρεθισμόν. εἰ μὲν γὰρ δὴ

morbi oboriantur, quosque affectus ac diversas eorum
species natura nostra et habitus singulis pariat, quamvis haec cognita aut ignorata salutem aut mortem adferant.

Quoniam de aegri robore imbecillitateque sermonem
fecit, qui victus scopi sunt non contemnendi, ob id nunc
sermonem de ea quae virium est imbecillitate repetit, quibus haec fiat modis, medicos dignoscere debere afferens;
quod quaedam fiant imbecillitates ob vasorum vacuationem,
(etenim vasorum vacuatio hoc et proprie et primum significat, atque ob id inedia vasorum vacuatio saepius dicitur,
tanquam nomine generis etiam in specie homines omnes
uti consueverint) alia autem ob laborem vel proprie
dictum, qui idem est doloribus, vel ut quis dixerit, malam affectionem, qua in acutis morbis aegri male afficiuntur. Aliam praeterea virium imbecillitatem ob aliud

τὴν δῆξιν ἐρεῖ ἤτοι γε τῆς γαστρὸς ἢ τῶν ἐντέρων, δόξειεν
ἂν ὑποπεπτωκέναι τὸ σύμπτωμα τοῦτο ταῖς ὀδύναις· εἰ δὲ
ἀγρυπνίαν ἤ τι τοῦ στόματος τῆς κοιλίας πάθος, οὐ κυρίως
ἂν δόξειεν ἑρμηνεύειν. ἥ γε μὴν δύναμις ὁρᾶται καταλυο-
μένη, διά τε κένωσιν ἐξ αἱμοῤῥαγιῶν ἢ ἐμέτων ἢ διαχωρημάτων ἢ ἱδρώτων καὶ δι᾿ ἀσιτίαν μακροτέραν τοῦ προσήκοντος καὶ δι᾿ ἄλγημά τι καὶ ἀγρυπνίαν ἐξαναστάσεις τε
συνεχεῖς ἀποπατήσεως ἕνεκα καὶ πρὸς τούτοις ὅταν ποτὲ
πάθῃ τὸ στόμα τῆς γαστρὸς οὕτως, ὡς ἐναπειλεῖν συγκοπάς·
τοῦτο μέν γε καὶ διὰ τροφῆς πλῆθος βαρυνούσης, ἤ τινα
τῶν ἀνιαρῶν αὐτῆς ποιοτήτων, αὐτή τε κάμνει καὶ συγκα-
ταλύει τὴν δύναμιν ἑαυτῇ τάχιστα. πᾶσαι μὲν οὖν αὗται
διὰ φανερῶν αἰτιῶν γίγνονται αἱ βλάβαι τῆς δυνάμεως·
ἕτεραι δέ εἰσιν ἀφανεῖς, ὥσπερ ὅταν ἄνευ κενώσεως φανερᾶς ἢ ἀγρυπνίας ἢ λιμαγχονίας ἢ καὶ τῆς κατὰ τὸ στόμα
κοιλίας αἰσθήσεως οἱ κάμνοντες εἰς τοιαύτην ὑποσύρωνται
τοῦ σώματος διάθεσιν, οἵαν ἐν τῷ προγνωστικῷ κατὰ τὴν
ἀρχὴν (68) αὐτὸς ἔγραψε λέγων· ῥὶς ὀξεῖα, ὀφθαλμοὶ κοῖλοι,

quoddam fieri ait irritamentum. Nam fane fi morfum
dixit vel ventriculi vel inteftinorum, fymptoma hoc fub
dolorum nomine intellexiffe eft vifus. Verum fi vel vigilias vel aliquam oris ventriculi affectionem dixit, non
proprie interpretari vifus eft. Caeterum vires exolvi
videntur et ob evacuationem, quae fit vel fanguinis
eruptione vel vomitu vel dejectionibus vel fudoribus, et
ob longiorem quam par fit inediam et propter tum dolorem aliquem, tum vigilias, tum affiduas ventris purgandi
gratia exfufcitationes, atque etiam quum os ventriculi ita
affectum fuerit, ut fyncopas minetur, atque etiam propter
gravantis alimenti copiam, aut moleftam quandam ipfius
qualitatem et ipfe laborat et vires fecum celerrime dif-
folvit. Omnes igitur hae virium laefiones ex manifeftis
quidem fiunt caufis, fed aliae ex non manifeftis, ut quum
absque manifefta vacuatione vel vigiliis vel inedia vel
oris ventriculi fenfu aegri ad talem fubtrahuntur corporis affectionem, quam in prognoftico in principio fcripfit

κρύταφοι συμπεπτωκότες, ὅσα τε τούτων ἐφεξῆς. αὕτη γὰρ
τοῦ σώματος ἡ κατάστασις γίνεται μὲν καὶ δι' ἀγρυπνίαν
καὶ δι' ἔκκρισίν τινα πολλὴν καὶ λιμαγχονίαν· γίνεται δὲ
καὶ χωρὶς τούτων, ὅταν οἵ τε ἐν τῷ σώματι χυμοὶ λεπτοὶ
τυγχάνουσιν ὄντες ἥ τε τοῦ πυρετοῦ θερμασία δριμεῖα· διαφοροῦνται γὰρ οἱ οὕτως λεπτυνόμενοι κατὰ τὸ ἄδηλον.
ἐνίοις δὲ καὶ κατὰ τὴν δυσκρασίαν μιᾶς τῶν ἀρχῶν παθούσης ἀσθενὴς ἡ δύναμις γίγνεται· πρώτη μὲν οὖν ἡ πρώτως παθοῦσα κάμνει, κατὰ συμπάθειαν δὲ καὶ αἱ λοιπαὶ
δύο. μεμάθηκας γὰρ ἄλλην μὲν εἶναι κατὰ τὰ νεῦρα δύναμιν, ἀρχὴν ἔχουσαν τὸν ἐγκέφαλον· ἄλλην δὲ κατὰ τὰς ἀρτηρίας, ἧς ἡ ἀρχὴ καρδία· καὶ τρίτην κατὰ τὰς φλέβας, ἐξ
ἥπατος ὁρμωμένην· ἐνίοτε γοῦν τῶν μορίων ἑνὸς οὑτινοσ-
οῦν δυσκρασία τὴν οἰκείαν δύναμιν ἐκάκωσεν, ᾗ συνεπά-
θησαν αἱ λοιπαὶ δύο δυνάμεις. τάχισται μὲν οὖν ἀπώλειαι
γίγνονται τῆς καρδίας παθούσης, ἐφεξῆς δὲ τοῦ ἐγκεφάλου,
βραδεῖαι δὲ αἱ ἀπὸ τοῦ ἥπατος. ὥσπερ γὰρ ταῦτα τὰ μό-

ipfe, inquiens: *nares acutae, oculi concavi, collapfa tempora* et quae deinceps funt. Nam haec corporis conftitutio fit quidem et ob vigilias et ob excretionem quandam cópiofam et ob gravem inediam, fit quoque et absque his, quum corporis humores tenues fuerint et febris
calor acris. Nam exhauriuntur qui ita extenuantur, per
infenfibilem evacuationem. Nonnullis autem et ob intemperiem principis unius partis affectae imbecilles redduntur
vires. Primo fiquidem affecta prima laborat, deinde per
confenfum et reliquae duae. Didicifti enim aliam quidem
effe in nervis facultatem, quae principium habet cerebrum, alteram vero in arteriis, cujus principium eft cor,
tertiam denique in venis, quae ex hepate oritur. Ergo
partis unius, quaecunque fuerit, intemperies propriam interdum facultatem vitiavit, cui confenferunt affectae reliquae duae facultates. Celerrimi igitur fiunt affecto corde
interitus, deinde *affecto* cerebro, tardi ab hepate *prodeunt.* Ut enim partes hae intemperie affectae maximam

Ed. Chart. XI. [70. 71.]   Galen. V. (68.)

ρια κατὰ δυσκρασίαν παθόν- [71] τα μεγίστην βλαβην
βλάπτεται τῆς οἰκείας ἕκαστον δυνάμεως, οὕτως ἔνια πλησίον ἑκάστης ἀρχῆς κείμενα κατὰ δυσκρασίαν ἰσχυρῶς νο-
σήσαντα τὰς ἀρχὰς τῶν δυνάμεων εἰς συμπάθειαν ἑαυτοῖς
ἄγει, τινὰ δὲ, κἂν μὴ πλησίον ᾖ κείμενα, διὰ τὴν κατὰ γένος κοινωνίαν, ἤ τινα διαθέσεως ἰδιότητα, τὰ τὰς ἀρχὰς
τῶν δυνάμεων ἔχοντα βλάπτει μόρια. τὸ μὲν οὖν στόμα
τῆς γαστρὸς ὅταν μὲν ζωτικὴν δύναμιν εἰς συμπάθειαν ἄγῃ,
συγκοπὰς ἐπιφέρει, ὅταν δὲ τὴν ἰδίως ψυχικὴν ὀνομαζομένην, παραφροσύνας ἢ σπασμούς· ἡ δὲ μήτρα ποτὲ μὲν ἀ-
πνοίας, ποτὲ δὲ συντάσεις νεύρων. ἀλλὰ συμπληρωθέντα
μὲν ἕκαστα τούτων ἁπλῶς γνώριμα, συνιστάμενα δὲ καὶ αὐξανόμενα κατὰ βραχὺ λανθάνει τοὺς πολλοὺς τῶν ἰατρῶν.
χρὴ δὲ οὐχ ὅταν ὑπὸ μεγέθους ἀβοήθητα γένηται, τότε γνω-
ρίζειν αὐτὰ τοῖς ἰδιώταις ὡσαύτως, ἀλλὰ ἀρχόμενά τε καὶ
γιγνόμενα, τοῦτο γὰρ κάλλιστον· εἰ δὲ μὴ, ἀλλ' αὐξανόμενά
γε πάντως. ἅπαντα οὖν τὰ τοιαῦτα δοκεῖ μοι δηλῶσαι διὰ
τῆσδε τῆς λέξεως ὁ Ἱπποκράτης, ἐν ᾗ φησιν· ὅσα τε ἡμέων

facultatis unaquaeque fuae laefionem incurrunt, fic partes
aliae principio unicuique propius appofitae, fi vehementer
intemperie laborent, facultatum principia ad fympathiam
agunt.   At quaedam quamvis propius appofitae non fint,
ob generis tamen communitatem vel quandam affectionis
proprietatem, partes facultatum principia continentes laedunt.   Os igitur ventriculi quum vitalem facultatem ad
fympathiam agat, fyncopas infert, quum vero proprie
animalem appellatam, deliria vel convulfiones.   Uterus
interdum quidem et apnoeas, interdum vero et nervorum
contentiones.   Verum fingula haec completa, ab omnibus cognofcuntur, quum vero fiunt et paulatim increfcunt,
medicos plerosque latent.   Haec autem non quum ob
magnitudinem auxilio carent, tunc cognofcere oportet,
quod vulgo contingit, fed et quum incipiunt et fiunt, hoc
fiquidem optimum eft   Quod fi fieri non poffit, fed
omnino quum increfcunt, *dignofcere neceffe eft.*   Sane
haec omnia Hippocrates bocce textu fignificaffe mihi vi-

ἡ φύσις καὶ ἕξις ἑκάστοισιν ἐκτεκνοῖ πάθεα καὶ εἴδεα παν-
τοῖα· καὶ νῦν φύσιν λέγει τὴν κρᾶσιν, ἕξιν δὲ αὐτοῦ τοῦ
σώματος τὴν κατασκευήν. οἱ μὲν γὰρ ἀραιότεροι φύσει
διαφοροῦνται καὶ συγκόπτονται ῥᾳδίως, οἱ δὲ πυκνότεροι
χρονίζουσιν ἐν ταῖς νόσοις. οὕτω δὲ καὶ μόρια τὰ μὲν
ἔχουσί τινες ψυχρότερα, τὰ δὲ θερμότερα, καὶ τὰ μὲν ξηρότερα, τὰ δὲ ὑγρότερα· ἅπασι δὲ οἰκεῖον τῇ κράσει τὸ νόσημα.

μη'.

Μεῖζον μὲν γὰρ κακόν ἐστιν, ἢν διὰ τὸν πόνον καὶ τὴν
ὀξύτητα τῆς νούσου ἀσθενέοντι προσφέρῃ τις ποτὸν ἢ ῥόφημα πλεῖον ἢ σιτίον, οἰόμενος διὰ κενεαγγείην ἀσθενέειν.
ἀεικὲς δὲ καὶ διὰ κενεαγγείην ἀσθενέοντα μὴ γνῶναι καὶ
πιέζειν τῇ διαίτῃ. φέρει μὲν γάρ τινα κίνδυνον καὶ αὕτη
ἡ ἁμαρτάς, πολλῷ δὲ ἧσσον τῆς ἑτέρης· καταγελα-
στοτέρη δὲ πολλῷ αὕτη μᾶλλον ἡ ἁμαρτὰς τῆς ἑτέρης. εἰ

---

detur, quo dicit: quosque affectus ac diverfas eorum
fpecies natura noftra et habitus fingulis pariat, ubi naturam temperamentum vocavit, habitum autem ipfius corporis ftructuram. Nam qui rariores natura funt, exhauriuntur et in fyncopen facile incidunt, qui vero denfio-
res, in diuturniores morbos ruunt. Sic autem et partes
nonnulli habent, alias quidem frigidiores, alias calidiores,
alias ficciores et alias humidiores, fed omnibus pro temperamento peculiaris morbus.

XLVIII.

Majus fiquidem malum eft, fi quis ob laborem et acumen
morbi debilitato potum aut forbitionem copiofiorem
aut cibum exhibeat, ob vaforum vacuationem imbecillum effe arbitratus. Indecorum autem eft et ob vaforum vacuationem imbecillum non cognofcere et victu
opprimere. Periculum fiquidem aliquod adfert et hic
error, multo tamen minus quam alter, fed multo magis
altero rifu dignior hic error eft. Nam fi medicus alius

γὰρ ἄλλος ἰητρὸς ἢ καὶ ἰδιώτης ἐσελθὼν καὶ γνοὺς τὰ
ξυμβεβηκότα δώῃ καὶ φαγεῖν καὶ πιεῖν ἃ ὁ ἕτερος ἐκώ-
λυσεν, ἐπιδήλως ἂν δοκέῃ ὠφεληκέναι. τὰ δὲ τοιάδε μάλιστα καθυβρίζεται τῶν χειρωνακτέων ὑπὸ τῶν ἀνθρώπων, δοκέει γὰρ αὐτέοισιν ὁ ἐσελθὼν ἰητρὸς ἢ ἰδιώτης
ὥσπερ εἰ καὶ τεθνειότα ἀναστήσας.

Διὰ τὰς ὀδύνας πολλάκις οἱ κάμνοντες ἄσφυκτοι γίγνονται καὶ λειποψυχοῦσι καὶ κίνησιν οὐδεμίαν οἷόν τε κινηθῆναι, κατὰ ταῦτα δὲ καὶ διὰ τὴν ὀξύτητα τῆς νόσου·
τινὲς δὲ οὐ διὰ τοῦτα κάμνουσι τὴν δύναμιν, ἀλλὰ διὰ κένωσιν ἀγγείων ὁπωσοῦν γεγονυῖαν, εἴτ᾽ οὖν δι᾽ ἔκκρισιν πρόδηλον αἰσθήσει, εἴτε διαφόρησιν, εἴτε καὶ διὰ λιμαγχονίαν.
οὗτοι μὲν οὖν δέονται τροφὴν προσάρασθαι ὅτι τάχιστα·
τοὐναντίον δὲ ἂν οἱ δι᾽ ὀδύνην ἢ δι᾽ ὀξύτητα τῆς νόσου, κενώσεως [72] ἐνίοτε χρῄζουσι μᾶλλον ἢ πληρώσεως. ἀλλὰ τούτοις μὲν ὁ τροφὴν διδοὺς μέγιστόν τι κακὸν ἐργάζεται·
τοὺς δὲ διὰ κενεαγγείην ἀσθενοῦντας εἰ πιέζει διαίτῃ λεπτῇ,

ut plebejus accefferit et quae contigerunt cognoverit
dederitque tum cibos, tum potus, quos alter prohibuit,
aperte auxilium attuliffe videatur. Atque ifta maxime
artifices apud homines infamant. Videtur enim ipfis
qui acceffit medicus aut plebejus, hunc tanquam mor-
tuum fufcitaffe.

Ob dolores faepe aegri pulfus expertes evadunt, ac
in lipothymiam incidunt, nulloque motu queunt moveri,
ad haec autem et ob morbi acumen. Quidam vero non
ob haec viribus aegrotant, fed ob vaforum quamcunque
factam evacuationem, five ob evacuationem fenfui manifeftam, five etiam ob difcuffionem, five ob diuturnam inediam. Ita affecti igitur cibari quam celerrime expoftulant. Contra autem qui ob dolorem aut morbi acumen,
vacuatione interdum magis quam repletione indigent. At
qui cibum his exhibet, maximum affert damnum. Verum
qui ex vaforum vacuatione imbecilles funt, hos fi quis

βλάψειεν, οὐχ ὁμοίως δὲ ἐπιφανῶς ἢ ὀξέως· ἀεικές γε μὴν
ἐστιν ἀγνοῆσαι τοὺς διὰ κένωσιν ἀσθενοῦντας μᾶλλον ἢ τοὺς
δι' ὀδύνην. τὰ δ' ἄλλα τῆς ῥήσεως σαφῆ.

μθ'.

Γεγράψεται οὖν καὶ περὶ τούτων σημήϊα, οἷσι δεῖ ἕκαστα
τουτέων διαγινώσκειν.

Ἐπαγγέλλεται οὖν πάλιν κἀνταῦθα, ὥσπερ ὀλίγον ἔμπροσθεν, ἕτερόν τι γράψαι περὶ τῶν ὀξέων νοσημάτων βιβλίον.

ν'.

Παραπλήσια μέντοι τοῖσι κατὰ κοιλίην ἐστὶ καὶ ταῦτα. καὶ
γὰρ ἦν ὅλον τὸ σῶμα ἀναπαύσηται πουλὺ παρὰ τὸ ἔθος,
οὐκ αὐτίκα ἔῤῥωται μᾶλλον· ἢν δὲ δὴ καὶ πλείονα χρόνον
διελινύσας ἐξαπίνης εἰς τοὺς πόνους ἔλθοι, φλαῦρόν τι
πρήξειεν ἐπιδήλως. οὕτω δὲ καὶ ἓν ἕκαστον τοῦ σώμα-

diaeta tenui oppreſſerit, laedet, quanquam non aeque evidenter vel celeriter. Ignorare autem, ſi aeger ſit imbe-
cillus ob vacuationem magis quam ob dolorem, probro
vertitur. Caetera dictionis manifeſta ſunt.

XLIX.

Horum igitur etiam figna, quibus fingula dignofcere
oporteat, fcribentur.

Rurſum ergo hic pollicetur, ſicuti paulo ante, ſe
librum alium quendam de morbis acutis ſcripturum.

L.

Enimvero haec et funt iis, quae ad alvum fpectant, fimi-
lia. Etenim fi univerfum corpus praeter confuetudinem
multum quieverit, non ftatim robuftius evadit. Si vero
fane et ubi diuturniori tempore otiatus ad labores
repente venerit, malum quiddam evidenter operabitur.
Ita vero et fingulae corporis partes. Etenim et pedes

τος. καὶ γὰρ ἦν πόδες τοιόνδε τι πρήξειαν, καὶ τὰ ἄλλα
ἄρθρα μὴ εἰθισμένα πονέειν, ἦν διὰ χρόνου ἐξαπίνης εἰς
τὸ πονέειν ἔλθῃ. ταῦτα δ' ἂν καὶ οἱ ὀφθαλμοὶ καὶ οἱ
ὀδόντες πάθοιεν καὶ πᾶν ὁτιοῦν, ἐπεὶ καὶ κοίτη παρὰ
τὸ ἔθος μαλακὴ πόνον ἐμποιέει καὶ σκληρὴ παρὰ τὸ ἔθος,
καὶ ὕπαιθρος παρὰ τὸ ἔθος εὐνὴ σκληρύνει τὸ σῶμα.

Πάλιν ἐπὶ τὸ προκείμενον ἐπανῆλθε, συμπληρώσας τὸν
κατὰ παρέκβασιν αὐτῷ λόγον ἐμπεσόντα περὶ τῆς κατὰ
τὴν δύναμιν ἀσθενείας· καὶ φησιν ὅτι τοῖς κατὰ τὴν
κοιλίαν ἔμπροσθεν εἰρημένοις τὰ νῦν λεχθησόμενα παρα-
πλήσιά πώς ἐστι· συντείνει γὰρ εἰς ταυτὸ τὸ κεφάλαιον, ἐν
ᾧ κατασκευάζει τὰς ἀθρόας μεταβολὰς μεγά- (69) λην φέρειν τοῖς κάμνουσι βλάβην. αὐτὸ δ' ὃ νῦν γράφει, τοιόνδε
ἐστίν. ὥσπερ ἡ κοιλία πλείονα χρόνον παντάπασιν ἀργή-
σασα καλῶς ἐνεργεῖν οὐ δύναται, πρὶν κατὰ βραχὺ πάλιν
ἐθισθῆναί τε καὶ προσαχθῆναι ταῖς οἰκείαις ἐνεργείαις· οὕτω
καὶ πᾶν τὸ σῶμα καὶ τῶν ἄλλων μορίων ἕκαστον. εἶτα

*tale quiddam efficient, caeterique artus laborare non
affueti, fi longo poft tempore derepente ad laborem ac-
cefferint, iisdem vero et oculi et dentes et quaecunque
pars afficietur. Quandoquidem et lectus praeter confuetudinem mollis laborem facit, itemque praeter folitum durus. Quin et fub dio cubile praeter folitum
corpus indurat.*

Rurfus ad inftitutum rediit, abfoluto de virium imbecillitate fermone, quem per digreffionem a priftino muta-
verat inftituto, aitque, quae nunc dicentur, fimilia quodammodo effe iis, quae ventriculo contingere dicta funt.
Nam fcopum dirigit ad fummam eam, in qua repentinas
mutationes magnam aegrotantibus afferre laefionem aftruit.
Id autem quod nunc fcribit hujusmodi eft. Quemadmodum alvus diuturniori tempore omnino ociata probe functionem obire non poteft, priusquam fenfim rurfum affue-
fcat et fuas exerceat operationes, fic et corpus univer-

Ed. Chart. XI. [72. 73.]   Galen. V. (69.)

καὶ μορίων ἐνίων ἐφεξῆς ὀνομαστὶ μνημονεύει. ἐπὶ δὲ τῇ
τελευτῇ τοῦ λόγου καὶ τῆς κατὰ τὴν κοίτην μεταβολῆς ἐμνημόνευσεν, ἔτι δὲ καὶ νῦν κατασκευάζων τὸ προκείμενον ἐξ
ἀρχῆς αὐτῷ περὶ τῆς τῶν ἐθῶν μεταβολῆς.

να΄.

[73] Αὐτὰρ καὶ τῶν τοιῶνδε πάντων ἀρκέει παραδείγματα γράψαι. εἰ γάρ τις ἕλκος λαβὼν ἐν κνήμῃ μήτε λίην ἐπίκαιρον μήτε λίην εὔηθες μήτε ἄγαν δυσέλκης ὢν μήτε
ἄγαν εὐελκὴς αὐτίκα ἀρξάμενος ἐκ πρώτης κατακείμενος
ἰητρεύοιτο καὶ μηδαμῇ μετεωρίζοι τὸ σκέλος, ἀφλέγμαν-
τον μὲν ἂν οὕτως εἴη καὶ ὑγιὴς πολλῷ θᾶσσον οὕτω γένοιτο ἢ εἰ περιπλανώμενος ἰητρεύοιτο· εἰ μέντοι πεμπταῖος ἢ ἑκταῖος ἢ καὶ ἔτι ἀνωτέρω ἀναστὰς ἐθέλει
προβαίνειν, μᾶλλον ἂν πονέοι τότε ἢ εἰ αὐτίκα ἐξ ἀρχῆς
πλανώμενος ἰητρεύοιτο· εἰ δὲ καὶ πολλὰ ταλαιπωρήσειεν

fum fingulaeque aliae partes. Deinde et partes quafdam
ferie continuata nominatim commemorat. Atque in fine
fermonis et ejus quae in cubili fit, mutationis mentionem
fecit, aftruens fane et tunc quod ab initio de confuetudinis mutatione eft ab eo propofitum.

LI.

Sed et horum omnium exempla fcribere confert. Si quis
enim accepto in tibia vulnere neque admodum infigni
neque valde benigno, cui neque admodum difficile ne-
que admodum facile vulnera fanentur, ftatim prima ab
initio die decumbens curetur et nequaquam crus attol-
lat, fic fane vulnus inflammationis expers fuerit, mul-
toque celerius fic fanus evaferit quam fi obambulans
curaretur. Si tamen quinto aut fexto aut fuperiore
etiamnum die furgens ambulare voluerit, tunc magis
utique aegrotabit, quam fi ftatim ab initio oberrans
curatus fuiffet. Quod fi etiam multum derepente labora-

ἐξαπίνης, πολλῷ ἂν μᾶλλον πονέσειεν ἢ εἰ ἐκεῖνος ἰητρευ-
όμενος ταῦτα ταλαιπωρήσειεν ἐν ταύτῃσι τῇσιν ἡμέρῃσιν.

―――

Ἔτι τε περὶ τῆς ἀθρόας μεταβολῆς ποιεῖται τὸν λόγον,
ὥσπερ ἔμπροσθεν ἐπ᾽ ἄλλων παραδειγμάτων, οὕτως καὶ νῦν
ἐπὶ ἕλκους· εἰ γάρ τις, φησὶν, ἕλκος ἔχων ἐν κνήμῃ, δέον
ἡσυχάζειν τε καὶ κατακεῖσθαι, περιέρχοιτο βαδίζων ἠρέμα
(τοῦτο γὰρ σημαίνει τὸ πλανώμενος ἰητρεύοιτο) βλάπτοιτο
μὲν ἐξ ἅπαντος, ἀλλ᾽ ἧττον τοῦ ἐν ταῖς πρώταις ἡμέραις
ἡσυχάσαντος, ἐξαίφνης περὶ ἑ ἢ στ᾽ ἢ ἔτι ἀνωτέρω τοῦ
περὶ γ᾽ ἢ δ᾽, ἀρξαμένου βαδίζειν. ἔνιοι δὲ τὸ ἀνωτέρω νομίζουσιν ἐπὶ τῶν ἐφεξῆς ἡμερῶν εἰρῆσθαι τῆς ζ᾽ καὶ η᾽
καὶ θ᾽, οὓς ἐχρῆν, εἰ τοῦτ᾽ αὐτοῖς ἤρεσκε, διὰ τοῦ ε καὶ
τοῦ ξ γράμματος, τὴν ἀρχὴν τῆς λέξεως γράφειν ἐξωτέρω
καὶ οὐκ ἀνωτέρω, διὰ τοῦ α καὶ ν, τί οὖν, φήσουσιν, οὐχὶ
καὶ τοιοῦτο γένοιτ᾽ ἄν ποθ᾽ ἕλκος, ὥστε κἂν ἑβδόμης τις
ἢ ὀγδόης ἡμέρας ἄρξηται βαδίζειν, ἡσυχάσας ἔμπροσθεν, οὐ
σμικρῶς βλαβῆναι; καὶ μεγάλως φαίην ἂν, εἴ γε μέγα τὸ ἕλ-

―――

verit, multo magis aegrotaverit quam fi is ita cura-
tus hifce diebus laboraffet.

―――

De repentina etiamnum mutatione, quemadmodum
antea in exemplis aliis, ita et nunc in ulcere fermonem
facit. Si quis enim, inquit, ulcus in tibia habens, qui et
quiefcere et decumbere indigeat, fenfim incedens obambu-
let, hoc enim fignificat obambulans curetur, laedetur quidem prorfus, fed minus quam qui primis diebus quieverit ac derepente circa quintum vel fextum vel diem
etiamnum fuperiorem, tertium vel quartum, ambulare coeperit. Quidam hoc, *fuperius*, de fequentibus dici diebus
exiftimant, feptimo, octavo et nono, quod fi ipfis place-
bat, eos principium dictionis per ε et ξ, *ἐξωτέρω*, et non
ἀνωτέρω per α et ν fcribere oportebat. Quare autem,
inquiunt, tale fieri non valet ulcus, ut non parum laedatur, qui feptimo vel octavo die ambulare coeperit et
antea quieverit? Et graviter, dixerim, fi ulcus magnum

κος ᾖ ἢ ὁ κάμνων εἴη δυσελκής, μᾶλλον δ᾽ εἰ ἄμφω συνέλ-
θοι· εἰ δὲ μήτε μέγα τὸ ἕλκος μήτε ὁ κάμνων δυσελκὴς
εἴη, ἰητρεύοιτο δὲ προσηκόντως, καὶ γὰρ καὶ τοῦτο χρὴ
προσυπακούεσθαι τῷ λόγῳ, περὶ τὴν ἑβδόμην ἢ ὀγδόην ἡ-
μέραν ἤδη καλῶς ἔχοι καὶ βαδίζειν ἀβλαβῶς δύναται. διὰ
τοῦτ᾽ οὖν προσέθηκε τῷ λόγῳ, περὶ μὲν τοῦ ἕλκους αὐτοῦ,
μήτε λίην ἐπίκαιρον μήτε λίην εὔηθες, τὸ ἁπλοῦν δηλονότι
καλέσας εὔηθες· περὶ δὲ τοῦ ἀνθρώπου, μήτε ἄγαν δυσελ-
κής· ὁ γὰρ τοιοῦτος εἰ μηδὲν ἄλλο περὶ τὴν θεραπείαν
ἁμαριάνοι, μόνον διὰ τὸ βαδίζειν τὰ μέτρια, δέον κατακεῖσθαι, βλαβείη μὲν ἄν, οὐ μὴν οὕτως γε μεγάλως, ὡς εἰ
ταῖς πρώταις ἡμέραις ἡσυχάσας, περὶ τρίτην ἢ τετάρτην
ἢ πέμπτην ἢ ἕκτην ἤρξατο περιπατεῖν. ὁ δὲ μέγα τὸ ἕλκος
ἔχων καὶ δυσελκὴς ὢν οὐ μετρίως, ἀλλὰ μεγάλως ἂν βλαβείη περιπατῶν ἐξ ἀρχῆς, ὥσπερ καὶ πάλιν ὁ μικρόν γε τὸ
ἕλκος ἔχων καὶ λίαν ὢν εὐελκὴς ἐν ταῖς πρώταις ἡμέραις

fuerit, vel aegrotus fuerit unus ex illis, quibus ulcus
difficulter curatur et magis fi ambo concurrerint. Quod
fi neque ulcus magnum fuerit, neque aeger fuerit cui
difficile ulcera curentur, curetur autem convenienter, etenim hoc fubaudire in fermone oportet, circa feptimum
aut octavum diem bene jam habebit et ambulare citra
laefionem poterit. Quam ob caufam fermoni adjecit, de
ulcere quidem ipfo, id neque admodum infigne, neque
valde benignum, fimplex fcilicet benignum vocans. De
homine vero, cui non admodum difficile ulcera fanentur.
Is fiquidem, fi nihil aliud circa curationem erratum fit,
folum quod mediocriter ambulet et decumbere indigeat,
laedetur quidem, fed non ita graviter, quam fi primis diebus quieverit, mox tertio vel quarto vel quinto vel
fexto obambulare coeperit. Qui vero magnum ulcus habuerit et cui difficile ulcera fanentur, non mediocriter,
fed magnopere laedetur ab initio obambulans, quemadmodum et rurfum qui parvum ulcus habuerit et cui facile admodum ulcera fanentur, fi primis diebus quieve-

ἡσυχάσας περὶ τὴν ε΄ ἢ στ΄ ἤρξατο περιπατεῖν, οὐκ ἂν
μεγάλως, ἀλλὰ μετρίοις βλαβείη.   διὰ ταῦτ᾽ οὖν ὁ Ἱπποκράτης ἐπὶ τοῦ μέσως ἔχοντος ἐν ἀμφοτέραις ταῖς ἀντιθέ-
σεσι τὸν λόγον ἐποιήσα- [74] το· λέγει δὲ ἀντίθεσιν τὴν
τε κατὰ τὸ μέγα καὶ μικρὸν ἕλκος καὶ τὴν κατὰ τὸ δυσελ-
κῆ καὶ εὐελκῆ εἶναι τὸν ἄνθρωπον. εὔδηλον δ᾽ ὅτι διαφέρει
μηδὲν ἐπίκαιρον ἕλκος εἰπεῖν ἢ μέγα, καθάπερ οὐδὲ μικρὸν
ἢ εὔηθες· τὸ γὰρ ἐπίκαιρον ἢ διὰ τὴν τοῦ χωρίου φύσιν
γίνεται τοιοῦτον, μέγα κατὰ δύναμιν ἀποτελούμενον, εἰ καὶ
τῇ διαιρέσει τοῦ χρωτὸς εἴη μικρὸν ἢ καὶ κατ᾽ αὐτὸ τὸ τῆς
διαιρέσεως μέγεθος ἐπίκαιρον γένηται· τὸ δ᾽ εὔηθες, ὅπερ
ἁπλοῦν ἐστι καὶ μικρὸν, ἢ διὰ τὴν τοῦ χωρίου φύσιν ἄκυρον οὖσαν, ἢ κατ᾽ αὐτὴν τὴν διαίρεσιν βραχεῖαν γενομένην.

νβ΄.

Διὰ τέλεος οὖν μαρτυρέει ταῦτα πάντα ἀλλήλοισιν, ὅτι πάντα

---

rit et quinto vel fexto ambulare coeperit, non graviter,
fed mediocriter laedetur.   Propterea igitur Hippocrates
de eo, qui in utraque oppofitione medium obtinet, fermonem fecit.   Oppofitionem autem dicit tum eam quae in
magno et parvo ulcere comperitur, tum eam qua homo
curatu facilis eft ulceris et difficilis ulceris.   Patet autem quod nihil referat infigne vulnus vel magnum dicere, quemadmodum neque parvum, neque benignum.
Nam infigne vel propter loci naturam tale fit, magnum
vero viribus perficitur, etiamfi corporis fectione parvum
fit, vel ipfa fectionis magnitudine infigne fiat, benignum
vero, quod fimplex eft et parvum, vel propter loci naturam, quae ignobilis eft, vel propter fectionem ipfam parvam factam *dicitur.*

LII.

Haec igitur omnia inter fe perpetuo teftantur res omnes

ἐξαπίνης μείζω πολλῷ τοῦ μετρίου μεταβαλλόμενα καὶ ἐπὶ
τὰ καὶ ἐπὶ τὰ βλάπτει.

Ἐφ᾽ ἑκάστῳ τῶν παραδειγμάτων ἀναμιμνήσκει τοῦ προκειμένου λόγου. καὶ νῦν οὖν ἐπὶ τοῦ κατὰ τὸ ἕλκος παραδείγματος ἐποίησεν αὐτό. τὸ γὰρ διὰ τέλεος ταὐτὸν σημαίνει τῷ διὰ παντὸς καὶ ἀεί.

νγ´.

Πολλαπλασίη μὲν οὖν κατὰ κοιλίην ἡ βλάβη ἐστὶν, ἢν ἐκ
πολλῆς κενεαγγείης ἐξαπίνης πλέον τοῦ μετρίου προσαίρη-
ται· ἀτὰρ καὶ κατὰ τὸ ἄλλο σῶμα, ἢν ἐκ πολλῆς ἡσυ-
χίης ἐξαίφνης ἐς πλείω πόνον ἔλθοι, πουλὺ πλείω βλαβείη
ἢ εἰ ἐκ πολλῆς ἐδωδῆς ἐς κενεαγγείην μεταβάλλοι. δεῖ
μέντοι καὶ τὸ σῶμα τουτέοισιν ἐλινύειν, κἢν ἐκ πολλῆς
ταλαιπωρίης ἐξαπίνης ἐς σχολήν τε καὶ ῥαθυμίην ἐκπέσῃ·
δεῖ δὲ καὶ τουτέοισι τὴν κοιλίην ἐλινύειν πλήθεος βρώ-

quae derepente fupra modum in haec vel illa magnopere mutantur, oblaedere.

In exemplis fingulis praefentis fermonis mentionem
facit, quapropter et nunc in exemplo, quod de ulcere
facit, idem eft executus. Nam perpetuo idem fignificat,
quod ubique et femper.

LIII.

Multiplex itaque in ventre eft laefio, fi ex multa vaforum vacuatione repente quid plus jufto exhibeatur.
Quin et reliquum corpus fi ex multa quiete fubito ad
majorem laborem devenerit, multo magis laedetur
quam fi ex multo cibo ad vaforum vacuationem com-
mutetur. Corpus fane his quiefcere oportet, etiamfi ex
multo labore derepente ad otium ac ignaviam excide-
rit. Oportet autem et his ventrem a ciborum copia

μης· εἰ δὲ μὴ, πόνον ἐν τῷ σώματι ἐμποιήσει καὶ βάρος ὅλου τοῦ σώματος.

Ὁ πρῶτον ἁπάντων ἀποδεῖξαι προύθετο, τοῦτ᾽ ἦν αὐτὸ
τὸ περὶ τῶν κατὰ τὴν κοιλίην ἀθρόων μεταβολῶν· εἶτα ἀπ᾽
αὐτοῦ πρὸς τὸ γενικώτερον, ὃ δὴ καὶ καθολικώτερον ὀνομάζουσι, μεταβὰς, περὶ πάσης ἔθους ἐξαλλαγῆς ἀθρόας διελέ-
χθη μέχρι δεῦρο. περιεχομένων γὰρ τῶν εἰδικωτέρων ἐν
τοῖς γενικωτέροις καὶ τῶν κατὰ μέρος ἐν τοῖς καθόλου καὶ
ἡ τῶν κατὰ τὴν κοιλίην ἐξαλλαγὴ συναποδέδεικται τῇ περὶ
πάντων ἀθρόᾳ μεταβολῇ· ἀλλὰ νυνὶ πάλιν ἐπὶ τὴν κοιλίαν
ἀφικόμενος, τῶν ἐν αὐτῇ μεταβολῶν τὰς διαφορὰς διδάσκει,
καὶ φησι πολλαπλασίαν (70) εἶναι τὴν βλάβην ἐν τῇ μεταβολῇ τῆς διαίτης, ὅταν ἐκ πολλῆς ἀσιτίας ἀθρόως προσε-
πενέγκηται πλείω τῶν συμμέτρων, ἤπερ ὅταν ἐκ πολλῆς ἐδωδῆς εἰς ἀσιτίαν μεταβάλλῃ. τούτῳ δ᾽ αὐτῷ πάλιν ὅμοιον
παρενέβαλε περὶ τὸ πᾶν σῶμα γιγνόμενον· ἧττον γὰρ βλάπτονται μεταβάλλοντες ἐξαίφνης εἰς ἡσυχίαν ἐκ κινήσεων

---

quiefcere; fin minus, corpori laborem excitabit et totius corporis gravitatem.

Quod primum omnium demonſtrare decreverat, id
ipſum de repentinis in ventre mutationibus fuit. Deinde
ab hoc ad generalius, quod et univerſalius dicunt, trans-
iens, de repentina omni conſuetudinis mutatione huc
usque percurrit. Nam quum ſpecialiora in generalioribus
et particularia in univerſalibus contineantur, ventris quoque permutatio cum repentina omnium mutatione demonſtrata eſt. Sed nunc rurſum ad ventrem reverſus, mutationum quae in eo fiunt differentias edocet, aitque longe
graviorem in victus mutatione eſſe laeſionem, quum ex
multa inedia repente plus moderato ingeritur, quam ſi ex
multo cibo ad inediam commutatio fuerit. Simile huic
fieri in toto corpore deprehenditur. Nam minus laeduntur qui ex motu ad quietem ſubito tranſeunt quam qui

ἤπερ ὅταν εἰς κίνησιν ἐξ ἡσυχίας. [75] πάλιν δὲ κἀνταῦθα προσέγραψεν ἐπανορθώματα τῆς ἀκαίρου μεταβολῆς, ὥσπερ κἂν τοῖς ἔμπροσθεν· οὐκ ἀναγκαῖον δὲ οὐδὲ τοῦτο τῷ
προκειμένῳ σκέμματι. ἃ δ᾽ οὖν προσέγραψε, ταῦτά ἐστι·
τοῦτο μὲν εἰς ἀργίαν μεταβαίνοντας ἐκ κινήσεώς τε καὶ
πράξεως, ἐλινύειν ἀξιοῖ, τουτέστιν ἡσυχάζειν τῷ παντὶ σώ-
ματι· τοῦτο δὲ ταὐτόν ἐστιν ἐκείνῳ τῷ, ὅκου λιμὸς οὐ δεῖ
πονέειν· τοὺς δ᾽ εἰς ἡσυχίαν ἐκ πολλῆς ταλαιπωρίας, ὀλι-
γώτερα προσφέρεσθαι, τοῦτο δ᾽ αὖ πάλιν ἐστὶν ἐλινύειν τὴν
κοιλίην· ὡς εἴ γε μὴ πονῶν ὅλῳ τῷ σώματι προσφέροιτο τὰ
συνήθη, πλῆθος ὑποθρέψει, διὸ βαρυνθήσεται τὸ πᾶν σῶμα
καὶ πονήσειε. σημαίνει δ᾽ αὐτῷ νῦν ὁ πόνος τὴν βλάβην,
γενικῶς νοούμενος πολλαῖς ταῖς κατ᾽ εἶδος βλάβαις.

νδ´.

Ὁ δὴ οὖν πλεῖστός μοι λόγος γέγονε περὶ τῆς μεταβολῆς τῆς
ἐπὶ τῆς διαίτης καὶ ἐπὶ τὰ καὶ ἐπὶ τά. ἐς πάντα μὲν

ex quiete ad motum demigrant. Rurfum autem et hoc
in loco permutationis intempeſtivae emendationes, quemadmodum et in praemiſſis, adſcripſit. Verum id praeſenti
ſpeculationi neceſſarium non eſt. Quae autem aſcripſit,
haec ſunt. Qui ex motu quidem actioneque in ocium
ſegnitiemque tranſeunt, eos otiari, hoc eſt, toto quieſcere
corpore praecipit. Haec eadem illi ſententiae exiſtit,
ubi fames, laborandum non eſt. Verum qui ex multo
labore ad quietem *tranſeunt*, eos pauciora ingerere *jubet*,
quod eſt et ventriculum quieſcere. Quoniam ſi quis toto
corpore non laborans conſueta ingereret, is multitudinem
ſubalet, proinde totum corpus gravabitur laborabitque, labor autem nunc Hippocrati laeſionem indicat, multis ſpe-
cialibus laeſionibus genus exiſtens.

LIV.

Plurimus itaque mihi ſermo habitus eſt de victus rationis
in haec vel illa immutatione, quod haec noſſe valde ſit

οὖν εὔχρηστον ταῦτ' εἰδέναι, ἀτὰρ καὶ περὶ οὗ ὁ λόγος
ἦν, ὅτι ἐν τῆσιν ὀξείῃσι νούσοισιν ἐς τὰ ῥοφήματα μεταβάλλουσιν ἐκ τῆς κενεαγγείης· μεταβλητέον γὰρ ὡς ἐγὼ
κελεύω ἤδη· ἔπειτα οὐ χρηστέον ῥοφήμασι, πρὶν ἢ νοῦσος πεπανθῇ ἢ ἄλλο τι σημεῖον φανῇ ἢ κατὰ ἔντερον
κενεαγγικὸν ἢ ἐρεθιστικὸν ἢ κατὰ τὰ ὑποχόνδρια ὁκοῖα
γεγράψεται σημεῖα.

―――――

Συνήγαγε πάλιν αὐτὸς εἰς ἓν κεφάλαιον ἅπαντα τὸν
λόγον, ἀξιῶν ἐπὶ μὲν τῶν ὡσαύτως ἐχόντων μὴ μεταβάλλειν
τὴν δίαιταν, ἐπὶ δὲ τῶν ἐξ ὑγείας εἰς νόσον μεταβάλλειν
μὲν, οὐ μὴν ὡς ἄλλοι μεταβάλλουσιν. εἶτα καὶ διὰ συντόμων ἐδήλωσε τὸν σκοπὸν τῆς ἐπὶ τῶν ὀξέως νοσούντων διαίτης. εἰ μὲν γὰρ πεπανθῇ τὸ νόσημα, μεταβαίνειν ἐπὶ τὴν
τοῦ χυλοῦ δόσιν ἐκέλευσεν· εἰ δ' ἄπεπτον εἴη, μὴ μεταβαίνειν, εἰ μὴ ἄρα σύμπτωμά τι καθαιρετικὸν τῆς δυνάμεως
ὀφθείη καὶ κενώσεως κατὰ γαστρὸς πλείονος ἢ ἄλλου τινὸς

―――――

*utile, cum ad omnia tum etiam ad id, de quo erat
oratio, quod in morbis acutis ex vaſorum inanitione,
ad ſorbitiones mutationem faciunt. Mutatio namque, ut
ego jam jubeo, facienda eſt, deinde ſorbitionibus non
utendum, priusquam morbus maturuerit, aut ſignum aliquod aliud apparuerit, vel in inteſtinis vacuatorium vel
proritatorium, vel in hypochondriis qualia ſcribentur
ſigna.*

―――――

Rurſus ipſe ſermonem totum in ſummam uuam coegit,
in ſimiliter quidem ſeſe habentibus victus rationem
non permutare praecipiens, verum qui ex ſanitate ad
morbum tranſeunt, eos permutare quidem, non tamen ut
ceteri permutant. Deinde compendio quodam victus ſcopum in acutis morbis declaravit. Nam ſi morbus maturuerit, tranſire ad cremoris ptiſanae exhibitionem praecepit, at ſi incoctus fuerit, non tranſire, niſi forſan ſymptoma aliquod vires proſternens apparuerit, aut vacuationis alvi copioſioris, aut alterius cujusdam proritationis

προερεθισμοῦ προσγινομένου. κοινῷ δὲ ὀνόματι τῷ τοῦ
ἐρεθισμοῦ περιέλαβε πάντα τὰ καθ᾽ ὁντιναοῦν τρόπον εἰς
ἀρρωστίαν ἄγοντα τὴν δύναμιν, ἐν οἷς ἐστὶ καὶ ἡ δῆξις ὑπὸ
δριμέων χυμῶν, ἤτοι κατ᾽ ἔντερον ἢ κατὰ γαστέρα γενομένη, καὶ μάλιστ᾽ αὐτῆς κατὰ τὸ στόμα καὶ ἀγρυπνία καὶ ὀργὴ
καὶ λύπη καὶ τινες ἕλμινθες ἐκ τῶν ἐντέρων ἀναβᾶσαι πρὸς
τὴν γαστέρα καὶ κνῆσις τοῦ δέρματος ἅπαντος ἢ καὶ μορίων τινῶν, ἐπιθεμένη διὰ νυκτὸς, ὡς μὴ μόνον αὐτῷ τὸ
ἐρεθίζειν, ἀλλὰ καὶ σὺν ἀγρυπνίᾳ καταλῦσαι τὴν δύναμιν·
καὶ τὰ ὑποχόνδρια δὲ, φησὶν, οἷα γεγράψεται καὶ αὐτὰ
συνενδείξεται τὸ διδόναι τροφὴν, ἢ μὴ διδόναι· δυνατὸν
γὰρ ὑπακούειν ἀμφότερα, μᾶλλον μέντοι τὸ ἕτερον, ὅσον
κατὰ τὴν τῶν λόγων ἀκολουθίαν. κελεύων γὰρ ἀπέχεσθαι
πτισάνης πρὸ τοῦ πεφθῆναι τὴν νόσον, ὅταν γε δηλονότι
δυνατὸν ᾖ τὸν κάμνοντα διαρκέσαι, προσέθηκε· πλὴν εἰ μὴ
σημεῖόν τι φανείη ἢ κατ᾽ ἔντερον κενεαγγικὸν, ἢ ἐρεθιστικὸν ἢ κατὰ ὑποχόνδρια οἷα γεγράψεται· [76] ὡς τούτων
ποτὲ προτρεπομένων ἐπὶ τὴν τοῦ χυλοῦ δόσιν πρὸ τοῦ

obortae. Communi autem proritationis nomine compre-
hendit omnia, quae quovis modo vires ad infirmitatem
agunt, in quibus eft et morfus, quem acris humor five
in inteftinis, five in ventriculo et praefertim ipfius ore parit et vigilia et ira et moeror et lumbrici qui ab inteftinis ad ventriculum ufque afcendunt et cutis univerfae,
aut etiam quarundam partium, qui nocte impetit pruritus, ita ut vires non folum ob irritationem, verum etiam
ob vigilias exolvat. Praeterea inquit: *vel in hypochondriis, qualia fcribentur figna*, ipfa quoque dandum, vel
non dandum alimentum commonftrabunt. Utrumque enim
poteft intelligi, fed alterum magis pro fermonum intelligentia. Nam praecipiens a plifana abftinendum, antequam morbus maturuerit, quum fcilicet aeger fufficere
poffit, adjecit: *Nifi fignum aliquod apparuerit, vel in inteftinis vacuatorium aut proritatorium, vel in hypochondriis qualia fcribentur*, tanquam et haec interdum cremoris exhibitionem, antequam morbus maturuerit, admoneant.

πεϱϑῆναι τὴν νόσον. ἴσως δὲ τὰ κατεξηρασμένα σφοδϱῶς
ὑποχόνδϱια καὶ ἰσχυϱῶς αὐχμώδη λέγει. τοιαῦτα γὰϱ συμπίπτει καὶ τῷ κατὰ τὸ προγνωστικὸν εἰρημένῳ νεκρώδει
προσώπῳ, περὶ οὗ φησι, ῥὶς ὀξεῖα, ὀφθαλμοὶ κοῖλοι, κρόταφοι συμπεπτωκότες. αὕτη γὰϱ ἡ συνδρομὴ τῶν σημείων
ὑποχόνδϱιον ἔχει προσεσταλμένον ἱκανῶς., ὥστε τινα τῶν
μὴ τετριμμένων ὡς ἀνεσπασμένον ἐξαπατῆσαι· οὐ ταὐτὸν
δέ ἐστι προσεστάλϑαι τε σφοδρῶς διὰ ξηϱότητα καὶ ἀνα-
σπᾶσϑαι διὰ φλεγμονὴν, εἴ γε μὴν ὑπερβάλλουσα ξηϱότης
τοῦ σώματος ἐργαζομένη ἐστὶ τάσιν ἐν τῷ διαφράγματι
πλείονα καὶ τῷ ὑποχονδρίῳ. μάλιστα δὲ προσέχειν δεῖ καὶ
διορίζειν ἀπὸ τῆς ξηϱότητος τὴν φλεγμονὴν, ἐπειδὴ καὶ ἡ
ϑεραπεία διάφορός ἐστι· τοῖς μὲν γὰϱ διὰ φλεγμονὴν ἔχουσι τὸ τοιοῦτον αὐτὸ λεπτοτάτης ἐστὶ χρεία διαίτης· τοῖς δὲ
διὰ ξηρότητα τῆς ἐναντίας, ἐν ᾗ πλεονάκις ὀλίγον δίδομεν
χυλὸν πτισάνης.

Fortaſſis autem hypochondria dicit, quae vehementer exa-
ruerunt et ſquallida admodum exiſtunt. Talia namque
contingunt et mortiferae faciei, de qua in prognoſtico
dixit: *Nares acutae, oculi concavi, collapſa tempora.*
Nam is ſignorum concurſus hypochondrium habet ita con-
tractum, ut aliquem ex inexercitatis fallat, tanquam re-
vulſum *videatur.* Verum contrahi vehementer ob ſiccitatem et propter phlegmonem revelli idem non ſunt,
ſiquidem exuperans corporis ſiccitas tenſionem ſepto transverſo et hypochondrio pariat majorem. Sed maxime animadvertas diſtinguasque a ſiccitate phlegmonen, quod ſanatio diverſa ſit, oportet. Nam qui hoc ipſum ob phlegmonen habent, tenuiſſimo egent victu, qui vero ob ſiccitatem, contrario, ubi ſaepiuscule paucalum exhibemus
ptiſanae cremorem.

νέ.

Ἀγρυπνίη ἰσχυρή, πόματα καὶ σιτία ὠμὰ καὶ ἀπεπτότερα
ποιέει· καὶ ἡ ἐπὶ τὰ ἕτερα αὖ μεταβολὴ διαλύει τὸ σῶμα καὶ ἐφθότητα καὶ καρηβαρίαν ἐμποιέει.

Πολλάκις ἐνενόησα τοῦτο τὸ βιβλίον ἐν τύποις εὑρεθὲν
ἐκδεδόσθαι μετὰ τὸν Ἱπποκράτους θάνατον. ἡ γὰρ ἀτα-
ξία τῶν λόγων οὐκ ἄλλως ἔοικεν ἢ οὕτως γεγονέναι, προσ-
γραφομένων μὲν ὑπ᾽ αὐτοῦ τοῦ Ἱπποκράτους ἐν τῷ βιβλίῳ
τῶν εὑρισκομένων αὐτῷ παραδειγμάτων εἰς τὴν τοῦ καθόλου πίστιν, ἐνίων μὲν ἐπὶ τοῦ μετώπου, ἐνίων δὲ κατὰ τοῦ
νώτου, μὴ δυνηθέντος δὲ τοῦ ἐγγραφομένου τὴν οἰκείαν
ἑκάστῳ τάξιν ἀποδοῦναι. τὸ γοῦν ἐν τῇ προκειμένῃ ῥήσει
λεγόμενον ὑπ᾽ αὐτοῦ φανερωτάτην ἔχει ἀταξίαν· οὐ γὰρ
νῦν, ἀλλ᾽ ὀλίγον ἔμπροσθεν ἦν ὁ καιρὸς αὐτοῦ, κατ᾽ ἐκεῖνον
τὸν λόγον, ἐν ᾧ περὶ τῆς παρὰ τὸ ἔθος εἰς τοὐναντίον μεταβολῆς ἔγραψε παραδείγματα· προσγράψαι γὰρ ἐκείνοις

LV.

*Vehemens vigilia potus cibosque tum crudos tum inco-
ctiores efficit, ac rurſus quae in contraria fit mutatio
corpus diſſolvit et excoctionem ac capitis gravitatem
inducit.*

Saepius exiſtimavi hunc librum in typis repertum
poſt Hippocratis mortem eſſe publicatum. Nam ſermo-
num confuſio non aliter quam ſic facta eſſe videtur.
Enimvero quae ab ipſo Hippocrate inveniebantur exempla, haec in libro ad fidem univerſalem ab eo ſcripta
ſunt, alia quidem in facie, alia vero in tergo, ſed qui
exſcripſit, unicuique rei minime ſuum aſſignare ordinem
potuit. Ergo quod ab ipſo in praeſenti textu dicitur, id
manifeſtiſſime ordinem non habet. Non enim nunc aſcri-
bendae rei hujus occaſio fuit, ſed paulo ante, quum de
ea quae praeter conſuetudinem ad contrarium fit, mutatione exempla ſcripſit. Nam illis adſcribi debuit, quae

ἐχρῆν καὶ τοῦτο, τῆς μὲν εἰς ἀγρυπνίαν ἀήθους μεταβολῆς
ἀπεπιότερα ποιούσης τὰ προσφερόμενα σιτία τε καὶ ποτὰ,
τῆς δ᾽ εἰς ὕπνον πολὺν ἀήθως καὶ τοῦτον ἐπιτηδευθέντα
νωθρότητα τοῦ σώματος καὶ καρηβαρίαν. ἣν γὰρ εἶπεν
ἐφθότητά τε καὶ διάλυσιν καὶ καρηβαρίαν, ἐνὶ ῥήματι περι-
ληφθεῖσαν τὴν ἔκλυσιν δηλοῖ τοῦ τόνου· συνενδείκνυται δὲ
καὶ τὸ τῆς ἐφθότητος ὄνομα, δι᾽ ὑγρότητα θερμὴν γιγνομένης, οὐ διὰ ξηρότητα· πεφυκυίας διαφορεῖν μὲν καὶ ξηραίνειν τῆς ἐγρηγόρσεως, μὴ πέπτειν δὲ κατὰ τὸ βάθος ὑγραίνειν δὲ τό τε πνεῦμα καὶ τὰς ἀπορροίας κατέχειν τοῦ
ὕπνου. κατὰ λόγον οὖν τὰ ἀτμώδη περιττώματα πλεονάζει ἐν
τῷ σώματι τῶν ἀήθως ἐπὶ πολὺ κοιμηθέντων καὶ διὰ ταῦτα τὴν ὅλην αὐτῶν κατάστασιν ἔκλυτον ὁμοίως γίγνεσθαι
τοῖς ἐψημένοις.

certe ad vigiliam infueta fit mutatio, incoctiores tum cibos tum
potus efficit, ad fomnum vero multum eumque infuetum,
fegnitiem corporis et capitis gravitatem. Quam enim dixit excoctionem et diffolutionem et capitis gravitatem,
verbo uno conjunctam comprehenfamque manifeftat roboris exolutionem. Commonftrat autem et nomen excocti-
onis, quae ob calidum humorem fit, non ob ficcitatem,
quum vigilia difcutere quidem et ficcare, non quae in
imo funt, coquere confueverit, fomnus vero humectare
fpiritumque et effluvia cohibere. Ratione igitur in eorum,
qui plurimum praeter confuetudinem dormiunt, corpore
halituofa redundant excrementa proptereaque tota ipforum
conftitutio excoctis fimiliter exoluta redditur.

ΙΠΠΟΚΡΑΤΟΥΣ ΠΕΡΙ ΔΙΑΙΤΗΣ ΟΞΕΩΝ ΝΟΣΗΜΑΤΩΝ ΒΙΒΛΙΟΝ ΚΑΙ ΓΑΛΗΝΟΥ ΥΠΟΜΝΗΜΑ Γ.

Ed. Chart XI. [77.]   Galen. V. (71.)

α΄.

[77] *Γλυκὺν δὲ οἶνον καὶ οἰνώδεα καὶ λευκὸν καὶ μέλα-*
να καὶ μελίκρητον καὶ ὕδωρ καὶ ὀξύμελι τοῖσιδε σημαι-
νόμενον χρὴ διορίζειν ἐν τῇσιν ὀξείῃσι νούσοισιν.

Οὐ μόνον ἀτάκτως, ἀλλὰ καὶ ἐλλιπῶς τὸν κατάλογον
ἐποιήσατο τῶν οἴνων. ἔστι γὰρ αὐτῶν μία μὲν ἡ κατὰ τὰς

HIPPOCRATIS DE ACUTORUM MORBORUM VICTU LIBER ET GALENI COMMENTARIUS III.

I.

At vinum dulce et vinofum et album et nigrum et aquam
mulfam et aquam et acetum mulfum his notis in mor-
bis acutis diftinguere oportet.

Non folum inordinate, verum etiam non integre vinorum enumerationem fecit. Eft enim una quidem ipfo-

χρόας διαφορά, ἑτέρα δὲ ἡ κατὰ τὴν γεῦσιν ποιότης καὶ
τρίτη κατὰ τὴν σύστασιν καὶ τετάρτη κατὰ τὴν ὀσμὴν καὶ ἑ
κατὰ τὴν δύναμιν. ἡ μὲν οὖν κατὰ τὴν χρόαν εἰς λευκὸν
καὶ μέλανα καὶ κιῤῥὸν καὶ ξανθὸν καὶ ἐρυθρὸν τέμνεται,
οὐσῶν μὲν καὶ ἄλλων μεταξὺ διαφορῶν, ἀλλ᾽ ὥσπερ κατὰ
τὴν χρόαν, οὕτω καὶ κατὰ τὴν δύναμιν ἐπιμίκτων οὐσῶν.
ἡ δὲ κατὰ τὴν γεῦσιν διαφορὰ τῶν οἴνων εἰς γλυκὺν καὶ
αὐστηρὸν τέμνεται, δηλονότι κἀνταῦθα τὸν ἀμφοῖν μέσον,
ὃς οὐδετέραν ἔχει σαφῆ ποιότητα· καὶ πρός γε τούτοις τὸν
ἐξ ἀμφοτέρων τῶν ποιοτήτων σύνθετον· ἔτι τε τὸν δριμὺν
ὀνομαζόμενον. ἡ δὲ κατὰ τὴν σύστασιν [78] διαφορὰ τῶν
οἴνων εἴς τε τὸν ὑδατώδη καὶ λεπτὸν καὶ εἰς τὸν πάνυ
παχὺν τέμνεται, καὶ δηλονότι καὶ εἰς τὸν μέσον τούτων, εἶτ᾽
αὖθις ὅσοι μεταξὺ τοῦ τε μέσου καὶ τῶν ἄκρων εἰσί. καὶ
ἡ κατὰ τὴν ὀσμὴν δὲ διαφορὰ τῶν οἴνων, καθόσον οἱ μὲν
εὐώδεις εἰσὶν, οἱ δὲ οὐκ εὐώδεις, ἀλλὰ πληκτικήν τινα καὶ
ἀηδῆ τὴν ποιότητα κέκτηνται, τινὲς δὲ οὐδ᾽ ὅλως ἔχουσιν
ὀσμὴν, ἀλλ᾽ εἰσὶν ὥσπερ ὕδωρ ἄοδμοι. ἡ δὲ κατὰ τὴν δύ-

rum differentia in colore, altera vero in guſtu qualitas,
tertia in conſiſtentia, quarta in odore et quinta in facultate. Quae ergo in colore eſt, ea in album, nigrum,
fulvum et flavum et rubrum dividitur, quum et aliae in-
termediae ſint differentiae, ſed ut in colore, ſic in facultate permixtae. Vinorum autem ex guſtu differentia, in
dulce et auſterum dividitur et omnino utriusque medium,
quod nullam manifeſtam habet qualitatem, ac praeterea
quod ex utraque conſtat qualitate, ac denique in id quod
acre appellatur. Verum quae in conſiſtentia ſit vinorum
differentia, in aquoſum ſecatur et tenue et in valde craſſum et omnino etiam in horum medium, atque in ea,
quae medium hoc et extrema interjacent. Atque ex
odore vinorum differentia, in quantum alia quidem boni
odoris ſunt, alia vero non boni odoris, imo ferientem
quandam et inſuavem ſortita ſunt qualitatem, alia nullum
prorſus odorem habent, ſed ſunt aquae inſtar inodora.
Vinorum autem in facultate differentia eſt, ob quam aliud

ναμιν διαφορά τῶν οἴνων ἐστὶ, καθόσον ὁ μὲν ἰσχυρὸς, ὁ
δὲ ἀσθενὴς, ὁ δέ τις μέσος, ὁ δέ τις μεταξὺ τοῦ τε μέσου
καὶ τῶν ἄκρων ἐστίν· ἰσχυρὸς μὲν ὁ θερμαίνων σφοδρῶς
καὶ ταχέως τὸ σῶμα καὶ τὴν κεφαλὴν πληρῶν, ἀσθενὴς δὲ
ὁ ἐναντίος· οἱ δ᾽ ἐν τῷ μεταξὺ δῆλοι, τῶν ἄκρων ἀφωρι-
σμένοι. ὀνομάζεται δὲ ὁ μὲν ἰσχυρὸς οἰνώδης, ὁ δ᾽ ἀσθενὴς ὑδατώδης· ᾧ γὰρ ὕδατος οἶνος πλεονεκτεῖ μᾶλλον, τοῦτο ὅταν ἔν τινι θεασώμεθα σφοδρότατον ὑπάρχον, εἰκότως
οἰνώδη καλοῦμεν, ὥσπερ γε καὶ τοὐναντίον ὑδατώδη τῷ
ὕδατι μάλιστα κατὰ πάντα ἐοικότα καὶ τῇ λεπτότητι καὶ τῇ
χρόᾳ καὶ τῷ ἀόσμῳ καὶ τῷ μὴ θερμαίνειν ἐπιφανῶς. αὗται
μὲν οὖν αἱ κατὰ τὴν οἰκείαν φύσιν εἰσὶν ἐν τοῖς οἴνοις διαφοραὶ, προστιθέασι δ᾽ αὐταῖς ἔνιοι τὴν κατὰ τὸν χρόνον,
ἐπειδή τινες μὲν ὑπάρχουσιν ἱκανῶς παλαιοὶ, τινὲς δὲ νέοι,
τινὲς δὲ ἐν τῷ μεταξὺ τούτων. εὔδηλον δ᾽ ὅτι τῶν ἔξωθέν
εἰσι συμβεβηκότων αἱ τοιαῦται διαφοραί· καθόσον γὰρ ἐν
τῷ χρόνῳ δριμύτεροί τε καὶ θερμότεροι γίγνονται, μεταβάλλοντες ἅμα τούτοις καὶ χρόαν καὶ σύστασιν καὶ ὀσμὴν,

quidem robuſtum, aliud vero imbecillum, aliud medium
atque aliud, quod medium hoc et extrema interjacet.
Robuſtum vehementer celeriterque corpus calefacit caputque replet, imbecillum vero contrarium eſt, quae vero
medium obtinent, nota evadunt, ſi ab extremis diſtinguantur. Robuſtum quidem vinoſum appellatur, imbecillum
vero aquoſum. Nam in quo vinum aquam magis evincit,
id quum in aliquo vehementiſſimum eſſe videbimus, jure
vinoſum appellabimus, quemadmodum et contrarium aquoſum, quod aquae maxime in omnibus ſimile exiſtat, tenuitate
ſcilicet et colore et odoris vacuitate et non manifeſta calefactione. Hae igitur in vinis ſecundum propriam naturam ſunt
differentiae. Nonnulli his adjiciunt eam quae ex tempore deſumitur differentiam, qua vetuſta quaedam ſint admodum, alia
recentia et alia in medio horum conſiſtant. Sed quod
hujusmodi differentiae externorum ſint accidentium, palam
eſt. Nam quatenus tempore acriora et calidiora fiunt
vina, atque una cum his tum colorem tum conſiſtentiam,

καιὰ τοσοῦτον ὁ χρόνος διαφοράν τινα ἐν τοῖς οἴνοις ἐργάζεσθαι δοκεῖ· εἰ δέ γε καὶ μηδὲν τούτων ὑπήλλατιεν, οὐδ'
ἂν ἐλέγετο πρός τινων παλαιὸς ὁ οἶνος ἢ νέος· ἀλλ' οὐδὲ
νῦν οὕτω λέγουσιν, ὡς τῶν ἐτῶν αὐτοῦ δεόμενοι κατὰ πρῶτον λόγον, ἀλλ' ὡς ἅμα τοῖς ἔτεσιν ἐνδεικνύμενοι τὴν δύνα-
μιν· οὐ γὰρ διὰ τὸν χρόνον οἱ οἶνοι τὰς ὠφελείας καὶ βλάβας ἔχουσιν, ἀλλ' ἐκ τῆς τῶν οἰκείων διαφορῶν τούτων
ὑπαλλαγῆς. κατὰ συμβεβηκὸς οὖν τοῦ χρόνου μνημονεύο-
μεν ἐν ταῖς τῶν οἴνων διαφοραῖς, οὐ κυρίως οὐδὲ πρώτως.
καὶ αὐτῶν μέντοι τῶν οἰκείων ἐν αὐτοῖς διαφορῶν, αἱ μὲν
εἰς ὠφέλειάν τε καὶ βλάβην ἀναφέρονιαι κατὰ τὸν ἴδιον λόγον, αἱ δὲ οὐ κατὰ τὸν ἴδιον, ἀλλὰ κατὰ συμβεβηκός· γλυκύτης μὲν καὶ αὐστηρότης κατὰ τὸν ἴδιον λόγον, οὕτω δὲ
καὶ ἡ ἰσχὺς καὶ ἀσθένεια καὶ λεπτότης καὶ πάχος· αἱ δὲ
κατὰ τὴν χρόαν τε καὶ ὀσμὴν οὐ πρώτως, ἀλλὰ κατὰ συμ-
βεβηκός· ἐπεὶ τῶν οἴνων οἱ μὲν ὑδατώδεις τέ εἰσι καὶ λευκοὶ καὶ κιῤῥοὶ καὶ μέλανες, οἱ δὲ ὑδατώδεις καὶ ἄοδμοι

tum odorem mutant, eatenus differentiam aliquam in vinis
tempus facere videtur. Quod fi nihil quoque horum in-
mutetur, neque ab aliquo vinum vetus dicetur, neque
recens, imo neque nunc ita dicunt, tanquam *vini* ipfius
annis opus prima ratione habentes, fed tanquam fimul
cum annis facultatem demonftrantes. Non enim ob tempus vina vel juvant vel laedunt, fed ex propriarum dif-
ferentiarum mutatione id habent. Ergo in vinorum differentiis temporis mentionem facimus per accidens et non
proprie, neque primum. At et inter proprias vinorum
differentias quaedam tum ad auxilium quidem tum ad
noxam propria ratione referuntur, aliae vero non fe
proprieque, fed per accidens. Dulcedo quidem et aufteritas propria ratione, fic tum robur, tum imbecillitas, tum
tenuitas, tum craffities. Sed quae differentiae tum colore tum odore *defumuntur*, non primum, fed per accidens,
quoniam vinorum haec quidem et aquofa funt et alba et
fulva et nigra, alia aquofa et inodora ut aqua, vel inftar

ὥσπερ ὕδωρ, ἢ εὐώδεις ὅσπερ ὥρωμα καὶ μύρον. εἴπερ οὖν
τῶν οἴνων αὐταί εἰσιν αἱ διαφοραὶ καὶ κατά τε τὴν οἰκείαν
δύναμιν ἀριθμούμεναι καὶ κατὰ συμβεβηκός, εὔδηλον ἤδη
σοι περὶ τῆς ἐν τῇ προκειμένῃ ῥήσει κατά τε τὴν τάξιν
αὐτῶν καὶ τὸν ἀριθμὸν ἐνδείας· ἀλλ᾽ ἐὰν φαίνηται κατὰ τὸν
ἑξῆς λόγον, ἁπασῶν τῶν χρησίμων διαφορῶν μνημονεύων ὁ
Ἱπποκράτης, συγχωρήσομεν αὐτοῦ τῇ κατὰ τὴν ἑρμηνείαν
ἐνδείᾳ.

β΄.

[79] Ὁ μὲν γλυκὺς ἧσσόν ἐστι καρηβαρικώτερος τοῦ οἰνώδεος καὶ ἧσσον φρενῶν ἁπτόμενος καὶ διαχωρητικώτερος
δή τι τοῦ ἑτέρου κατ᾽ ἔντερον· μεγαλόσπλαγχνος δὲ σπληνὸς καὶ ἥπατος. οὐκ ἐπιτήδειος οὖν οὐδὲ τοῖσι πικρο-
χόλοισι· καὶ γὰρ οὖν διψώδης τοῖσί γε τοιουτέοισίν ἐστιν·
ἀτὰρ καὶ φυσώδης ἐντέρου τοῦ ἄνω, οὐ μὴν πολέμιός γε
αὐτῷ τῷ κάτω ἐντέρῳ ὡς κατὰ λόγον τῆς φύσης, καίτοι γε

aromatis unguentique bene olentia. Si igitur vinorum
hae fint differentiae, quae fecundum propriam facultatem
et per accidens numerentur, jam tibi conftat de eo tum
ordinis, tum numeri, qui in praefenti dictione fit, defectu. At fi in fequentibus omnium utilium differentia-
rum meminiffe Hippocrates videatur, veniam ejus in interpretatione defectui dabimus.

II.

*Dulce quidem vinofo minus caput gravat et minus men-
tem ferit, magisque fane quam alterum, inteftinorum
dejectiones movet, vifcera vero magna lienem jecurque
facit, non igitur amara bile fcatentibus idoneum. Hifce
etenim fitiferum eft, quin etiam fuperiori inteftino fla-
ιum excitat, non tamen inferiori inteftino pro flatus
ratione eft inimicum, etfi non admodum penetrat qui a*

Ed. Chart. XI. [79.]   Galen. V. (71.)

οὐ πάνυ πορίμη ἐστὶν ἡ ἀπὸ τοῦ γλυκέος οἴνου φύσῃ,
ἀλλ' ἐγχρονίζει περὶ ὑποχόνδρια.

Κατὰ τὴν γευστικὴν ποιότητα γλυκὺς οἶνος ὀνομάζεται,
καθ᾽ ἣν καυστηρός ἐστι καὶ δριμὺς, ἵνα τὸν ὑδατώδη πα-
ραλίπωμεν, οὐκ ἐκπεπτωκότα τελείως τοῦ στύφειν, εἰ καὶ
παντάπασιν ἐκλελυμένην ἔχει τὴν ποιότητα τῆς στύψεως.
εἰ γὰρ ὕδατι παραβάλλοις αὐτὸν, αἰσθήσῃ σαφῶς ἐκ τῆς
παραβολῆς τὴν γεῦσιν τῶν τοιούτων οἴνων γεγονέναι βραχεῖαν στύψιν εἰληφότων. ὑδατώδη δὲ καλοῦσιν οἶνον οἱ ἄνθρωποι τὸν ἐοικότα κατά τε χρόαν καὶ σύστασιν τῷ ὕδατι, διαφανής τε γὰρ ὡς ἐκεῖνο καὶ λαμπρὸς καὶ καθαρὸς
καὶ τῇ συστάσει λεπτὸς φαίνεται· εὐθὺς δὲ καὶ τῇ δυνάμει παραπλήσιός ἐστιν ὁ τοιοῦτος ὕδατι, μήτε κεφαλῆς
ἀσθενοῦς ἁπτόμενος μήτε νεύρων ἀσθενῶν, ὅτι μηδὲ θερμαίνει σαφῶς. ἀλλὰ περὶ μὲν τούτου καὶ αὖθις εἰρήσεται.
ὁ δὲ γλυκὺς οἶνος ὠνόμασται μὲν οὕτως ἀπὸ τῆς κατὰ τὴν
γεῦσιν ποιότητος, παμπόλλῳ δ' ὕδατος ἀφώρισται κατὰ τὴν

---

dulci vino eſt flatus, ſed diutius circa hypochondria
moratur.

Vinum dulce ſecundum guſtandi qualitatem nominatur, qua et auſterum et acre, ut aquoſum praetermitta-
mus, quod non omnino ab aſtringendo excidit, etiamſi
penitus exolutam habeat aſtringendi qualitatem.   Nam ſi
ipſum aquae comparaveris, percipies manifeſte ex ea comparatione guſtum hujusmodi vinorum eorum eſſe quae
modicam ſortita ſunt aſtrictionem.   Aquoſum autem vinum appellant homines, quod aquae tum colore tum conſiſtentia ſimile eſt, perſpicuum ſiquidem, ut aqua, ſplendi-
dum et purum et conſiſtentia tenue videtur.   Protinus
autem id et facultate aquae ſimile exiſtit, neque imbecillum caput feriens neque infirmos nervos, quod neque manifeſte calefaciat.   Sed de vino hoc rurſum tractabitur.
Dulce igitur vinum ſic ab ea quae in guſtu exiſtit qualitate nominatum eſt, ſed multis numeris ab aqua et co-

Ed. Chart. XI. [79.]   Galen. V. (71. 72.)

χροιὰν καὶ τὴν σύστασιν· οὔτε γὰρ λεπτὸν ἀκριβῶς οὔτε
λευκὸν ὄψει γλυκὺν οἶνόν ποτε, ἀλλὰ μᾶλλον μὲν καὶ ἧττον
ἀφεστηκότα τῶν εἰρημένων, οὐδέτερον δὲ αὐτῶν ἔχοντα. γλυκεῖς γοῦν οἶνοι διαφερόντως εἰσὶν ὁ Θηραῖος καὶ Σκυβελί-
της, ἀμφότεροι παχεῖς τε καὶ μέλανες ὄντες· γλυκεῖς δὲ
καὶ οἱ κατὰ τὴν Μαιονίαν γινόμενοι, ὁ Θήρινός τε καὶ
Καρύϊνος, τοσούτῳ πάχει τε καὶ μελανότητι διαφέροντες τῶν
εἰρημένων, ὅσον καὶ γλυκύτητι λείπονται· καὶ μέντοι καὶ
τὸ καλούμενον ἕψημα (72) καὶ σίραιον ἐκ τοῦ γλεύκους
ἑψομένου γιγνόμενον, ὅσῳ γλυκύτερον ἀποτελεῖται τοῦ οἴνου,
τοσούτῳ καὶ μελάντερον τῇ χρόᾳ καὶ παχύτερον τῇ συστάσει φαίνεται. δέδεικται μὲν οὖν κἂν τῷ τετάρτῳ περὶ τῆς
τῶν ἁπλῶν φαρμάκων δυνάμεως ἅπας ὁ γλυκὺς χυμὸς ὑπὸ
θερμασίας γιγνόμενος, οὐ μὴν ἀμέτρου τε καὶ σφοδρᾶς οὔσης ὥσπερ ὁ δριμὺς ἐν τοῖς σφοδρῶς θερμαίνουσιν, ἀχώρι-
στος γὰρ τούτων ἡ δριμύτης· ἀλλὰ κατὰ τὴν χρῆσιν ὁ γλυκὺς οἶνος φαίνεται θερμαίνων μετρίως καὶ τὸ διψῶδες αὐτῷ διά τε τὴν θερμασίαν ὑπάρχει καὶ τὸ πάχος. οὕτως
γοῦν καὶ τὸ γλεῦκος εἰς ὅσον ὁμιλήσει τῷ πυρὶ πλέονι χρώ-

lore et conſiſtentia receſſit. Neque enim tenue exquiſite
neque album videbis aliquando vinum dulce, ſed plus
minus a dictis recedit, at neutrum horum habet. Dulcia
autem vina maxime ſunt Theraeum et Scybelites et utraque craſſa et nigra. Dulcia vero ſunt et ea quae in
Maeonia gignuntur, Therinum et Caryinum, tanto dictis
et craſſitie et nigritie ſuperiora, quanto dulcedine inferiora. Praeterea quod vocatur defrutum et ſapa, ex cocto
muſto conficitur, quo dulcius vino perficitur, eo et colore
nigrius et conſiſtentia craſſius apparet. Quarto autem de
ſimplicium medicamentorum facultatibus, dulcem omnem
ſaporem a caliditate, quae non immoderata et vehemens
ſit, fieri demonſtravimus, quemadmodum acrem in vehementer calefacientibus, acrimonia ſiquidem horum eſt in-
ſeparabilis. Verum in uſu vinum dulce mediocriter calefacere videtur ſitimque facit propter tum caliditatem tum
craſſitiem. Ita ſane et muſtum quo diutius in igne ver-

νῳ, παχύτερόν τε καὶ μελάντερον καὶ γλυκύτερον γίνεται·
τό γε μὴν ὑπεροπτηθὲν εἰς πικρότητα μεταβάλλει, καθάπερ
καὶ τὸ μέλι, καίτοι πάντων γλυκύτατον ὄν, ἀλλ᾽ ὅμως καὶ
τοῦτο πικρότητα προσλαμβάνει κατὰ τὴν ἐπὶ πλεῖστον ἕψησιν. εἴρηται δ᾽, ὡς ἔφην, ἐν ἑνὶ βιβλίῳ τῷ τετάρτῳ περὶ τῆς
τῶν ἁπλῶν [80] φαρμάκων δυνάμεως ὑπὲρ ἁπασῶν τῶν γευ-
στῶν ποιοτήτων, καὶ νῦν, ὥσπερ ἐν ταῖς ἄλλαις ἐξηγήσεσι
τῶν Ἱπποκράτους βιβλίων, οὐ τὰς ἀποδείξεις, ἀλλὰ τὰ συμ-
περάσματα αὐτῶν λέγω μόνον. θερμαίνοντος οὖν τοῦ γλυκέος οἴνου τὸ σπλάγχνον, ὄντος δ, ὡς εἴρηται, καὶ παχέος
κατὰ τὴν σύστασιν, αἱ κατὰ μέρος αὐτοῦ δυνάμεις, ἃς ἐπιδείκνυται πινόμενος, ἀκολουθεῖ ταῖς δευτέραις ποιότησιν·
ἡ γὰρ χρόα κατὰ τὸν ἑαυτῆς λόγον οὐδεμίαν ἔχει δύναμιν
εἰς ὄφελος ἢ βλάβην. εἰς ὅσον οὖν παχύς τ᾽ ἐστὶ κατὰ σύστασιν ὁ τοιοῦτος οἶνος, τοσοῦτον καὶ βραδύπορος, ὥστ᾽ οὐ
μόνον οὐκ ἐκφράξει τι τῶν ἐμπεφραγμένων μορίων, ἀλλὰ
καὶ προσεμφράξει· καὶ διὰ τοῦτο βλαβερώτατος ἥπατι πά-
σχοντι, καὶ μάλισθ᾽, ὅταν ἤτοι φλεγμονή τις ἢ σκίῤῥος ἢ

fatur, eo tum craſſius tum nigrius tum dulcius evadit,
quanquam ſupra modum coctum amaritudinem contrahat,
quo modo et mel, quanquam omnium dulciſſimum , tamen
plurima coctione amarum redditur. Sed ut jam retuli,
de qualitatibus omnibus guſtabilibus in uno libro quarto
de ſimplicium medicamentorum facultatibus eſt tractatum,
atque hoc in loco, ut in aliis librorum Hippocratis explicationibus, non demonſtrationes, ſed ipſarum concluſiones
tantummodo recenſeo. Quum igitur vinum dulce viſcus
calefaciat, ſitque, ut dictum eſt, conſiſtentia craſſum, particulares ipſius facultates, quas epotum demonſtrat, ſecun-
das qualitates conſequuntur, color ſiquidem ſua ratione
nullam habet juvandi aut laedendi facultatem. Ergo vinum hujusmodi quo gradu conſiſtentia craſſus eſt, eo
tarde meat, quapropter tantum abeſt, ut ex obſtructis
partibus aliquid adimat, ut etiam obſtructiones adaugeat.
Atque ob id hepati affecto maximum affert detrimentum,
praeſertimque ubi vel phlegmone quaedam vel ſcirrhus

κατὰ τοῦτο· μετριωτέραν δ᾽ ἐργάζεται τὴν βλάβην, ὅταν
ὑπὸ παχέων χυμῶν ἐμφράττηται τὸ σπλάγχνον ἢ δι᾽ ἀτονίαν πάσχῃ, καθάπερ ἐν τοῖς ἰδίως ἡπατικοῖς ὀνομαζομένοις πάθεσιν. ἐφεξῆς δὲ ἥπατι βλάπτεται σπλὴν ὑπὸ παχέων οἴνων, οὐ μὴν ὅ γε πνεύμων, ὅταν ἐν τοῖς βρογχίοις
ἔχῃ παχὺν χυμόν. κατὰ μὲν γὰρ τὸ ἧπαρ ἐξ εὐρέων ἀγγείων τῶν ἐπὶ ταῖς πύλαις εἰς στενὰ παραγίνεται πέρατα
τῶν ἐν τοῖς σιμοῖς αὐτοῦ μέρεσι καὶ τῶν ἐν τοῖς κυρτοῖς,
καθ᾽ ἃ καὶ ἡ μετάληψις ἁπάντων τῶν ἀναδιδομένων εἰς
ὅλον τὸ σῶμα γίγνεται· κατὰ δὲ τὸν πνεύμονα τοὐναντίον
συμβαίνει. διὰ πολλῶν γὰρ φλεβῶν ἀναδοθεὶς καὶ προκα-
τεργασθεὶς ἐν αὐταῖς, ἐμπίπτει ταῖς εὐρυχωρίαις τῶν βρογχίων, προτέραις μὲν ταῖς τῶν μικροτέρων, ἐξ ἐκείνων δ᾽ εἰς
τὰ μείζονα παραλαμβάνεται, συναναφέρων ἑαυτῷ καὶ τοὺς
παχεῖς χυμούς, ὧν οὐ μόνον θερμότερος, ἀλλὰ καὶ λεπτό-
τερός ἐστιν· ἤκιαθες δ᾽ ὅτι ὑπὸ τῶν βηχῶν ὁ πνεύμων ἐκκαθαίρεται τοὺς παχεῖς χυμοὺς καὶ γλίσχρους· ὅσοι γὰρ
ὑδατώδεις εἰσὶ καὶ ἀκριβῶς λεπτοί, περιῤῥέουσι τῷ κατὰ
τὰς βῆχας ἐκπεμπομένῳ τῷ πνεύματι· τοῦτο γὰρ οἱονεὶ

ipfum occupaverit. Sed moderatiorem laefionem efficit,
quum a craffis humoribus vifcus obftruitur, aut propter
imbecillitatem afficitur, uti in proprie hepaticis appellatis
affectibus. Poft hepar lien a vinis craffis laeditur, non
tamen pulmo, quum in bronchiis craffum habet humorem.
Nam in hepate ex amplis portae vafis ad angufta vaforum tum gibbae, tum fimae partis proceditur extrema,
per quae eorum omnium, quae in corpus totum diftribuuntur, transmeatio fit, at in pulmone contrarium evenit.
Nam per venas multas diftributum confectumque in ipfis
in amplam bronchiorum et priorem minorum irruit capacitatem, atque ab his ad majora excipitur, fecum et craffos tollens humores, quibus non calidius folum, verum
etiam tenuius exiftit; fcis autem pulmonem ipfum ab
humoribus craffis lentisque per tuffes expurgari; nam qui
aquofi funt et exquifite tennes, fpiritum qui tuffiendo
extra mittitur, circumfluunt. Is etenim tanquam manus

χείρ τίς ἐστιν ἀναφέρουσα τοὺς παχεῖς χυμοὺς ἅμ' αὐτῷ·
προσήκει δὲ δηλονότι τὸ πάχος τῶν χυμῶν εἶναι τοιοῦτον,
ὡς ὑπὸ τοῦ πνεύματος ἄνω φέρεσθαι δύνασθαι καὶ μὴ καθάπερ πηλὸν ἐμπεπλάσθαι τοῖς βρογχίοις. διὰ τοῦτό γε
καὶ τοὺς γλίσχρους χυμοὺς αἱ βῆχες οὐκ ἐκκαθαίρουσι· καὶ
γὰρ μένουσι καὶ ἔνδον ἔχονται τῶν βρογχίων ἰξοῦ δίκην.
ὑγρότητος οὖν συμμέτρου δεῖ τοῖς μέλλουσι φαρμάκοις εἰς
τὴν ἀναγωγὴν τῶν ἐν πνεύμονι περιεχομένων παχέων χυμῶν
ἐπιτηδείοις ἔσεσθαι· γλίσχρων δ' ὄντων αἰτῶν οὐχ ὑγρότητος μόνον, ἀλλὰ καὶ ῥύψεώς ἐστι χρεία, γιγνομένης ὑπὸ τῶν
ὀξέων χυμῶν. καὶ διὰ τοῦτο μελίκρατον μὲν ἐπιτηδειότατόν ἐστι τοῖς παχέσι χυμοῖς εἰς ἀνάπτυσιν, ὀξύμελι δὲ τοῖς
γλίσχροις· ἐφεξῆς δὲ τῷ μελικράτῳ πτισάνη· καὶ μετὰ ταύτην ὁ γλυκὺς οἶνος, ἤδη πεπεμμένης τῆς περιπνευμονίας
τε καὶ πλευρίτιδος πινόμενος, οὐ φλεγμαινόντων ἔτι τῶν σω-
μάτων· εἰ δὲ διψώδης εἴη πινόμενος ὁ τοιοῦτος οἶνος, ἧττον ἐπιτήδειος εἰς τὴν ἀνάπτυσιν γίνεται. συνελόντως δὲ
φάναι, γλυκὺς οἶνος ἐν ὀξεῖ νοσήματι εἰς ἀνάπτυσιν μὲν

quaedam exiſtit, quae ſurſum craſſos humores ſecum ferat, ſed craſſitiem videlicet humorum talem eſſe oportet,
ut a ſpiritu ſurſum ferri poſſit et non, ut lutum, bronchiis eſſe infarctam.   Ob id ſane glutinoſos humores tuſſes non   expurgant,   remorantur enim ac in bronchiis
viſci inſtar retinentur.   Ergo quae ad eductionem eorum
qui in pulmone continentur craſſorum humorum futura
ſunt idonea medicamenta, moderatam humiditatem habere
debent.   Quod ſi hi viſcoſi *humores* fuerint, non humiditate ſolum eſt opus, verum etiam ea quae ab acidis fiat
ſuccis deterſione.   Ob idque aqua mulſa quidem ad craſſorum humorum expuitionem eſt convenientiſſima, oxymel
vero ad viſcoſorum.   Poſt melicratum ptiſana eſt,   atque
ab ea vinum dulce, ſi coctis jam tum peripneumonia tum
pleuritide propinetur, amplius non vexatis inflammatione
corporibus.   Quod ſi vinum hujusmodi epotum ſitim faciat, ad expuitionem minus idoneum redditur   Verum ut
ſummatim abſolvam, vinum dulce in acuto morbo ad ex-

ἐπιτήδειός ἐστι, κατά γε τὰς εἰρημένας ἐνεργείας αὐτοῦ καὶ
κατὰ τὸν κοινὸν ἁπάντων οἴνων λόγον ἐκ τοῦ ῥωννύναι τὴν
δύναμιν· μάλιστα δὲ τοῖς ἀναπτύουσι τῶν ἐν τῷ θώρακι
καὶ πνεύμονι περιεχομένων ὑγρῶν ὁτιοῦν, (ἔμαθες γὰρ αὐτὰ ποικίλα ταῖς συστάσεσι καὶ ταῖς ποιότησι καὶ ταῖς δυνάμεσιν ὄντα κατὰ τὸ προγνωστικὸν βιβλίον, ἔνθα τὰς τῶν
πτυσμάτων ἐδήλου διαφορὰς) ἄλλο δ' οὐδὲν ἀγαθὸν ὁ τοιοῦτος οἶνος ἔχει πυρέττουσι [81] διδόμενος, ἀλλ' ἧττον μὲν
τοῦ σφοδρῶς θερμαίνοντος οἰνώδους βλάπτειν δυνήσεται,
χρηστὸν δ' οὐδὲν ἄλλο παρὰ τὰ προειρημένα, ὅτι μὴ συλλαμβάνει τι βραχὺ τῇ διεξόδῳ τῶν κατὰ τὴν γαστέρα. διὰ
τοῦτο οὖν ὁ Ἱπποκράτης, ἀφ' ὧν ἧττον βλάπτει τὴν ἀρχὴν
τῆς διδασκαλίας ποιησάμενος, ὄντων πολλῶν, ἐπὶ τὰς ἰδίας
ὠφελείας αὐτῶν μετέβη κατὰ τὴν τοῦ λόγου τελευτὴν, ὀλίγας οὔσας. ἐπέλθωμεν οὖν ἃ λέγει, ταῖς λέξεσιν ἀκολουθήσαντες αὐτοῦ· ἧττον αὐτὸν ἅπτεσθαι φρενῶν φησιν ἢ οἱ
ἰσχυροὶ τῶν οἴνων, τουτέστιν ἧττον ἐργάζεσθαι παραφροσύνας. οἱ γὰρ ἰσχυροὶ σφοδρῶς θερμαίνοντες ἐμπιπλᾶσι

puitionem, tum propter dictas ipſius actiones, tum propter
communem vinorum omnium rationem, qua vires roborant, idoneum exiſtit, maxime vero iis qui quaecunque
humida tum in thorace, tum in pulmone continentur,
expuunt (didiciſti enim *humida* illa varia tum ſubſtan-
tiis, tum qualitatibus, tum facultatibus eſſe, in prognoſtico libro, ubi ſputorum expoſuit differentias). Nullum
ſane bonum aliud vinum hujusmodi habet febrientibus
propinatum, minus tamen vinoſo, quod vehementer calefacit, laedere poterit. Commodum praeterea aliud nihil
habet praeter antedicta, niſi quod alvinarum dejectionum
permeationem modice juvet. Ob id igitur Hippocrates,
ubi a minus laedentibus, quae multa ſunt, doctrinae exordium fecit, ad juvamenta ipſorum, quae pauca ſunt,
circa finem ſermonis tranſit. Percurramus igitur quae
recenſet, dictiones ipſius perſequendo. Vinum dulce minus quam robuſta mentem ferire ait, hoc eſt minus deliria efficere. Robuſta ſiquidem vehementer caleſacientia

τὴν κεφαλὴν καὶ χυμῶν καὶ ἀτμῶν καὶ θερμασίας. εἰς ὅσον οὖν
ἀπολείπονται σφοδρᾶς θερμότητος οἱ γλυκεῖς, εἰς τοσοῦτον
ἧττόν τε καὶ καρηβαρίαν ἐργάζονται καὶ βλάβην τῆς φρο-
νήσεως. διαχωρητικωτέρους δὲ αὐτοὺς εἶναί φησι τῶν ἄλλων καὶ μεγαλοσπλάγχνους, τουτέστιν αὐξάνοντας τῶν σπλάγχνων τοὺς ὄγκους. εἴρηταί μοι περὶ τούτων ὀλίγον ἔμπροσθεν. οὐκ ἐπιτήδειόν γε μὴν τὸν γλυκὺν οἶνον οὐδὲ τοῖς
πικροχόλοις εἶναί φησι, τουτέστι τοῖς τὴν πικρὰν χολὴν
ἀθροίζουσιν, εἴθισται γὰρ τοῖς ἰατροῖς χολὴν μὲν ἁπλῶς
ὀνομάζειν τὴν ὠχράν τε καὶ ξανθὴν, τὴν μέλαιναν δὲ χολὴν, ὅλον τοῦτο λέγειν, οὐχ ἁπλῶς χολήν· ἀλλ' αὕτη μὲν
ὀξεῖα, πικρὰ δ' ἡ ξανθὴ, καὶ διὰ τοῦτο τοὺς πικροχόλους
Ἱπποκράτης ὀνομάζει τοὺς πλεονάζουσαν ἔχοντας τὴν τοιαύτην χολήν. ἐπιμιγνυμένη μὲν οὖν ὑδατώδεσιν ἰχῶρσιν ὑγρο-
τάτη τε καὶ ὠχρὰ φαίνεται· μόνη δ' οὖσα, παχεῖα καὶ
ξανθή. θερμαὶ δὲ καὶ ξηραὶ κράσεις εἰσὶν αἱ γεννῶσαι τὴν
τοιαύτην χολὴν, ἐπιτήδειοί γε μὴν εἰς γένεσιν αὐτῆς εἰσι
πάντες οἱ γλυκεῖς χυμοί· διὰ τοῦτο καὶ τὸ μέλι πάντων

caput humoribus, vaporibus et calore replent. Igitur dulcia quo magis a vehementi calore abſunt, eo minus cum
caput gravant, tum mentem laedunt. Sed magis quam
alia dejectiones movere ait et viſcera magna facere, hoc
eſt viſcerum tumores augere. Sed de his a me paulo
ante dictum eſt. Praeterea dulce vinum non idoneum
eſſe ait picrocholis, hoc eſt amaram bilem accumulanti-
bus. Nam medici bilem ſimpliciter pallidam et flavam
dicere conſueverunt, atram vero bilem hoc toto appellare
et non bilem ſimpliciter, ſed haec quidem acida eſt,
amara autem quae flava. Propterea picrocholos appellat
Hippocrates, qui redundantem habent hujusmodi bilem.
Permixta autem aquoſis ichoribus et liquidiſſima et pallida videtur, ſola vero quum exiſtit et craſſa et flava eſt.
Quae autem hujusmodi bilem procreant, ſunt calida et
ſicca temperamenta, ad cujus generationem idonei ſunt
et dulces omnes humores. Proindeque omnium horum

Ed. Chart. XI. [81.]   Galen. V. (72. 73.)

αὐτῶν ἐκχολοῦται μάλιστα, διότι γλυκύτατον· εἶθ᾽ ἑξῆς οἱ
γλυκεῖς οἶνοι. οὐ μόνον δ᾽ ὅτι ἡ πολλὴ θερμασία τοὺς
τοιούτους χυμοὺς ἐργάζεται πικροὺς, ἀνεπιτήδειός ἐστιν ὁ
γλυκὺς οἶνος τοῖς πυρέττουσι, καὶ μάλισθ᾽ ὅταν ὦσι θερμοὶ
καὶ ξηροὶ τὴν κρᾶσιν, ἀλλὰ καὶ διότι παχεῖς ὄντες οὔτ᾽
ἐπ᾽ οὖρα διεξέρχονται ταχέως οὔτε διαπνέονται ταχέως,
ὥστ᾽ οὐ συνάγουσιν ἑαυτοῖς οὐδὲ συνεκκενοῦσι τοὺς χολώδεις χυμούς. ἓν οὖν αὐτοῖς τούτοις μόνοις ἀγαθὸν ὑπάρχει τὸ τὴν γαστέρα λαπάττειν· ὥστ᾽ ἄν γε μὴ ποιήσωσι
τοῦτο, παντοίως βλάπτουσι. πρὸς γὰρ τούτοις καὶ διψώδεις εἰσὶν, αὐτὸ τοῦτο δηλοῦντες, ὡς ἐκχολοῦνται ῥᾳδίως·
λέγει δὲ τὸν τοιοῦτον εἶναι (73) καὶ φυσώδη· θερμαινό-
μενοι γὰρ οἱ παχεῖς χυμοὶ πνεῦμα γεννῶσιν ἑαυτοῖς ὅμοιον
ἀτμῶδές τε καὶ παχύ· τοιοῦτον δέ ἐστι τὸ τὰς πνευματώ-
σεις ἐργαζόμενον, ὡς ἔκ γε τῶν λεπτῶν οἴνων οὔτε γεννᾶται πνεῦμα, κἂν γεννηθῇ δέ ποτε, λεπτομερές τε καὶ ἀε-
ρῶδες, οὐχ ὁμιχλῶδές τε καὶ ἀτμῶδες. τῶν δὲ κάτω ἐντέρων τὸν γλυκὺν οἶνον οὔ φησιν εἶναι βλαβερὸν, καίτοι

maxime mel bilefcit, quod dulciffimum fit, deinde et dulcia vina. Non folum autem, quod calor multus tales
humores amaros reddat, propterea dulce vinum febrientibus, praefertim ubi calidi et ficci temperamento fuerint,
idoneum non eft, verum etiam quod quum craffa fint *huju-
modi vina*, neque per urinas celeriter defcendant, neque
cito transpirent; quo fit ut biliofos humores neque
fecum agant neque excernant. Solis ergo his unum ineft
bonum, quod ventrem emolliant, quod fi id non fecerint,
omnino nocent. Praeterea enim et fiticulofa funt, hanc
rem, quod facile bilefcant, commonftrantia. Dicit autem
vinum hujusmodi effe quoque flatulentum. Nam incale-
fcentes craffi humores fpiritum fibi fimilem generant, tum
vapidum, tum craffum, tale autem inflationes parit. Quapropter ex tenuibus vinis non procreatur flatus, atque
fi interdum quispiam generetur, tenuium eft partium et
aereus, non nebulofus vapidusque. At dulce vinum inferioribus inteftinis non effe inimicum ait, quanquam tarde

βραδυπόρου οὔσης τῆς ἀπ' αὐτοῦ φύσης καὶ χρονιζούσης
περὶ ὑποχόνδριον. αὐτὸ δὲ δὴ τοῦτ' ἔστι, δι' ὃ μὴ μεγάλως ἐνοχλεῖ τὰ κάτω τῶν ἐντέρων, ὅτι χρονίζει περὶ τὸ
ὑποχόνδριον; ἄχρις ἂν ἐκπεφθῇ τε καὶ λεπτυνθῇ τελέως·
εἰ δ' ἅπαξ πεφθείη, πορiμωτέραν τε καὶ λεπτομερεστέραν
ἴσχει καὶ τὴν φύσιν, ὥστε καθ' ὃν λόγον ἐκ τῶν ἄνω μορίων ἀπώσθη κάτω, κατὰ τὸν αὐτὸν λόγον ἐκτὸς ὑπὸ τούτων ἐκπέμπεται.

γʹ.
[82] *Καὶ γὰρ οὖν ἧσσον οὗτος διουρητικὸς γίγνεται ἐπίπαν τοῦ οἰνώδεος λευκοῦ.*

Τίνα κέκληκεν οἰνώδεα λευκὸν ἐπισκεψώμεθα. λέλεκται
γὰρ ἔμπροσθεν οἰνώδης οἶνος εἶναί τε καὶ λέγεσθαι προσηκόντως ὁ τοῖς ὑδατώδεσιν ἀντικείμενος· ἰσχυρῶς οὖν αὐτὸν
δεῖ θερμαίνειν καὶ κεφαλὴν πληροῦν καὶ παραφροσύνας ἐργάζεσθαι καὶ τὴν πυρετώδη θερμασίαν αὐξάνειν· ἀλλ' ὃ

meet qui ab ipfo eſt flatus moreturque circa hypochondrium. Ea autem occaſio eſt, ob quam non admodum
turbet inferiora inteſtina, quod circa hypochondrium moretur, donec perfecte coctum et tenuatum fuerit. Quod
ſi femel coctum fuerit, commeabiliorem tenuiorumque
partium habebit naturam. Qua igitur ratione a fupernis
ad infernas expellitur partes, eadem ab infernis extra
mittitur.

III.
*Etenim fane hoc minus quam vinofum album urinas
omnino movet.*

Quodnam vocavit vinofum album confideremus. Nam
antea vinofum vinum tum eſſe tum appellari diximus,
quod jure aquoſo opponitur. Vehementer igitur ipfum et
calefacere et caput replere et deliria procreare et calorem
febrilem augere operae pretium eſt. Sed vinum hujus-

τοιοῦτος οἶνος οὐκ ἔστι λευκός, οὔτε νέος ὢν οὔτε παλαιω-
θείς, ὅτι μηδὲ ἄλλος τις τῶν παλαιουμένων οἴνων διαμένει
λευκός, κἂν ὅτι μάλιστα κατ᾽ ἀρχὰς ὑπάρξῃ τοιοῦτος, ἀλλ᾽
ἀεὶ καὶ μᾶλλον ἑαυτοῦ κιῤῥότερος γίγνεται, τελευταῖον δὲ καὶ
ξανθός. ἔοικεν οὖν ὁ Ἱπποκράτης εἰρηκέναι λευκὸν οἰνώδη
τὸν αὐστηρὸν, ὃς οὐδ᾽ αὐτός ἐστιν οὐρητικὸς, ἀλλ᾽ ἐὰν μὲν
παχὺς ᾖ ὁ τοιοῦτος, χρονίζει περὶ ὑποχόνδριον, ἐὰν δὲ μὴ
παχὺς, οὐδὲ χρονίζει μέχρι πολλοῦ, καθάπερ ὁ μέλας, οὔθ᾽
ὁμοίως ἐπ᾽ οὖρα διεξέρχεται τοῖς λευκοῖς τε ἅμα καὶ μετρίως
αὐστηροῖς· οὐρητικοὶ γὰρ οὗτοι διότι πεφεύγασιν ἀμφοτέρας
τὰς ἰδέας τοῦ βραδέως ἐπ᾽ οὖρα διεξέρχεσθαι, τήν τε τοῦ
ὑδατώδους, ἣν διὰ ψυχρότητα πέπονθε, καὶ τὴν τοῦ μέλανος
οἴνου διὰ τὸ πάχος. ὁ γὰρ λευκὸς οἶνος καὶ αὐστηρὸς ἥκιστα
θερμὸς ὡς ἐν οἴνοις ἐστὶ καὶ διὰ τοῦτο τοῖς κατὰ γαστέρα
ῥεύμασιν ἐπιτήδειος, οὐ μὴν οὐρητικός γε ἱκανῶς ὁ τοιοῦτός
ἐστιν· ἴσως οὖν τούτῳ παραβάλλων τὸν μέλανά φησιν ἧττον
οὐρητικὸν ὑπάρχειν.

---

modi album non eſt, neque quum novum exiſtit, neque
cum vetus, quod ne quidem aliud quoddam vetuſtorum
vinorum album permaneat, etiamſi quam maxime per
initia tale fuerit, imo ſemper fulvius redditur, ac tandem
flavum. Viſus eſt ergo Hippocrates dixiſſe vinoſum album, auſterum, quod neque urinas movet, ſed ſi tale craſſum fuerit, circa hypochondrium moratur, ſi vero non
craſſum, neque multum moratur, ut nigrum, neque albis
ſimul et mediocriter auſteris ſimiliter ad urinas deſcendit.
Haec enim *vina* urinas cient, quod utramque tarde per
urinas deſcendendi effugerunt proprietatem, tum eam
quae aquoſi vini eſt, quam ob frigiditatem ſortitum eſt,
tum eam quam vinum nigrum propter craſſitiem habet.
Vinum enim album auſterum minime calidum inter vina
exiſtit, atque ob id ventris fluxionibus idoneum. Non
tamen abunde ciet urinas hoc vinum. At fortaſſis *vino*
huic nigrum comparans, minus ciere urinas ipſum ait.

δ'.

Πτυέλου δὲ μᾶλλον ἀναγωγός ἐστι τοῦ ἑτέρου ὁ γλυκύς.

Ἑτέρου ποίου λέγει; πότερον τοῦ προκειμένου, πρὸς ὃν
παραβάλλων τὸν γλυκὺν ἔφη· καὶ γὰρ οὖν ἧσσον οὗτος οὐρητικός ἐστι τὸ ἐπίπαν τοῦ οἰνώδεος λευκοῦ; ἢ οὐ τούτου
μόνον, ἀλλ᾽ ἁπλῶς παντὸς τοῦ μὴ γλυκέος; ὄντος δ᾽ ἀσα-
φοῦς ὅσον ἐπὶ τῇ λέξει τῇδε καὶ μᾶλλον ὄντος πιθανοῦ περὶ
τοῦ οἰνώδους λευκοῦ τὸν λόγον αὐτῷ νῦν γίγνεσθαι, πάλιν
ἑτέρα τις ἀσάφεια προσέρχεται, διὰ τὸ μὴ πάνυ τι σαφὲς
εἶναι, τίς ἐστιν οἰνώδης λευκός, ἆρά γε ὁ θερμαίνων σφοδρῶς ἢ ὁ λίαν στύφων, ὃν καὶ στρυφνὸν ὀνομάζουσιν οἱ
Ἕλληνες, τὸν δὲ μετριώτερον αὐστηρόν. ὁπωσοῦν ἔχει τὰ
κατὰ τὴν λέξιν, ἐγὼ τοῦ προκειμένου γράμματος ἐρῶ τὴν
ἀλήθειαν. ἀναγωγὸς τοῦ πτυέλου μάλιστα πάντων οἴνων
ἐστὶν ὁ γλυκύς, ὅταν σφόδρα μὴ παχὺς ᾖ, καθάπερ γε
κἀπειδὰν [83] μὴ πολὺ ᾖ πρὸς τὸν κιρρὸν ἀποκεχωρη-
κώς, ὡς ἐκλελύσθαι τὸ πάχος αὐτοῦ καὶ τὴν γλυκύτητα.

IV.

Sputum vero altero potentius educit, quod dulce eſt.

Quod alterum dicit? utrumne praeſens, ad quod comparans dulce, dixit, urinas ſiquidem hoc minus quam vinoſum album, omnino movet? an non hoc ſolum, ſed
ſimpliciter id omne quod dulce non eſt? Quum autem
Hippocrates, quantum ad dictionem hanc attinet, obſcu-
rus ſit, credibiliusque ſit ipſum nunc de vinoſo albo
ſermonem intelligere, rurſum et alia oboritur obſcuritas,
quod non valde manifuſtum ſit, quid ſit vinoſum album,
utrum quod vehementer calefacit, an quod valde aſtringit,
quod ſtruphnum, i. e. aoerbum, Graeci appellitant, quod
autem moderatius, auſterum. Quo igitur pacto habeat
quod in dictione eſt, ego propoſiti textus veritatem exponam. Sputum maxime omnium vinorum dulce educit,
ubi non admodum craſſam fuerit, ut et quoties non
uſque adeo ad fulvum feceſſerit, ut exoluta in eo ſint tum

μοχθηρὸς δὲ ὁ κιῤῥὸς οἶνός ἐστιν εἰς ὠφέλειαν τοῦ πυρετοῦ, θερμὸς ἱκανῶς ὑπάρχων. ὁ δὲ μετὰ τὸν οὐκ ἐσχάτως
παχὺν οἶνον γλυκὺν, ἐπιτήδειος εἰς τὴν τῶν ἐκ πνεύμονος
ἀναγωγὴν ὁ ὑδατώδης οἶνός ἐστι, τήν τε δύναμιν ῥωννὺς
καὶ τοὺς χυμοὺς ὑγραίνων τε καὶ τέγγων μετρίως· ὁ δ'
αὐτὸς καὶ τοῖς πυρέττουσιν ἀκινδυνότερον δίδοται τῶν ἄλλων οἴνων ἁπάντων.

ε'.

Καὶ οἷσι μὲν διψώδης ἐστὶ πινόμενος, ἧττον ἂν τούτοισιν
ἀνάγοι ἢ ὁ ἕτερος οἶνος· οἷσι δὲ μὴ διψώδης, μᾶλλον
ἀνάγοι ἂν τοῦ ἑτέρου.

Ἕτερον οἶνον εἶπε νῦν τὸν μὴ διψώδη πάντη. διὰ τί
δ' ὁ διψώδης οἶνος ἧσσον ἀνάγει τὰ πτύσματα ῥᾳδίως εὑρήσεις τῶν προειρημένων μνημονεύων. ἡ γάρ τοι δίψα
παραμένει τισὶ τοῖς τὸν γλυκὺν οἶνον πίνουσι, διὰ τὸ τὴν
πυρώδη θερμασίαν ἐν αὐτοῖς εἶναι κακοηθεστέραν· οὖσα δὲ

ejus craſſities tum dulcedo. Pravum autem febri auxilium eſt vinum fulvum, quod vehementer calidum ſit.
Verum poſt vinum dulce non ſumme craſſum, ad eorum
quae in pulmone ſunt, eductionem idoneum eſt aquoſum
vinum, vires roborans et humores tum humectans tum
incidens mediocriter. Id autem et caeteris vinis omnibus ſecurius febrientibus exhibetur.

V.

Et quibus epotum quidem ſitim facit, his minus quam
alterum vinum educit, quibus vero ſiticuloſum non eſt,
his magis quam alterum educit.

Vinum alterum nunc dixit quod omnino ſiticuloſum
non eſt. Quare autem vinum ſiticuloſum minus ſputa
educat, facile, ſi praedictorum memineris, comperies. Sitis enim his perſeverat qui dulce vinum bibunt, quod
febrilis calor in ipſis malignior exiſtat. Qui ſi talis ſu-

τοιαύτη, ξηραίνουσα τὸ πτύελον ἐργάζεται παχύτερόν τε
καὶ γλισχρότερον· ὅτι δὲ τὸ τοιοῦτον δυσανάγωγόν ἐστιν
οὐδὲ λόγου δεῖται.

στ'.

Ὁ δὲ λευκὸς οἰνώδης οἶνος ἐπήνηται μὲν καὶ ἔψεκται τὰ
πλεῖστα καὶ τὰ μέγιστα ἤδη ἐν τῇ τοῦ γλυκέος οἴνου
διηγήσει· ἐς δὲ κύστιν μᾶλλον πόριμος ἐὼν τοῦ ἑτέρου
καὶ διουρητικός δὲ ὢν καὶ καταρρηκτικὸς ἀεί, πολλὰ
προσωφελέοι ἂν ἐν ταύτῃσι τῇσι νούσοισι· καὶ γὰρ εἰ
πρὸς ἄλλα ἀνεπιτηδειότερος τοῦ ἑτέρου πέφυκεν, ἀλλ'
ὅμως ἡ κατὰ τὴν κύστιν κάθαρσις ὑπ' αὐτοῦ γιγνομένη
ῥύεται, ἢν προτρέπηται ὁκοῖον δεῖ. καλὰ δὲ ταῦτα τε-
κμήριά ἐστι τῆς περὶ οἴνου ὠφελείης καὶ βλάβης, ὁκόσα
ἀκαταμάθητα ἦν τοῖσιν ἐμεῦ γεραιτέροισιν.

Εἴρηταί μοι περὶ τοῦδε τοῦ οἴνου κατὰ τὸν περὶ τοῦ
γλυκέος οἴνου λόγον, ἐπειδὴ παρέβαλέ τε καὶ ἀντεξήτασε τὰς

erit, fputum ficcat craffiusque et vifcofius reddit.   Quod
autem *fputum* hujusmodi difficulter educatur, verbis non
eft opus.

VI.

At vero vinum album vinofum jam plurimum ac maxima
ex parte laudatum quidem et vituperatum eft in vini
dulcis enarratione.   Ad veficam autem altero magis pe-
netrat et quum urinas provocet ac femper perrumpat,
multum his morbis contulerit.   Nam etfi ad alia altero
minus eft idoneum, quae tamen in vefica ab eo fit pur-
gatio, liberat, fi quale oportet impellatur.   Bonae hae
conjecturae funt de vini utilitate ac noxa, quas me
feniores non didicerunt.

De hoc vino in dulcis vini oratione a me dictum
eft, quum ipforum facultates comparavit perquifivitque.

δυνάμεις αὐτῶν. εἶπον οὖν ὅτι ζήτημά ἐστιν οὐ σμικρὸν, εἴτε
λευκὸν ἅμα καὶ αὐστηρὸν οἶνον οἰνώδη λευκὸν εἴρηκεν, εἴτε
τὸν θερμαίνοντα σφοδρῶς ὡς ἐν λευκοῖς οἴνοις· ἰσχυρῶς
μὲν γὰρ θερμαίνειν οὐδεὶς δύναται τῶν λευκῶν οἴνων. ὁ μὲν
γὰρ ἄκρως θερμὸς οἶνος εὐθὺς καὶ ξανθύς ἐστιν, ὥσπερ γε
καὶ ὁ ἐφεξῆς αὐτοῦ κιρρὸς, εἶτ᾽ ἐπ᾽ αὐτοῖς ὁ ἐρυθρὸς, εἶθ᾽
ὁ γλυκύς· ὁ δὲ λευκὸς ἧττον μὲν ἁπάντων τούτων θερμαίνει,
διαφορὰς δ᾽ ἐν αὐτῷ κατὰ μέρος ἔχει, καθὰ καὶ τἄλλα
πάντα διαστήματα κατὰ τὸ μᾶλλόν τε καὶ ἧττον. ὁ δὴ
τοιοῦτος οἶνος ὅτι πορι μώτερός ἐστιν ἐπὶ κύστιν τοῦ γλυκέος εἴρηται πρόσθεν· ἀνεπιτηδειότερον δ᾽ αὐτὸν εἰς ἄλλα
τοῦ γλυκέος φησὶν εἶναι, ταῦτα δ᾽ ἐστὶν ὑπαγωγή τε γαστρὸς καὶ πτυσμάτων [84] ἀναγωγή. καλὰ δ᾽ ἔφη ταῦτα
τεκμήρια εἶναι, τουτέστι γνωρίσματα, τῆς τῶν οἴνων δυνάμεως.

ζ.

Κιρρῷ δὲ οἴνῳ καὶ μέλανι αὐστηρῷ ἐν ταύτῃσι τῇσι νού-

Dixi ergo non parvam effe quaeſtionem, ſi album ſimul
et auſterum vinum album vinoſum dixerit vel quod vehementer inter vina alba calefaciat, quod ex vinis albis
nullum vehementer calefacere poſſit. Quod enim vinum
ſumme calidum eſt, id ſtatim et flavum exiſtit, quemadmodum et quod ab ipſo eſt, fulvum, mox ab his rubrum,
ac deinde dulce. Album autem minus quidem his omnibus calefacit, ſed differentias particulares aliaque omnino
pro pluris minorisque ratione habet intervalla. Quod
autem vinum hujusmodi dulci facilius ad veſicam penetret, dictum antea; ſed ad alia dulci ineptius effe ait.
Haec autem ſunt ventris ſubductio et eductio ſputorum.
Has autem bonas ait conjecturas effe, id eſt notas, facultatis vinorum.

VII.

Fulvo autem vino et nigro auſtero in his morbis ad haec

σοισιν ἐς τάδε ἂν χρήσαιο· εἰ καρηβαρίη μὲν μὴ ἐνείη,
μηδὲ φρενῶν ἅψις μηδὲ τὸ πτύελον κωλύοιτο τῆς ἀνόδου,
μηδὲ (74) τὸ οὖρον ἴσχοιτο, τὰ διαχωρήματα δὲ πλα-
δαρώτερα καὶ ξυσματωδέστερα εἴη· ἐν δὴ τοῖσι τοιουτέοισι πρέποι ἂν μάλιστα μεταβάλλειν ἐκ τοῦ λευκοῦ καὶ
ὁκόσα τουτέοισιν ἐμφερέα.

Ὁ μὲν γλυκὺς οἶνος εὐθὺς καὶ μέλας ἐστὶν, οὐ μὴν ὅ γε
μέλας εὐθέως ἅπας καὶ γλυκὺς, ἀλλ᾽ αὐστηροί τινες ἐξ αὐτῶν ὑπάρχουσιν, οἷοι παρ᾽ ἡμῖν ἐν Ἀσίᾳ πλησίον Περγάμου
καὶ κατὰ Περπερίναν τε καὶ Αἰγάς. ὁ δὲ κατὰ τὴν Κιλικίαν Ἀναβάτης αὐστηρός τε ἅμα καὶ γλυκύς ἐστιν, ἐξ
ἐναντίων ποιοτήτων συγκείμενος· διὸ καὶ μοχθηρὸς ὑπάρχει, μήτ᾽ ἀναδιδύμενος μήθ᾽ ὑπερχόμενος, ἀλλ᾽ ἐπὶ πλέον
τε παραμένων τῇ ἄνω γαστρὶ καὶ πνευματῶν αὐτήν. ὅ γε μὴν
ἄνευ τοῦ γλυκὺς εἶναι μέλας οἶνος αὐστηρὸς εἰς τὰ κατὰ
τὴν γαστέρα χρήσιμος, ὅταν ἤτοι πλείω τοῦ προσήκοντος
ὑπέρχηται κατ᾽ αὐτὴν, ἢ ξυσματώδη· τηνικαῦτα γὰρ ἐπιτήδειός ἐστιν, ὥσπερ γε καὶ ὁ λευκὸς οἶνος ὁ αὐστηρὸς, ὅσα

---

uteris, fi capitis gravitas non affuerit, neque mentis
perculfio, neque fputum ab afcenfu prohibeatur, neque
urina fupprimatur, fed dejectiones humentiores et ra-
mentofiores fuerint. In his fane ex albo mutationem
facere decuerit et quaecunque his fimilia exiftunt.

Dulce quidem vinum ftatim et nigrum exiftit, non
tamen nigrum omne quamprimum et dulce. Imo ex his
quaedam auftera funt, qualia apud nos in Afia prope
Pergamum et in Perperine et Aegis. Quod autem in Cilicia
eft Anabates et aufterum fimul et dulce exiftit, qualitatibus
conftans contrariis, idcirco et pravum eft, neque diftribuitur
neque defcendit, fed diutins in ventre fuperiore permanet,
atque ipfum inflat. At quod citra dulcedinem nigrum
aufterum eft, id ventri utile exiftit, quando vel plura
jufto per ipfum fubeunt vel ramentofa, tunc enim idoneum eft, ficuti et vinum album aufterum et quaecunque

τ' ἄλλα φάρμακα στύφοντα. πρὸς δὴ ταῦτά φησι καὶ τὸν
κιῤῥὸν οἶνον ἁρμόττειν, οὐχ ἁπλῶς ἅπαντα λέγων τὸν κιῤῥὸν,
ἀλλὰ τὸν αὐστηρὸν κιῤῥόν· ἐπ' ἀμφοτέρων γὰρ ἀκούειν γε
χρὴ τὸ κατὰ τὴν ἀρχὴν τῆς ῥήσεως εἰρημένον οὕτως· κιῤ-
ῥῷ δ' ἂν οἴνῳ καὶ μέλανι τοῖς αὐστηροῖς ἐν ταύτῃσι τῇσι
νούσοισιν εἰς τάδε ἂν χρήσαιο. διττὸς γὰρ ὁ κιῤῥὸς, ὥσπερ
καὶ ὁ μέλας, ὁ μὲν γλυκὺς, ὁ δὲ αὐστηρός· ὄντος καὶ τρίτου παρ' ἑκατέρῳ, ἐξ ἐπιμιξίας ἀμφοτέρων τῶν ποιοτήτων.
ἀλλ' ὅ γε μίαν ἔχων ποιότητα διττὸς μὲν ἑκατέρῳ χρόᾳ,
κεφαλῆς δὲ καὶ γνώμης ὁ κιῤῥὸς μᾶλλον ἅπτεται, διότι καὶ
θερμότερός ἐστι τοῦ μέλανος· τῷ δ' αὐτῷ λόγῳ καὶ τοὺς
πυρετοὺς αὐξάνει, τούτοις γὰρ ἐπιτήδειοι μόνοι τῶν οἴνων
εἰσὶν οἱ ὑδατώδεις. εἰκότως οὖν ἐκώλυσε χρῆσθαι τοῖς
αὐστηροῖς οἴνοις, εἴτε κιῤῥοὶ τὴν χρόαν εἴτε μέλανές εἰσιν,
ἐν δὲ ταῖς καρηβαρίαις καὶ ταῖς βλάβαις τῶν φρενῶν, τουτέστιν ὅπου ὁ πυρετὸς αὐτῶν ἥψατο· καὶ προσέτι γε κἀ-
κεῖνα τῶν κατὰ θώρακά τε καὶ πνεύμονα νοσημάτων, ἐν οἷς
ἴσχεται τὸ πτύελον, ἀνεπιτηδείους τοὺς τοιούτους οἴνους εἶ-

alia medicamenta aftringentia. His autem et fulvum vinum congruere ait, non omne fimpliciter fulvum affirmans, fed fulvum aufterum. Nam de utrisque te intelligere oportet, quod in principio dictionis exiftit, qua ita
dicitur: *fulvo autem vino et nigro aufteris in his morbis
ad haec uteris.* Duplex enim fulvum, ut et nigrum:
aliud quidem dulce, aliud vero aufterum. Atque quum
tertium praeter utrumque· exiftat, ex utriusque qualitatis permixtione conftans, attamen quod una eft praeditum qualitate, id colore utroque duplex exiftit. Caput
autem et mentem fulvum magis ferit, quod et calidius
nigro exiftat. Febres quoque ratione eadem auget, his
enim idonea fola vina funt quae aquofa funt. Merito
igitur vinis aufteris utendum prohibuit, five ea colore
fulva, five nigra fuerint, in capitis gravitatibus et mentis
laefione, ubi nimirum febris ipfam percufferit, atque
amplius in thoracis pulmonisque morbis, in quibus fputum retinetur, vina hujusmodi non idonea effe ait, atque

ναί φησι καὶ τῶν οὔρων ἐπεχομένων, διὰ τὸ πάχος δηλονότι
καὶ τὴν στύψιν.

η΄.

Προξυνιέναι δὲ δεῖ ὅτι τὰ μὲν ἄνω πάντα καὶ τὰ κατὰ
τὴν κύστιν ἧσσον βλάψει, ἢν ὑδαρέστερος ᾖ· τὰ δὲ
κατ᾽ ἔντερον καὶ μᾶλλον ὀνήσει, ἢν ἀκρητέστερος ᾖ.

[85] Ὁ ἀκρατέστερος οἶνος, ὡς εἴρηκε, τοῖς κατ᾽ ἔντερον μᾶλλον ἐπιτήδειός ἐστιν· εἰκότως οὖν ὀνίνησιν αἰτὰ
τῷ λόγῳ τῆς στύψεως, δι᾽ ἢν καὶ τὸ βοηθεῖν ὅλως εἶχεν·
ἀλλὰ ταύτην γε τὴν στύψιν ἐκλύει κεραννύμενος ὑδαρὴς καὶ
διὰ τοῦτο ἧττον ὀνίνησιν αὐτά. καθάπερ δὲ ταῦτα μᾶλλον
ὀνίνησιν τῷ λόγῳ τῆς στύψεως, ὅταν ἀκρατέστερος ᾖ, οὕτω
τὰ κατὰ θώρακα καὶ κεφαλὴν μᾶλλον βλάπτει· ταῦτα δ᾽
ἐστὶν ἃ ἐδήλωσεν εἰπὼν, τὰ μὲν ἄνω βλάπτει πάντα. βλάπτει δὲ καὶ τὰ δεόμενα δι᾽ οὔρων ἐκκαθαίρεσθαι τὰ σώμα-
τα· πασῶν γὰρ τῶν ἐκκρίσεων ἐφεκτικός ἐστιν ὁ αὐστηρὸς

quum vrinae fupprimuntur, propter craffitiem videlicet et
aftrictionem.

VIII.

*At infuper noffe oportet, fi dilutius vinum fuerit, fupe-
riores quidem partes et quae circa veficam funt, minus
laedere; fi vero meracius, iis quae circa inteftina funt,
magis prodeffe.*

Vinum meracius, ut dixit, inteftinis magis convenit.
Merito igitur ipfa juvat aftrictionis ratione, ob quam
omnino juvandi facultatem habet.   Verum hancce aftrictionem exolvit, aqua temperatum, atque eam ob rem
ipfa minus juvat.   Quo autem modo haec juvat magis
aftrictionis ratione quum meracius fuerit, fic thoracem
caputque magis laedit; haec autem funt, quae manifefta-
vit inquiens: *fuperiores quidem omnes partes laedit.*
Laedit quoque et corpora, quae per urinas expurgari debent.   Nam aufterum vinum excretiones omnes cohibet.

οἶνος. ταῦτα περὶ οἴνων ὁ Ἱπποκράτης εἰπὼν εὐθὺς ἐπὶ
μελίκρατον μεταβαίνει, τὰ μὲν ἄλλα σχεδὸν ἅπαντα τὰ
περὶ τῶν οἴνων δείξας, ἓν δὲ παραλιπὼν ἀνεξέργαστον, ὃ
διῆλθον ἐγὼ κατὰ τὸ πάρεργον· ὅτι τοῖς πυρέττουσιν οἶνος
ἐπιτηδειότατός ἐστιν ὁ ὑδατώδης ἔστι δ᾽ οὗτος ὁ λευκὸς
μὲν τὴν χρόαν, λεπτὸς δὲ τὴν σύστασιν, ἐπιφανῆ μηδεμίαν
ἔχων ποιότητα τῶν τοῖς ἄλλοις οἴνοις ὑπαρχουσῶν, μήτ᾽
αὐστηρότητα, μήτε στρυφνότητα, μήτε γλυκύτητα, μήτε δριμύτητα, μήτ᾽ ὀσμήν· τῷ γὰρ τοιούτῳ καὶ τὰς τοῦ ὕδατος
κακίας καὶ τὰς τοῦ οἴνου ἐκπεφευγέναι μόνῳ τῶν πάντων
οἴνων ὑπάρχει. γεννῶνται δὲ καθ᾽ ἕκαστον ἔθνος ἔνιοι
τοιοῦτοι, κατὰ μὲν τὴν Ἰταλίαν ὁ ἄτονος Σαβῖνος, ὃν καὶ
διδόασι τοῖς πυρέττουσιν· ἐν Ἀσίᾳ δὲ ὅ τε Τιτακαζηνὸς
καὶ Τιβῖνος. ἀκηκοὼς δὲ αὐτοῦ τὰ γνωρίσματα ῥᾳδίως
εὑρήσεις καθ᾽ ἕκαστον ἔθνος οἴνους τοιούτους, ἐν οἷς χωρίοις πάνυ τι λεπτοὶ καὶ ὑδατώδεις οἶνοι γίγνονται· ἐγὼ
γοῦν καὶ κατὰ τὴν Κιλικίαν καὶ Φοινίκην καὶ Παλαιστίνην
καὶ Σκῦρον καὶ Κρήτην εὗρον οἴνους τοιούτους· ἀλλ᾽ ὅμως
οἷον εἴρηκα καὶ κατὰ πάντα τὰ χωρία τεθέαμαι καὶ τό γε

De vinis haec loquutus Hippocrates continuo ad aquam
mulſam tranſit, caeteris quidem prope omnibus de vino
demonſtratis, ſed praetermiſſo uno, quod non abſolvit et
ego obiter percurri, quod vinum febrientibus maxime
idoneum aquoſum ſit. Eſt autem hoc album colore, conſiſtentia tenue, nullam earum, quae caeteris vinis inſunt,
habens qualitatem neque auſteritatem neque acerbitatem
neque dulcedinem neque acrimoniam neque odorem.
Huic enim vino omnium vinorum ſoli, ut tum aquae tum
vini mala effugeret, datum. Prodeunt autem talia in
unaquaque gente aliqua. In Italia imbecillum Sabinum,
quod febrientibus exhibent. In Aſia et Titacazenum
et Tibinum. Sed vini hujus notas ubi intellexeris, talia
facile in qualibet gente vina reperies, in quibus regionibus et valde tenuia et aquoſa vina producuntur. Ego
vero reperi talia vina in Cilicia, Phoenicia, Palaeſtina,
Scyro et Creta. Imo, ut retuli, in regionibus vidi omni-

θαυμασιώτερον, ὅτι καὶ κατ᾽ Αἴγυπτον· παχεῖς γὰρ οἶνοι
καὶ ὀσμὴν ἔχοντες καὶ ἰσχυροὶ σφόδρα ἐν τοῖς θερμοῖς χωρίοις γεννῶνται· κατὰ δὲ τὴν Ἰταλίαν καὶ Βιθυνίαν καὶ
τὴν Ἀσίαν θαυμαστὸν οὐδέν ἐστι πολλοὺς ὑδατώδεις γίνεσθαι. ζητήσαι δ᾽ ἄν τις διὰ τί παρέλιπεν ὁ Ἱπποκράτης
ἰδίᾳ περὶ τῶν τοιούτων οἴνων ἐν τῷ διηνυσμένῳ λόγῳ, καίτοι γε ἀλυπωτέρων ὄντων τοῖς πυρέττουσιν ἤπερ οἱ ἄλλοι
πάντες. οὐδὲ γὰρ οὐδὲ τοῦτ᾽ ἔστιν εἰπεῖν, ὡς ἠγνόει τὸν
τοιοῦτον οἶνον· αὐτὸς γοῦν ὀλίγον ὕστερον ἐν τῷ τοῦ μελικράτου λόγῳ τάδε γράφει· ἀτὰρ καὶ οἴνου λεπτοῦ καὶ ὀλιγοφόρου καὶ ἀνόσμου, ἐνίῃ μὲν ἰσχυρότερον, ἐνίῃ δὲ καὶ
ἀσθενέστερον· ταῦτ᾽ εἶπε παραβάλλων τὸ μελίκρατον οἴνῳ
λεπτῷ καὶ ὀλιγοφόρῳ, τουτέστιν ὀλίγον ὕδωρ φέροντι καὶ
ἀνόσμῳ. σαφῶς γοῦν καὶ ἀκριβῶς εἰπὼν τὰ γνωρίσματα
τοῦ οἰνώδους οἴνου καὶ διελθὼν ὡς καὶ κεφαλῆς ἅπτοιτο
καὶ φρενῶν, ἱκανὴν ἐνόμισεν εἶναι καὶ περὶ τοῦ ἐναντίου
αὐτῷ τοῦ ὑδατώδους τὴν διδασκαλίαν, ἡμῶν δυναμένων λο-
γίσασθαι τὰ ἐναντία ὑπάρχειν αὐτῷ.

---

bus et, quod mirum magis fit, in Aegypto. Craffa fiquidem vina et odore praedita et vehementiffima in fervidis
progignuntur regionibus. In Italia vero et Bithynia et
Afia multa produci aquofa nihil mirum eft. Sed quaeret
aliquis, quare Hippocrates in antecedente dictione peculiarem de his vinis praetermifit fermonem, quum febrientibus quam caetera omnia fint minus noxia. Neque
enim eft dicendum quod tale vinum ignoraret. Is enim
paulo poft in melicrati narratione haec fcribit. Caeterum
vino *albo* tenui, paucifero et inodoro quodam modo robuftius eft et quodam modo imbecillius. Haec ait Hippocrates, vino *albo*, tenui et paucifero, id eft parum
aquae ferenti et inodoro, melicratum comparans. Vini
igitur vinofi notas tum confpicue tum accurate ubi re-
cenfuiffet, quonam pacto tum caput tum mentem feriat,
de aquofo ipfi contrario difciplinam fufficientem effe exiftimavit, quum contraria ipfi ineffe ratiocinari poffimus.

ϑ'.

Μελίκρητον δὲ πινόμενον διὰ πάσης τῆς νούσου ἐν τῇσιν
ὀξείῃσι νούσοισι, τὸ ἐπίπαν μὲν τοῖς πικροχόλοισι [86]
καὶ μεγαλοσπλάγχνοισιν ἧσσον ἐπιτήδειον ἢ τοῖσι μὴ
τοιούτοισίν ἐστι.

Τὸ διὰ πάσης τῆς νόσου δηλωτικόν ἐστι τοῦ τὸν λόγον αὐτῷ γίγνεσθαι περὶ τῶν νοσημάτων ἐκείνων, ἐφ' ὧν
ἐδίδαξεν ἀνεπιτήδειον εἶναι τρέφειν χυλῷ, πρὸ τοῦ τὴν
ἀκμὴν τῆς νόσου παρελθεῖν. εἰ γὰρ μήτε τῶν κατὰ θώρακα καὶ πνεύμονά τι νοσημάτων εἴη, πυρέττοντος τοῦ
κάμνοντος ὀξέως, ἥ τε δύναμις ἰσχυρὰ καὶ παραιτέρω τῆς
πέμπτης ἡ νόσος οὐ μέλλει γενήσεσθαι, μελίκρατον αὐταρ-
κές ἐστι μόνον πινόμενον ἐξαρκέσαι ποιῆσαι τὸν κάμνοντα.
τοῖς μὲν οὖν ἄλλοις ἅπασιν ἐπιτηδειότατόν ἐστιν ἐπὶ τοῖς
τοιούτοις νοσήμασι τὸ μελίκρατον, ἧττον δὲ τοῖς πικροχόλοις
ὠφέλιμον· ἐκχολοῦται γὰρ ἐν αὐτοῖς, ἐὰν μὴ φθάσῃ διεξελθεῖν ἢ κατ' ἔντερον ἢ κύστιν, ὡς εἴ γε διεξέλθοι, πρὸς τῷ

IX.

*At quae potui datur mulfa per totum morbum in acutis
morbis, tum amara bile redundantibus prorfus tum
quibus tument vifcera minus quam non talibus eft
idonea.*

Oratio haec, *per totum morbum*, oftendit ipfum de
iis intelligere morbis, in quibus cremore nutrire idoneum
non effe demonftravit, priusquam ad morbi perventum
fit vigorem.   Nam fi aeger acuta febre laboret, neque tum
in thorace tum in pulmone fuerit morbus viresque valu-
erint et morbus quintum ultra diem fefe propagaturus
non fit, aqua mulfa epota abunde aegro fufficere poteft.
Caeteris quidem omnibus in morbis hujusmodi eft con-
venientiffima aqua mulfa, fed picrocholis minus confert.
Nam in ipfis bilefcit, nifi prius vel inteftina vel veficam
pertranfierit, quae fi pertranfierit, non folum nihil lae-

μὴ βλάψαι μηδὲν ὀνίνησι μέγιστα, συννυπάγεται γὰρ αὐτῷ
χολώδη περιττώματα. συνεδείξατο γοῦν τῷ λόγῳ τῷδε καὶ
περὶ τῆς κράσεως αὐτοῖ· συμφέρει γὰρ αὐτοῦ ὑδαρέστερον
ἐπὶ τῶν τοιούτων φίσεων δίδοσθαι τὸ μελίκρατον, ὅπως μήτε
διψῶδες εἴη μήτε χολοποιόν. ὥσπερ δὲ τοῖς πικροχόλοις,
οὕτως καὶ τοῖς μεγαλοσπλάγχνοις οὐκ ἐπιτήδειον εἶναί φησιν
αὐτό· μεγαλοσπλάγχνους δὲ νῦν εἶπεν οὐχ οἷς φύσει μεγάλα
σπλάγχνα εἰσὶν, ἀλλ' οἷς κατά τι πάθος εἰς ὄγκον ἤρθη σκιρ-
ρούμενα καὶ φλεγμαί- (75) νοντα καὶ οἰδισκόμενα. μοχθηρὸν γὰρ ἐν τούτοις γίγνεται, μὴ δυνάμενόν γε διεξέρχεσθαι
ταχέως αὐτά, ἐκχολούμενόν τε ῥᾳδίως καὶ μάλιστα ἐν ταῖς
φλεγμοναῖς διὰ πλῆθος τῆς θερμασίας, ὡς ἔν γε τοῖς ἄλλοις
παρὰ φύσιν ὄγκοις ἧττόν ἐστι βλαβερόν.

<hr/>

ι'.

Διψῶδές γε μὴν ἧσσον τοῦ γλυκέος οἴνου. πνεύμονός τε γὰρ
μαλθακτικόν ἐστι καὶ πτυέλου ἀναγωγὸν μετρίως καὶ βηχὸς

<hr/>

dit, verum et maxime juvat, nam fecum biliofa deducit
exerementa. Hac fane etiam ratione temperamentum
quoque ipfius demonftravit. Nam in hujusmodi naturis
dilutior exhibita mulfa confert, neque enim hoc pacto
fiticulofa exiftit, neque bilem generat. Ut autem picrocholis, ita megalofplanchnis hanc haudquaquam idoneam
effe ait. Megalofplanchnos nunc dixit non eos, quibus
magna per naturam ipfam funt vifcera, fed quibus ea ex
affectu aliquo intumuerunt in fcirrhum aut phlegmonem
aut oedema. Prava fiquidem in his, quod cito pertranfire
vifcera ipfa non poffit et facile bilefcat praefertimque in
phlegmonis propter caloris magnitudinem, in caeteris
autem, qui praeter naturam funt tumoribus minus detri-
menti affert.

<hr/>

X.

Sitim tamen minus quam dulce vinum infert. Etenim
　　pulmonem emollit et fputum mediocriter educit tuffim-

παρηγορικόν· ἔχει γὰρ σμηγματῶδές τι ὃ μᾶλλον τοῦ μετρίου καταγλισχραίνει τὸ πύελον.

Διὰ τί μὲν ἧττον οἴνου ἐστὶ γλυκέος διψῶδες ἔμπροσθεν
εἴρηταί μοι, δεικνύντι καθ᾽ ὅσον μὲν εἰσιν ἄμφω γλυκέα, κατὰ
τοσοῦτον ἐκχολοῦσθαι ῥᾳδίως αὐτά· καθ᾽ ὅσον δὲ λεπτότερόν
τ᾽ ἐστὶ καὶ πορμώτερον, ὡς ἱέναι πάντη, τὸ μελίκρατον,
κατὰ τοῦτο ἧττον αὐτοῦ γίνεσθαι διψῶδες· ὡς εἴ γέ ποτε
κατὰ τὴν γαστέρα μείνῃ χρόνῳ πλείονι καὶ αὐτὸ διψῶδες οὐχ
ἧττον ἔσται τοῦ γλυκέος οἴνου. τουτὶ μὲν αὐτὸ σπανίως
συμβαίνει· τὸ δὲ θᾶττον οἴνου γλυκέος διεξέρχεσθαι τὴν γαστέρα καὶ τὸ ἔντερον ἅπαν, ἔτι δὲ καὶ τὸ ἧπαρ ἄχρι νεφρῶν
καὶ κύστεως οὐ σπανίως, ἀλλὰ διὰ παντὸς ὑπάρχει τῷ μελικράτῳ. διὰ ταῦτα μὲν οὖν ἧττόν ἐστι διψῶδες τοῦ γλυκέος
οἴνου· ὁ δὲ Ἱπποκράτης οὐχ οὕτως εἶπεν, ἀλλ᾽ ἑτέρως ταὐτὸν
ἐνδειξάμενος αὐτοῦ τὴν δύναμιν ἐξ ὧν ἐργάζεται κατὰ τὸν
πνεύμονα· δῆλον γὰρ ὡς οὐκ ἂν εἰργάζετο ταῦτα, μὴ διεξερ-
χόμενόν γε καὶ διαῤῥύπτον αὐτοῦ τὰς ὁδούς. πτυέλου δ᾽ ανα-

---

que lenit. Habet namque detergens quoddam, quod
plus quam par fit fputum vifcidum reddit.

Cur aqua mulfa minus quam vinum dulce fitifera
fit, dixi antea, quum utraque quatenus dulcia funt, eatenus facile bilefcere demonftrarem. Verum quod tenuior
fit magisque penetret, ut omnia fubeat, mulfa, ea ratione
minus vino dulci eft fiticulofa. Quare fi aliquando
plusculo tempore in ventre manferit, tunc vino dulci non
minus fiticulofa redditur, quod raro contingit. Aqua vero
mulfa vino dulci citius ventrem inteftinaque omnia penetrat, nec fecus hepar adusque tum renes tum veficam
non raro quidem, fed perpetuo. Ob haec igitur vino
dulci minus fiticulofa exiftit. Hippocrates idem, quanquam non ita, fed modo alio, dixit, mulfae facultatem
ex iis quae in pulmone facit, demonftrans. Nam quod
haec non efficeret, nifi vias ipfius penetraret abftergeret-
que, manifeftum eft. At mulfam fputum educere non fim-

γωγὸν οὐχ ἁπλῶς εἶπε τὸ μελίκρατον, [87] ἀλλ᾽ ὅτι μετρίως
προσέγραψε. τὸ γὰρ ἰσχυρῶς ἀνάγειν οὐκ ἔχει, καθάπερ
τὸ ὀξύμελι· τό γε μὴν παρηγορικὸν ἔχει, μηδ᾽ ὅλως ἔχοντος
αὐτὸ τοῦ ὀξυμέλιτος· ἐπεγείρει γὰρ ἐκεῖνο τὰς βῆχας, ἐρε-
θίζον τε καὶ τραχῦνον, ἐκ τοῦ ῥύπτειν σφοδρῶς. μελικράτῳ δὲ καὶ μάλιστα τῷ ὑδαρεῖ τῆς ῥυπτικῆς δυνάμεως ὀλιγίστης μέτεστιν· καλεῖται δ᾽ ἡ τοιαύτη καὶ σμηκτικὴ, καὶ
νῦν ὁ Ἱπποκράτης ἀπ᾽ ἐκείνης ἐποιήσατο τὸ σμηγματῶδες
ὄνομα, περὶ τοῦ μελικράτου γράψας, ἔχει γὰρ σμηγματῶδές τι· μετρίας αὐτῷ μετεῖναι τῆς τοιαύτης δυνάμεως αἰ-
νιξάμενος ἐκ τοῦ προσθεῖναι τῷ σμηγματῶδες τὸ τὶ, βρα-
χύτητα δηλοῦν οἷς ἂν οὕτω προσκέηται. τοῦτ᾽ οὖν τὸ βραχὺ τοῦ μελικράτου σμηγματῶδες, οὐχ ὅτι σμηγματῶδες, διὰ
τοῦτ᾽ ἄκρατον, ἀλλ᾽ ὅτι βραχύ· δεῖ γὰρ ἐπὶ τοῦ γλίσχρου
πτυέλου σφοδρῶς εἶναι σμηγματῶδες τὸ φάρμακον, ἀπορρύ-
ψαι δυνάμενον τὸν ἐνιζηκότα τοῖς βρόγχοις τοῦ πνεύμονος
γλίσχρον χυμόν. εἰ δὲ μεταξὺ θώρακός τε καὶ πνεύμονος
εἴη τοιοῦτός τις ἠθροισμένος, ἔτι δὴ καὶ μᾶλλόν ἐστι χρεία

pliciter dixit, fed *mediocriter* adfcripfit, neque enim valenter educit, ut oxymel, lenit fane, quo oxymel priva-
tur. Nam oxymel tuffes excitat, tum irritans, tum afpe-
rans, quatenus vehementer detergit; mulfa vero et praefertim aquofa minima detergenti participat facultate.
Vocatur autem hujusmodi *facultas* etiam extergens, a qua
et nunc Hippocrates nomen fecit σμηγματῶδες, de mulfa
ita fcribens, *habet etenim vim quandam extergendi*. Mediocri autem participare ipfam facultate hujusmodi oftendit, adjiciens vocabulo huic σμηγματῶδες vocabulum hoc
τὶ, nempe, quibus adjiciatur, paucitatem indicat. Ergo
pauca mulfae abftergendi vis, non quia abftergendi vis
eft, ob id fimplex, fed quia pauca eft. Ad glutinofum
fiquidem fputum medicamentum vehementer abftergens
effe oportet, quod glutinofum eum, qui bronchiis pulmonis inhaeret, detergere poffit humorem. Quod fi quis
ejusmodi in thoracis pulmonisque medio acervatus fuerit,
jam et major, ut probe fpuatur, tum incidentis tum de-

πρὸς τὸ καλῶς ἀναπτυσθῆναι τμητικῆς τε καὶ σμηκτικῆς
δυνάμεως, ἥτις καὶ ἀποῤῥύψει τε τοῦ ὑπεζωκότος αὐτὸ καὶ
διατέμνει καὶ λεπτύνει· μεταληφθῆναι γὰρ ἄλλως ἀδύνατόν
ἐστι τὸ τοιοῦτον, διὰ τοῦ περιέχοντος ὑμένος τὸ σπλάγχνον
ἐς τὰ βρογχία τοῦ πνεύμονος. οὐ καλῶς οὖν ἐχρήσατο τῇ
λέξει, προσθεὶς τῷ, ἔχει γὰρ σμηγματῶδές τι, τὸ ἐφεξῆς
εἰρημένον, ὃ μᾶλλον τοῦ μετρίου καταγλισχραίνει τὸ πτύε-
λον· ἄμεινον γὰρ ἦν εἰπεῖν, ἔχει γὰρ σμηγματῶδές τι βραχὺ τὸ μελίκρατον, ὃ μᾶλλον τοῦ μετρίου πολλάκις ἐπιτρέπει τῷ πτυέλῳ καταγλισχραίνεσθαι. οὐ γὰρ διὰ τὸ μελίκρατον συμβαίνει τῷ πτυέλῳ καταγλισχραίνεσθαι, ἀλλὰ
τοῦτο μὲν οἰκεῖον ὑπάρχει τῷ γε τοιούτῳ πτυέλῳ, τὸ μελίκρατον δὲ οὐδὲν ὀνίνησιν, ἀλλὰ διαμένειν ἐᾷ τὴν τοιαύτην
φύσιν τοῦ περιττώματος. διὰ τοῦτ' οὖν ἄμεινον ἦν εἰπεῖν
μηδὲν ὀνίνασθαι τὸ γλίσχρον πτύελον, οὐ γίγνεσθαι τοιοῦτο
ὑπὸ τοῦ μελικράτου· τὸ γὰρ καταγλισχραίνειν τὸ πρὸς Ἱπποκράτους εἰρημένον ἔμφασιν ἔχει τοῦ γίνεσθαι τοιοῦτον
ὑπὸ τοῦ μελικράτου τὸ πτύελον.

tergentis facultatis eſt neceſſitas, quae id a ſuccingente
detergat, incidat et tenuet; nam fieri non poteſt ut talis
humor aliter per membranam viſcus ambientem ad pulmonis bronchia transferatur. Non igitur bene eſt uſus
dictione *Hippocrates*, quum huic orationi, *habet enim
detergens quiddam*, quod ſubſequitur dictum adjecit, *quod
plus quam par ſit viſcoſum reddit ſputum*. Nam melius
erat dicere, habet enim detergens quiddam idque paucum
mulſa, quod ſaepenumero immoderatius viſcoſum fieri
ſputum ſinit. Non enim ob mulſam glutinoſum fieri ſputum contingit, ſed id quidem ſputo hujusmodi proprium
ineſt, mulſa vero nil juvat, ſed excrementi naturam talem
permanere ſinit, quapropter melius dixiſſet, nihil glutinoſum ſputum juvari et non tale a mulſa fieri. Nam hoc
verbum *καταγλισχραίνειν*, quod ab Hippocrate dicitur,
ſputum a mulſa tale fieri, cum demonſtratione ſignificat.

Π. ΔΙΑΙΤΗΣ ΟΞΕΩΝ ΝΟΣΗΜ. ΥΠΟΜΝΗΜΑ Ι. 655

Ed. Chart. XI. [87. 88.]   Galen. V. (75.)

ια'.

Ἔστι δὲ καὶ οὐρητικὸν τὸ μελίκρητον ἱκανῶς, ἦν μή τι
τῶν ἀπὸ σπλάγχνων κωλύῃ.

Λέλεκταί μοι καὶ πρόσθεν ὅτι τῷ διεξέρχεσθαι ῥαδίως ἁπάσας τὰς μεταξὺ κοιλίας τε καὶ νεφρῶν ὁδοὺς, οὐ-
ρητικόν ἐστι τὸ μελίκρατον· ἐδείχθη δὲ καὶ ὅτι κακοπραγοῦντος
τοῦ ἥπατος οὐ προσήκει πίνειν αὐτὸ, βλάπτει δὲ καὶ
σπλῆνα φλεγμαίνοντα, καὶ πολὺ δὴ μᾶλλον ἔντερά τε καὶ
γαστέρα, ταχέως γὰρ ἐκπυρούμενον ὑπὸ τῆς κατὰ τὴν φλεγμονὴν θερμασίας εἰς χολὴν μεταβάλλει. τάχα γὰρ διὰ
τὴν γλυκύτητα χαίρει τὰ σπλάγχνα τῷ μέλιτι, καθάπερ καὶ
ἡ γαστὴρ, ὥστε θᾶττόν τε καὶ ἀθροώτερον ἐπισπᾶσθαι·
καὶ γὰρ οὖν καὶ τἆλλα γλυκέα ταὐτὸν ἔχειν τούτῳ λογί-
σαιτ' ἄν τις ὥσπερ πρὸς τὴν κοιλίαν, οὕτω καὶ πρὸς τὰ
σπλάγχνα πεπονθέναι. φανεῖται δ' ἡ γαστὴρ ἥδεσθαι τού-
τοις· καὶ γὰρ μετὰ τὸ καταπιεῖν αὐτὰ, [88] φανερῶς πώς
ἐστιν ἡδομένη πρὸς τῶν εἰλημμένων, ὥσπερ αὖ πάλιν ἀνιωμένη

XI.

*Urinas quoque mulſa vehementer ciet, ſi qua viſcerum affe-
ctio non prohibeat.*

Mulſam ante, quod vias omnes quae ventrem renes-
que interjacent, facile penetret, ciere urinas a me dictum
eſt, imo demonſtratum quoque eſt, ubi jecur male afficitur, ipſam potui non convenire. Lienem praeterea phlegmone obſeſſum laedit, atque multo magis inteſtina ac
ventrem, nam cito igneſcens ob phlegmones calorem in
bilem convertitur. Quam primum enim ob dulcedinem
melle delectantur viſcera, quemadmodum et venter, proindeque tum citius tum cumulatius eliciunt. Mel quoque et dulcia alia idem habere quis dixerit, atque ut ad
ventrem, ita ad viſcera ſe habere. Venter autem his
oblectari videtur. Etenim ubi ea deglutivit, manifeſte
quodammodo ab aſſumptis delectatur, veluti e contrario

τοῖς τραχύνουσί τε καὶ πικροῖς, οὐκ ἐν αὐτῷ τῷ λαμβά
νεσθαι μόνον, ἀλλὰ καὶ μετὰ τὸ ληφθῆναι ἄχρι χρόνου τι
νός. ὅθεν οὐδὲ προσφέρεταί τις αὐτά, πλὴν εἴ ποτε ὡς
φάρμακον, διὰ χυμοὺς παρὰ φύσιν ἠθροισμένους ἐν τῇ
γαστρί· κατὰ φύσιν δὲ ἐχούσης, ἀνιαρὰ πάντα αὐτῇ τὰ
τοιαῦτά ἐστιν, ἡδέα δὲ μόνα τὰ γλυκέα. καὶ μὲν δὴ κατὰ
τὸν καλούμενον λαιμὸν ἐκ τῶν καταπινομένων γλυκέων ἡδο
νὴ μεγίστη γίνεται, τοῦ κατ’ αὐτὸ τὸ χωρίον σώματος οἰ
κείως ἔχοντος τῷ τοιούτῳ χυμῷ· τὸ δ’ αὐτὸ τοῦτ’ ἔστι
σῶμα καὶ τῆς γαστρὸς ὁ ἔνδον χιτών, ὥσπερ γε καὶ ὁ τὴν
γλῶτταν ἀμφιεννύς. ἀλλ’ ἐν ταύτῃ μὲν ἐνεργεστάτην ἔχει
τὴν τῆς γλυκύτητος αἴσθησιν, ἐν δὲ τῷ λαιμῷ τὴν τῆς
ἡδονῆς, αἴσθησις δὲ σαφὴς ἐν τῷ παραχρῆμα γίνεται καὶ
ἐν τῷ στόματι τῆς γαστρός, ἡδομένῳ τοῖς καταπινομένοις
γλυκέσιν, ὅταν κατὰ φύσιν ἔχῃ τὸ ζῶον. οὕτως οὖν εἰκός
ἐστι καὶ τὰ σπλάγχνα χαίρειν τῷ μὲν γλυκεῖ χυμῷ, ταχέως
δ’ αὐτοῦ καὶ πλεῖστον ἐπισπώμενα, καθ’ ὃν μὲν ὑγιαίνει
χρόνον, ἀπολαύειν τε καὶ τρέφεσθαι, καθ’ ὃν δὲ πυρετώδη

ab afperantibus amarisque offenditur, neque folum, quum
affumuntur, verum et ubi affumpta funt, ad aliquod usque tempus. Unde nemo ea, nifi interdum vice medicamenti, ob humores praeter naturam collectos in ventre
ingerit. Ubi enim fecundum naturam habuerit, injucunda
ipfi talia omnia funt, jucunda autem fola, quae dulcia
exiftunt. Sane in appellata gula maxima ex devoratis
dulcibus exoritur voluptas, corpore loci illius peculiare
quiddam cum fucco hujusmodi habente. Id autem corpus ipfum eft ventriculi interna tunica, ut et ea, quae
linguam ambit; verum in lingua efficaciffimum habet dul
cedinis fenfum, in gula autem voluptatis. Senfus vero
manifeftus continuo efficitur et in ventris ore, quod dulcibus affumptis delectatur, quum animal fecundum naturam exiftit. Sic igitur vifcera dulci gaudere fucco, plurimumque ipfius celeriter attrahentia, quamdiu valent,
frui alique, quum vero febriunt et phlegmone obfidentur,

τέ ἐστι καὶ φλεγμαίνει, μεταβάλλειν ἐστὶ τὸ χολῶδες αὐτό.
ὁρᾶται γοῦν καὶ τὰ καλούμενα συκωτὰ διὰ τῆς τῶν ἰσχάδων
ἐδωδῆς, μέγιστά τε καὶ ἥδιστα γιγνόμενα, προφανῶς τοῦ
ἥπατος εὐτροφοῦντος ἐπὶ τῇ τῶν γλυκέων ἐδωδῇ· ἀλλ' ἐν
ταῖς φλεγμοναῖς τε καὶ τοῖς πυρετοῖς οὐκ εἰς εὐτροφίαν,
ἀλλ' εἰς χολῆς γένεσιν, ἡ τῶν τοιούτων προσφορὰ μεταβάλλεται, τοῦ μὲν πυρετώδους θερμοῦ πλεονάζοντος, ἐλλείποντος δὲ τοῦ κατὰ φύσιν, ὅπερ εὔκρατον ἦν.

ιβ'.

Καὶ διαχωρητικώτερον δὲ κάτω τῶν χολωδέων, ἔστι μὲν
ὅτε καλῶν, ἔστι δ' ὅτε κατακορεστέρων μᾶλλον τοῦ καιροῦ καὶ ἀφρωδεστέρων, μᾶλλον δὲ τὸ τοιοῦτον τοῖσι χο-
λώδεσί τε καὶ μεγαλοσπλάγχνοισι γίνεται.

[76] Ἀναμνησθῶμεν τῆς προειρημένης λέξεως, ἐν ᾗ παραβάλλων οἴνῳ γλυκεῖ τὸ μελίκρατον ἔλεγε, διψῶδές γε μὴν
ἧσσον τοῦ γλυκέος οἴνου· καὶ νῦν οὖν πρὸς ἐκεῖνον εἶπε

in id quod biliofum eft, dulcem fuccum convertere par
eft. Videntur igitur quae ficah ex carycarum efu appellantur tum maxima tum fuaviffima effe, jecore ipfo,
ut liquet, ex dulcium efu alimentum uberius accipiente,
verum in phlegmonis febribusque rerum hujusmodi inge-
ftio non in probam alimoniam, fed in bilis generationem
demigrat, febrilis fiquidem calor exuperat, nativus autem
deficit, qui bene temperatus erat.

XII.

Sed et biliofa excrementa magis fubducit, interdum quidem bona, interdum vero magis quam deceat colore
faturata ac fpumantiora, idque biliofis magis et megalofplanchnis contingit.

Revocemus in memoriam praenunciatam dictionem,
in qua mulfam vino dulci comparans dicebat, at fane
fiticulofa minus quam dulce vinum exiftit. Nunc quoque

διαχωρητικώτερον εἶναι κάτω. χολωδέων γὰρ δὴ καὶ ὁ
γλυκὺς οἶνος διαχωρητικός, ἀλλὰ τό γε μελίκρατον ἐνίοτε
μὲν καλῶν τῶν χολωδέων ὑπακτικόν ἐστιν, ἐνίοτε δὲ μοχθηρῶν, ἅπερ ἐστὶν ἱκανῶς ἄκρατα χολώδη, τὰ πυῤῥὰν ἢ ξανθὴν ἔχοντα καὶ παχεῖαν χολήν. αὕτη τοίνυν ἀφρὸν προσλαμβάνει, πολλάκις μὲν κατὰ τὸν αὐτὸν λόγον, ὃν καὶ τοῖς
ἐν πυρὶ θερμαινομένοις σφοδρῶς ἀφρὸς ἐπανθεῖ, πολλάκις
δὲ τὸ τοῖς κοπτομένοις ὑγροῖς ὑπὸ πνεύματος. τούτων δὲ
τὸ μὲν πρότερον ὧν εἶπον ὑπερβαλλούσης ἐστὶ θερμασίας
γνώρισμα, τὸ δὲ δεύτερον, στενοχωρίας τῶν ὀργάνων καὶ ταραχῆς φυσώδους πνεύματος ἐναπειλημμένου, καὶ διέξοδον οὐ
ῥᾳδίαν ἔχοντος. τοιαῦτα δ' ὑπέρχεται χολώδη τοὐπίπαν
ἐν τοῖς συντηκτικοῖς πυρετοῖς, ἐφ' ὧν ἐναντιωτάτη τε καὶ
βλαβερωτάτη ἁπάντων σχεδόν ἐστιν ἡ τοῦ μελικράτου πόσις, ὥσπερ γε καὶ τοὐναντίον ἡ τοῦ ψυχροῦ πόσις ὕδατος
ὠφελιμωτάτη, [89] μᾶλλον δὲ τὸ τοιοῦτον διαχώρημά φησιν ὑπὸ
τοῦ μελικράτου γίνεσθαι, τοῖς φύσει μὲν χολώδεσι, τουτέστι
τοῖς θερμοῖς ἀμέτρως, ἐν δὲ ταῖς νόσοις φλεγμονὴν ἔχου-

mulfam ad vinum dulce comparans, *biliofa* alvi excrementa dejicere magis pronunciavit. Nam et biliofa dejicere vinum dulce poteft, verum mulfa biliofa quidem
bona interdum fubducit, interdum vero prava, quae fincere admodum biliofa exiftunt, bilem igneam vel flavam
habentia craffamque. Ipfa igitur fpumam accipit, faepe
quidem ea ratione, qua in rebus vehementer igne cale-
fcentibus fpuma efflorefcit, faepe vero ut in iis, quae a
flatu agitantur, humidis. Horum quae protuli primum
quidem caloris exuperantis nota eft, fecundum vero angu-
ftiae inftrumentorum et agitationis flatulenti fpiritus inter-
clufi exitumque minime liberum habentis. Biliofa autem
hujusmodi omnino fubducuntur in febribus fyntecticis, quibus prope omnium adverfiffima nocentiffimaque eft mulfae
potio, quemadmodum et contra potio aquae frigidae com-
modiffima. Alvinum hujusmodi excrementum ait a mulfa
magis generari, natura quidem biliofis, id eft, immoderate
calidis, fed in iis morbis, quibus vifcus aliquod phlegmone

σι κατά τι τῶν σπλάγχνων. τὸ γάρ τοι κοινὸν ὄνομα νῦν
ἴδιον ἐγένετο τῶν φλεγμαινόντων· οὐ γὰρ δὴ διὰ σκίῤῥον
γε ἢ οἴδημα πυρετὸς ἐξάπτεται. πρόδηλον οὖν ὅτι κατὰ
τὰς ὀξείας νόσους, ὑπὲρ ὧν ὁ λόγος αὐτῷ ἐστιν, ὅταν ὄγκος
ἐν σπλάγχνοις γένηται, φλεγμονῆς ἐστιν, οὐκ οἰδήματος ἢ
σκίῤῥου τὸ σύμπτωμα· καὶ τούτους νῦν ὠνόμασε μεγαλοσπλάγχνους.

***

ιγ'.

Πτυέλου μὲν οὖν ἀναγωγὴν καὶ πνεύμονος μάλθαξιν τὸ ὑδαρέστερον μελίκρητον ποιέει μᾶλλον· τὰ μέντοι ἀφρώδεα
διαχωρήματα καὶ μᾶλλον τοῦ καιροῦ κατακορέως χολώδεα καὶ μᾶλλον θερμὰ τὸ ἄκρητον μᾶλλον τοῦ ὑδαρέος
ἄγει.

***

Δέλεκται καὶ πρόσθεν ὡς ἐκχολουμένου τοῦ μέλιτος
ἐν ταῖς ὀξείαις νόσοις καὶ κατὰ τοῦτο βλάπτοντος ἡμᾶς,
βραδυπόρου δ' ὄντος τοῦ ὕδατος καὶ μένοντος ἐπὶ πλεῖστον

infeſtatur. Commune ſiquidem hoc nomen peculiare
nunc factum eſt eorum quae inflammantur; non enim
propter ſcirrhum aut oedema febris incenditur. Ergo
quod in acutis morbis, de quibus ipſi ſermo eſt, quum
tumor in viſceribus genitus fuerit, phlegmones ſymptoma
ſit, non oedematis aut ſcirrhi, conſtat. Hos et nunc me-
galoſplanchnos appellavit.

***

XIII.

At ſputi quidem eductionem ac pulmonis mollitionem dilutior mulſa magis efficit, ſpumoſas vero dejectiones et
bilioſas magis quam deceat coloratas magisque calidas,
meraca mulſa quam aquea magis ducit.

***

Mel in acutis morbis bileſcere, atque ob id nos laedere antea dictum eſt; aquam praeterea tarde penetrare,
atque in hypochondriis diutius morari, atque ob eas res

ἐν τοῖς ὑποχονδρίοις καὶ διὰ τοῦτ᾿ ὄντος φευκτοῦ· τὸ μικτὸν
ἐξ ἀμφοῖν ἐπιτήδειον γίνεται, κατὰ τὴν τοιαύτην κρᾶσιν
συντιθέμενον, ὅταν ὕδατι πλείονι μέλιτος μιχθῇ τοσοῦτον,
ὡς ὁδοποιεῖν τε καὶ πρὸς τὴν ἀνάδοσιν ἄγειν αὐτό. τά τε
γὰρ οὖρα πορμιώτερα γίνεται καὶ ἡ τῶν πτυέλων ἀναγωγὴ
θᾶττον, οὕτω κερασθέντων αὐτῶν· εἰ δὲ πολὺ τοῦ μέλιτος
μιχθείη, δίψαν τε ποιεῖ καὶ γλισχραίνει τὸ πτύελον. καὶ
διὰ ταῦτα μὲν ἐπιτηδειότερόν ἐστι τὸ ὑδαρέστερον μελίκρατον, εἴς τε τὴν τῶν πτυέλων ἀναγωγὴν καὶ τὴν τῶν οὔρων
διέξοδον, τὸ δ᾿ ἀκρατέστερον εἰς τὰς τῆς γαστρὸς ὑποχω-
ρήσεις· ὅσῳ γὰρ ἂν ἐρεθιστικώτερον ᾖ, τοσούτῳ μᾶλλόν τε
καὶ θᾶττον αὐτὴν ὑπάγει. καὶ διὰ τῶν κλυστήρων δὲ ἐνιέ-
μενον, ὅσωπερ ἂν ἀκρατέστερον ᾖ, τοσοῦτον μᾶλλον ἐκκριτι-
κὸν γίνεται τὸ τοιοῦτον· καὶ τῶν κατακόρεως χολωδῶν, τουτέστι τῶν ἱκανῶς τοιούτων καὶ τῶν ἀφρωδῶν διαχωρημάτων αἴτιον ὑπάρχει· τὸ γὰρ ἐπισπᾶσθαι τὰ τοιαῦτα μᾶλλον ἔχει τῷ δάκνειν τε καὶ ῥύπτειν τὸ ἔντερον· ἔτι δὲ καὶ
αὐτὸ μεταβάλλον εἰς χολὴν ξανθὴν συναύξει καὶ κατὰ τοῦτο
τῶν χολωδῶν διαχωρημάτων τὸ πλῆθος, ὅθεν οὐδ᾿ ἐπαινεῖ

fugiendam. At quod ex utrisque mixtum eft, idoneum
redditur, quando ea conftet temperatura, qua aquae plurimae tantum mellis permixtum fuerit, ut viam aquae pa-
ret et ad diftributionem eam agat; his namque ita temperatis urinae facilius penetrabunt celeriusque fputum edu-
cetur. Quod fi mellis plurimum admixtum fuerit, et
fitim facit et vifcofum reddit fputum, ac propterea aquo-
fior mulfa tum ad fputi eductionem, tum ad urinarum
tranfitum idonea magis exiftit, meracior vero ad ventris
dejectiones, nam quanto magis proritabit, tanto magis et
velocius fubducet. Clyfteribus ergo infufa, quo meracior,
eo magis excretoria redditur. Caufaque exiftit dejectionum tum abunde, hoc eft valde biliofarum, tum fpumo-
farum; talia fiquidem trahere magis poteft, quia inteftina
tum mordet tum deterget. Adde quod et in bilem flavam tranfiens ea occafione bilioforum excrementorum
copiam fimul adauget, unde ipfius ufum non laudat

τὴν χρῆσιν αὐτοῦ. δηλοῖ δ᾽ ἐκ τοῦ προσθεῖναι καὶ μᾶλλον
τοῦ καιροῦ κατακορέως χολώδεα· τὸ γὰρ μᾶλλον τοῦ καιροῦ σύνηθες αὐτῷ λέγειν ἀντὶ τοῦ μᾶλλον τοῦ προσήκοντος.
τὸ δὲ ἀφρῶδες διαχώρημα καὶ κατὰ τὸ προγνωστικὸν ἐμέμ-
ψατο· καὶ τὰ κατακορέως δὲ, τουτέστιν ἀκράτως χολώδη,
μοχθηρά· χρὴ γὰρ οὐ κατακορέως, οὐδ᾽ ἀκράτως, ἀλλὰ μετρίως αὐτὰ τοιαῦτα εἶναι. μεμνημένος οὖν καὶ σὺ τούτων,
ὅταν ἤτοι μελικράτου ποθέντος ἢ καὶ χωρὶς αὐτοῦ διαχω-
ρεῖ τις ἀφρώδη τε ἅμα καὶ κατακορέως χολώδη, συντηκτικὸν εἶναι τὸν πυρετὸν ἴσθι καὶ διὰ τοῦτο ἀφίστασο τῆς
τοῦ μελικράτου χρήσεως, [90] ἐπὶ δὲ τὸν τῆς πτισάνης
ἧκε χυλὸν, ἐπιτηρῶν ἰδεῖν τι γνώρισμα κἂν βραχὺ, διὰ τῶν
οὔρων, τῆς τοῦ νοσήματος πέψεως· ἐν ἐκείνῳ γὰρ τῷ καιρῷ διδοὺς καὶ τὸ ψυχρὸν ὕδωρ ὀνήσεις μέγιστα.

ιδ'.

Τὸ δὲ τοιοῦτον διαχώρημα ἔχει μὲν καὶ ἄλλα σίνεα μεγάλα (οὔτε γὰρ ἐξ ὑποχονδρίων καῦμα σβέννυσιν, ἀλλ᾽ ὁρμᾷ·

Hippocrates. Declarat autem ex his adjectis et magis
quam deceat fincere biliofas. Nam μᾶλλον τοῦ καιροῦ
dicere ipfi confuetum eft pro plus quam conveniat.
Spumofas item dejectiones et in prognoftico damnavit.
Et κατακορέως, id eft fincere, biliofa, prava funt, neque
enim fincere, neque mere, fed mediocriter ipfa talia effe
oportet. Horum igitur tu memor, quum vel ex mulfa
epota, vel etiam absque ipfa quis fpumofa fimul et fincere biliofa dejecerit, febrem fciveris effe fyntecticam,
atque ob id ab ufu mulfae abftineto, atque in ptifanae
cremorem devenito, obfervans ut aliquod fignum, licet
exiguum, coctionis morbi ex urinis videas. Nam fi tunc
frigidam aquam dederis, maximo eris praefidio.

XIV.

*Talis autem dejectio habet quidem alia quoque magna
nocumenta. Neque enim hypochondriorum ardorem*

δυσφορίην τε καὶ ῥιπτασμὸν τῶν μελέων ποιέει) ἑλκῶ-
δες δ' ἐστι καὶ ἐντέρου καὶ ἕδρης· ἀλεξητήρια δὲ τουτέων γεγράψεται.

Σύνηθες αὐτῷ τὰς βλάβας σίνεα λέγειν, ὡς κἂν τῷ
περὶ ἀγμῶν καὶ ἄρθρων ἐδείχθη· καὶ γάρτοι σίνειν λέγουσιν
οἱ Ἴωνες ἀντὶ τοῦ βλάπτειν· ἀλλὰ καὶ τὰ βλαβερὰ σινόμορα πολλάκις αὐτὸς ὠνόμασε. μεγάλας οὖν βλάβας ἔχειν
φησὶ τὸ προειρημένον διαχώρημα, τουτέστι τὸ κατακορὲς
χολῶδες ἅμα τῷ καὶ ἀφρῶδες εἶναι. σύνηθες δ' αὐτῷ πολλάκις ἐπὶ τῶν σημείων χρῆσθαι ταῖς τῶν αἰτίων τε καὶ
βλαπτομένων σωμάτων φωναῖς· τὸ γοῦν τοιόνδε διαχώρημα
κάλλιον ἦν εἰπεῖν σημαίνειν, ἀλλ' ἔχειν εἶπε· καίτοι τὰ μὲν
πεπονθότα σώματα τὰς βλάβας ἴσχει, τὰ δ' αἴτια ποιεῖ,
τὰ δὲ σημεῖα δηλοῖ. τίνα γε μήν ἐστιν ἃ συμβαίνει πρὸς
τῶν εἰρημένων διαχωρημάτων σίνεα, παρ' αὐτοῦ ἄκουε λέ-
γοντος· οὔτε γὰρ ἐξ ὑποχονδρίων καῦμα σβέννυσιν, ἀλλ'

extinguit, fed concitat, gravem molefiamque membrorum jactationem facit, verum inteftina ac fedem exul-
cerat, fed horum auxilia fcribentur.

Ipfi confuetum eft laefiones nocumenta dicere, ut et
in libris de fracturis et articulis demonftratum eft, nam
σίνειν nocere Iones dicunt pro laedere, imo et noxia
σινόμορα faepenumero appellavit. Magnas igitur laefiones
habent, inquit, praedictae dejectiones, id eft purae biliofae fimul et fpumofae. Confuevit autem faepe Hippocrates inter figna, vocibus uti tum caufarum tum quae
laeduntur corporum. Dejectiones ergo hujusmodi fignificare commodius dixiffet, fed habere dixit, quanquam
corpora affecta laefiones habent, caufae faciunt et figna
indicant. Sed quaenam fint quae a dictis proveniunt
dejectionibus noxiae, ab Hippocrate audi dicente. Neque
enim hypochondriorum extinguunt ardorem, fed concitant.

ὁρμᾷ· τοῦτο δὲ εἶπεν, ἐπειδὴ πολλάκις ἡ τῶν χολωδῶν
ὑποχώρησις αὐτίκα σβέννυσι τὸ ἐξ ὑποχονδρίων καῦμα· διὰ
τοῦτ᾽ οὖν ἐπὶ τῶν κακοηθῶν χολωδῶν προσέθηκεν, ὅτι μὴ
σβέννυται, ἀλλὰ τοὐναντίον ἅπαν αὐξάνεται τοῖς τὰ τοιαῦτα
διαχωροῦσι καὶ οὐ παύεται τὸ καῦμα ἐκ τῶν ὑποχονδρίων,
ἀλλὰ καὶ σφοδρότερον γίγνεται καὶ ῥιπτάζονται, τουτέστιν
ἄσην τε καὶ δυσφορίαν ἔχουσιν, ἐπειδὴ τῆς ἐν τοῖς ὑποχονδρίοις διαθέσεως φλογώδους τὰ τοιαῦτα διαχωρήματα
συμπτώματα καὶ μέντοι καὶ ὅτι κατὰ τὴν τῶν ἐντέρων
διέξοδον ἡ δριμύτης αὐτῶν ξυσματώδη διάθεσιν ἐργάζεται.
ταύτης μὲν οὖν τῆς διαθέσεως αἴτια γίγνεται τὰ κατακορῆ
χολώδη, τῆς δὲ ἐν τοῖς ὑποχονδρίοις σημεῖα· ὅ γε μὴν Ἱπποκράτης, ὡς ἔφην, εἴωθεν ἐνίοτε καὶ τοῖς τῶν αἰτίων ἐν-
δεικτικοῖς ῥήμασιν ἐπὶ τῶν σημείων χρῆσθαι. ἀλεξητήρια
δὲ τουτέων γεγράψεται. ὅτι προήρηται καθ᾽ ἕκαστον εἶδος νοσήματος ἰάματα γράψαι καὶ διὰ τῶν ἔμπροσθεν ἐδήλωσε καὶ νῦν οὐχ ἧττον· εἰ (77) δ᾽ ἔστιν Ἱπποκράτους
ἄξια τὰ προσκείμενα τῷδε τῷ βιβλίῳ τὰ μετὰ τὸ λουτρὸν,

Hoc autem ideo dixit, quoniam faepius biliolorum dejectio hypochondriorum fervorem protinus extinguit. Quare
in malignis biliolis adjecit, quod talia excernentibus iplis
non extinguantur, fed omnino vice verfa augeantur. Neque ardor hypochondriorum fedatur, quin potius vehe-
mentior redditur, ac jactantur, hoc eft jactationem gra-
vemque moleſtiam patiuntur, dejectiones fiquidem hujusmodi inflammantis in hypochondriis affectionis fymptomata exiſtunt. Atque in inteſtinorum tranfitu ramento-
fam parit ipforum acrimonia affectionem. Sane affectionis hujus mere biliofa caufae exiſtunt, ejus vero, quae in
hypochondriis exiſtit, figna. Verum Hippocrates, ut dixi,
vocabulis caufas indicantibus inter figna uti confuevit.
Sed horum auxilia fcribentur. Quod morborum fingulorum remedia fe fcripturum dixerit, tum antea expofuit,
tum et nunc non minus. Verum fi quae libro huic poſt
fermonem de balneis adjecta funt, digna Hippocrate exi-

ὅσα τε ἐν τοῖς περὶ νόσων ἢ περὶ παθῶν γέγραπται, κατὰ
τὴν ἐξήγησιν αὐτῶν ἐπισκεψόμεθα.

ιε΄.

[91] Ἄνευ μὲν οὖν ῥοφημάτων μελικρήτῳ χρεόμενος ἀντ᾽
ἄλλου ποτοῦ ἐν ταύτῃσι τῇσι νούσοισι, πολλὰ ἂν εὐτυ-
χοίης καὶ οὐκ ἂν πολλὰ ἀτυχοίης· οἷσι δὲ δοτέον καὶ
οἷσιν οὐ δοτέον, τὰ μέγιστα εἴρηται, καὶ δι᾽ ἃ οὐ δοτέον.

Ἐδήλωσε καὶ νῦν σαφέστατα, μέχρι τοῦ κριθῆναι τὸ
νόσημα, μελικράτῳ μόνῳ χρῆσθαι συμβουλεύων. ἐν μόνοις
γὰρ τοῖς συντηκτικοῖς νοσήμασιν, ἢ ἐφ᾽ ὧν ἀνθρώπων ἀδύνατόν ἐστιν ἐξαρκέσαι τὴν δύναμιν ἄχρι τῆς κρίσεως, ἐπὶ
τὸν χυλὸν ἀφιξόμεθα· τὰ δ᾽ ἄλλα βέλτιον ἐπὶ μελικράτου
μόνου διαιτᾶν.

ſtant et quae in libris de morbis vel de affectionibus
ſcripta ſunt, ea inter exponendum conſiderabimus.

XV.

Si igitur hiſce in morbis absque ſorbitionibus aqua mulſa
pro alio potu utaris, multa feliciter conſequeris, neque
in multis ſucceſſu fruſtraberis. Verum quibus danda
ſit et quibus non danda et quas ob cauſas non danda,
maxima ex parte dictum eſt.

Declaravit et nunc manifeſtiſſime, donec morbus judicatus fuerit, ſola uti mulſa conſulens. Nam in ſolis
ſyntecticis morbis, vel in qnibus hominnm vires ad morbi
uſque judicationem ſufficere non poſſint, ad ptiſanae cremorem perveniemus. In aliis vero ſola cibare mulſa
melius eſt.

ιστ'.

Κατέγνωσται δὲ μελίκρητον ὑπὸ τῶν ἀνθρώπων, ὡς κατα-
γυιοῖ τοὺς πίνοντας καὶ διὰ τοῦτο ταχυθάνατον εἶναι
νενόμισται. ἐκλήθη δὲ τοῦτο διὰ τοὶς ἀποκαρτερέοντας·
ἔνιοι γὰρ μελικρήτῳ μόνῳ χρέονται ποτῷ, ὡς τοιοῦδε
δῆθεν ἐόντος.

Οὐ ταυτόν ἐστι καταγυιοῦσθαί τε λέγειν ὑπὸ μελικράτου καὶ μηδ᾽ ὅλως τρέφειν ἢ ὀλιγότροφον εἶναι τὸ μελίκρατον, ἀλλ᾽ ἐπεὶ τρία ταῦτα πράγματα διαφέροντα ἀλλήλων
ἐστί. τὰ μὲν γὰρ καθαιροῦντα τὴν δύναμιν, ὡς αἱμοῤρα-
γία καὶ διαχώρησις πολλὴ καὶ ἱδρὼς ἄμετρός τε καὶ κατά
τι συμβεβηκὸς ἀσιτία, καταγυιοῦν εἰκότως ἂν λέγοιτο· τὰ
δὲ μηδ᾽ ὅλως τρέφοντα, καθάπερ τὸ ὕδωρ οὔτε καταγυιοῦν,
οὔτε ῥωννύναι τὴν δύναμιν ἀληθῶς ἄν τις εἴποι, πλὴν κατὰ συμβεβηκὸς ἐνίοτε· τὸ γὰρ ὕδωρ οὐχ ὡς τροφὴ τὴν δύναμιν ἀνακτᾶται τῶν καμνόντων, ἀλλ᾽ ὡς φάρμακον εἰς συμμετρίαν κράσεως ἄγον τὰ διὰ τὴν ἀμετρίαν αὐτῆς ἀῤρω-

---

XVI.

Damnata vero eſt ab hominibus aqua mulſa, quod ipſam
bibentes deartuet, ac propterea mortem accelerare exi-
ſtimata eſt. Verum id ob inedia tabeſcentes dictum
ſit. Nonnulli enim ſola mulſa in potu utuntur, tan-
quam nimirum talis exiſtat.

Dicere ſumme debilitari a mulſa et mulſam nullo
pacto nutrire aut exigue, idem non eſt, imo vero tria
haec inter ſe differunt. Nam quae vires imminuunt, ut
ſanguinis eruptio, dejectio copioſa, ſudor immoderatus et
per accidens inedia, jure debilitare dicuntur. At quae
nullo modo nutriunt, ut aqua, ea vires neque ſumme debilitare, neque roborare quispiam vere dixerit, niſi interdum per accidens. Aqua ſiquidem non ut alimentum
aegrotantium vires recreat, ſed ut medicamentum, ad
temperamenti ſymmetriam quae propter ipſius immodera-

στοῦντα. τρίτα πρὸς τούτοις τὰ βραχέως τρέφοντα· καὶ
δύναιτο μὲν ἄν τις μόνοις αὐτοῖς χρώμενος ἀποθανεῖν, οὐ
μὴν ὡς καθαιροῦσι τὴν δύναμιν, ἀλλ᾽ ὡς οὐχ ἱκανῶς ῥων-
νύουσιν. ἐκ τούτων οὖν ἐστι καὶ τὸ μελίκρατον· εἰ γάρ
τις ἐν τέσσαρσιν ἡμέραις ἀσιτήσας ἀποθνήσκειν μέλλῃ, δύ-
ναιτ᾽ ἂν οὗτος μελικράτῳ χρώμενος οὐ μόνον εἰς τὴν ε΄,
ἀλλὰ καὶ εἰς τὴν στ΄ ἀφικέσθαι. ὁ δ᾽ αὐτὸς λόγος καὶ
περὶ τοῦ μέλιτος· ἡ γὰρ τούτου φύσις ἐστὶν ἡ καὶ τὸ μελίκρατον ἐκ τῶν βραχέως τρεφόντων ἐργαζομένη· τὴν γὰρ
ὑγρασίαν τῆς τροφῆς ὄχημα καὶ οὐ τροφὴν οὐ μόνος ὁ
Ἱπποκράτης, ἀλλὰ καὶ σχεδὸν ἅπαντες οἱ ἄριστοι τῶν ἰατρῶν ἀπεφήναντο. ταῦτ᾽ οὖν αὐτὰ τὰ νῦν εἰρημένα ὁ Ἱπποκράτης ἔγραψε περὶ μελικράτου καὶ μέλιτος οὐκ ἀσαφῶς
διὰ τῶν ἑξῆς.

ιζ΄.

[92]   Τὸ δ᾽ οὐ παντάπασιν ὧδε ἔχει, ἀλλ᾽ ὕδατος μὲν

tionem imbecilla funt, reducens. Tertio deinceps loco
funt, quae exigue nutriunt, quibus qui tantummodo utitur, etiamſi interire poſſit, non tamen tanquam vires im-
minuentibus, ſed tanquam eas non quod ſatis ſit roboran-
tibus. Ex his igitur eſt et mulfa. Nam ſi quis diebus
quatuor cibo privatus interire deberet, is mulfa uſus non
ad quintum modo, verum quoque ad ſextum pervenire
poſſet. Hic autem ſermo et de melle intelligitur. Nam
mellis natura et mulfam ipſam inter modice nutrientia
facit. Nam humiditatem non ſolus Hippocrates, verum
quoque et medicorum probatiſſimi fere omnes cibi vehiculum, non cibum cenſuerunt. Haec ſane eadem quae
nunc dicuntur, de mulfa et melle ſcripſit non obſcure
Hippocrates in ſequentibus.

XVII.

Verum non prorſus ita ſe res habet, ſed ſi mulfa ſola bi-

πολλῷ ἰσχυρότερόν ἐστι πινόμενον μοῦνον, ἢν μὴ ἐκτα-
ράσσῃ τὴν κοιλίην.

Οὐ γὰρ παντάπασιν ἀληθές ἐστι τὸ διὰ τὸ μελίκρατον ἀποθνήσκειν τοὺς ἀποκαρτεροῦντας· ἀπέθανον γὰρ ἂν,
εἰ καὶ μόνον ὕδωρ ἔπινον, ἀλλ᾽ ὅτι βραχεῖαν τροφὴν δίδωσι
τῷ σώματι, διὰ τοῦτο μόνον μὲν ὂν οὐχ ἱκανόν ἐστι διαφυλάττειν τὴν ζωήν, ὥσπερ καὶ χυλῷ πτισάνης, εἴ τις
ἐθέλοι ῥοφεῖν μόνης εἰσαεί. ἀλλ᾽ ὕδατος μὲν πολλῷ ἰσχυρότερόν ἐστι πινόμενον μοῦνον, εἰ μὴ ἐκταράσσει τὴν κοιλίην. ἐνδείκνυσθαι δοκεῖ διὰ τῆς ἰσχυρότερον φωνῆς ὅτι
ἔχειν τι καὶ τὸ ὕδωρ δύναται εἰς τὸ τρέφειν· ἐγχωρεῖ δὲ
διὰ τὸ τὴν ξηρότητα τοῦ σώματος τῆς γαστρὸς ἐπιτέγγε-
σθαι, διαρκεῖν ἐπὶ πλεῖον τοὺς πίνοντας ὕδωρ τῶν μηδ᾽
ὅλως προσφερομένων. ἀσφαλῶς δὲ προσέθηκεν, εἰ μὴ ταράσσει τὴν κοιλίαν, ἐπὶ τοῦ μελικράτου τὸν λόγον ποιούμε-
νος· ἐκείνους γὰρ δεόντως καὶ χείρονας ἑαυτῶν ἐργάζεται
διὰ τὴν κένωσιν, οἷς ταράσσει τὴν κοιλίαν· ἅμα καὶ τοῦ

*batur, aqua quidem multo valentior exiftit, nifi alvum
exturbarit.*

Non enim omnino verum eſt inedia confeclos propter mulſam mortem obire, moriuntur etenim, ſi quoque
aquam ſolam biberint, ſed quod exiguam corpori praeſtet
alimoniam, ob id ſola vitam ſervare non ſufficit, quemadmodum etiam *accidit*, ſi quis ptiſanae cremorem ſolum
perpetuo ſorbeat. *Sed ſi mulſa bibatur ſola, aqua multo
potentior eſt, niſi alvum exturbet.* Indicare videtur per
hanc vocem, *potentior*, quod et aqua aliquam nutriendi
vim habeat. Evenit autem eo quod corporis ventriculi
ariditas irrigatur, ut diu qui aquam bibunt magis durent
quam qui nihil aſſumunt. Secure autem, *niſi alvum per-
turbet*, addidit, de mulſa ſermonem faciens; illos enim
jure pejus habere facit propter evacuationem, quibus alvum perturbat, ſimulque verbum id, *perturbat*, immoderatam ſignificat excretionem et non mediocrem. Scire qui-

ταράττειν ῥήματος οὐ τὴν σύμμετρον ὑποχώρησιν, ἀλλὰ τὴν
πλεονάζουσαν δηλοῦντος. εἰδέναι μέντοι χρὴ τὸ μὲν ὠμὸν
μελίκρατον ὑπακτικώτερον εἶναι, τὸ δὲ καλῶς ἡψημένον
τροφιμώτερον· ἀλλὰ τοῦτο μὲν ἐγνώσθω σοι κατὰ τὸ πάρεργον, ἴδωμεν δὲ ἃ ἑξῆς γράφει παραβάλλων οἴνῳ μελίκρατον.

ιή.

Ἀτὰρ καὶ οἴνου λευκοῦ καὶ λεπτοῦ καὶ ὀλιγοφόρου καὶ ἀνόσμου ᾗ μὲν ἰσχυρότερόν ἐστιν, ᾗ δὲ ἀσθενέστερον.

Ἔνιοι χωρὶς τοῦ ἐστὶ γράφουσι τὴν ῥῆσιν οὕτως· ἀτὰρ
καὶ οἴνου λεπτοῦ καὶ ὀλιγοφόρου καὶ ἀνόσμου ᾗ μὲν ἰσχυρότερον, ᾗ δὲ ἀσθενέστερον. ἔνιοι δὲ ἀντὶ τοῦ ᾗ τὸ ἐνίη
γράφουσιν οὕτως· ἀτὰρ καὶ οἴνου ὀλιγοφόρου καὶ λεπτοῦ
καὶ ἀνόσμου ἐνίη μὲν ἰσχυρότερον, ἐνίη δὲ ἀσθενέστερον.
ἐξ ἁπάντων γε μὴν ἡ αὐτὴ δηλοῦται δύναμις καὶ ἔννοια,
κατά τι μὲν λέγοντος ἰσχυρότερον εἶναι τὸ μελίκρατον τοῦ
τοιούτου οἴνου, κατά τι δὲ ἀσθενέστερον. ἐγὼ μὲν οὖν

dem oportet, mulſam crudam alvum magis ſolvere, coctam autem magis nutrire. Hoc autem obiter a te ſit
cognitum. Videamus autem quae deinceps ſcribit vino
mulſam comparans.

XVIII.

Sed et vino albo, tenui, paucifero et inodoro quodammodo
validior eſt et quodammodo imbecillior.

Quidam citra *eſt* dictionem ita ſcribunt: *Sed et*
vino albo, tenui, paucifero et inodoro quodam modo va-
lidior et quodam modo imbecillior. Nonnulli pro quodam
modo legunt, interdum, hoc modo, *ſed et vino albo, te-*
nui, paucifero et inodoro interdum quidem validior, in-
terdum autem et imbecillior. Sed certe ex omnibus vis
eadem atque idem intellectus declaratur, quum mulſam
vino hujusmodi quadantenus validiorem et quadantenus
imbecilliorem dicat. Ego quidem memini vini hujus in

ἐπεμνήσθην οἴνου τοιούτου κατὰ τὸν περὶ τῶν οἴνων λόγον·
ὁ δ᾽ Ἱπποκράτης αὐτὸν ὥσπερ οὐκ εἰδὼς ἐσιώπησεν, ἀλλὰ
νῦν γε σαφῶς ἐδίδαξε τήν τε σύστασιν αὐτοῦ μηνύσας ἐκ
τοῦ φάναι λεπτοῦ, καὶ τὴν τῆς δυνάμεως ἀσθένειαν ἐκ τοῦ
προσγράψαι καὶ ὀλιγοφόρου· [93] καλεῖται γὰρ οὕτως ὁ τῆς
ὕδατος μίξεως ὀλιγίστης χρῄζων εἰς τὸ ποθῆναι. κατὰ
τοὐναντίον γὰρ ὁ πολλοῦ δεόμενος ὕδατος εἰς εὐκρασίαν
ὀνομάζεται πολυφόρος, ἐν ἴσῳ τῷ πολὺ φέρειν ὕδατος δεόμενος εἰς τὴν εὔκρατον μίξιν· ὁ δ᾽ ὀλιγοφόρος οἶνος ἔκλυ-
τός τε καὶ ἀσθενὴς καὶ ἄχρηστος εἰς ποτὸν γίνεται, εἰ
πλέονι κεράσεις ὕδατι. καὶ μὴν καὶ τὸ ἄοδμον αὐτοῦ μέγιστον γνώρισμα τῆς ἀσθενείας τε καὶ ψυχρότητός ἐστιν,
ὕδατι καὶ κατὰ τοῦτο ἐοικὸς, ὥσπερ γε καὶ τῶν ἰσχυρὰν
ἐχόντων ὀσμὴν μέγιστον τοῦτ᾽ ἔστι τῆς ῥώμης σημεῖον. ὁ
μὲν γὰρ ὑδατώδης οἶνος ὀλιγίστην μὲν ἐν τῷ ξύλῳ τῆς
ἀμπέλου μεταβολὴν ἔσχηκεν, ὀλιγίστην δὲ καὶ τοῦ γεώδους
στοιχείου τὴν μίξιν, ὥστε ὕδωρ εἶναι, βραχὺ γεώδους τε

de vinis tractatione. Ipfum autem tanquam nefciens
Hippocrates fubticuit, fed nunc quidem manifefte docuit,
tum fubftantiam memorans hoc verbo, *tenui*, tum facultatis imbecillitatem, cum adjecit: *et paucifero*. Vocatur
fiquidem pauciferum, quod ut bibatur minima eget aquae
mixtione.   Contrario namque modo multiferum appellatur, quod ut probe temperetur multam exigit aquam,
aequivalenter dixeris, quod aquae multum ferre debet ad
probe temperatam mixtionem.   Quod vero pauciferum
vinum appellatur, tum exolutum tum imbecillum et ad
potum inutile redditur, fi multa dilueris aqua.   Atqui
quae in hoc vino eft carentia odoris, ea imbecillitatis
frigiditatifque efficacissima exiftit nota, atque in hoc aquae
eft affimile, quemadmodum vehementem habentium odorem efficacissimum id roboris fignum.   Vinum fiquidem
aquofum levissimam in ligno vitis habuit transmutationem,
levissimam quoque et elementi terrei permixtionem, ita
ut aqua fit, quae tum paulum terreae calidaeque fubftan-

καὶ θερμῆς οὐσίας προσειληφὸς, ἢ μετειληφὸς, εἴς τε τὴν
τούτων ἕνωσιν ὀλιγίστης κατεργασίας δεηθείς. ὁ δ᾽ ἐναν-
τίος οἰνώδης τε καὶ πολυφόρος υῦθ᾽ ὑπὸ βραχείας κατεργασίας γίγνεται τοιοῦτος, ὡς ἂν ἐπὶ πλεῖστον ἀφιστάμενος
ὕδατος, ἀξιόλογον δὲ διὰ τοῦτ᾽ αὐτὸ τὴν θερμασίαν καὶ
τὴν ὀδμὴν ἐπικτᾶται.

ιθ'.

Μέγα μὴν διαφέρει καὶ οἴνου καὶ μέλιτος ἀκρητότης ἐς
ἰσχὺν ἀμφοῖν. ὅμως τοίνυν εἰ καὶ διπλάσιον μέτρον οἴνου ἀκρήτου πίνοι τις ἢ ὁκόσον μέλι ἐκλείχοι, πολλῷ ἂν
δήπου (78) ἰσχυρότερος εἴη ὑπὸ τοῦ μέλιτος, μοῦνον εἰ
μὴ ταράσσοι τὴν κοιλίην· πολλαπλάσιον γὰρ καὶ τὸ κόπριον διεξίοι ἂν αὐτέῳ.

Εἰ μελικράτου ἐλέλεκτο καὶ μὴ μέλιτος, ἦν ἂν σαφέ-
στερον· ὁ γάρ τοι λόγος ἦν αὐτῷ μέχρι δεῦρο περὶ μελικράτου καὶ τοῦτο παρέβαλεν οἴνῳ κεκραμένῳ, δηλονότι μεθ᾽

tiae aſſumpſerit, participesve fuerit, tum leviſſima in horum conjunctionem indiguerit confectione. Contrarium
autem, tum vinoſum, tum multiferum, neque a levi confectione tale efficitur, ut quod ab aqua longiſſimo recedat
intervallo. Qua de cauſa inſignem tum calorem tum
odorem conſequutum eſt.

XIX.

Multum tamen differt tum vini tum mellis meracitas ad
utriusque robur. Nam etiamſi duplam vini meraci men-
ſuram quis biberit, aut tantum mellis delinxerit, tamen
a ſolo melle multo validior fuerit, niſi alvum turbave-
rit. Nam et multo plus ſtercoris ipſi prodierit.

Si mulſae et non mellis dixiſſet, manifeſtior eſſet
oratio. Nam de mulſa hucusque ipſe diſſeruit eamque
vino nimirum aqua diluto comparavit, neque ipſam per

Ed. Chart. XI. [.93]   Galen. V. (78.)

ὕδατος, οὐκ αὐτὸ καθ᾽ ἑαυτό· ἀλλ᾽ ὅπως ἡ παραβολὴ δι-
καία γίγνοιτο, διὰ τοῦτο ἐπανήγαγε τὸν λόγον ἐπ᾽ αὐτόν τε
τὸν οἶνον καὶ τὸ μέλι. παραλογίζονται δ᾽ ἔνιοι κατὰ τὰς
τοιαύτας παραβολὰς οὐκ ἄλλους μένον ἑκόντες, ἀλλὰ καὶ
σφᾶς αὐτοὺς ἄκοντες· ἔνιοι δὲ πειραθέντες γοῦν τινων ἀκρα-
τεστέρων, οὐ τοῖς ἀκράτοις μόνοις, ἀλλὰ καὶ ὁπωσοῦν κεκρα-
μένοις τὴν ἐπ᾽ ἐκείνων προσάπιουσι δύναμιν· ὥσπερ αὖ πάλιν ἕτεροι πειραθέντες ὑδαρεστέρων, ἐξ ἐκείνων ὑπὲρ ἁπάντων ἀπεφήναντο τῶν ὁπωσοῦν κεκραμένων. οὐ μὴν οὕτως
ἐχρῆν ποιεῖσθαι τὰς κρίσεις τῶν πραγμάτων, ἀλλὰ λογίσα-
σθαι δεῖν ἀνάλογον τὸ μελίκρατον ἐν τῇ κράσει τῶν πινομένων οἴνων κατὰ τὴν τοῦ ὕδατος μίξιν, ὡς μὴ τὸν οἶνον
ἀκρατέστερον εἶναι, τὸ δὲ μελίκρατον ὑδαρέστερον, εἰ μέλλεις δικαίαν ποιεῖσθαι τὴν παραβολὴν αὐτῶν· ἐπεὶ δὲ χα-
λεπόν ἐστι τὴν ἀναλογίαν ἀκριβῶς ἐν τῇ μίξει φυλάξαι, διὰ
τοῦτο ἐπ᾽ αὐτὰ τὰ ὄντως ἄμικτα καὶ κυρίως ἄκρατα καλούμενα μετήνεγκε τὸν λόγον ὁ Ἱπποκράτης, οἴνῳ μηδ᾽ ὅλως
κεκραμένῳ παραβάλλων τὸ μέλι· καί φησι διπλάσιον οἶνον

se, sed ut justa fieret comparatio, ob id sermonem suum
ad mel vinumque revocavit. Nonnulli autem in hujusmodi comparationibus non alios modo volentes, sed se
ipsos quoque inviti falsis rationibus decipiunt. Quidam
vero meraciora purioraque experti, non puris solis, sed
quovis modo temperatis illorum vires adaptant. Quemadmodum alii rursum aquosiora experti, ex illis de omnibus quoquo modo temperatis sententiam ferunt. Non
ita tamen de rebus judicium ferendum est. At si justam
facturus sis de ipsis comparationem, mulsam ad eorum
quae bibuntur vinorum temperaturam in aquae permixtione, ita ex proportione existimabis, ut vinum non meracius et mulsa aquosior fuerit. Sed quoniam in mixtione
proportionem exacte servare difficile est, ob id ad ea quae
vere immixta et proprie pura vocantur, transtulit sermonem Hippocrates, vino nullo modo diluto melip sum comparans. Aitque duplum vini epotum minus alere quam

πινόμενον ἧττον τρέφειν ἁπλοῦ πλήθους μέλιτος. ἐπεὶ δὲ
πλείω γένη τῶν οἴνων εἰσὶν, οὐ τοὺς ἰσχυροὺς καὶ κεφαλὴν
πλῆξαι δυναμένους καὶ παραφροσύνας ἐργάσασθαι προεχει-
ρίσατο κατὰ [94] τὸν λόγον, ἀλλὰ τὸν ἀσθενῆ καὶ ὑδαιώ-
δη καὶ τούτῳ παραβάλλων τὸ μέλι τροφιμώτερον ἀπέδειξεν.
ὅταν δὲ διπλασίῳ ὄγκῳ οἴνου ἀξιώσῃ μέλιτος ἥμισυ παραβάλλειν, οὐ τοῦτό φησιν, ὅτι μόνον ἑκάτερον ὁ κάμνων αὐτὸ καθ᾽ ἑαυτὸ προσφερέσθω, μὴ μιγνὺς ὕδωρ· ἀλλ᾽ εἰ μετὰ
τὸ μετρῆσαι τὸ πλῆθος ἑκατέρου προσφέροιτο καθ᾽ ὅ τι βούλοιτο, διαφέρει οὐδὲν ἧττον. δύναται γὰρ εἰ τύχοι κύαθον
ἕνα μέλιτος ἢ καθ᾽ ἑαυτὸν λαμβάνειν ἢ ὅσον βούλεται μιγνὺς ὕδατι προσφέρεσθαι καὶ τοῦτο καθ᾽ ἑκάστην ἡμέραν
πιεῖν· ἢ πάλιν οἴνου κυάθους δύο ἑκάστης ἡμέρας ὡς αὐτὸς βούλεται κεραννὺς ὕδατι προσφέρεσθαι. γνωσθήσεται
γὰρ ἐκ τῆς τοιαύτης πείρας ἐπὶ πλέον τῶν ἀνθρώπων ὁμοίως
ἐχόντων κατ᾽ ἄλλα καὶ μέντοι καὶ μᾶλλον ἐφ᾽ ἑνός, οὐ κατὰ
τὸν αὐτὸν χρόνον, ἡ ἑκατέρου δύναμις ἀκριβής· εἰ γὰρ μὴ
κατά τινα φύσεως ἰδιότητα ταράττοι τὴν γαστέρα τὸ μέλι,

mellis fimplum. Verum quoniam plura vinorum genera
exiſtunt, non quae vehementia ſunt caputque ferire ac
deliria creare poſſunt, in hoc expromplit ſermone, ſed
vinum imbecillum aquoſumque melque huic comparans,
plus alere enunciavit. At quum vini duplo vaſi mellis
dimidium comparare voluerit, non quod ſolum utrumque
per ſe et citra aquae mixtionem aeger ſumere debeat
aſſeruit, ſed ſi poſt utrumque dimenſum pro arbitrio ingerat, non minus differt. Poteſt ſiquidem, ſi res tulerit,
mellis cyathum unum vel per ſe accipere, vel aquae
quantum volet mixtum ingerere, atque id quotidie bibere,
vel denuo vini cyathos duos diebus ſingulis, ut volet,
aqua temperans aſſumere. Tali ſiquidem experimento,
tum in plurimis ſimiliter in caeteris habentibus hominibus, tum etiam in uno magis non eodem tempore, cogno-
ſcetur exquiſita utriusque facultas. Si enim mel non ex
aliqua naturae proprietate ventrem turbat, qui melle

πλείοσιν ἡμέραις ἐξαρκέσουσιν οἱ τῷ μέλιτι χρώμενοι. διὰ
τί οὖν, εἴπερ τοῦτο οὕτως ἔχει, κατὰ τὴν ἀρχὴν τῆς ῥήσεως
εἶπεν· ἀτὰρ καὶ οἴνου λεπτοῦ καὶ ὀλιγοφόρου καὶ ἀνόσμου
ἐνίῃ μὲν ἰσχυρότερον, ἐνίῃ δὲ ἀσθενέστερον εἶναι τὸ μελίκρητον; οὐ γὰρ ἐνίοτε μὲν ἰσχυρότερον, ἐνίοτε δὲ ἀσθενέστερον, ἀλλ' ἰσχυρότερον ἀεὶ φαίνεται κατὰ τὸν εἰρημένον ἄρτι λόγον. ὅτι πρὸ τοῦ διορισθῆναι καὶ διδαχθῆναι πρὸς αὐτοῦ
περὶ τῆς δικαίας παραβολῆς ἀδιορίστως τοῦ λόγου περαι-
νομένου καλῶς καὶ ἀσφαλῶς εἶπεν, εὑρεθήσεται τὸ μελίκρατον τοῦ οἴνου κατά τι μὲν ἰσχυρότερον, κατά τι δὲ
ἀσθενέστερον. ἐὰν γὰρ μὴ διορίσηταί τις ἑκατέρου τὴν ἀναλογίαν τῆς κράσεως, ἐνίοτε μὲν ἀσθενέστερος ὁ οἶνος, ἐνίοτε
δὲ τὸ μελίκρατον εἶναι δόξει· διορισθέντων δέ, ὡς εἴρηται,
καὶ τῆς κατὰ τὴν γαστέρα ταραχῆς ἐπιβλεπομένης, τὸ μελίκρατον ἰσχυρότερον εἰς θρέψιν ἀεὶ φαίνεται τοῦ κεκρα-
μένου κατὰ τὴν αὐτὴν ἀναλογίαν οἴνου· ἐὰν δὲ ὅτι καὶ τὸ
κόπριον ἐκκρινόμενον ἐπὶ τῷ μελικράτῳ σύμμετρον, ὡς μὴ
καταλύειν τὴν δύναμιν ἐννοήσεις, ἔτι καὶ μᾶλλόν σοι φανεῖ-

utuntur, diebus pluribus abunde fufficient. Si ergo res
ita habet, cur in principio orationis dixit: at *vino albo,
tenui, paucifero et inodoro interdum fortior et interdum
imbecillior eft mulfa?* Non enim interdum fortior et
interdum imbecillior, fed femper fortior fecundum nuper
dicta videtur. Quoniam priusquam de comparatione jufta
diftinxiffet docuiffetque, citra diftinctionem abfoluto fermone, probe et fecure dixit, invenietur mulfa vino quadantenus fortior et quadantenus imbecillior. Si enim
temperamenti utriusque analogiam quis non diftinxerit,
interdum quidem imbecillius vinum, interdum et mulfa
effe videbitur. Verum fi haec diftinxeris, ut eft dictum,
atque eam quam mel in ventre facit turbationem contemplatus fueris, mulfam ad nutriendum validiorem femper
deprehendes quam vinum eadem proportione dilutum.
Quod fi et ftercus, quod ex mulfa ita moderatum excernitur, ut vires non exolvat, adnotaveris, tibi etiam magis

V v

ται πλείων ἡ ἐκ μελικράτου θρέψις ἤπερ ἡ ἐξ οἴνου γιγνομένη. εἰ γὰρ καὶ κόπρου πολλαπλασίου διεξιόντος, ὅμως
ὁ κάμνων ἐξαρκεῖ πλείοσιν ἡμέραις ἐπὶ τῷ μελικράτῳ, δυνα-
τώτερον δηλονότι πρὸς τὴν θρέψιν οἴνου φαίνεται τὸ μέλι.

κ΄.

Εἰ μέντοι ῥοφήματι χρέοιτο πτισάνῃ, ἐπιπίνοι δὲ μελίκρητον, ἄγαν πλησμονῶδες ἂν εἴη καὶ φυσῶδες καὶ τοῖσι
κατὰ τὰ ὑποχόνδρια σπλάγχνοισιν ἀσύμφορον· προπινό-
μενον μέντοι πρὸ ῥοφημάτων μελίκρητον οὐ βλάπτει ὡς
ἐπιπινόμενον, ἀλλά τι καὶ ὠφελέει.

Περὶ τῆς τάξεως ὁ λόγος αὐτῷ, ᾗ κάλλιστ᾽ ἄν τις χρῷτο
τῷ μελικράτῳ τε καὶ πτισάνῃ. κοινὸς δὲ ἔστω σοι λόγος
καὶ οὗτος, ὡς ἐπὶ παραδείγματος ἑνὸς διδασκόμενος μελικράτου τε καὶ πτισάνης· ἀεὶ γὰρ χρὴ πρότερον μὲν προσφέρεσθαι τά τε ῥᾳδίως διαφθειρόμενα καὶ μᾶλλον ὑπιόντα,
δεύτερα δὲ τὰ ἐναντία. πτισάνη δὲ [95] μελικράτου δυσ-

ex mulfa copiofior videbitur nutritio quam ex vino.
Etenim fi multiplex exeat ftercus, laborans tamen pluribus diebus ex mulfa fufficiat, certe ad nutritionem mel
vino validius videtur.

XX.

*Si tamen pro forbitione ptifana utatur, aquam vero mul-
fam fuperbibat, hunc vehementer replebit, ac flatus con-
citabit et hypochondriorum vifceribus erit noxia. At
fi ante forbitiones mulfa bibatur, non ut fuperepota
laedit, imo etiam aliquo modo opitulatur.*

De ordine ipfi fermo eft, quem in ufu et mulfae et
ptifanae quisque optime fervare debeat. Verum uno tum
mulfae tum ptifanae exemplo edoctus univerfalem hunc
accipe fermonem. Nam perpetuo prius affumenda funt,
quae et facilius corrumpuntur et magis fubducuntur, pofterius vero contraria. Ptifana autem quod mulfa difficilius

φθαρτότερον καὶ ὑπέρχεται βράδιον. πρῶτον μὲν οὖν τοῦ
μελικράτου ληφθέντος οἷον ὑφήγησίς τις ἐξ αὐτοῦ γένοιτ᾽
ἂν τῇ πτισάνῃ τῆς διαχωρήσεως· εἰ δὲ πτισάνη πρώτη
ληφθείη, κωλυόμενον ὑπιέναι τὸ μελίκρατον ἐμφυσήσει τε
τὸ ὑποχόνδριον εἴς τε τὴν χολὴν μεταβληθὲν ἐν τῷ χρόνῳ
καὶ τῇ πτισάνῃ τι λυμανεῖται.

κα΄.

Ἑφθὸν δὲ μελίκρητον ἐσιδεῖν μὲν πολλῷ κάλλιον τοῦ ὠμοῦ·
λαμπρὸν γὰρ καὶ λεπτὸν καὶ λευκὸν καὶ διαφανὲς γίγνε-
ται· ἀρετὴν δὲ ἥντινα αὐτέῳ προσθέω διαφέρουσάν τι τοῦ
ὠμοῦ οὐκ ἔχω. οὔτε γὰρ ἥδιόν ἐστι τοῦ ὠμοῦ, ἢν τυγχάνοι γε τὸ μέλι καλὸν ἐόν· ἀσθενέστερον μέντοι γε τοῦ
ὠμοῦ καὶ ἀκοπρωδέστερόν ἐστιν, ὧν οὐδετέρου ἐς τιμω-
ρίην προσδέεται μελίκρητον. ἄγχιστα δὲ χρηστέον αὐτῷ
τοιῷδε ἐόντι, ἢν τὸ μέλι τυγχάνοι πονηρὸν ἐὸν καὶ ἀκά-
θαρτον καὶ μέλαν καὶ μὴ εὐῶδες· ἀφέλοιτο γὰρ ἂν ἡ
ἕψησις τῶν κακοτήτων αὐτοῦ τὰ πλέονα τοῦ αἴσχεος.

corrumpatur et defcendit tardius. Si ergo mulfa primo
fumpta fuerit, ex ea quaedam ptifanae ad dejectionem fit
provocatio, verum fi ptifana primum fumpta fuerit, fub-
duci mulfa prohibita inflabit hypochondria, atque tandem
in bilem converfa ptifanae detrimentum afferet.

XXI

*Cocta autem aqua mulfa afpectu quidem quam cruda
longe praeftantior eft. Splendida namque et tenuis,
alba et pellucida exiftit. Sed quam ipfi virtutem attri-
buam, qua crudam antecellat, non habeo. Neque enim
cruda eft fuavior, fi mel probum effe contigerit, cruda
tamen eft imbecillior, ac minus ducit ftercoris, quorum
neutro ad praefidium mulfa indiget. Praecipue vero
ejusmodi cocta utendum, fi mel pravum fuerit et impurum et nigrum, neque boni odoris. Coctura namque
majorem pravitatum ipfius foeditatem tollit.*

Διαφοράς ὠμοῦ τε καὶ ἐφθοῦ μελικράτου διδάσκ'ι καθ'
ὅλην τήνδε τὴν ῥῆσιν, δεῖται δ᾽ ὁ λόγος οὐδεμιᾶς ἐξηγήσεως.

κβ'.

Τὸ δ᾽ ὀξύμελι καλεόμενον ποτὸν πολλαχοῦ εὔχρηστον ἐν ταύτῃσι τῇσι νούσοισιν εὑρήσεις ἐόν καὶ γὰρ πτυάλου ἀναγωγόν ἐστι καὶ εὔπνοον· καιροὺς μέντοι τοιούσδε ἔχει.

Τὸ καλούμενον καὶ τὸ καλεῖσθαι καὶ τὰ παραπλήσια
τούτοις ἔμαθες αὐτὸν προστιθέντα ποτὲ μὲν ὡς οὐδέπω
συνήθους ἅπασι τοῖς Ἕλλησι τῆσδε τῆς προσηγορίας οὔσης,
ποτὲ δὲ ὡς ἀκύρως λεγομένης, ἐνίοτε δὲ ὡς ἐνδεικνυμένης
τι τεχνικὸν, ὡς ἐπὶ τῶν κροταφιτῶν τε καὶ μασητήρων μυῶν
ἐδιδάξαμεν. ἀλλ᾽ ὅτι μὲν οὐδὲν ἐνδείκνυται τεχνικὸν ἡ προσηγορία τοῦ ὀξυμέλιτος ἅπαντι δῆλον, ἀλλ᾽ ἤτοι μεμφόμενος ἢ ὡς οὐδέπω συνήθη, διὰ τῆς τοῦ (79) καλεομένου
ἐπεσημήνατο προσθήκης. ἐγχωρεῖ δ᾽ ἑκάτερα· ἴσως μὲν γὰρ

Toto textu coctae crudaeque mulfae differentias docet. Sed haec nullam defiderat expofitionem oratio.

XXII.

*At vero acetum vocatum mulfum epotum faepenumero
his in morbis effe perutile comperies. Etenim fputum
furfum educit et facilem refpirationem facit. Hafce
vero habet utendi opportunitates.*

Quod vocatur et vocari atque his fimilia ipfum adjicere non ignoras, interdum quidem quod haec appellatio
Graecis omnibus nullo pacto ufitata fit, interdum vero
quod improprie dicatur, atque interdum quod artificiofum
quiddam demonftret, ut in temporalibus et mafticatoriis
mufculis declaravimus. Sed quod artificiofum nihil indi-
cet oxymelitis appellatio conftat omnibus. *Appellationem*
igitur ex adjectione *vocati* vel damnavit, vel tanquam
inufitatam indicavit. Poteft autem utrumque feciffe. Nam

Π. ΔΙΑΙΤΗΣ ΟΞΕΩΝ ΝΟΣΗΜ. ΥΠΟΜΝΗΜΑ Γ. 677

Ed. Chart. XI. [95. 96.] Galen. V. (79.)
τότε πρῶτον εἰς χρῆσιν κοινὴν ἤρχετο· τάχα δὲ καὶ μέμφεται τῇ φωνῇ, ὡς ἐμφαινούσῃ, ἤτοι ἐκ τοῦ ὄξους καὶ μέλιτος μόνων συγκεῖσθαι τὸ φάρμακον ἢ ὡς μέλιτος διαφορὰν δηλούσῃ, ὡς εἰ καὶ οὕτως ἔλεγέ τις· τὸ δὲ μέλι τὸ ὀξὺ
δύναμιν ἔχει τοιάνδε. περὶ μὲν δὴ τῆς τοῦ καλεομένου
προσθήκης δῆλον· ἐπ᾽ αὐτὸ δὲ τὸ χρήσιμον ἴωμεν. οὐ γὰρ
ἐξ ὄξους καὶ μέλιτος μίξεως μόνον ἡ σύνθεσις γίγνεται τοῦ
ὀξυμέλιτος, ἀλλ᾽ ἐκ μελικράτου βραχὺ [96] προσλαμβάνον-
τος ὄξους. ἕψεσθαι δὲ ἄμεινον αὐτό· καθαιρεῖται γὰρ ἡ
δύναμις τοῦ ὄξους ὑπὸ τῆς ἑψήσεως, ὡς τὴν ὠφέλειαν τὴν
παρ᾽ αὐτοῦ λαμβάνειν τὸ μελίκρατον ᾧ μίγνυται, τὴν βλάβην δὲ οὐκ ἴσχειν. τὴν μὲν οὖν ὠφέλειαν κατὰ τὴν ἀρχὴν
εἶπε τῆς ῥήσεως καὶ μετὰ ταῦτα ἐρεῖ· τὴν βλάβην δ᾽ ἐπὶ
τῇ τελευτῇ τῆς ὅλης ῥήσεως προσθήσει. κατὰ τὴν ἀρχὴν
μὲν οὖν εἴρηται, πτυέλου γὰρ ἀναγωγόν ἐστι καὶ εὔπνοον
ἐφεξῆς δ᾽ ὅσα ταῖς λέξεσιν ἐπακολουθήσαντες αὐτοῦ μαθησό-
μεθα. καιροὺς μέντοι τοιούσδε ἔχει. τοὺς καιροὺς ἤτοι
τοὺς τῆς χρήσεως αὐτοῦ λέγει, καθότι σύνηθες, ἢ τοὺς

forſan tunc primum in communem coepit uſum venire.
Fortaſſis et vocem damnat, tanquam ex ſolis aceto et
melle conſtare medicamentum declarantem, vel tanquam
mellis differentiam indicantem, quaſi ita quispiam diceret,
mel autem acidum tali praeditum eſt facultate. Ergo
de *vocati* adjectione patet. Quapropter ad utile deſcen-
damus. Non enim ex aceti mellisque mixtione tantum
oxymelitis eſt compoſitio, verum ex mulſa paulum aceti
accipiente. Sed praeſtat ipſam concoqui, nam aceti facultas coctione ita imminuitur, ut mulſa quidem ab eo,
cui miſcetur, auxilium ſumat, laeſionem autem non habeat. Auxilium autem in orationis exordio enunciavit,
atque ab his enunciabit, laeſiones vero ad dictionis totius
calcem adjiciet. Dictum eſt igitur in exordio, *ſputum
ſiquidem educit et facilem reddit ſpirationem.* Quae autem deinceps ſunt dictiones ſecuti ab eo diſcemus.
Haſce vero habet utendi opportunitates. Opportunitates
dicit vel tempora, quibus ex conſuetudine utendum ſit,

τῆς ὠφελείας, ἐπειδὴ καὶ κατὰ τοῦτο τὸ σημαινόμενον ἐδείχθη χρώμενος ἐνίοτε τῇ τοῦ καιροῦ προσηγορίᾳ.

κγ'.

Τὸ μὲν κάρτα ὀξὺ οὐδὲν ἂν μέσον ποιήσειεν πρὸς τὰ πτύελα τὰ μὴ ῥηϊδίως ἀνιόντα. εἰ γὰρ ἀνάγοι μὲν τὰ ἐγκέρ-
χνοντα καὶ ὄλισθον ἐμποιήσειε καὶ ὥσπερ εἰ διαπτερώσειε
τὸν βρόγχον, παρηγορήσειε τὸν πνεύμονα, μαλθακτικὸν
γὰρ αὐτέου· καὶ εἰ μὲν ταῦτα συγκυρήσειε, μεγάλην ἂν
ὠφελείην ποιήσειεν· ἔστι δ' ὅτε τὸ κάρτα ὀξὺ οὐκ ἐκρά-
τησε τῆς ἀναγωγῆς τοῦ πτυέλου, ἀλλὰ προσεγλίσχρηνέ τε
καὶ ἔβλαψεν.

———

Ἐφ' ὧν ἐστι χρεία τοῦ ὀξέος ὀξυμέλιτος, ἐπὶ τούτων
διδάσκει τὴν ἐξ αὐτοῦ γιγνομένην ἐνίοτε βλάβην· ἐφ' ὧν
γὰρ ὅλως οὐδ' ἂν χρήσαιτό τις ὀξεῖ τῷ τοιούτῳ φαρμάκῳ,
περιττὸν τὸ καταλέγειν τὰς τοιαύτας βλάβας. οὐδὲ γὰρ οὐδ'
ἁπλῶς εἶπε περὶ ὀξέος ὀξυμέλιτος, ἀλλὰ καὶ κάρτα προσέ-

vel quibus juvare foleat. Quoniam et in hoc fignificatu
temporis appellatione interdum uti *Hippocratem* oftendi.

———

XXIII.

*Quod fane valde acidum eft, nihil validius ad fputa non
facile prodeuntia effecerit.* Nam fi exafperantia edu-
ceret, ac meatum lubricum induceret et veluti gutturis
alas explicaret, pulmonem utique leniret; nam ipfum
emolliret. Quod fane fi haec contingerent, magnam id
utilitatem praeftaret. Interdum vero valde acidum
fputi eductionem non fortitur, imo et magis glutinofum
reddit et oblaedit.

———

In quibus acidi oxymelitis ufus eft, in his fieri aliquando ex eo laefionem docet. Nam in quibus nemo prorfus tali acido medicamento uteretur, tales recenfere laefiones fuperfluum eft. Neque enim fimpliciter de acido
oxymelite fermonem fecit, fed et *valde* adjecit, quod

θηκεν, ὅπερ σημαίνει ταυτὸν τῷ λίαν καὶ σφόδρα. τὸ τοιοῦτον οὖν ὀξύμελι μέσον οὐδὲν εἴωθεν ἐργάζεσθαι τοῖς κατὰ
τὸν πνεύμονα παχέσι τε καὶ γλίσχροις πτυέλοις, ἐφ' ὧν ἄν
τις αὐτῷ χρήσαιτο μόνῳ· ἀλλ' ἤτοι τεμὸν αὐτὰ καὶ ἀποῤῥύψαν ἀνήγαγεν ἢ τοῦτο μὲν πρᾶξαι μὴ δυνηθὲν ἐξήρανεν.
ὥσπερ γὰρ τμητικὸν τὸ τοιοῦτον φάρμακον, οὕτω καὶ ξη-
ραντικόν· ἔχομεν δ' αὐτὸ ἐπὶ τῶν κατὰ τὸν πνεύμονα παχέων πτυέλων, οὐχ ὡς ξηραῖνον (οὕτως γὰρ βλάψειεν), ἀλλὰ ὡς τέμνον τε καὶ ῥύπτον. ὅταν μὲν οὖν ἀδυνατήσῃ ταῦτα ποιῆσαι, χρηστὸν μὲν οὐδὲν ἔπραξε, μεγίστην δὲ βλάβην
εἰργάσατο. πότ' οὖν ἀποτυγχάνει ῥύπτειν καὶ τέμνειν αὐτὸς ἐφεξῆς ἐδίδαξε, νυνὶ δὲ βούλομαι περὶ τῆς γραφῆς τῆς
ἐν πολλοῖς τῶν βιβλίων εἰπεῖν· οὐ γὰρ διὰ τὸ σ τὴν δευτέραν συλλαβὴν τοῦ μέσου ὀνόματος, ἀλλὰ διὰ τοῦ ζ γεγραμμένην εὑρίσκομεν, ὡς εἶναι τὴν ὅλην λέξιν τοιάνδε· τὸ μὲν
γὰρ κάρτα ὀξὺ οὐδὲν ἂν μέζον ποιήσειεν. ἔστι δὲ τοῦτο
ψεῦδος· αὐτὸς γὰρ ἐπιφέρων δείκνυσιν ἐνίοτε μὲν μεγάλην

admodum vehementerque fignificat. Tale igitur oxymel
nihil mediocriter in craffis glutinofisque pulmonis fputis
efficere confuevit, in quibus eo folo quifpiam utatur, fed
ea vel incidit, detergit educitque, vel facere id non valens exiccat. Ut enim hujusmodi medicamentum incidendi facultatem habet, ita et exiccandi. Utimur autem
eo in craffis pulmonis fputis, non tanquam exiccante, fic
enim oblaederet, fed tanquam incidente et detergente.
Quum igitur haec facere non valeat, utilitatem quidem
nullam adfert, imo maximam laefionem invehit. Sed
quando neque incidit, neque detergit, in fequentibus ipfe
docuit. Nunc autem volo de ea, quae in multis reperitur libris, fcriptura agere. Non enim per σ fecundam
hujus nominis μέσον fyllabam, fed per ζ fcriptam invenimus, ut dictio tota talis fit, quod valde acidum exiftit,
nihil μέζον infigne efficiet. Sed id falfum eft. Is enim
inferens magnum aliquando fieri ab eo juvamentum oftendit, interdum et laefionem. Quare perpetuo infigne quid-

ὠφέλειαν ἐξ αὐτοῦ γιγνομένην, ἐνίοτε δὲ βλάβην· ὥστ' ἀεὶ
μέγα τι ποιεῖ καὶ οὐδέποτε μικρόν. ἐφ' οὗ δὲ ἀληθὲς εἰπεῖν
ἐστιν, ἀεί τι γίγνεσθαι κακὸν μέγα ἢ ἀγαθόν, περὶ τούτου
κάλλιον ἄν τις εἴποι καὶ μηδὲν μέσον ὑπ' αὐτοῦ γίγνεσθαι.

κδ'.

[97] Μάλιστα δὲ τοῦτο πάσχουσιν, οἵπερ καὶ ἄλλως ὀλέ-
θριοί εἰσι καὶ ἀδύνατοι βήσσειν τε καὶ ἀποχρέμπτεσθαι
τὰ ἐνεχόμενα.

Τὸ καταγλισχραίνεσθαι τὰ παχέα πτύελα, μηδὲν ὀνινά-
μενα τῇ προσφορᾷ τοῦ ὀξέος ὀξυμέλιτος, ἐκείνοις φησὶ
συμβαίνειν, οἵπερ καὶ ἄλλως ὀλεθρίως ἔχουσι, τουτέστιν ἐφ'
ὧν ἄπεπτος ἱκανῶς ἐστιν ἡ νόσος· οὗτοι γὰρ οὐδὲν ἀνα-
πτύουσιν.

κε'.

Εἰς μὲν οὖν τόδε προστεκμαίρεσθαι χρὴ τὴν ῥώμην τοῦ
κάμνοντος ἀνθρώπου· κἢν ἐλπίδα ἔχῃ, διδύναι. ‘

dam facit et nullo modo parvum. De quo autem eſt verum dicere, quod perpetuo magnum vel malum vel bonum facit, de illo melius, nihil mediocriter ab eo fieri
quiſpiam dixerit.

XXIV.

*Id autem maxime perpetiuntur etiam alias, qui perniciofe
habentes neque tuſſire, neque quae intus retinentur ex-
creare poſſunt.*

Sputa craſſa vehementer glutinari, nihilque ab exhi-
bito acido oxymelite juvari, ait iis contingere, qui maxime perniciofe afficiuntur, id eſt quibus crudus ſupra
modum exiſtit morbus, hi namque nihil expuunt.

XXV.

*Ad hoc igitur aegrotantis hominis robur conjicere opor-
tet, et ſi de eo ſpem habeas, exhibere.*

Ἐπειδὴ προείρηκεν ὑπὸ τοῦ ὀξέος ὀξυμέλιτος οὐδὲν
ὀνίνασθαι τοὺς καὶ ἄλλως ὀλεθρίως ἔχοντας, ἔνιοι δὲ σπανίως ἐξ αὐτῶν σώζονται βοηθούμενοι, διὰ τοῦτο καὶ τὴν
τούτου σπανίαν βοήθειαν οὐ παρέλιπεν· ἔστι δ᾽ αὕτη διὰ
τοῦ ὀξέος ἱκανῶς ὀξυμέλιτος, ὅταν ὁ κάμνων ἰσχυρὸς ᾖ τὴν
δύναμιν. ἄλλως γὰρ οὐδὲν ὀνίνησι τὸ τοιοῦτον ὀξύμελι,
δυοῖν θάτερον ἐργασάμενον, ἢ μηδ᾽ ὅλως τεμὸν, ἀλλ᾽ ἐπιγλισ-
χραῖνον τὰ γλίσχρα, ἢ τεμὸν καὶ ἀποῤῥύψαν, ἀθρόαν δὲ
ἀναγωγὴν καὶ κένωσιν κινῆσαν, τῆς δυνάμεως μὴ φερούσης,
ἀκολουθήσει πνιγῆναι τὸν ἄνθρωπον.

κστ΄.

Διδόναι δὲ, ἢν δίδως, ἀκροχλίαρον καὶ κατ᾽ ὀλίγον τὸ τοιόνδε
καὶ μὴ λάβρως.

Ἢν μηδὲν ἀναπτύῃ τι διὰ πάχος καὶ γλισχρότητα τῶν
πτυσμάτων, οὐ μὴν ἀσθενῆ γε τὴν δύναμιν, ὀξύμελι κελεύει
δίδοσθαι τὸ λίαν ὀξὺ, κατ᾽ ὀλίγον τε καὶ ἀκροχλίαρον, ὅπερ

Poſtquam etiam pernicioſiſſime aegrotantes ab acido
oxymelite nihil juvari praedixit, paucique ex ipſis adjuti
liberantur, ob id et ipſius perrarum non tacuit auxilium.
Fit autem *auxilium* hujusmodi ab acido ſupra modum
oxymelite, quum aegri vires valent. Alias enim nequaquam juvat tale oxymel. Duorum ſiquidem alterum
efficit, vel prorſus non incidit, ſed quod glutinoſum eſt,
glutinoſius reddit, vel incidit abſtergitque, verum repentinam tum eductionem, tum vacuationem, quam molitur,
non ſerente natura, continget ſtrangulari hominem.

XXVI.

*Exhibere autem oportet, ſi dederis, ſumme tepidum, id-
que paulatim neque affatim.*

Si aeger ob ſputorum tum craſſitiem tum viſcoſita-
tem nihil expuerit viresque validae ſuerint, oxymel dari
jubet valde acidum et paulatim ac pertepidum, quod eſt

Ed. Chart. XI. [97. 98.]   Galen. V. (79.)

ἐστὶν ἄκρως χλιαρὸν (ἄκρως δέ ἐστι χλιαρὸν ὅπερ ἂν ᾖ
μέσον ἀκριβῶς τοῦ τε ψυχροῦ καὶ τοῦ θερμοῦ)· ἰσχυρὰν
γὰρ ἔχον αὐτὸ τὴν δύναμιν εὐλαβεῖται πολὺ προσφέρειν εἰς
ἅπαξ. ὡσαύτως δὲ καὶ τὸ ψυχρὸν ἐν θέρει διδόναι, καθάπερ ἔμπροσθεν ἐκέλευσεν, εὐλαβεῖται, διὰ τὸ τὰς μὲν ἀπτύ-
στους πτυσμάτων πλευρίτιδας καὶ περιπνευμονίας ἀπέπτους
εἶναι, τῇ πέψει δ᾽ ἀεὶ τὸ μὲν θερμὸν συντελεῖν, τὸ δὲ ψυχρὸν ἐναντιοῦσθαι. τί δήποτ᾽ οὖν καὶ τὸ θερμὸν ὀξύμελι
φεύγει; ἢ ὅτι διὰ τὸ κακόηθες τοῦ νοσήματος, μή πως εὐθέως ἐν τῇ τοιαύτῃ προσφορᾷ τοῦ τοιούτου πόματος, αὐτὸ
μὲν τὸ πάθος ἄπεπτον ἔτι διαμένῃ, συμβῇ δὲ τὸν ἄνθρωπον ὑπὸ τοῦ θερμοῦ ὀξυμέλιτος διψωδέστερον γίνεσθαι ἑαυτοῦ; [98] δέδεικται δ᾽ ὅτι τὸ σύμπτωμα τοῦτο γλίσχρον
ἐργάζεται πτύελον. ἀσφαλέστερον οὖν αὐτῷ δοκεῖ μετρίως
χλιαρὸν εἶναι τὸ ὀξύμελι, φεύγοντι τοῦ θερμοῦ τὴν ἐνδεχο-
μένην ἀκολουθῆσαι βλάβην, τοῦ δὲ ψυχροῦ τὴν ἐξ ἀνάγκης
ἑπομένην.

---

perquam tepidum (fumme vero tepidum eft, quod calidi
frigidique exacte fit medium). Quum enim vehementem
habeat facultatem, copiofe ipfum uno hauftu offerre vere-
tur. Pari modo et aeftate frigidum porrigere, ut antea
praecepit, ideo timet, quia tum pleuritides, tum peripneumoniae, in quibus nihil expuitur, incoctae funt. Coctioni autem perpetuo calidum confert, frigidum vero adverfatur. Cur ergo calidum etiam oxymel devitat? An
ob morbi malignitatem ne videlicet protinus ex tali
exhibitione ejusmodi potionis cruda eadem permaneat
affectio hominemque, a calido oxymelite fiticulofiorem
fieri contingat? At quod fymptoma hoc vifcofum reddat
fputum, expofuit. Tutius ergo mediocriter tepidum effe
oxymel ipfe arbitratur, ut qui calidi eam, quae fuccedere
poffit frigidique de neceffitate fucceffuram, fugiat laefionem.

κζ΄.

Τὸ μέντοι ὀλίγον ἔποξυ ὀξύμελι ὑγραίνει μὲν τὸ στόμα καὶ
φάρυγγα, ἀναγωγὸν δὲ πτυέλου ἐστὶ καὶ ἄδιψον· ὑποχονδρίῳ δὲ καὶ σπλάγχνοισι τοῖσι ταύτῃ εὐμενὲς καὶ τὰς
ἀπὸ μέλιτος βλάβας ταύτῃ κωλύει· τὸ γὰρ ἐν μέλιτι χολῶδες κολάζεται.

_____

(80) Περὶ τοῦ λίαν ὀξέος ὀξυμέλιτος συμπληρώσας
τὸν λόγον ἐπὶ τὸ μετρίως ὀξὺ μετέβη κατὰ τήνδε τὴν ῥῆσιν, ὑγραίνειν αὐτὸ λέγων τὸ στόμα καὶ φάρυγγα καὶ τῶν
πτυέλων ἀναγωγὸν εἶναι καὶ ἄδιψον. ἅπαντα γὰρ ἔχον ὑφ᾽
ὧν ὠφελεῖσθαι πεφύκασιν αἱ τοιαῦται νόσοι, τῶν βλαπτόντων οὐδὲν ἔχει διὰ τὴν τῆς κράσεως ἀρετήν· ἐπειδὴ τοσοῦτον τῷ μελικράτῳ μέμικται τοῦ ὄξους, ὅσον ἱκανόν ἐστι τὸ
χολῶδες ἐν αὐτῷ κολάσαι, τουτέστι καθελεῖν καὶ ταπεινῶ-
σαι· δέδεικται γάρ σοι κατὰ τὸ τέταρτον γράμμα περὶ τῆς
τῶν ἁπλῶν φαρμάκων δυνάμεως ἐναντιωτάτην δύναμιν ἔχειν
ὁ γλυκὺς χυμὸς τῷ ὀξεῖ. τῆς οὖν τοῦ μελικράτου δυνάμεως

_____

XXVII.

*Subacidum vero oxymel os quidem et fauces humectat,
fputum educit et fitim fedat, hypochondriis ac vifceribus ibi locatis placidum eft et prodeuntes ex melle no-
xias prohibet, quod enim in melle biliofum eft, emendat.*

_____

Abfoluto de admodum acido oxymelite fermone, ad
mediocriter acidum tranfiit, qui ipfum humectare os fau-
cesque et fputum educere et fitim fedare, in textura orationis afferit. Nam quum omnia, quibus tales juvari
morbi confueverunt, habeat, eorum quae laedunt, ob temperamenti virtutem nihil habet. Quoniam mulfae tantum
aceti admixtum eft, quantum fatis eft, ut quod in ipfa
biliofum fit, queat emendare, hoc eft, evertere et depri-
mere. Nam in quarto de fimplicium medicamentorum facultatibus dulcem fuccum acido maxime facultatibus ad-
verfari monftravimus. Quum itaque mulfae facultas cae-

τὰ ἄλλα μὲν πάντα ἐχούσης, ὧν δεῖται τὰ τοιαῦτα νοσήματα, καθ᾽ ἓν δὲ μόνον ἐναντιουμένης αὐταῖς, ὅταν ὑπερ-
θερμανθὲν ἐκχολωθῇ, τὴν τοιαύτην αὐτοῦ μεταβολὴν ἡ τοῦ
ὄξους μίξις κωλύουσα κάλλιστον ἐργάζεται φάρμακον. ἄδι-
ψόν τε γὰρ ἔσται καὶ διὰ τοῦτο καὶ τὰ πτύελα, τά γε μὴ
παντάπασι παχέα καὶ γλίσχρα, ῥᾳδίως ἀνάξει· τούτοις δ᾽
ἀμφοτέροις αὐτοῖς ἔργοις ἕπεται καὶ ἡ τῶν κατὰ τὸ στόμα
καὶ τὴν φάρυγγα μορίων ὑγρότης. ᾧ δὲ λόγῳ ταῦτα δρᾷ,
τούτῳ δὴ καὶ σπληνὶ καὶ ἥπατι προσφορώτατόν ἐστι, δια-
καθαῖρον ἀλύπως τὰ σπλάγχνα.

κη΄.

Ἔστι δὲ καὶ φυσέων καταρρηκτικὸν καὶ ἐς οὔρησιν προτρε-
πτικόν.

Περὶ τοῦ μετρίως ὀξέος ὀξυμέλιτος ἔτι διαλεγόμενος
εἴρηκε ταῦτα, πολλὴν δὲ τὴν χρῆσιν ἔχοντος ἐπὶ τῶν κατὰ
πνεύμονα καὶ θώρακα παθῶν, ἀξιολογωτάτην τε τὴν ὠφέ-

tera quidem omnia, quibus morbi hujusmodi opus habent,
contineat, in uno autem duntaxat ipſis contraria ſit, quod
ſupercalefacta ipſa bileſcat, mutationem ſane hujusmodi
permixtio aceti cohibens, optimum efficit medicamentum,
nam minime ſiticuloſum erit, atque ob id ſputa non
omnino craſſa glutinoſaque facile educet; haec autem ipſa
duo opera conſequitur partium oris ſauciumque humecta-
tio. Qua vero ratione hoc facit, ea tum lieni, tum hepati maximam affert utilitatem, viſcera innoxie expur-
gans.

XXVIII.

Quin et flatus diſcutit urinasque promovet.

De mediocriter acido oxymelite adhuc differens haec
protulit. Verum in pulmonis thoracisque affectionibus
plurimo eſt uſui, maximeque inſigne habet ſubſidium ob

λειιιν, διὰ τὴν ἔμμετρον μίξιν ὕδατός τε καὶ ὄξους καὶ μέλιτος. τὸ γὰρ τοιοῦτον ὀξύμελι, τέμνον τε τὸ παχὺ καὶ
φυσῶδες ἐν ὑποχονδρίῳ πνεῦμα καὶ καταῤῥηγνύον τὰς φύ-
σας διακαθαῖρόν τε τὰς διεξόδους πάσας, ἐπ᾿ οὖρα ποδηγεῖ
τοῖς ὀῤῥώδεσί τε καὶ χολώδεσι περιττώμασιν.

κθ΄.

[99] Ἐντέρου μέντοι τῷ κάτω μέρει πλαδαρώτερον καὶ
ξύσματα ἐμποιέει.

Τὴν ὑπὲρ τὸ κατὰ φύσιν ἐγγινομένην ὑγρότητα τοῖς
μορίοις ἴσμεν αὐτὸν ἀεὶ πλάδον ὀνομάζοντα· τοῦτ᾿ οὖν ἐργάζεται, φησὶ, τὸ ὀξύμελι, ξύον τε τῶν ἄνωθεν ὅσον ἐμπλάττεται παχέων χυμῶν ἢ γλίσχρων, τέμνον δὲ τοῦτο καὶ
ὑπάγον πρὸς τὴν ἔκκρισιν. εὐπετεῖς δὲ κατὰ τοιαύτην τὴν
δύναμιν ἐργάζεται καὶ τὰς ἐξ ἥπατος ἐπαγωγὰς τῶν περιττωμάτων, ὥστε πασῶν τῶν ἄνωθεν ὑγροτήτων ἀθροιζομένων
ἐν τοῖς ἐντέροις καὶ μάλιστα τοῖς κάτω, διὰ μὲν τὸ πλῆ-

metricam illam aquae acetique et mellis permixtionem.
Tale fiquidem oxymel fpiritum craffum flatulentumque in
hypochondrio incidit flatusque abrumpens vias omnes
expurgat, atque ad urinas tum ferofa tum biliofa agit
excrementa.

XXIX.

*Inteſtini tamen inferiorem partem humentiorem reddit et
ramenta inducit.*

Eam quae fupra id quod fecundum naturam eſt in-
nafcitur partibus humiditatem πλάδον Hippocratem nominare nobis notum eſt; hoc igitur efficere ait oxymel.
Et quicquid craſſi glutinofique humoris fuperius infarci-
tur, id abradit inciditque atque ad excretionem fubducit;
faciles item et hac facultate a jecore facit excrementorum
eductiones, ita ut collectis fuperioribus cunctis humidita-
tibus in inteſtinis, et potiſſimum infernis, ob multitudinem

θος αὐτῶν τὸν πλάδον ἐγγίνεσθαι, διὰ δὲ τὴν ποιότητα
ξύεσθαι τὸ ἔντερον. καὶ γὰρ τὸ ὀξύμελι ῥυπτικὴν ἔχον δύναμιν ἐν τῷ χρόνῳ ξύσειεν ἂν τὸ ἔντερον· καὶ τὸ συγκα-
τερχόμενον αὐτῷ χολῶδες περίττωμα τὴν αὐτὴν ἔχον δύνα-
μιν· ὅθεν καὶ χωρὶς ὀξυμέλιτος, ἢν πλεονάσαν ποτὲ τύχῃ,
ξύει τὸ ἔντερον.

λ'.

Ἔστι δ' ὅτε καὶ φλαῦρον τοῦτο ἐν τῇσιν ὀξείῃσι νούσοισι
γίνεται, μάλιστα μὲν ὅτι φῦσαν κωλίει περαιοῦσθαι, ἀλλὰ παλινδρομέειν ποιέει· ἔτι δὲ καὶ ἄλλως γυιοῖ καὶ τὰ
ἀκρωτήρια ψύχει. ταύτην καὶ οἶδα μούνην βλάβην τὴν δι'
ὀξυμέλιτος γιγνομένην, ἥτις καὶ ἀξίη γραφῆς.

Τὸ ξυσθῆναι τὸ ἔντερον οὐκ ἀγαθόν ἐστιν ἐνίοτε κατὰ
τὰς ὀξείας νόσους· ἕλκωσις γάρ τις ἐπιπολῆς ἐστιν ἡ ξυσματώδης διάθεσις. οὖσα δὲ τοιαύτη λυπεῖται πρὸς ἀπάν-

quidem innafcatur ea quae fupra naturam eft humiditas,
ob qualitatem vero inteftini abrafio. Etenim et oxymel
detergente praeditum facultate tandem abradet inteftinum. Ejusdem quoque eft facultatis quod cum oxymelite defcendit biliofum excrementum, quapropter et fine
oxymelite, fi aliquando exuperaverit, inteftinum abradit.

XXX.

Interdum autem et in acutis morbis hoc pravum eft, ma-
xime quidem, quod flatus foras prodire prohibeat, imo
remeare faciat. Praeterea vero etiam debilitat et
extrema refrigerat. Atque hancce laefionem folam ex
aceto mulfo oboriri novi, quae defcriptione quoque
digna eft.

In acutis interdum morbis abradi inteftinum bonum
non eft. Ulceratio enim quaedam fuperficiaria eft, ramentofa affectio. Quae quum talis exiftat, ab irrumpentibus

τω̄ν τῶν διεξερχομένων καὶ μάλιστα τῶν ἐχόντων τινὰ δῆ-
ξιν· λυπηθὲν δὲ τὸ ἔντερον, εἰ μὴ παραχρῆμα τὴν ἔκκρισιν
τῶν δακνόντων ποιήσαιτο, πρὸς τὴν ἄνω χώραν ἀναπέμπει
τὰ διεξερχόμενα. κατὰ τοῦτον οὖν τὸν λόγον καὶ ταῖς τούτου φύσαις ἄνω συμβαίνει παλινδρομεῖν. φυσικὴν γὰρ ἐνέργειαν ἔχει τὰ ἔντερα τὴν περισταλτικὴν, ὡς ἐν τοῖς περὶ
τῶν φυσικῶν δυνάμεων ὑπομνήμασι δέδεικται· ταχύτητος δ'
ἔργον ἐστὶν ἀπωθεῖσθαι τὰ περιεχόμενα πρὸς τῶν μερῶν
ἐκείνων ἐν οἷς περιέχεται. ὅταν μὲν οὖν ἄνωθεν ἡ κίνησις
ἄρξηται, κάτω τὴν ἔκκρισιν ἴσχει τὰ περιεχόμενα· κάτωθεν
δὲ ἀρξαμένης αὐτῆς ἄνω φέρεται. καὶ τοῦτό γε σαφῶς
φαίνεται κἂν τῷ κατὰ φύσιν ἔχειν συμβαῖνον, ὅταν ὑπιούσης ἀθρόως ποτὲ χολῆς εἰς τὰ κάτω τῶν ἐντέρων ἐπίσχω-
μεν τὴν ἔκκρισιν ἢ τῷ παρεῖναι τοιαύτην πρᾶξιν, ἢν μὴ
διακόπτειν δυνατόν ἐστιν, ἢ τῷ μὴ παρεῖναι πλησίον ἀπό-
πατον· ἐν γὰρ τοῖς τοιούτοις καιροῖς ἀνατρεχούσης αἰσθα-
νόμεθα τῆς χολῆς οὕτως ὡς μηκέτι ἐκκριθῆναι. τινὲς μὲν

et praeſertim mordacitatem aliquam habentibus laeditur
inteſtinum. Laeſum vero inteſtinum niſi protinus mor-
dentium excretionem fecerit, ad regionem ſuperiorem ea
quae irrumpunt remittit. Quo fit ut ea ratione flatus
etiam ejus ſurſum recurrere contingat. Naturalem ſiquidem functionem periſtalticam fortita ſunt inteſtina, ut in
commentariis de facultatibus naturalibus demonſtratum
eſt, ſed quae irrumpunt, a partibus illis quibus continentur, protrudi velocitatis eſt opus. Quum igitur ſuperne
motus exordium habeat, quae continentur, deorſum habent excretionem. Verum ſi motio inferne capiat exordia, ſurſum feruntur. Atque id in his qui ſecundum naturam ſe habent, manifeſte conſpicitur, cum ſcilicet uni-
verſim raptimque ſubeunte ad inferna inteſtina bile con-
tinemus excretionem, aut propter quoddam obortum negocium, quod interpellari non poſſit, aut quod non prope
ſit ad ventrem exonerandum ſeceſſus. Tunc enim recurrere bilem ita percipimus ut non adhuc excerni poſſit.

οὖν ἐπὶ τῇ τοιαύτῃ τῆς χολῆς ἀναδρομῇ τὸν στόμαχον ἰσχου-
σι κα- [100] κῶς· ἔνιοι δὲ συμπληροῦνταί τε καὶ δακνω-
δῶς ἀλγοῦσι τὴν κεφαλὴν, ἔνιοι δὲ ἀμφότερα πάσχουσιν.
οὕτως οὖν ἡ καὶ ξυσματώδης ἐν τοῖς ἐντέροις διάθεσις ἐνίοτε
μὲν τὴν ἔκκρισιν εἰς τὸ κάτωθεν ἐργάζεται ταχέως, οὐχ
ὑπομένουσα τὴν τῶν πασχόντων ἀνίαν, ἐνίοτε δὲ κάτωθεν
πρὸς τὴν ἄνωθεν χώραν, ὅταν μὴ παραχρῆμα τὸ διεξερχόμενον ἐκπέσῃ διὰ τῆς ἕδρας, ἀλλ᾽ ὁ κατ᾽ αὐτὴν μῦς ὁ κυ-
κλοτερῶς συσταλεὶς καὶ σφίγξας τὸ πέρας τοῦ ἀπευθυσμέ-
νου, τὴν ἀρχὴν τῆς περισταλτικῆς κινήσεως ἐκ τῶν κάτω
μερῶν ἄνω ποιήσηται. διὰ τοῦτο μὲν οὖν οὐ φῦσα μόνον,
ἀλλὰ καὶ περίττωμα κατὰ τὰς τοιαύτας διαθέσεις παλινδρομεῖ. συμβαίνει δὲ καὶ τὴν δύναμιν βλάπτεσθαι διὰ τὴν
ἑπομένην δῆξιν ἐν τῇ διόδῳ· τὰ γὰρ ξυόμενα, κἂν βραχυ-
τάτην ἴσχῃ τὸ διεξερχόμενον δῆξιν, ἀνιᾶται σφοδρῶς· ἴσμεν
δὲ ὅτι πᾶν ἄλγημα καταλυτικόν ἐστι δυνάμεως καὶ διὰ τοῦτο
καὶ τῶν ἀκρωτηρίων ψυκτικόν. ταύτην καὶ οἶδα μούνην
βλάβην τὴν δι᾽ ὀξυμέλιτος γιγνομένην, ἥτις καὶ ἀξίη γρα-

Sunt quibus ex hujusmodi bilis recurfu ftomachus male
habet, aliis caput repletur et ob morfum dolet, alii
utrumque patiuntur.   Sic igitur ramentofa in inteftinis
affectio deorfum interdum excernit celeriter, aegrorum
moleftiam nequaquam fuftinens, interdum autem a partibus inferioribus ad fuperiores, ubi quae irrumpunt, non
protinus ad fedem prodierint, fed is qui fedem circulariter ambit mufculus tum contractus tum recti inteftini
extremum ipfum obftringendo complexus principium motionis periftalticae ex infernis partibus ad fuperiores fecerit   Ob eam igitur caufam non flatus modo, verum et
excrementum in hujusmodi affectionibus recurrit.   Contingit autem et vires laedi ob fequentem in tranfitu morfum.   Nam quae abraduntur, etiamfi quod pertranfit bre-
viffimum habeat morfum, vehementer tamen infeftantur.
Scimus autem dolorem omnem vires exolvere, atque ob
id partes extremas perfrigerare.   *Atque hancce folam
laefionem ex aceto mulfo oboriri novi, quae commentario*

φῆς. ἐδίδαξεν ὁ λόγος ὀλίγον ἔμπροσθεν ἁπάσας τὰς ἐκ
μελικράτου καὶ οἴνου καὶ ὕδατος βλάβας ἐκπεφευγὸς τὸ μετρίως κεκραμένον ὀξύμελι μόνον οὖν ὅταν βλάπτῃ τοῦτο,
βλάπτει τῷ ξύειν τὸ ἔντερον ἐργάζεται δὲ τοῦτό ποτε τοῖς
ἀσθενεστέραν ἔχουσι φύσιν καὶ παθεῖν ἐπιτήδειον τὸ ἔντερον.

λα΄.

Ὀλίγον δὲ τὸ τοιόνδε ποιὸν νυκτὸς μὲν καὶ νήστει πρὸ ῥοφήματος ἐπιτήδειον πίνεσθαι· ἀτὰρ καὶ ὁκόταν πολὺ μετὰ ῥοφήματος ᾖ, οὐδὲν κωλύει πίνειν.

Τὴν δύναμιν ἣν ἔχει διελθὼν, ἐπὶ τὸν τοῦ καιροῦ λόγον, ἐν ᾧ μάλιστ᾽ ἄν τις αὐτὸ προσφέροιτο, νῦν ἀφίκετο,
πότε μάλιστ᾽ ἄν τις ὀξυμέλιτι χρῷτο τῶν ἐπὶ ῥοφήμασι διαι-
τωμένων· ἐφεξῆς δ᾽ εἰ καὶ μὴ ῥοφήμασιν, ἀλλ᾽ ἐπὶ τῷ ποτῷ μόνον διαιτώμενός τις εἴη καὶ τὸν ἐπ᾽ ἐκείνοις καιρὸν

quoque digna fit.   Oxymel mediocriter temperatum noxas omnes, quae ex mulfa, vino et aqua emergunt, effu-
giffe paulo ante demonſtratum eſt.   Si quando igitur laedat, folum laedit, quod abradat inteſtinum; id vero facit
interdum in iis,   qui imbecillius habent natura et pati
idoneum inteſtinum.

XXXI.

Exiguum autem ejusmodi potum nocte quidem et jejuno
ante forbitionem propinare convenit, fed et quum a
forbitione multum interfit temporis, bibere nihil pro-
hibet.

Facultate quam habet enarrata, ad rationem temporis, quo maxime ipfum quis porrigere debeat, nunc accedit, quando potiſſimum oxymelite uti debeat is, qui forbitionibus alatur, deinde quamvis non forbitionibus, fed
potione aliquis fola nutriatur, tempus in illis etiam do-

Ed. Chart. XI. [100. 101.]　　　　　　Galen. V. (80. 81.)

διδάσκει. φησὶν οὖν ἐπὶ τῶν ῥοφήματι χρωμένων ἐκεῖνον
μόνον φυλάττεσθαι δεῖν τὸν καιρὸν, ἐν ᾧ ῥόφημα δεῖ προσφέρεσθαι. πτισάνης δὲ δηλονότι χυλός ἐστι ῥόφημα χά-
(81) ριν τοῦ θρέψαι τὸ σῶμα καὶ τὴν δύναμιν ῥῶσαι
λαμβανόμενος· ἔστι δὲ ἐς ταῦτα καλὸς, εἰ μόνος ἐν τῇ γαστρὶ περιέχοιτο κατὰ τὸν τῆς θρέψεως καιρόν· ἔμαθες γὰρ
ἔμπροσθεν ὡς ἡ ποικιλία τῶν προσφερομένων, καὶ μάλισθ᾽
ὅταν ἀνόμοια ταῖς δυνάμεσιν εἴη, ταραχὴν ἐργάζεται κατὰ
τὴν γαστέρα. καὶ διὰ τοῦτ᾽ οὖν ἄχρι πεφθῆναι τὸν χυλὸν,
οὐ χρὴ πίνειν ὀξύμελι· πεφθέντος δὲ ἔξεστι καὶ διὰ τῆς
νυκτὸς λαμβάνειν καὶ κατὰ τὴν ἐπιοῦσαν ἡμέραν πρὸ τοῦ
ῥοφήματος· ἀρκεῖ δὲ τὸν μεταξὺ χρόνον τοῦ ῥοφήματος καὶ
τοῦ ὀξυμέλιτος, ὥστε εἰς κενήν τε ἅμα καὶ καθαρὰν ἐκ τοῦ
προδιασμήχεσθαι τὴν γαστέρα, τὸν χυλὸν τῆς πτισάνης
ἐμπεσεῖν.

λβ'.

[101]　Τοῖσι δὲ ποτῷ μούνῳ διαιτωμένοισιν ἄνευ ῥοφημάτων, διὰ τόδε οὐκ ἐπιτήδειόν ἐστιν ἀεὶ καὶ διὰ παντὸς

cet. Ait ergo in forbitione utentibus, illud duntaxat
obfervandum tempus, quo forbitio ingeri debet, ptifanae
autem fcilicet cremor forbitio eft, qui ut corpus alat
viresque roboret affumitur. Ad quae confert, fi nutritionis tempore folus in ventre contineatur. Nam antea
didicifti, cibos multiplices et praefertim facultate diffimiles in ventre turbationem concitare. Ob eam igitur caufam non porrigendum oxymel, nifi cremor concoctus fuerit. Qui fi coctus fuerit, licet tum nocte tum fequenti
die ante forbitionem fumere. Tempus autem inter forbitionem oxymelque medium fatisfacit, fi ptifanae cremor
vacuum fimut et purum ex ea, quae ab oxymelite facta
eft, abfterfione ventriculum ingrediatur.

XXXII.

*Solo vero potu citra forbitiones pro victu utentibus prop-
terea hoc uti femper et perpetuo non idoneum eft,*

χρέεσθαι τούτῳ· μάλιστα μὲν διὰ ξύσιν ἢ τρηχυσμὸν
τοῦ ἐντέρου. ἀκόπρῳ γὰρ ἐόντι μᾶλλον ἂν ἐμποιέη καὶ
ταῦτα, κενεαγγείης παρεούσης· ἔπειτα δὲ καὶ τὸ μελίκρητον τῆς ἰσχύος ἀφαιρέοιτο ἄν.

Τοῖς ἐπὶ πύματος μόνου διαιτωμένοις ἄνευ πτισάνης
οὐκ ἐπιτήδειόν ἐστι τὸ ὀξύμελι δι᾽ ὅλης τῆς νόσου πινόμενον,
ὅτι τε σφοδρότερον ξύει τὸ ἔντερον γυμνὸν ὄν· ἐπαλείφεται
γάρ πως ὑπὸ τῆς πτισάνης, ὅταν ἐκείνης ῥοφήσουσι· καὶ
ὅταν τῆς ἐκ μελικράτου ὠφελείας οὐδ᾽ ὅλως μεταλάβῃ τὸ
σῶμα. προείρηκε δὲ ἐν τῷ περὶ μελικράτου λόγῳ τὴν γινομένην ἐξ αὐτοῦ τοῖς σώμασιν ὠφέλειαν.

λγ′.

Ἢν μέντοι ἀρήγειν φαίνηται πρὸς τὴν ξύμπασαν νοῦσον,
πολλῷ ποτῷ τούτῳ χρέεσθαι, ὀλίγον χρὴ τὸ ὄξος παραχέειν, ὅσον μοῦνον γινώσκεσθαι. οὕτω γὰρ ἂν καὶ ἃ φι-

maxime quidem propter inteſtini abraſionem aut exa-
ſperationem. Quum enim ſtercore vacuum ſit, magis
haec induxerit, quum vaſorum adſit vacuatio, poſtea
autem et aqua mulſa vires proſtraverit.

Victus rationem citra ptiſanam ex potu ſolo ſibi in-
ſtituentibus, non per totum morbum idoneum eſt oxymel
epotum, tum quod vehementius inteſtinum nudum abradat. Nam a ptiſana quodam modo inungitur, quum eam
ſorbuerint et quum corpus nihil a mulſa auxilii acceperit. Mulſae autem auxilium, quod corporibus afferat, in
oratione de mulſa praedixit.

XXXIII.

Si tamen opitulari apparuerit ad totum morbum copioſus hujus potionis uſus, paucum aceti, quoad ſolum
agnoſcatur, affundendum eſt. Ita enim tum quae lac-

Ed. Chart. XI. [101.]   Galen. V. (81.)

λέει βλάπτειν, ἥκιστα ἄν βλάπτοι, καὶ ἃ δεῖται προσω-
φελέειν, προσωφελοίη ἄν.

Ὅταν διψώδεις μὲν ἐργάζηται τὸ μελίκρατον, ἤτοι δὲ
γλίσχρα πτύελα περιέχηται κατὰ τὰ βρόγχια τοῦ πνεύμονος
ἢ λίαν παχέα, τηνικαῦτα μόνου τοῦ ὀξυμέλιτός ἐστιν ἡ
χρεία, μεμνημένων ἡμῶν ὅτι ταῦτα λέλεκται περὶ τῶν ποτῷ μόνῳ χρωμένων ἄνευ ῥοφήματος. ἐὰν οὖν, ὡς ἔφην,
ὀξυμέλιτος ᾖ χρεία, παραχέειν αὐτῷ τοῦ ὄξους ὀλίγον τῷ μελικράτῳ προσήκει, χάριν τοῦ καὶ χρείας ἀπολαύειν τοῦ
ὄξους, καὶ φεύγειν τὴν ἐξ αὐτοῦ βλάβην. συνεψεῖν δὲ δηλονότι προσήκει μιγνύμενον τῷ μελικράτῳ τὸ ὄξος· ἀσθενέστερον γὰρ οὕτως εἰς τὸ βλάπτειν γίνεται.

λδ΄.

Ἐν κεφαλαίῳ δὲ εἰρῆσθαι αἱ ἀπὸ ὄξεος ὀξύτητες πικροχόλοισι μᾶλλον ἢ μελαγχολικοῖσι συμφέρουσι. τὰ μὲν γὰρ
πικρὰ διαλύεται καὶ φλεγματοῦται, μετεωριζόμενα ὑπ᾿ αὐ-

dere folet, ea minime laeferit, tum quibus prodeffe opus
eft, his proderit.

Cum fitim quidem mulfa inferat, fputa autem in
bronchiis pulmonis contineantur vel glutinofa, vel admodum craffa, tunc folo eft utendum oxymelite. Neque
memoria excidat, dicta haec fuiffe de iis, qui folo potu
fine forbitione utuntur. Si igitur, ut dixi, utendum fit
oxymelite, paucum aceti mulfae affundere convenit, ut
aceti ufu ad auxilium fruatur et fugiat quod ab eo eft
detrimentum. Sed acetum mulfae commixtum excoquere
convenit, nam ita ad nocendum imbecillius eft.

XXXIV.

Ut autem in fumma dicatur, orti ab aceto acores picrocholis magis, quam melancholicis conferunt. Amara
namque diffolvuntur et in pituitam abeunt, dum ab ipfo

τέου τὰ δὲ μέλανα ζυμοῦται καὶ μετεωρίζεται καὶ πολ-
λαπλασιοῦται ἀναγωγὸν γὰρ μελάνων ὄξος.

[102] Πικροχόλους φύσεις ὀνομάζει τὰς τὸν πικρὸν
γεννώσας χυμὸν, ὅσπερ ἐστὶν ὁ τῆς ξανθῆς χολῆς, αἷς ἐπιτήδειον εἶναί φησι τὸ ὄξος ἐναντιώτατον ὑπάρχον ταῖς με-
λαγχολικαῖς· διότι καὶ τὴν μέλαιναν χολὴν αὐτὴν ὀξεῖαν εἶναι συμβέβηκεν, ὅταν γ' ἤδη κατάκορος ᾖ παρὰ φύσιν ἔχοντος τοῦ σώματος· ὡς ὑγιαίνοντός γε πλεῖον μέν ἐστι τῆς
εἰρημένης ποιότητος, οὐ μὴν ἀκριβῆ γε αὐτὴν ἔχει. τὰ δ'
ἄλλα τῆς ῥήσεως σαφῆ· διδάσκει γὰρ ἐν αὐτῇ ὅπως ὠφελεῖ τὸ ὄξος τοὺς πικροχόλους, ἐπικρατουμένους ἐν τῇ κράσει τῷ θερμῷ, ψυχρὸν ὑπάρχον αὐτό.

λε'.

Γυναιξὶ δὲ τὸ ἐπίπαν πολεμιώτατον ἢ ἀνδράσιν ὄξος· ὑστε-
ραλγὲς γάρ ἐστιν.

attolluntur. Nigra vero fermentantur, in fublime attolluntur ac multiplicantur, furfum enim nigra educit
acetum.

Picrocholas naturas appellat *Hippocrates,* quae amarum humorem procreant, qui eft bilis flava, quibus idoneum effe ait acetum, quod melancholicis maxime contrarium exiftit. Nam et bilem nigrum acidam effe contingit, quum jam praeter naturam affecto corpore, exuperaverit, ut quum recte valet, plus quidem praedictae habet
qualitatis, non tamen exquifitam ipfam. Caetera contextus manifefta funt. Docet fi quidem in eo, quo pacto
acetum picrocholis, qui in temperamento calido *caeteros*
vincunt, profit, quum ipfum frigidum fit.

XXXV.

*Mulieribus autem longe magis quam viris adverfatur
acetum, nam uterum dolore afficit.*

Ὅτι μὲν τὸ ὄξος τὰ νεῦρα βλάπτειν πέφυκεν ἥ τε πεῖ-
ρα μαρτυρεῖ καὶ ὁ λόγος δείκνυσιν· ἄναιμα γὰρ ὄντα καὶ
διὰ τοῦτο ψυχρὰ πάσχει ῥαδίως ὑπὸ τοῦ ψύχονιός τε ἅμα
καὶ λεπτομεροῦς φαρμάκου βλάπτεται μὲν γὰρ καὶ ὑπὸ
τῶν ἄλλων ἁπάντων τῶν ψυχόντων, ἀλλὰ τὸ τῆς τοῦ ὄξους
οὐσίας λεπτομερὲς, εἰς τὸ βάθος αὐτῶν δύεται καὶ διεξέρχεται διὰ παντὸς μέρους, ὡς μηδὲν μηδὲ τοὐλάχιστον ἀβλα-
βὲς ἐᾷν. οὕτω μὲν ὄξος τὰ νευρώδη μόρια βλάπτει· τὴν
μήτραν δ᾽ ἅπαντες σχεδὸν οἱ ἀνατομικοὶ λέγουσιν εἶναι νευ-
ρώδη· καὶ χωρὶς δὲ τῆς ἐκείνων ἀποφάσεως, ἣν ἐκ τῆς ἀνα-
τομικῆς αὐτοψίας ἐποιήσαντο, πάρεστί σοι συλλογίσασθαι
περὶ αὐτῆς, ὡς ἐπὶ πλεῖστον μὲν διαστελλομένης, εἰς ἐλάχιστον δὲ συνιζανούσης· ἀεὶ γὰρ ὑπηλίκον ἂν εἴη τὸ ἔμβρυον, ἐν κύκλῳ περιείληφεν αὐτὸ καὶ πεπλήρωται τὸ πᾶν
κύτος ὑπ᾽ ἐκείνου, κἂν μικρὸν ᾖ, καθάπερ καὶ ἡ γαστὴρ
ὑπὸ τῶν σιτίων· ἀλλὰ ταύτης μὲν οὐ μεγάλη πρὸς τἀναντία ἡ μεταβολὴ, τῆς μήτρας δὲ μέγισται· τὸ δὲ ἐπὶ πλεῖ-

Quod acetum nervos laedere confueverit tum teſta-
tur experientia tum ratio demonſtrat. Nam exangues
funt et quia frigidi, propterea facile a refrigerantibus
tenues habentibus partes, afficiuntur medicamentis. Laeduntur praeterea et a caeteris refrigerantibus omnibus,
verum fubſtantiae aceti tenuitas in eorum mergitur profundum, atque in omnes ita penetrat partes, ut ne minimam quidem ex eis illaefam finat. Sic certe acetum
nervofas laedit partes. Uterum autem anatomici fere
omnes nervofum effe dicunt. Atque absque eorum pro-
batione, quam ex anatomica infpectione fecerunt, poteris
et tu de eo ratiocinatione colligere. Nam ad maximam
laxatur molem et ad minimam conirahitur; quantus etenim foetus fuerit, ipfum perpetuo circulariter ambit, im-
pleturque fpatium omne ab eo, etiamfi parvns fuerit, veluti venter a cibis. Sed ventris non magna eſt ad contraria permutatio, uteri autem maximae; plurimum autem

στον διαστέλλεσθαι νευρωδῶν ἴδιόν ἐστι σωμάτων, οὐ σαρκωδῶν.

λστ´.

῞Υδατι δὲ ποτῷ ἐν τῇσιν ὀξείῃσι νούσοισιν ἄλλο μὲν οὐδὲν
ἔχω ἔργον ὅ τι προσθέω. οὔτε γὰρ βηχὸς παρηγορικόν ἐστιν ἐν τοῖσι πλευριτικοῖσι καὶ περιπνευμονικοῖσιν,
οὔτε πτυέλου ἀναγωγὸν, ἀλλ᾽ ἧσσον τῶν ἄλλων εἴ τις διὰ
παντὸς ὕδατι ποτῷ χρέοιτο· μεσσηγὺ μέντοι ὀξυμέλιτος
καὶ μελικρήτου ὕδωρ ἐπιῤῥοφεόμενον ὀλίγον πτυέλου ἀναγωγόν ἐστι, διὰ τὴν μεταβολὴν τῆς [103] ποιότητος
τῶν ποιῶν, πλημμυρίδα γάρ τινα ἐμποιέει ἄλλως δὲ οὐδὲ δίψαν παύει, ἀλλ᾽ ἐπιπικραίνει· χολῶδες γὰρ φύσει
χολώδει καὶ ὑποχονδρίῳ κακὸν καὶ κάκιστον ἑωυτοῦ καὶ
χολωδέστατον καὶ φιλαδυναμιώτατον, ὅταν ἐς κενότητα
ἐσέλθῃ. καὶ σπληνὸς δὲ αὐξητικὸν καὶ ἥπατός ἐστιν, ὁκόταν πεπυρωμένον ᾖ καὶ ἐγκλυδαστικόν τε καὶ ἐπιπολα-
στικόν· βραδύπορόν τε γάρ ἐστι διὰ τὸ ὑπόψυχρον καὶ

dilatari, nervoforum proprium eft corporum, non carno-
forum.

XXXVI.

*At vero aquae potui acutis in morbis, aliud fane nullum
munus habeo, quod afcribam. Neque enim in pleuriticis ac peripneumonicis tuffim lenit, neque fputum educit, imo caeteris minus, fi quis perpetuo aqua potui
utatur. Verum fi inter acetum mulfum et aquam mulfam aquae pauculum forbeatur, fputum educit propter
qualitatis potuum transmutationem, quandam enim intus inundationem advehit. Alias neque fitim fedat, fed
exacerbat, biliofae enim naturae biliofa eft et hypochondriis mala, imo peffima ac biliofiffima viresque maxime labefactat, ubi in vacuitatem venerit. Lienem quoque et hepar auget, quum inflammata fuerint, fluctuat-
que ac innatat. Tarde fi quidem permeat, quod fub-
frigida fit et coctionis expers, neque alvum dejicit ne-*

696   ΓΑΛΗΝΟΥ ΕΙΣ ΤΟ ΙΠΠΟΚΡΑΤΟΥΣ

Ed. Chart. XI. [103.]   Galen. V. (81. 82.)
ἄπεπτον εἶναι· καὶ οὔτε διαχωρητικὸν οὔτε διουρητικὸν·
προσβλάπτει δέ τι καὶ διὰ τόδε, ὅτι ἄκοπρόν ἐστι φύ-
(82) σει. ἢν δὲ δὴ καὶ ψυχρῶν ποδῶν ἐόντων ποτὲ
ποθῇ, ταῦτα πάντα πολλαπλασίως βλάπτει, ἐς ὅ τι ἂν
αὐτέων ὁρμήσῃ.

———

Οὔτε τμητικὸν ἔχει τι τὸ ὕδωρ, ὥσπερ τὸ ὄξος, ἀλλ'
οὔτε θερμὸν, ὥσπερ τὸ μέλι (τούτῳ μέν γε πρὸς τῷ θερμαίνειν ἔτι καὶ τὸ ῥύπτειν καὶ τέμνειν ὑπάρχει)· βραδύπορον οὖν εἰκότως ἐστὶ καὶ δύσπεπτον καὶ δυσυποβίβαστον
ἅπαν τὸ ὕδωρ, κἂν ἄλλως ἄριστόν τε καὶ ἄμεμπτον ᾖ· τὸ
γὰρ ἰλυῶδες ἢ δυσῶδες ἢ ἁλικὸν ἤ τινος ἑτέρας φαρμακώ-
δους ποιότητος ἔμφασιν ἔχον οὐχ ἁπλῶς ὕδωρ ἐστὶν, ἀλλὰ
μετὰ τοιοῦδέ τινος ἐπιμιξίας φαρμάκου· καθάπερ καὶ εἰ
μέλι μοχθηρὸν ἢ πτισάνην ἢ ὄξος ἢ οἶνον ἤ τι τοιοῦτον
προχειρίσαιο· μέμψῃ γὰρ οὐχ ὅλον ἐπ' ἐκείνου τὸ γένος,
ἀλλ' αὐτὸ μόνον ὃ μεταχειρίζῃ. τοῦ λόγου τοίνυν ὄντος ἐφ'

———

que urinas movet. Nonnihil etiam infuper oblaedit,
quod natura faecis fit expers. Quod fi fane pedibus
etiamnum frigentibus aliquando epota fuerit, has omnes
noxas multo graviores advehet, ad quancunque tandem
inclinaverit.

———

Neque incidendi vim aliquam habet aqua, ut acetum,
imo neque calida eft, ut mel (quod fane non calefacit
modo, fed detergit inciditque). Tarde igitur jure permeat aqua omnis, difficulter concoquitur atque aegre
fubducitur, quanquam alias et optima fit et noxia vacet.
Nam quae limofa aut male olens aut falfa aut alterius
cujusdam medicamentofae qualitatis particeps exiftit, ea
non fimpliciter eft aqua, fed cum tali quadam permixtione medicamenti. Ut fi mel pravum vel ptifanam vel
acetum vel vinum vel aliquid tale defignaveris; non
enim ex illo genus totum culpabis, fed id folum, ad quod
convertis mentem. Quum igitur fuper fingulis, de qui-

ἐκάστου τῶν κρινομένων ὑπ' αὐτοῦ περὶ τῶν ἀρίστων, οὕτω
καὶ νῦν ἄκουε, πρὸς τὸ κάλλιστον ὕδωρ ἕκαστον τῶν λεγομένων ἀναφέρων, ὃ καθαρώτατόν ἐστι καὶ πάσης ἀλλοτρίας
ἄμικτον ποιότητος· τοῦτ' οὖν αὐτὸ κἂν ἄριστον ᾖ, κατὰ
τὴν γαστέρα μένει πολλῷ χρόνῳ, κλύδωνας αὐτῇ τοὐπίπαν
ἐργαζόμενον, ὡς ὅταν γε ᾖ χολώδης ἐκείνη, συνδιαφθείρε-
ται καὶ αὐτό. κἀπειδὰν ὑπέλθοι μόλις ἐκ τῆς κοιλίας εἰς
τὴν νῆστιν, οὐκ ἀναδίδοται ῥᾳδίως, οὔτ' εἰς ἧπαρ οὔτε πυ-
λὺ μᾶλλον εἰς νεφροὺς καὶ θώρακα καὶ πνεύμονα· διόπερ
οὔτ' οὖρα κινεῖν πέφυκεν οὔτε πτύελον ἀνάγειν. ἀλλ' οὐδὲ
τὰς δι' ὅλου τοῦ σώματος ἐργάζεται διαπνοάς· λεπτομεροῦς
γὰρ οὐσίας ἔργον ἐστὶ τοῦτο καὶ θερμῆς, οὐ ψυχρᾶς καὶ
παχυμεροῦς. οὐ μὴν οὐδὲ δίψος παύει, μένον ἐπὶ πλεῖστον
ἐν ταῖς εὐρυχωρίαις τῶν κατὰ γαστέρα καὶ ἔντερα ὀργάνων
τοῦ ζώου καὶ μὴ διαδυόμενον εἰς ὅλον τὸ βάθος αὐτῶν,
μηδ' ἐπιτέγγον τὸν αὐχμόν. ὅτι δ' οὐ τρέφει πρόσθεν εἴ-
ρηται· διά τοι τοῦτο οὐδὲ τὴν ζωτικὴν δύναμιν οἷόν τέ
ἐστι ῥωννύναι. καὶ ταῦτ' ἐστὶ τὰ αἴτια δι' ἃ πρός τε μι-

bus enunciat *Hippocrates*, sermo de optimis sit, ita et
nunc intellige, singula quae dicuntur ad optimam referens aquam, ea autem purissima est et omni aliena qualitate destituta. Haec igitur quanquam optima sit, multo
tempore in ventriculo manet fluctuationesque ipsi plurimum parit, quo sit ut quum biliosus ille *ventriculus* fuerit, corrumpatur et illa. Praeterea et quum ex ventriculo ad jejunum intestinum aegre perveniat, non facile
distribuitur neque in hepar, neque multo magis in renes,
thoracem et pulmonem. Quare neque urinas movere
potest, neque sputum educere. Imo neque per totum
corpus molitur transpirationes, id namque tenuis substan-
tiae opus est calidaeque, non frigidae et crassae. Neque
praeterea sitim sedat, quod in amplis tum ventris tum
intestinorum animalis instrumentis plurimo maneat tempore, neque prorsus imas ipsorum penetret partes, neque
ariditatem humectet. Quod autem non alat antea dictum
est, proindeque neque facultatem vitalem roborare potest.

λίκρατον Ἱπποκράτης ἀφικνεῖται καὶ ὀξύμελι καὶ οἶνον ἐπὶ
τῶν νοσούντων, ἀποχωρῶν τοῦ ὕδατος. ὅσον μὲν οὖν ἐπὶ
τούτοις οὐδέποτ᾽ ἄν τις αὐτῷ χρήσαιτο· χρῶνται δὲ καὶ
ἄλλοι μὲν ἰατροὶ καὶ μέντοι καὶ αὐτὸς ὁ Ἱπποκράτης, ἀλλ᾽
ἧττον μὲν οὗτος, οἱ δ᾽ ἄλλοι μᾶλλον. ἐκ γὰρ τοῦ χρῆσθαι
τοῖς ἄλλοις κακῶς σφαλλόμενοι, καταφεύγουσιν ἐπὶ τὸ ὕδωρ,
οὐκ ἔχον μεγάλην ἀποτυχίαν, ὅτι μηδὲ τὴν δύναμιν· οὕτω
γὰρ ὁ Ἐρασίστρατος ἔλεγεν· ἰσχυραὶ δυνάμεις σίτων τε καὶ
πομάτων ἐγκαίρως μὲν παραλαμβανόμεναι μεγίστην ὠφέλειαν, ἀκαίρως δὲ μεγίστην βλάβην. ἣν δέ φημι μοχθηρὰν εἶναι χρῆσιν ὀξυμέλιτός τε καὶ μελικράτου καὶ οἴνου,
γίνεται μὲν καὶ διὰ τὰς ἀθρόας μεταβολὰς, ὡς αὐτὸς ἐδί-
δαξεν· γίνεται δὲ καὶ διὰ τὴν [104] μίξιν ἄκρατον ὑπὸ
τῶν ἰατρῶν γιγνομένην, ὡς τὸ πολύ. διδόντος οὖν ἐμοῦ
πρεσβύτῃ νοσοῦντι καθ᾽ ἑκάστην ἡμέραν οἴνου ὑδατώδους,
παραγινόμενός τις τῶν τοιούτων ἰατρῶν, εἶτ᾽ ἰδὼν ἐλάχιστον
ἐπισταζόμενον αὐτοῦ τῷ ὕδατι γελάσας ἔφη μὴ πίνειν οἴ-

Atque eae funt caufae, quibus Hippocrates ad aquam mulfam, acetum mulfum et vinum fe contulit in aegris, ab
aqua abftinens. Igitur ob eas caufas nunquam ea quis
utatur. Utuntur tamen et alii medici, atque etiam Hippocrates, fed hic minus, caeteri magis. Nam quod caeteris male utantur, decepti, ad aquam ipfam refugiunt,
quae noxam non infignem habet, ut nec facultatem. Sic
enim Erafiftratus dicebat: *validae tum ciborum tum po-*
tuum facultates, tempeftive quidem affumptae maximum
auxilium, intempeftive vero maximam laefionem adferunt.
Quem autem vitiofum effe dico tum oxymelitis, tum
mulfae, tum vini ufum, is quidem oritur et ob repentinas mutationes, ut ipfe oftendit, gignitur et plerumque
ob finceram, quae a medicis fit, permixtionem. Quum
igitur feni cuidam aegrotanti quotidie vinum aquofum exhiberem, quidam ex hujusmodi medicis praefens,
me vini minimum aquae ipfi inftillantem contemplatus,
rifit aegrumque vinum non bibere, fed duntaxat cernere

νου τὸν ἄῤῥωστον, ἀλλ᾿ ὁρᾶν μόνον, οὐκ ἐννοῶν ὅτι τὸ μὲν
ἡδονῆς ἕνεκα τὸν οἶνον διδόναι ἑτέραν ἔχει συμμετρίαν τῆς
πρὸς ὕδωρ αὐτοῦ μίξεως, τὸ δ᾿ ὠφελείας ἄλλην. ὥσπερ
γὰρ ὁρμήν τινα πρὸς τὴν ἀνάδοσιν ἐφελκομένην τὸ ὕδωρ
ἐπιμίγνυσθαι χρὴ τὸν οἶνον ἐλάχιστον παντελῶς, ὡς παῦσαι τὸ ὕδωρ αὐτὸ τοῦτο μόνον εἰλικρινὲς εἶναι, οὐχ ὥστε
καὶ οἶνον αὐτὸ ποιῆσαι· οἱ πολλοὶ δὲ τῶν ὑγιαινόντων πί-
νουσιν οἶνον ὑδατωμένον, οὐ μὴν προσήκει τὸ ὕδωρ ἐπικρατεῖν κατὰ τὴν γεῦσιν, ἀλλὰ τὸν οἶνον· ἐπὶ δὲ τῶν νοσούντων ἔτι καὶ μᾶλλον, ὡς ἔμφασιν εἶναι τοῦ οἴνου βραχεῖαν.
οὕτως δὲ καὶ περὶ τοῦ ὀξυμέλιτος ὀλίγον αὐτὸς ἔμπροσθεν
ἔλεγεν, ἐπαινῶν τὸ ὑδαρές. καὶ μελικράτῳ δ᾿ ἄν τις ἀκινδυνότερον χρῷτο τῷ ὑδαρεῖ· τὸ γὰρ ἄκρατον εἰ μὴ φθά-
σειεν ὑπαγαγεῖν τὴν γαστέρα, βλαβερώτερον γίγνεται καὶ
μάλιστ᾿ ἐν τοῖς πικροχόλοις τε καὶ μεγαλοσπλάγχνοις, ἐφ᾿
ὧν καὶ τὸ ὕδωρ ἐστὶ βλαβερὸν, ὅταν ἐκχολωθῇ μεῖναν ἐπὶ
πλέον ἐν τοῖς ὑποχονδρίοις· πρὸς γὰρ δὴ τούτοις ἅπασιν
οἷς ἔχει κακοῖς ἔτι καὶ ἄκοπρον ὂν, οὐδ᾿ ὑπαγωγήν τινα

dixit, non fane intelligens mixtionis vini, quod gratia
voluptatis datur, ad aquam aliam effe fymmetriam et
aliam ejus, quod ad utilitatem miniftratur. Nam vini
omnino minimum tanquam vehiculum quoddam, quod
ad diftributionem aquam trahat, permifeendum eft, quo
duntaxat aquae tollamus finceritatem, non autem aquam
vinum faciamus. Sanorum autem plerique vinum aqua
dilutum bibunt, in his autem aquam guftu ipfo evincere
non oportet, fed vinum, in aegrotantibus vero adhuc magis, ita ut paucum fit vini indicium. Sic et de oxymelite paulo ante dicebat, aquofum laudans, tutius item
quispiam aquofa mulfa uteretur. Nam fincera nifi ventrem fubducere anticipaverit, magis nocebit et potiffimum
in picrocholis et magnis vifceribus praeditis, in quibus et
aqua noxia eft, quum diutius in hypochondriis morata
bilefcat. Nam praeter haec omnia, quae habet mala,
faecis adhuc expers exiftens, nullam alvi molitur fubdu-

τῆς γαστρὸς ἐργάζεται. τὸ δ᾽ ἐν ἀρχαῖς τῶν παροξυσμῶν
αὐτὸ πινόμενον βλάπτειν (ὅπερ ἐδήλωσε διὰ τοῦ φάναι, ἢν
δὲ δή ποτε καὶ ποδῶν ἐόντων ψυχρῶν ποτε ποθῇ, ταῦτα
πάντα πολλαπλασίως βλάπτει) τῶν γινωσκομένων τε πᾶσι
καὶ ὁμολογουμένων ἐστί. πύτ᾽ οὖν χρήσιμόν ἐστιν ὕδωρ πινόμενον; ὅταν ἐπὶ μόνῳ ποτῷ ὁ κάμνων διαιτώμενος ᾖ, μηδέπω χυλὸν πτισάνης λαμβάνων· τότε γὰρ μεταξὺ τῶν ἄλλων ποτῶν ὕδωρ ἄν τις ἐν καιρῷ προσφέροι, καὶ μάλισθ᾽
ὅταν ὁ κάμνων ᾖ διψώδης. πλημμυρίδα γάρ τινα ποιεῖν
αὐτό φησι, τουτέστι πλῆθος ὑγροῦ τινος· διὸ καὶ μεταξὺ
μελικράτου τε καὶ ὀξυμέλιτος δίδωσιν ὀλίγον, εἰς ὑγρότητα
τοῖς ἀναπτυσθησομένοις συντελές. ἀλλὰ κἀπειδὰν ὁ οἶνος
ᾖ μεγάλως βλαβερός, καὶ τότε δίδωσιν ὕδατος· ἀκούσωμεν δ᾽
αὐτοῦ τοῦ Ἱπποκράτους, ὅπως ἀπεφήνατο περὶ τούτου.

λζ'.

ᶜὙποπτεύσαντι μέντοι ἐν ταύτῃσι τῇσι νούσοισιν ἢ καρηβαρίην ἰσχυρὴν ἢ φρενῶν ἅψιν, παντάπασιν οἴνου ἀποσχε-

ctionem. Aquam antem in principiis accessionum potam
laedere (quod declaravit his verbis: *quod si pedibus frigentibus quis aliquando biberit, ea his omnibus multo
magis nocebit*) eorum est, quae omnibus et nota et con-
cessa sunt. Quando igitur bibi idonea est aqua? Quum
potu solo aeger usus fuerit, nondum accepto ptisanae cremore, tunc enim in potionum aliarum medio aquam tem-
pestive quis assumpserit, ac praesertim quum siticulosus
aeger fuerit, inundationem enim quandam, hoc est humidi cujusdam copiam, eam facere ait. Ideo inter mulsam oxymelque parum *aquae* exhibet, quod iis quae expui debent, conferat ad humectationem. Imo et quum
vinum graviter nocet, tum aquam propinat. Quo vero
pacto id enunciaturus sit Hippocrates audiamus.

XXXVII.

*Quum vero in ejusmodi morbis vehementem capitis gravita-
tem aut mentis laesionem suspicatus fueris, a vino pe-*

τέον, ὕδατι δὲ ἐν τῷ τοιῷδε χρηστέον ἢ ὑδαρέα καὶ κιρρὸν παντελῶς δοτέον οἶνον καὶ ἄοσμον παντάπασι καὶ
μετὰ τὴν πόσιν αὐτοῦ ὕδωρ μεταποτέον ὀλίγον· οὕτω
γὰρ ἂν ἧσσον τὸ ἀπὸ τοῦ οἴνου μένος ἅπτοιτο τῆς κεφαλῆς καὶ γνώμης.

Ἅπτεσθαι φρενῶν λέγεται τηνικαῦτα, ὅταν ὁ κάμνων
πυρέσσων παραφρονῇ· καὶ νῦν οὖν φρενῶν ἅψιν ἔφη τὴν
παραφροσύνην, ἐν ᾗ φεύγειν κελεύει τὸν οἶνον, ὡσαύτως δὲ
κἂν ταῖς ἰσχυραῖς κεφαλαλγίαις· εἴρηται δὲ περὶ ἀμφοῖν
πρόσθεν. ἀλλὰ νῦν γε προειπὼν παντάπασιν ἀποσχετέον
εἶναι τοῦ οἴνου κατὰ τὰ προειρημένα συμπτώματα [105]
φησὶν ἐφεξῆς ὑδαρέα καὶ κιρρὸν παντελῶς δοτέον καὶ ἄοσμον. τὸ μὲν οὖν ὑδαρῆ καὶ ἄοσμον διδόναι καλῶς εἴρηται, τὸ δὲ κιρρὸν οὐ πάνυ προσίεμαι· βελτίων γὰρ ὁ ὑδατώδης εἰς ταῦτα, λευκὸς ὢν δηλονότι. τό γε μὴν ἡνίκα
δοίημέν ποτε ἐπὶ τῶν οὕτως ἐχόντων οἶνον, εὐθέως ἐπιπίνειν ὕδωρ, ἀσφαλῶς συνεβούλευσεν· ἧσσον γὰρ ἂν, φησὶ, τὸ

nitus abſtinendum eſt, quo in ſtatu aqua utendum, aut
vinum aquoſum omnino flavumque exhibendum, ac prorſus inodorum, atque poſt ipſius potum aquae exiguum
ſuperbibendum. Ita enim vini vehementia caput ac
mentem minus feriet.

Mens tum laedi dicitur, cum aeger febre correptus
deliraverit, ac nunc ergo mentis laeſionem delirium dicit,
in quo vino abſtinendum imperat. Eodem modo et in
vehementibus capitis doloribus. De utroque antea dictum eſt. Sed nunc ubi in praedictis ſymptomatis a
vino omnino abſtinendum praedixit, conſequenter aquoſum flavumque omnino et quod odore careat, dandum
ait. Aquoſum quidem et inodorum dare belle dicitur,
ſed flavum non admodum recipio, nam ad ea aquoſum
album melius exiſtit. Etiam vero in eam gratiam, quum
vinum talibus datum eſt, ſuperbibendam confeſtim aquam
tutius praecipit. Minus enim, inquit, vini robur, quod

702 ΓΑΛΗΝΟΥ ΕΙΣ ΤΟ ΙΠΠΟΚΡΑΤΟΥΣ

Ed. Chart. XI. [105.] Galen. V. (82. 83.)

ἀπὸ τοῦ οἴνου μένος; ὅπερ ἐστὶν ἰσχὺς, ἅπτοιτο τῆς κεφαλῆς καὶ τῆς γνώμης· ἅπτοιτο μὲν εἰπὼν κατὰ τὸ συνῆθες
αὐτῷ καὶ δηλώσας ὅτι καὶ τὴν αψιν τῶν φρενῶν ἀπὸ τούτου τοῦ ῥήματος ἐποίησε, συνεθηστέρου τοῖς ἀνθρώποις
ὄντος ἢ τὸ τῆς ἅψεως ὄνομα. κεφαλῆς δὲ καὶ γνώμης εἶπεν ἅπτεσθαι τὸν οἶνον, διότι θερμὸς ὢν αὐτός τε διὰ
ταχέων ἐπὶ τὴν κεφαλὴν ἀναφέρεται καὶ συναναφέρει τοὺς
ζέοντας ἐν τῷ σώματι χυμούς. ὅτι δὲ τὴν κεφαλὴν κακοῖ,
διὰ τοῦτο καὶ τὴν γνώμην· ἐν ταύτῃ γάρ ἐστι τὸ φρονοῦν
καὶ λογιζόμενον μέρος τῆς ψυχῆς.

λη´.

(83) Ἐν οἷσι δὲ μάλιστα αὐτῶν ὕδατι ποτῷ χρηστέον
καὶ ὁκότε πολλῷ κάρτα καὶ ὅκου μετρίῳ καὶ ὅκου ψυχρῷ
καὶ ὅκου θερμῷ, τὰ μέν που καὶ πρόσθεν εἴρέαται, τὰ
δὲ ἐν αὐτέοισι τοῖσι καιροῖσι ῥηθήσεται.

Ἐρασίστρατος μὲν ἐν τοῖς περὶ πυρετῶν κακοήθως

vehemens est, caput mentemque feriet; ἅπτοιτο quidem
verbo usus sibi ipsi usitato consuetoque, quo ἅψιν mentis
laesionem, ab hujusmodi verbo, quod ἅψεος nomine hominibus usitatius est, sese fecisse ostendit. Caput autem
mentemque vino laedi ait, quod propter calorem celeriter ad caput feratur ferventesque in corpore secum ferat
humores. Quia vero caput male afficit, propterea et
mentem, nam in capite sapere ipsum situm est et ea animae pars quae ratiocinatur.

XXXVIII.

*At quibus in morbis aqua potui maxime utendum fit et
quando copiofissima et quando moderata, quando frigida et quando calida, partim quidem antea dictum
est, partim vero suo tempore dicetur.*

Erasistratus quidem in libris de febribus malitiose

πάνυ διαβάλλει τὸν Ἱπποκράτην, τοὺς μαθητὰς αὐτοῦ δῆθεν μεμφόμενος Ἀπολλώνιόν τε καὶ Δέξιππον, οὕς φησι
κηρίνους κυάθους δώδεκα ποιήσαντας εἰς τὸν ἑκτημορίτην
τῆς κοτύλης κύαθον, ἕνα τούτων ἢ δύο ἀπομετρεῖν τοῖς
πυρέττουσιν· ὁ δ' Ἱπποκράτης οὐκ ἐνταῦθα μόνον, ἀλλὰ
καὶ ἀπὸ τῶν ἔμπροσθεν εὔδηλός ἐστι δαψιλέσι χρώμενος
απασι τοῖς ποτοῖς, νυνὶ δὲ καὶ διὰ τῆς λέξεως σαφῶς ἐδήλωσεν εἰπών· οἶσι δὲ μάλιστα αὐτῶν ὕδατι χρηστέον καὶ
ὑπότε κάρτα πολλῷ. δηλοῖ γὰρ καὶ τὸ κάρτα πολλῷ τὸ
λίαν πολλῷ· ἥρκει δ' εἰπεῖν καὶ πολὺ δίδοσθαί ποτε τὸ
ὕδωρ, χωρὶς τοῦ προσθεῖναι τὸ κάρτα πρὸς τὸν ἔλεγχον
τῆς Ἐρασιστράτου κακοηθείας, ὃς Ἀπολλωνίου μὲν καὶ
Δεξίππου μνημονεύει μηδὲν ἔχων αἰτῶν δεῖξαι βιβλίον, Ἱπποκράτους δ' αὐτοῦ λέγοντος σαφῶς οὐκ ἀκούει, χρῆσθαι δ'
ἐνίοτε πολλῷ κάρτα τῷ ὕδατι. καὶ μέντοι καὶ ἀνωτέρω μετ'
ὀξυμέλιτος αὐτὸ διδοὺς ἔφη χρήσιμον εἶναι, ὅτι πλημμυρίδα τινὰ ἐμποιέει, τουτέστι πλῆθος ὑγρότητος· καὶ μελικράτου τε καὶ ὀξυμέλιτος τῶν ὑδαρῶν ἔμπροσθεν ὡς ὑγραι-

fatis criminatur Hippocratem, difcipulos ipfius prope ac-
cufans Apollonium et Dexippum, quos ait cereos cyathos duodecim in fextantali cotulae cyatho effinxiffe, atque unum ex illis vel duos febrientibus admetiri. Verum Hippocrates non hic folum, fed et in antedictis, potionibus omnibus copiofis manifefte uti vifus eft. Atque
nunc in dictione liquido oftendit, inquiens: *in quibus autem maxime aqua utendum fit et quando copiofiffima.*
Nam valde multa et copiofiffima fignificat. Sed fane fatis
erat dicere copiofam aliquando dari aquam, fine adjectione
κάρτα, in proditionem malitiae Erafiftrati, qui de Apol-
lonio et Dexippo mentionem facit, nec ullum horum
librum oftendere poteft, nec Hippocratem ipfum intelligit,
aperte dicentem: *et quandoque copiofa aqua utendum.*
Quin etiam et fuperiore oratione cum oxymelite aquam
porrigens, utilem effe ait, quod inundationem quandam
pariat, hoc eft humiditatis copiam. Scripfit et antea de
mulfa et oxymelite aquofis, quod os humectant et urinas

νάντων τὸ στόμα καὶ οὖρα κινούντων ἔγραψεν· οὐ δήπου
κύαθον αὐτῶν διδοὺς, ἀλλὰ πλῆθος ἀξιόλογον, ἀφ᾽ οὗ καὶ
τὸ στόμα δυνατὸν ὑγρανθῆναι καὶ τὰ οὖρα κινηθῆναι καὶ
ἐκ πνεύμονος ἀναχθῆναι. ἐπὶ δ᾽ ὀξυμέλιτος καὶ οὕτως ἔγρα-
ψεν· ἢν μέντοι ἀρήγειν φαίνηται πρὸς τὴν ξύμπασαν νόσον, πολλῷ τούτῳ χρέεσθαι· προσθεὶς κἀνταῦθα τὸ πολλῷ.
περὶ μὲν οὖν τῆς Ἐρασιστράτου πρὸς Ἱπποκράτην κακοηθείας ἀρκεῖ καὶ ταῦτα. μεμνήμεθα δὲ ἡμεῖς ὅτι καθάπερ
ἔμπροσθεν, οὕτω καὶ νῦν ὁ Ἱπποκράτης ἐπαγγέλλεται καθ᾽
ἕκαστον νόσημα διδασκαλίαν ἰδίαν ποιήσασθαι, ὡς οὐχ ἱκανῶς ἐν τούτῳ τῷ βιβλίῳ τὴν διαιτητικὴν τέχνην ἐξειργα-
σμένος, ἀλλὰ τὰ καθόλου μόνα διεληλυθὼς ἐπὶ παραδείγματος ἑνὸς νοσήματος τῆς πλευρίτιδος.

λθ´.

[106]   Περὶ δὲ τῶν ἄλλων ποτῶν, οἷον τὸ κρίθινον καὶ
τὰ ἀπὸ χλοίης ποιεύμενα καὶ τὰ ἀπὸ σταφίδος καὶ στεμ-
φύλων καὶ πυρῶν καὶ κνίκου καὶ μύρτων καὶ ῥοιῆς καὶ

cient, non utique cyathum horum porrigens, fed quantitatem infignem, qua et os humectari et urinae cieri et
quae pulmonem infeftent expui poffint.   Praeterea et de
oxymelite ita fcripfit: *Quod fi potum hoc et quidem multum per totum morbum profuturum exiftimaveris,* adjiciens hic, *multum.*   De malitia itaque Erafiftrati adverfus
Hippocratem dicta haec fufficiant.   Caeterum recordemur
Hippocratem, quo modo ante, ita et nunc polliceri fe in
morbis fingulis propriam facturum doctrinam, quum hoc
in libro victus inftituendi artem non fufficienter conficiat,
fed univerfalia fola in exemplo morbi unius, fcilicet pleuritidis, profequatur.

XXXIX.

*At de caeteris potibus, qualis eft hordeaceus et qui ex
herba virente, uva paffa, vinaceis, tritico, cnico, myr-
tis, malo punico et ex aliis parantur, quum horum ali-*

τῶν ἄλλων, ὅταν οὖν οὖν ἄν τινος αὐτέων καιρὸς ᾖ χρέεσθαι,
γεγράψεται παρ᾽ αὐτῷ τῷ νοσήματι, ὅκωσπερ καὶ τὰ ἄλλα
τῶν συνθέτων φαρμάκων.

Καὶ ἥδε ἡ ῥῆσις ἐπαγγελίαν ἔχει διδασκαλίας ἑτέρας
ἑκάστου τῶν νοσημάτων ἰδία. πρόδηλον οὖν ὡς ἢ οὐ σώζεται
τὰ γραφέντα ὑπ᾽ αὐτοῦ βιβλία θεραπευτικὰ τῶν ὀξέων νοσημάτων ἑκάστου κατὰ μέρος ἢ ὅλως οὐκ ἐγράφη· ταυτὶ γὰρ τὰ
νῦν φερόμενα τῆς Ἱπποκράτους ἀξίας οὐκ ἔστιν· ἔχει μέντοι
πολλὰ τῆς γνώμης αὐτοῦ, καθάπερ καὶ ταῦτα αὐτὰ τὰ προσκείμενα τῷδε τῷ βιβλίῳ, τὰ μετὰ τὸ λουτρόν· κάλλιον δ᾽ ὡς
ἔφην ὑπὲρ ἑκάστου σκεψόμεθα, κατὰ τὰς ἐξηγήσεις αὐτῶν.

μ'.

Λουτρὸν δὲ συχνοῖσι τῶν νουσημάτων ἀρήγοι ἂν χρεομένοισιν, ἐς τὰ μὲν ξυνεχέως, ἐς τὰ δὲ οὔ· ἔστι δ᾽ ὅτε ἧσσον
χρηστέον, διὰ τὴν ἀπαρασκευασίην τῶν ἀνθρώπων. ἐν
ὀλίγῃσι γὰρ οἰκίῃσι παρεσκεύασται τὰ ἄρμενα καὶ οἱ θερα-

quo uti tempestivum fuerit, in morbo ipso scribetur,
ubi et de compositis agetur medicamentis.

Atque haec oratio habet doctrinae alterius, quae de
morbis singulis fit, pollicitationem. Verum liquido constat aut libros qui de singulorum acutorum morborum
curatione ab Hippocrate scripti sunt non extare, aut
prorsus non scriptos. Hi siquidem, qui nunc circumferun-
tur, praestantiae Hippocratis non sunt, habent tamen multa,
quae mentem ipsius oleant, veluti et quae huic libro ad-
jacent ab eo, qui de balneis est, sermone. Sed ut dixi,
de singulis in horum explicatione commodius differemus.

XL.

Balneum vero plerisque morbis eo utentibus contulerit,
his quidem assidue, his vero minime. Interdum autem
eo minus utendum, ob hominum inapparationem, in
paucis enim domibus instrumenta parata sunt ac mini-

πεύσοντες ὡς δεῖ· εἰ δὲ μὴ παγκάλως λούοιτο, βλάπτοιτο
ἂν οὐ σμικρά. καὶ γὰρ σκέπης ἀκάπνου δεῖ καὶ ὕδατος
δαψιλέος καὶ λουτροῦ συχνοῦ καὶ μὴ λίην λάβρου, ἤν γε
μὴ οὕτω δέῃ.

Ἔοικε κατὰ τοὺς Ἱπποκράτους χρόνους οὐδέπω ταυτὶ
τὰ βαλανεῖα κατεσκευάσθαι· τό τε γὰρ ἐν ὀλίγαις οἰκίαις
λέγειν αὐτὸν παρεσκευάσθαι τά τε ἄρμενα καὶ τοὺς θερα-
πεύσοντας ὡς δεῖ καὶ πρὸς τούτοις ἔτι καὶ σκέπης ἀκάπνου
χρείαν εἶναι καὶ ὕδατος δαψιλοῦς καὶ τἆλλα ὅσα τούτοις
ἐφεξῆς εἶπεν, ὡς ἐν ταῖς οἰκίαις ἔτι θερμαινομένου τοῦ ὕδατος ἐν λέβησιν, εἶτ᾽ ἐγχεομένου τῶν ἐμβατῶν ταῖς πυέλοις,
ἔνδειξιν ἔχει. τὸ δὲ ἐπὶ τῷ τέλει τῆς ῥήσεως εἰρημένον,
ὡς καὶ λουτροῦ συχνοῦ χρεία ἐστὶ καὶ μὴ λίην λάβρου, ἤν
γε μὴ οὕτω δέῃ, εἴ γε μεμνήμεθα, παραφυλάττειν δεῖ κατὰ
τὴν ἑξῆς διδασκαλίαν· αὐτὸς γὰρ ἐρεῖ τίνες εἰσὶν οἱ λάβρου
ποτέ δεόμενοι τοῦ λουτροῦ, τουτέστι καταντλουμένου τοῦ

_fieri, qui ut oportet curent. At nisi quis perbelle la-
vetur, non mediocrem incurret noxam. Tecto etenim
citra fumum opus est et copiosa aqua et frequenti balneo, sed non immoderatius affuso, nisi res ita postula-
verit._

Balnea hujusmodi temporibus Hippocratis nondum
parari videbantur. Nam dicere paucis in domibus parari instrumenta necessaria et _reperiri_ qui rem probe curent opusque praeterea tecto esse non fumoso, copiosa
aqua et quaecunque deinceps dixit, quod item in domibus calefiat adhuc intra lebetes aqua, labrisque infunda-
tur, argumentum habet. Quod autem in fine dictionis
ait, _crebro opus esse balneo, eoque non admodum immoderato, nisi res ita postulaverit_, si utique memoria non
excidat, in sequenti doctrina observabimus. Nam ipse
dicet quinam sint, qui immediocri |aliquando egent bal-
neo, id autem est, quum aeger multa, dum lavatur, per-

κάμνοντος ὕδατι πολλῷ. εἰ γὰρ μὴ φαίνοιτο λέγων αὐτός,
ἡμεῖς ζητήσομεν οὐχ ἁπλῶς, οὐδ᾽ ὡς ἔτυχεν, ἀλλὰ μετὰ τοῦ
ἀκολουθίαν φυλάττειν τοῖς ὑπ᾽ αὐτοῦ γεγραμμένοις.

μα΄.

[107] Καὶ μᾶλλον μὲν μὴ σμήχεσθαι· ἦν δὲ σμήχηται,
θερμῷ χρέεσθαι αὐτέῳ καὶ πολλαπλασίῳ ἢ ὡς νομίζεται
σμήγματι· καὶ προσκαταχεῖσθαι μὴ ὀλίγῳ καὶ ταχέως
μετακαταχεῖσθαι.

Οὐ δεῖται τοῦ σμήχεσθαι κάμνων οὐδεὶς ὅταν λούηται,
πλὴν εἰ ῥυπῶν ἢ καὶ κνησμώδης. χρῄζουσι γὰρ οἱ κάμνοντες ἀκοπώτατα καὶ ἀοχλητότατα διαβραχῆναι τῷ ὕδατι· τὸ
δὲ σμήξασθαι διὰ ῥυμμάτων γίγνεται δακνωδῶν ὄντων αὐτῶν καὶ ξηραντικῶν, ὥστε ἐναντιώτατόν ἐστι τοῦτο τῇ δυνάμει τε καὶ χρείᾳ τοῦ λουτροῦ. δεομένου μέντοι σμήχεσθαι τοῦ κάμνοντος ἢ διὰ ῥύπον ἢ διὰ κνησμόν, ἐκλύειν

funditur aqua. Si namque dicere ipfe non videtur, nos
ipſi non ſimpliciter quidem, neque ut inciderit, fed cum
eorum, quae ab ipfo ſcribuntur, confequentiae obfervas-
tione percunctabimur.

XLI.

*Et magis quidem minime detergendum eſt. At ſi deter-
gendum fit, calido ipfo ac multo copiofiore quam fieri
foleat deterforio medicamento utendum, affundendaque
aqua non pauca et celeriter poſt perfundenda.*

Nullus aeger, quum lavatur, detergendus eſt, niſi ſordeat
ac pruritu vexetur. Nam aegroti aqua citra laborem
omnem laeſionemque prolui debent. Deterſio autem pur-
gamentis fit tum mordentibus, tum ſiccantibus, ac proinde
tum viribus tum uſui balneorum maxime baec contraria eſt. Si vero aeger detergi debeat, vel propter fordes
vel propter pruritum, vim medicamenti detergentis ube-

δύναμιν τοῦ σμηκτικοῦ φαρμάκου μίξει πλείονος ὕδατος,
ἐπεμβάλλοντας καὶ τοῦ ἐλαίου· καὶ διὰ τοῦτ' εἶπεν ὁ Ἱπποκράτης, πολλαπλασίῳ δεῖ χρῆσθαι ἢ ὡς νομίζεται τῷ σμή-
γματι, τουτέστιν ἢ ὡς εἴθισται πρὸς τῶν ὑγιαινόντων. οὐ
γὰρ δὴ τὴν οὐσίαν τοῦ σμήχοντος φαρμάκου κελεύει πολλαπλασίαν ἐπὶ τῶν νοσούντων παραλαμβάνειν, ὥς γε καὶ τὸ
μὴ σμηχᾶσθαι μᾶλλον αἱρεῖται τοῦ σμᾶσθαι· ἀλλὰ τὸ πλῆθος τοῦ σμήγματος ἀξιοῖ πολλαπλάσιον ἐπὶ τῶν νοσούντων
γίγνεσθαι κατὰ τὴν τοῦ ὕδατος αὔξησιν. ὁ γὰρ αὐτὸς λο-
γισμὸς ὑπαγορεύει καὶ τὸ φεύγειν τὰ σμῶντα, μὴ κνήσεως
ἢ ῥύπου κατεπείγοντος καὶ τὸ δριμέσιν αὐτοῖς καὶ ἀκράτοις
μὴ χρῆσθαι. ὥσπερ δὲ τῷ πλήθει τῆς τοῦ ὕδατος μίξεως
ἐξέλυσε τὴν ἐκ τοῦ σμῶντος φαρμάκου δριμύτητα, κατὰ τὸν
αὐτὸν λόγον ὅλου σμήγματος ἐκλύει τὴν δύναμιν, ἐπικατα-
χέων ὕδωρ εὐθέως θερμὸν καὶ καθαρὸν δαψιλές, εἶτ' αὖθις
ἐπὶ τούτῳ πάλιν ἕτερον.

---

rioris aquae temperatione, injecto quoque oleo, obtundere
oportet. Quocirca inquit Hippocrates, ac multo copiofiore quam fieri foleat, id eft, quam fanis confuetum fit,
utendum deterforio. Non enim fubftantiam medicamenti
detergentis in aegris multiplicem accipiendam praecipit,
quum non detergendum effe magis quam leviter purgandum velit, fed deterforii quantitatem in aegris multiplicem fieri jubet per aquae adauctionem. Ea fiquidem
ratio detergentia quoque vitare praecipit, non excitante
vel forditie vel pruritu acribusque ipfis et finceris non
utendum. Ut autem multitudine aquae admixtae exolvit detergentis medicamenti acrimoniam, eodem modo
totius deterforii vim exolvit fuperinfundens ftatim multam aquam calidam puramque atque deinceps aliam.

μβ'.

Δεῖ δὲ καὶ τῆς ὁδοῦ βραχείης ἐς τὴν πύελον καὶ ἐς εὐέμβατον
καὶ ἐς εὐέκβατον.

(84) *Τοῦτο τὸ κοινόν ἐστιν, ἐάν τε ἐν βαλανείῳ λούῃς*
τὸν ἄνθρωπον, ἐάν τε ἐν οἴκῳ τινὶ πυρὰν ποιήσας καὶ πύε-
λον ὕδατος πληρώσας, ὅπερ καὶ νῦν ἐν τοῖς στρατοπέδοις
γίνεται πολλάκις, ὁπόταν δέῃ μέν τινα λούεσθαι, βαλανεῖον
δ' ὁ τόπος οὐκ ἔχει. καὶ εἰς εὐέμβατον καὶ εὐέκβατον. παν-
τελῶς γὰρ ἄκοπον φυλαχθῆναι βούλεται τὸν κάμνοντα· διὰ
τοῦτο καὶ τὴν πύελον εὐέμβατόν τε καὶ εὐέκβατον ὑπάρχειν
ἀξιοῖ. γένοιτο δ' ἂν τοῦτο μήτε ὑψηλοῦ περιέχοντος τοί-
χου τὸ ὕδωρ μήτε στενοῦ· κάλλιστον δὲ καὶ ἀκοπώτατόν ἐστι
τὸ κατὰ τὰς κολυμβήθρας ἐν τοῖς αὐτοφυέσιν ὕδασιν, ἃς τα-
πεινὰς ποιοῦνται σχεδὸν ἅπαντες οὕτως, ὡς μηδὲν ὑπερέχειν
τοῦ πλησίον ἐδάφους.

XLII.

Atque via brevi ad folium opus eſt, tum ad facilem de-
ſcenſum tum aſcenſum.

Commune id eſt, ſive in balneo hominem laveris,
ſive in domo aliqua extruxeris pyram et labrum aqua
impleveris, quod et nunc in caſtris fit faepius, quum lavari aliquem deficiente balnei loco oportet. *Tum ad fa-*
cilem deſcenſum tum aſcenſum. Prorſus enim citra laborem aegrum fervare jubet, atque ob id folium facilem
tum ingreſſum tum egreſſum habere voluit. Id proculdubio fiet, ſi paries, qui aquam continet, neque ſublimis,
neque anguſtus fuerit. Maxime autem laudabile et a labore omni alienum eſt, quod in aquarum ſponte naſcen-
tium conficitur lavacris, ubi ſic folia humilia depreſſaque
prope omnes conficiunt, ut nihil foli pavimento, quod
prope eſt, emineant.

μγ´.

[108] Εἶναι δὲ τὸν λουόμενον κόσμιον καὶ σιγηλὸν καὶ μηδὲν αὐτὸν ἐργάζεσθαι, ἀλλ᾽ ἄλλους καὶ καταχέειν καὶ
σμήχειν.

Καὶ ταῦτα μὲν τῶν συντελούντων ἐστὶν εἰς τὸ τοῦ κάμνοντος ἄκοπον, ὁμοίως τοῖς προειρημένοις· ἤδη δὲ καὶ πρὸς
τὸ χαλασθῆναί τε καὶ μαλαχθῆναι μᾶλλον ἐν τῷ λουτρῷ τὸ
σῶμα, χρήσιμός ἐστιν ἡ τοῦ κάμνοντος ἡσυχία· τείνονται
γὰρ ἐν ταῖς κινήσεσιν οἱ μύες, οἵτινες ἧττον μαλάττονται
καὶ χαλῶνται.

μδ´.

Καὶ μετακέρασμα πολὺ ἡτοιμάσθαι.

Ἔνεστι μὲν καὶ ὑφ᾽ ἓν ἀναγνῶναι μετακέρασμα, δυνατὸν δὲ καὶ καθ᾽ αὑτὴν ἀκοῦσαι τὴν μετὰ πρόθεσιν, ἰδίᾳ δὲ
πάλιν τὸ κέρασμα· καὶ γὰρ ἐν τούτῳ τῷ βιβλίῳ καὶ ἐν ἄλλοις

XLIII.

*Qui lavatur, eum modeſtum ac tacitum eſſe oportet ipſum-
que nihil agere, ſed caeteros tum perfundere tum
detergere.*

Haec quoque praedictis ſimiliter, ut aeger non laboret, conferunt. Jam vero et aegrotantis quies, ut corpus
in balneo tum magis laxetur tum emolliatur eſt idonea.
Nam in motionibus muſculi tenduntur, qui minus tum
molliuntur tum laxantur.

XLIV.

Multa quoque aquae contemperatio paranda eſt.

Datum eſt ipſi unico legi verbo, metaceraſma i. e. *temperatio*; poteſt et intelligi haec praepoſitio μετὰ per ſe et
ſeorſum κέρασμα. Etenim Hippocrates tum in hoc libro

Ἱπποκράτης φαίνεται χρώμενος τῇ μετὰ προθέσει κατὰ τὸ τῶν Ἰώνων ἔθος ἐλλειπτικῶς· ἔστι δὲ τὸ πλῆρες τοιοῦτο καὶ μετὰ ταῦτα κέρασμα πολὺ ἡτοιμάσθαι. εἴτε δ᾽ ὑφ᾽ ἓν ἀκούει τις μετακέρασμα, εἴτε καὶ διελὼν ἀντὶ τοῦ μετὰ ταῦτα κέρασμα, μία διάνοια κοινὴ τῶν λέξεων ἀμφοτέρων ἐστίν· ἡτοιμάσθαι γὰρ βούλεται κέρασμα μέλλον καταχεῖσθαι τοῦ λουομένου, μετὰ τὸ χρήσασθαι τῷ κατὰ τὴν πύελον λουτρῷ. ὅπερ καὶ νῦν εἰώθασι πάντες οἱ ἰατροὶ ποιεῖν, ὅταν ἀσθενοῦντα λούσωσιν· οὐ γὰρ εἰς τὴν ψυχρὰν δεξα- μενὴν ἐμβῆναι ἐπιτρέπουσιν, ἀλλ᾽ ἀντ᾽ ἐκείνης ἐπιχέουσιν ὕδωρ χλιαρόν, ἔνιοι δὲ καὶ πυέλους ὅλας ὕδατος τοιούτου πληροῦσιν. ὥσπερ γὰρ ἐχαλάσθη καὶ ἠραιώθη τὸ σῶμα κατὰ τὸ θερμὸν λουτρόν, οὕτως αὖ πάλιν ἠρέμα συναγαγεῖν αὐτὸ βούλεται καὶ σφίγξαι· τοῦτο γὰρ εἰς ῥώμην δυνάμεως συντελεῖ καὶ πρὸς τὸ μὴ ῥᾳδίως βλάπτεσθαι τὸν ἄνθρωπον, εἴ τις ἐξαίφνίδιος ἐν τῷ περιέχοντι γίγνοιτο πρὸς τὸ ψυ- χρὸν μεταβολή. κατὰ τοῦτο γοῦν καὶ ὑγιαίνοντες εἰς τὸ ψυχρὸν ὕδωρ ἑαυτοὺς ἐμβάλλουσι μετὰ τὸ θερμὸν λουτρόν·

tum in aliis Ionum more per defectum uti praepofitione μετὰ videtur. Poteft vero integre ita legi: *multa quoque poſt haec aquae temperatio paranda.* Sive autem quis uno intelligat verbo μετακέρασμα, five diftinguat, pro μετὰ ταῦτα κέρασμα, communis eft dictionis utriusque intelligentia. Vult fiquidem temperationem parari, eum qui in labro lotus eft perfuſurus, quod medici hujus tem- poris omnes efficere confueverunt, quum aegrum lave- rint. Non enim in folium frigidum ingredi permittunt, fed pro eo tepida perfundunt aqua. Nonnulli labra tota aqua hujusmodi replent. Nam ut corpus tum laxius tum rarius calida lavatione eft redditum, ita rurfum quiete paulatimque contrahere ipfum et cogere defiderat. Id enim ad virium robur confert, ut non facile homo lae- datur, fi qua fubita in ambiente aëre fiat ad frigidum per- mutatio. Ob id igitur fanitate fruentes a balneo calido fefe in frigidam aquam projiciunt. Sed qui aegrotant,

ἀλλ᾿ οἵ γε ἀσθενοῦντες οὐ φέρουσι τὴν ὁμιλίαν τοῦ ψυχροῦ
ἀβλαβῶς, διὸ θραύομεν αὐτὸ, θερμὸν ἐπιμιγνύντες. ἡ δὲ
τῆς μίξεως ποσότης εὑρίσκεται πρῶτον μὲν εἰς τὴν τοῦ
σώματος ἡμῶν ἀποβλεπόντων διάθεσιν, εἶθ᾿ ἑξῆς εἰς τὴν
οἰκείαν τοῦ κάμνοντος φύσιν, ἡλικίαν τε καὶ ὥραν καὶ χώραν καὶ τὴν παροῦσαν κατάστασιν τοῦ περιέχοντος. κάλλιον
δὲ ποιήσουσιν ὅσοι τῶν τριῶν οὐκ ἐλάττω παρασκευάσουσι
τὰ μετὰ τὸ θερμὸν λουτρὸν ὕδατα χλιαρὰ, διαφέροντα ἀλ-
λήλων· ὡς τὸ μὲν ἱκανῶς εἶναι χλιαρὸν, τὸ δὲ δεύτερον
ἧττον ἐκείνου χλιαρὸν, τὸ δὲ τρίτον ἔτι καὶ μᾶλλον ἀποκε-
χωρηκὸς ἐπὶ τὸ ψυχρόν. ἔοικε δὲ ὁ Ἱπποκράτης τοιοῦτόν
τι βούλεσθαι, κελεύων τὸ μετακέρασμα πολὺ παρασκευάζειν·
οὐ γὰρ μόνον ἁπλῶς πολὺ, ἀλλὰ καὶ [109] πολυειδὲς ἄμεινον εἶναι τὸ παρεσκευασμένον, ὡς ἀπὸ τοῦ θερμοῦ κατὰ
βραχὺ πρὸς τὸ ψυχρὸν ἔρχεσθαι, τὴν ἀθρόαν ἐπὶ τοὐναντίον μεταβολὴν οὐ φέροντος τοῦ κάμνοντος.

---

contactum frigidae non fuſtinent citra laeſionem, quaprop-
pter frigiditatem calidae mixtione frangimus.　Mixtionis
autem quantitas invenitur, in primis quidem ſi nos corporis affectionem inſpexerimus, deinde et propriam laborantis naturam aetatemque et anni tempeſtatem et regionem et praeſentem ambientis ſtatum.　Melius autem fa-
cient qui a calido balneo tepidas non minus trium generum aquas inter ſe differentes parabunt, ut prima quidem
admodum tepida ſit, ſecunda vero priore minus tepida et
tertia adhuc quae magis ad frigidum declinet.　Tale autem quidpiam velle viſus eſt Hippocrates, quum imperat
multam temperationem parari.　Non enim quod paratur,
id ſimpliciter modo *multum*, verum et *multiforme* eſſe eſt
melius, ut paulatim a calido ad frigidum procedatur, cum
ſubitam ad contrarium mutationem aeger non ferat.

με΄.

Καὶ τὰς ἐπαντλήσιας ταχείας ποιέεσθαι.

Τὸ ταχείας ἀκούειν προσήκει καὶ κατ᾽ αὐτῆς μὲν τῆς
γιγνομένης ἐνεργείας ἐν τῷ καταχεῖν, οὐδὲν δὲ ἧττον καὶ κατὰ τοῦ μεταξὺ τῶν ἐνεργειῶν χρόνου, ὡς μὴ διαλείπειν πολὺ τὴν δευτέραν ἐπάντλησιν ἀπὸ τῆς προτέρας· ὅπερ ὀνομάζων τις κυρίως οὐ ταχείας, ἀλλὰ πυκνὰς ποιεῖσθαι τὰς
ἐπαντλήσεις εἴποι· συγκέχυταί γε μὴν παρὰ τοῖς παλαιοῖς
ἡ χρῆσις τῶν ὀνομάτων, τοῦ τε πυκνοῦ καὶ τοῦ ταχέος,
ἔστιν ὅτε τὰς πυκνὰς ἐνεργείας ταχείας ὀνομάζουσιν.

μστ΄.

Καὶ σπόγγοισι χρέεσθαι ἀντὶ στλεγγίδος.

Οὐδὲ οἱ νῦν ἰατροὶ χρῶνται στελεγγίσιν ἐπὶ τῶν ἀσθε-
νούντων, οὐ μὴν οὐδὲ σπέγγῳ, ἀλλ᾽ ἐνειλίττουσιν αὐτοὺς
μετὰ τὸ λουτρὸν εἰς ὀθόνην· οἱ δὲ εἰς ἱμάτια καὶ μάλιστά

XLV.

Celeresque perfufiones faciendae.

Celeres referre oportet non ad eam folum quae in
perfufione fit actionem, verum et ad illud quod actiones
interjacet fpatium, ut primam inter perfufionem fecundam-
que parum fit intervalli. Quod fi quis proprie nominaverit, non *celeres*, fed *frequentes* faciendas effe perfufiones dixerit. Quanquam apud veteres ufus horum nominum *frequentis ac celeris* confundatur, nam aliquando frequentes actiones celeres vocant.

XLVI.

Ac fpongiis pro ftrigili utendum eft.

Neque ftrigilibus in aegris, neque fane fpongia medici hujufce temporis utuntur, fed a balneo eos linteo
contegunt, alii veftibus, ac potiffimum interpolis, ut plu-

γε τὰ ἄγναπτα, περιστέλλουσι πανταχόθεν, ὡς ἱδρῶσι πλεῖστον. ἔστι δ᾽ οὐκ ἀεὶ χρεία τοῦ πλεῖστον ἱδροῦν μετὰ τὸ
λουτρὸν τὸν κάμνοντα· πολλάκις γὰρ οὐ τοῦ κενῶσαι τὸ
σῶμα χάριν ἐπὶ τὸ λουτρὸν τὸν κάμνοντα ἄγομεν, ἀλλὰ
τοὐναντίον ἅπαν ὑγρᾶναί τε καὶ τέγξαι διόλου, κατεξηρα-
σμένον ἀμετρότερον. ἐπὶ τῶν τοιούτων οὖν οὔτ᾽ ἔνδον κατὰ
τὸ βαλανεῖον ἱδρῶτας ἀναμένειν χρὴ πολλούς, ἀλλ᾽ ὅτι τάχιστα τῷ κατὰ τὴν πύελον ἐμβαλεῖν ὕδατι καὶ μετὰ ταῦτα
ἐξελθόντας ἐκ τοῦ λουτροῦ διὰ ταχέων ἐκμάττειν.

μζ΄.

Καὶ μὴ ἄγαν ξηρὸν χρίεσθαι τὸ σῶμα.

Καὶ οὗτος ὁ λόγος εἴρηται μὲν ἐφεξῆς τῷ καὶ σπόγγοισι χρῆσθαι ἀντὶ στλεγγίδος· οἰκειότερον δ᾽ ἄν τις ἀκού-
σειεν αὐτοῦ περὶ τῆς ἐν τῷ λουτρῷ χρίσεως τοῦ λίπους,
ἵνα μὴ δόξῃ τι παραλελοιπέναι τῶν ἀναγκαίων ῥηθῆναι.
μετὰ γὰρ τὸ λουτρὸν ἀποσπογγίσας τὸ ὕδωρ ὁ Ἱπποκράτης

rimum fudent, obvolvunt. Sed non femper aegrum a balneo copiofe fudare convenit. Nam faepe laborantem ad
balneum non vacuandi corporis gratia ducimus, fed prorfus contrariam ob rationem, ut fcilicet humectetur totum
madefcatque, quod immoderatius exaruit. In talibus igitur neque intus in balneo funt expectandi fudores multi,
fed quam citiffime labri aquam ingredi et poftea balneo
egreffos detergere expedit.

XLVII.

Neque valde ficcum corpus inungendum.

Oratio haec fuccedit quidem huic: *Ac fpongiis pro
ftrigili utendum.* Sed qui fermonis proprietatem contemplatus fuerit, is de unctionis in balneo ufu intelliget,
ne quid eorum quae de neceffitate dicenda funt praetermiffum effe videatur. Nam ubi poft balneum fpongia

ἄδηλον μὲν εἰ καὶ ἔχρισέ πω, πρόδηλον δὲ καὶ καθύγρου
τοῦ σώματος ὄντος ἀλείφειν τὸν κάμνοντα, πλὴν εἰ τοῦτό
τίς φησιν, ὅτι πάλιν ἀπομάττει τοῦτ᾽ αὐτὸ τὸ μετὰ τοῦ
ὕδατος ἔλαιον. ἔστι [110] μὲν οὖν χρήσιμον ἐσκέφθαι καὶ
περὶ τῆς κατὰ τὸ λουτρὸν χρήσεως τοῦ λίπους· ἀναγκαιότε-
ρον δὲ τὸ περὶ τοῦ κατὰ τὸ λουτρὸν, εἶθ᾽ ἱδρώσαντι τῷ
λουομένῳ περιχεῖν προσήκει τὸ ἔλαιον, εἴτε καὶ πρὶν ἱδρῶ-
σαι, ξηρῷ παραχρῆμα μετὰ τὸ ἀποδύσασθαι, ἢ τούτων μὲν
οὐδέτερον, ὅταν δ᾽ ἄρξηται νοτίζεσθαι. καὶ ὅστις μέμνηται
τῶν εἰρημένων περὶ δυνάμεως ἐλαίου κατὰ τὴν τῶν ἁπλῶν
φαρμάκων πραγματείαν, οἶδεν ἀκριβῶς αὐτὸς, ἄριστον εἶναι
τὸν εἰρημένον τρίτον καιρὸν ἐλαίου χρήσεως ἐπὶ τῶν λουο-
μένων· οἶδε δὲ καὶ ὅτι προτεθερμασμένον χρὴ προσφέρεσθαι τῷ τοῦ λουομένου σώματι· καὶ γὰρ μαλάττει τοῦτο
καὶ ἀραιοῖ τὸ σῶμα, τοῦ ψυχροῦ κατὰ τὴν θίξιν οὐ μόνον
οὐδέτερον τούτων ἐργάζεσθαι πεφυκότος, ἀλλὰ καὶ φρικώ-
δεις τοὺς λουομένους ἀποτελοῦντος.

---

aquam deterfit Hippocrates, non conſtat quidem ſi corpus
unxerit, ſed liquet aegri corpus, quum humidum exiſtit,
non perungendum eſſe, niſi quis dixerit quod hoc ipſum
oleum, quod cum aqua eſt, detergeat. Eſt igitur utile ut
de unctionis in balneo uſu diſcutiatur, ſed neceſſaria magis eſt ſuper unctionis in balneo tempore diſcuſſio, ſi
oleum perfundere conveniat, ubi qui lavatur ſudaverit,
vel quum ſiccus adhuc eſt, confeſtim ubi ſeſe exuerit et
priusquam ſudaverit, vel horum neutrum fuerit, ſed ubi
humeſcere coeperit. Sane quicunque eorum meminit,
quae de olei facultate in ſimplicium medicamentorum
tractatione dicuntur, is exacte novit optimum eſſe olei
uſus in iis qui lavantur tempus, quod tertio dicitur
loco, novitque quod calefactum corpori exhibere conveniat. Nam id corpus mollius reddit laxiusque, quum
frigidum ſuo contactu non ſolum horum neutrum efficere
natum ſit, ſed et eos qui lavantur, horrentes reddat.

716 ΓΑΛΗΝΟΤ ΕΙΣ ΤΟ ΙΠΠΟΚΡΑΤΟΤΣ

Ed. Chart. XI. [110.] Galen. V. (84. 85.)

μή.

Κεφαλὴν μέντοι ἀνεξηράνθαι χρὴ ὡς οἷόν τε μάλιστα ὑπὸ
σπόγγου ἐκμασσομένην.

Τὸ μὲν ἐπὶ τῷ λουτρῷ τὴν κεφαλὴν ἀκριβῶς ἐκμάττειν, ὡς μηδὲ τοὐλάχιστον ὑπολείποιτο τῆς ὑγρότητος, εὔ-
(85) δηλόν ἐστι· τὸ γὰρ ὑπολειπόμενον ἅπαν ψύχειν εἴω-
θεν· οὐ μὴν ὑπὸ σπόγγου τοῦτο ποιεῖν ἔτι δυνατὸν, ὅτι μὴ
κατ᾽ ἀρχὰς εὐθέως μετὰ τὸ χρήσασθαι τῷ μετακεράσματι.
βέλτιον δὲ τούτου τὸ δι᾽ ὀθόνης ἐκμάττειν τῆς κεφαλῆς τὸ
ὕδωρ.

μθ΄.

Καὶ μὴ διαψύχεσθαι τὴν κεφαλὴν, μήτε τ᾽ ἄκρεα μήτε τὸ
ἄλλο σῶμα.

Τοῦτό μοι δοκεῖ μικρὸν ἢ καθ᾽ ἑαυτὸν εἰρηκέναι· πρόδηλον οὖν ἅπασιν ὡς οὐδὲν δεῖ μέρος ἐπὶ πολὺ γυμνοῦσθαι,

XLVIII.

*Caput spongia detersum, quoad maxime fieri poterit, re-
ficcari oportet.*

Quod in balneo caput accurate reficcandum fit, ut
ne minimum quidem fuperfit humiditatis, manifeftum eft,
nam quicquid relinquitur, refrigerare confuevit. Non
tamen a fpongia id ut fiat effici poteft, nifi ftatim ab
initio poft temperationis ufum. Capitis autem aquam linteo reficcare eft melius.

XLIX.

*Neque caput, neque extrema, neque reliquum corpus refri-
gerari.*

Id dixiffe per fe vel feorfum parum effe mihi videtur; quod enim pars nulla omnino nuda effe debeat, cum

καθ᾽ ὃν καιρὸν ἐκμάττουσι τῶν λουομένων τὸ μετὰ τὸ λουτρὸν
ὕδωρ· ἴσασι γὰρ ἅπαντες ὅτι ταχέως ψύχεται τὰ οὕτω
γυμνούμενα.

ν´.

Καὶ μήτε νεόῤῥόφητον μήτε νεόποτον λούεσθαι.

Οὐ μόνον ἐπὶ τῶν νοσούντων, ἀλλὰ καὶ τῶν ὑγιαινόντων, οὐ χρὴ μετὰ τὸ προσενέγκασθαι τροφὴν ἢ πόμα παραχρῆμα λούεσθαι. τῶν μὲν γὰρ πεπωκότων ἡ κεφαλὴ πληροῦται, τῶν δ᾽ ἐδηδοκότων οὐκ αὐτὴ μόνη, ἀλλὰ καὶ τὸ
πᾶν σῶμα τὴν τροφὴν ἕλκον εἰς ἑαυτὸ, πρὶν πεφθῆναι.

να´.

[111] Μήτε ῥοφεῖν μήτε πίνειν ταχὺ μετὰ τὸ λουτρόν.

Ἄμεινόν ἐστι καταστάσης τῆς ἐκ τοῦ λουτροῦ ταραχῆς

a balneo aquam eorum qui lavantur reficcant, conſtat
omnibus, nam quae ita denudantur partes, cito eas refrigerari omnes fciunt.

L.

*Ac neque eum qui recens ſorbitionem accepit, neque eum
qui recens potum ſumpſit, lavare oportet.*

Non in aegris modo, verum etiam fanis, nullus ſtatim a cibi vel potus fumptione lavandus eſt. Nam qui
biberunt, his caput repletur, qui vero cibum fumpferunt,
his non folum caput, verum et corpus totum, alimentum
ad fe priusquam concoctum fuerit, trahens.

LI.

Neque ſtatim a balneo ſorbere, neque bibere.

Sedata quae ex balneo eſt turbatione tum edere

ἐσθίειν καὶ πίνειν, ὥσπερ καὶ τῆς μετὰ τὰ γυμνάσια. τὸ
γὰρ εὐθέως προσφέρεσθαι σιτία καὶ πόματα τήν τε κεφαλὴν πληροῖ καὶ τὸ καταποθὲν ἐνίοτε ἐπιπολάζειν ποιεῖ.

νβ'.

Μεγὰ μὲν δὴ μέρος χρὴ νέμειν τῷ κάμνοντι, ἢν ὑγιαίνων
εἴη φιλόλουτρος καὶ ἄγαν εἰθισμένος λούεσθαι. καὶ γὰρ πο-
θέουσι μᾶλλον οἱ τοιοίδε καὶ ὠφελέονται λουσάμενοι καὶ
βλάπτονται μὴ λουσάμενοι.

Ταῦτα δι' ὅλου σχεδόν τι τοῦ δευτέρου τῶνδε τῶν ὑπομνημάτων ἐδείχθη, τὰς λέξεις ἡμῶν ἐξηγουμένων, ἐν αἷς
ἐπὶ πλεῖστον αὐτὸς ἐδήλωσε τὴν δύναμιν τῶν ἐθῶν.

νγ'.

Ἁρμόζει δὲ ἐν περιπλευμονίῃσι μᾶλλον ἢ ἐν καύσοισι τὸ
ἐπίπαν. καὶ γὰρ ὀδύνης τῆς κατὰ πλευρὴν καὶ στῆθος

tum bibere melius eſt, quemadmodum et ſedata ea, quae
ab exercitatione oritur. Nam cibum protinus vel potum
ſumere caput replet devoratumque interdum ſuperfluitare
facit.

LII.

Enimvero magna pars aegrotanti tribuenda eſt, ſi is quum
ſanitate frueretur, balneo valde oblectatus fuerit et lavari conſueverit. Etenim tales magis appetunt lotique
juvantur illotique laeduntur.

Haec per totum fere horum commentariorum ſecundum demonſtrata ſunt, ubi dictiones expoſuimus, in quibus plurimum conſuetudinum facultates enarravit.

LIII.

In totum autem peripneumoniis magis quam febribus ardentibus idoneum eſt. Etenim lateris, pectoris ac

καὶ μετάφρενον παρηγορικόν ἐστι τὸ λουτρὸν καὶ πτυέλου πεπαντικὸν καὶ ἀναγωγὸν καὶ εὔπνοον καὶ ἄκοπον
(μαλθακτικὸν γὰρ καὶ ἄρθρων καὶ τοῦ ἐπιπολαίου δέρματος) καὶ οὐρητικὸν δὲ καὶ καρηβαρίην λύει καὶ ῥῖνας
ὑγραίνει. ἀγαθὰ μὲν οὖν λουτρῷ τοσαῦτα πάρεστι, ὧν
πάντων δεῖ· ἢν μέντοι τῆς παρασκευῆς ἔνδειά τις ᾖ ἑνὸς
ἢ πλειόνων, κίνδυνος μὴ λυσιτελέειν τὸ λουτρὸν, ἀλλὰ μᾶλλον βλάπτειν· ἓν γὰρ ἕκαστον αὐτέων μεγάλην φέρει τὴν
βλάβην, μὴ παρασκευασθὲν ὑπὸ τῶν ὑπουργῶν ὡς δεῖ.

Διὰ τί μᾶλλον περιπνευμονίας ἢ καύσους ὠφελεῖ τὸ
λουτρὸν αὐτὸς ἐδήλωσεν εἰπών· καὶ γὰρ ὀδύνης τῆς κατὰ
πλευρὰν καὶ στῆθος καὶ μετάφρενον παρηγορικόν ἐστι τὸ
λουτρὸν καὶ πτυέλου ἀναγωγὸν καὶ πεπαντικὸν καὶ εὔπνοον·
διὰ ταῦτα γὰρ πάντα περιπνευμονικοῖς ἐστιν ὠφελιμώτατον·
θεραπεύονται γοῦν ἀναπτύοντες τὰ κατὰ πνεύμονα περιεχόμενα πτύελα. πλευριτικοὶ δὲ καὶ τῷ παρηγορεῖσθαι τὰς

*dorfi dolorem balneum lenit, fputum matarat, ac educit, fa-
cilem fpirationem reddit, laffitudines tollit, quum arti-
culos et cutis fuperficiem emolliat, fed et urinas ciet,
capitis gravitatem folvit et nares humectat. Tot igitur
balneo adfunt bona, quibus omnibus opus eft; fin vero
apparatus penuria aliqua in uno vel pluribus fuerit,
periculum eft ne magis laedat balneum quam profit.
Eorum enim unumquodque nifi a miniftris prout oporteat apparatum fuerit, magnam laefionem advehit.*

Quare peripneumonias magis quam febres ardentes
juvet balneum ipfe his verbis declarat: *Etenim balneum
lateris, pectoris ac dorfi dolorem lenit, fputum maturat
educitque et fpiritum facilem reddit.* Ob haec enim
omnia peripneumonicis maximo eft praefidio. Sanantur
fiquidem qui contenta in pulmonibus fputa expuunt.
Pleuritici quoque ob dolorum mitigationem magnopere

ὀδύνας ὀνίνανται μεγάλως· διὸ καὶ δυοῖν θάτερον ἢ οὕτω
γραπτέον ἐστὶν, ἁρμόζει δὲ περιπνευμονίῃσι καὶ πλευρίτισι
μᾶλλον ἢ ἐν καύσοισιν· ἢ προσυπακούειν χρὴ τῇ περιπνευ-
μονίῃ τὴν πλευρῖτιν, [112] αὕτη γὰρ ὀδύνην ἔχει κατὰ
τὴν πλευρὰν, οὐχ ἡ περιπνευμονία φέρει. μᾶλλον δ' ἁρμόττειν μὲν περιπνευμονίαις ἢ καύσοις εἰπὼν τὸ λουτρὸν
ἐδήλωσεν ὅτι καὶ τῶν καυσουμένων ἐνίους ὠφελεῖ· διορισμοῦ
δὲ χρεία δηλονότι πρὸς τὴν λέξιν ταύτην, ὃν οὔπω δυνάμεθα ποιήσασθαι, διὰ τὸ μηδὲν εἰρῆσθαι περὶ τοῦ καιροῦ,
καθ' ὃν δὴ κελεύει λούειν τοὺς κάμνοντας. τίνας οὖν οὔθ'
ὅλως ἀξιοῖ λούειν, πρότερον ἀκούσαντες αὐτοῦ κατὰ τὴν ἑξῆς
ῥῆσιν ἐρεῖν μέλλοντος, οὕτως ἀφιξόμεθα πρὸς τὸν περὶ τοῦ
λουτροῦ καιρόν.

νδ'.

Ἥκιστα δὲ λούειν καιρὸς τούτοισιν, οἷσιν ἡ κοιλίη ὑγροτέρη
τοῦ καιροῦ ἐν τῇσι νούσοισιν· ἀτὰρ οὐδὲ οἷσιν ἐστήκει
μᾶλλον τοῦ καιροῦ καὶ μὴ προεληλύθει. ἀλλ' οὐδὲ τοὺς

juvantur.   Quapropter duorum alterum, aut ita fcribendum: *Peripneumoniae autem et pleuritidi magis quam
ardenti febri confert*, vel in peripneumonia pleuritidem
fubaudire oportet.   Namque pleuritis dolorem in latere
habet, peripneumonia non habet.   Quum autem peripneumoniis magis quam ardentibus febribus conferre balneum inquit, docet quoque caufo laborantibus quibusdam
auxilio effe.   Verum oratio haec diftinctionem expoftulat,
quam nondum efficere poffumus, quia tempus quo lavari
aegrotantes velit, non definierit.   Ubi autem fequenti
dictione enarrantem Hippocratem quosnam haudquaquam
lavare velit intellexerimus, ad balnei tempus ita perveniemus.

LIV.

*At quibus alvus in morbis plus aequo liquidior eft, eis
balneum minime opportunum eft, imo neque iis quibus
magis quam deceat aftricta eft, neque prius foluta. Sed*

γεγυωμένους χρὴ λούειν, οὔτε δὴ τοὺς ἀσώδεας ἢ ἐμετικοὺς, οὔτε τοὺς ἐπανερευγομένους χολῶδες, οὔτε τοὺς αἱ-
μορῥαγέοντας ἐκ ῥινῶν, εἰ μὴ ἔλασσον τοῦ καιροῦ ῥέοι,
(τοὺς δὲ καιροὺς οἶδας) ἢν δὲ ἔλασσον τοῦ καιροῦ ῥέοι,
λούειν, ἤν τε ὅλον τὸ σῶμα πρὸς τὰ ἄλλα ἀρήγῃ, ἤν τε
τὴν :κεφαλὴν μούνην. ἢν οὖν αἱ παρασκευαὶ ἐπιτήδειοι
καὶ ὁ κάμνων μέλλει εὖ δέξασθαι τὸ λουτρὸν, λούειν χρὴ
ἑκάστης ἡμέρης.

Οἷς μὲν ὑπέρχεται τὰ κατὰ τὴν γαστέρα πλείονα, τὸ
βαλανεῖον ἵστησιν, ἀντισπῶν αὐτὰ πρὸς ὅλον τὸ σῶμα καὶ
ταύτῃ βλάπτεται· τοῖς δὲ μηδ' ὅλως διακεχωρηκόσιν ὅτι
προεκκενῶσαι βέλτιόν ἐστι τὴν παλαιὰν κόπρον οὐδεὶς ἀγνοεῖ,
καθάπερ οὐδ' ὅτι τοὺς γεγυωμένους, τουτέστι τοὺς καταλε-
λυμένους τὴν δύναμιν, ἐπικαταλύει τὸ βαλανεῖον. ἀλλὰ καὶ
τοὺς ἀσώδεις φησὶ καὶ ἐμετικοὺς οὐ λούειν· καὶ γὰρ τούτους ἐξαίφνης καταλυθῆναι φόβος, ὥστε τὴν καλουμένην
ἀκολουθῆσαι στομαχικὴν συγκοπήν. ἐγγὺς δ' αὐτοῖς εἰσι

---

neque viribus oblaefos lavare oportet, neque ciborum
faftidio aut vomitu jactatos, neque biliofa eructantes,
neque quibus fanguis e naribus profluit, nifi parcius
quam occafio poftulet fluxerit (occafiones autem nofti),
fi vero parcius quam pro occafione fluat, lavare convenit, five univerfum corpus in caeteris, five caput folum
juverit. Si igitur apparatus idonei fuerint aegerque
feliciter balneum fufcepturus fit, quotidie lavare oportet.

Quibus uberiora per ventrem fubducuntur, ea balneum fiftit, ad corpus univerfum revellens, atque hac
occafione laedit. Quod autem qui nullo modo dejecerunt,
eos vetuftam faecem evacuaffe melius fit nemo ignorat,
quemadmodum neque quod infirmos, hoc eft viribus re-
folutos, balneum amplius evertat. Sed et cibum faftidi-
entes et vomiturientes non lavandos effe pronunciat.
Hos enim viribus ita defici metus eft, ut fuccedat ea quae
ftomachica appellatur fyncope. Succedunt his, quibus os

Ed. Chart. XI. [112. 113.]   Galen. V. (85. 86.)
καὶ οἱ ἐκκεχολωμένοι τὸ στόμα τῆς κοιλίας, οὓς διὰ τοῦ
γνωρίσματος ἐδήλωσεν εἰπών· οὐδὲ τοὺς ἐπανερευγομένους
χολῶδες. ὡσαύτως οὐδὲ τοὺς αἱμοῤῥαγοῦντας ἐκ ῥινῶν αὐτάρκως προσήκει λούειν. εὔλογον γὰρ οὖν, ἐὰν ἐλλιπέστε-
ρον αἱμοῤῥαγῶσιν, λούειν αὐτούς· οὗτοι δέ εἰσι καὶ οἱ λαύ-
ρου τοῦ λουτροῦ δεόμενοι, κινήσεως σφοδροτέρας ἕνεκα τοῦ
κατὰ τὴν κεφαλὴν αἵματος· ὡσαύτως δὲ λούσομεν εἰ χρή-
ζοντες αἱμοῤῥαγίας μηδ' ὅλως αἱμοῤῥαγοῖεν. ἐκ δὲ τοῦ
προσθεῖναι, ἤν τε ὅλον τὸ σῶμα πρὸς τὰ ἄλλα ἀρήγῃ, ἤν
τε τὴν κεφαλὴν μοῦνον, ἔτι σαφέστερον ἐδήλωσεν ὡς πολλάκις ἐν οἴκῳ τεθερμασμένῳ καθίζων τὸν κάμνοντα χωρὶς
τοῦ πυέλου καταντλεῖ τὴν κεφαλὴν μόνην χωρὶς τοῦ λοιποῦ
σώματος ὕδατι θερμῷ.

νέ.

Τοὺς δὲ φιλολουτρέοντας οὐδ' εἰ καὶ δὶς τῆς ἡμέρας λού-
σης, οὐδὲν ἂν ἁμάρτοις.

[113] (86) Καὶ ταύτην τὴν ῥῆσιν ὁ δοὺς ἰατρὸς

ventriculi bile redundat, quos nota indicavit, inquiens:
neque biliofa eructantes. Pari modo neque eos lavare convenit, quibus profluit abunde e naribus fanguis, nam fi
minus fluxerit, ipfos lavare confentaneum eft. Hi autem
funt qui etiam largo indigent balneo, ob fanguinis qui
in capite eft vehementiorem motum. Confimiliter lava-
bimus, fi fanguis nullo pacto erumpat et erumpere debeat. Ex adjectione autem fermonis, *five univerfum corpus in caeteris*, *five caput folum juverit*, clarius adhuc
fignificavit, quod faepe in domo calefacta aegrum absque
labro collocent et caput duntaxat citra reliquas corporis
partes calida perfundant aqua.

LV.

*Quos autem balneum oblectat, eos etiamfi bis die laveris,
nihil aberraveris.*

Qui Victori Romano principi librum de victus ratione

Ed. Chart. XI. [113.] Galen. V. (86.)

Βίκτωρι τῷ Ῥώμης ὑπάρχῳ τὸ περὶ τῆς καθ᾽ Ἱπποκράτην
διαίτης καὶ ἄλλας τινὰς ἐξ ἡμισείας ἐνέγραψε τῷ βιβλίῳ,
καθάπερ κἀκείνην ἐν ᾗ φησιν ὅτι οὐχ ὑστερητέαι αἱ πρῶται ἡμέραι τοῦ ῥυφήματος· ἔτι δὲ πρὸς αὐτῇ καὶ τοῖσι μέν
γε εἰθισμένοισι δὶς σιτεῖσθαι τῆς ἡμέρης δὶς δοτέον. ἀλλὰ
τούτων μὲν τῶν δύο ῥήσεων ἑκατέρας ἀφεῖλε τὸ ἥμισυ μέρος, τῆς δὲ νῦν προκειμένης ἀφεῖλε μὲν οὐδέν, οὐ προσέθηκε δὲ τὸν καιρόν. ἐν ᾧ τοὺς φιλολουτροῦντας ἐπιλέγει
τοὺς ἐν τῷ τῆς ὑγείας χρόνῳ χαίροντας τῷ λούεσθαι καὶ
διὰ τοῦτο πολλάκις λουομένους· οὗτοι γὰρ εἰς τὸ λούσασθαι
προσλαμβάνουσι τὸν ἐκ τοῦ ἔθους σκοπόν. ἐφεξῆς γοῦν
ἀκούσωμεν αὐτοῦ τὸν καιρὸν, ἐν ᾧ κελεύει λούεσθαι τοὺς
κάμνοντας.

νστ'.

Χρέεσθαι δὲ λουτροῖσι τοῖσιν ὅλῃσι πτισάνῃσι χρεομένοισι
παρὰ πολὺ μᾶλλον ἐνδέχεται ἢ τοῖσι χυλῷ μούνῳ χρεο-
μένοισι· ἐνδέχεται δὲ καὶ τούτοισιν ἐνίοτε, ἥκιστα δὲ καὶ
τοῖσι ποτῷ μούνῳ χρεομένοισιν.

Hippocratis tradidit medicus, is tum hanc dictionem tum
alias quafdam mutilatas in libro fcripfit, ficuti et illam
in qua dicit: *non deſtituentur ſorbitione primi dies.*
Praeterea: *et bis die cibum ſumere aſſuetis bis dare oportet.* Verum utriusque harum dictionum dimidiam partem
ſubtraxit, ſed praeſentis quidem nihil detraxit, tempus
vero non adjecit. Ubi quos balneum oblectat, eos intelligit, qui cum ſani ſunt, lavari gaudent, atque ob id ſaepius lavantur. Hi enim quum lavantur, eum accipiunt,
qui ex conſuetudine eſt, ſcopum. In ſequentibus autem
ab Hippocrate tempus, quo aegros lavari imperat, audiamus.

LVI.

*Tota vero ptiſana utentibus multo magis uti balneo licet,
quam ſolo cremore utentibus, licet autem et his interdum, minime vero ſolo potu utentibus.*

Ἐν τούτῳ τῷ λόγῳ τὸν καιρὸν ἐδήλωσεν, ἐν ᾧ προσήκει λούεσθαι καὶ εἴπερ ἐν ἀρχῇ προείρητο, πολλὰ ἂν οὕτω
τῶν μεταξὺ λεγομένων οὐκ ἦν ἀσαφῆ. πτισάνας γὰρ ὅλας
δίδωσι τοῖς ἐπιεικῶς ἔχουσιν, ὅσοι δ᾽ αὐτῶν φαυλότερον
διάγουσι, χυλὸν μόνον· ὅσοι δὲ καὶ τούτων ἔτι σφαλερώτε-
ρον ἢ ὀξύτερον νοσοῦσι, μόνα τὰ ποτά. καὶ ὅτι δὲ τὸν λόγον
ἐπὶ τῶν κατὰ θώρακα καὶ πνεύμονα παθῶν ἐν ὅλῳ τῷ
συγγράμματι πεποίηται, τὰ πλεῖστα τῶν καθόλου διδάσκων
ὡς ἐπὶ παραδειγμάτων, ἐν τοῖσδε τοῖς μέρεσι τῶν νοσημάτων καὶ μάλιστα τῆς πλευρίτιδος, ἐπιδέδεικται πολλάκις·
ἐδείχθη δὲ ὅτι καὶ πεφθέντων τῶν παθῶν χρῆσθαι κελεύει
τῇ πτισάνῃ. τότ᾽ οὖν καὶ τὸ λουτρὸν ἀκινδύνως προσάγε-
ται, μάλιστα συντελοῦν εἰς τὴν ἐκκάθαρσιν τῶν περιεχομένων πτυέλων ἐν θώρακι καὶ πνεύμονι. τοῖς οὖν οὕτως
ἔχουσιν, ὅταν καὶ ἡ ἀπὸ ἔθους ἔνδειξις προσέλθῃ, διπλα-
σιάσαι τὸ λουτρὸν οὐδὲν κωλύει· τοῖς μέντοι ποτῷ μόνῳ
χρωμένοις ἥκιστά φησιν ἁρμόττειν τὸ λουτρόν, ὅπερ ση-

Tempus, quo lavandum fit, hac in oratione patefe-
cit, quod fi ab initio pronunciaffet, multa fane, quae
loco medio dicta funt, non obfcura effent. Ptifanam
fane totam porrigit iis qui probe habent, folum vero
cremorem iis, qui deterius degunt. Verum iis, qui peri-
culofius aut acutius laborant, potus folos. Quod autem
toto in hoc commentario de thoracis pulmonisque affectibus egerit, plurima quidem exempli vice in his morborum partibus et praefertim pleuritidis univerfalia praecipiens, faepius eft demonftratum. Expofitum quoque eft
quod coctis morbis ptifana uti velit. Ego igitur tempore
etiam balneum fine periculo conciliatur, ut quod ad fputorum, quae in thorace et pulmone continentur, expurga-
tionem maxime conferat. Qui igitur ita habent, quum et
ea quae ex confuetudine eft, accefferit indicatio, his la-
vationem duplicare nihil prohibet. Ait praeterea balneum minimum juvare eos, qui folo utuntur potu, ubi

μαίνει τὸ ἐλάχιστον καὶ οὐχ ὡς ἔνιοί φασι τὸ οὐδαμῶς·
ἐπιφέρων γοῦν ἐρεῖ·

νζ'.

Ἔστι δ' οἷσι καὶ τουτέων μὲν ἐνδέχεται· τεκμαίρεσθαι δὲ
χρὴ τοῖσι προγεγραμμένοισι, οὕς τε μέλλει [114] λουτρὸν ὠφελέειν ἐν ἑκάστοισι τῶν τρόπων τῆς διαίτης οὕς
τε μή. οἷσι μὲν γὰρ προσδέεταί τινος κάρτα τουτέων,
ὁκόσα λουτρὸν ἀγαθὸν ποιέει, οὐ λούειν, καὶ ὅσα ἂν λουτρῷ ὠφελέηται· οἷσι δὲ τούτων μηδενὸς προσδεῖ καὶ πρόσεστιν αὐτέοισι τῶν σημείων ἐφ' οἷσι λούεσθαι ξυμφέρει,
δεῖ λούειν.

Οὐ προσέθηκε δὲ τὸ πότε τούτους ἐνδέχεται χρῆσθαι
λουτρῷ· λεκτέον οὖν ἡμῖν ἐστιν ἑπομένοις αὐτοῦ τῇ ὅλῃ
διανοίᾳ. ποτοῖς μόνοις διαιτᾷ ὁ Ἱπποκράτης τοὺς ὀξέως
νοσοῦντας, ὅταν ἐλπίζῃ τὴν δύναμιν αὐτῶν ἐξαρκέσαι εἰς
τὴν τοῦ νοσήματος ἀκμὴν, ἥτις ἐνίοτε ἅμα τῇ πέψει γίνε-

ἥκιστα minimum figuificat et non, ut quidam ajunt, *nullo
pacto.* Nam inferens inquit:

LVII.

*Sunt autem et ex iis, quibus uti licet. Ex praefcriptis
vero conjiciendum eſt, tum quibus in fingulis victus modis profuturum ſit balneum, tum quibus minime. Quibus namque aliquid eorum maxime deeſt, quae balneum
bonum efficiunt et balneo conferunt, lavare non oportet.
Quibus vero nihil horum deeſt et adſunt ipſis ſigna in
quibus lavari conducit, lavare oportet*

Non adjecit autem, quando ii balneo uti poſſint.
Sed nos qui fententiam ipſius fequimur dicemus.   Potu
folo ait Hippocrates acute laborantes, quum eorum vires
ad morbi uſque vigorem, qui interdum cum ipſa coctione
exiſtit, veluti in morbis thoracis pulmouisque, ſuffecturas

ται, καθάπερ ἐπὶ τῶν κατὰ θώρακα καὶ πνεύμονα· πεφθέντων γὰρ τῶν ἐργαζομένων τὰ πάθη χυμῶν εὐθέως ἀνα-
πτύσουσιν· ἂν δὲ ἄρξωνται μόνον πτύειν οἷα δεῖ, κατ᾽ οὐδέτερον ἔτι τῶν τρόπων ἡ νόσος αὐξηθήσεται, οὔτε κατὰ
τὴν διάθεσιν οὔτε κατὰ τὰ συμπτώματα. πολλάκις γὰρ ἡ
μὲν διάθεσις αὐτὴ καθ᾽ ἣν νοσοῦσιν ἐπιεικεστέρα γίγνεται,
τὰ δὲ συμπτώματα αὐξάνεται, καθάπερ ἐπὶ τῶν φλεγμαινόντων μορίων, ὡς αὐτὸς εἶπε, περὶ τὰς γενέσιας τοῦ πύου
τοὺς πόνους καὶ τοὺς πυρετοὺς συμπίπτειν μᾶλλον ἢ γενομένου. πολλάκις δ᾽ ἀλλήλοις συναυξάνεται καὶ συμμειοῦται
τά τε τῶν συμπτωμάτων μεγέθη καὶ τὸ τῆς διαθέσεως, καὶ
γίγνεταί γε τοῦτο κατ᾽ ἐκείνας τὰς φλεγμονὰς, ἐν αἷς ἐκροὴν
ἔχει τὸ γεννώμενον πῦον, ὡς ἐπὶ τραυμάτων τέ τινων εἴωθε γίνεσθαι καὶ κατὰ τὰς περιπνευμονίας τε καὶ πλευρίτιδας. ἐνδέχεται οὖν ἐν τούτοις τοῖς νοσήμασιν ἔτι διαιτω-
μένους τοὺς κάμνοντας ἐπὶ ποτοῖς μόνοις οὐκ ἀνωφελῶς
χρῆσθαι τοῖς λουτροῖς, ἐπειδὴ καὶ τῆς ὀδύνης αὐτῶν ἔφη
παρηγορικὸν εἶναι τὸ λουτρὸν καὶ πτυέλου πεπαντικόν.
ἀλλὰ δηλονότι προκενώσαντα τοῦτο χρὴ ποιεῖν, εἰδότας

fperaverit. Coctis fi quidem qui affectum procreant humoribus, confeftim excreabunt. Quod fi qualia oportet
expuere coeperint, in neutro adhuc modorum, neque in
affectu neque in fymptomatis, morbus augebitur. Nam
faepius affectio ipfa qua laborant mitior quidem exiftit,
fed fymptomata augentur, quemadmodum in phlegmone
obfeffis partibus, ut ipfe inquit: *circa puris generationem
magis quam a generatione dolores et febres oboriuntur.*
Saepius autem mutuis exultant incrementis decrementis-
que fymptomatum magnitudines et ea quae affectionis eft,
fitque id in iis phlegmonis, in quibus procreatum pus
effluxum habet, ut in vulneribus quibusdam fieri confuevit et in peripneumoniis et pleuritidibus. Poffunt ergo
in his morbis et aegroti folis potibus pro victu utentes,
non inutiliter balneis uti, quandoquidem dolorem ipforum balneum mitigare ait et fputa maturare. Sed fane
vacuato prius corpore id factitandum. Sciverisque in

Ed. Chart. XI. [114.]　　　　　Galen. V. (86.)

ἐν τῷ καθόλου περὶ λουτρῶν δυνάμεων, οἷς ἐὰν μὴ προκε-
κενωμένῳ τῷ σώματι προσάγηται, ῥευματίζει τὰ πεπονθότα·
κεκενωμένῳ δὲ προσφερόμενον τῇ πέψει συνεργεῖ, δύναμιν
ἔχον προσκενοῦν προκεκενωμένου τοῦ ὅλου σώματος. διὸ
καὶ τῶν καυσωδῶς νοσούντων ἐκείνοις ἁρμόσει μόνοις, ὅσοι
χωρὶς ὄγκου φλεγμονώδους ἢ ἐρυσιπελατώδους νοσοῦσι,
ζεούσης αὐτοῖς τῆς ἐν ὅλῳ τῷ σώματι χολῆς· ἐὰν δὲ καὶ
πέψεως ἔχωσι γνωρίσματα, πολλῷ μᾶλλον αὐτοῖς ἁρμόσει.
γιγνομένου δὲ καυσώδους πυρετοῦ καὶ δι' ἁλικὸν φλέγμα σηπόμενον, ἰστέον ἐπ' ἐκείνων ἐναντιώτατον ὑπάρχειν τὸ βαλανεῖον. οὔτε γὰρ διαφορεῖται κατὰ τὸ δέρμα, καθάπερ ὁ
πικρόχολος χυμός, οὕτω καὶ ὁ φλεγματικὸς διὰ τὸ παχύς
τε καὶ γλίσχρος ὑπάρχειν, οὔτε σβέννυται, πολυχρονίου πέψεως δεόμενος.

Μέμνημαι κατὰ τὴν ἀρχὴν τῆς ἐξηγήσεως τοῦ βιβλίου
τούτου πρὸς τοὺς Κνιδίους ἰατροὺς εἰπόντος Ἱπποκράτους·
ὁκόσα δὲ προκαταμαθεῖν δεῖ τὸν ἰατρὸν μὴ λέγοντος τοῦ

univerſum de balneorum facultatibus, quod ſi non antea
vacuato corpore admoveantur, partibus affectis fluxionem
pariant. Vacuato autem ſi adhibeantur, coctionem juvent, nimirum corpore toto ante vacuato adhibita, adva-
cuatoriam obtinent facultatem. Quo fit ut ex febre ar-
dente laborantibus iis tantum opitulentur, qui ſine tu-
more phlegmonode vel eryſipelatode laborant, fervente
in ipſis per totum corpus bile. Quod ſi coctionis ſigna
habuerint, his multo magis conferent. Verum ſi ardens
febris ob ſalſam pituitam putreſcentem oriatur, maxime
contrarium illis eſſe balneum ſcire oportet. Neque enim
pituitoſus humor, ut bilioſus, per cutim evacuatur, propterea quod tum craſſus tum glutinoſus eſt, neque extinguitur, longa egens concoctione.

Memini Hippocratis per initia explicationis hujus
libri Cnidios medicos alloquentis: *quae autem medicum*
ante animadvertiſſe, aegro non referente, oportet, plurima

κάμνοντος, τούτων τὰ πολλὰ παρεῖται. ταῦτα οἱ μὲν δο-
γματικὸν εἶναι νομίζοντες τὸν Ἱπποκράτην τοὺς πεπονθότας τόπους ἔφασαν εἶναι καὶ τὰς διαθέσεις αὐτῶν καὶ τὰς
αἰτίας, οἱ δ᾽ ἐμπειρικὸν, ὥρας τε καὶ χώρας καὶ ἡλικίας
ἔθη τε καὶ καταστάσεις τοῦ περιέχοντος ἡμᾶς ἀέρος. ἐγὼ
δὲ καὶ ταῦτα μὲν ἅπαντα χρήσιμα τοῖς ἰατροῖς οἶδα, τά θ᾽
ὑπὸ τῶν δογματικῶν εἰρημένα καὶ τῶν ἐμπειρικῶν· [115]
ἀλλὰ κατά γε τὸ βιβλίον τοῦτο σκοποῖς εἰπὼν ὁ Ἱπποκράτης πολλοὺς, πρὸς οὓς ἀποβλέπων τις εὑρήσει τὰ διατήματα, τῶν
εἰρημένων οὐδενὸς ἐμνημόνευσεν, ὅτι μὴ τῶν ἐθῶν· ἄλλα
δέ τινα προὐχειρίσατο περὶ ὧν ἀναμνήσεως ἔδει, καὶ διὰ
ταῦτα τὸν λόγον ἀνεβαλλόμην, ἵνα διὰ συντόμων ἑρμηνεύων
ὅμως ἔχω παρακολουθοῦντας τῷ λόγῳ τοὺς ἀνεγνωκότας
ὅλον τὸ βιβλίον. εἷς μὲν δὴ καὶ πρῶτος αὐτῷ σκοπός, ὡς
ἐπὶ παραδείγματος τοῦ νοσήματος τῆς πλειρίτιδος, οὗτος
εἴρηται κατὰ λέξιν· ἢν μὲν ξηρότερον ᾖ τὸ νόσημα ἢ ὡς
ἄν τις οἴοιτο, οὐ χρὴ ἐπὶ πλέον διδόναι, ἀλλὰ προπίνειν

horum dimiſſa ſunt. Haec ſiquidem qui Hippocratem
dogmaticum eſſe putant, locos affectos eſſe dixerunt et
affectiones ipſorum et cauſas. Sed qui empiricum eſſe exiſtimant, anni tempora eſſe, regiones, aetates, conſuetudines et
ambientis nos aëris conditiones affirmaverunt. Ego vero et
haec quidem omnia, tum quae a medicis dogmaticis, tum quae
ab empiricis dicuntur, utilia eſſe non ignoro. Verum ſcopos
multos hoc in libro recenſens Hippocrates, ad quos quis
reſpiciens victus formam invenire poſſit, nullius eorum,
quae dicta ſunt, praeterquam conſuetudinis, mentionem
fecit. Sed ſane nonnulla, quae reminiſcentiam exigunt,
propoſuit. Atque propterea ſermonem ſum remoratus, ut
hac conciſa interpretatione eos, qui totum legerunt librum, habeam ſermonis hujus per intelligentiam affecta-
tores. Unus ſane et praecipuus ſcopus, tanquam in
exemplo morbi pleuritidis, talis in dictione enarratur.
Si quidem ſiccior fuerit morbus, quam ut quiſpiam putaverit, non multum dare oportet, ſed ante ſorbitionem vel

πρὸ τοῦ ῥοφήματος ἢ μελίκρητον ἢ οἶνον ἢ ὑκότερον ἁρμόζει. καὶ μετὰ τοῦτο πάλιν ἐφεξῆς τάδε λέγει· ἢν δὲ ὑγραίνηται τὸ στόμα καὶ τὰ ἀπὸ τοῦ πνεύμονος εἴη ὁκοῖα δεῖ,
χρὴ ἐς πλῆθος ἐπιδιδόναι τοῦ ῥοφήματος, ὡς ἐν κεφαλαίῳ
εἰρῆσθαι. ταῦτα μὲν οὖν καὶ τὰ τούτοις ἐφεξῆς οὐ διώρισται παρὰ τοῖς Κνιδίοις ἰατροῖς. ἀλλὰ καὶ μετὰ ταῦτα
τῇ πέψει τοῦ νοσήματός φησι χρῆναι προσέχειν καὶ ὁ σκοπὸς (87) οὗτος αὐτῷ σχεδόν ἐστι τοῦ τε παντὸς εἴδους
τῆς διαίτης, ὅσαι τε κατὰ μέρος ἐν αὐτῷ γίνονται μεταβολαί. ἀλλὰ καὶ τούτων ἐφεξῆς ἄλλους διορισμοὺς τοιούτους
λέγει· ὅσοισι γὰρ σῖτος ἐγκατακέκλεισται, ἢν μή τις ὑποκενώσας τὸ ῥόφημα δοίη, τὴν ὀδύνην ἐνοῦσαν παροξύνειεν
ἂν καὶ μὴ ἐνοῦσαν εὐθέως ποιήσειεν. καὶ πάλιν ἐφεξῆς·
τοῦτο δ' ἢν ἔτι τῆς ὀδύνης τοῦ πλευροῦ συνεχέος ἐούσης
καὶ πρὸς τὰ θερμάσματα μὴ χαλώσης καὶ τοῦ πτυέλου μὴ
ἀπιόντος, ἀλλὰ καταγλιχρομένου ἀσαπέως, ἢν μὴ λύσῃ τις
τὴν ὀδύνην ἢ τὴν κοιλίην μαλθάξας ἢ φλέβα τεμὼν, ὁκότερον ἂν τούτων σημαίνῃ, τὰς δὲ πτισάνας ἢν οὕτως ἔχουσι

mulſam vel vinum, utrum magis auxiliaturum putaverit,
propinare convenit. Poſt haec deinceps ait: *at ſi os ma-*
deſcat et quae a pulmone expuuntur, talia ſint, qualia
eſſe oportet, ſorbitionis quantitatem, ut dicam ſummatim,
augere convenit. Verum tum haec tum quae ſerie continuata dicuntur, non ſunt a Cnidiis medicis definita.
Sed et poſt haec morbi coctionem animadvertendam eſſe
ait. Atque hic ſcopus totius propemodum eſt Hippocrati
ſpeciei victus rationis et earum quae in ea particulariter
fiunt permutationum. Sed et alias deinceps apponit
ejusmodi definitiones. *Quibus enim cibus incluſus eſt, ſi*
quis non vacuato eo ſorbitionem dederit, dolorem, ſi ad-
eſt, adaugebit, et ſi non adeſt, protinus inducet. Et rurſus deinceps: *Praeterea ſi lateris dolor aſſiduus ſit cali-*
disque fomentis non remittatur ſputumque non procedat,
ſed incoctile agglutinetur, niſi quis dolorem vel alvi ſub-
ductione, vel ſecta vena pro utriuſvis ſignificatione ſolve-
rit, ptiſanam autem ita affectis dederit, praecipitem eos

διδῷς, ταχέως οἱ θάνατοι τῶν τοιουτέων γίγνονται. μετὰ
ταῦτά γε πάλιν διοριζόμενός φησιν· ἢν μὲν νεοβρῶτι αὐτῷ
ἐόντι καὶ κοιλίης μήπω ὑποκεχωρηκυίης ἄρξηται ὁ πυρετὸς,
ἤν τε σὺν ὀδύνῃ ἤν τε ἄνευ ὀδύνης, ἐπισχεῖν τὴν δόσιν
τοῦ ῥοφήματος, ἔστ᾽ ἂν οἴηται κεχωρηκέναι ἐπὶ τὸ κάτω
μέρος τοῦ ἐντέρου τὸ σιτίον. καὶ πάλιν ἐφεξῆς· εἰ δὲ μὴ
ὑπεληλύθει ὁ παλαιότερος νεοβρώτῳ ἐόντι, εἰ μὲν ἰσχύει τε
καὶ ἀκμάζει τὴν ἡλικίαν, κλύσαι· ἢν δὲ ἀσθενέστερος ᾖ, βαλάνῳ προσχρῆσθαι, ἢν μὴ αὐτόματα διεξίῃ καλῶς. ἐνταῦθα οὖν προσέθηκε καὶ τὸν ἀπὸ τῆς δυνάμεως σκοπὸν ὥσπερ
κἀν τοῖς ἐφεξῆς πολλάκις, ἅμα καὶ τοῦτο κελεύων ἐπισκοπεῖσθαι, τίς αἰτία καὶ διάθεσίς ἐστιν ἡ καταβάλλουσα τὴν
δύναμιν· ἔνθα καὶ προσέθηκεν ὡς ἀγνοοῦνται ταῦτα τοῖς ἰατροῖς. καὶ μέντοι καὶ ὅτι τοῖς μὲν ὑποχόνδριον τὴν ὀδύνην
περαιουμένην ἔχουσιν ἡ κάθαρσις ἡ διὰ τῶν τοιῶνδε φαρμάκων ὠφέλιμός ἐστι, τοῖς δὲ πρὸς βραχίονα καὶ στῆθος
ἀνατεινομένην αὐτὴν μετὰ βάρους ἔχουσι φλεβοτομία. ταῦτά τε οὖν καὶ ἄλλα τοιαῦτα καὶ ἔτι τὰ περὶ τῶν ἐθῶν

aget in mortem. Poſt haec rurſus et definiens ait: ſi
nuper paſto cuipiam et alvo nondum exonerata febris vel
eum dolore vel fine dolore inceperit, a ſorbitione tantis-
per eſt temperandum, donec cibum ad imam inteſtini partem deſcendiſſe conjectum ſit. Tum rurſus: ſi nuper cibato cibus prior non deſcenderit viresque validae fuerint
et floruerit aetas, ſubluere oportet, ſi vero imbecillior fuerit, balneo eſt utendum, niſi alvus ſua ſponte probe dejecerit. Adjecit ergo in hac dictione eum, qui a viribus
eſt ſcopum, quemadmodum in ſequentibus ſaepenumero et
id conſiderari praecipiens, quae cauſa et affectio ſit, quae
vires proſternat, ubi et haec a medicis ignorari adjecit.
Praeterea adjecit, iis qui dolorem ad hypochondrium pro-
repentem habent, per talia medicamenta auxilio eſſe purgationem, caeteris autem, quibus dolor vel gravitas ad
brachium vel pectus extenditur, venae ſectionem. Haec
igitur et caetera hujusmodi, quaeque de conſuetudine di-

προειρημένα παραλέλειπται παντάπασιν ὑπὸ τῶν Κνιδίων
ἰατρῶν καὶ πολὺ μᾶλλον τούτων αἱ φύσεις καὶ αἱ κράσεις
τῶν σωμάτων, ὧν πολλάκις ἐμνημόνευσεν ἐν τῷ βιβλίῳ, τοὺς
μὲν πικροχόλους ὀνομάζων, τοὺς δὲ μελαγχολικοῖς. ἐχόμε-
νος δὲ τῶν σκοπῶν τούτων καὶ περὶ τῆς τῶν ὑγιαινόντων
ἐν τῇ διαίτῃ μεταβολῆς ἐδίδαξεν, ὅπως ἐπανορθωτέον ἐστὶ
καὶ περὶ τῆς τῶν καμνόντων. ἔν τε τῷ περὶ οἴνου καὶ μελικράτου καὶ ὀξυμέλιτος καὶ ὕδατος λόγῳ τῶν αὐτῶν τούτων ἐμνημόνευσε σκοπῶν. ἐμνημόνευσε δὲ καὶ περὶ τῆς πέψεως τοῦ νοσήματος πολλάκις, οὐ μικρὸν σκοπὸν οὐδὲ τοῦτον ποιούμενος ὅλης τε τῆς διαίτης καὶ τῶν ἐν ταύτῃ μετα-
βολῶν· ὁμοίως δὲ καὶ περὶ ἀκμῆς νοσήματος εἶπέ τι καὶ
πρὸς τοῦτον ἀποβλέπων, τρέφει οὐχ ὡς πρὸς τὸν φαυλότα-
τον σκοπὸν ἐν διαίτῃ. πάντα ταῦτα καὶ ἄλλα τοιαῦτα παραλέλειπται τοῖς Κνιδίοις ἰατροῖς, ἃ χρὴ προσμανθάνειν
τὸν ἰατρὸν, μὴ λέγοντος τοῦ κάμνοντος.

cta funt, a Cnidiis medicis omnino funt praetermiffa
multoque magis naturae et corporum temperamenta, de
quibus faepenumero in hoc libro egit, hos picrocholos
appellans, alios melancholicos. His vero fcopis inhae-
rens, tum de ea quae in fanis fit victus mutatione docuit, quomodo emendanda fit, tum de ea quae in aegris.
Praeterea et in eo quem de vino, aqua mulfa, oxymelite
et aqua facit fermone fcopos recenfuit eosdem. Meminit
quoque et coctionis morbi faepius, non parvum fcopum
univerfae victus rationis earumque quae in ipfa fiunt
mutationum hunc faciens. Pari modo et de morbi vigore
quiddam dixit et ad hunc refpiciens, non tanquam ad
abjectiffimum in victus ratione fcopum alimoniam mini-
ftrat. Cuncta haec et ejusmodi caetera a Cnidiis medicis
praetermiffa funt, quae medicum ante animadvertiffe, non
dicente aegro, oportet.

ΙΠΠΟΚΡΑΤΟΥΣ ΠΕΡΙ ΔΙΑΙΤΗΣ ΟΞΕΩΝ ΝΟΣΗΜΑΤΩΝ ΒΙΒΛΙΟΝ ΚΑΙ ΓΑΛΗΝΟΥ ΥΠΟΜΝΗΜΑ Δ.

Ed. Chart. XI. [116.]   Galen. V. (87.)

[116] *Προοίμιον.* Ἐν τῷ περὶ διαίτης τὰ μετὰ τὸν περὶ λουτρῶν λόγον εἰρημένα προσηκόντως ὑπώ-
πτευσαν οὐκ ὀλίγοι τῶν ἰατρῶν ὡς οὐχ Ἱπποκράτους ὄντα
καὶ γὰρ τῇ τῆς ἑρμηνείας δυνάμει καὶ τῇ τῶν θεωρημάτων
ἀκριβείᾳ λείπεται πολὺ τῶν ἔμπροσθεν. οὐ μὴν οὐδ᾽ ἀλόγως ἐκινήθησαν οἱ νομίσαντες Ἱπποκράτους εἶναι καὶ ταῦ-
τα· κατὰ γὰρ τὴν ἐκείνου προαίρεσιν ἡ διάνοια τῶν γε-

HIPPOCRATIS DE ACUTORUM MORBORUM VICTU LIBER ET GALENI COMMENTARIUS IV.

Prooemium. Quae in libro de victus ratione
poſt eum, qui de balneis, ſermonem enarrata ſunt, jure
optimo non pauci medicorum Hippocratis non eſſe con-
jecerunt. Etenim a ſuperioribus et vi interpretationis et
theorematum integritate longe diſcedunt. Neque tamen
praeter rationem impulſi ſunt, qui et Hippocratis haec
eſſe exiſtimarunt. Nam eorum quae ſcripta ſunt ſenten-

γραμμένων ἐστὶν, ὡς ὑπονοῆσαι μαθητήν αὐτοῦ τινα γεγραφέναι. πολλὰ δὲ ἐν αὐτοῖς καὶ τὴν λέξιν ἄμεμπτον ἔχει
μετὰ τῆς διανοίας, ὡς ὑπονοῆσαι πάλιν ὑπ' αὐτοῦ τοῦ Ἱπποκράτους αὐτὰ γεγράφθαι, παρασκευαζομένου συνθεῖναι
βιβλίον, ὡς ὑπέσχετο κατὰ αὐτὸ τὸ περὶ διαίτης ὀξέων, ἐν
ᾧ κατὰ μέρος ἑκάστου τῶν ὀξέων νοσημάτων τὴν [117]
θεραπείαν διδάξει. καὶ μὲν δὴ καὶ ἄλλας ἔστι ῥήσεις εὑρεῖν
ἐν τῷ προκειμένῳ βιβλίῳ, φανερῶς οὐκ οὔσας ἀξίας Ἱπποκράτους, ὡς ὑπονοῆσαι παρεγγεγράφθαι τοῖς γνησίοις,
ὥσπερ καὶ κατὰ τοὺς ἀφορισμοὺς ἐφάνησαν ἔνιοι τοιοῦτοι
πρὸς τοῖς τελευταίοις μέρεσι τοῦ βιβλίου. τῷ γὰρ ἐν μνήμῃ
πολλοῖς εἶναι τὰ πρῶτα τῶν συγγραμμάτων, οἱ παρεγγρά-
φοντες εἰς τὰ τελευταῖα παρεγγράφουσι· τοῦτο γοῦν αὐτὸ
καὶ κατὰ τὸ περὶ τῶν ἐν τῇ κεφαλῇ τρωμάτων ἐφάνη γεγονὸς, ἔτι δὲ κατὰ τὸ δεύτερον τῶν ἐπιδημιῶν. ὁμοίως δὲ
καὶ κατὰ τὸ νῦν ἡμῖν προκείμενον βιβλίον ἔστιν εἰρεῖν πα-
ρεγκείμενα καὶ μᾶλλον ἔτι πρὸς τοῖς τελευταίοις. τεσσάρων
οὖν ὡς εἴποι τις εἰδῶν ὄντων ἐν αὐτῷ, τοῦ μὲν ἀξίου καὶ

tia inſtitutum illius adeo redolet, ut diſcipulum ejus aliquem ſcripſiſſe ſuſpicio ſit. Imo et ex his multa dictionem cum ſententia ita inculpatam habent, ut rurſum ea
ab ipſo Hippocrate ſcripta eſſe ſuſpicandum ſit, qui librum componere meditabatur, in quo ſingulorum acutorum morborum curationem doceret, ut in libro de victus
ratione in morbis acutis promiſerat. Praeterea et alias
in praeſenti libro reperies dictiones, quae Hippocrate ita
indignae ſunt, ut legitimis aſcriptas eſſe ſuſpicari te oporteat. Quemadmodum et in aphorismis nonnulli hujuscemodi viſi ſunt partibus libri ultimis adjecti. Qui enim
interſerunt, quia multis in memoria ſunt primae librorum partes, ultimis aſcribunt. Id ſane ipſum et in libro
de capitis vulneribus factum eſſe videtur et in ſecundo
de morbis epidemicis. Sed et eodem modo in eo qui
nunc nobis proponitur libro reperimus, quae interſerun-
tur, atque adhuc magis partibus ultimis. Quum igitur
quatuor, ut quispiam dixerit, in eo reperiantur ſpecies,

κατὰ τὴν λέξιν καὶ κατὰ τὴν διάνοιαν Ἱπποκράτους, τοῦ δὲ
καθ᾽ ἕτερον μόνον, ἤτοι τὴν λέξιν ἢ τὴν διάνοιαν, ἐνίων δὲ
κατ᾽ οὐδέτερον, σημανοῦμεν τοῦτ᾽ αὐτὸ καθ᾽ ἑκάστην τῶν
προχειριζομένων εἰς τὴν ἐξήγησιν λέξεων.

———

α'.

Καῦσος δὲ γίνεται, ὁκόταν ἀναξηρανθέντα τὰ φλεβία ἐν θερινῇ ὥρῃ ἐπισπάσηται δριμέας καὶ χολώδεας ἰχῶρας ἐς
ἑαυτά.

———

Θερινὴν ὥραν εἴρηκε τὴν θερμὴν καὶ ξηρὰν, ἄν τ᾽ ἐπὶ
τῇ τελευτῇ τοῦ ἔαρος ἄν τε ἐν ἀρχῇ τοῦ θέρους ἤν τ᾽ ἐν
τοῖς μέσοις ἢ τοῖς τελευταίοις ἄν τε κατὰ τὴν ἀρχὴν τοῦ
φθινοπώρου ᾖ. δέδεικται δ᾽ ἐν τοῖς ὑπομνήμασι τῶν ἐπιδημιῶν ἡ τοῦ περιέχοντος ἀέρος κρᾶσις ἑαυτῇ συμμεταβάλλουσα
τὴν τοῦ σώματος διάθεσιν, ἡ μὲν ξηρὰ πρὸς τὸ ξηρότερον, ἡ
δ᾽ ὑγρὰ πρὸς τὸ ὑγρότερον· ἐπιδέδεικται δὲ καὶ ὅτι τὴν κατὰ

———

una quidem, quae tum dictione tum fententia Hippocrate
digna fit, altera autem quae alterutro folum, vel dictione
vel fententia, nonnullae vero quae horum neutro, in fingulis earum, quae ad expofitionem nobis expromentur,
dictionibus id ipfum declarabimus.

———

I.

*At febris ardens fit, quum reficcatae venulae tempore
aeftivo acres et biliofos ichoras ad fe attraxerint.*

———

Aeftivum tempus dixit calidum et ficcum, five in
fine veris fuerit five principio aeftatis five medio vel
extremo five per autumni exordia fit.   Quod autem
aëris nos ambientis temperamentum affectionem corporis
fecum commutet, ficcum quidem ad ficciorem, humidum
vero ad humidiorem, in commentariis Epidemiorum demonftratum eft.   Demonftratum eft quoque quod commo-

φύσιν κρᾶσιν σύμμετρος ὥρα φυλάττει, τῶν ἄλλων δηλονότι
πάντων ὡσαύτως ἐχόντων, ὅσα κατὰ τὴν ὅλην δίαιταν οἱ
ἄνθρωποι πράττουσιν. ἐπιδέδεικται δὲ καὶ ὅτι τῆς κατὰ
φύσιν τε καὶ συμμέτρου καταστάσεως ἐξιστάμενον τὸ σῶμα,
καθότι ἂν ἐξίστηταί τε καὶ μεταβέβληται, κατὰ τοῦτο καὶ
τῆς οἰκείας ἐπικουρίας δεῖται, ξηραινόμενον μὲν ὑγραίνεσθαι, ὑγραινόμενον δὲ ξηραίνεσθαι, θερμαινόμενον δὲ ψύχεσθαι, ψυχόμενον δὲ θερμαίνεσθαι. ὅτε οὖν κατά τινα
περίστασιν πραγμάτων, ὧν αὐτὸς ἐρεῖ παραδείγματα, συμβῇ τινα ξηρανθῆναι φλεβία καθ᾽ ὁτιοῦν μέρος τοῦ σώματος, ἐπισπᾶται ταῦτα τὰς ἐκ τῶν πλησιαζόντων μορίων
ὑγρότητας. ἐὰν μὲν οὖν ὡς τῇ συστάσει φύσιν ὑγρὰν ἔχωσιν οὕτω καὶ τὴν δύναμιν ὑγραντικὴν αἱ εἰς τὰς ξηρανθεί-
σας φλέβας ὑγρότητες ἐνεχθεῖσαι, τὴν κατὰ φύσιν εὐκρασίαν ἀναλαμβάνει τὸ μόριον· ἐὰν δὲ δριμεῖα μὲν ᾖ κατὰ
τὴν ποιότητα, ξηραντικὴ δὲ κατὰ τὴν δύναμιν ἡ ὑγρότης,
ἐκπυροῦται τὸ σῶμα, καθάπερ εἰ καὶ ἡμῶν τις αὐτῶν δι-
ψήσας ἐκπίῃ χανδὸν ἢ οἶνον τεθαλασσωμένον ἄκρατον ἢ

deratum anni tempus naturale confervet temperamentum,
caeteris nimirum quae in univerfa victus lege agunt homines eodem modo fe habentibus. Demonftratum praeterea et corpus a naturali commoderatoque ftatu decef-
fum, quatenus id deceffit ac commutatum eft, eatenus peculiari egere auxilio, ut arefactum humectatione, humectatum exiccatione, calefactum refrigeratione et refrigeratum calefactione. Quum igitur ob aliquam rerum, quarum exempla adducit ipfe, circumftantiam, venulas aliquas qualibet in parte corporis exiccari contigerit, a
vicinis partibus hae trahunt humiditates. Si ergo quae
ad arefactas venas feruntur humiditates, ut confiftentia
humidam naturam, ita et facultatem humectantem habuerint, pars quod fecundum naturam eft temperamentum
recipit. Verum fi humiditas qualitate acris fuerit et facultate ficcatoria, corpus incenditur; ut fi quis noftrum
fiticulofus effectus copiofe biberit aut vinum aqua ma-

736 ΓΑΛΗΝΟΥ ΕΙΣ ΤΟ ΙΠΠΟΚΡΑΤΟΥΣ

Ed. Chart. XI. [117. 118.]   Galen. V. (87. 88.)

ὕδωρ ἁλμυρόν. ἐγὼ γοῦν οἶδα καὶ αὐτός ποτε ἐξ ὁδοιπορίας θερινῆς διψώδης γενόμενος, εἶτα πιὼν οἴνου παλαιοῦ
κύλικα μίαν ἀκρατεστέρου βραχὺ, παραυξήσας μᾶλλον, οὐ
παύσας ἐπ᾿ αὐτῇ τὸ δίψος. ὥσπερ οὖν ἡμεῖς καίτοι τὸν
λογισμὸν ἔχοντες [118] ἐπιστατοῦντα ταῖς (88) ὀρέξεσιν
ἐνίοτε μὲν ἀμελέστερον, ἐνίοτε δὲ προπετέστερον, ἔστι δ᾿ ὅτε
τῷ μὴ παρεῖναι βέλτιον, ἠναγκάσθημεν ἐπί τι τῶν ἁλμυρῶν
καὶ δριμέων ἀφικέσθαι ποτῶν, οὕτως καὶ ἡ ἐν ταῖς φλεψὶ
δύναμις ἑλκτικὴ διὰ παντὸς ἐπισπᾶται τὴν ἐκ τῶν πλησιαζόντων ὑγρότητα, μὴ διακρίνουσα τὴν οὐσίαν αὐτῆς ὁποία
τίς ἐστιν· οὐ γὰρ ἔχει λογισμὸν ὡς σκέψασθαί τι περὶ τοῦ
βελτίονος, ἀλλ᾿ ὥσπερ τὰ παιδία καὶ τὰ βοσκήματα τὸ
προστυχὸν ὑγρὸν αἱρεῖται διψῶντα, κατὰ τὸν αὐτὸν τρόπον κἀκείνη. ἐὰν μὲν οὖν καθ᾿ ἕν τι μέρος τοῦ σώματος
ἡ διάθεσις αὕτη γένηται, κατὰ τοῦτο μόνον ἐρυσιπελατῶδές
τι πάθος ἔσται. αἱ δὲ καὶ καθ᾿ ὅλον τὸ σῶμα φλέβες ὑπερ-
ξηρανθεῖσαι τὰς ἐκ τῶν σαρκῶν ὑγρότητας εἰ ἐπισπάσωνται θερμὰς οὔσας, ἐν ὅλῳ τῷ σώματι γίγνεται καυσώδης

rina dilutum purum vel aquam falfam. Scio equidem
me aliquando ex aeftivo itinere fiticulofum redditum bi-
biffe vini veteris paulo meracioris calicem unum, atque
ex eo fitim magis auxiffe, non placaffe. Ut igitur nos,
quanquam ratione quae appetitum moderetur praediti, interdum quidem negligentius, interdum vero et inconti-
nentius, atque etiam quum in promptu melius non fit,
ad potum aliquem falfum et acrem pervenire cogimur,
fic et venarum facultas attractrix perpetuo vicinis e partibus humiditatem attrahit, fubftantiam ipfius, qualis fit,
minime difcernens. Rationem etenim non habet, qua
quid ex meliori fcrutari poffit, fed ut pueri ac pecora ad
cafu oblatum humidum cum fitiunt irruunt, hoc pacto et
illa. Si ergo in una quadam corporis parte affectio ea
fiat, in ea folum eryfipelatodes affectus aliquis erit. Verum fi venae totius corporis fupra modum exiccatae calidas carnofis e partibus humiditates attraxerint, in toto

διάθεσις. ἀλλ' ὅ γε καῦσος ἰδίως καλούμενος οὐ μόνον τῇ
σφοδρότητι τῆς καθ' ὅλον τὸ σῶμα γιγνομένης θερμασίας
διαφέρει, ἀλλὰ καὶ τῷ δίψει· βίαιόν τε γάρ ἐστιν ἐν τούτῳ καὶ ἄπαυστον. ἐλλείπει τοίνυν τῇ προκειμένῃ ῥήσει περὶ
τῆς τοῦ καύσου γενέσεως ὁ περὶ τῶν μορίων λόγος, ὃν
ἡμεῖς ἀρτίως προσεθήκαμεν. ἐνίοτε μὲν γὰρ καθ' ἓν ὁτιοῦν,
ἐνίοτε δὲ καὶ καθ' ὅλον τὸ σῶμα καῦσος γίγνεται· ἐπὶ μὲν
τοῦ καθ' ὅλον τὸ σῶμα γενομένου, ἐξ ἅπαντος δίψαν ἐργά-
ζεται· ἐπὶ δὲ τῶν καθ' ἕν τι μέρος, οὐκ ἐξ ἀνάγκης εἰ μὴ
αὐτὸ τὸ μέρος τὴν δίψαν ἐργάζεται, πάντων μὲν πρῶτον
καὶ μάλιστα τὸ στόμα τῆς γαστρὸς, ἐφεξῆς δὲ ἡ γαστὴρ
καὶ μετὰ ταύτην ὁ στόμαχος, εἶτα πνεύμων, εἶτα νῆστις. ἆρ'
οὖν οὕτως μόνον γίγνεται καῦσος, ὡς εἶπεν, ὅταν ἐπισπάσηται τὰ φλέβια δριμεῖς καὶ χολώδεις ἰχῶρας ἐς ἑαυτά; ἢ
καὶ τῆς σαρκὸς ταυτὸ τοῦτο παθούσης ἔσται καῦσος, εἴτ'
οὖν καθ' ἓν μόριον, εἴτε καθ' ὅλον τὸ σῶμα συμβῇ παθεῖν
αὐτήν; ἐδείχθη γὰρ καὶ αὕτη δύναμιν ἑλκτικὴν ἔχουσα τῶν
ἐνδεόντων αὐτῇ. καὶ μέντοι καὶ καθ' ἕτερον τρόπον ἐγχω-

corpore fiet caufodes affectus.   Caufus vero proprie voca-
tus non tantum caliditatis, quae per totum fit corpus,
praeftat vehementia, verum etiam et fiti.   Nam fitis in
eo vehemens eft et inexplebilis.   Deeft ergo praefenti
dictioni de caufi generatione fermo de partibus, quem
nos nuper adjecimus.   Nam in una corporis parte, quaecunque illa fit, interdum caufus gignitur, interdum et toto
in corpore.   Verum quum in toto fit corpore, fitim omnino parit; quum vero in una parte, non de neceffitate, nifi pars ipfa
fitim pariat.   Omnium autem primum et maxime *id
facit* os ventriculi, deinde ventriculus, atque ab eo ftomachus, poft pulmo, ac deinceps jejunum inteftinum.
Utrum igitur ita tantummodo fit caufus, ut dixit, quum
acres et biliofos ichoras ad fe traxerint venulae?   An et
carne id ipfum patiente erit caufus, five in parte una,
five toto in corpore pati eam contigerit?   Oftendimus
etenim, eam facultatem habere eorum quibus indiget attractricem.   Praeterea et fieri poteft, ut modo altero fimi-

ρεῖ γενέσθαι τὴν ὁμοίαν διάθεσιν· ἕτερον δὲ τρόπον λέγω,
ὅταν πέμπηται πρός τι μόριον ἀσθενέστερον ἐκ τῶν ἰσχυ-
ροτέρων τὰ περιττώματα. δέδεικται γὰρ, ὥσπερ ἑλκτικὴ
δύναμις ἐν ἑκάστῳ τῶν μορίων ἐστὶν, οὕτω καὶ ἀποκριτική·
οὐκ ἀδύνατον οὖν ἐστιν ἐνίοτε μὲν ἐξ ἑνὸς μέρους, ἐνίοτε
δὲ ἐκ πλειόνων δριμεῖς καὶ χολώδεις ἰχῶρας ἀποκριθέντας
ἐπιχυθῆναι τῶν εἰρημένων μορίων, ὅ τί περ ἂν αὐτῶν ἀσθενέστερον ᾖ· ὅτι δὲ ἰχῶρας ὀνομάζει τὰς λεπτὰς ὑγρότητας,
εὔδηλον.

β'.

Καὶ πυρετὸς πολὺς ἴσχει, τό τε σῶμα ὥσπερ ὑπ' ὀστεοκό-
που ἐχόμενον κοπιᾷ καὶ ἀλγέει.

Πυρετὸς μὲν οὖν πολὺς ἴσχει διὰ τὴν τῶν ἰχώρων
φύσιν, οὓς δριμεῖς ἔφη καὶ χολώδεις· τοῖς τοιούτοις γὰρ οἱ
σφοδρότατοι τῶν πυρετῶν ἐπιγίνονται, τουτέστιν οἱ πολλήν
τε καὶ δριμυτάτην ἔχοντες τὴν θερμασίαν, ὥσπερ γε καὶ οἱ

lis affectio fiat. Modum alterum dico, quum ex validio-
ribus partibus ad imbecilliorem aliquam mittantur excrementa. Nam ut partibus fingulis attractrix ineft facultas,
fic et expultricem ineffe declaratum eft. Fieri ergo poteft, interdum quidem ex parte una, interdum vero et e
pluribus, acres et biliofos ichores expulfos ad dictas fundi
partes, quae fcilicet imbecilliores funt. Quod autem
ichoras tenues humiditates appellet liquido conftat.

II.

*Ac febris multa detinet, corpusque quemadmodum ab offe-
aria laffitudine affectum laborat doletque.*

Febris ergo multa detinet propter naturam ichorum,
quos acres et biliofos ait. Nam his fuperveniunt febres
vehementiffimae, hoc eft quae multam et acerrimam habent caliditatem, quemadmodum quae minorem et minus

Ed. Chart. XI. [118. 119.]   Galen. V. (88.)

τὴν ἐλάττονά τε καὶ ἧττον δριμεῖαν, τοῖς φλεγματώδεσιν
ἑπόμενοι χυμοῖς. κοπιᾷ δὲ τὸ σῶμα σύμπαν διὰ τὴν δριμύτητα τῶν ἰχώρων τὸν ἑλκώδη κόπον· εἴρηται δὲ τελέως
περὶ τῆς πάντων τῶν κόπων διαφορᾶς ἐν τοῖς ὑγιεινοῖς.

γ'.

[119] Γίγνεται δὲ ὡς ἐπὶ τὸ πολὺ καὶ ἐκ πορίης μακρῆς
καὶ δίψεος μακροῦ, ὁκόταν ἀναξηρανθέντα τὰ φλεβία,
δριμέα καὶ θερμὰ ῥεύματα ἐπισπάσηται πρὸς ἑαυτά.

Καὶ κατὰ τὴν ἀρχὴν εἴρητο καὶ νυνὶ δ' αὖ τὸ ἀναξηρανθῆναι προσέθηκε, τὰς προκαταρκτικὰς καλουμένας αἰτίας
δηλῶν, ὡς ἐν παραδείγματι· πᾶσαι μὲν γὰρ αἱ θερμαὶ καὶ
ξηραὶ τοὺς καύσους ἐργάζεσθαι δύνανται. τινὰς γοῦν οἶδα
διὰ πόσιν οἴνου τεθαλασσωμένου πλείονος ἁλόντας καύσῳ,
καθάπερ ἄλλους διὰ ταρίχων καὶ ταριχηρῶν κρεῶν καί τινων
ἄλλων ἁλικῶν ἐδωδὴν ἄμετρον. ἕτερος δέ τις ἐξ ὁδοιπορίας
τε καὶ καύματος ἥκων ἐλούσατο μὲν πρῶτον, ἀφικόμενος δ'

acrem habent pituitofos fequuntur humores. Laborat
autem corpus totum laſſitudine ulcerofa propter ichorum
acrimoniam. Sed de laſſitudinum omnium differentiis abfolute in libris de tuenda fanitate tractatum eſt.

III.

*Fit plerumque tum ex longo itinere, tum longa ſiti, quum
arefactae venulae acres calidasque fluxiones ad ſe attraxerint.*

Tum in principio dictum eſt, tunc rurſum nunc adjecit, *arefactae*, procatarcticas appellatas caufas tanquam
exemplo manifeſtans. Enimvero calidae omnes et ficcae
caufos procreare poſſunt. Scio equidem nonnullos ob
liberalem vini aqua marina diluti potionem, caufo fuiſſe
correptos, veluti et alios ob falfamentorum falfarumque
carnium, atque aliorum quorundam falforum efum immoderatum. Alius ex ambulatione et aeftu veniens primum

οἴκαδε καὶ πιὼν οἴνου κατὰ τὴν κρᾶσιν ἔχοντος τὸ πλεῖον,
ἤρξατο πυρέττειν αὐτίκα καυσώδη πυρειόν· καὶ ἄλλος δέ
τις σφοδρῶς ὀργισθεὶς καὶ ἄλλος ἀγρυπνήσας.

δ΄.

Γίγνεται δὲ ἡ γλῶσσα τραχεῖα καὶ ξηρὴ καὶ μέλαινα κάρτα,
καὶ τὰ περὶ τὴν νηδὺν δακνόμενος ἀλγέει, τά θ᾽ ὑποχωρήματα ἔξυγρα καὶ ὠχρὰ γίγνεται καὶ δίψαι σφοδραὶ
ἔνεισι καὶ ἀγρυπνίαι, ἐνίοτε δὲ καὶ παραλλάξεις φρενῶν.

Τὰ παρακολουθοῦντα τοῖς καύσοις ἐν τῷδε τῷ λόγῳ
διῆλθεν, ἃ δὴ καὶ συνεδρεύοντα καλοῦσιν· ἔστι δὲ ταῦτα
γλῶσσα ξηρὰ καὶ τραχεῖα καὶ μέλαινα, δῆξίς τε ἐπὶ τῆς
γαστρὸς, ὑποχωρήματα ὠχρὰ καὶ δίψαι σφοδραὶ καὶ ἀγρυπνία, ποτὲ δὲ καὶ παραφροσύνη. ἡ μὲν οὖν γλῶσσα ξηρὰ
γίγνεται, διότι καὶ ἡ διάθεσις ὅλη τοῦ σώματος ξηρά ἐστι
καὶ θερμὴ καὶ ὁ πυρετὸς αὐτὸς τοιοῦτος. ἡ δὲ δῆξις τῶν
κατὰ τὴν γαστέρα διὰ τὴν τῶν εἰς αὐτὴν συρρεόντων ἰχώ-

quidem lavit fe, deinde domum perductus vini mixti plus
bibit coepitque protinus affici caufo. Alius autem ob vehementem excandefcentiam et alius ob vigilias *caufum*
incurrerunt.

IV.

*Fit vero lingua afpera et ficca valdeque nigra partium-
que ventris morfu dolet, dejectiones tum liquidae tum
pallidae fiunt, fitis adeft vehemens et vigiliae, atque interdum mentis alienationes.*

Quae ardentes febres comitantur, hac oratione percurrit, quae et affidentia vocant. Sunt autem haec lingua ficca, afpera et nigra, ventris morfus, dejectiones pallidae, vehemens fitis et vigiliae, interdum vero et delirium. Lingua fane fit arida, quod tota corporis affectio
ficca fit et calida febrisque ipfa talis. Partium autem
ventris morfus propter ichorum illuc confluentium acri

ρων δριμύτητα. τὰ δὲ διαχωρούμενα κατὰ τὸν πλεονάζοντα χυμόν· ἔξυγρα δὲ εἶπεν αὐτὰ, τὸ μηδὲ ὅλως πεπέφθαι
δηλῶν, ἡ γάρτοι πέψις ἅπαντα συνάγει τε καὶ παχύνει. τὸ
δὲ ἀγρυπνεῖν τοῖς οὕτω πάσχουσι συμβαίνει διὰ τὴν ξηρό-
τητα· δέδεικται γὰρ ἡ μὲν ἄμετρος ὑγρότης τὰς καταφο-
ρὰς, τὰς δὲ ἀγρυπνίας ἡ πολλὴ ξηρότης ἐργαζομένη· προσέρχεται δὲ καὶ ἀπὸ τῶν ἄλλων συμπτωμάτων ταλαιπωρία,
τῆς ἀγρυπνίας αἰτία γιγνομένη. παραφροσύνην δὲ ἐμάθομεν γίγνεσθαι διά τε χολὴν ἀναδραμοῦσαν ἐπὶ κεφαλὴν καὶ
διὰ ξηρότητα καὶ θερμότητα κράσεως. ὅτι δὲ, ὅταν εἴπη τις
ἁπλῶς χολὴν, ἡ πικρὰ δηλοῦται προείρηται, καὶ ὅτι γε τὴν
αὐτὴν χολὴν ὠχράν τε καὶ ξανθὴν ὀνομάζουσιν. ὥσπερ οὖν
οὐδὲν παραλέλειπται τῶν κατὰ τὸν χολώδη [120] καῦσον,
ὅτι γε μὴ καὶ κατὰ τὴν ἐπιῤῥοὴν τῶν ἰχώρων αὐτῶν, οὐ
μόνον διὰ τὴν ὁλκὴν γίγνεσθαι· οὕτως ἀτάκτως γέγραπταί
τινα. τῶν γάρτοι λελεγμένων ἔνια μέν ἐστι παθογνωμονι-
κὰ συμπτώματα τῶν καύσων, ἔνια δὲ συνεδρεύοντα· τῶν
γεννώντων δὲ αὐτοὺς τὰ μέν ἐστι προηγούμενα, τὰ δὲ προ-

moniam *oritur.* Dejectiones autem pro humoris redundantia. At liquidas ipfas dixit, nullo pacto concoctas ex-
primens, coctio enim omnia cogit incraffatque. Ita vero
affectis vigilare ob ficcitatem accidit. Nam humiditatem
immoderatam cataphoras, multam vero ficcitatem vigilias
procreare demonftratum eft. Accedit quoque et ab aliis
fymptomatis fatigatio, quae caufa eft vigiliarum. Delirium
autem fieri fcivimus ob eam quae ad caput recurrit bilem et ob temperamenti caliditatem ficcitatemque. Quod
autem, quum quis bilem fimpliciter dixerit, amara figui-
ficetur antea enunciatum eft, quod item bilem eandem et
pallidam et flavam appellent. Ut ergo nihil ad caufum·
biliofum fpectantium praetermiffum eft, nifi quod non folum fiat per attractionem, fed et per effluvium ichorum,
fic inordinate fcripta quaedam funt. Nam ex iis quae
dicta funt, quaedam funt fymptomata pathognomonica
caufum indicantia, alia vero affidentia. Verum quae *cau-*
fos ipfos procreant, alia quidem antecedentia, alia vero

742   ΓΑΛΗΝΟΥ ΕΙΣ ΤΟ ΙΠΠΟΚΡΑΤΟΥΣ

Ed. Chart. XI. [120.]   Galen. V. (88. 89.)

κατάρχοντά γε καλούμενα ὑπὸ τῶν ἰατρῶν. πάντων γοῦν
ὧν εἶπον προηγουμένων συμπτωμάτων ἔξεστί σοι τὸν κατάλογον ὡς ἂν ἐθέλοις ποιεῖσθαι· ἀλλ' ὅ γε γράψας τὸ βιβλίον
ἤρξατο μὲν ἀπὸ τῶν προηγουμένων (τὸ γὰρ ἀναξηρανθῆναι
τὰ φλέβια προηγούμενον αἴτιόν ἐστιν), ἐφεξῆς δὲ δέον εἰπεῖν τὰ προκαταρκτικὰ, οἷον ὁδοιπορίαν μακρὰν καὶ δίψος,
οὐ ταῦτ' εἶπεν, ἀλλὰ τῶν παθογνωμονικῶν τι, τὸν πολὺν
πυρετόν· ἐχρῆν δὲ ἐνταῦθα προσθεῖναι καὶ τὸ σφοδρὸν δίψος, ὃ μετὰ ταῦτα ἅμα τοῖς ἄλλοις εἶπε συμπτώμασι τοῖς
συνεδρεύουσιν ὀνομαζομένοις, ὧν τὰ μὲν ἐνίοτε, τὰ δὲ ἀεὶ
ὑπάρχει τοῖς καύσοις. τοῦτο δὲ καὶ αὐτὸς ἐδήλωσεν εἰπών·
ἐνίοτε δὲ καὶ παραλλάξιες φρενῶν· τὸ γὰρ ἐνίοτε τῷ διὰ
παντὸς ἀντίκειται. ἐγὼ δέ φημι καὶ τὸ τὰ περὶ τὴν νηδὺν
δάκνεσθαι καὶ διαχωρεῖν χολώδη οὐ τῶν διὰ παντὸς συν-
όντων τοῖς καύσοις εἶναι, διὰ γὰρ τὸ μέγεθος τοῦ νοσήματος καὶ τὴν ἔσω ῥοπὴν τῶν δριμέων ἰχώρων ταῦτα συμβαίνει τοῖς κατὰ γαστέρα καὶ ἧπαρ ἔχουσι (89) τὴν οἷον
ἑστίαν τοῦ καύσου· τοῖς δὲ κατὰ πνεύμονα ταῦτα μὲν οὐ

primitiva a medicis appellantur. Omnium autem, quae
dixi, antecedentium fymptomatum potes tibi, ut lubet,
catalogum facere. Sed qui librum hunc fcripfit, ab antecedentibus fecit exordium (venulas etenim exiccare antecedens caufa eft). Deinceps autem, quum evidentia, ut
ambulationem longam et fitim dicere debuit, non ea dixit, fed ex pathognomonicis aliquod, ut febrem vehementem. Debuit et hic fitim vehementem adjicere, quam
poftea fimul cum aliis affidentibus vocatis fymptomatis
dixit, quorum quaedam aliquando, alia perpetuo febribus
ardentibus infunt. Id vero et ipfe oftendit, inquiens:
interdum autem et mentis alienatio. Nam *interdum perpetuo* opponitur. Ego autem dico et ventrem morderi et
biliofa dejicere, non effe ex iis quae perpetuo febribus
ardentibus infunt. Nam ob morbi magnitudinem et acrium ichorum ad interna impetum, propterea haec in ventre ac hepate caufi veluti fedem habentibus accidunt.
Verum in pulmone *caufi fedem habentibus* haec non ad-

πάνυ συμπίπτει, τὰ δὲ κατὰ τὰς γλώσσας εἰρημένα καὶ τὰς
παραφροσύνας μᾶλλον. ἀλλὰ καὶ δυσπνοοῦσιν οὗτοι τὴν
κατὰ τὸ πυκνὸν καὶ μέγα πνεῦμα δύσπνοιαν, ἐκφυσῶσί τε
συνεχῶς ἀνοιγνύντες τὸ στόμα καὶ τῇ τοῦ πυρώδους πνεύματος ἀποχύσει κουφιζόμενοι. τὸ μὲν οὖν τῆς δυσπνοίας
ὅλον παραλέλειπται, καίτοι γε ἐν προγνωστικῷ λελεγμένον
ἡμεῖς ἐδείκνυμεν. ἀτάκτως δ᾽ εἴρηται τὰ κατὰ τὴν γλῶσσαν
συμπτώματα· προτέραν μὲν γὰρ ἐχρῆν γεγράφθαι τὴν ξηρὰν, δευτέραν δὲ τὴν τραχεῖαν· διὰ γὰρ τὴν ἄμετρον ξηρότητα τραχεῖαν συμβαίνει γίγνεσθαι τὴν γλῶσσαν, ὥστε τὴν
τραχεῖαν οὖσαν πάντως καὶ ξηράν. ὅτι δὲ καὶ μελαίνεται
διὰ τὴν ἄμετρον θερμασίαν, ὥσπερ τοῖς ἡλιθεροῖσι τὸ δέρμα, προμεμαθήκαμεν ἤδη.

ε΄.

Τῷ τοιῷδε πίνειν ὕδωρ τε καὶ μελίκρητον ἐφθὸν δίδου ὑδαρὲς, ὁκόσον ἐθέλει.

modum contingunt, fed quae de lingua dicuntur ac deli-
riis magis.   Sed et difficulter hi fpirant ea quae denfo
et magno fpiritu eft fpirandi difficultate, efflantque continenter os aperientes igneique fpiritus effufione levantur.
Verum totam fpirandi difficultatem praetermifit, quam in
prognoftico dictam oftendimus.   At inordinate fymptomata
linguae recenfuit.   Nam debuit primum ficcam dixiffe,
deinde afperam.   Nam ob immoderatam ficcitatem linguam afperam fieri contingit, ut fi afpera fit, omnino et
ficca exiftat.   Quod autem ob caliditatem immoderatam
nigrefcat, ut iis quibus cutis fole ufta fit, jam ante didicimus.

V.

*Huic tum aquam tum mulfam coctam aquofam, quantum
defideret, potui dato.*

Τοῦτο τὸ βιβλίον εἰ καὶ μὴ Ἱπποκράτους ἐστὶ σύγγραμμα,
παλαιὸν γοῦν ἐστιν, ὡς κατὰ τοὺς Ἐρασιστράτου χρόνους
ἤδη προσκεῖσθαι τῷ γνησίῳ. θαυμαστὸν οὖν ὅπως ἐτόλμη-
σεν εἰς Ἀπολλώνιον καὶ Δέξιππον ἀποσκῶψαι τὰ περὶ τῶν
κηρίνων κυλίκων ὁ Ἐρασίστρατος. ὁ γὰρ ταῦτα γράψας,
τὴν Ἱπποκράτους γνώμην ἄμεινον Ἐρασιστράτου γινώσκων,
ὁπόσον ἐθέλουσι πίνειν ἐπιτρέπει καὶ τοῖς καυσουμένοις·
ἔδειξα δὲ καὶ κατὰ τὸ γνήσιον μέρος τοῦ συγγράμματος οὕτω γινώσκοντα τὸν Ἱπποκράτην. περὶ μὲν οὖν τῆς τοῦ
Ἐρασιστράτου κακοηθείας ἱκανὰ καὶ ταῦτα· σκοπῶμεν δὲ
ἤδη τὰ κατὰ τὴν ῥῆσιν εἰρημένα. κελεύει γὰρ μήτε ἐφ'
ὕδατος μόνου διαιτᾶν τοῖς καυσουμένους μήτ' [121] ἐπὶ
μελικράτου μόνου. τὸ μὲν γὰρ ὕδωρ ἔμαθες, ὡς τῇ φύσει
ψυχρὸν ὄν, βραδύπορον εἶναι καὶ μένον ἐν ὑποχονδρίῳ πλεῖστον χρόνον, διαφθείρεσθαι κατὰ τοὺς ὀξεῖς πυρετούς· τὸ
δὲ μέλι ῥᾳδίως ἐκχολοῦσθαι. διὰ τοῦτο ἀξιοῖ ὑδαρὲς διδόναι τὸ μελίκρατον, ἵνα τὸ ὕδωρ μὴ μηκύνῃ κατὰ τὴν ἄνω
γαστέρα, ποδηγούμενον ὑπὸ τοῦ μιγνυμένου μέλιτος εἰς τὴν

Liber hic, etfi Hippocratis opus non eft, antiquus
tamen eft, ut qui legitimo operi jam Erafiftrati temporibus adjectus fuerit.   Quapropter mirandum, quomodo Erafiftratus calices cereos in Apollonium et Dexippum retor-
fiffe aufus fit.   Nam qui haec fcripfit, mentem Hippocratis Erafiftrato melius intelligens, caufo laborantibus, quantum placet, bibere concedit, demonftravique et in legitima
voluminis hujus parte ita fentire Hippocratem.   Sed de
Erafiftrati malitia fatis haec fint.   Sed jam fcrutemur quae
in oratione dicuntur.   Praecipit fiquidem neque aquam
folam, neque mulfam folam iis pro victu propinandam,
qui caufo laborant.   Scis etenim aquam, quod natura frigida fit, tarde permeare et quam plurimo tempore in hypochondriis manentem corrumpi in acutis febribus, mel
autem facile bilefcere.   Ob id mulfam aquofam dari jubet, ut aqua, nulla in fuperiore ventre facta mora,   a
mixto melle ad diftributionem trahatur ; ob eas caufas et

ἀνάδοσιν· διὰ δὲ ταῦτα αὐτὰ καὶ ἰσθὸν αὐτὸ δίδωσιν, ἀδι-
ψότερον γὰρ καὶ ἀφυσότερον τοῦτο τοῦ ὠμοῦ καὶ τὴν οὔρησιν μᾶλλον κινοῦν, ὥσπερ γε τὴν διαχώρησιν τὸ ὠμόν· ἧττον γὰρ γίνεται δριμὺ τὸ ἑψημένον, οὐ μόνον τῷ πέττεσθαι
κατὰ τὴν ἕψησιν, ἀλλὰ καὶ τῷ τὸ ἀφρῶδες αὐτοῦ πᾶν
ἀφαιρεῖσθαι, καθότι τὸ δριμὺ καὶ φυσῶδές ἐστιν ἐν τῇ
τοῦ μέλιτος οὐσίᾳ. τὸ δ' ἑψημένον ἄδηκτόν τε καὶ ἄφυσον
γιγνόμενον ἀναδίδοται μᾶλλον ἢ ὑπέρχεται κατ' ἔντερα,
ὥστε καὶ διὰ τοῦτο τρέφει μᾶλλον τοῦ ὠμοῦ· χρήζουσι δ'
οὕτω νοσοῦντες, ὡς ἂν μὴ λαμβάνοντες τὸν χυλὸν τῆς πτισάνης ἐκ τοῦ μελικράτου τρέφεσθαι. προείρηταί δὲ ἐν τῷ
γνησίῳ μέρει τοῦ βιβλίου περὶ τοῦ χρῆναι διαιτᾶν ἐν τοῖς
ὀξυτάτοις νοσήμασιν ἐπὶ μόνων τῶν πομάτων, καὶ ταῦτά μοι
πάντα τὰ κατὰ τὴν ἐξήγησιν τοῦδε τοῦ νῦν προκειμένου
γράμματος τοῖς προανεγνωκόσι τε καὶ μεμνημένοις τὰς ἐν
ἐκείνοις γεγονυίας ἐξηγήσεις, οὕτω λέλεκταί τε καὶ λεχθήσεται.

---

coctam ipfam exhibet, nam haec quam cruda fitim magis
arcet et flatu magis vacat urinasque magis ciet, ut quae
cruda eft, dejectionem. Minus enim acris, quae cocta
eft, non folum quod in coctura conficiatur, verum et
quod fpumofum ipfius omne tollatur, quoniam quod acre
et flatuofum exiftit, in mellis eft fubftantia, cocta autem
tum morfu caret tum flatu vacat diftribuiturque melius
quam per inteftina defcendat, quo fit ut eam ob caufam
magis alat quam cruda. Caeterum qui ita laborant, citra ptifanae cremorem mulfa nutriendi funt. Sed quod
in acutiffimis morbis folos exhibere potus oporteat in
libri hujus non fpuria parte eft praedictum. Haecque
omnia quae ad praefentis orationis expofitionem pertinent
iis qui et ante legerunt et meminerunt eas, quae in illis
factae funt, expofitiones, ad hunc modum et dicta funt
et dicentur.

στ΄.

Καὶ ἦν πικρὸν τὸ στόμα γίγνηται, ἐμέειν ξυμφέρει καὶ τὴν
κοιλίην ὑποκλύσαι.

Ἡ πικρία τῆς χολῆς πικρὸν ἐργάζεται τὸ στόμα· κοινὸς γὰρ καὶ εἷς χιτών ἐστιν, ὅ τ᾽ ἔνδον τῆς γαστρὸς καὶ
ἅπας ὁ ὑπαλείφων τὸ στόμα. κατὰ λόγον οὖν ὁ συγγραφεὺς ἐκκενοῖ τὴν χολὴν δι᾽ ἐμέτων τε καὶ κλύσματος.

ζ΄.

Ἢν δὲ πρὸς ταῦτα μὴ λύηται, γάλα ὄνου ἑψήσας κάθαρε.

Ἐπειδὴ πάντως μὲν ἐκκενῶσαι βούλεται τὴν εἰς τὴν
γαστέρα χολὴν, εὐλαβεῖται δὲ τὰ καθαίροντα φάρμακα, διότι
δριμέα καὶ θερμὰ παντελῶς ἐστι, διὰ τοῦτ᾽ ἐπὶ τὸ τῆς
ὄνου γάλα παραγίνεται, δριμύτητα μὲν οὐδεμίαν ἔχον ὥσπερ
οὐδ᾽ ἄλλο οὐδέν, ἀλλὰ πλεονεκτοῦν τῇ ὑγρότητι μόνον τῶν
ἄλλων ἁπάντων καὶ διὰ τοῦτο μόνον ὑπέρχεται· προεφθὼς

VI.

*Quod fi os amarum fuerit, vomere confert et alvum fub-
luere.*

Bilis amaror amarum os reddit. Nam communis
unaque eſt tunica tum quae alvi interna eſt tum omnis
quae os ſublinit. Ratione ergo libri auctor bilem tum
per vomitum tum per clyſterem evacuat.

VII.

Verum fi ad haec non folvatur, cocto afinino lacte purgato.

Quod omnino quidem eam, quae in alvo eſt, bilem
vacuare imperet, timeat autem purgantia medicamenta,
quod et acria et calida prorſus exiſtant, ob id ad lac
aſinae divertit, ut quod nullam, ut non aliud ullum, habeat acrimoniam, ſed prae omnibus unum humiditate
exuperet, atque ob id ſolum ventrem ſubeat. Praecoquit

δὲ αὐτὸ διὰ τὸ φυσῶδες. ἀλλὰ σύ γε καὶ μόνῳ τῷ ὀῤῥῷ δυνήσῃ χρῆσθαι, χωρίζων αὐτὸν, ὅταν τὸ γάλα προαφεψή- σῃς διὰ ὀξυμέλιτος, ἐγκαθεὶς ἀγγεῖον χαλκοῦν ὕδατος πλῆ- ρες ψυχροῦ συνεχῶς εἰς τὸ γάλα· καὶ γὰρ αὕτη καλῶς ἡ κάθεσις γιγνομένη χωρίζει τὸν ὀῤῥὸν τοῦ τυρώδους.

η'.

[122] Ἁλμυρὸν δὲ μηδὲν μήτε δριμὺ προσφέρειν· οὐ γὰρ ὑποίσει.

Ὁ μὲν ἁλμυρὸς χυμὸς ὁποῖός τίς ἐστιν ἐν τοῖς ἁλσὶ φαίνεται· περὶ δὲ τῆς τοῦ δριμέος οὐσίας τε καὶ δυνάμεως εἴρηται κατὰ τὸ τέταρτον βιβλίον τῶν ἁπλῶν φαρμάκων, ὅτι πέπερι καὶ νᾶπυ καὶ πύρεθρον, ὅσα τ' ἄλλα θερμὰ ταῖς δυνάμεσίν ἐστι καὶ δριμέα γευομένοις φαίνεται. ὡς οὖν συν- αυξάνοντα τὴν διάθεσιν τῶν καυσωδῶν, φεύγειν κελεύει τὰ δριμέα καὶ τὰ ἁλμυρά· ταῦτα δὲ καὶ ξηραίνει μᾶλλον τῶν δριμέων, εἰ καὶ μὴ παραπλησίως ἐκείνοις θερμαίνει, ἀλλ' ἧττον.

autem ipfum ob flatus. Sed fane folo uti fero poteris per oxymel ipfum, ubi lac ante coxeris, feparans, vas aeneum frigida plenum aqua continenter in lac demit- tens, nam et haec fi probe fiat demiffio, ferum a cafeo feparat.

VIII.

Salfum autem nihil, neque acre exhibendum, non enim aeger fufferet.

Salfus fuccus qualis fit ex fale apparet. De acris autem tum fubftantia tum facultate dictum eft in quarto fimplicium medicamentorum. Piper fiquidem, finapi, py- rethrum, et quaecunque funt facultatibus calida, acria gu- ftantibus apparent. Quo fit ut tum acria tum falfa tan- quam caufum augentia vitare jubeat. Haec autem acri- bus magis ficcant, quanquam illis non fimiliter, fed minus calefaciunt.

ϑ'.

Ῥόφημα δὲ ἔστ' ἂν ἔξω τῶν κρίσεων γένηται, μὴ δίδου.

Ὡς προσυπακουσθησομένου τοῦ τὴν δύναμιν ἐῤῥῶσθαι,
τὸν λόγον ἄκουε· ποιεῖται γὰρ οὕτω τὴν διδασκαλίαν καὶ
αὐτὸς ὁ Ἱπποκράτης, ὡς τὰ πολλὰ τὰ καθ' ἕκαστον σκοπὸν ὑπαγορευόμενα γράφων, εἶθ' οὕτως ἅπαξ εἰπὼν ἀλλήλοις χρῆναι παραβάλλειν τὰ δεδειγμένα, τὰς δυνάμεις αὐτῶν ἐπισκοπρύμενον. ὅτι δὲ οὐ προσήκει διδόναι ῥόφημα
πρὸ τῆς κρίσεως, ἐὰν ἡ δύναμις ἐξαρκῇ, κατὰ τὸ πρῶτον
μέρος τοῦ βιβλίου δεδήλωται τὸ γνήσιον.

———

ί.

Καὶ ἦν αἷμα ἐκ τῶν ῥινῶν ῥέῃ, λύεται τὸ πάθος, καὶ ἦν
ἱδρῶτες ἐπιγίγνωνται κριτικοὶ γνήσιοι μετ' οὔρων λευκῶν
καὶ παχέων καὶ λείων ὑφισταμένων.

———

Ἐν τοῖς ὀξέσι πυρετοῖς ἐπὶ τὴν κεφαλὴν φέρεται τὸ

———

IX.

Sorbitionem vero, quoad extra crifes fuerit, ne dato.

———

Sermonem, quod robuſtas eſſe vires ſubaudiendum
ſit, intellige. Nam ita ipſe Hippocrates doctrinam facit,
quae ſingulis in ſcopis praecipiuntur ſcribens, atque ita deinceps ſemel dicens, comparare inter ſe, quae demonſtrata ſunt, conſideratis ipſorum viribus, oportere. Quod
vero ſorbitio ante criſin danda non ſit, ſi vires ſufficiant,
in prima hujus libri legitima parte demonſtratum eſt.

———

X.

*Et ſi ſanguis e naribus fluxerit, ſolvitur affectio, atque
ſi ſudores ſupervenerint judicatorii legitimi cum urinis
albis craſſisque et laevibus ſedimentis.*

———

In acutis febribus, quod ex ſanguine fervet, ad ca-

ζέον τοῦ αἵματος· ὅταν οὖν ἀναρρήξασα τὰς φλέβας ἡ φύσις ἀποχέῃ τοῦτο μετὰ τῶν συναχθέντων ἀτμῶν, ἑτοιμότερον κρατεῖν τῶν λοιπῶν· κατὰ δὲ τὸν αὐτὸν λόγον ὅταν
καὶ διὰ τῶν ἱδρώτων ἀποχέῃ τοὺς ζέοντας ἰχῶρας, ἰᾶται
τὴν νόσον, ὅταν γε πεπεμμένου τοῦ νοσήματος ἐπιγίγνωνται.
λέλεκται γὰρ ἤδη περὶ τούτου πολλάκις ἐν ἄλλοις τέ τισιν
ὑπομνήμασιν ἐξηγητικοῖς καὶ ἐν τοῖς περὶ κρίσεων. ὥσπερ
οὖν ἐν τῷ πρώτῳ μέρει τοῦδε τοῦ βιβλίου, τῷ κατὰ πάντας
ὡμολογημένῳ γνησίῳ, τὸν ἀπὸ τῆς πέψεως τοῦ νοσήματος
σκοπὸν ὡς χρήσιμον εἰς δίαιταν παρέλαβεν, οὕτω καὶ νῦν
εἰς πρόρρησιν· αὐτὸ μὲν οὐκ ἔγραψε τὸ τῆς πέψεως ὄνομα,
τὸ δὲ βεβαιότατον αὐτοῦ σημεῖον ἐν τοῖς οὔροις ἔγραψεν.
[123] ἄριστον μὲν οὖν ἐστι τὸ λευκήν τε καὶ λείαν ἔχον
τὴν ὑπόστασιν (90) οὖρον, ὡς ἐν τῷ προγνωστικῷ δεδή-
λωται· οὐ μὴν ἀξιώσεις γε ἀεὶ φαίνεσθαι, ἀλλ᾽ ἀρκέσει σοι
πολλάκις ἐπὶ τῇ κατὰ φύσιν χροιᾷ τε καὶ συστάσει χρηστὸν
ἐναιώρημα φανὲν εἰς τὴν τῆς σωτηρίας ἐλπίδα. καὶ δὴ
τούτων οὕτως ἐχόντων πεπλεόνασται κατὰ τὴν ἑρμηνείαν ἡ

put fertur. Quum igitur ruptis venis natura id ipfum
una cum acervatis vaporibus effuderit, caeteris promptius
dominatur. Eadem ratione et quum per fudores ichoras
ferventes expulerit, morbum fanat, quum morbo jam
cocto fupervenerint. Nam de re hujusmodi jam faepius
in aliis quibusdam explicantibus commentariis dictum eſt,
atque in libris de judicationibus. Ut igitur in prima libri hujus parte, quam omnes legitimam fatentur, eum qui
a morbi coctione eſt, fcopum, ut ad victus rationem com-
modiſſimum accepit, ſic et nunc ad praedictionem. Non
fcripfit quidem ipfum coctionis nomen, fed certiſſimum
ipfius fignum in urinis fcripfit. Optima igitur urina eſt
quae tum album tum laeve fedimentum habet, ut in prognoſtico demonſtratum eſt. Non tamen ad fpem falutis
femper apparere expoſtulabis, fed fatis tibi faepenumero
fuerit, fi enaeorema naturali tum colore tum confiſtentia
commodum videris. Etiam his ita habentibus in interpretatione exuberavit dictio, nam ob dictas urinas con-

λέξις· ὑπὸ γὰρ τῶν εἰρημένων οὔρων δηλοῦται καὶ τὸ κρι
τικοὺς εἶναι τοὺς ἱδρῶτας, ὥστε ἐκ περιττοῦ πρόσκειται·
τὸ δὲ γνήσιοι οὐ κυρίως ἐπ᾽ αὐτῶν λέγοιτο· κατὰ γὰρ
τὰς τῶν νοσημάτων ἰδέας ἐπιφέρειν εἰώθασι τὴν τοιαύτην
προσηγορίαν οἵ τ᾽ ἄλλοι τῶν ἀρίστων ἰατρῶν καὶ αὐτὸς ὁ
Ἱπποκράτης.

ιά.

Ἢν ἀπόστημά τι γένηται.

Σπανιώτατόν ἐστι τὸ δι᾽ ἀποστήματος κριθῆναι καῦ
σον, ἔτι δὲ μᾶλλον εἰ χωρὶς τοῦ μόριόν τι τοῦ σώματος
προσθεῖναι, τὴν ἀπόφασίν τις ποιοῖτο. παρωτίσι μὲν γὰρ
οἶδά τινας καύσους κριθέντας, ἀλλ᾽ οὐ τοὺς γνησίους· τοῦτο
δ᾽ ὀλίγον ὕστερον μαθήσῃ μετὰ τὴν ἐξήγησιν.

ιβ'.

Ἢν δ᾽ ἄνευ τούτων λυθῇ, ὑποστροφὴ πάλιν ἔσται τῆς ἀρ

ſtat et ſudores criticos eſſe, quapropter et fruſtra adjectum. *Legitimi* praeterea non proprie in ipſis dicitur.
Nam ſecundum morborum ideas talem inferre conſueverunt appellationem cum alii medicorum probatiſſimi, tum
Hippocrates ipſe.

XI.

Ac ſi abſceſſus aliquis obortus fuerit.

Rariſſimum eſt, per abſceſſum judicari cauſum, atque
adhuc magis, ſi citra partis corporis adjectionem explicationem quis fecerit. Nam parotidibus cauſos quosdam
ſcio judicatos, ſed non legitimos. Id autem paulo poſt
condiſces poſt expoſitionem.

XII.

Sin vero absque his ſolutus fuerit cauſus, reverſio morbi

ῥωστίης ἢ ἰσχίων ἢ σκελέων ἄλγημα ξυμβήσεται, καὶ πτύ-
σεται παχέα, ἢν μέλλῃ ὑγιὴς ἔσεσθαι.

Αἱμορραγίας καὶ ἱδρῶτος μνημονεύσας, ἂν χωρὶς τούτων ὁ καῦσος παύσηται, φησὶν ἄπιστον εἶναι τὴν λύσιν·
ὑποστρέψει γὰρ ὀλίγον ὕστερον· ἔσται γὰρ, φησὶ, κατὰ τὴν
ὑποστροφὴν ἄλγημα σκελέων ἢ ἰσχίου καὶ πτύσει παχέα. τὸ
μὲν γὰρ αἱμορραγίας ἢ ἱδρῶτος ἢ ἀποστήματος δεῖσθαι τὸν
μέλλοντα κριθῆναι, δύναιτ᾽ ἄν τις εἰρῆσθαι δοκεῖν ὑγιῶς,
ἐάν τε προστεθῇ τοῖς εἰρημένοις ἃ θεραπεύων αὐτὸς ἔγραψε, ἐμεῖν τε κελεύων καὶ τὴν κοιλίαν ὑπάγειν, διδούς τε
ποτὸν ὕδωρ καὶ μελίκρατον ὑδαρὲς ἐφθόν· ὥστε ἐὰν μετὰ
τούτων τις λέγῃ, τὴν αἱμορραγίαν καὶ τὸν ἱδρῶτα καὶ τὸ
ἀπύστημα λύειν τὸν καῦσον, ἄλλως δὲ μὴ δύνασθαι λυθῆναι, τάχα δόξει λόγον τινὰ ἐπιεικῆ λέγειν· ἐπιεικῆ δὲ εἶπον, ὡς μετρίως ἀληθεύοντα καὶ μᾶλλον τοῦ πρόσθεν, οὐ
μὴν ἄμεμπτόν γε παντάπασιν· οὐ γὰρ ἀληθής ἐστιν ὁ λόγος. τὸ γὰρ κατὰ τοὺς ἀφορισμοὺς εἰρημένον, ὑπὸ καύσου

---

*rurſum erit, aut coxae aut crurum dolor accidet expuet-
que craſſa, ſi ſanus futurus ſit.*

Ubi de ſanguinis eruptione ſudoreque egit, ſi absque
his cauſus deſierit, ſuſpectam ait eſſe ſolutionem, nam
paulo poſt revertetur. *Erit ſiquidem, ait, in recidiva
crurum dolor vel coxae ſpuetque craſſa.* Nam quod ju-
dicandus ſanguinis eruptione vel ſudore vel abſceſſu opus
habeat, poteſt quis arbitrari recte dictum eſſe, ſi dictis
adjecerit, quae curationi intendens ipſe ſcripſit, vomere
ſcilicet praecipiens atque alvum ſubducere potumque
aquam et mulſam aquoſam coctam comminiſtrans. Quare
ſi cum his quidem et ſanguinis eruptionem et ſudores et
abſceſſum, cauſum ſolvere quis dixerit, alias autem ſolvi
non poſſe, ſermonem fortaſſe conſentaneum dicere videbitur. Conſentaneum autem dico, quaſi mediocriter vera
loquentem, atque priore magis, non tamen inculpatum
prorſus. Non enim verus eſt ſermo. Nam quod in apho-

752 ΓΑΛΗΝΟΥ ΕΙΣ ΤΟ ΙΠΠΟΚΡΑΤΟΥΣ

Ed. Chart. XI. [23. 24.] Galen. V. (90.)

ἐχομένῳ, ῥίγεος ἐπιγενομένου λύσις, ἀληθέστατόν ἐστιν· ἔπεται δ᾽ ἐξ ἀνάγκης τῷ ῥίγει τούτῳ ποτὲ μὲν ἱδρὼς μόνος,
ἐνίοτε δὲ ἔμετος χολωδῶν μόνος ἢ κάτω διαχώρησις μόνη·
πολλάκις δὲ τῶν εἰρημένων τριῶν γίγνεται τὰ δύο καί ποτε
πάλιν τὰ τρία. [124] τῶν γὰρ δύο τούτων ἀναγκαῖόν
ἐστιν ἐπὶ τοῦ καύσου γίνεσθαι θάτερον, εἰ μέλλοι λυθήσε-
σθαι τελέως ἢ ἐκκριθῆναι τοὺς τελέως χολώδεις χυμοὺς ἢ
σβεσθῆναι· διὸ καὶ παραλελεῖφθαι δόξει τὸ κυριώτατον ἴαμα τῶν καύσων ἡ τοῦ ψυχροῦ πόσις, ᾗ διὰ παντὸς ἡμεῖς
ἐθεραπεύσαμεν τοὺς καύσους, οὐδενὸς ἀποθανόντος, οἷς ψυχρὸν ὕδωρ ἐδώκαμεν ἐν τῷ προσήκοντι καιρῷ, περὶ οὗ
κατὰ τὴν ἐξήγησιν τοῦ προτέρου μέρους τοῦδε τοῦ βιβλίου
διῆλθον ἐπ᾽ ὀλίγον, ἐν ἄλλοις δὲ ὑπομνήμασί τε καὶ συγ-
γράμμασιν ἐπὶ πλέον. ἴσως οὖν οἰήσεταί μέ τις λέγειν μηδένα τῶν καυσουμένων τεθνήξεσθαι, πιόντα ψυχρὸν ὕδωρ
ἐν τῷ προσήκοντι καιρῷ· καίτοι οὐ τοῦτο αὐτὸς εἶπον,
ἀλλ᾽ ὅτι πᾶσιν οἷς ἔδωκα παμπόλλοις οὖσιν ὡς μηδὲ μεμνῆσθαι τὸν ἀριθμὸν αὐτῶν, ἠκολούθησεν ὠφέλειά τε καὶ σω-

rismis dicitur, cauſo laboranti ſi rigor ſucceſſerit, oboritur ſolutio, veriſſimum exiſtit. Rigorem autem hunc de
neceſſitate ſequitur interdum quidem ſudor ſolus, interdum vero et bilioſorum vomitus ſolus, atque interdum
dejectio ſola, ſed plerunque ex dictis tribus duo fiunt et
rurſum quandoque tria. Nam horum duorum neceſſe eſt
alterum in cauſo fieri, ſi perfecte ſolvi debeat. Nam bi-
lioſi humores vel perfecti vacuabuntur vel extinguentur.
Praetermiſſa itaque videbitur praecipua cauſorum ſanatio,
frigidae potus, quo cauſos nos perpetuo curavimus, nullo
ex his moriente, cui frigidam propinavimus in tempore
opportuno, cujus expoſitionem priore quidem libri hujus
parte paucis percurrimus, at in caeteris tum commentariis tum operibus fuſius. Sed forte quispiam me aſſe-
rere putabit, nullum ex iis qui cauſo laborant moritu-
rum, qui aquam tempeſtive biberit, quanquam id ipſe
non aſſerni, ſed quod omnibus quibus propinavi, quum
adeo multi extiterint, ut numeri non meminerim, ſucceſ-

τηρία. τοῦτο δ᾽ οὐ ταὐτόν ἐστι τῷ πάντως τοὺς καυσουμένους, ἂν πίωσι ψυχρὸν ὕδωρ, σωθήσεσθαι· οὓς γὰρ ὀλεθρίως τε καὶ ἀσώστως ἔχοντας οὔτε δι᾽ ἄλλου τινὸς οὔτε
δι᾽ ὕδατος σῶσαι δυνατόν ἐστιν, τούτοις οὐδ᾽ ἐπεχείρησα
δοῦναι. τὸ δ᾽ ἐπὶ τῷ τέλει τῆς ῥήσεως εἰρημένον, καὶ πτύ-
σεται παχία ἢν μέλλῃ ὑγιὴς ἔσεσθαι, παραφυλακτέον ἐστί
σοι κατ᾽ ἐκείνους μόνους τοὺς καύσους, ὁπόσοι πεπονθότος
τοῦ πνεύμονος γίγνονται.

ιγ΄.

Καύσου γένος ἄλλο. ἡ κοιλίη ὑπάγουσα δίψης ἐστὶ μεστή.
γλῶσσα τρηχεῖα, ξηρὴ, ἁλικώδης.

Τὸ τοῦ γένους ὄνομα τοὺς παλαιοὺς Ἕλληνας εὑρίσκω
καὶ κατὰ τῶν ὁμωνύμως λεγομένων ἐνίοτε φέροντας, τῶν
μὲν ἓν ἐχόντων τὸ σημαινόμενον, ἐκ δὲ τῆς κατ᾽ αὐτὸ τομῆς εἰς διαφορὰς πλείους ἀφικνουμένων· ἐφ᾽ ᾧ πολλάκις
εἰώθαμεν λέγειν γενικὰς εἶναι διαφορὰς τοῦδε τοῦ πράγμα-

fit auxilium et falus. Hoc autem idem non eft, ut fi
diceres, caufo laborantes omnino, fi frigidam aquam biberint, fervandos. Nam qui perniciofe ac mortifere afficiuntur, eos neque per aliud quippiam, neque per aquam
fervari eft poffibile, quibus neque miniftrare fum conatus.
Quod autem in fine dictionis narratur: *expuetque craffa,*
fi fanus eft futurus, in his tantum caufis obfervare debes, qui affecto pulmone oriuntur.

XIII.

Caufi genns aliud. *Alvus fubducitur, fiti fcatet, lingua*
afpera, ficca, falfa.

Veteres Graecos reperio nomen generis interdum inter aequivoce dicta ufurpare, quae unum quidem habent
fignificatum, fed ex ipfius divifione ad plures deducuntur
differentias. In quo faepe dicere confuevimus genericas
rei hujus differentias effe vel duas vel tres vel quatuor

τος δύο ἢ τρεῖς ἢ τέσσαρας ἢ ὅσας δυνατόν. ὄντων δὲ καὶ
τῶν ὁμωνύμων διττῶν, τινῶν μὲν μηδ᾽ ὅλως ἀλλήλοις κοινωνούντων, ὡς ὅταν κύνα τὸν ἐπίπεδόν τε καὶ τὸν ἐνάλιον
λέγωμεν· ἐνίων δὲ κοινωνούντων κατά τι τοῖς συνωνύμοις,
ὅταν ἀφ᾽ ἑνὸς ἔχωσι τὴν προσηγορίαν γεγενημένην· ποῦ
ποτ᾽ ἀναφέρωνται, προσεπισκεπτέον, ὡς εἴρηται, τὰ δύο
γένη τῶν καύσων· γνωσθήσεται δ᾽ ἀκριβῶς τοῦτο τοῦ κατὰ
τοὔνομα λόγου, τῆς οὐσίας ἑκατέρου δηλωθείσης. ἐπεὶ δ᾽
ὁ λόγος ὑπὸ τῆς ἐννοίας κρίνεται, σκεπτέον εἰ τὴν ἔννοιαν
ἔχομεν τοῦ καύσου πυρετοῦ σύμφωνον οὕτως, ὥσπερ ἀνθρώπου καὶ βοὸς καὶ ἵππου· ἐκπίπτειν δὲ τοῦ λόγου μέλλοντος εἰς μῆκος μεῖζον ἢ καθ᾽ ὑπόμνημα, συνελεῖν αὐτὸν
ὥσπερ καὶ τοὺς ἄλλους, εἰς βραχὺ κεφάλαιον σπεύσομεν ἀρχὴν τῷ λόγῳ τήνδε ποιησάμενοι. τὸν καῦσον πυρετὸν εὑρίσκω τοὺς ἰατροὺς λέγοντας, ὅταν ἡ θερμασία διακαίῃ τὸν
ἄνθρωπον, ἄπαυστόν τε τὸ δίψος ἔχῃ· καὶ εἴπερ οὕτως
ἔχει τοῦτο, τὸν μὲν ἄνευ τοῦ διακαίειν τὸ σῶμα δίψαν
παρηγορουμένην ἔχοντα καῦσον μὲν ἁπλῶς, ἀκριβῆ δὲ καὶ

vel quotquot effe poffunt. Sed quum et homonyma duplicia fint, aliqua quidem nequaquam inter fe communi-
cantia, ut quum canem dicimus tum terreftrem tum ma-
rinum, alia vero, quae cum univocis aliquatenus communia exiftant. quum ab uno factam appellationem habuerint, quo tandem referantur confiderandum, ut dictum
eft, duo cauforum genera. Id vero exacte cognofcetur,
fi fubftantiae utriusque ratio, quae in appellatione eft,
oftenfa fuerit. Sed quoniam a mentis conceptu ratio judicium accipit, perfcrutandum, fi mentis conceptum ardentis febris ita confonum habeamus, ut hominis, bovis
et equi. At quum oratio commentario prolixior futura
fit, ipfam, ut et caeteras, ad brevem contrahere fummam
conabimur, hoc exorfi modo. Febrem ardentem medicos
reperio appellare, quum calor hominem exurat fitisque
inexplebilis detineat. Quod fi ita fe habeat, caufum eum,
in quo corpus non uritur, fitisque levis eft, caufum quidem fimpliciter, exquifitum autem legitimumque non di-

γνήσιον οὐκ ἐροῦμεν· ἐξ ἡμίσεος δ' ὄντα τοιοῦτον οὐ χεῖρον ὀνομάσαι συντόμου διδασκαλίας ἕνεκα νόθον καῦσον,
ὥσπερ ἐπὶ τῶν τριταίων πυρετῶν εἰώθαμεν χρῆσθαι ταῖς
προσηγορίαις. οὕτως ἀκουσόμεθα τοῦ δύο εἶναι γένη καύσων πυρετῶν, ὡς εἴ γε καὶ γένη τριταίων τις εἴποι δύο,
[125] τὸν μὲν ἀκριβῆ τε καὶ γνήσιον, ἕτερον δὲ νόθον, ᾧ
τινὰ μὲν πάρεστι τῶν τούτου συμπτωμάτων, ἔνια δ' οὔ.
ὅτι δ' ὁ δεύτερος καῦσος, ὑπὲρ οὗ νῦν πρόκειται λέγειν,
οἷον ἐλλιπής τίς ἐστι καὶ οὐ τελέως διηκριβωμένος εἴσῃ
σαφῶς προσέχων τὸν νοῦν τοῖς ὑπ' αὐτοῦ συγγραφέως εἰρημένοις συμπτώμασιν ὑπ' αὐτοῦ γίνεσθαι. κατὰ μὲν γὰρ τὴν
ἀρχὴν ἔφη, κοιλίη ὑπάγουσα, δίψης μεστή, γλῶσσα τρηχείη,
ξηρὴ, ἁλικώδης, μὴ προσθεὶς ὃ προσέθηκεν ἐπὶ τοῦ προτέ-
ρου· ὁ γὰρ νόθος τῶν τοῦ γνησίου καύσου συμπτωμάτων
τὸ μὲν ἕτερον ἔχει, τὸ δ' ἕτερον οὐκ ἔχει. πάλιν ἐφεξῆς εἰπὼν τὴν γλῶτταν εἶναι τραχεῖαν καὶ ξηρὰν οὐ προσέθηκε
τὸ μέλαιναν, ὥσπερ ἐπὶ τοῦ προτέρου, ἀλλὰ ἀντὶ τούτου
τοῦ συμπτώματος εἶπεν ἁλικώδη. ὥσπερ γὰρ ὅταν ἡ γλῶττα

cemus; pro dimidia autem parte quum talis ſit, conciſae
doctrinae gratia cauſum nothum appellare non deterius
fuerit, quemadmodum tertianis in febribus appellatione
hujusmodi uti conſuevimus.   Ita duo cauſorum febrium
genera eſſe intelligemus, ut ſi tertianarum genera duo
eſſe quispiam dixerit, unum exquiſitum legitimumque, alterum vero nothum, cui videlicet ex legitimi quidem ſymptomatis nonnulla inſunt, aliqua vero non.   Quod autem
ſecundus cauſus, de quo nunc docere inſtituimus, tanquam diminutus quidam ſit, atque non exacte abſolutus,
certior fies, ſi mentem ad ea ſymptomata quae ab auctore
ipſo in eo fieri dicuntur, converteris.   Nam principio ait:
alvus ſubducta, *ſiti ſcatens*, *lingua aſpera*, *ſicca*, *ſalſa*,
non eo adjecto, quod in priore adjecit.   Nothus ſi quidem cauſus ex legitimi ſymptomatis, alterum quidem habet, alterum non habet.   Deinceps autem linguam aſperam eſſe inquiens et ſiccam, non adjecit nigram, ut in
priore, ſed pro hoc ſymptomate ſalſam dixit.   Nam

Ed. Chart. XI. [125.]   Galen. V. (90. 91.)

γένηται πικρὰ, τὴν ξανθὴν ἐνδείκνυται πλεονάζειν χολήν, οὕτως ὅταν ἁλικὴ, τὸν ἁλικόν τε καὶ ἁλμυρὸν ὀνομαζόμενον χυμὸν, ὅστις ἕν τι τῶν τοῦ φλέγματός ἐστιν εἰδῶν, τριῶν ὄντων, ὡς ἔμαθες, ὀξέος, ἁλμυροῦ, γλυκέος· ὥσπερ οὖν ὁ πρότερος καῦσος ἐπὶ τῇ πικρᾷ χολῇ συνιστάμενος ἐκκρίσεις ὠχρὰς εἰργάζετο κατὰ διττὴν αἰτίαν, ὅτι τε λεπτὸς ἦν ὅτι τε κατ' αὐτὸν ὁ διακαὴς πυρετὸς ηὐξάνετο, (91) προσεγγενομένης ἐν αὐτῷ τῆς ξανθῆς χολῆς, οὕτω γοῦν ὁ φλεγματώδης χυμὸς οὔτ' εὔκριτος ὢν οὔτε αὐξάνει τοὺς πυρετοὺς οὔτε φλογώδη τὴν δίψαν ἔχει οὔτε ἐμπνευματοῦται. καὶ διὰ τοῦτο εἴρηκεν ἐπ' αὐτοῦ, κοιλίη ὑπάγουσα, διαχωρεῖν αὐτὴν μόνην δηλώσας, ἐναντίον ὂν τῷ μὴ διαχωρεῖν· ὑπέρχεται μὲν γὰρ τούτοις ἡ γαστὴρ, οὐ μὴν κατὰ χυμοῦ τινος ἰδίαν, ἀλλ' αὐτῶν τῶν προσφερομένων ἐν τροφῆς μοίρᾳ διαφθειρομένων. οὐ γὰρ ἐπὶ πομάτων οὗτοι διαιτῶνται, καθάπερ οἱ πλεῖστοι τῶν τὸν πρότερον καῦσον νοσούντων· ἐπειδὴ σύντομον ἐκεῖνοι τὴν ἔκκρισιν ἔχουσιν, ἐπὶ λεπτῷ καὶ ζέοντι χυμῷ συνιστάμενοι, βραδεῖαν δ' οὗτος διὰ τὸ

quemadmodum quum lingua amarulenta redditur, flavam redundare bilem oftendit, ita quum falfa, falfum falfuginofumque appellatum humorem, qui unum quoddam exiftit ex tribus pituitae generibus, ut tibi innotuit, acido, dulci et falfo. Ut igitur prior caufus ex amara bile conftans pallidas geminam ob caufam parit excretiones, tum quod tenuis fuerit, tum quod febris urens augeatur, praenata in eo flava bile, fic pituitofus humor neque facile excernitur, neque febres auget, neque fitim ardentem habet, neque flatus movet, atque ob id de eo dixit, *alvus fubducta*, excernere ipfam folum oftendens, quod ipfi *non excernere* adverfatur. Subit fi quidem his venter, non tamen fecundum humoris cujusdam ideam, fed iis quae in alimentum miniftrata funt corruptis. Non enim hi potu victitant, ut quamplurimi eorum qui priore infeftantur caufo, quandoquidem ii citam habent excretionem, ex tenui et ferventi humore conftituti, feram vero hi ob

ψυχρὸν καὶ γλίσχρον καὶ παχὺ τῆς τοῦ φλέγματος οὐσίας.
οὔκουν ἐνδέχεται ποτῷ μόνῳ χρῆσθαι τοὺς οὕτως νοσοῦν-
τας· τοῦτο γὰρ ἐμάθομεν ἐπὶ τῶν μελλόντων πέττεσθαι περὶ
τὴν έ ἢ τὴν ζ' ἡμέραν, ἰσχυρᾶς οὔσης δηλονότι τῆς δυνά-
μεως· εἰ δ' εἰς τὴν θ' ἢ ιδ' ἢ κ' ἐμπίπτειν μέλλει τὸ νόσημα, χυλῷ πτισάνης ἐξ ἀρχῆς ἐπ᾽ αὐτοῦ χρώμεθα.

ιδ'.

Οὔρων ἀπόληψις, ἀγρυπνίη, ἀκρωτήρια ἐψυγμένα.

Οὔρων ἀπόληψις. εἴωθε λέγεσθαι παρ' αὐτοῦ ὅταν ἢ
οὐκ ἀξιολόγως, ἢ μηδ᾽ ὅλως φέρηται· γίγνεται δὲ τοῦτο κατὰ τὸν προκείμενον ἐν τῷ λόγῳ καῦσον, ἐπὶ τῷ πάχει τοῦ
χυμοῦ. ἀγρυπνίη. τοῦτο κοινὸν ἀμφοτέρων τῶν καύσων
καὶ διὰ τοῦτο κατὰ τὸν πρότερον ἐμνημόνευσεν αὐτοῦ, καὶ
γὰρ γίγνεται μᾶλλον ἐπ᾽ ἐκείνου, διότι ἡ κεφαλὴ μᾶλλον ἐκπυροῦται. ἀκρωτήρια ἐψυγμένα. τοῦτο τὸ σύμπτωμα τοῦ

---

frigidam, glutinofam et craffam pituitae fubftantiam. Fieri ergo nequit ut qui ita laborant folo utantur potu.
Id fiquidem didicimus in iis morbis qui in quinto aut
feptimo die, valida nimirum exiftente facultate, coctionem
funt recepturi. Verum fi morbus ad nonum vel decimumquartum vel vigefimum illapfurus fit, in eo per initia ptifanae cremore utimur.

XIV.

Urinae fuppreffio, vigilia, extrema refrigerata.

Urinarum fuppreffio. Dici id ab ipfo confuevit,
aut quum non effatu digna aut nequaquam prorfus emit-
titur urina. Id autem accidit propter humoris craffitiem,
propofito hac in oratione caufo. Vigilia. Caufo utrique
hoc commune eft, atque ob id in priore mentionem hujus fecit; fit fiquidem in illo magis, quod caput accenda-
tur magis. Refrigerata extrema. Symptoma hoc fecundi

δευτέρου ἐστὶ καύσου· οὐ δεῖ δὲ ἁπλῶς εἰρῆσθαι τὸν λόγον,
ἀλλὰ μετὰ διορισμοῦ τινος· οὐ γὰρ ἀεὶ τοιοῦτός ἐστιν, ἀλλ'
ὅταν κακοήθης ᾖ. κατὰ μὲν γὰρ τοὺς χολώδεις καὶ διακαεῖς
πυρετούς, ἄχρι τῶν περάτων τοῦ σώματος ἐκτείνει τὴν θερμασίαν, κἂν μὴ κακοήθης ὁ καῦσος ᾖ, κατὰ δὲ τοὺς φλε-
γματικοὺς ἡ καπνώδης τῆς θερμασίας οὐσία, ὅταν ἐν τοῖς
κατὰ γαστέρα χωρίοις ἢ τὸ ἧπαρ ἢ τὸν [126] πνεύμονα γένηται σῆψις ἁλικοῦ χυμοῦ, δι' ἐκείνην μὲν ἡ πυρώδης θερμασία γίγνεται· κακοηθευσαμένου δὲ τοῦ νοσήματος, ἀκρωτήρια ψύχεται διὰ τὴν ἀῤῥωστίαν τῆς δυνάμεως, καὶ τὸ μέγεθος τῆς φλεγμονῆς ἐφ' ἑαυτὴν ἑλκούσης πᾶν τὸ αἷμα·
χωρὶς γὰρ τούτων οὐκ ἂν ὀλέθριον γένηταί ποτε τὸ νόσημα

ιέ.

Τῷ τοιούτῳ ἢν μὴ αἷμα ἐκ ῥινὸς ῥυῇ, ἢ ἀπόστημα περὶ
τὸν τράχηλον γένηται, ἢ σκελέων ἄλγημα, καὶ πτύσματα
παχέα πτύσῃ (ταῦτα δὲ ξυστάσης τῆς κοιλίης γίνεται)

---

eft cauſi. Verum ſermonem non ſimpliciter efferre convenit, ſed cum definitione aliqua. Non enim perpetuo
talis exiſtit, at quum malignus fuerit. Nam in biliofis
urentibusque febribus calorem ad extrema usque corporis
extendit, etſi non malignus cauſus fuerit, at in pituitoſis
fumoſa *eſt* caloris ſubſtantia, quum vel in ventris regionibus vel hepate vel pulmone ſalſus humor putruerit, ob
quam quidem calor igneus redditur. Verum quum malignus evaſerit morbus, refrigerantur extrema ob virium
imbecillitatem phlegmonesque totum ad ſe ſanguinem tra-
hentis magnitudinem, nam absque his nunquam lethalis
efficitur morbus.

XV.

*Cauſus hic, niſi ſanguis e naribus fluxerit aut circa col-
lum abſceſſus aut crurum dolor oboriatur et aeger
ſputa craſſa expuerit (haec autem ſuppreſſa alvo con-*

Ed. Chart. XI. [126.]   Galen. V. (91.)

ἢ ἰσχίων ὀδύνη, ἢ αἰδοίου πελίωμα, οὐ κρίνεται, καὶ ὄρχις
ἐνταθεὶς, κριτικόν.

"Ὅτι δι' ἀποστημάτων μᾶλλον ἢ ἐκκρίσεων οἱ ἐπὶ φλέγματι σηπομένῳ γινόμενοι πυρετοὶ τὴν λύσιν ἔχουσι πολλάκις δέδεικται· κατὰ δὲ τὸν προκείμενον καῦσον, οὐκ ἀποστημάτων μόνον ἐμνημόνευσεν, ἀλλὰ καὶ προσέθηκε καὶ αἱμορ-
ῥαγίαν, γινομένην ἐπ' ἐκείνων μᾶλλον τῶν καύσων, ἐφ' ὧν
ἡ τοῦ πάθους σύστασις ἐν τῷ πνεύμονι γίγνεται· θερμαι-
νομένη γὰρ ἐν ταῖς τοιαύταις διαθέσεσιν ἡ κεφαλὴ πληροῦται τοῦ αἵματος, ἀποχεῖ τε τὸ πλεονάζον αὐτοῦ, ῥηγνυμένων
ἢ ἀναστομουμένων τῶν φλεβῶν, διὰ δὲ τὴν αὐτὴν αἰτίαν καὶ
περὶ τὸν τράχηλον ἀποστήματα καὶ παρωτίδες γίνονται τοῖς
οὕτω πάσχουσιν. ὅσοις δὲ τοῦ πάθους ἡ σύστασις ἐν τοῖς
κατὰ τὴν νῆστιν ἢ τὸ ἧπαρ ἐγένετο μέρεσι, κάτω μᾶλλον
αἱ ἀποστάσεις τούτοις συμπίπτουσιν, ὥστε καὶ ἡ τῶν ἰσχίων
ὀδύνη καὶ τὸ τοῦ αἰδοίου πελίωμα καὶ ἡ τοῦ ὄρχεως ἔντασις τοῖς οὕτω κάμνουσι μᾶλλον συμβαίνει. γίνεται δ' ἔντα-

tingunt) aut coxarum dolor aut pudendi livor, non ju-
dicatur. *Testiculus quoque intensus judicatorius existit.*

Quod solvantur per abscessus magis quam per excretiones quae ex pituita putrescente oriuntur febres, saepius
demonstratum est. At in praesenti causo non abscessus
modo commemoravit, verum etiam sanguinis profluvium
adjecit, quod magis in iis fit causis, quorum affectionis
sedes in pulmone existit. Nam in hujusmodi affectionibus caput incalescens sanguine repletur effunditque quod
ex eo redundat, tum ruptis tum adapertis venis. Ob
eandem causam circa cervicem abscessus fiunt et paroti-
des, iis qui ita afficiuntur. Verum quibus affectionis sedes in partibus quae secundum jejunum aut hepar sunt,
existit, deorsum magis his accidunt abscessus, quare et
coxarum dolor et pudendi livor et testiculi distentio iis
ita affectis accidit magis. Fit autem testis distentio, interdum quidem ab ea quae in eo fit inflammatione, in-

σις ὄρχεως ἐνίοτε μὲν ὑπὸ τῆς καθ᾽ ἑαυτὸν φλεγμονῆς, ἐνίοτε δὲ ὑπό τινος τῶν ἄνω φλεγμαινόντων ἑλκομένου. τὸ δὲ
καὶ πτύσματα παχέα πτύειν ἐνίους αὐτῶν ἐπὶ τῶν κατὰ
τὸν πνεύμονα πάθος ἐχόντων εἴρηται, πέψεως ἤδη γεγονυίας.
εὔδηλον οὖν ἐκ τούτου τὸ συγκεχυμένον καὶ ἄτακτον καὶ
ἀδιόριστον τῆς διδασκαλίας, ὅπερ ὑποτυπώσει μὲν ἕνεκα
συγγραμμάτων γιγνομένῃ πρέπει, συγγράμματι δ᾽ οὐδαμῶς
ἐστιν οἰκεῖον· ἐπὶ γὰρ πολλοῖς μέρεσι πεπονθόσι γιγνομένων
τοιούτων πυρετῶν ἐχρῆν ἐφεξῆς συμπτωμάτων γεγράφθαι
τὸν κατάλογον καὶ μὴ ἀδιορίστως τε καὶ ἀτάκτως, ἀλλ᾽ ἢ
κατὰ τὸ οἰκεῖον προκείμενον νόσημα ποιεῖν. καὶ τὸ, κοιλίη
ὑπάγουσα, κατὰ τὸν αὐτὸν εἴρηται τρόπον, οὐχ ὡς ἀεὶ τοῖς
καύσοις ὑπάρχοντος τοῦ συμπτώματος, ἀλλ᾽ ὡς ἐνίοτε, τοῖς
γὰρ ἐν τῇ γαστρὶ τὴν εἰρημένην διάθεσιν ἔχουσι διαφθειρομένων τῶν σιτίων αἱ διαχωρήσεις ὑγραί, τοῖς δ᾽ ἐν τῷ
πνεύμονι ἔχουσι τῆς γαστρὸς ἀπαθοῦς ὑπαρχούσης οὐκ
ἀνάγκη τὰ διαχωρούμενα τοιαῦτα εἶναι, τοὐναντίον γὰρ
ἐνίοτε τοῖς οὕτω διακειμένοις συμβαίνει σκληρὰν καὶ δυσ-

terdum vero ab aliquo eorum quae superius inflammantur attracti.   Quod autem quidam eorum craffa fputa
expuant, hoc dictum eft de iis, qui affectum in pulmone
habent, concoctione jam facta.   Ex eo igitur liquet doctrinam confufam effe, inordinatam et indefinitam, quod
eam quae librorum gratia fit, defcriptionem decet, libro
tamen nequaquam proprium eft.   Nam quum in multis
partibus affectis tales fiant febres, deinceps fymptomatum
catalogum fcripfiffe oportebat et non inordinate indefi-
niteque, fed fecundum proprium et propofitum morbum
efficere.   Et fane in hunc dictum eft modum, *alvus fubducta*, non quod caufis fymptoma hoc perpetuo infit, fed
ut interdum.   Nam qui in ventre dictam habent affectionem, iis corrupto cibo dejectiones liquidae exiftunt. Qui
vero in pulmone habent, ventre haudquaquam affecto, iis
dejectiones hujusmodi de neceffitate non fiunt, interdum
enim contrarium ita affectis accidit, ut dura fit alvus dif-

διαχώρητον εἶναι τὴν γαστέρα. καὶ μὴν δὴ καὶ οἷς κατὰ
τὸ ἧπάρ ἐστιν ἡ οἷον ῥίζα τοῦ καύσου καὶ τοῖς διὰ τὸ ἧπαρ
καυσουμένοις, ποτὲ μὲν ἔκκρισις ὑγρά, ποτὲ δὲ ξηρὰ τὰ
διαχωρήματα αὐτῶν ἐκκρίνεται, οἷον τὰ καλούμενα σπυραθώδη, καιωπτημένων δηλονότι τῶν σκυβάλων ὑπὸ τῆς ἐν τῷ
σπλάγχνῳ φλεγμονῆς. [127] ὅταν μὲν οὖν φλεγμαίνῃ μόνον, τοῦτο ἐργάζεται· ὅταν δὲ σὺν τῇ φλεγμονῇ ᾖ καὶ ἡ
ἀτονία, ὑγρὰ διαχωροῦσι μὴ δυναμένου τοῦ σπλάγχνου πρὸς
ἑαυτὸ τὴν τροφὴν ἕλκειν. διορίζεται δὲ τὰ τοιαῦτα διαχωρήματα τῶν ἀπὸ τῆς γαστρὸς πεπονθυίας γενομένων τῷ κε-
χυλῶσθαι.

ιστ'.

Ῥοφήματα ἐπισπαστικὰ δίδου.

Ὃ πολλάκις εἴωθα λέγειν, ὡς ἀσαφὴς λέξις οὐδὲν διδάσκει, τοῦτο καὶ νῦν ἐρῶ. τοῖς γὰρ διὰ φαυλότητα φλέγματος νοσοῦσι ποτὸν μὲν ὀξύμελι χρησιμώτατόν ἐστι, τροφὴ

ſiculterque excernat. Praeterea et quibus in jecore canſi
ſubeſt radix et ob jecur cauſo laborantibus, excretio quidem interdum liquida eſt, interdum vero ſiccae eorum
dejectiones excernuntur, veluti quae caprinae pilulae
appellantur, exuſtis nimirum a viſceris phlegmone ſcyba-
lis. Quum igitur *viſcus hujusmodi* ſolum phlegmone obſi-
detur, id efficit, verum ſi cum phlegmone fuerit et imbecillitas, liquida dejiciuntur, viſcere alimentum ad ſe trahere nequeunte. Sed dejectiones hujusmodi ab iis quae
ventre affecto fiunt, chyloſitate diſtinguuntur.

XVI.

Sorbitiones dato attractorias.

Quod multoties dicere conſuevimus, quod obſcura
lectio nihil doceat et id nunc dicam. Nam pituitae vitio
laborantibus pro potu quidem acetum mulſum utiliſſimum

δὲ χυλὸς πτισάνης· ἀλλ᾽ ὅμως ἐγὼ, καίτοι γινώσκω ταῦτα
καὶ παρ᾽ ἑτέρου μαθὼν οὐδενὸς, οὐκ ἔχω μαντεύεσθαι τίνα
ποτὲ λέγει τὰ ἐπισπαστικὰ ῥοφήματα. τὸ γὰρ ὀξύμελι τμη-
τικόν τε καὶ διαιρετικὸν καὶ ῥυπτικὸν ἐγχωρεῖ λέγειν, ἐπισπαστικὸν δ᾽ οἰδαμῶς, ὅτι γε οὐ δυνάμεθα δεῖξαι τὸ ἐπι-
σπώμενον ὑπ᾽ αὐτοῦ· οὕτως οὐδὲ τὸν τῆς πτισάνης χυλὸν
ἐπισπαστικὸν εἶναι φαίημεν. ἴσως οὖν ἐρεῖ τις κελεύειν αὐτὸν τὴν γαστέρα ὑπάγειν τοῖς ἐπισπαστικοῖς, τουτέστι τοῖς
ἐπισπωμένοις τὸν παχὺν χυμὸν, ὑποῖός ἐστι καὶ ὁ τοῦ φλέ-
γματος· ἀλλ᾽ οὐκ ἂν εἶπε ῥοφήματι· φαρμάκων γὰρ τὸ
τοιοῦτον ἔργον, οὐ ῥοφημάτων ἐστὶν, ὥσπερ οὐδὲ πομάτων.
πρόδηλον (92) οὖν γέγονεν, ὡς ἐν ταῖς ἀσαφέσι λέξεσιν
οὐδὲν γινώσκομεν βέβαιον, καὶ διὰ τοῦτο οὐδὲ ταύτῃ τῇ λέξει ἐπιχειροῦμεν, οἰδὲν γὰρ ὡρισμένον οὐδὲ βέβαιον παρ᾽
αὐτῆς ἐστιν εὑρεῖν· ἀλλ᾽ οὐκ οἶδ᾽ ὅπως ἄνθρωποι, καθάπερ
καὶ ἄλλα πολλὰ φανερῶς ἁμαρτάνουσιν, οὕτω καὶ τὸ χαίρειν τοῖς ἀσαφῶς εἰρημένοις   καίτοι πάντες ὥσπερ ἐξ ἑνὸς

eſt, pro alimento vero ptiſanae cremor.   Ego attamen,
quanquam haec noſcam, nec opus habeam ut ab alio di-
ſcam, divinare non poſſum, quasnam dicat attractorias
ſorbitiones. Oxymel ſiquidem et incidens et ſecernens
ac detergens dici poteſt, attrahens tamen nullo pacto,
quia ſane quod ab ipſo attrahatur demonſtrare non poſſumus.   Sic neque ptiſanae cremorem attractorium eſſe
aſſeremus.   Sed forte aliquis dicet velle ipſum ventrem
ſubducere attractoriis, hoc eſt craſſum humorem attrahentibus, cujusmodi eſt quod pituitam trahit.   At vero
ſorbitiones non dixiſſet. Nam hoc munus medicamentorum
eſt, non ſorbitionum, ſicuti neque potuum. Innotuit ergo
quo pacto in obſcuris dictionibus nihil certi habeamus,
quapropter neque dictionem hanc defendere conabimur,
quod nihil in ea certum finitumque reperiatur.   Caeterum
non mihi conſtat quomodo homines, ut in aliis multis
manifeſte errent, ſic et in eo quod iis quae obſcure dicuntur, gaudeant, quanquam omnes uno quaſi ore perſpi-

στοματος τὴν μὲν σαφήνειαν ἀρετὴν εἶναι ἑρμηνείας λέγουσι,
τὴν δὲ ἀσάφειαν κακίαν.

ιζ'.

Τὰ δὲ ὀξέα πάθεα φλεβοτομήσεις, ἢν΄ ἰσχυρὸν φαίνηται τὸ
νόσημα καὶ οἱ ἔχοντες ἀκμάζωσι τῇ ἡλικίῃ καὶ ῥώμη παρῇ
αὐτέοισιν.

Οὗτος ὁ λόγος ὄξιός ἐστιν Ἱπποκράτους· θαυμάζω δὲ
πῶς οὐκ ἔγραψεν αὐτὸν ἐν ἀφορισμοῖς· ἐν ὀλίγῃ γὰρ τῇ
λέξει δύναμίς ἐστι μεγάλη, καθάπερ ἐν τοῖς ἀφορισμοῖς.
περὶ γοῦν τῶν φλεβοτομίας χρῃζόντων εἴρηται πολλάκις τοῖς
ἰατροῖς, ὧν τὰ δοκοῦντα πιθανώτατα περὶ φλεβοτομίας
ἀσφαλῶς εἴρηται διὰ δυοῖν βιβλίων ὑπ᾽ ἐμοῦ γεγραμμένων·
τὸ μὲν οὖν ἕτερον αὐτῶν ἐπιγέγραπται περὶ φλεβοτομίας,
ἐνῷ τὰ πάντα χρήσιμα διδάσκεται· τὸ δ᾽ ἕτερον γέγραπται,
[128] ὡς ἔφην, τοῖς ἰατροῖς τοῖς τε ἐμπειρικοῖς καὶ δογματικοῖς. οἱ δ᾽ ἀμέθοδοι Θεσσάλειοι καθάπερ καὶ τἄλλα

cuitatem orationis virtutem eſſe, obſcuritatem vero vitium
proclamant.

XVII.

*In acutis autem morbis venam ſecabis, ſi morbus vehe-
mens appareat et qui aegrotant in aetatis vigore fuerint et virium robur ipſis adſuerit.*

Hic ſermo Hippocrate dignus eſt. Miror autem quomodo inter aphorismos eum non ſcripſerit. In paucis
enim verbis vis eſt magna, quemadmodum in aphorismis.
De his ergo qui venae ſectione indigent frequens apud
medicos fuit ſermo, quorum quae de phlebotomia maxime
probabilia videntur, duobus a me ſcriptis ſecure ſunt
enarrata libris. At eorum alter de phlebotomia inſcribitur, in quo utilia omnia docentur. Alter ſcriptus eſt,
ut dixi, medicis tum empiricis tum dogmaticis. Verum
citra methodum Theſſalici, uti et caetera ſine demonſtra-

χωρὶς ἀποδείξεως ἁπλῶς λέγουσιν, οὕτω καὶ τὴν φλεβοτομίαν ἀπεφήναντο χαλαστικὸν εἶναι βοήθημα· τὸ χαλαστικὸν
δ᾽ αὐτὸ διαφόρως ἐξηγοῦνται, καθὼς δέδεικταί μοι διὰ τῶν
ἐμῶν ὑπομνημάτων περὶ τῆς μεθοδικῆς αἱρέσεως ἐπισκεπτομένῳ. τῷ μὲν οὖν ἄπασαν ἀναλέξασθαι τὴν περὶ τῆς φλεβοτομίας ἱστορίαν βουλομένῳ πάρεστιν ἀναγινώσκειν τά θ᾽
ἡμέτερα καὶ τὰ τῶν ἄλλων ἰατρῶν βιβλία· νυνὶ δὲ αὐτὸ τὸ
κεφάλαιον αὐτῆς ἄκουσον, εἰς ὀλίγους τέως ἀνηνεγμένον σκοπούς. φλεβοτομήσεις γὰρ πρῶτον, εἴ σοι φαίνοιτο μέγα τὸ
νόσημα· φανερῶς ἀπὸ τοῦ νοουμένου πηλίκου τῷ βοηθή-
ματι χρῆται διὰ τὰ ἰσχυρὰ πάθη· οὐ διαφέρει γε μὴν ἰσχυρὸν ἢ μέγα νόσημα φάναι. δεύτερος σκοπὸς τῆς φλεβοτομίας ἐστὶν, εἰ ἀκμάζει κατὰ τὴν ἡλικίαν ὁ κάμνων· οὔτε
γὰρ παῖς οὔτε γέρων φέρουσι τὴν φλεβοτομίαν, οὐδ᾽ ἂν μέγα νόσημα νοσῶσιν. ὁ δὲ δὴ τρίτος σκοπὸς εἴρηται τῷ
συγγραφεῖ τῆς ζωτικῆς δυνάμεως ἡ ῥώμη· καὶ γὰρ καὶ τῶν
ἀκμαζόντων ἐν ταῖς νόσοις οὐ διὰ παντὸς ἡ ῥώμη ἐμφα-
νεῖται. ἴσως οὖν τινι δόξει τὰ δύο ἀρκεῖν μόνα σκοποὺς

tione fimpliciter dicunt, fic et venae fectionem laxato-
rium cenfent effe remedium, chalafticum vero ipfum di-
verfe explicant, ut a me per commentarios noftros, cum
de methodica fecta ageremus, demonftratum eft. Qui autem omnem de venae fectione hiftoriam intelligere voluerit, legere tum noftros tum reliquorum medicorum libros
poteft. Nunc vero fummam ipfius in paucos tandem
relatam fcopos audi. Venam enim primum fecabis, fi
magnus tibi videatur morbus. Manifefte a perfpecta
quantitate, tali utitur remedio propter vehementes affectus, neque refert fi vel vehementem vel magnum morbum dixeris. Secundus phlebotomiae fcopus eft, fi aeger
aetate vigeat. Neque enim puer, neque fenex phlebotomiam ferunt, etiamfi magno morbo laborent. Tertius
fane fcopus a libri hujus auctore prolatus eft, facultatis
vitalis robur, neque enim in aetate vigentium morbis
perpetuo robur apparet. Fortaffis ergo aliquis duo haec

Ed. Chart. XI. [128.]   Galen. V. (92.)

ὑποθέσθαι φλεβοτομίας, μέγεθος νοσήματος καὶ ῥώμην δυ-
νάμεως· ὁ γάρτοι γέρων οὐ διὰ τὴν πολιτείαν αὐτὴν καθ'
ἑαυτὴν, ἀλλὰ διὰ τὴν ἀσθένειαν τῆς δυνάμεως οὐ φέρει τὴν
φλεβοτομίαν. ἀλλ' οἵ γε παῖδες ἰσχυροὶ τὴν ζωτικὴν δύναμιν ὄντες, ὅμως οὐδ' αὐτοὶ τὴν φλεβοτομίαν ἀνέχονται·
διαφορεῖται γὰρ αὐτῶν ἑτοίμως ἡ οὐσία, διά τε τὴν ὑγρότητα καὶ διὰ τὴν θερμότητα τῆς κράσεως· οὔκουν δέονται
φλεβοτομίας, σύμφυτον ἔχοντες τὴν ἐκ τῆς κράσεως κένωσιν.
διὰ ταῦτα γὰρ οὖν οὐκ ἀρκεῖ μέγεθος νοσήματος καὶ ῥώμην δυνάμεως σκοποὺς εἶναι φλεβοτομίας, ἀλλ' ἄμεινον εἶναι προστιθέναι καὶ τὴν τῶν ἀκμαζόντων ἡλικίαν. τό γε
μὴν ἐν ἀρχῇ τῆς ῥήσεως ἄξιον ἐπισκέψασθαι, ὅπως εἴρηται, τὰ ὀξέα πάθεα φλεβοτομήσεις· τῶν δὲ χρονίων πῶς οὐκ
ἐμνημόνευσιν. ἐπειδὴ περὶ τῶν ὀξέων αὐτῷ νῦν ἐστιν ἡ
διδασκαλία καὶ διὰ τοῦτο περὶ τούτων μόνον ἐμνημόνευσε·
δέονται γὰρ καὶ τῶν χρονίων πολλὰ φλεβοτομίας, ὅταν καὶ
αὐτὰ τοῖς εἰρημένοις τρισὶν ὑπάγηται σκοποῖς. ὀρθῶς δὲ

ſola pro ſcopis phlebotomiae ſatis eſſe autumabit, magnitudinem morbi et virium robur. Non enim ſenex quod
ipſe annoſus ſit per ſe, ſed propter virium imbecillitatem
non fert ſanguinis detractionem. At certe pueri quanquam vitali facultate valent, tamen neque hi phlebotomiam ſuſtinent, prompte enim eorum ſubſtantia tum
propter humiditatem, tum propter temperamenti caliditatem diſcutitur. Phlebotomia igitur non egent, qui inſi-
tam habent a temperamento vacuationem. Ob haec profecto morbi magnitudinem et virium robur phlebotomiae
ſcopos eſſe non ſatis eſt, ſed praeſtat et vigentium aetatem adjicere. Quod autem initio dictionis dictum eſt:
in acutis morbis ſanguinem detrahes, id ut conſideretur
dignum eſt. Quomodo diuturniorum morborum non meminit? Quoniam de acutis nunc ipſi doctrina eſt, atque
ob id ſolos eos memoravit, nam et ex diuturnis multi
ſanguinis egent detractione, quum et hi dictis tribus ſub-
jaceant ſcopis. Caeterum quum omnia haec recte dicta

Ed. Chart. XI. [128.]   Galen. V. (92.)

πάντων τούτων εἰρημένων, οὐκ ὀρθῶς ὑποληπτέον κεκρίσθαι πρός τινων, ὧν ἐστι καὶ Μηνόδοτος ὁ ἐμπειρικός, ἐπὶ
μόνῃ τῇ πληθωρικῇ καλουμένῃ συνδρομῇ φάσκων τετηρῆσθαι
φλεβοτομίαν· ἡμεῖς δὲ καὶ μὴ παρούσης αὐτῆς φλεβοτομοῦμεν, ὅταν ὀδύνη σφοδρὰ καταλαμβάνῃ τὸν ἄνθρωπον ἐξαίφνης ἢ θλασθῇ τι μόριον ἢ ὀστοῦν ἐξωσθῇ κατὰ ἄρθρον
ἢ ἄλλο τι ἄρθρον συναρθῇ· οὐ φλεβοτομοῦμεν δὲ ἀεί, καίτοι
τῆς πληθωρικῆς συνδρομῆς γενομένης, διὰ δὲ τρίψεως καὶ
λουτρῶν πλειόνων καὶ διαίτης ἐνδεοῦς, ἡμέραις δύο ἢ καὶ
τρισὶν εἰς τὸ κατὰ φύσιν ἄγομεν. εἴρηται δὲ περὶ τούτων
ἐπὶ πλέον ἐν τῷ περὶ πλήθους καὶ ἐν τῷ περὶ φλεβοτομίας,
ἔτι δὲ ἐν τῷ τῆς θεραπευτικῆς μεθόδου βιβλίῳ. ἱκανὰ
μὲν οὖν καὶ ταῦτα εἰς τὸ παρὸν, ὡς ἐν ὑπομνήματι, περὶ
φλεβοτομίας εἰρῆσθαι· προσθήσω δέ, ἕνεκα τοῦ μηδὲν λείπειν, τὸν ἀπὸ τοῦ περιέχοντος ἡμᾶς ἀέρος σκοπὸν, ὅταν ᾖ
θερμὸς ἱκανῶς καὶ ξηρὸς, ὡς διαφορεῖσθαι ταχέως ὑπὸ τούτου τὸ σῶμα· τηνικαῦτα γὰρ ἀφιστάμεθα τῆς φλεβοτομίας,

fint, quosdam tamen non recte judicaſſe putandum eſt,
quorum eſt Menodotus empiricus, in ſola plethorica appellata ſyndrome ſanguinis miſſionem obſervari aſſeverans.
Nos autem et ea non exiſtente venam ſecamus, quum
dolor vehemens hominem ſtatim prehenderit vel pars
aliqua fracta fuerit vel os ex articulo luxatum ſit vel
alius quidam articulus reductus ſit. At licet plethorica
facta ſit ſyndrome, non tamen ſemper venam ſecamus,
ſed et frictione et balneis multis et abſtinentia, quae tribus vel quatuor diebus fiat, ad ſtatum naturalem revo-
camus. Verum de his abunde tum in libro de plenitudine, tum in libro de venae ſectione pronunciatum eſt,
praeterea et in libro methodi medendi. Ad praeſens ergo
haec de ſanguinis detractione, veluti in commentario,
dicta ſufficiant. Verum ut nihil deſit, adjiciam et eum
qui ab ambiente nos aëre deſumitur ſcopum, quum fuerit abunde calidus et ſiccus, ita ut cito ab eo corpus diſcutiatur. Nam tunc a ſanguinis miſſione abſtinemus,

τι καὶ μέγα τὸ νόσημα καὶ ἀκμάζων ὁ ἄνθρωπος εἴη τοῦτ᾽
οὖν ὁ συγγραφεὺς τοῦ βιβλίου παρέλειψε μόνον, γράψας τὰ
λοιπὰ καὶ τὴν ἕξιν αὐτοῦ πάσχοντος σώματος· ἀλλ᾽ ἐπὶ
προήκοντί γε τῷ γράμ– [129] ματι καὶ τῆς ἕξεως ἐμνημόνευσε, δυναμένης καὶ τὰς τῆς ἡλικίας διαφορὰς ἐν ἑαυτῇ
περιλαβεῖν, ὡς δείξω.

ιή.

Ἢν μὲν οὖν σύναγχος ᾖ, ἐκλεικτοῖσιν ἀνακάθαιρε, ἤν τ᾽
ἄλλο τι τῶν πλευριτικῶν· ἢν δὲ ἀσθενέστεροι φαίνωνται,
ἢν καὶ πλέον τοῦ αἵματος ἀφέλῃς, κλυσμῷ κατὰ κοιλίην
χρέεσθαι διὰ τρίτης ἡμέρας, ἕως ἂν ἐν ἀσφαλείῃ γένηται ὁ νοσέων ἢ καὶ λιμοῦ χρήζοι.

Ἡ συνάγχη τῶν κατὰ τὸν φάρυγγα μερῶν ἐστι φλεγμονή, δυναμένη μετὰ τὴν φλεβοτομίαν ἐκλεικτοῖς ἀνακαθαίρε-
σθαι, τουτέστιν αὐτὰ τὰ περιεχόμενα κατὰ τὰ φλεγμαίνοντα μόρια, κενοῦσθαι διὰ τῶν πτυσμάτων· τὸ γὰρ ἀκάθαρ-

etiamſi morbus magnus fuerit vigensque aetate homo. Id
ergo libri auctor folum praetermiſit, reliquis ſcriptis, atque etiam patientis ipſius corporis habitum. Verum procedente oratione et mentionem habitus fecit, qui et aetatis differentias in ſe comprehendere poteſt, ut oſtendam.

XVIII.

*At enim ſi angina aut ſi quis alius ex pleuriticis morbus
fuerit, linctibus repurgato. At ſi imbecilliores appa-
reant, ac ſi plus ſanguinis detraxeris, clyſmo alvino
tertio quoque die utendum, donec in tuto aeger fuerit,
aut etiam fame opus habeat.*

Angina partium quae in faucibus ſitae ſunt phlegmone eſt, quae poſt venae ſectionem eclegmatis repur-
gari poteſt, hoc eſt, quae in partibus phlegmone obſeſſis
continentur, per ſputa evacuari poſſunt. Nam corpus

τον σῶμα καὶ περιττωματικον, ἐκκενούμενον, εἰκότως ἄν τις
καθαίρεσθαι λέγοι. τὰ δ᾽ ἄλλα νοσήματα τὰ ὀξέα παραλεί-
ψας περὶ τοῦ πλευρίτου εἴρηκεν, ὡς κἂν τῷ πρώτῳ μέρει
τοῦ βιβλίου πεποίηκεν· ἢν δὲ ἀσθενέστεροι, φησὶν, εἶναί
σοι δοκῶσιν ἢ διὰ τὸ πλῆθος τοῦ κατὰ τὴν φλεβοτομίαν
ἀφαιρεθέντος αἵματος ἢ καὶ ἄλλως, ἀντὶ τοῦ καθαίρεσθαι
κλυστῆρι χρῶ διὰ τρίτης ἡμέρας. χαλασθέντος γὰρ τοῦ
σώματος ὑπὸ τῆς φλεβοτομίας, ὅσον ὑπολείπεται κατὰ ποιότητα μοχθηρὸν τῶν νοσαζόντων χυμῶν, τοῦτο διὰ τῶν κλυστήρων ἐκκενῶσαι βούλεται. πρόδηλον δέ ἐστιν ὅτι σκοπὸν
ἔχει οὐ μόνον ὑπάγειν τὰ περιττώματα τῆς τροφῆς, ἀλλὰ
καὶ τὸν πεπονθότα τόπον ἐκκαθαίρειν. τὸ δὲ προσκείμενον
ἐπὶ τῇ τελευτῇ τοῦ λόγου, τὸ ἢ καὶ λιμοῦ χρήζοι, δῆλον τοῖς
μεμνημένοις τῶν ἐν τῷ πρώτῳ μοι βιβλίῳ διδαχθέντων.

ιθ΄.

*Φλεγμαίνοντα ὑποχόνδρια μὴ πνευμάτων ἀπολήψει, φρενῶν
ἐντάσιες ἢ πνευμάτων προτάσιες, ὀρθοπνοίης ξηρῆς, οἷσι*

impurum excrementofumque, quod vacuatur, jure optimo
expurgari aliquis pronunciabit. Caeteris autem acutis
morbis omiffis, de pleuritide mentionem facit, quemadmodum et in prima libri parte fecit. *Si vero imbecilliores,*
inquit, *tibi effe videbuntur vel propter fanguinis per venae fectionem ablati copiam vel etiam alias, purgationis
vice clyfterem tertio quoque infunde die.* Nam laxato per
fanguinis miffionem corpore, quod ex morbificis humoribus qualitate vitiofum fuperfluit, per clyfteres id evacuari
jubet Quod autem fcopus illi fit, non folum alimenti
excrementa fubducere, verum et affectum locum expurgare, palam eft. Quod vero ad finem orationis additur:
et fame indigeat, iis qui iu primo libro a nobis demonftrata meminerunt, etiam manifeftum evadit.

XIX.

*Tumentia hypochondria non fpirituum interceptione, fepti
transverfi contenfiones aut fpirituum protenfiones, qui-*

μὴ πῦον ὕπεισιν, ἀλλὰ ὑπὸ πνευμάτων ἀπολήψιος τὰ παθήματα ταῦτα ἐπιγίνεται· μάλιστα δὲ καὶ ἥπατος περιωδυνίαι (93) καὶ σπληνὸς βάρεα καὶ ἄλλαι φλεγμασίαι τε
καὶ ὑπὲρ φρενῶν περιωδυνίαι τε καὶ ξυστροφαὶ νοσημάτων, οὐ δύνανται λύεσθαι, ἤν τις πρότερον ἐπιχειρέῃ
φαρμακεύειν, ἀλλὰ φλεβοτομίη τῶν τοιῶνδε ἡγεμονικόν
ἐστιν· ἔπειτα δὲ ἐπὶ κλυσμῶν, ἢν μὴ μέγα καὶ ἰσχυρὸν
τὸ νόσημα ᾖ· εἰ δὲ μὴ καὶ ὕστερον φαρμακείης δεῖ. δέεται δὲ καὶ ἀσφαλείης καὶ μετριότητος μετὰ φλεβοτομίην
φαρμακείη.

---

[130] Κατάλογός ἐστι νοσημάτων φλεβοτομίας μὲν
πρότερον, ἐπ᾽ αὐτῆς δὲ καθάρσεως δεομένων, ὧν πρῶτον
ἁπάντων γέγραπται φλεγμαίνοντα ὑποχόνδρια· οὐ κατὰ τὸ
τοῦ Ἱπποκράτους ἔθος ἄκουε τῆς φλεγμαίνοντα φωνῆς. καὶ
γὰρ πάντα τὰ φλογώδη καὶ θερμὰ δηλοῦνται τῶν νοσημάτων, ἐρυσιπέλατα, ἔρπητες, ἄνθρακες, αὐταὶ αἱ ἰδίως ὀνομα-

---

bus orthopnoea ficca vexatis pus non fubeft, fed a fpirituum interceptione hae affectiones fuccedunt. Potiffimum vero et vehementes jecoris dolores et lienis gravitates atque aliae inflammationes et fupra feptum
tranfverfum dolores morborumque collectiones folvi nequeunt, fi quis prius medicamentis purgare aggreffus fuerit, verum in his venae fectio princeps remedium eft,
deinde vero clyfteres, nifi vehemens et magnus fuerit
morbus, fin minus, etiam poftea medicamento purgante
opus eft. Sed et poft venae fectionem purgans medicamentum fecuritate ac moderatione indiget.

Catalogus eft morborum prius quidem venae fectione,
deinde ipfa purgatione indigentium, quorum omnium primus fcriptus eft, intumentia hypochondria. Vocem φλεγμαίνοντα ex Hippocratis confuetudine non audias, etenim
inflammati morbi omnes et calidi hac voce fignificantur,
eryfipelata, herpetes, carbunculi et quae proprie phleg-

ζόμεναι φλεγμοναί ἅπαντες δὲ οἱ νεώτεροι τῶν ἰατρῶν καθ᾽
ἑνὸς εἴδους τῶν φλεγμαινόντων σωμάτων ἐπιφέρουσι τὸ πάλαι
ἁπάντων κοινὸν ὄνομα καὶ καλοῦσιν οὕτως μόνον ἐκεῖνον τὸν
ὄγκον, ὃς ἀντίτυπός τε καὶ ὀδυνηρὸς ᾖ μετὰ θερμασίας πολλῆς. ὄντων δὲ καὶ ἄλλων ὄγκων παρὰ φύσιν, οἷον τοῦ τε
σκίρρου καὶ τοῦ καλουμένου παρὰ τοῖς νεωτέροις ἰατροῖς οἰδήματος (ἦν γὰρ καὶ τοῦτο πάλαι κοινὸν ὄνομα πάντων τῶν
παρὰ φύσιν ὄγκων, ἔτι δὲ καὶ τῆς ἐμπνευματώσεως) εἴρηται
μὲν ἡμῖν ἑτέρωθι δι᾽ ἑνὸς βιβλίου περὶ τῶν παρὰ φύσιν
ὄγκων· ἐν δὲ τῷ νῦν ἐνεστῶτι λόγῳ καθάπερ τὰ ἄλλα, διὰ
κεφαλαίων καὶ τοῦτο εἴρηται. σκίρρος μὲν ὁ ἀντίτυπος ὄγκος
καὶ ἀνώδυνος, ἡ δὲ πνευμάτωσις γίνεται διττῶς, ἤτοι κατά
τινας αἰσθητὰς κοιλότητας ἀθροιζομένου πνεύματος φυσώδους
ἢ λόγῳ θεωρητάς· ἐνίοτε γοῦν τινες ὄγκους παρὰ φύσιν ἐν
μυσὶν ἔτεμον, ὡς ἐν βάθει πῦον εὑρήσοντες, εἶθ᾽ εὗρον οὐδὲν ἄλλο πλὴν πνεύματος ἐν ἁπάσῃ τῇ σαρκὶ κατὰ μικρὰ
παρεσπαρμένου. καὶ μέντοι καὶ θρόμβους ἐνίοτε μόνους οἱ

monae appellantur. Verum recentiores medici omnes in
una fpecie inflammatorum corporum vetus omnibus commune nomen inducunt vocantque ita folum eum tumorem,
qui renitens dolorem infert cum multo calore. Verum
quum et alii praeter naturam exiftant tumores, ut fcir-
hus et qui a recentioribus medicis oedema appellatur
(fuit fiquidem et id quondam commune nomen tumorum
omnium praeter naturam atque ipfius inflationis), diximus quidem alibi libro uno de tumoribus praeter naturam.
Verum in praefenti libro ut caetera ita et hoc fummatim
dicatur. Scirrhus quidem renitens tumor eft et doloris
expers. Verum inflatio bifariam fit, nimirum collecto
quibusdam in cavitatibus aut fub fenfum cadentibus aut
ratione comprehenfibilibus flatulento fpiritu. Nonnulli
fane aliquando tumores praeter naturam in musculis fe-
cuerunt, tanquam pus in imo reperturi, fed nihil aliud
praeterquam fpiritum totam per carnem minutatim diffe-
minatum invenerunt. Praeterea et thrombos interdum fo-

οὕτω τέμνοντες, ἢ γλίσχρον ὑγρὸν εὗρον ἢ μυξῶδες. ἀλλ᾽
ἐπὶ τῶν τοιούτων ὁ ὄγκος κατὰ τὸν θρόμβον ἢ τὴν μύξαν ἦν,
ὡσαύτως φαινομένης διακεῖσθαι τῆς σαρκός· τὸ δὲ πνεῦμα
κατὰ βραχύ ἐστι διεσπαρμένον ἐν ταύτῃ. κατὰ τοίνυν τὴν
προκειμένην ἐν τῷ λόγῳ ῥῆσιν τὰ φλεγμαίνοντα ὑποχόνδρια
φαίνεταί μοι μὴ κατὰ τὸ σύνηθες Ἱπποκράτει σημαινόμενον
εἰρῆσθαι· τίνα γὰρ ἕξει νοῦν τὸ προσκείμενον αὐτῇ, μὴ πνευμάτων ἀπολήψει, τῆς φλογώδους θερμασίας ἐν ὑποχονδρίοις,
ἄν τε μετὰ πνεύματος ᾖ, ἄν τε μὴ, τὴν αὐτὴν ἔνδειξιν ἐχούσης; οὐ μὴν οὐδ᾽ οὕτως ἔοικεν εἰπεῖν, ὡς ἐπὶ συνόδου λέγεσθαι φλογώσεώς τε καὶ πνευμάτων ἀπολήψεως γιγνομένων,
ὅπερ ἐστὶ ψεῦδος· οὐδέποτε γὰρ ἡ τοῦ πνεύματος ἀπόληψις
ἐπιφέρει φλογώδη διάθεσιν ἐν ὑποχονδρίῳ. ἔοικεν οὖν ὁ
γράψας ταῦτα φλεγμαίνοντα λέγειν ὑποχόνδρια τὰ εἰς ὄγκον
ἠρμένα. τούτοις ἐφεξῆς ἐμνημόνευσε φρενῶν ἐντάσεως, εἶτα
πνευμάτων προτάσεως. ἡ μὲν οὖν τῶν φρενῶν ἔντασις εὔδηλός ἐστι, τὰ δὲ προσιεταμένα πνεύματα ἔοικε λέγειν, τὰ

los, qui ita fecant aut vifcofam humiditatem aut mucofam
reperere. Verum in talibus tumor vel ex thrombo vel
muco erat, carne ad hunc affici modum apparente; fpiritus autem in ea per minuta eft diffeminatus. Non igitur in praefenti fententiae hujus dictione φλεγμαίνοντα
hypochondria fecundum affuetum Hippocrati fignificatum
dicta effe videntur. Quam enim mentem habebit quod
ipfi adjicitur, *non flatuum interceptione*, quum inflamma-
torius calor in hypochondriis, five cum flatu fuerit, five
non, eandem habeat indicationem? Neque fane ita dicere
eft vifus, ut conjunctim tum phlogofin, tum fpirituum interceptionem fieri dicatur, quum id falfum fit. Nunquam
enim fpiritus interceptio inflammatoriam hypochondrio
infert affectionem. Qui ergo haec fcripfit, phlegmae-
nonta hypochondria dicere eft vifus, quae in tumorem
fublata funt. Poft haec autem mentionem de fepti tranfverfi intenfione fecit, deinde et protenfione fpiritus.
Septi tranfverfi intenfio manifefta eft, fed fpiritus pro-

Ed. Chart. XI. [130. 131.]   Galen. V. (93.)

οἷον ἐγκοπτόμενα περὶ ὧν ἐν τῷ προτέρῳ μέρει τοῦ βιβλίου τοῦδε γέγραπται, πνεῦμα προσπταῖον ἐν τῇ ἄνω φορῇ, καὶ λέλεκται περὶ αὐτοῦ κατὰ τὴν ἐξήγησιν ἐκείνης τῆς λέξεως. ξηρὰν δὲ ὀρθόπνοια εἴρηκε τὴν χωρὶς πτυσμάτων ἢ ἄνευ βήξεως ἰσχυρὰν οὕτω δύσπνοιαν, ὡς μὴ φέρειν τὴν κατάκλισιν, ἀλλὰ πνίγεσθαι, περὶ ἧς ἔμαθες ὡς ὑπὸ στενοχωρίας γίγνοιτο τῶν κατὰ τὸν πνεύμονα κοιλιῶν τοῦ πνεύματος, αἵτινες τοῦτο πάσχουσι κατακειμένων μὲν μᾶλλον, ἑστώτων δ' ἧττον, ἀνακαθημένων γε δηλονότι πάντων ὀρθῶς τῶν κατὰ τὸν θώρακα, διὸ καὶ καλεῖται ὀρθόπνοια· γιγνομένης δ' αὐτῆς ἐνίοτε μὲν διὰ φλεγμονὴν τοῦ σπλάγχνου, καθάπερ ἐν περιπνευμονίαις, ἐνίοτε δὲ τῶν βρόγχων πεπληρωμένων, φλεβοτομίας δεῖσθαί φησι τοὺς ὀρθόπνοιαν [131] πάσχοντας, οἷς μὴ πῦον ἤθροισται (πρόδηλον γὰρ ὡς ἐκεῖνοι κενωθῆναι χρῄζουσι τὸ πῦον), τοὺς δ' ὑπὸ πνεύματος ἀπολήψεως, ὅπερ ἐστὶ στενοχωρουμένου τοῦ πνεύμονος, ταῦτα πάσχοντας, φλεβοτομητέον ἐστί σοι. ὡσαύτως δὲ καὶ ἥπατος περιωδυνίας καὶ σπληνὸς καὶ τὰς ἄλλας ἁπάσας

tenfos dicere vifus eſt, veluti interruptos, de quibus in prima libri hujus parte ſcriptum eſt: *Spiritus offendens in ea, quae extra fit, delatione,* ac de eo in dictionis illius explicatione enarratum eſt.   Siccam autem orthopnoeam dixit eam ſpirandi difficultatem quae citra ſputa aut citra tuſſim adeo vehemens eſt, ut *aegrotus* decubitum non ferat, ſed ſuffocetur, quam fieri non ignoras ab anguſtia pulmonis capacitatum ſpiritus, quae id patiuntur jacentibus magis, minus autem ſtantibus et profecto recte collocatis omnibus, quae in thorace exiſtunt partibus, ideoque orthopnoea vocatur.   Sed quum ea interdum fiat ob viſceris phlegmonem, ut in peripneumoniis, interdum oppletis bronchiis, ſanguinis miſſione ait egere orthopnoea affectos, quibus pus collectum non fit.   Nam hos puris vacuatione egere conſtat.   Qui autem a ſpiritus interceptione (quod in anguſtiam acto pulmone contingit) haec patiuntur, iis tibi vena ſecanda eſt.   Pari modo et jecinoris vehementes dolores ſplenisque atque caeteras omnes

φλεγμασίας ὀνίνησιν ἡ φλεβοτομία καὶ σιμπάσας τὰς συστροφὰς τῶν νοσηματων. εἰκὸς δ᾽ ἐστὶ συστροφὰς εἰρῆσθαι
νοσημάτων ὑπ᾽ αὐτοῦ, τὰς ὑπὸ τοῖς ὀγκουμένοις μορίοις
γιγνομένας· ἀκούω γὰρ καὶ νῦν πολλῶν ὀνομαζόντων οὕτως
ἐπὶ τῆς ἡμετέρας Ἀσίας πάντας τοὺς παρὰ φύσιν ὄγκους.
ἐπὶ τούτων γὰρ ἀπαγορεύεσθαι δεῖ καθαίρειν, πρὸ τοῦ φλε-
βοτομῆσαι, καίτοι τοῦτον τὸν λογισμὸν ἐφεξῆς αὐτὸς ἐρεῖ
κατὰ τήνδε τὴν ῥῆσιν.

κ΄.

Ὁκόσοι δὲ τὰ φλεγμαίνοντα ἐν ἀρχῇ τῶν νούσων εὐθέως ἐπιχειροῦσι λύειν φαρμακείῃ, τοῦ μὲν ξυντεταμένου καὶ φλεγμαίνοντος οὐδὲν ἀφαιρέουσιν, οὐ γὰρ διαδιδοῖ ὠμὸν ἐὸν
τὸ πάθος· τὰ δ᾽ ἀντέχοντα τῷ νοσήματι καὶ ὑγιεινὰ
συντήκουσιν. ἀσθενέος δὲ τοῦ σώματος γιγνομένου τὸ νόσημα ἐπικρατέει· ὁκόταν δὲ τὸ νόσημα ἐπικρατήσῃ τοῦ
σώματος, τὸ τοιόνδε ἀνιήτως ἔχει.

---

inflammationes venae fectio juvat, atque univerfas morborum collectiones. Quod autem morborum collectiones
dixerit eas quae ab intumefcentibus fiunt partibus par
eft. Audio fiquidem et nunc multos in Afia noftra tumores praeter naturam omnes ita nuncupare. In his
enim priusquam vena fecetur, purgationem interdicere
oportet, quanquam hanc quoque ratiocinationem deinceps
ipfe dicet in eo qui fequitur textu.

XX.

Quicunque vero ftatim per initia morborum inflammatio-
nes purgante medicamento folvere conantur, ii de con-
tenfa quidem ac inflammata parte nihil detrahunt,
quum nihil cedat quae adhuc cruda eft affectio, verum
quae morbo reluctantur et fana funt contabefaciunt.
At debili evadente corpore morbus praevalefcit. Quum
autem morbus corpori praevaluerit, id citra curationem
affectum eft.

Ἐν τῷ πέπονα φαρμακεύειν καὶ κινέειν προεξήγημαι
τὸν ἀφορισμὸν τοῦτον ἐν τοῖς αὐτοῖς συμπτώμασιν οἷσπερ
καὶ νῦν· ὀρθῶς ἐπὶ φλεβοτομίαν ἥκειν ἀξιοῖ πρότερον, ὅταν
τινὲς χυμοὶ μοχθηροὶ συῤῥέωσί τε καὶ ἀθροίζωνται κατά τι
μόριον, ὅπερ, ὡς ἔφην, συστρέφεσθαι λέγεται ἐν τῷδε τῷ
μορίῳ. τὸ δ᾽ ἐπὶ τῷ τέλει τῆς προγεγραμμένης ῥήσεως
ἔνιοι ποιοῦσιν ἀδιάγνωστον, οὐκ ὀρθῶς γράφοντες τὸ τῆς
φαρμακείας ὄνομα μετὰ τὴν τελευτὴν, εἰρηκότος τοῦ συγγραφέως ἀσφαλείας μὲν καὶ μετριότητος δεῖσθαι φλεβοτομίαν
μετὰ φαρμακείαν, τὴν καλουμένην αἰτιατικὴν πτῶσιν ἀντὶ
γενικῆς ποιοῦντες. ἐν ὅλῃ γὰρ τῇ ῥήσει τουτέστιν αὐτὸ
τὸ συμβουλευόμεν ν, ἐπὶ φλεβοτομίαν ἥκειν πρότερον, εἶθ᾽
ἑξῆς ἐπὶ φαρμακείαν, οὐχὶ τοὐναντίον ὡς ἐκεῖνοι γράφουσιν,
ἐπὶ φαρμακείαν πρότερον παραληφθεῖσαν, εἶθ᾽ οὕτως ἐπὶ
φλεβοτομίαν ἀφικέσθαι. τὰ δ᾽ ἄλλα τῆς ῥήσεως δῆλα τοῖς
γε προσεσχηκόσι ἀκριβῶς τὸν νοῦν οἷς εἴρηκα.

Hunc expofuimus aphorismum, in eo ita incipiente:
cocta medicari ac movere. Atque in eisdem quibus et
nunc fymptomatis recte ad venae fectionem prius venire
praecipit, quum vitiofi aliqui humores tum in partem
aliquam confluant tum in ea acerventur, quod fane, ut
dixi, colligi in ea parte dicitur. Quod autem in fine
praefcriptae dictionis, quidam dignotioni inacceffum pravi
fcriptores ad finem dicti auctoris efficiunt nomen φαρμακείας, *fecuritate quidem et mediocritate indigere fanguinis
miffionem poft medicamentum,* accufativum cafum dictum
pro genitivo efficientes. Verum in tota dictione prius
ad fanguinis miffionem veniendum, deinde ad medicamentum praecipitur, non autem e contrario, ut ii fcribunt,
affumendum prius medicamentum, deinde ad fanguinis
detractionem deveniendum. Caetera dictionis dilucida iis
funt, qui exacte dicta ejus animadverterunt.

κα'.

Τὸ δὲ ἄφωνόν τινα ἐξαίφνης γενέσθαι φλεβῶν ἀπολήψιες
ποιέουσιν, ἢν ὑγιαίνοντι τόδε ξυμβῇ ἄνευ προφάσιος ἢ
ἄλλης αἰτίης ἰσχυρῆς.

Ἀπολήψεις φλεβῶν ὠνόμασε τὰς πληρώσεις τῶν φλεβῶν ὑπὸ πλήθους γινομένας. ὅταν οὖν αὖ- [132] ται
ὑπερπληρωθῶσι, βαρυνθῆναί τε τὴν δύναμιν ἀνάγκη καὶ
εἰς κίνδυνον ἀφικέσθαι τὴν ἔμφυτον θερμασίαν τοῦ ἀπο-
σβε- (94) σθῆναι, πνιγμῷ τι παραπλήσιον παθοῦσαν
ὑπὸ τοῦ πλήθους· ἐπιληψίαι τε γὰρ καὶ ἀποπληξίαι καὶ
καρδιακαὶ συγκοπαὶ γίγνονται· δι' ἑνὸς γὰρ συμπτώματος
κοινοῦ τῆς ἀφωνίας τὰ τοιαῦτα συμπτώματα ἐδήλωσε.
προσέθηκε δὲ τῷ λόγῳ τὸ ἢν ὑγιαίνοντι τοῦτο συμβῇ ἄνευ
προφάσιος ἢ ἄλλης αἰτίας ἰσχυρᾶς· πρόφασιν μὲν λέγων τὴν
φανερὰν αἰτίαν, ὡς εἰ καὶ παλαίων τις ἢ παγκρατιάζων ἐκ
περιθέσεως τῶν πήχεων εἰς κίνδυνον περιαχθείη τοῦ πνι-
γῆναι· αἰτίαν δ' ἄλλην ἰσχυρὰν οἷα τοῖς ἐκπληττομένοις διὰ

XXI

*Ut autem quis derepente voce captus fiat, venarum inter-
ceptiones faciunt, si bene valenti citra occasionem aut
vehementem aliam causam id contigerit.*

Venarum interceptiones appellat venarum oppletio-
nes a plenitudine obortas.   Quum igitur ipsae supra modum oppletae fuerint, tum vires gravari necesse est,
tum in extinctionis agi periculum nativum calorem, qui
ob plenitudinem suffocationi quiddam simile patitur.
Quandoquidem hinc epilepsiae et apoplexiae et syncope
cardiacae oriuntur.   Nam uno communi aphoniae sympto-
mate symptomata hujusmodi significavit.   Adjecit autem
orationi: *Si bene valenti citra occasionem aut vehementem aliam causam id* contigerit, occasionem quidem causam manifestam vocans, ut si quis in lucta vel pancratio
ex brachiorum accommodatione ad periculum suffocationis
circumductus fuerit.   Causam vero aliam vehementem *di-*

φόβον ἢ λύπην μεγίστην γίνεται. ἐπὶ δὲ τῶν νοσούντων ἡ
ἀφωνία γενέσθαι δύναται καὶ αὐτῶν μόνον ἐνίοτε τῶν φω-
νητικῶν ὀργάνων βεβλαμμένων, ἢ καὶ τῶν ἀναπνευστικῶν·
δύναται δ᾽ ἂν καὶ δι᾽ ἔκλυσίν τινα πρόσφατον καὶ κάκωσιν
τῆς δυνάμεως. ἀπὸ τῶν τοιούτων ἀφωνιῶν διοριζόμενος
τὴν ἐν τῷ λόγῳ προκειμένην, διὰ τοῦτο προσέθηκεν, ἣν
ὑγιαίνοντι συμβαίνῃ.

κβ'.

Φλεβοτομέειν οὖν χρὴ τὸν βραχίονα τὸν δεξιὸν τὴν ἔσω φλέβα καὶ ἀφαιρέειν τοῦ αἵματος, κατὰ τὴν ἕξιν καὶ τὴν
ἡλικίην διαλογιζόμενον τὸ πλεῖον καὶ τὸ ἔλασσον.

Τάχιστα καὶ πλεῖστον ἐκ τῶν κυριωτάτων μερῶν ἡ
φλὲψ αὕτη κενοῖ τὸ σῶμα καὶ διὰ τοῦτ᾽ ἐπ᾽ αὐτὴν ἀφικνεῖται ἐν τοῖς ὀξυτάτοις νοσήμασιν. καὶ ἀφαιρέειν τοῦ αἵματος, κατὰ τὴν ἕξιν καὶ τὴν ἡλικίην διαλογιζόμενον τὸ πλέον
καὶ τὸ ἔλασσον. ἔμπροσθεν μὲν ὁπότε τοὺς σκοποὺς τῆς

cit, qualis vel timore vel maximo animi moerore percul-
fis accidit. In aegris autem aphonia hujusmodi fieri poteft, interdum laefis duntaxat vocalibus inftrumentis aut
etiam fpirabilibus. Poteft quoque *contingere* ob recentem quandam exolutionem et virium jacturam. Ut autem
ab hujusmodi aphoniis eam diftinguat, quae orationi appofita eft, adjecit: *fi bene valenti contigeri*t.

XXII.

Vena igitur brachii dextri interna fecanda eft, ac fan-
guis detrahendus, inita fecundum habitum ac aetatem
pluris minorisque ratione.

Celerrime ac plurimum ex principibus partibus vena
ipfa corpus vacuat, atque ob id in acutiffimis morbis ad
eam fe confert. *Ac fanguis detrahendus, inita fecun-*
dum habitum ac aetatem pluris minorisque ratione. Superius quum de fcopis phlebotomiae differeret, corporis

Ed. Chart. XI. [132.]   Galen. V. (94.)

φλεβοτομίας ἔλεγε, τὴν ἕξιν τοῦ σώματος παρέλιπε, νυνὶ δὲ
τὴν δύναμιν οὐκ εἶπεν. οἴονται δέ τινες ἀντὶ τοῦ τῆς δυνάμεως ὀνόματος τὸ τῆς ἕξεως εἰρῆσθαι καθ᾽ ἑνὸς ἀμφότερα λεγόμενα πράγματος, οὐκ ὀρθῶς ὑπολαμβάνοντες· τὴν
μὲν γὰρ ἕξιν ἐπὶ τὴν τοῦ σώματος σύστασιν φέροντες λέγομεν, ὅταν ὁ μέν τις ᾖ μαλακὸς, ὁ δὲ σκληρός· τὴν δ᾽ ἰσχὺν
τῆς δυνάμεως, τῇ τῶν ἐνεργειῶν σφοδρότητι γνωρίζομεν·
ὥστε δύο τ᾽ εἰσὶν οὗτοι σκοποὶ, τὴν μὲν κοινὴν ἔνδειξιν τοῦ
κενοῦν ἐκ τοῦ κοινῇ ὄντος ἔχοντες, ἀλλήλων δὲ διαφέροντες
ὥσπερ γε καὶ ἀπὸ τῆς ἡλικίας. ἐγχωρεῖ δὲ μᾶλλον εἰς τὴν
τοῦ σώματος ἕξιν ἀναφέρειν τὴν ἡλικίαν, οὐ τὴν δύναμιν·
καὶ γὰρ τὰ παιδία διὰ μαλακότητα τῆς ἕξεως εὐδιαφόρητά
γέ εἰσι· καὶ οἱ πρεσβύτεροι διὰ ξηρότητα καὶ ψυχρότητα
δυσδιαφόρητοι. καὶ δύναταί τις λέγειν ἀρκεῖσθαι τρισὶ τούτοις σκοποῖς τῆς φλεβοτομίας, ἔκ τε τοῦ κατὰ τὸ θεραπευόμενον πάθος μεγέθους ἔνδειξιν λαμβανόντων ἡμῶν ἔκ
τε τῆς ἕξεως καὶ τῆς δυνάμεως· εἴρηται δὲ ἔμπροσθεν ὅτι
καὶ τὸ περιέχον ὅπως ἔχει κράσεως ἐπισκοπεῖσθαι χρή.

---

habitum quidem omiſit, ſed nunc virium non meminit.
Verum habitus nomen pro virium nomine dictum eſſe
opinantur nonnulli, una ex re duo dici non recte exiſtimantes. Nam habitum quidem ad corporis conſtitutio-
nem deferentes dicimus, quum quis aut mollis aut durus
fuerit, robur vero virium functionum vehementiae attri-
buimus. Quare duo hi ſunt ſcopi, communem quidem
vacuandi indicationem, quod communes ſint, habentes, ſed
inter ſe differentes, veluti et ab aetate. Verum aetatem
ad corporis habitum referre eſt melius, non ad vires.
Etenim pueri propter habitus mollitiem facile exhauriuntur, ſenes vero difficile propter ſiccitatem et frigiditatem
reſolvuntur. Satisque eſſe tres hos phlebotomiae ſcopos
quispiam dicere poteſt, indicationem *evacuandi* accipien-
tibus nobis et a morbi qui curatur magnitudine et habitu
et viribus. Cujusnam autem ambiens nos aër ſit temperamenti inſpiciendum eſſe eſt ſupra dictum.

κγ΄.

[133] Ξυμπίπτει δὲ τοῖσι πλείστοισιν αὐτέων τοιάδε, ἐρυθήματα προσώπου καὶ ὀμμάτων στάσιες καὶ διαστάσιες
χειρῶν, τρισμοὶ ὀδόντων, σφυγμοὶ, σιηγόνων συναγωγὴ
καὶ κατάψυξις ἀκρωτηρίων, πνευμάτων ἀπολήψιες ἀνὰ
τὰς φλέβας.

Τῶν ἐφεξῆς συμπιπτόντων τὰ προγεγραμμένα προσώπου μόνου ἐρυθήματα πλῆθος αἱματικὸν ἐνδείκνυται. στάσις ὀμμάτων, τουτέστιν ἀκινησία καὶ διαστάσιες χειρῶν· βε-
βλάφθαι μὲν καὶ αὐτὰς συμβαίνει διὰ τὴν ἀρχὴν τῶν νεύρων, ἀλλ᾽ ἕτερον τρόπον τῆς στάσεως τῶν ὀφθαλμῶν· αὕτη
μὲν γὰρ οἷον νάρκην τινὰ περὶ τὰς ἐνεργείας δηλοῖ κατὰ
τὴν ἀρχὴν τῶν νεύρων· αἱ δὲ διαστάσεις τῶν χειρῶν καὶ
οἱ τρισμοὶ τῶν ὀδόντων οὐ δι᾽ ἡσυχίαν οὐδὲ δι᾽ ἀκινησίαν
τῆς ἀρχῆς, ἀλλὰ διὰ πλημμελῆ γίνονται κίνησιν. οἱ δὲ
σφυγμοὶ τί ποτε δηλοῦσιν οὐ πάντη δῆλόν ἐστιν, ἐπειδὴ
κατὰ τῶν ἐν τοῖς φλεγμαίνουσι μορίοις ὀδυνηρῶν κινήσεων

XXIII.

*Eorum autem quam plurimis haec accidunt, faciei rubo-
res, oculorum conſtantiae, manuum diſtentiones, dentium
ſtridores, pulſationes, maxillarum contractio, extremorum refrigeratio et ſpirituum in venis interceptiones.*

Inter haec quae deinceps accidunt, faciei folius prius
fcripti rubores fanguinis copiam indicant. *Succedit* oculorum ſtatio, id eſt immobilitas et manuum dejectiones,
atque eas quidem laedi ob nervorum principium contingit, fed alio modo quam fit oculorum ſtatio. Nam ea
veluti torporem quendam functionum in nervorum exordio indicat, manuum vero diſtentiones et dentium ſtridores neque ob quietem, neque ob principii immobilitatem,
fed ob vitiatam motionem exoriuntur. Quid autem pulfus indicent non omnino conſtat. Quandoquidem veteres in motionibus dolorem in partibus inflammatis exci-

ἐπέφερον οἱ παλαιοὶ τοὔνομα καὶ κατὰ τῶν παλμῶν καὶ
προσέτι καὶ ταύτης τῆς ἐν ταῖς ἀρτηρίαις σφοδρᾶς κινήσεως.
ἡ δὲ τῶν σιαγόνων συναγωγὴ σπασμῶδές ἐστι σύμπτωμα
καὶ ἡ τῶν χειρῶν διάστασις καὶ οἱ τρισμοὶ τῶν ὀδόντων.
ἤ γε μὴν τῶν ἀκρωτηρίων ψύξις ἐν τοῖς τοιούτοις πάθεσιν
ὑπὸ τοῦ πλήθους τῶν χυμῶν βαρύνεσθαι δηλοῖ τὴν ἔμφυτον θερμότητα. τὸ δὲ ἐπὶ τῇ τελευτῇ τῆς ῥήσεως εἰρημένον, πνευμάτων ἀπολήψιες ἀνὰ τὰς φλέβας εἰκός ἐστιν ἐπὶ
τῆς ἀσφυξίας λέγεσθαι· φλέβας γὰρ ἐκάλουν οἱ παλαιοὶ τὰς
ἀρτηρίας· ἀπολήψεις οὖν πνευμάτων τὰς οἷον κατακλίσεις
τε καὶ ἡσυχίας δυνατὸν λέγειν. ἔνιοι δὲ δευτέρας ῥήσεως
ἑτέραν ἐχούσης διάνοιαν ἀρχὴν τίθενται ταύτην τὴν λέξιν,
ᾗ συνάπτουσι τὴν ἐφεξῆς γεγραμμένην.

κδ.

Ὁκόταν ἀλγήματα προγένηται, μελαίνης χολῆς καὶ δριμίων
ῥευμάτων ἐπιῤῥύσιες γίνονται. ἀλγέει δὲ τὰ ἐντὸς δακνό-
μενα· δηχθεῖσαι δὲ καὶ λίην ξηραὶ γενόμεναι αἱ φλέβες

tantibus hoc proferunt nomen, in palpitationibus quoque et praeterea in vehementi arteriarum motione. Maxillarum vero contractio convulfionis eft fymptoma ma-
nuumque diftentiones et ftridores dentium. Extremorum
vero refrigeratio in hujusmodi affectionibus calorem nativum ab humorum multitudine gravari oftendit. Quod
autem in fine dictionis enunciatur: *fpirituum in venis
interceptiones*, id ut de afphyxia dicatur probabile eft,
nam veteres arterias venas appellabant. Spirituum fane
interceptiones quafi decubitus et quietes dici poffunt.
Nonnulli fequentis dictionis alteram habentis fententiam
principium conftituunt dictionem hanc, cui quae deinceps fcripta eft copulant.

XXIV.

*Quum dolores praecefferint, atrae bilis acriumque humo-
rum affluxus fiunt. Dolent autem internae dum mordentur partes, demorfae vero atque admodum arefu-*

780　　*ΓΑΛΗΝΟΥ ΕΙΣ ΤΟ ΙΠΠΟΚΡΑΤΟΥΣ*

Ed. Chart. XI. [133. 134.]　　　　　　　Galen. V. (91.)

ἐντείνονταί τε καὶ φλεγμαίνουσαι ἐπισπῶνται τὰ ἐπιῤῥυ-
έντα, ὅθεν διαφθαρέντος τοῦ αἵματος καὶ τῶν πνευμάτων οὐ δυναμένων ἐν αὐτῷ τὰς κατὰ φύσιν ὁδοὺς βαδίζειν καταψύξιες γίνονται ὑπὸ τῆς στάσιος καὶ σκοτώσιες
καὶ ἀφωνίη καὶ καρηβαρίη καὶ σπασμοὶ, ἢν ἤδη ἐπὶ τὴν
καρδίην ἢ τὸ ἧπαρ ἢ ἐπὶ τὴν φλέβα διέλθῃ· ἔνθεν ἐπί-
ληπτοι γίνονται ἢ παραπλῆγες [134] ἢν ἐς τοὺς περιέχοντας
τόπους ἐμπέσῃ τὰ ῥεύματα καὶ ὑπὸ τῶν πνευμάτων οὐ
δυναμένων διεξιέναι καταξηρανθῇ.

Ἐκ ταὐτοῦ τοῦ γένους τῶν προειρημένων λόγων καὶ ὁ
νῦν ἐστι καὶ ἔνιοι τοῦτον ἐκείνοις συνάπτουσι· καὶ διὰ τοῦτο
καὶ ἡ γραφὴ διττὴ τοῦ προγένηται ῥήματος εὑρίσκεται, τῶν
μὲν συναπτόντων τὸν ἐνεστῶτα λόγον τῷ προειρημένῳ καὶ
τὴν προς συλλαβὴν γραφόντων μετὰ τοῦ σ στοιχείου, τῶν
δὲ μὴ συναπτόντων διὰ τῆς προ χωρὶς τοῦ σίγμα. τὸ δὲ
λεγόμενόν ἐστι τοιοῦτον. ἡ τῶν ἀλγημάτων κίνησις εἴωθε
κινεῖν ἐπιῤῥοὴν ὑγρῶν ἐπὶ τὸ τὴν ὀδύνην ἔχον μόριον· ὅταν

ctae venae tum intenduntur tum inflammatae affluen-
tia attrahunt. Unde corrupto sanguine ac ſpiritibus
vias, quae in ipſo ſecundum naturam ſint, permeare
nequeuntibus, perfrigerationes fiunt ob ſtationem, vertigines, aphoniae, capitis gravitas et convulſiones, ſi jam
ad cor aut hepar aut ad venam pervenerint. Hinc
epilepſiae et paraplexiae ſi in ambientes locos fluxiones
inciderint, atque ſpiritibus exire nequeuntibus exaruerint.

Ejusdem cum praedictis generis eſt ſermo qui nunc
effertur, quem etiam illis nonnulli copulant. Atque propterea duplex hujus verbi προγένηται i. e. praeceſſerint,
deſcriptio reperitur. Sunt enim qui praeſentem ſermonem cum praedictis conjungant, ſcribentes προς ſyllabam
eum σ elemento, alii vero non conjungunt ſcribuntque
προ ſine σ. Verum quod dicitur hujusmodi eſt. Dolorum motio affluxum humorum ad eam, quae dolore vexa-

οὖν κακοχυμότερον ᾖ τὸ σῶμα, μελαίνης τε χολῆς καὶ δριμέων ἄλλων χυμῶν ἐπιρρύσεις γίνονται, δι᾽ ἃς ἔτι καὶ μᾶλλον ἀλγεῖ τε ὁ κάμνων καὶ δάκνεται τὰ ἔνδον· ὑπὸ δὲ τῶν
εἰρημένων χυμῶν αἱ ἐν τῷ πεπονθότι μορίῳ φλέβες ἀνιῶν-
ται δακνόμεναι καὶ τοῦτο αὐτὸ ἑτέρου γίγνεται αἴτιον ἐναντίον. πληρωθέντος γὰρ τοῦ πάσχοντος μέρους ὑπὸ τῶν
τοιούτων ῥευμάτων διαφθείρεται μὲν αὐτὸ τὸ αἷμα πρῶτον, ἐπιπληροῦνται δὲ τὰ ἀγγεῖα καὶ τοῦτο πά- (95) σας
ἐν αὐτῷ τὰς τῶν πνευμάτων διεξόδους κωλύει· σαφῶς γὰρ
τοῦτό γε αὐτὸς ἐδήλωσεν εἰπὼν, τῶν πνευμάτων οὐ δυναμένων ἐν αὐτῷ τὰς κατὰ φύσιν ὁδοὺς βαδίζειν, ὅπερ ὀλίγον
ἔμπροσθεν ἐκάλεσε πνευμάτων ἀπόληψιν. ὅταν δὲ στῇ τὸ
αἷμα καὶ σὺν αὐτῷ δηλονότι τὸ πνεῦμα, καταψύξεις γίνονται, σκοτώσεις, ἀφωνίαι, καρηβαρίαι καὶ σπασμοί· τούτοις
δ᾽ ἕπονται καὶ παραπληξίαι τε καὶ ἐπιληψίαι, ὅταν εἰς τοὺς
περιέχοντας τόπους τὰς πληρωθείσας φλέβας ἐμπέσῃ τὰ
ῥεύματα· τύπους δὲ εἴρηκε δηλονότι τὰ μέρη τοῦ σώματος,
ἃ προσέγραψεν αὐτός, καρδίαν καὶ ἧπαρ καὶ φλέβα, τὴν

tur, partem excitare confuevit. Quum igitur vitiofis humoribus corpus fcateat, tum bilis atrae, tum caeterorum
acrium humorum affluxiones oriuntur, ob quas et dolet
aeger magis et mordentur internae partes difcruciantur-
que demorfae a dictis humoribus quae in affecta parte
funt venae, idque ipfum rei alterius caufa redditur contraria. Nam repleta a fluxionibus hujusmodi affecta
parte corrumpitur quidem in primis fanguis ipfe, vafa
vero opplentur, quod in eo cunctos fpirituum decurfus
prohibet. Nam aperte et id ipfe declaravit inquiens:
nequeuntibus fpiritibus naturales in ipfo vias permeare,
quod fane fpirituum interceptionem paulo ante vocavit.
Quum autem fanguis fteterit, atque cum eo omnino fpiritus, refrigerationes fiunt, vertigines, aphoniae, capitis
gravitates et convulfiones. His autem fuccedunt et paraplexiae et epilepfiae, quum in locos oppletas venas continentes irruerint fluxiones. Locos dixit, corporis nimirum partes, quas ipfe afcripfit, cor, hepar et venam, quae

συνάπτουσαν δηλονότι τὰ εἰρημένα σπλάγχνα, τὴν κοίλην
ὕστερον ὑπὸ τῶν ἰατρῶν ὀνομασθεῖσαν, ἐπειδὴ τῶν κατὰ
τὸ σῶμα τοῦ ζώου φλεβῶν ἐστιν εὐρυτάτη. εἰκότως οὖν τὸ
ἐν τούτοις τοῖς τύποις αἷμα διὰ τὸ πεπληρῶσθαι τὰς φλέβας οὐκ ἐπιτρέπει τὸ διεξέρχεσθαι τὸ πνεῦμα, ἀλλὰ καθάπερ ἐν νεκρῷ τῷ σώματι πήγνυται. τοῦτο δὲ καὶ αὐτὸς ὁ
συγγραφεὺς ἐδήλωσε· καὶ τῶν πνευμάτων οὐ δυναμένων
διεξιέναι, καταξηρανθῇ· κυριώτερον δ' ἦν εἰπεῖν ὑποπηχθῇ.
πήγνυται μὲν γὰρ δὴ καὶ τὰ ξηραινόμενα καὶ τὰ ψυχόμενα·
νυνὶ δὲ οὐ διὰ τὸ ξηραίνεσθαι πήγνυται τὸ αἷμα καὶ οἱ
ἐπιῤῥυέντες εἰς αὐτὸ μοχθηροὶ χυμοί· ἐξερχομένων γὰρ αὐτῶν ἄσηπτόν τε ἅμα καὶ κεχυμένον ἐν τῷ κατὰ φύσιν ἔχειν
ἐργάζονται τὸ σύμπαν αἷμα· στάντων οὖν αὐτῶν καὶ τὸ
σύμφυτον θερμὸν ἀποβαλλόντων καὶ σβεννυμένων ἡ πῆξις
τοῦ αἵματος ὡς ἐν νεκρῷ τῷ σώματι γίγνεται. φλεβοτομη-
θέντων οὖν αὐτῶν τῶν οὕτως καμνόντων, ψυχρὸν καὶ παχὺ
καὶ μόγις ἐκρέον τῶν φλεβῶν ὁρᾶται τὸ αἷμα διά γε τὴν
ψύξιν ταύτην. ἐνίοτε δὲ δι' ὅλου γίγνονται τοῦ σώματος οἱ

praedicta fcilicet conjungit vifcera, poftea a medicis cavam appellatam, quod venarum corporis animalis amplif-
fima fit.   Jure igitur fanguis his in locis propter venarum repletionem fpiritum pervadere non permittit, fed
tanquam in mortuo corpore concrefcit.   Id vero et auctor ipfe oftendit: *atque fpiritibus exire nequeuntibus
exaruerint.*   At proprie magis dixiffet *concreverint.* Concrefcunt fiquidem et quae ficcantur et quae refrigerantur.
Nunc autem non propter exiccationem concrefcit fanguis
et qui in ipfum affluunt vitiofi humores.   Nam prodeun-
tibus ipfis tum incorruptus tum fufus fecundum naturam
affectus univerfus efficitur fanguis.   Verum quum ftant
nativumque calorem deftruunt extinguuntque, concretio
fanguinis tanquam in mortuo corpore fit.   Quum ergo ita
affectis vena fecta eft, fanguis frigidus craffusque et vix
e venis effluens confpicitur, propter hujusmodi refrigerationem.   Interdum autem et toto corpore convulfiones

σπασμοὶ καὶ πρὸς ἀγαθοῦ γε καὶ συμφέρουσιν ἔστιν ὅτε·
κλονοῦντες γὰρ ὅλον τὸ σῶμα πάντα τὰ μόρια θερμαίνουσιν, ὥστε τὸ μὲν διαφορεῖσθαι τοῦ πλήθους, τὸ δὲ ὠθεῖ-
σθαι πρός τινα τῶν ἀκυρωτέρων μορίων, ἐν οἷς ὅταν δυσ-
λύτως σφηνωθῇ, τὴν παραπληξίαν ἐργάζεται· δέδεικται γὰρ
ὡς οὕτως ὁ Ἱπποκράτης ὀνομάζει τὰς ἐξ ἀποπληξίας ἢ ἐπι-
ληψίας εἴς τινα τῶν ἀκυρωτέρων μορίων ἀποσκηπτούσας
παραλύσεις. ἐνίοτε καὶ χωρὶς σπασμοῦ τῆς ἀποπληξίας γενομένης εἰς μορίου παράλυσιν ἐνίοις ἐτελεύτησε τὸ πάθος,
ὃ παραπληξία καλεῖται. τὰ δ' ἄλλα τῆς ῥήσεως δῆλα.

<hr>

κε'.

[135] Ἀλλὰ χρὴ τοὺς τοιούτους προπυριῶντας φλεβοτομέειν ἐν ἀρχῇσιν εὐθέως, μετεώρων ὄντων πάντων τῶν
λυπεόντων πνευμάτων καὶ ῥευμάτων· εὐβοηθητότερα γὰρ
ἐστι.

<hr>

fiunt interdumque falubriter et conferunt. Nam corpus
totum concutientes univerfas calefaciunt partes, adeo ut
plenitudo partim per cutim discutiatur, partim ad aliquam
ignobiliorem partem amandetur, ubi quum indiffolubilis
impacta fuerit, paraplexiam efficit. Nam quod eas quae
ex apoplexia aut epilepfia ad aliquam ignobilium partium
irruunt, paralyfes Hippocrates ita appellet, demonftratum
eft. Interdum et facta absque convulfione apoplexia, nonnullis affectus in partis refolutionem finivit, qui paraple-
xia appellatur. Caetera dictionis funt manifefta.

<hr>

XXV.

*At his fane, prius adhibitis fomentis, ftatim per initia
venam fecare oportet, quum adhuc attolluntur, qui ob-
laedunt omnes tum fpiritus, tum fluxiones, facilius etenim remediis patent.*

<hr>

Προπυριᾷν δεῖ τοὺς οὕτως ἔχοντας, ἐπειδὴ πέπηγεν
ἐν αὐτοῖς τὸ αἷμα καὶ δύσρουν ἐστίν· ἀλλ᾽ ἐπειδὴ καὶ τρι-
βή τις ἐν τῷ προπυριᾷν γίγνεται, κάλλιον πράττειν ὅπερ
ἡμᾶς ἐγράψαμεν ἀεὶ, τέμνειν αὐτίκα τὴν ἐν ἀγκῶνι φλέβα
τὴν ἔνδον· οὐ γὰρ ἀεὶ πεπηγὸς οὕτως ὡς μὴ δύνασθαι
ῥεῖν εὑρίσκεται τὸ αἷμα. τρίβειν δ᾽ ἐν αὐτῷ τῷ χρόνῳ
διὰ πολλῶν ἀνθρώπων ἅπαντα τοῦ σώματος τὰ μόρια· κᾶν
μὲν ῥυῇ σύμμετρον, αὖθις τρίψαντα πάλιν ἐπαφαιρεῖν· εἰ
δὲ μὴ, τρίβειν τε καὶ πυριᾷν, ἄχρις ἂν ῥεῖ. ἔνθα δ᾽ εἰς
παραπληξίαν κατέσκηψε τὸ πάθος, ἐγχωρεῖ τρίβειν ἐν χρόνῳ βραχεῖ καὶ πυριᾷν καὶ τρίβειν αὖθις καὶ πυριᾷν, μέχρις ἂν τάχιστα παυθῇ ταῦτα, ἔτι μετεώρων ὄντων τῶν
πνευμάτων καὶ κενωθῆναι μὴ δυσλύτων.

κστ᾽.

Καὶ ἀναλαμβάνοντα καὶ τὰς κρίσιας ἐπιθεωρέοντα, φαρμακεύειν ἢν μὴ κουφίζηται ἄνω· τὴν δὲ κάτω κοιλίην ἢν

Qui ita afficiuntur, his ante adhibere fotus oportet,
quoniam concrevit in ipfis fanguis difficulterque effluit.
Sed quum et in fotu ipfo frictio aliqua fiat, facere quod
nos fcripfimus perpetuo eft melius, ftatim fecare internam
cubiti venam. Non enim femper ita concretus fanguis
reperitur ut effluere non poffit. Fricandae igitur in eo
tempore multis ab hominibus cunctae corporis partes, et
fi mediocriter *fanguis* fluat, rurfus fricandae fuperque
auferendus *fanguis*. Si vero non *fluxerit*, fricandae quidem et fovendae, donec fluxerit. Ubi vero in paraplexiam defierit affectio, brevi fricare expedit tempore et
fovere, ac rurfum fricare et fovere donec citiffime haec
defierint, quum adhuc attolluntur moventurque fpiritus
nec evacuationi funt contumaces.

XXVI.

Et recreatis viribus et profpectis judicationibus, fi non
levetur, venter fuperior medicamento purgandus eft,

μὴ ὑποχωρέῃ κλυσμῷ, ὄνου γάλα ἑφθὸν δίδου καὶ πινέτω
μὴ ἔλασσον δώδεκα κοτυλῶν· ἢν δὲ ῥώμη περιέχῃ, πλεῖον
ἑξκαίδεκα.

Μετὰ τὴν ἐκ φλεβοτομίας κένωσιν ἀνακτᾶσθαι κελεύει
καὶ ῥωννύναι τὸν ἄνθρωπον, ὅπως εἰ μηδὲν φαίνοιτο κε-
κουφισμένος, ἐπὶ κάθαρσιν ἀχθῇ τὴν διὰ τῶν ἄνω μορίων,
ὕπερ ἐστὶ τὴν δι' ἐμέτων. παραλέλοιπε δ' εἰπεῖν ὀνομαστὶ
τὸ καθαρτικὸν φάρμακον, οὐδ' ἐνέφηνε μὴν, ποιησάμενος
αὐτοῦ τὴν ἔκλεξιν· εὔδηλον γὰρ ὅτι πρὸς τὸ τοῦ νοσήματος
μέγεθος καὶ τῆς δυνάμεως τὴν ῥώμην ἀποβλέποντες ἢ τὸν
λευκὸν ἐλλέβορον ἤ τι τῶν ἄλλων τῶν τὸν ἔμετον κινούντων
δώσομεν. τὰ δὲ περὶ τῆς κάτω κοιλίας εἰρημένα πρόδηλα·
μὴ θαυμάσῃς δὲ τὸ πλῆθος τοῦ γάλακτος· οὕτω γὰρ πᾶσι
τοῖς παλαιοῖς ἦν σύνηθες. εἴρηται δὲ ἐν τοῖς ἔμπροσθεν
ὅτι δι' ὑγρότητα δίδωσιν ὄνου γάλα καὶ πρὸς τοῖς ἄλλοις

---

inferior autem alvus, nifi elyftere fubducatur, lacte afi-
nino, quod coctum exhibeto, neque minus quam heminas
duodecim bibat, atque fi virium robur ipfi adfit, plus
quam fexdecim.

Ab ea quae venae fectione fit vacuatione refici hominem roborarique praecipit, ut fi nihil levatus videatur,
ad eam quae per fuperiores partes, quod eft per vomitum, fit purgationem agatur. Verum purgans medicamentum neque nominatim perftrinxit, neque ipfius fecit de-
lectum. Nam quod ad morbi magnitudinem viriumque
robur refpicientes, vel album veratrum vel ex aliis vomitum cientibus quicquam exhibeamus, apertum eft. Quae
autem de alvo inferiore dicta funt, declarantur. Neque
vero mireris lactis copiam, ita namque antiquis omnibus
confuetum erat. Quod autem lac afinae propter humiditatem exhibeat fupra dictum eft, atque amplius quod

οὐδέ ἐστι πηγνύμενον ὅταν ποθῇ, καθάπερ τὰ παχέα· προσ-
μιγνύναι δ᾿ αὐτῷ μέλιτός τε καὶ ἁλῶν προσήκει.

κζ´.

[136] Σύναγχος δὲ γίνεται, ὁκόταν ἐκ τῆς κεφαλῆς ῥεῦμα
πουλὺ καὶ κολλῶδες ὥρην χειμερινὴν ἢ ἐαρινὴν ἐς τὰς
σφαγίτιδας φλέβας ἐπιῤῥυῇ καὶ τὸ ῥεῦμα πλεῖον διὰ τὴν
εὐρύτητα ἐπισπάσωνται. ὅταν δὲ ψυχρόν τε ἐὸν καὶ κολλῶδες ἐμφράξῃ, τοῦ τε πνεύματος τὰς διεξόδους καὶ τοῦ
αἵματος ἀποφράσσον, πήγνυσι τὰ ξύνεγγυς τοῦ αἵματος
καὶ ἀκίνητον καὶ στάσιμον ποιεῖ, φύσει ψυχρὸν ἐὸν καὶ
ἐμφρακτικόν· διὰ τοῦτο πνίγονται, τῆς γλώττης ἀποπε-
λιουμένης καὶ στρογγυλουμένης καὶ ἀνακαμπτομένης διὰ
τὰς φλέβας τὰς ὑπὸ τὴν γλῶσσαν. τῆς γὰρ ὑποτεμνομέ-
νης σταφυλῆς, οἱ δὲ κιονίδα καλέουσιν, ἑκατέρωθεν φλὲψ
παχεῖα. ὁκόταν οὖν πλήρεις αὗται ἐοῦσαι ἐς τὴν γλῶσσαν ἐναποστηρίζονται ἀραιὴν ἐοῦσαν καὶ σπογγώδεα διά
γε τὴν ξηρασίην· ἡ δ᾿ ὑπὸ βίης τὸ ἐκ τῶν φλεβῶν δε-

non coaguletur epotum, quemadmodum craffa.   At ipfi
tum mel tum fal mifcere convenit.

XXVII.

*Angina fit, quum fub hiemem aut vernum tempus multa
ac glutinofa fluxio e capite ad jugulares venas defluxerit, eaeque propter amplitudinem copiofiorem fluxionem attraxerint. Quum autem quod et frigida et glutinofa fit, obftruat, tum fpiritus tum fanguinis vias ob-
ftruens, vicinas fanguini partes condenfat ipfumque im-
mobilem ac ftatarium efficit, quum frigidus natura fit
et obftruendi vi praeditus.   Ob id fuffocantur, livente
lingua et rotunda evadente, ac reflexa propter venas
linguae fubjacentes.   Nam fubfecta uvula, quam nonnulli columellam vocant, vena utrinque craffa apparet.
Quum igitur hae oppletae fuerint, linguae, quae ob
ficcitatem et rara et fpongiofa exiftit, innituntur.   Ea
vero prae violentia ex venis humorem accipiens, ex*

χομένη ὑγρὸν ἐκ πλατείης μὲν στρογγύλη γίνεται, ἐξ εὐ-
χρόου δὲ πελιδνὴ, ἐκ μαλθακῆς δὲ σκληρὴ, ἐξ εὐκάμπτου
δὲ ἄκαμπτος, ὥστε ταχέως ἀποπνίγεσθαι, ἢν μή τις ταχέως βοηθῇ, φλεβατομίην τε ποιεύμενος ἀπὸ βραχιόνων
καὶ τὰς ὑπὸ τὴν γλῶσσαν φλέβας ὑποτεμὼν καὶ φαρμα-
κεύων τοῖσιν ἐκλεικτοῖσι καὶ ἀνα- (96) γαργυρίζων θερ-
μοῖσι καὶ τὴν κεφαλὴν ὑποξυρῶν καὶ κήρωμα τραχήλῳ
καὶ κεφαλῇ περιτιθέναι καὶ ἐρίοισι περιελίσσειν καὶ σπόγγοισι μαλθακοῖσι ἐν ὕδατι θερμῷ ἐκπιεζεῦντα πυριῆν
πίνειν τε ὕδωρ καὶ μελίκρητον μὴ ψυχρά· χυλὸν δὲ
προσφέρειν, ὁκόταν ἐκ κρίσιος ἐν ἀσφαλείῃ ἤδη ᾖ.

Εἴτε σύναγχον ἐθέλοις λέγειν εἴτε κύναγχον, ἢ τὸ μὲν
ἕτερον αὐτῶν συνάγχην, τὸ δ᾽ ἕτερον κυνάγχην, εἴτε συνάγχην ἄμφω καλέσεις, εἰδέναι δεῖ δύο λόγους εἶναι κυνάγχης
πρὸς γὰρ τὴν θεραπείαν οὐδὲν τῶν ὀνομάτων δεόμεθα· εἴωθε γὰρ διδάσκειν αὐτὴν ἄμεινον μακρῷ τῶν ἐν τοῖς ὀνόμασι
τερατευομένων· ὑπογράψω δέ σοι διὰ βραχέος λόγου τὴν

---

*lata rotunda efficitur, ex bene colorata livens, ex molli
dura, atque ex facile flexibili inflexibilis, ita ut cito
fuffocet, nifi quis cito auxilietur, tum facta ex brachiis
venarum fectione, tum fectis quae fub lingua funt venis
et medicamentis linctu medentibus et calidis oris collu-
tionibus. Abrafo quoque capite ceratum tum collo,
tum capiti admovendum et obvolutis lanis mollibusque
fpongiis ex aqua calida expreffis fotus adhibendi. Aqua
etiam et mulfa non frigida bibenda eft. Cremor denique affumendus, quum jam ex judicatione in tuto
fuerit.*

Sive fynanchon dicere volueris, five cynanchon, vel
alterum quidem horum fynanchen, alterum vero cynanchen, five utrumque fynanchen vocaveris, fciendum eft,
duas cynanches effe rationes. Nam ad curationem nominibus nobis opus non eft. Confuevit fiquidem eam docere longe melius quam qui in nominibus monftrofa

τῆς τοιαύτης διδασκαλίας ἰδίαν, ἀρχὴν τήνδε ποιησάμενος.
τῶν ἐκ τῆς κεφαλῆς καταφερομένων ῥευμάτων ἔνια μέν ἐστι
λεπτὰ κατὰ τὴν σύστασιν, ἔνια δ᾽ ἐκ παχέων καὶ γλίσχρων
χυμῶν. ὅσα μὲν οὖν τῶν λεπτῶν ἐστι, διεξερχόμενα τὰς
εὐρείας φλέβας ἐπὶ ταῖς στενωτέραις ἴσχεται· τοιαῦται δ᾽
εἰσὶν αἱ κατὰ τὸν λάρυγγα· τὸ δ᾽ ἐναντίον ἐπὶ τῶν παχέων
συμβαίνει, τῷ μὴ ἐνδύεσθαι πάσαις ταῖς λίαν στεναῖς φλεψὶ,
φθανόντων δὲ κατὰ τὰς εὐρυχώρους αὐτῶν ἴσχεσθαι. ἐσφη-
νωμένων οὖν τῶν τοιούτων χυμῶν ἐν ταῖς κατὰ τὴν φάρυγγα φλεψὶν, ἐπ᾽ ὄγκον αἴρεται τὸ μόριον, ὥσπερ ὁ λάρυγξ ἐπὶ
τοῖς ἑτέροις, ἅτε δὴ παμπόλλῳ στενῶν ὄντων τῶν τοῦ λάρυγγος ἢ τῆς φάρυγγος. εἶναι δὲ χρὴ ἀπέριττον τὸ πᾶν
σῶμα καὶ μὴ πληθωρικὸν, δυοῖν ἕνεκα, τῆς τε πρὸς τοῦ κενοῦν ἀντισπάσεως καὶ διότι κενωθέντος, ἐπὰν ἀποκρουώμε-
θα τῶν πεπονθότων τόπων τὸ ἐπιῤῥέον, ἐπιδέξεται ῥαδίως,
εἴτε διαφορεῖν ἐθέλοιμεν θερμαίνοντες, οὐδὲν τῷ θερμαινομένῳ τόπῳ χορηγήσει. [137] τὸ μὲν οὖν ὅλον σῶμα χρὴ
κενοῦσθαι διὰ φλεβοτομίας καὶ καθάρσεως καὶ κλυστήρων,

enunciant. Subſcribam autem tibi compendioſe talis doctrinae ideam, ducto ita exordio. Fluxionum, quae ex
capite deferuntur, quaedam conſiſtentia tenues exiſtunt,
quaedam ex craſſis viſcoſisque humoribus conſtant. Quae
igitur tenues ſunt, hae latis penetratis venis in anguſtio-
ribus detinentur. Tales autem ſunt quae in gutture ſunt.
Contrarium autem in craſſis contingit, quod non ingre-
diantur univerſas venas admodum anguſtas, hae prius in
capacioribus detentae. Quum igitur in faucium venis
tales impacti fuerint humores, pars in tumorem attollitur,
quemadmodum guttur ex aliis, tanquam gutturis quam
faucium anguſtiores multo exiſtant venae. Corpus autem
totum vacare excrementis debet et non plethoricum eſſe
geminam ob cauſam: tum ob eam quae a vacuatione eſt
revulſionm, tum quod vacuato *corpore*, quum a locis affectis quod influit expellimus, id facilius ſuſcipiet, nihilque, ſi calido ſotu diſcutere volucrimus, parti calefactae
conferet. Corpus igitur totum vena ſecta vacuari oportet

αὐτὰ δὲ τὰ πάσχοντα μόρια διὰ μὲν τῶν στυφόντων φαρμάκων, ἀποκρουομένων τούς τε παραρρέοντας χυμοὺς καὶ
τῶν ἐστηριγμένων ὅσοι γε μὴ σφοδρῶς εἰσιν ἐμπεφραγμένοι
καὶ πάνυ γλίσχροι καὶ παχεῖς· διά τε τῶν θερμῶν καὶ δριμέων, διαφορούντων τοὺς κατὰ τὰ πεπονθότα μόρια περιε-
χομένους χυμούς· ἄνευ δὲ φαρμάκων αἱ ὑπὸ τὴν γλῶτταν
φλέβες ἐντεμνόμεναι τὴν ἐν τῇ φάρυγγι φλεγμονὴν ἐκκενοῦ-
σιν. ἐπεὶ δὲ τῶν χυμῶν ἔνιοι παχεῖς εἰσι καὶ γλίσχροι,
πολὺ δριμυτέρων τούτοις ἐστὶ φαρμάκων χρεία, τέμνειν δηλονότι καὶ διαιρεῖν εἰς λεπτὰ καὶ καταθραύειν τὰ γλίσχρα
καὶ τὰ παχέα δυναμένων. καὶ πρὸς τὴν ἐκτὸς ἐπιφάνειαν
ἀντισπᾶν χρὴ τοὺς χυμούς, περιτιθέντας τῷ τραχήλῳ φάρμακα δύναμιν ἔχοντα ἑλκτικήν· βέλτιον γὰρ τὰ κατὰ τὸ
δέρμα μᾶλλον ἢ τὸ βάθος πάσχειν τοῦ τραχήλου, διότι τὸ
μὲν πνεῦμα κατὰ μὲν τὰς εἰσπνοὰς ἐμπίπτει τῇ φάρυγγί τε
καὶ λάρυγγι, κατὰ δὲ τὰς ἐκπνοὰς ἔξω δι' αὐτῶν φέρεται.
πολλάκις μέντοι τὰ παραγινόμενα ἐς τὰ προειρημένα μόρια
ῥεύματα μεθίστανται πρὸς ἄλλα τινὰ μόρια, τῆς φύσεως

et purgatione et clysteribus. Verum affectas partes tum
medicamentis astringentibus, quae profluentes repellant
humores, atque ex consistentibus eos qui non admodum
infarcti sunt et maxime glutinosi et crassi, tum calidis et
acribus, quae contentos in affectis partibus humores dis-
cutiant. At sine medicamentis, venae quae sub lingua
sunt sectae, eam quae in faucibus est, phlegmonem evacuant. Sed quoniam humorum nonnulli crassi glutinosi-
que sunt, acrioribus multo propterea indigent medicamentis, quae scilicet et secare et in tenuia dividere et tum
glutinosa tum crassa incidere possint. Praeterea et ad
exteriorem superficiem humores revellere oportet, admotis
collo quae attrahendi polleant facultate medicamentis.
Nam cutaneas colli partes quam imas affici melius est,
quod spiritus quidem in inspirationibus ad fauces guttur-
que irruat et in expirationibus per ea foras deferatur.
Saepius vero quae ad partes praedictas procedunt fluxiones, eae ad partes quasdam alias exprimente natura

ἀποτριβομένης αὐτά· καὶ ποτε κατ᾽ ἀρχὰς εὐθέως οὕτως
ἠνέχθη ὥστε πάλιν ἄλλας διαφορὰς γίνεσθαι τοῦ τε κατὰ
τὴν φάρυγγα καὶ κατὰ τὸν λάρυγγα ῥεύματος. εὔδηλον δ᾽
ὅτι τὰ προς τὸ δέρμα χωρήσαντα πολὺ τῶν εἰς τὸ βάθος
κατασκηψάντων ἐστὶν εὐιατότερα κοινὸν δ᾽ ἐπ᾽ ἀμφοτέρων
βοήθημα, τῶν τε κατὰ τοῦ τραχήλου καὶ τῆς κεφαλῆς ἀφ᾽
ἧς ὁρμᾶται τὰ ῥεύματα γιγνέσθω σοι οὗτος ὁ λόγος ἐδίδαξε τά τε τῶν συνάγχων εἴδη καὶ τὰς αἰτίας αὐτῶν καὶ
τοὺς πεπονθότας τόπους καὶ τὰς θεραπείας, οὐδὲν δεηθεὶς
ὀνομάσαι συνάγχην τε καὶ κυνάγχην, ὥσπερ οὐδὲ σύναγχόν
τε καὶ κύναγχον. ὁ τοίνυν γράψας τὸ βιβλίον τοῦτο, μηδὲν
φροντίζων τῶν ὀνομάτων, ἅπαντα τὰ κατὰ τὴν φάρυγγα καὶ
τὸν λάρυγγα συνιστάμενα πάθη καὶ στενοχωροῦντα τὴν
ἀναπνοὴν, ὀνομάσας συνάγχους, δύο φησὶν αὐτῶν ὑπάρχειν
εἴδη, τὸ μὲν ἕτερον ὑπὸ κολλώδους τε καὶ ψυχροῦ ῥεύματος
γινόμενον, ὅπερ ἐστὶ καλεῖν φλεγματικόν· τὸ δ᾽ ἕτερον ὑπὸ
θερμοῦ καὶ δριμέος, ὅπερ οὖν πάλιν πικρόχολον ὀνομάζων
ἢ χολῶδες ἁπλῶς οὐκ ἂν ἁμάρτοις. κατασκήπτειν δέ φησι

transmutantur, atque interdum per initia ita deferuntur,
ut rurfum aliae oriantur tum faucium tum gutturis fluxionum differentiae. Quod autem quae ad cutem recefferunt iis quae in profundum decubuerunt multo falubri-
ora exiftant conftat omnibus. Commune tamen in utrisque tum colli tum capitis, a quo fluxiones irruunt, auxilium
tibi fit. Sermo hic et fynancharum fpecies et caufas et
affectos locos et curationes docuit, neque fi vel fynanchen vel cynanchen, ut neque fynanchon vel cynanchon
appellaret, fuit folicitus. Qui igitur librum hunc fcripfit,
neglectis nominibus omnes qui tum in faucibus tum
gutture confiftunt arctantque refpirationem, affectus fynan-
chos appellitans, duas horum fpecies effe ait: alteram
quidem quae a glutinofa frigidaque fluxione facta fit,
quam pituitofam vocare poffis, alteram vero a calida
acrique, quam fi picrocholam biliofamque fimpliciter ap-
pellaveris, non peccaveris　Priorem autem fluxionem in

τὸ πρότερον τῶν εἰρημένων ῥευμάτων εἰς τὰς εὐρυτέρας
φλέβας, ἐνδεικνύμενος ὅτι καθ᾽ ἕτερον τὸ χολῶδες εἰς τὰς
λεπτοτέρας ἀφικνεῖται. τὰ δ᾽ ἄλλα τῆς ῥήσεως δῆλα· δεῖ
δὲ προσέχειν οἷς εἶπον τὸν νοῦν· εἰ δὲ μὴ νοήσεις τὴν
πρώτην, δὶς καὶ τρὶς ἀναγνοὺς νοήσεις. ἐγὼ δὲ μεταβήσομαι πρὸς τὸ δεύτερον εἶδος τοῦ συνάγχου.

κή.

Ὁκόταν ἐν θερινῇ ἢ μετοπωρινῇ ὥρῃ ἐκ κεφαλῆς θερμὸν
τὸ ῥεῦμα καταρρυῇ καὶ νιτρῶδες, ἅτε ὑπὸ τῆς ὥρης δριμὺ καὶ θερμὸν γεγενημένον, δάκνει δὲ τὸ τοιόνδε ἐὸν
καὶ ἑλκοῖ καὶ πνεύματος ἐμπίπλησι, καὶ ὀρθόπνοια παραγίνεται καὶ ξηρασίη πολλὴ, καὶ τὰ θεωρεύμενα ἰσχνὰ
φαίνεται, καὶ τοὺς ὄπισθεν τένοντας ἐν τῷ τραχήλῳ ξυντείνεται, καὶ δοκέει οἷον τέτανος ἐντετάσθαι. καὶ ἡ
φωνὴ ἀπέρρωγε καὶ τὸ πνεῦμα σμικρὸν καὶ ἡ ἀντίσπασις
τοῦ πνεύματος πυκνὴ καὶ βιαίη παραγίνεται. οἱ τοιοίδε
τὴν ἀρτηρίαν ἐλ- (138) κοῦνται καὶ τὸν πνεύμονα πίμ-

latiores decumbere venas ait, biliofam etiam in tenuiores
pervenire oftendens. Caetera dictionis funt manifefta.
Ad ea autem quae retuli convertas animum oportet, et
fi prima vice non intellexeris, bis et ter lege et intelliges. Ego autem ad fecundam fynanchi fpeciem trans-
ibo.

XXVIII.

*Quum vero aeſtiva vel autumnali tempeſtate ex capite
calida et nitroſa fluxio defluxerit, ut quae ab anni
tempeſtate tum acris tum calida obtigerit, quumque
hujusmodi fuerit, mordet, ulcerat et ſpiritu implet,
orthopnoea oboritur ſiccitasque multa, quae ſub conſpectum cadunt, gracilia comperiuntur. Poſteriores quoque cervicis tendones contenduntur, ac tanquam in tetano intendi videntur. Vox quoque abrupta eſt ac
ſpiritus parvus. Spiritusque retractio denſa ac violenta oboritur. His arteria ulceratur, pulmo incendi-*

πρανται, οὐ δυνάμενοι τὸ ἔξωθεν πνεῦμα ἐπάγεσθαι·
τοῖσι τοιουτέοισι δὲ, ἢν μὴ εἰς τὰ ἔξω μέρεα τοῦ τραχήλου ἑκουσίη ἀποφέρηται, δεινοτέρη καὶ ἀφυκτοτέρη
ἐστὶ διὰ τὴν ὥρην καὶ ὅτι ἀπὸ θερμῶν καὶ δριμέων.

Πῶς καὶ διὰ τί; ὅτι ἀπὸ θερμῶν καὶ δριμέων. τὸ
μὲν γὰρ πρότερον ῥεῦμα τὸ φλεγματικὸν ἐν χειμῶνι καὶ
ἦρι κατασκήπτειν ἔφη, τουτὶ δὲ τὸ δεύτερον ἐν μετοπωρινῇ
ἢ ἐν θερινῇ ὥρῃ, ἐπὶ δὲ τῶν ἄλλων ὡρῶν ἀνάλογον, ὡς
ἔμπροσθεν εἴρηται. ὀρθόπνοιαν δὲ τούτῳ τῷ εἴδει τῆς
συνάγχης προσεῖναί φησιν, ἥτις ὀρθόπνοια μεγάλης ἐστὶ
στενοχωρίας γνώρισμα, κατά τι τῶν ἀναπνευστικῶν μορίων
ἐνοχλούσης, ὡς ἔμπροσθεν ἐδείκνυμεν. ἐὰν δὲ κελεύσῃς
τούτους διοῖξαι μέγιστον τὸ στόμα καὶ καταστείλῃς τὴν
γλῶτταν, ὑπὲρ τοῦ κατασκέψασθαι τὰ κατὰ τὴν φάρυγγα,
τοιοῦτον οὐδένα παρὰ φύσιν ὄγκον, οἷον ἐπὶ τοῖς ἔμπροσθεν
εἰρημένοις, εὑρήσεις. ἔδειξε δὲ ὁ συγγραφεὺς τοῦτο διὰ τὸ
φάναι, καὶ τὰ ὁρώμενα ἰσχνὰ φαίνεται. τὸ γὰρ φλεγμαῖνον

---

tur, neque externum aërem introducere queunt. At his
affectio nisi ad exteriores cervicis partes ultronea deferatur, gravior ac inevitabilior est, tum propter anni
tempus, tum quod a calidis acribusque sit humoribus.

Quomodo et quare haec fiunt? quoniam a calidis et
acribus. Priorem siquidem fluxionem, quae pituitosa est,
hieme et vere decumbere ait, hanc vero secundam autumnali vel aestiva tempestate, in aliis vero anni temporibus ex proportione, ut antea dictum est. Orthopnoeam
autem huic supervenire anginae generi ait, quae orthopnoea insignis nota est angustiae, partem ex iis quae
respirationi subserviunt aliquam vexantis, ut supra de-
monstravimus. Quod si hos amplissimum os aperire impe-
raveris linguamque represseris, ut quae in faucibus sunt
inspectare queas, nullum sane praeter naturam tumorem
ut in ante dictis invenies. Id vero scriptor explanavit
his verbis: Ac quae sub conspectum cadunt, gracilia com-

ἐν τῷ πόρῳ τῆς φάρυγγος ἀόρατόν ἐστιν· ὅσον δ' ὁρατὸν
ἀνοιξάντων, τοῦτο πᾶν ἀφλέγμαντόν τε καὶ ἰσχνὰ τὰ μόρια,
τὸ γὰρ ἰσχνὸν ἐνίοτε λέγεται πρὸς ἀντίθεσιν τῶν παρὰ
φύσιν ὀγκουμένων· ἔνιοι δὲ μὴ νοήσαντες τὸ σημαινόμενον
ἐκ τῆς ἰσχνὰ φωνῆς, ὅπως εἴρηται νῦν, ἐξηγοῦνται τὴν
λέξιν γελοίως, τινὲς δὲ καὶ κατασκευάζουσιν, ὥσπερ καὶ οἱ
οὕτω γράφοντες καὶ τὰ ὁρώμενα ἄχροα φαίνεται. τοῖς γε
μὴν οὕτω διακειμένοις ἐνίοτε τοῦ ῥεύματός τι καὶ εἰς τοὺς
πλησιάζοντας τῷ λάρυγγι μερίζεται μῦς ὄπισθεν αὐτοῦ τε-
ταγμένους, ἔνθα καὶ ὁ στόμαχος, ὃς καὶ αὐτὸς συνδιατίθε-
ται πολλάκις· μετὰ τοῦτο γοῦν ἐν τῇ προκειμένῃ ῥήσει καὶ
τοῦτο γέγραπται· [97] καὶ τοὺς ὄπισθεν τένοντας ἐν τῷ
τραχήλῳ ξυντείνεται καὶ δοκέει οἷον τέτανος ἐντετάσθαι.
τὸ δ' ἐφεξῆς εἰρημένον ἔτι καὶ μᾶλλον ἐνδείκνυται τὸ πε
πονθέναι τὸν λάρυγγα, δέδεικται γὰρ ἐν τούτῳ τοῦ ζῴου
τῷ μορίῳ τῆς φωνῆς ἡ γένεσις ἀποτελεῖσθαι. διὰ τοῦτο
γοῦν ἔφη καὶ ἡ φωνὴ ἀπέῤῥωγε καὶ πνεῦμα σμικρόν. ἡ

periuntur. Nam quod in faucium meatu inflammatum
eſt, non cernitur. Quod autem ex apertis cernitur, id
omne et citra inflammationem exiſtit et partes ipſae ſunt
graciles, nam gracile ad partium praeter naturam tumen-
tium oppoſitionem interdum dicitur. Quam vocis hujus
graciles nunc dictam ſignificationem ignorantes nonnulli
dictionem ridicule exponunt. Alii autem etiam permutant, ut et qui ita ſcribunt: *ac quae ſub conſpectum cadunt, decolorata cernuntur.* Caeterum ita affectis fit interdum ut et fluxionis partem recipiant laryngi vicini,
atque a tergo ordine poſiti muſculi, ubi et ſtomachus, qui
ſaepius et ipſe una afficitur. Poſt hoc ſane in praeſenti
dictione id quoque ſcriptum eſt. *Poſteriores quoque cervicis tendones contenduntur, ac tanquam in tetano intendi*
videntur. Quod autem deinceps dictum eſt, magis etiamnum guttur affici oſtendit. Nam vocis generationem in
ea animalis abſolvi parte demonſtratum eſt. Quapropter
inquit: *vox quoque abrupta eſt et ſpiritus parvus.* Etenim vox omnino abrupta eſt, hoc eſt deſtruitur, affecto

μὲν γὰρ φωνὴ παντάπασιν ἀπέῤῥωγε, τουτέστιν ἀπόλλυται,
παθόνιος, ὡς εἴρηται, τοῦ λάρυγγος. ἡ δ' ἀναπνοὴ μικρὰ
γίγνεται διὰ τὴν στενοχωρίαν τοῦ πόρου, λέγεται δὲ ἐν τοῖς
περὶ δυσπνοίας ὅτι μακροτέρα τῷ χρόνῳ καὶ τοῖς διαλείμ-
μασι πυκνοτέρα. τοῦτο δ' αὐτὸ ὁ συγγραφεὺς οὕτως ἡρ-
μήνευσεν· καὶ ἡ ἀντίσπασις τοῦ πνεύματος πυκνὴ καὶ
βιαίη παραγίνεται. πνεῦμα καὶ τὴν μετὰ τὴν εἰσπνοὴν
δευτέραν ἐκπνοὴν καὶ τὴν μετὰ τὴν ἐκπνοὴν δευτέραν εἰσπνοὴν εἶπεν, ἑκατέρως γὰρ πυκνὸν γίγνεται τὸ πνεῦμα. καὶ
γὰρ ἡ μετὰ τὴν εἰσπνοὴν ἠρεμία βραχυχρόνιός ἐστι τοῖς
οὕτω διακειμένοις καὶ ἡ μετὰ τὴν ἐκπνοὴν πρὸ τῆς εἰσπνοῆς τὰς δ' ἀποδείξεις τούτων ἐν τοῖς περὶ δυσπνοίας
ἔχεις εἰρημένας. οἱ τοιοίδε τὴν ἀρτηρίαν ἑλκοῦνται καὶ
τὸν πνεύμονα πίμπρανται, οὐ δυνάμενοι τὸ ἔξωθεν πνεῦμα
ἐπάγεσθαι· τοῖσι τοιουτέοισι δὲ ἢν μὴ εἰς τὰ ἔξω μέρεα
τοῦ τραχήλου ἑκουσίη ἀποφέρηται, δεινοτέρη καὶ ἀφυκτοτέρη ἐστὶ καὶ διὰ τὴν ὥρην καὶ ὅτι ἀπὸ θερμῶν καὶ δριμέων. ἀλλὰ καὶ τὴν ἀρτηρίαν ἑλκοῦσθαι τοῖς οὕτω διακει-

ut dictum eſt gutture. Reſpiratio autem parva redditur
propter meatus anguſtiam. Recenſetur autem in commentariis de difficultate ſpirandi, quod longior tempore ſit et
intervallis frequentior. Id vero ipſum ſcriptor ita enunciavit: *ſpiritusque retractio denſa ac violenta oboritur.* Spiritum et eam quae inſpirationi ſuccedit exſpi-
rationem et eam quae exſpirationi ſuccedit, inſpirationem
dixit. Ex utroque enim denſus redditur ſpiritus. Etenim ita affectis quae inſpirationi ſuccedit quies breve
tempus habet, ſimiliter et quae exſpirationi ſuccedit ante
inſpirationem. Demonſtrationes horum in libris de ſpirandi difficultate enarratae ſunt. *His arteria ulceratur,
pulmo incenditur, neque externum aërem inducere queunt.
At his affectio niſi ad exteriores cervicis partes ultronea
deferatur, gravior ac inevitabilior eſt, tum propter anni
tempus, tum quod a calidis acribusque ſit humoribus.* Verum et arteriam ita affectis ulcerari dictum eſt, nimirum
propter humoris acrimoniam, ſed pulmonem incendi ex-

μένοις εἴρηται, διὰ τὴν τοῦ χυμοῦ δριμύτητα δηλονότι.
τὸν δὲ πνεύμονα πίμπρασθαι στερούμενον ἔφη, συνάπτων τὸν
λόγον ἀληθεῖ δόγματι· [139] δέδεικται γὰρ ἐν τῷ περὶ χρείας
ἀναπνοῆς οὐκ ἐνδείᾳ τῆς οὐσίας ἀπολλύμενον τὸ ζῷον ἐπὶ
τῇ στερήσει τῆς ἀναπνοῆς, ἀλλ᾿ ὅτι τὴν ἔμψυξίν τε καὶ
ῥίπισιν ἀπόλλυσι τὸ ἔμφυτον θερμόν. εἰκότως οὖν ἀμετρίας
ἐχόμενον πίμπρησι τὸν πνεύμονα. τοῦτο τοιγαροῦν τὸ τῆς
κυνάγχης εἶδος δεινότερόν τε καὶ ἀφυκτότερον εἶναί φησι
τοῦ προτέρου διά τε τὰ προειρημένα καὶ διὰ τὸ θερινήν
τε καὶ φθινοπωρινὴν ὥραν εἶναι, ὅτι τε δριμυτέροις ἐπιγίνεται χυμοῖς. ἀμείνων οὖν ἐστιν ἡ μετὰ τοῦ καὶ συνδέσμου γραφὴ τῆς ἄνευ τοῦ καὶ συνδέσμου· συνεμφαίνει δ᾿
ἐπὶ τοῖς προειρημένοις τὸ καὶ διὰ τὴν ὥραν ἐν ᾗ γίνεται
καὶ διὰ τὸν χυμὸν ὑφ᾿ οὗ χαλεπώτερον εἶναι τὸ εἶδος τὸ
δεύτερον τῆς συνάγχης· οὐχ ἁπλῶς οὖν εἶναι γραπτέον, ὅτι
δεινότερον καὶ ἀφυκτότερόν ἐστι διὰ τὴν ὥραν. εἰ δὲ καὶ
τὴν ἄνευ τοῦ συνδέσμου γραφὴν ἐθέλοι τις φυλάττειν, ἀναγκαῖον ἔσται καὶ οὕτως προσυπακούειν αὐτὸν, ὡς εἰ καὶ κατὰ

hauſtum ait, vero dogmati ſermonem copulans. Nam in commentario de uſu reſpirationis demonſtratum eſt animal in reſpirationis privatione non ob ſubſtantiae penuriam perire, ſed quod calor nativus tum refrigerio tum ventilatione deſtituatur. Quapropter merito qui immoderatior exiſtit pulmonem accendit. Hanc igitur anginae ſpeciem tum graviorem tum inevitabiliorem eſſe priore ait, tum propter ante dicta, tum quod aeſtivum autumnaleque ſit anni tempus et quod ex acrioribus exoriatur humoribus. Melior itaque eſt quae cum conjunctione *et* eſt dictio, quam quae ſine conjunctione *et* eſt. Significat autem ab iis quae ante dicta ſunt et propter anni tempus, in quo ſit, et propter humorem, a quo *oritur*, majoris eſſe periculi ſecundam anginae ſpeciem. Non eſt ergo ſimpliciter ſcribendum, quod tum gravior, tum vitatu diſſicilior ſit propter anni tempus. Quod ſi et absque conjunctione ſcriptionem ſervare quis voluerit, eam ita ſubaudire oportebit, ut ſi in dictione eſſet. Multa ſiquidem

τὴν λέξιν εἴρητο· πολλὰ γὰρ καὶ ἄλλα κατὰ τὸν ἐλλειπτικὸν
τρόπον εὑρίσκεται παρὰ τοῖς παλαιοῖς γεγραμμένα.

κθ'.

Ἢν πυρετὸς λάβῃ, παλαιῆς κόπρου ὑπεούσης ἢ νεοβρῶτι
ἐόντι, ἤν τε σὺν ὀδύνῃ πλευροῦ, ἤν τε μή· ἡσυχίην
ἄγειν, μέχρις οὗ καταβῇ τὰ σιτία πρῶτον ἐς τὴν κάτω
κοιλίην.

Καὶ διὰ τῶν τοιούτων ῥήσεων ἔνδειξις γίνεται τοῦ τὰ
προσκείμενα τῷ περὶ διαίτης ὀξέων οὐκ εἶναι τοῦ Ἱπποκράτους αὐτοῦ συγγράμματα· οὐκ ἔδει γὰρ τὰ τελεώτατα διεληλυθὼς ἐν τῷ γνησίῳ μέρει τοῦ βιβλίου γεγραμμένα περὶ
τῶν πλευριτικῶν ἐνταῦθα πάλιν ὀλίγα παραθεῖναι.

λ'.

Πόματι δὲ χρῆσθαι ὀξυμέλιτι. ὁκόταν δὲ ἐς τὴν ὀσφὺν
βάρος ἥκῃ, κάτω κλύσαι κλυσμῷ ἢ καθᾶραι φαρμάκῳ·

atque alia apud antiquos defectivo modo fcripta reperiuntur.

XXIX.

Si febris prehenderit, veteri ftercore non fubeunte, aut
recenti cibo accepto, five cum lateris dolore, five non,
eum quietem agere oportet, donec cibi primum ad imum
ventrem defcenderint.

Dictiones quoque hujusmodi, ea quae libro de victu
in acutis morbis adjecta funt, Hippocratis fcripta non
effe oftendunt. Non enim qui perfecte de pleuritide in
legitima libri hujus parte tractaverat, eum rurfus hic
pauca apponere oportebat.

XXX.

Potu autem uti aceto mulfo. At quum gravitas ad lum-
bos devenerit, inferiorem alvum clyfmo fubluere aut

ὁκόταν δὲ καθαρθῇ, διαιτᾶν ῥοφήματι πρῶτον καὶ πόματι μελικρήτῳ, ἔπειτα σιτίοισι καὶ ἰχθύσιν ἐφθοῖσι
καὶ οἴνῳ ὑδαρεῖ εἰς νύκτα ὀλίγῳ, ἡμέρῃ δὲ ὑδαρὲς μελίκρητον. ὁκόταν δὲ αἱ φῦσαι δυσώδεες ἔωσιν οὕτως ἢ
βαλάνῳ ἢ κλυσμῷ· εἰ δὲ μὴ, ἐπισχεῖν ὀξύμελι πίνοντα,
ἕως ἂν καταβῇ ἐς τὴν κάτω κοιλίαν, εἶθ' οὕτως κλύσματ
ὑπαγαγεῖν.

Πόματι δὲ χρῆσθαι ὀξυμέλιτι. ἀδιορίστως εἴρηται,
καίτοι διώρισται ἐν τῷ γνησίῳ μέρει τοῦ βιβλίου τὸ γεγραμμένον ἐν τῷδε καὶ τὰ μετὰ τοῦτο, μέχρις οὗ καὶ τῶν
ἰχθύων ἐμνημόνευσεν ὁ Ἱπποκράτης, ἐπειδὴ ἔτι περὶ τῶν
νοσούντων ὁ λόγος αὐτῷ κατὰ τὸ βιβλίον ἦν, οὐ περὶ τῶν
ἀναλαμβανομένων ἐκ νόσου. τὰ δ' ἄλλα τῆς ῥήσεως δῆλα.

λα'.

[140] Ἢν δὲ λαπαρῷ ἐόντι καῦσος ἐπιγένηται, ἤν σοι δο-

---

medicamento purgare oportet.   Quum vero purgatus
fuerit, pro victu forbitionem primum et aquam mulfam,
deinde cibaria et elixos pifces praefcribere, vinumque
aquofum paucum ad noctem, interdum vero dilutam
mulfam.   Quum vero flatus ita graveolentes fuerint,
aut balano aut clyfmo utendum.   Sin minus, in aceti
mulfi potu continere oportet, donec cibi ad inferiorem
alvum defcenderint, deinde fic clyfmate fubducere.

Potu autem uti aceto mulfo.   Indiftincte dictum eft,
quanquam quod hic fcriptum eft, in legitima libri hujus
parte diftinctum fit et quae poft id, ufquequo pifcium
meminit Hippocrates, quoniam adhuc de aegrotantibus in
libro ipfe agebat et non iis qui ex morbo convalefcunt.
Caetera dictionis manifefta.

XXXI.

At fi vacuam alvum habenti febris ardens oboriatur, fi

κέη φαρμακεύειν ἐπιτηδείως ἔχειν, εἴσω τριῶν ἡμερῶν μὴ
φαρμακεύειν, ἀλλ᾽ ἢ τεταρταῖον.

Ὅτι μὲν ἀκαίρως ἐνταῦθα πάλιν μέμνηται τοῦ καύσου,
προειρημένων ἐν ἀρχῇ τῶν τε διαφορῶν αὐτοῦ καὶ τῶν θεραπειῶν εὔδηλον· καὶ γὰρ αἱ ῥήσεις αὗται κατὰ τὴν γνώμην ἐκείνου τοῦ ἀφορισμοῦ εἰσι, τοῦ, πέπονα φαρμακεύειν
καὶ κινέειν, μὴ ὠμὰ μηδ᾽ ἐν ἀρχῇσιν, ἢν μὴ ὀργᾷ, τὰ δὲ
πλεῖστα οὐκ ὀργᾷ. τινὲς ἑτέρως γράφουσιν ἐν ἀρχῇ τοὺς
καύσους ἀξιοῦντες φαρμακεύειν, ὡς εἶναι τὴν ῥῆσιν τοιαύ-
την· εἴσω τριῶν ἡμερῶν φαρμακεύειν. προσῆκεν οὖν οὐχ
ὡς πάντα μετὰ τὰς τρεῖς, ἀλλ᾽ ὥσπερ ὁ ἀφορισμός ἐστι
τοῖος· ἐν τοῖς ὀξέσι πάθεσιν ὀλιγάκις καὶ ἐν ἀρχῇσι τῇσι
φαρμακείῃσι χρέεσθαι· καὶ χρὴ κατὰ τοὺς ἀφορισμοὺς διο-
ρίζεσθαί τε καὶ σκέπτεσθαι, πότε κατ᾽ ἀρχὰς ἐστι χρηστέον
τῇ φαρμακείῃ καὶ πότε τὴν πέψιν ἀναμείναντι τοῦ νοσήματος. ἐὰν δέ τις ἤτοι κατ᾽ ἀρχὰς εἴποι ἁπλῶς ἢ μὴ διο-
ρισάμενος ἑκάτερον, σφάλλεται.

purgare tibi idoneum esse videatur, intra tres dies ne
purgaveris, sed vel quarto.

Quod intempestive quidem hic febris ardentis meminerit, praedictis in principio tum ejus differentiis tum
curationibus apertum est. Etenim hae dictiones ex mente
sunt aphorismi illius: *cocta medicari et movere, non cru-*
da, neque in principio, nisi turgeant, plurima vero non
turgent. Quidam aliter scribunt, causos ab initio medicari volentes, ut dictio talis sit, intra tertium diem purgandum. Consentaneum est igitur non omnino a tertio
medicari die, sed ut hic aphorismus est: *in acutis morbis*
paucies et in principiis medicamento purgante uti. Rem
ergo secundum aphorismorum mentem definire scrutarique
oportet, quum in principiis purgatione utendum sit et
quum morbi coctio expectanda sit. Si quis vero vel per
initia simpliciter dixerit, vel neutrum definierit, fallitur.

λβ'.

Ὁκόταν δὲ φαρμακεύσῃς, τοῖσι ῥοφήμασι χρῶ, διαφυλάσσων
τοὺς παροξυσμοὺς τῶν πυρετῶν, ὅκως μηδέποτε προσοίσῃς
ἐόντων μηδὲ μελλόντων ἔσεσθαι, ἀλλὰ ληγόν- (98) των
ἢ πανσαμένων καὶ ὡς πορρωτάτω ἀπὸ τῆς ἀρχῆς. ποδῶν
δὲ ψυχρῶν ἐόντων μήτε ποτὸν μήτε ῥόφημα μήτε ἄλλο
μηδὲν δίδου τοιόνδε, ἀλλὰ μέγιστον ἡγοῖο τοῦτ' εἶναι δια-
φυλάσσεσθαι, ἕως ἂν διαθερμανθῇ σφόδρα, εἶθ' οὕτως τὸ
ξυμφέρον πρόσφερε. ὡς γὰρ ἐπιτοπολὺ σημεῖόν ἐστι μέλλοντος παροξύνεσθαι τοῦ πυρετοῦ ψύξις ποδῶν· εἰ δὲ ἐν
τοιούτῳ καιρῷ προσοίσεις, ἅπαντα τὰ μέγιστα ἐξαμαρτή-
σεις· τὸ γὰρ νόσημα αὐξήσεις οὐ μικρῶς. ὁκόταν δὲ ὁ
πυρετὸς λήγῃ, τοὐναντίον οἱ πόδες θερμότεροι γίνονται
τοῦ ἄλλου σώματος. αὔξεται μὲν γὰρ ψύχων τοὺς πόδας
ἐξαπτόμενος ἐκ τοῦ θώρακος, εἰς τὴν κεφαλὴν ἀναπέμπων
τὴν φλόγα· συνδεδραμηκότος δὲ ἄλεος τοῦ θερμοῦ ἅπαντος ἄνω καὶ ἀναθυμιωμένου ἐς τὴν κεφαλὴν, εἰκότως οἱ
πόδες ψυχροὶ γίνονται, ἄσαρκοι καὶ νευρώδεες φύσει ἐόν-

XXXII.

*Quum autem purgaveris, forbitionibus utere, observatis fe-
brium acceffionibus, ut nequaquam quum adfunt neque
quum futurae funt exhibeas, fed quum ceffant, vel qui-
everunt et quam longiffime a principio recefferunt.
Frigentibus autem pedibus neque potum neque forbitionem neque aliud quicquam hujusmodi dabis. Verum
maximum effe ducito, fi expectaveris, quousque valde
incaluerint, deinde ita quod conferat exhibe. Frigus
enim pedum plerumque febris acceffurae fignum eft, at
eo tempore fi quid exhibueris, maxime per omnia peccaveris, morbum namque non parum auxeris. At quum
febris definit, vice verfa pedes reliquo corpore calidiores
evadunt; quum enim pedes refrigerat, augetur et ex
thorace accenfa flammam ad caput remittit. At fervi-
do calore univerfo furfum concurrente atque ad caput
exhalante, merito pedes frigefcunt, quum natura excar-*

τες· ἔτι δὲ καὶ πολὺ ἀπέχοντες τῶν θερμοτάτων τόπων
ψύχονται, συναθροιζομένου τοῦ θερμοῦ εἰς τὸν θώρακα.
καὶ πάλιν ἀνάλογον λυομένου τοῦ πυ_{ιτοῦ} καὶ κατακερμα-
τιζομένου, ἐς τοὺς πόδας καταβαίνει· κατὰ τόνδε οὖν τὸν
χρόνον ἡ κεφαλὴ καὶ ὁ θώρηξ κατέψυκται. τουτέων εἵνε-
κεν τουτέου προσαρτέον· ὅτι ὁκόταν οἱ πόδες ψυχροὶ ἔωσι,
θερμὴν ἀνάγκη τὴν κοιλίην εἶναι καὶ πολλῆς ἄσης μεστὴν
καὶ ὑποχόνδριον ἐντεταμένον καὶ ῥιπτασμὸν τοῦ σώματος
διὰ τὴν ἔνδον ταραχὴν καὶ μετεωρισμὸν γνώμης καὶ [141]
ἀλγήματα καὶ ἕλκεται καὶ ἐμέειν ἐθέλει καὶ ἢν πονηρὰ ἐμέῃ,
ὀδυνῆται. θέρμης δὲ καταβάσης εἰς τοὺς πόδας καὶ οὔρου
διελθόντος, καὶ ἢν μὴ ἱδρώσῃ, πάντα λωφᾷ. κατὰ τόνδε
οὖν τὸν καιρὸν δεῖ τὸ ῥόφημα διδόναι, τότε δὲ ὄλεθρος.

Περὶ τοῦ κατὰ μέρος καιροῦ τῆς τροφῆς εἴρηται μὲν
κἂν τῷ γνησίῳ μέρει τοῦ βιβλίου διὰ βραχέων, οὐδὲν δ᾽ ἧττον καὶ νῦν λέγεται διὰ μακροτέρων καὶ σαφεστέρων, ὥστ᾽

---

nes et nervofi fint. Praeterea et a calidiffimis locis
multum diftantes refrigerantur, fefe colligente ad thoracem calore. Ac furfum eadem ratione quum febris
folvitur et in minutas partes diftribuitur, ad pedes calor defcendit. Hoc igitur tempore caput et thorax
refrigerantur, eas ob res forbitio exhibenda. Quod
quum pedes frigidi fuerint, calidum ventriculum effe
neceffe eft multoque faftidio plenum, intendi hypochondrium et corporis jactationem propter internam turbationem, mentis abalienationem et dolores, aeger velli-
catur, vomere affectat, et fi prava vomuerit, dolet. At
quum calor ad pedes defcenderit, urinaque prodierit,
etiamfi non fudaverit, omnia ceffant. Eo igitur tempore forbitio exhibenda eft, alias perniciofa exiftit.

De particulari cibi miniftrandi tempore dictum quidem eft paucis in legitima libri parte, fed aeque et nunc
prolixius manifeftiusque dicitur, quafi fermo praefens fit

εἶναι τὸν λόγον τοῦτον ἐξήγησιν ἐκείνου, φυλαττομένης τῆς
Ἱπποκράτους γνώμης, ἣν ἔν τε τοῖς ἄλλοις εἴρηκε καὶ ἐν
τοῖς περὶ τοῦ τὸν πυρετὸν ἐκ μὲν τοῦ θώρακος ἐξάπτεσθαι,
τουτέστιν ἐκ τῆς καρδίας, εἰς τὴν κεφαλὴν δὲ ἀναπέμπειν
τὴν φλόγα.

λγ΄.

Ὁκόσοισι δὲ διὰ τέλεος ἡ κοιλίη ἐν τοῖσι πυρετοῖσιν ὑγρὴ,
τουτέοισι διαφερόντως τοὺς πόδας θερμαίνων καὶ περι-
στέλλων κηρώμασι καὶ ταινιδίοισι περιελίσσων πρόσεχε
ὅκως μὴ ἔσονται ψυχρότεροι τοῦ ἄλλου σώματος. θερ-
μοῖσι δ᾽ οὖσι θέρμασμα μηδὲν πρόσφερε, ἀλλὰ παρατή-
ρει ὅκως μὴ ψυχθήσονται· πόματι δὲ χρέεσθαι ὡς ἐλαχίστῳ, ὕδατι ψυχρῷ ἢ μελικράτῳ.

Τὸ διὰ τέλεος τῷ διὰ παντὸς τοῦ χρόνου ταυτὸν ση-
μαίνει· πολλῶν δ᾽ οὐσῶν διαθέσεων, ἐφ᾽ αἷς συμβαίνει δι᾽
ὅλης τῆς νόσου τὰς κοιλίας ὑγρὰς εἶναι, καίπερ αὐτῶν μὴ
δυναμένων μίαν ἔχειν θεραπείαν, ὡς δέδεικται πολλάκις, οὐ

illius explanatio, fervata Hippocratis mente, quam tum
in caeteris dixit, tum in eo quod febrem ex thorace, hoc
eft ex corde, accendi atque in caput flammam remit-
tere ait.

XXXIII.

Quibus autem alvus per febres perpetuo liquida eft, his
ubi pedes eximie calefeceris, ceratis contexeris fafciisque
obvolveris, animum attende, ut ne fint reliquo corpore
frigidiores. Quod fi caleant, calefactorium nullum ad-
move, fed cave ne frigefcant. Potu eft utendum quam
paucissimo, aqua frigida aut mulfa.

Id *perpetuo* idem ac per omne tempus fignificat. At
quum multi exiftant affectus, in quibus per totum morbum alvum liquidam effe contingit, fierique nequeat, ut
curationem habeant unam, ut faepius demonftratum eft,

μόνον οὐδέν ἐστιν ἐκ τῆς ῥήσεως διδαχθῆναι χρηστὸν, ἀλλὰ
καὶ βλαβῆναι, πιστεύσαντα τὸν γεγραμμένον τρόπον τῆς
θεραπείας ἐπὶ πολλῶν διαθέσεων ἁρμόττειν. ἵνα γὰρ τἄλλα
παραλείπω, τῆς κοιλίας ὑγρᾶς εἶναι δυναμένης καὶ διὰ φλεγμονὴν τὴν κατὰ τὴν γαστέρα καὶ διὰ συντηκτικὸν πυρετὸν,
ἡ τοῦ ψυχροῦ πόσις ἐναντιωτάτη ἐστὶ τῇ φλεγμονῇ, συμ-
φορωτάτη δὲ τοῖς συντηκτικοῖς πυρετοῖς, καθ' ὃν ἔμαθες
καιρὸν γιγνομένη.

λδ'.

Ὁκόσοισι δὲ ἐν πυρετοῖσι κοιλίη ὑγρὴ καὶ γνώμη τεταρα-
γμένη καὶ οἱ πολλοὶ τῶν τοιουτέων τὰς κροκίδας ἀφαι-
ρέουσι καὶ τὰς ῥῖνας σκάλλουσι καὶ κατὰ βραχὺ μὲν ἀπο-
κρίνονται τὸ ἐρωτώμενον, αὐτοὶ δὲ ἀφ' ἑωυτῶν οὐδὲν λέγουσι κατηρτημένον. δοκέει οὖν μοι τὰ τοιάδε μελαγχολικὰ
εἶναι. ἢν δὲ τῶν τοιῶνδε ἐόντων ἡ κοιλίη ὑγρὴ ᾖ καὶ συν-
τήκῃ, δοκέει μοί τὰ ῥοφήματα ψυχρότερα καὶ παχύτερα

---

lantum abeſt ut ex dictione quicquam utiliter diſcatur,
ut etiam jacturam facturus ſit, qui ſcriptum curationis
modum in affectibus multis juvare crediderit.　Nam ut
caetera omittam, quum alvus liquida eſſe poſſit tum propter ventris phlegmonem, tum propter colliquantem febrem, frigidae potus maxime contrarius eſt phlegmonae,
colliquantibus vero febribus convenientiſſimus, eo quod
didiciſti tempore exhibitus.

XXXIV.

*At quibus per febres alvus liquida eſt et mens perturbata
et horum multi floccos vellunt naresque fodiunt et parum quidem ad interrogata reſpondent, ipſi vero per
ſe nihil compoſitum dicunt, ſane talia mihi melancholica eſſe videntur. His autem ita ſe habentibus, ſi alvus liquida fuerit et colliqueſcens, ſorbitiones frigidiore*

Ed. Chart. XI. [141. 142.] Galen. V. (98.)

προσφέρειν καὶ τὰ πόματα σταλτικὰ καὶ οἰνωδέστερα, ἢ καὶ στυπτικώτερα.

Ἄλλα μέν εἰσι τὰ τῶν φρενιτικῶν συμπτώματα, τὸ δὲ τῆς ὑγρᾶς κοιλίας γίνεται μέν ποτε καὶ μετὰ φρενίτιδος, οὐ μὴν [142] ἴδιον ταύτης ἐστὶν, ὥστε τὴν μὲν ὑγρὰν κοιλίαν ἐκ τῶν διορισμῶν θεραπεύειν προσήκει, τὴν δὲ φρενῖτιν ἰδίᾳ θεραπείας ἑτέρας ἀξιοῦν. ἢν δ᾽ οὗτος ἔγραψε θεραπείαν, οὐδ᾽ ὅλως στοχάζεται τῆς φρενίτιδος, ἀλλὰ μᾶλλόν μοι δοκεῖ βούλεσθαι θεραπεύειν τινὰ διάθεσιν, ἐκ μὲν τοῦ κατὰ κοιλίην ὁρμωμένην, εἰς συμπάθειαν δὲ τὴν κεφαλὴν ἐπισπωμένην, ὡς παραληρεῖν ἐπὶ τῷ πάθει τῆς κοιλίας. οὐκ ὀρθῶς δὲ εἴρηται μελαγχολικὰ τὰ τοιαῦτα εἶναι, μᾶλλον γὰρ ὑπὸ τῆς ξανθῆς χολῆς τὰ τοιαῦτα γίγνονται, τῆς γαστρὸς ἐπεχομένης.

λε'.

Ὁκόσοισι δὲ τῶν πυρετῶν δῖνοί τε ἀπ᾽ ἀρχῆς καὶ σφυγμοὶ

et crassiores exhibendae mihi videntur et quae potiones alvum fistant vinosioresque, vel etiam astringentiores.

Caetera sane phreniticorum sunt symptomata. Sed alvi liquidae symptoma interdum quidem in phrenitide fit, non tamen proprium ipsi est, quapropter alvum liquidam ex distinctionibus curare convenit, phrenitidem vero alia peculiari persequi curatione. Quam autem ipse scripsit curationem, nullo modo animi intentionem ad phrenitidem dirigit, sed curare eum magis velle arbitror affectionem quandam ex ventris quidem parte aliqua prodeuntem, sed caput ad sympathiam trahentem, ut ex ventris affectu deliret. Talia autem non recte melancholica esse dictum est, magis enim ea a flava proficiscuntur bile, alvo suppressa.

XXXV.

Quibus autem per febres ab initio tum vertigines tum

κεφαλῆς εἰσι, καὶ οὖρον λεπτὸν, τουτέοισι δεῖ προσδέχεσθαι
πρὸς τὰς κρίσιας παροξυνόμενον τὸν πυρετὸν, οὐ (99) θαυ-
μάσαιμι δ᾽ ἂν οὐδ᾽ εἰ παραφρονήσειαν.

῞Οταν ἡ κεφαλὴ περιφέρεσθαι φαντάζηται, δῖνος ὀνομάζεται τὸ πάθος, ὅταν δὲ καὶ σκοτώδης ἡ ὄψις ἅμα τῷδε
φαίνηται, σκοτόδινος καλεῖται καὶ γίνεται διὰ κίνησιν ἄτακτον φυσώδους πνεύματος, ἢ μετὰ τὴν κεφαλὴν ἔχοντος το-
πικὴν γένεσιν, ἢ κάτωθεν ἀναφερομένου. πᾶσαι δὲ τῶν
τοιούτων πνευμάτων γενέσεις ταραχῆς εἰσι δηλωτικαὶ, δι᾽ ἃς
καὶ κρίσεις γίνονται μετὰ τῶν συμπτωμάτων θορυβωδῶν.
εἰδέναι γὰρ χρὴ τὰς τοιαύτας διαθέσεις μεταξύ πως οὔσας
τῶν τε ἀκινδύνων καὶ τῶν ὀλεθρίων· ἐπιχειρεῖ μὲν γὰρ ἡ
ἔμφυτος θερμασία διαλύειν τε καὶ χεῖν τοὺς κατὰ τὸ σῶμα
χυμοὺς, λεπτύνειν δὲ ἀκριβῶς αὐτοὺς καὶ κατὰ τὸ ἄδηλον
αἰσθήσει ἐκκρῖναι οὐ δύναται. τελέως δὲ ἀῤῥωστήσασα τὴν
ἀρχὴν οὐδ᾽ ἐπιχειρεῖ τῇ λύσει καὶ κατὰ τοῦτο πνεῦμα φυ-

---

capitis pulſus fiunt, ac urina tenuis, in his ad criſes
febrem exacerbari concedendum eſt, neque ſi delirarent,
mirarer.

Quum caput circumagi videtur, vertigo vocatur affectio, quum autem et tenebricoſa ſimul fuerit viſio, tenebricoſa vertigo appellitatur. Fit autem ob inordinatam
ſpiritus flatulenti motionem, qui aut in capite localem
habet generationem, aut ſurſum ex infernis fertur partibus. Omnes autem hujusmodi ſpirituum generationes
perturbationem indicant, ob quas et cum ſymptomatis
tumultuoſis judicationes fiunt. Scire etenim oportet affectiones hujusmodi medium quodammodo obtinere tum
earum quae periculo vacant tum pernicioſarum. Conatur
ſiquidem calor nativus corporis humores tum diſſolvere
tum fundere, ſed ipſos plane tenuare, ac abdita ſenſui
diſcuſſione excernere non poteſt. Quum autem imbecil-
limus eſt, principio ſolutioni non incumbit, atque ob id

σῶδες οὐκ ἀῤῥωστούσης ἐσχάτως τῆς ἐμφύτου θερμασίας
γεννᾶται. τὸ μὲν οὖν ἀῤῥωστεῖν ἀκινδυνότατόν ἐστιν, ὑπερ-
έχει γὰρ ἡ φύσις τοῦ νοσήματος· τὸ δ᾽ ἐσχάτως ἀῤῥωστεῖν
ὀλέθριον, ὑπερέχεται γὰρ οὐ σμικρῶς. ὅταν δὲ μὴ ὑπερέχη-
ται, τὰ εἰρημένα γίνεται συμπτώματα, καὶ μετὰ τὸ νοσῆσαι
κρίσεις ἀποτελοῦνται, τινὲς μὲν εἰς ὑγείαν, τινὲς δὲ εἰς θάνατον. οἵ γε μὴν σφυγμοὶ κατὰ τὴν κεφαλὴν γινόμενοι,
τουτέστιν αἱ τῶν ἀρτηριῶν αἰσθηταὶ κινήσεις, θερμασίας
εἰσὶ πολλῆς συμπτώματα, δι᾽ ἃς καὶ παραφροσύναι γίνονται πολλάκις. οὕτως οὖν ἐχόντων ἐν τῷ καθόλου τῶν εἰρημένων, ὅταν ἀρξαμένου τινὸς ἀσθενεῖν, ὑπὸ μὲν τῆς τῶν
οὔρων λεπτότητος ἄπεπτον εἶναι δηλοῦται τὸ νόσημα, τὴν
δὲ κεφαλὴν ἐμπεπλῆσθαι πνεύματος φυσώδους σημαίνουσιν οἱ
δῖνοι μετὰ τῶν σφυγμῶν· εἰδέναι χρὴ τὴν φύσιν οὐχ ἡσυ-
χάζουσαν, ἀλλ᾽ ἐπιθησομένην ποτὲ τοῖς περιεχομένοις ἐν τῷ
σώματι μοχθηροῖς χυμοῖς, ὡς διακρῖναί τε τῶν χρηστῶν
αὐτοὺς, ἐκκρῖναί τε καθ᾽ ὁντιναοῦν τρόπον ἢ εἰς ἄκυρον
ἀποθέσθαι μόριον. ὁ τοίνυν εἰρημένος λόγος χρησιμώτατός

spiritus flatulentus non fumme imbecillo facto nativo calore procreatur.   Imbecillitate igitur affici periculofiffi-
mum non eft, natura fiquidem morbum evincit. Verum
fumma imbecillitate profterni lethale eft, *natura* enim
non parum *a morbo* vincitur.   Quum autem non vincitur, praedicta fiunt fymptomata, atque pofteaquam aegrotaverit, judicationes abfolvuntur, aliae ad falutem, aliae
ad mortem.   Pulfus autem qui in capite fiunt, hoc eft
fenfibiles arteriarum motiones, caloris multi fymptomata
exiftunt, a quibus faepenumero deliria fiunt.   Sic itaque
his quae dicta funt univerfim fe habentibus, quum ubi
quis debilitari coeperit, ab urinarum quidem tenuitate
crudus morbus prodatur, caput autem flatulento impletum
effe fpiritu fignificent vertigines cum pulfibus; fcire oportet naturam non quiefcere, fed interdum contentos iu
corpore pravos humores ita aggredi, ut a bonis eos fecer-
nat, atque quovis modo excernat, aut ad ignobilem partem amandet.   Praedictus igitur fermo ad ante dictorum

ἔστιν εἰς πρόγνωσιν τῶν εἰρημένων. ἐνίοτε γὰρ ἀπὸ τῆς
ἀρχῆς τοῦ νοσήματος οἱ μὲν πυρετοὶ μέτριοι γίγνονται,
συμπτώματα δὲ τοιαῦτα κατὰ τὴν κεφαλήν ἐστι δι᾽ ἔγκαυ-
σιν ἢ ἀναθυμίασιν ἐκ τῶν κατὰ τὸ σῶμα τῆς κοιλίας περιεχομένων χυμῶν. τὴν οὖν ἄλλως ὑπω·· [143] συὖν ἐχομένης αὐτῆς τῆς κεφαλῆς μόνης θερμότητα, τῇ τοιαύτῃ διαθέσει τῆς κεφαλῆς λουτρὸν ὀνίνησι καὶ τὸ ῥόφημα δ᾽ ἀρκέσει χυλὸν εἶναι τῆς πτισάνης. ὅταν δ᾽ ἐκ τῆς τῶν χυμῶν
μοχθηρίας ἐπὶ τὴν κεφαλὴν ἀναφέρηται θερμὸν πνεῦμα φυσῶδες, οὐ λούειν συμφέρει τούτοις. ἀσφαλῶς δὲ προσήκει
ταῦτα πράττειν ἕκαστα. διορισμὸς δὲ τῶν διαθέσεων εἷς
μόνος ἐστὶν, ἐκ τῆς τῶν οὔρων ἀπεψίας τε καὶ πέψεως, ὧν
ὀρθῶς ὁ συγγραφεὺς ἐμνημόνευσεν, εἰπὼν οὖρον λεπτὸν,
ὅπερ εἴρηται πολλάκις ἀπεψίας εἶναι σημεῖον· ὥστ᾽ οὐδεὶς
ἰατρὸς ἐν τοῖς τοιούτοις νοσήμασιν ἀμελεῖ τῆς τῶν οὔρων
ἐπισκέψεως.

λστ´.

Οἷοι δ᾽ ἐν ἀρχῇ τὰ οὖρα νεφελοειδέα ἢ καὶ παχέα, τοὺς

praenotionem maxime confert. Nam interdum ab initio
morbi febres quidem moderatae fiunt, fed fymptomata
hujusmodi caput obfident propter exuftionem aut exhalationem humorum in ventriculi corpore contentorum.
Sane capite folo alias quocunque modo calore affecto,
tali capitis affectui balneum proderit ptifanaeque cremor
pro forbitione fatis erit. Verum quum fpiritus calidus
flatulentus ob humorum pravitatem ad caput fertur, hos
lavare non confert. Tuto igitur fingula haec facienda
funt. Diftinctio autem affectionum una fola eft, tum ex
urinarum cruditate, tum concoctione, quorum auctor recte
meminit, inquiens: urina tenuis, quam faepius cruditatis
fignum effe pronunciatum eft. Quare nullus medicus in
morbis hujusmodi urinarum infpectionem negligit.

XXXVI.

At quibus principio urinae nebulofae aut etiam craffae

τοιοίσδε ὑποκαθαίρειν, ἢν καὶ τἄλλα ξυμφέρῃ· ὁκόσοισι
δὲ ἐν ἀρχῇ τὰ οὖρα λεπτὰ, μὴ φαρμάκευε τοὺς τοιούσδε,
ἀλλ᾽ ἢν δοκέῃ, κλύσαι. τουτοις ξυμφέρει οὕτως θεραπεύεσθαι.

* * *

Εἴτε συνάπτει ταῦτα τοῖς κατὰ τὴν προειρημένην ῥῆσιν εἰρημένοις εἴτε καὶ μὴ, τὸ ὅπερ ἐξ αὐτῶν χρήσιμον
ἔχειν δύναταί τις κοινὸν, ὡς φυλάττεσθαι καθαίρειν τὰ σώματα, παντελῶς ἀπεψίας οὔσης ἐν τοῖς χυμοῖς, ἐδήλωσεν
εἰπὼν οὖρα λεπτὰ, ὡς τά γε παχέα πέψεως ἔχοιεν. ἤδη
τοῦτ᾽ αὐτὸ τὴν σύστασιν, καὶ τὸ νεφελοειδέα δὲ τὰ τὰς
νεφέλας ἔχοντα δηλονότι δηλοῖ· προσετίθη γὰρ μέλανας, εἴπερ ἐκείνας ἀκούειν ἡμᾶς ἐβούλετο. πολλὰ γὰρ τῶν κοινῶν
ὀνομάτων ἄνευ διορισμῶν λέγειν εἰώθασιν, ὅταν τὸ βέλτιον
ἐν τοῖς σημαινομένοις ἐπ᾽ αὐτῶν τῶν πραγμάτων δηλῶσαι
βουληθῶσιν. οὕτως οὖν ὅταν εἰς σωτηρίαν τελευτῶσιν αἱ
κρίσεις; λέγουσιν ἁπλῶς ἐκρίθη· ἀποθανόντος δὲ τοῦ κρι-
θέντος οὐχ ἁπλῶς ἀλλ᾽ ὅλον τοῦτο λέγουσι, κριθεὶς ἀπέ-

* * *

exiſtunt, hos ſi caetera quoque conferant, ſubpurgare
oportet. Quibus vero urinae inter initia tenues, eos non
purgato, ſed ſi videatur, alvum ſublue. Hos ita curare
confert.

* * *

Sive iis quae in praecedenti oratione relata ſunt
haec conjungat, ſive quoque non, quod ex ipſis utile quis
habere commune poteſt, quod corporis purgationem prorſus vitare oporteat, quum in humoribus adeſt cruditas,
id manifeſtavit inquiens: *urinae tenues*, tanquam craſſae
coctionis *notas* habeant. Jam hoc ipſum conſiſtentiam
indicat et verbum hoc *nebuloſae* urinas ſignificat nebulas
habentes. Nam nigras adjeciſſet, ſi nos eas audire volu-
iſſet. Multa ſiquidem nomina communia citra diſtinctionem dicere conſueverunt, quum id quod in ſignificatis
rerum melius eſt declarare voluerint. Sic ſane quum judicationes ad ſalutem fuerint, ſimpliciter dicunt, judicatus eſt; defuncto vero judicato, non ſimpliciter efferunt,

θανε· καὶ χολὴν δὲ ὅταν τις ἐκκριθῆναι ἁπλῶς εἴπῃ, τὴν
ὠχρὰν, οὐ τὴν μέλαιναν νοοῦμεν. οὕτως οὖν καὶ νῦν ἀκουστέον οὖρα νεφελοειδέα τὰ λευκὰς ἔχοντα τὰς νεφέλας, αἵπερ εἰσὶ πέψεως σημεῖα. ἐπεὶ τοίνυν τὰ πέπονα φαρμα-
κεύει, διὰ τοῦτο καὶ νῦν οὕτως ἔγραψεν ὁ τούτου τοῦ βιβλίου συγγραφεὺς, συμφέρει τουτέοισι οὕτως θεραπεύεσθαι.
μηδὲν δ' εἰπὼν οὗτος περὶ φλεβοτομίας τὰ κατὰ μέρος
διεξέρχεται πάντα ἐφεξῆς, οὐχ ὡς ἄν ποτε οὕτως ἐχόντων
μὴ δεῖσθαι φλεβοτομίας, ἀλλ' ὡς καὶ νῦν τὰ ἄλλα διδάξαι
βουλόμενος μόνα. περὶ γὰρ τῆς φλεβοτομίας αὐτάρκως ἐν
τοῖς ἔμπροσθεν εἴρηται. οὕτως θεραπεύεσθαι.

λζ'.

Τῷ σώματι ἡσυχίην ἄγοντα, ἀλείφοντά τε καὶ περιστέλλοντα
ὁμαλῶς· ποτῷ δὲ χρέεσθαι μελικρήτῳ ὑδαρεῖ καὶ ῥοφήματι χυλῷ πτισάνης ἐς ἑσπέ- [144] ραν· κοιλίην δ'
ὕπαγε κατ' ἀρχὰς κλυσμῷ, φάρμακα δὲ μὴ πρόσαγε τούτοισιν. ἢν γάρ τι κινήσῃς κατὰ κοιλίην, τὸ οὖρον οὐ

fed hoc totum, judicatus obiit. Praeterea quum quis
excretam bilem fimpliciter dixerit, pallidam, non nigram intelligimus. Sic certe et nunc urinas nebulofas
audire oportet eas, quae albas habent nebulas, quae coctionis notae exiftunt. Quoniam igitur cocta purgat, ob
id et nunc ita fcripfit libri hujus auctor: tales autem ita
curare confert. Nihil autem de fanguinis miſſione loquutus, ea particulatim enarrat ex ordine omnia, non quod
interdum ita habentibus fanguinis miſſione opus non fit,
fed quod nunc fola alia docere velit; nam de fanguinis
miſſione abunde fupra dictum eſt. Sic curandum.

XXXVII.

Corpus quieti conciliare, ungere et aequaliter contegere
oportet, at pro potu mulfa aquofa uti et in forbitione
cremore hordei ad vefperam; alvum ab initio clyftere
fubducito, fed his purgantia medicamenta minime exhibeto. Si quid enim circa ventrem commoveris, urina

πεπαίνεται, ἀλλ᾽ ἄνιδρός τε καὶ ἄκριτος ὁ πυρετὸς ἐπὶ
πολὺν χρόνον ἔσται.

Καὶ τόνδε τὸν λόγον διεξέρχεται, σκοπὸν ἔχων ἐν αὐτῷ τὴν μετὰ συμμέτρου θάλψεως ἡσυχίαν· χυλοῦ δὲ πτισάνης δίδωσιν ἀπ᾽ ἀρχῆς, ὡς ἂν μὴ δυναμένων ἐξαρκέσαι μέχρι τῆς ἀκμῆς τε καὶ κρίσεως ἐπὶ τῷ μελικράτῳ, ἐπειδὰν
ἄπεπτος μὲν ἡ νόσος, οὐκ ἐγγὺς δὲ οἱ πεπασμοί· δίδωσι
δὲ καὶ μελίκρατον ὑδαρές, ἐπειδὴ τὸ ὕδωρ ἐδείχθη μηδὲν
ἀγαθὸν ἔχειν αὐτὸ καθ᾽ αὑτὸ μόνον. εἰς ἑσπέραν δὲ ἀξιοῖ
δίδοσθαι τὴν πτισάνην, ἥπερ τὸ μελίκρατον· προμεμαθηκό-
των δ᾽ ἡμῶν ἔμπροσθεν ἐν τῷ γνησίῳ μέρει τοῦ συγγράμματος, ὡς ὑστέραν χρὴ τὴν πτισάνην προσφέρεσθαι τοῦ
μελικράτου, ἄμεινον ἦν καὶ νῦν οὕτως εἰρῆσθαι, μελίκρατον μὲν πρῶτον, ὕστερον δὲ χυλὸν πτισάνης προσφέρεσθαι·
ὅταν δὲ ἀντὶ τοῦ ὕστερον φάναι τὸ εἰς ἑσπέραν εἴπῃ, μερι-
κωτέραν τὴν διδασκαλίαν ποιεῖται, οὐ καθολικωτέραν. διὰ
τί δὲ κελεύει μὴ καθαίρειν, ἐφ᾽ ὧν ἀπεψία παντελής ἐστι,

---

*non concoquitur, fed febris citra tum fudorem tum ju-
dicationem ad diuturnum tempus producetur.*

Sermonem quoque hunc percurrit, fcopum in eo habens cum moderata calefactione quietem. Cremorem autem ptifanae ab initio dat, quod mulfa tum ad vigorem
usque tum judicationem fufficere non poffit. Morbus
fiquidem crudus eft et longe abfunt concoctiones. Praeterea mulfam aquofam exhibet, quod aquam ipfam per fe
folam nihil boni habere demonftratum fit. Vefperi autem
ptifanam mavult exhiberi, quam mulfam. Quum antea
in legitima libri hujus parte didicerimus, ptifanam mulfa
pofterius exhibendam, melius fuit et nunc ita dicere,
mulfam quidem prius, pofteriorem vero ptifanae cremorem exhibe. At vero, quum *vefperi* pro *pofterius* dixerit,
magis particularem efficit doctrinam et non univerfalio-
rem. Cur autem eos purgare haud velit, in quibus fum-

810 ΓΑΛΗΝΟΥ ΕΙΣ ΤΟ ΙΠΠΟΚΡΑΤΟΥΣ

Ed. Chart. XI. [144.]   Galen. V. (99. 100.)
τὴν αἰτίαν αὐτὸς εἶπεν, ἐπιλογιστικὴν μᾶλλον ἤπερ ἀναλογι-
στικήν· ἔστι γοῦν αὐτὴν εἰπεῖν καὶ τῷ χωρὶς ἐνδείξεως λογικῆς, ἐξ ἐμπειρίας μόνης τὸ γιγνόμενον ἐγνωκότι· δογμα-
τικοῦ δ' ἀνδρὸς ἦν διδάξαι, διὰ τί καθαιρόντων ἡμῶν τοὺς
οὕτως ἔχοντας, οὔτε πεπαίνεται τὸ οὖρον, (100) ἄνιδρός
τε καὶ ἄκριτος ὁ πυρετὸς διαμένει. τελεώτερον μὲν οὖν ἐν
ἑτέροις περὶ τῶν τοιούτων ἁπάντων ἐπεσκέμμεθα, νυνὶ δὲ
ἐπὶ κεφαλαίων εἰρήσεται τὸ χρήσιμον εἰς τὰ παρόντα· σὺ
δέ μοι πρόσεχε τὸν νοῦν. τεττάρων οὐσῶν δυνάμεων, ὡς
ἔμαθες, οὐκ ἐλαχίστην δ' ἐν αὐταῖς ἰσχὺν ἐχούσης καὶ τῆς
ἀλλοιωτικῆς, καθ' ἣν ἐξομοιοῖ τοῖς ὑφ' αὐτῆς διοικουμένοις
σώμασι τὴν τροφὴν ἡ φύσις, αὕτη πέψις ὀνομάζεται, κατὰ
ποιότητα μεταβολὴ τῆς μελλούσης θρέψειν οὐσίας οὖσα.
δεῖται τοίνυν ἡ φύσις, ὥσπερ εἰς γαστέρα καταποθείσης
τῆς τροφῆς, ἡσυχίας μὲν ἀπὸ τῶν ἄλλων κινήσεων, ἵνα τῇ
περὶ τὴν πέψιν ἐνεργείᾳ μόνῃ σχολάσῃ, βοηθείας δέ τινος
ἔξωθεν, ὅταν ἀσθενεστέρα γένηταί ποτε· κατὰ τὸν τοιόνδε
τρόπον ἐπὶ τῆς ἐν ταῖς φλεψὶ πέψεως τῶν χυμῶν, ἡσυχίας

ma inest cruditas, caufam ipfe recenfuit, epilogifticam magis quam analogifticam, quam recenfere ad eum fpectat,
qui quod fit, fola citra logicam indicationem experientia
novit. Dogmatici autem viri erat docere, cur purgantibus nobis ita habentes, non coquatur urina febrisque fine
fudore et judicatione perfeveret. Perfectius quidem alibi
haec omnia fumus contemplati, fed nunc quod praefenti
enarrationi prodeffe poffit fummatim dicemus. Tu ergo
animum ad me converte. Quum facultates, ut fcis, quatuor fint, atque inter eas non minima vi polleat alteratrix, per quam diftributis ab ea corporibus natura alimentum affimilat, ipfa coctio nuncupatur, nutriturae fubftantiae permutatio fecundum qualitatem exiftens. Natura igitur abforpto in ventrem alimento, a caeteris quidem motionibus ceffare debet, ut foli quod coquendis de-
putatum fit operi vacet, fed auxilio externo aliquo indiget, quum aliquando imbecillior reddita fuerit, quo modo
et in ea humorum, quae in venis fit, concoctione *contin-*

Ed. Chart. XI. [144. 145.]   Galen. V. (100.)

μὲν δεῖται πρὸ τῆς δευτέρας θερμασίας, ἐκ τοῦ θερμανθῆναι καὶ ψυχθῆναι ἢ ξηρανθῆναι καὶ ὑγρανθῆναι, κατ᾽
ἄλλον καὶ ἄλλον δηλονότι χρόνον ἑκάστου τῶνδε γιγνομένου. κατὰ τοῦτ᾽ οὖν ὁ γράψας ταῦτα συνεβούλευσεν ἡσυχίαν ἄγοντα τῷ σώματι θεραπεύεσθαι τὸν ἄνθρωπον ἀλει-
φόμενόν τε καὶ περιστελλόμενον ὁμαλῶς τοῖς ἱματίοις· πρὸς
γὰρ τὴν τοῦ πυρετοῦ δύναμιν ἀντίρροπον ἡγήσατο ἂν εἶναι
τὴν ἐκ τῶν ἀλειμμάτων ὑγρότητα, πρὸς τῷ μήτε θερμαίνειν
ἰσχυρῶς μηδὲ ψύχειν, ἀλλὰ λεαίνειν, ὧν μάλιστα δεῖται τὰ
πεττόμενα. καὶ εἴπερ ταῦτα συντελεῖ τῇ πέψει τῶν χυμῶν,
αἱ καθάρσεις ἐναντίαι εἰσί· κινοῦσαι μὲν γὰρ σφοδρῶς τὸ
σῶμα ῥήσσουσι· τοιαύτης γὰρ δυνάμεως ἅπαντ᾽ ἐστὶ τὰ
καθαίροντα φάρμακα. αὕτη μὲν οὖν ἐστιν ἡ αἰτία τοῦ τὰς
καθάρσεις ἐναντιοῦσθαι ταῖς πέψεσι· πρὸς δὲ τὸ συνεχὲς
ἴωμεν ἤδη τοῦ λόγου τοῦδε.

λη΄.

[145] Τὰ δὲ ῥοφήματα, ὁκόταν τῶν κρίσεων ἐγγὺς ᾖ, μὴ

git, quiete quidem indiget fequentem ante caliditatem,
quod calefactum frigefactumque vel exiccatum et humectatum fit, fingulis horum alio nimirum et alio tempore
factis. Ob id igitur qui haec fcripfit, quietem inducens
corpori, hominem curari voluit unctum et aequaliter ve-
ftimentis obvolutum. Nam adverfus vim febris humiditatem eam quae unctionibus comparatur remedium par effe
putavit, praeterquam quod neque vehementer calefaciat,
neque refrigeret, fed leniat, quibus maxime indigent quae
coquuntur. Quod fi haec coctioni humorum conferant,
purgationes contrariae exiftunt, nam corpus vehementer
moventes frangunt; tali fiquidem facultate praedita funt
omnia quae purgant medicamenta. Haec eft ergo caufa,
cur purgationes coctionibus adverfentur. Ad eam autem
quae fermoni huic continuatur feriem pergamus.

XXXVIII.

Sorbitiones autem, quum prope judicationes fueru, ne de-

δίδου, ἢν θορυβῆται· ὁκόταν δ᾿ ἀνῇ καὶ ἐπιδιδῷ ἐπὶ τὸ
βέλτιον. φυλάσσεσθαι δὲ χρὴ καὶ πάντων τῶν πυρετῶν
τὰς κρίσιας καὶ ἀφαιρέειν τὰ ῥοφήματα κατὰ τοῦτον τὸν
καιρόν.

Φυλάττει κἀνταῦθα τὴν Ἱπποκράτους γνώμην ὁ τοῦ
βιβλίου συγγραφεύς, ἐν ἀρχῇ μὲν ἐπὶ μελικράτου καὶ χυλοῦ πτισάνης διαιτῶν, ἐγγὺς δὲ τῶν κρίσεων ἀφελὼν τὸν
χυλόν.

λθ'.

Μεμαθήκασι δὲ μακροὶ οἱ πυρετοὶ οἵδε γίγνεσθαι καὶ ἀποστήματα ἴσχειν, ἢν μὲν τὰ κάτω ψυχρὰ ᾖ, περὶ ὦτα
καὶ τράχηλον· ἢν δὲ μὴ ψυχρὰ ᾖ, ἄλλας ἴσχειν μεταβολάς. ῥέει δὲ αἷμα ἐκ ῥινῶν καὶ κοιλίαι τοῖσι τουτέοισι
ἐκταράσσονται.

deris, fi perturbetur, fed quum perturbatio remiferit
resque in melius procefferit. Omnium autem febrium
judicationes obfervandae funt, atque eo tempore forbitiones detrahendae.

Mentem Hippocratis hoc in loco fervat qui librum
hunc fcripfit. In principio quidem mulfam et ptifanae
cremorem pro victu exhibet et cum prope eft judicatio,
cremorem tollit.

XXXIX.

Hae vero febres longae fieri confueverunt et abfceffus
habere circa aures et cervicem, fi quidem infernae partes frigidae fuerint. Quod fi frigidae non fuerint, alias
habent mutationes. Fluit autem fanguis e naribus et
his alvi exturbantur.

Οἷς ἐστι λεπτὸν τὸ οὖρον διὰ τὴν ἀπεψίαν τῶν χυμῶν,
εἰκότως μηκύνουσιν οἱ πυρετοί, μὴ δυνάμενοι λυθῆναι πρὸ
τῆς πέψεως. ὅτι δ' ἀποσκήμμασιν οἱ τοιοῦτοι κρίνονται
πολλάκις ἤδη λέλεκται· σπανιώτερον δέ που καὶ δι' ἐκκρίσεως αἱ λύσεις αὐτῶν γίγνονται· πότερον δ' ἄνω τοῦ σώματος ἢ κάτω τὸ ἀπόστημα γενήσεται, τοῖς ἐν τῷ προγνωστικῷ γεγραμμένοις ὡμολόγηται τὰ νῦν εἰρημένα.

μ'.

Ὁκόσοισι δὲ πυρετοὶ ἀσώδεές εἰσι καὶ ὑποχόνδρια συντεί-
νουσι καὶ κεκλιμένοι οὐκ ἀνέχονται ἐν τῷ αὐτέῳ καὶ τὰ
ἄκρεα ψύχονται πάντα, πλείστης ἐπιμελείης καὶ φυλακῆς
δέονται. διάγειν δὲ τούτοισι προσφέροντας μηδὲν ἄλλο ἢ
ὀξύμελι ὑδαρές· ῥόφημα δὲ μὴ πρόσφερε, ἕως ἂν λήξῃ
καὶ οὖρον πεπανθῇ.

Ἀσώδεις ὀνομάζει πυρετοὺς, ἐν οἷς οἱ κάμνοντες ἀσῶν-

Quibus urina ob humorum cruditatem tenuis eſt, jure
optimo protrahuntur febres, quae ante coctionem ſolvi
nequeunt. Quod autem tales per abſceſſus judicentur
ſaepius jam dictum eſt. Rarius autem et per excretionem
ſolutiones horum fiunt. Utrum autem in ſuperiore corporis parte, aut inferiore abſceſſus generabitur, quae hic
dicuntur iis quae in prognoſtico ſcripta ſunt aſtipulantur.

XL.

Quibuscunque vero febres jactatrices ſunt et hypochondria
contendunt, quique decumbentes eodem in loco ſtare ne-
queunt et extremis omnibus perfrigerantur, hi tum ma-
ximam diligentiam tum cuſtodiam requirunt; eos autem
ita degere oportet, ut nihil aliud quam acetum mulſum
acutum exhibeas, neque ſorbitionem offeras, donec ipſis
febris deſierit et urina concocta fuerit.

Jactantes febres appellat in quibus aegri jactantur

814 ΓΑΛΗΝΟΥ ΕΙΣ ΤΟ ΙΠΠΟΚΡΑΤΟΥΣ

Ed. Chart. XI. [145. 146.]   Galen. V. (100.)

ται καὶ ἀηδῶς ἔχουσι· τὸ δὲ δυσφορεῖν ἐπόμενόν ἐστιν
ἐνίοτε μὲν τῷ μόνιμον εἶναι τὸν πυρετὸν καὶ καυσώδη, πολλάκις δὲ καὶ τῇ τοῦ στομάχου κακώσει· στόμα δὲ τῆς γαστρὸς οὕτως ἀκουέ μου [146] λέγοντος νῦν. ἤρξατο μὲν
οὖν ἀπ' αὐτῶν πυρετῶν, ἀσώδεις εἰπὼν αὐτοὺς, ὑποχόνδριά
τε συντείνοντας· ἐφεξῆς δὲ ἐπὶ τοὺς πυρέσσοντας μετέβη·
τὸ γὰρ κεκλιμένοι οὐκ ἀνέχονται ἐν τῷ αὐτῷ, κατὰ τῶν
πυρεττόντων εἴρηται, καθάπερ καὶ τὸ τὰ ἄκρα ψύχονται.
τὸ μὲν οὖν μὴ ἀνέχεσθαι κεκλιμένους ἐν τῷ αὐτῷ τῶν
ἀσώντων τε καὶ δυσφορούντων ἐστὶ γνώρισμα· τὸ δὲ ψύχεσθαι τὰ ἄκρα, φλεγμονῆς μεγάλης ἐν τοῖς σπλάγχνοις ἐπὶ
παχέσι χυμοῖς, ὡς ἔμπροσθεν ἐδείκνυον, ἡνίκα περὶ τοῦ
δευτέρου τῶν καύσων εἴδους ὁ λόγος ἦν· καὶ εἴπερ σφοδρὰ
ἡ κατάψυξις εἴη, τεκμήριον ἤδη σοι τοῦ καὶ τὴν δύναμιν
εἶναι ἄρρωστον ἰσχυρῶς· εἰκότως οὖν ἔφη φυλακῆς πλείστης
καὶ ἐπιμελείας δεῖσθαι τοὺς κάμνοντας οὕτως. εἰκότως
δὲ καὶ ὀξύμελι δίδωσιν αὐτοῖς ὑπὸ παχέων τε καὶ γλίσχρων
χυμῶν ἐνοχλουμένοις· προσέθηκε δὲ τῷ λόγῳ ὑδαρὲς, ὡς

et graviter afficiuntur. Haec autem gravis tolerantia fequitur interdum quidem febrem ftabilem et ardentem,
faepius autem et ftomachi vitium, os autem ventriculi ita
me dicentem nunc audi. Incipit ergo a febribus ipfis,
jactantes ipfas vocans et hypochondria contendentes, deinde ad febricitantes pertranfiit. Nam quod decumbentes
fefe continere non poffint, de febricitantibus dictum eft,
ut et quod extrema refrigerentur. Jacentes autem fefe
eodem in loco non continere, jactatorum ac difficulter
ferentium nota eft. Extrema autem frigere, magnae vifcerum phlegmones, quae ex craffis humoribus orta fit,
ut antea demonftravimus, quum de fecunda caufi fpecie
ageremus. Quod fi vehemens frigus fuerit, quod vires
valde infirmae fint, jam tibi conjectura eft. Merito igitur ita aegrotantes plurima tum cuftodia tum diligentia
indigere ait. Sed et merito ipfis acetum mulfum dat, ut
qui a craffis et vifcofis humoribus vexantur. Adjecit autem fermoni *aquofum*, tanquam contrarium illi quod his

πρὸς τὸ διδόμενον οἷς ἐν πνεύμονι τοιοῦτοι περιέχονται χυ-
μοί· πολὺ γὰρ ὀξύτερον ἐπ᾿ ἐκείνων εἶναι προσῆκεν, ἐπεὶ
διὰ τὸ μῆκος τῆς κατὰ τὴν ἀνάδοσιν φορᾶς ἐπὶ τὸ πεπονθὸς μέρος ἀναγκαῖόν ἐστιν ἐκλυθῆναι τὴν δύναμιν· τοῖς
δὲ καθ᾿ ὑποχόνδριον εὐθέως προσπίπτει τοιοῦτον οἷον
ἐπόθη. τὸ δὲ μηδ᾿ ὅλως διδόναι ῥόφημα τοῖς οὕτως ἔχουσι,
πρὶν πεπανθῆναι τὴν νόσον, ἀδιορίστως εἴρηται φυλαττόν-
των γε ἡμῶν ὃ ἐδίδαξεν ὁ Ἱπποκράτης· προσκεῖσθαι δεῖ
τῷ λόγῳ, ἢν ἀρκέῃ ὁ νοσέων, ὕπερ ὡς φανερὸν ἴσως παρα-
λέλοιπεν.

μα´.

Κατακλίνειν δὲ εἰς ζοφερὰ οἰκήματα καὶ κατακεκλίσθαι ὡς
ἐπὶ μαλθακωτάτοισι στρώμασι, πολὺν χρόνον ἐπὶ τὰ αὐτὰ καρτερέοντα καὶ ὡς ἥκιστα ῥιπτάζειν· μάλιστα γὰρ
τοῦτο τοὺς τοιούσδε ὠφελέει.

Τὴν ἐν ζοφεροῖς οἰκήμασι κατάκλισιν οὐχ ὡς πεπαν-

datur, in quorum pulmonibus tales continentur humores.
Nam acidius longe in illis esse convenit, quod propter
longam in distributione ad affectam partem delationem
vires exolvi necessarium sit, his vero tale hypochondrio
incursat, quale epotum est. Nullo autem pacto sorbitionem ita habentibus dare, priusquam morbus coctus fuerit,
indistincte est pronunciatum, servantibus nobis quod edocuit Hippocrates. Adjiciendum est sermoni, si aeger suf-
fecerit, quod tanquam manifestum forte praetermisit.

XLI.

*Decumbere autem in conclavi obscuro debent, et in stra-
tis quam mollissimis reclinati, longo tempore eundem
decubitum perferre et quam minime sese jactare. Id
enim eos maxime juvat.*

Nunc decubitum obscura in domo non tanquam coctivum

Ed. Chart. XI. [146. 147.] Galen. V. (100. 101.)

τικὸν βοήθημα συνεβούλευσε νῦν, ἀλλ' ὡς τῆς διὰ τὴν ἄσην
γινομένης δυσφορίας ἐπανορθωτικὸν, ἧς ἕνεκα καὶ τῆς μαλθακῆς στρωμνῆς ἐμνημόνευσε. τὸ δὲ πειρᾶσθαι μὴ ῥιπτά-
ζειν ἑαυτὸν, ἀλλ' ἡσυχάζειν ἑκατέρως χρήσιμον τῷ κάμνοντι
καὶ ὡς τῇ πέψει τῆς ὅλης νόσου συντελοῦν καὶ ὡς διαφυ-
λάττον τὴν δύναμιν.

μβ'.

Ἐπὶ δὲ τὸ ὑποχόνδριον λίνου σπέρμα ἐγχρίων ἐπιτίθει
φυλασσόμενος ὅπως μὴ φρίξῃ προστιθέμενον· ἔστω δὲ
ἀκροχλίαρον, ἐφθὸν ὕδατι καὶ ἐλαίῳ.

(101) Μαλακτικόν ἐστι τὸ λινόσπερμον καὶ μὴ θερ-
μαῖνον ἐπιφανῶς, ὧν μάλιστα δεῖται φλεγμονὴ πᾶσα· καὶ
μέντοι κατὰ τὴν θῖξιν αὐτὸ παρασκευάζει τοιοῦτον, ὁποῖον
καὶ κατὰ τὴν δύναμίν ἐστιν, ἀκροχλίαρον ἀξιῶν προσφέρειν.
[147] καὶ ἡ μίξις δὲ τοῦ ἐλαίου καὶ τοῦ ὕδατος χλιαρᾶς
θερμασίας ἐστὶ γεννητικὴ, μετὰ τοῦ μαλάττειν τε καὶ παρη-

auxilium, fed tanquam jactationis ob gravem moleftiam
faetae emendatorium voluit, cujus gratia et lecti mollis
meminit. Tentare autem feipfum non projicere, fed con-
quiefcere, laboranti modo utroque commodat, tanquam et
morbi totius concoctionem juvans et tanquam vires con-
fervans.

XLII.

Supra vero hypochondrium lini femen linteo illitum ad-
move, cavendo ne inhorrefcat aeger, quum apponitur;
fit autem fumme tepidum, ex aqua et oleo coctum.

Emollit lini femen, nec manifefte calefacit, quae maxime expoftulat omnis phlegmone. Et fane tactu tale
ipfum comparat, quale et fecundum facultatem eft, fumme
tepidum ipfum admovere praecipiens. Caeterum aquae
et olei mixtura tepidum generat calorem mollitque et mi-
tigat moderate, habens facultatem, cujus potiffimum effe

γορεῖν μετρίως, ὑπάρχον δυνάμεως ὁποίας μάλιστα ἐδείχθη
δεῖν εἶναι τὰ πέττοντά τε καὶ τὰ διαφοροῦντα.

μγ΄.

Τεκμαίρεσθαι δ᾽ ἐκ τῶν οὔρων τὸ μέλλον ἔσεσθαι· ἢν μὲν
γὰρ παχύτερα καὶ ὠχρότερα ᾖ, βελτίω· ἢν δὲ λεπτότερα
καὶ μελάντερα, πονηρότερα.

Οὐ πᾶν τὸ μέλλον ἔσεσθαι διδάσκει ἐκ τῶν οὔρων,
ἀλλὰ σωτηρίαν ἢ θάνατον· σωτηρίαν μὲν γὰρ δηλοῖ τὰ παχύτερα καὶ ὠχρότερα. σαφῶς δὲ τὰ παχύτερα τοῖς λεπτοῖς
παραβάλλων εἶπεν, οὐ τοῖς κατὰ φύσιν, ὡς καὶ μικρὸν ἔμπροσθεν ἠξίουν ἀκούειν· οὔτε γὰρ ἂν παχέα λέγοις, ἑρμηνεύειν ὀρθῶς ἐθέλων, οὔτε λεπτὰ τὰ κατὰ φύσιν οὖρα. τὰ
γε μὴν λεπτὰ καὶ μέλανα χείριστα· πρὸς γὰρ τῶν λεπτῶν
μόνον γινομένων ἄπεπτον δηλοῦται τὸ νόσημα· τὸ γὰρ ἀκριβῶς λεπτὸν ὑδατῶδές ἐστιν, ὥστε καὶ λευκόν. αἱ δὲ τῶν

---

debent, ut demonſtravimus, quae tnm concoquunt tum
diſcutiunt.

XLIII.

*Conjectare vero oportet ex urinis quid futurum ſit. Si
namque craſſiores pallidioresque fuerint, meliores, ſi vero
tenuiores et nigriores, deteriores.*

Non quicquid futurum ſit ex urinis docet, ſed vel
ſalutem vel mortem. Salutem enim indicant craſſiores
et pallidiores. Craſſiores autem perſpicue dixit, tenuibus
et non naturalibus comparans, ut et paulo ante intelligere
volui, neque enim craſſas urinas, neque tenues, quae ſecundum naturam ſunt, dixeris, ſi recte volueris interpretari. Sane tenues et nigrae deterrimae ſunt. A tenuibus ſiquidem ſolis morbus crudus indicatur. Nam quod
exacte tenue eſt, id aquoſum eſt, quapropter et album.

οὔρων προγνώσεις ἐν τοῖς εἰς τὸ προγνωστικὸν ὑπομνήμασιν εἴρηνται.

μδʹ.

Ἢν δὲ μεταβολὰς ἔχῃ, χρόνον τε σημαίνει καὶ ἀνάγκη τῷ
νοσήματι μεταβάλλειν καὶ ἐπὶ τὰ χείρω καὶ ἐπὶ τὰ βελτίω τὴν ἀνωμαλίην.

Καὶ τοῦτο γὰρ φυλάττων ἐπὶ τῶν νοσούντων εὑρήσεις
ἀληθὲς, εἰς χρόνον πλείονα καὶ μεταβολὰς μεταξὺ γιγνομένας ἐμπίπτοντα τὸν ἄνθρωπον ἐπὶ τοῖς ποικίλοις οὔροις·
πλείους γὰρ αἱ διαθέσεις δηλοῦνται αἱ μὴ τῆς αὐτῆς θεραπείας δεόμεναι, οὐδὲ τὴν ἴσην ἔχουσι προθεσμίαν τῆς λύσεως.

μεʹ.

Τοὺς δὲ ἀκαταστάτους τῶν πυρετῶν ἐᾶν μέχρις ἂν κατα-

Sed praenotiones ex urinis in commentariis prognostici
dictae sunt.

XLIV.

Si autem mutationes habeant, temporis diuturnitatem indicant morbusque necessario tum ad deterius, tum ad
melius commutat inaequalitatem.

Nam si id et in aegrotantibus observaveris, verum
comperies, hominem ex urinarum varietate in longius de-
cidere tempus, atque medias incurrere permutationes.
Plures namque significantur affectiones, quae non eadem
egent curatione, neque aequalem habent solutionis praefi-
nitionem.

XLV.

Inconstantes vero febres, donec constent, sinere oportet.

στῶσιν· ὁκόταν δὲ σιῶσιν, ἀπαντῆσαι διαίτῃ καὶ θεραπείῃ τῇ προσηκούσῃ, κατὰ φύσιν θεωρέων.

'Ακαταστάτους πυρετοὺς εἴρηκεν ἐφ' οἷν μηδέν ἐστι
καθεστηκὸς, ὅπερ σημαίνει τὸ βέβαιον· ἔστι δὲ βέβαια τὰ
ἐν ταῖς περιόδοις φαινόμενα καὶ τοῖς οὔροις, ἔτι δὲ καὶ
ταῖς ἠκριβωμέναις ἰδέαις τῶν πυρετῶν. αἱ μὲν οὖν περίοδοι τὴν ἀρχὴν οὐδὲ φαίνονται ταῖς πρώταις ἡμέραις· [148]
τὰ δὲ ἐπιγίνεται ἄλλοτε ἄλλα καὶ πολλάκις τρὶς καὶ τετράκις οὐρεῖν, διά γε τῆς ἡμέρας καὶ τῆς νυκτὸς συμβαίνει·
καὶ ἀνόμοια φαίνεται τὰ οὖρα πρὸς ἄλληλα. τὴν τοίνυν
ἰδέαν τοῦ τοιούτου πυρετοῦ ἀκατάστατον εἶναί φησιν, ὅπερ
ταὐτόν ἐστι σημαίνειν τῷ μὴ διασώζοντι τὴν ἰδέαν μίαν
ἀκριβῶς. ἐδήλωσα δέ σοι τὰς ἀκριβεῖς ἰδέας τῶν πυρετῶν
ἔν τε τοῖς περὶ διαφορᾶς αὐτῶν ὑπομνήμασι κἂν τῷ δευτέρῳ περὶ κρίσεων· ἐπὶ τῶν τοιούτων οὖν πυρετῶν ἀξιοῖ
μὴ κατ' ἀρχὰς τῇ διαίτῃ χρῆσθαι, ἀλλ' ἐᾶν ἕως ἂν ἴδωμεν
ποῖοί τινές εἰσι καὶ τηνικαῦτα τὸ τῆς διαίτης εἶδος ὁρίζειν.

*Quum autem conſtiterint, victu et curatione convenienti
occurrere, facta ſecundum naturam ſpeculatione.*

Febres inconſtantes dixit, in quibus nihil conſtans
exiſtit; quod ſignificat ſtabile. Sunt autem ſtabilia quae
in periodis et urinis et exquiſitis febrium ideis apparent.
Periodi itaque principium non oſtendunt primis diebus.
Urinae vero ſuperveniunt alias aliae et ſaepenumero ter
quaterque interdiu et noctu mejere contingit diſſimilesque
inter ſe apparent urinae. Ideam ergo talis febris incon-
ſtantem eſſe ait, quod idem ſignificatione eſt ac quae plane
ideam unam non ſervat. Expoſui tibi exquiſitas febrium
ideas et in commentariis de febrium differentiis et in ſecundo de criſibus. In hujusmodi itaque febribus non in
principio victu uti praecipit, ſed ſinere, donec qualis ſit
febris cognoſcamus et tunc victus formam praeſinire.

μστ'.

Εἰσὶ δὲ ὄψιες πολλαὶ τῶν καμνόντων.

Ὄψιας εἴρηκεν ὡσανεὶ διαφορὰς ἢ τρόπους ἢ ἰδέας·
τῶν καμνόντων δὲ, ἀντὶ τοῦ τῶν τοῖς κάμνουσιν γινομένων
νοσημάτων. ἐδείχθη γὰρ ἤδη πολλάκις ὡς ἅπασι τοῖς παλαιοῖς ἔθος ἐστὶν ἀπό τε τῶν παθημάτων ἐπὶ τοὺς πάσχοντας αὐτοὺς μεταφέρειν τὰς προσηγορίας, ἀπό τε τῶν
πασχόντων ἐπὶ τὰ πάθη· ὡς μηδὲν διαφέρειν τῶν πυρετῶν
εἰπεῖν διαφορὰς ἢ τῶν πυρεττόντων, οὕτως δὲ καὶ πλευριτικῶν ἢ συναγχικῶν ἢ πλευρίτιδος ἢ συνάγχης. ὄψιας οὖν
εἶπε καμνόντων, ἐπειδὴ τοῖς ὀφθαλμοῖς αὐτοὺς θεωροῦντες
εὑρίσκομεν τὰς διαφοράς.

μζ'.

Διὸ προσεκτέον τῷ ἰωμένῳ, ὅκως μὴ διαλήσεταί τις τῶν
προφάσιων.

XLVI.

Sunt autem facies aegrotantium multae.

Facies dixit quaſi differentias vel modos vel ſpecies, *aegrotantium* vero, pro iis, qui aegrotantibus oriuntur, morbis. Jam enim ſaepius demonſtratum eſt eam
eſſe antiquis omnibus conſuetudinem, ut ab affectibus ad
affectos et ab aflectis ad affectus transferant appellatio-
nes, quaſi febrium vel febrientium differentias dicere
nihil referat, ſic et pleuriticorum vel angina laborantium,
aut pleuritidis vel anginae. Facies ergo dixit laborantium,
quoniam eos oculis contemplantes reperimus differentias.

XLVII.

*Quare medenti animadvertendum eſt, ne aliqua ipſum ma-
nifeſta cauſa lateat.*

Ἐμάθομεν ὅτι τὰς φανερὰς αἰτίας ὀνομάζει προφάσεις·
ἀλλὰ καὶ νῦν εὔδηλός ἐστιν ἐπὶ τούτου φέρων τὴν προσηγορίαν. ἐπιφέρει γοῦν·

<hr>

μή.

Μήτε τῶν κατὰ λογισμὸν μήτε ὁκόσας εἰς ἀριθμὸν ἄρτιον
ἢ περισσὸν δεῖ φανῆναι.

<hr>

Ὡς τῶν αἰτιῶν τὰς μὲν φανερὰς ἁπάντων γινωσκόν-
των ἄνευ τεχνικοῦ λογισμοῦ, τὰς δὲ μόνων τῶν χρωμένων
τῷ τεχνικῷ λογισμῷ· προσέχειν δὲ δεῖ, φησι, κἀκείναις,
ἃς ἐς ἄρτιον ἢ περιττὸν φανῆναι δεῖ.

<hr>

μθ'.

[149] Μάλιστα μὲν οὖν δεῖ τὸν περισσὸν ἀριθμὸν εὐλαβεῖσθαι, ὡς αὗται αἱ ἡμέραι ἑτεροῤῥεπίας ποιοῦσι τοὺς
κάμνοντας.

<hr>

Quod manifeſtas cauſas occaſiones appellet didicimus,
ſed et nunc eam de his appellationem ferre conſtat. Infert igitur:

XLVIII.

*Neque earum quae ratiocinatione cognoſcuntur, neque
earum quas die pari aut impari apparere oportet.*

Quaſi cauſarum alias quidem manifeſtas absque ratiocinatione artificioſa cognoſcant omnes, alias vero ſoli qui
ratiocinatione artificioſa utuntur. His quoque et atten-
dendum, ait, quas in numerum parem vel imparem apparere oportet.

<hr>

XLIX.

*Maxime igitur numerus impar verendus eſt. Quod hi dies
in alterutram partem aegrotos procumbere faciant.*

<hr>

Οὐχ ἁπλῶς ἀκουστέον ἐστὶν, ἀλλ᾽ ἐπὶ τῶν ὀξέων νοσημάτων, μέγα δύνασθαι τὰς περισσὰς ἡμέρας, ὡς μεταβολὰς ἑκατέρως ἀξιολόγους ἐμποιούσας εἰς ὑγείαν τε καὶ θά-
νατον· τοῦτο γὰρ σημαίνει τὸ ἑτερορρεπέας. ἐπὶ μὲν τῶν
ὀξέων ἡ γ΄ καὶ ἡ ε΄ καὶ ζ΄ καὶ θ΄ καὶ ια΄ καὶ ιδ΄ καὶ ιζ΄,
ἐπὶ δὲ τῶν χρονίων ξ΄ καὶ π΄. μέσαι δ᾽ αὐτῶν εἰσι κ΄ καὶ λδ΄
καὶ μ΄, περιτταὶ δὲ καὶ αὗται.

ν΄.

Φυλάττεσθαι οὖν δεῖ τὴν πρώτην ἡμέραν, ἐν ᾗ ἦρκται
ἀσθενέειν ὁ κάμνων, ἰδόντα τὴν ἀρχὴν ἐξ ὅτου καὶ ὅτε·
ἡγέεται γὰρ τοῦτο τὸ πρῶτον εἰδῆσαι. ὁκόταν δὲ ἔρῃ
αὐτὸν καὶ διασκέψῃ πάντα, πρῶτον μὲν κεφαλὴν ὅπως
ἔχῃ, εἰ ἀνάλγητος καὶ μὴ βάρος ἔχῃ ἐν ἑωυτῇ· ἔπειτα
ὑποχόνδρια καὶ τὰ πλευρὰ, εἰ ἀνάλγητα. ὑποχόνδριον
μὲν γὰρ εἰ ἐπίπονόν ἐστιν ἢ ἐπηρμένον ἢ ἔχει τινὰ σκο-
λιότητα ἢ κόρον ἢ πλευροῦ ἀλγηδὼν ἐνείη καὶ ἅμα τῷ
ἀλγήματι ἢ βηχίον ἢ στρόφος ἢ πόνος κοιλίης. ὁκόταν

Dies impares multa pollere virtute, non fimpliciter,
fed in acutis morbis eft intelligendum, quod infignes in
utramque, tum falutem, tum mortem mutationes efficiant;
id enim fignificat in alterutram partem procumbentes.
In acutis quidem *hi funt*, tertius, quintus, feptimus, no-
nus, undecimus, decimusquartus et decimus feptimus. In
longis fexagefimus et octogefimus. Medii horum funt
vigefimus, trigefimusquartus et quadragefimus. Impares
autem et hi.

L.

Obfervare itaque oportet primum diem, quo aeger de-
bilis effe coepit, cognito unde et quando principio, id
enim noffe praecipuum exiftimatur. Quum autem ipfum
aegrum *interrogaveris, etiam omnia confideraveris, in*
primis quidem, quomodo caput habeat, an dolore va-
cet, neque gravitatem in fe habeat, deinde an hypo-
chondria lateraque dolore careant. Si videlicet hypo-

δέ τι τούτων παρῇ ἐν ὑποχονδρίῳ, μάλιστα λύειν τὴν
κοιλίην κλυσμοῖσι· πινέτω δὲ μελίκρητον θερμὸν ἀφη-
(102) ψημένον. καταμανθάνειν δὲ καὶ ἐν τῇσιν ἐξαναστάσεσιν, εἰ λειποθυμέη καὶ εἰ τοῦ πνεύματος εὐφορίη
αὐτὸν ἔχει. ἰδεῖν δὲ καὶ διαχώρησιν, μή τι μέλαν ἰσχυρῶς διεχώρησεν χρῶμα ἢ καθαρὸν, ὁκοῖα ὑγιαίνοντος ἂν
εἴη διαχωρήματα· καὶ ὁ πυρετὸς εἰς τὴν τρίτην ἐπιπαρο-
ξυνόμενος. κατιδὼν δὲ εὖ μάλα τοὺς τοιούσδε ἐν ταύτῃσι
τῇσι νούσοισι τριταίους, πρὸς ταῦτα ἤδη καὶ τὰ ἄλλα
συνορῆν· καὶ ἢν ἡ τετάρτη τῇ τρίτῃ ἡμέρᾳ ὅμοιον ἔχῃ
τι τῶν αὐτῶν τούτων, κινδυνώδης ὁ κάμνων γίγνεται. τὰ
δὲ σημεῖα ἡ μὲν μελαίνη διαχώρησις θάνατον σημαίνει,
ἡ δὲ ὁμοίη τῷ ὑγιαίνοντι, ὁκόταν ἀνὰ πάσας τὰς ἡμέρας
φαίνηται, σωτήριον.

Φυλάττεσθαί φησι χρῆναι πρῶτον μὲν τὴν πρώτην

chondrium doleat aut attollatur, aut obliquitatem aliquam habeat aut fatietatem, aut lateris dolor affuerit,
fimulque cum dolore aut tuſſicula aut tormina aut ventris dolor, quum autem horum quicquam hypochondrio
adfuerit, alvum potiſſimum clyſmis folvere oportet. Bibat autem mulfam calidam coctam. At et perdifcendum, an in exurrectionibus defectu animi corripiatur
et an fpiritus ducendi facilitas ipfum habeat. Infpici-
enda vero quoque dejectio, num vehementer atro colore
prodierit, vel fincera, quales funt fanorum dejectiones,
et an tertio die exacerbetur febris. Ubi autem hujusmodi tertianos circuitus in his morbis probe admodum
infpexeris, praeterea jam et alia confideranda funt, et
fi quartus dies tertio quicquam his in ipfis fimile habuerit, aeger in periculo verfatur. Ex fignis autem
nigra dejectio mortem fignificat, quae vero fani deje-
ctioni fimilis eſt, ubi per omnes dies apparuerit, falu-
taris.

Obfervandum in primis ait primum eſſe diem, in quo

ἡμέραν, ἐν ᾗ γνῶναι κελεύει τὴν αἰτίαν τοῦ νοσήματος· τὸ
γὰρ ἐξ ὅτου καὶ ὅτε τὸ τί ποτ᾽ ἐστὶ τὸ νόσημα δηλοῖ.
πυνθάνεσθαι δὲ κελεύει πρῶτον μὲν τὴν κεφαλὴν ὅπως
ἔχει, ἔπειτα ὑποχόνδρια καὶ πλευράς. ὑποχόνδριον μὲν
εἴ τις ἐστὶν ὀδύνη ἢ ἐξῄρτηται ἤ τινα ἔχει σκολιό- [150]
τητα, τουτέστιν ἀνωμαλίαν· ὅπερ ἐν τῷ προγνωστικῷ κατὰ
τήνδε τὴν λέξιν ἔγραψεν, εἰ ἀνωμάλως διακείμενον τὰ δεξιὰ
καὶ τὰ ἀριστερά. ἢ εἰ κόρον ἔχει, φησὶ, τοῦτο δέ μοι δοκεῖ τὴν πλήρωσιν τῶν σιτίων εἶναι. ἐρωτᾶν δὲ ἀξιοῖ καὶ
τὰ ἄλλα περὶ τὴν ἑξῆς λέξιν· κἄπειτα κελεύει, τῶν μὲν
ὑποχονδρίων πεπονθότων λύειν τὴν κοιλίαν κλυσμοῖς, πίνειν
δὲ μελίκρατον θερμὸν ἀφηψημένον. ἀδιορίστως δὲ ταῦτ᾽
εἰπὼν ἐφεξῆς γράφει· καταμανθάνειν δὲ χρὴ καὶ τὰ ἐν
ταῖς ἐξαναστάσεσιν, εἰ λειποθυμεῖ καὶ ἦν τοῦ πνεύματος,
φησὶν, εὐφορίη αὐτὸν ἔχει· τοῦτο δ᾽ ἀντίκειται τῷ λειπο-
θυμοῦντι. ὁρᾶν δ᾽ ἀξιοῖ καὶ τὸ διαχώρημα, πότερον μέλαν
ἐστὶν ἢ καθαρὸν καὶ ἄμεμπτον, ὁποῖον τῶν ὑγιαινόντων,
ὥσπερ καὶ εἰ ὁ πυρετὸς εἰς τὴν τρίτην ἡμέραν ἐπιπαροξύ-

morbi caufam cognofci jubet, nam *unde et quando* quisnam fit morbus indicat.   Interrogari autem praecipit in
primis quidem quo modo habeat caput,   mox hypochondria et latera.   Hypochondrium quidem, fi quis dolor fit,
aut tollatur, aut quandam habeat obliquitatem, hoc eft
inaequalitatem, quod in prognoftiço his verbis fcripfit:
*fi inaequaliter affecta dextra ac finiftra parte.   Vel fi
fatietatem habeant*, inquit, quod ciborum repletionem effe
arbitror.   Interrogari quoque et alia, quae in dictione
fequenti habentur, jubet.   Deinde hypochondriis ita affectis, folvere alvum clyfteribus imperat mulfamque bibere
calidam et coctam.   Sed indiftincte haec loquutus deinceps fcribit: *Sed et perdifcendum, fi quum exurgit, defectu animi corripiatur, et fi*, inquit, *ipfe facilem fpiritum
ducat*, quod defectu animi correpto opponitur.   Infpiacien-
dam praeterea jubet dejectionem, utrum nigra fit, aut fincera et inculpata, qualis fanorum eft,   quemadmodum et
fi febris tertio exacerbetur die.   His ita fe habentibus, fi

νεται. τούτων ούτως εχόντων εαν ή δ' τη γ' παραπλήσιον
έχῃ τι κατα τον παροξυσμον, κινδυνώδη δηλονότι ταύτην
φησί. το γαρ και την δ' ημέραν επίδηλον ούσαν της ζ'
νεωτερίσαι τι των χαλεπών εστι σημείων· ο δε νεωτερι-
σμος δήλος. ει γαρ τῇ α' των ημερών και τῇ γ' παροξυ-
σμος εγένετο, τῇ β' δε ουκ εγένετο, προσήκον ήν την ε'.
έχειν παροξυσμον, την δε δ' μη έχειν· έχουσα τοίνυν και
αύτη κακού τινος ετέρου γένεσιν ενδείκνυται. ει δε και
μέλανα διαχωρήσειε, θάνατον έσεσθαι δηλοῖ. μέμνησο δη
τούτου παραλιπων τα πολλα των ειρημένων. ει γαρ τῇ α'
των ημερών ή γ' τον ανάλογον ήνεγκε παροξυσμον, νεώτε-
ρον μεν, ει και ή δ' παρώξυνεν· ει δε και μέλανα διεχώ-
ρησεν, ολέθριόν εστι το σημείον· εαν δε πάλιν όμοια τοῖς
υγιαίνουσιν ανα πάσας τας ημέρας διαχωρῇ, σωτηρίαν έλ-
πιζε του κάμνοντος έσεσθαι.

να.

Ὁκόταν δε μη υπακούῃ τῇ βαλάνῳ, ενῇ δε του πνεύματος

---

quartus dies tertio quicquam fimile in acceſſione habuerit,
periculofum eum eſſe aſſeverat, nam quartum diem, qui
feptimi index eſt, rem novam edere ex periculoſis eſt
fignis. Rei autem novae editio manifeſta. Nam fi primo
die et tertio acceſſio fiat et fecundo facta haudquaquam
fuerit, quod quintus acceſſionem habiturus fit par eſt et
non quartus, quapropter fi quartus habuerit, mali cujuspiam alterius generationem demonſtrat. Si autem et
nigra dejecerit, mortem indicat fore. Tu autem multa
ex dictis praetermittens memoriam rei hujus habe. Nam
fi primo et tertio die confentaneam attulerit acceſſionem
febris, recentius quidem fi et quartus paroxyfmum fecerit, fed fi et *aeger* nigra dejecerit, fignum eſt lethiferum.
Quod fi rurfum diebus omnibus fanis fimilia dejecerit,
falutem aegro futuram fpera.

LI.

Quum autem alvus glandi ſubditae non ceſſerit et facilis

εὐφορίη, διαναστὰς ἐπὶ τὸν θρόνον ἢ αὐτοῦ ἐν τῇ κλίνῃ
ἦν ἀψυχίη ἐνῇ· ταῦτα δὲ ὁκόταν προσῇ τῷ κάμνοντι ἢ
τῇ καμνούσῃ κατ᾽ ἀρχάς, παραφροσύνην προσδέχου ἐσομένην.

    Συγκέχυται τῆς ῥήσεως ταύτης ἡ διάνοια. τὸ γὰρ ὅταν
βάλανος μηδὲν ἀνύῃ, δοκῇ δ᾽ εὐφόρως ἔχειν ὁ κάμνων, εἴ
γε κἂν ταῖς διαναστάσεσι λειποψυχεῖ, παραφροσύνην προσδέχεσθαι, κακῶς εἰρῆσθαί μοι δοκεῖ, μήτε τῆς ἐμπειρίας
μαρτυρούσης αὐτῷ μήτε τοῦ λογισμοῦ. γένοιτο γὰρ ἂν
ποτε καὶ τοιοῦτόν τι· αἱ δὲ προγνώσεις εἰσὶν οὐ τῶν σπανίως γιγνομένων, ἀλλὰ τῶν διὰ παντὸς ἢ ὡς τὸ πολύ.

νβ'.

Προσέχειν δὲ χρὴ καὶ τῇσι χερσίν· ἢν γὰρ τρομεραὶ ἔωσι,
προσδέχου τῷ τοιῷδε ἀπόσταξιν αἵματος διὰ ῥινῶν ἐσομένην.

    ſpiratio affuerit ſurgensque aeger ad ſedem aut in
ipſius lecto animi defectu corripiatur, quum haec aegro
aut aegrae inter initia affuerint, delirium affore expecta.

    Confuſa eſt hujus textus intelligentia. Nam ubi glans
nihil profecerit videaturque aeger facile ferre, ſi utique
et quum exurgit, defectu animi corripiatur, delirium
expectandum, male dictum eſſe mihi videtur, quum rei
huic neque experientia, neque ratio patrocinentur, quanquam tale quicquam aliquando fiat. Praenotiones tamen
non eorum ſunt, quae raro accidunt, ſed eorum, quae
ſemper aut magna ex parte.

LII.

Mens vero manibus quoque adhibenda eſt. Nam ſi tremulae fuerint, huic ſanguinis e naribus deſtillationem
futuram expecta.

[151] *Καὶ οὗτος ὁ λόγος οὐ τὸ διηνεκὲς, οὐδ᾽ ὡς τὸ πολύ τι γιγνόμενον, ἀλλὰ τὸ σπάνιον διδάσκει.*

νγ´.

Ὁρᾶν δὲ χρὴ αὐτοὺς τοὺς μυκτῆρας, ἢν ὁμοίως τὸ πνεῦμα δι᾽ ἀμφοτέρων ἕλκηται· καὶ ἢν πολὺ φέρηται ἐκ τῶν μυκτήρων, φιλέει γίνεσθαι σπασμός· ἢν δὲ σπασμὸς γένηται, τῷ τοιῷδε θάνατος προσδόκιμος καὶ καλῶς ἔχει προλέγειν.

Οὐσῶν τῶν χειρῶν τρομωδῶν, οὕτω γὰρ προσῆκον εἰπεῖν, εἰ τὸ πνεῦμα πολὺ φέρεται δι᾽ ἀμφοτέρων τῶν μυκτήρων, σπασμὸν ἐπιγίνεσθαί φησιν· εἴωθε δ᾽ οὕτω καλεῖν τὴν σπασμώδη διάθεσιν, γινομένην κατὰ τῶν τὰ πτερύγια τῆς ῥινὸς κινούντων μυῶν.

νδ´.

Ἢν δὲ ἐν πυρετῷ χειμερινῷ ἡ γλῶσσα τραχείη γένηται καὶ

Hic quoque fermo neque quod continuum fit, neque quod plerumque, fed quod raro accidat, docet.

LIII.

Infpicere vero ipfas quoque nares oportet, an per utrasque fpiritus aequaliter trahatur, et fi multus e naribus feratur, convulfio fieri affolet, fi vero convulfio fiat, huic mors expectanda eft, quam praedicere pulchrum fuerit.

Quum tremulae funt manus, nam ita dicere confentaneum eft, fi fpiritus multus per utrasque nares feratur, convulfionem fupervenire ait. Confuevit autem ita appellare convulfivam affectionem, quae in mufculis naris pinnas moventibus fit.

LIV.

At fi in febre hiberna lingua afpera fiat adfintque animi

ἀψυχίαι ἐνέωσι, φιλέει τῷ τοιῷδε καὶ ἐπάνεσις εἶναι τοῦ
πυρετοῦ· ἀλλ' ὅμως τὸν τοιόνδε παραφυλάσσειν τῇ λιμο-
κτονίῃ καὶ ὑδατοποσίῃ καὶ μελικρήτου πόσει καὶ χυλοῖσι
παραφυλάσσειν· μηδὲ πιστεύων τῇ ἀνέσει τῶν πυρετῶν,
ὡς οἱ τὰ τοιάδε ἔχοντες σημεῖα ἐπικίνδυνοί εἰσι θνήσκειν. ὁκόταν δὲ ταῦτα συνειδῇς, οὕτω προλέγειν, ἤν σοι
ἀρέσκῃ, θεωρήσας εὖ μάλα.

Χειμερινὸν πυρετὸν ἔνιοι μὲν ἁπλῶς ἀκούουσι τὸν ἐν
χειμῶνι γινόμενον, ἔνιοι δὲ τὸν οἰκεῖον φύσει χειμῶνι, εἴη
δ' ἂν ὁ τοιοῦτος ἐπὶ φλέγματι, καθάπερ ὁ θερινὸς ἐπὶ χολῇ. ἐὰν οὖν, φησιν, ἐπὶ τῷ τοιῷδε πυρετῷ γλῶσσα γένηται
τραχεῖα καὶ λειποθυμίαι, συγγινώσκειν αὐτὸν ὄντα κινδυνώδη καὶ διὰ τοῦτο μὴ πιστεύειν ταῖς ἐπανέσεσι τῶν πυρετῶν, ὅταν μετὰ συμπτωμάτων ἢ σημείων μοχθηρῶν γί-
γνωνται, καθάπερ νῦν ἅμα τῇ λειποθυμίᾳ τε καὶ τῇ τῆς
γλώττης τραχύτητι. μὴ τοίνυν, φησὶν, ἀμελῶς διαίτα τοὺς
κάμνοντας, ἀλλ' ὕδωρ τε καὶ μελίκρατον καὶ χυλὸν (103)

---

*deliquia, huic remiſſio febris contingere conſuevit. Ve-
rumtamen eum ſumma inedia curare oportet et aquae
ac mulſae potione ptiſanaeque cremore. Neque febris
remiſſioni fidendum eſt, quod hujusmodi ſigna habentes
in mortis periculis verſentur. Quum autem haec cogno-
veris optimeque contemplatus fueris, ita fore, ſi lubeat
tibi, praedicendum.*

Nonnulli febrem hibernam ſimpliciter intelligunt
eam qnae hieme ſit, alii eam quae hiemi peculiaris ſit.
Ea autem ex pituita eſt, veluti aeſtiva ex ipſa bile. Si
ergo, inquit, in hujuſmodi febre lingua aſpera fuerit,
atque animi defectus, eam periculoſam eſſe eſt fatendum,
ob idque febrium remiſſioni fidendum non eſt, ſi cum
pravis fiant tum ſymptomatis tum ſignis, veluti nunc
cum animi defectu et linguae aſperitate. Non negligen-
ter itaque ait regendos aegros, aquamque et mulſam et

πτισάνης ῥοφεῖν δίδου. δόξει δὲ ταῦτα μάχεσθαι τῷ χρῆναι λιμοκτονεῖν· ἡ γὰρ λιμοκτονία μάλιστα μὲν ἀσιτίαν
παντελῆ σημαίνει· εἰ δ᾽ οὔ, ἀλλὰ τήν γε ἐπὶ τοῖς πόμασι
μόνοις δίαιταν· οὕτως δὲ καὶ μελίκρατον καὶ χυλὸν πτισάνης συνεχώρησε δίδοσθαι. δοκεῖ δέ μοι διὰ τοῦτο λιμοκτονεῖν λέγειν αὐτοὺς, ὅτι χρονίζουσι τὰς ἐπανέσεις τῶν
πυρετῶν ἴσχοντες εὐφορωτάτας, ὡς ἐξαπατηθέντας τινὰς
τροφὴν ἰσχυροτέραν δοῦναι καὶ μάλιστα διὰ τὴν λειποθυ-
μίαν· ὡς πρὸς τοιαύτην οὖν δίαιταν ἡ διὰ τοῦ μελικράτου
τε καὶ τοῦ χυλοῦ γιγνομένη ἐν πολλαῖς ἡμέραις εἴρηται ὀρθῶς λιμοκτονία.

νέ.

[152] Ὁκόταν δ᾽ ἐν πυρετοῖσι φοβερόν τι γένηται πεμπταίοισιν ἐοῦσιν, ἢ κοιλίη τε ἐξαίφνης ὑγρὰ διαχωρήσει
καὶ ἀψυχίη γένηται ἢ ἀφωνίη ἐπιλάβῃ ἢ σπασμώδης γένηται ἢ λυγμώδης, ἐπὶ τούτοισιν καὶ ἀσώδης φιλέει γί-

ptifanae cremorem exhibendum. Sed fane haec pugnare
videntur adverfus id quod fumma inedia eos macerandos
effe dixerit. Nam fumma inedia maxime quidem abftinentiam integram fignificat, aut fi non, faltem eam quae
in potibus folis fit, victus rationem. Sic fane et mulfam
et ptifanae cremorem dare permifit. Videtur ergo mihi
eos ob id fame integra macerandos dicere, quod qui re-
miffiones hujusmodi quietiffimas habent, longo ita tempore
in his morentur protrahantque, ut falfi circumventique
nonnulli validiorem miniftraverint alimoniam et potiffimum ob animi defectionem. Quo fit ut ad hunc victum,
qui per mulfam atque ptifanae cremorem multis fit diebus, is recte dictus fit limoctonia, *quod integra inedia eft.*

LV.

Quum autem in febribus quinto die quid terrificum con-
tigerit, aut alvus repente liquida dejecerit et animi
defectus inciderit, aut vocis fuppreffio prehenderit, aut
convulfio vel fingultus contigerit, ex his jactari aeger

νεσθαι καὶ περὶ ὑπορίνιον καὶ μέτωπον ἱδρῶτες καὶ αὐχένα ὄπισθεν τῆς κεφαλῆς· οἱ δὲ ταῦτα πάσχοντες θνή-
σκουσι πνευματωθέντες οὐκ ἐς μακράν.

Τῶν ἐκ τηρήσεως ἐμπειρικῶς γεγραμμένοιν τοῖς ἰατροῖς
ἔνια τοιαῦτά ἐστι, τουτέστιν ἐκ τῶν ὀφθέντων ἅπαξ ἢ δὶς,
ἀπόφασιν ἔχει καθόλου τρόπου, ὡς πλειστάκις ἐπὶ τῶν αὐτῶν
καὶ ὡσαύτως δυνάμενα θεωρηθῆναι. τοιοῦτον δέ τι καὶ
τοῦτό ἐστι τὸ νῦν λεγόμενον· ἑορακὼς γὰρ ἔγραψε ταῦτα
πεμπταῖόν τινα, διαχωρήσαντα μέν τινα ὑγρὰ διαχωρήματα,
λειποψυχήσαντα δὲ καὶ ἄφωνον γενόμενον, ἕτερον δὲ σπασμώδη καὶ μετὰ τοῦτο ἤτοι γε ἀμφοτέρους ἢ τὸν ἕτερον
ἀσώδη καὶ τὰ περὶ τὸ πρόσωπόν τε καὶ τὸν αὐχένα ἐφι-
δρώσαντας, εἶτα ἀποθανόντας ἔγραψεν, ὡς οἴεται, συνδρομὴν σημείων ἐμπειρικῶν. ἔστι δ᾽ αὐτὰ δυνάμενα καὶ στο-
μαχικῆς προηγεῖσθαι συγκοπῆς· δυνάμενα δὲ καὶ διὰ πλῆθος γίνεσθαι θλιβομένης τῆς δυνάμεως ἢ καὶ ἄλλως ἀῤῥωστούσης. ἕκαστον γάρ τοι τῶν εἰρημένων καθ᾽ ἑαυτὸ μο-

---

consuevit et sudores sub naso et circa frontem ac cervicem posteriore capitis parte suboriri. At qui his afficiuntur, suspiriosi non multo post intereunt.

Ex iis quae per observationem empirice a medicis
scripta sunt, quaedam talia existunt, ut ex semel aut bis
conspectis modi universalis annotationem habeant, tanquam saepenumero in eisdem et similiter considerari possint. Tale autem quippiam et id est, quod nunc dicitur.
Nam contemplatus haec dixit aegrum quinto quodam die
liquida quaedam dejecisse atque animi defectu prehensum
voceque captum, alium vero convulsum et postea vel
ambos vel alterum fastidio jactatum partesque tum faciei
tum colli sudasse, deinde obiisse scripsit, quod signorum
Empiricorum concursum existimaret. Sed sane haec possunt et stomachicam praecedere syncopen, fierique valent et
propter copiam, oppressa facultate, vel alio debilitata
modo. Unumquodque siquidem eorum quae dicta sunt

χθηρόν ἐστι, μήτοι γε συνελθόντα πάντα. τὸ γὰρ ἐπὶ
ταῖς ἐξαίφνης διαχωρήσεσι λειποθυμεῖν ἐπικίνδυνόν ἐστιν,
ὥσπερ καὶ τὸ ἄφωνον γενέσθαι καὶ ἀσώδη· οὐκ ἀγαθὸν δὲ
καὶ τὸ περὶ τὸ πρόσωπόν τε καὶ τὴν κεφαλὴν ἱδροῦν μόνα.
καθάπερ οὖν ταῦτα πολλὰ καὶ μοχθηρὰ συμπτώματά ἐστιν,
οὕτω καὶ τἄλλα τὰ ἐν τῷ προγνωστικῷ γεγραμμένα καὶ δύναταί τις ἐπιπλέκων αὐτὰ ἀλλήλοις δοκεῖν τι διδάσκειν νεώ-
τερον· ἐὰν δέ που καὶ λέξιν ἀσαφῆ μίξῃ τῷ λόγῳ, καθάπερ αἴνιγμα, τοῖς μὲν πολλοῖς κἀκ τούτου σοφώτερος εἶναι
δόξει, θαυμάζουσι γὰρ ἃ μὴ νοοῦσιν· ἀνθρώπῳ δὲ ἐγνω-
κότι διακρίνειν ἀπὸ τῆς παθογνωμονικῆς συνδρομῆς τὰ ἐπιγινόμενα, φωραθήσεται ποικίλος μὲν, ἄχρηστος δὲ ὁ λόγος.
ἡ μὲν γὰρ παθογνωμονικὴ συνδρομὴ τὸ τοῦ νοσήματος εἶδος ἐνδείκνυται, τὰ δ᾽ ἐπιγινόμενα συμπτώματα τὴν ἐπιεί-
κειάν τε καὶ κακοήθειαν αὐτοῦ. καὶ χρὴ μαθόντα περὶ
τούτων τῶν συμπτωμάτων ἑκάστου τὴν δύναμιν ἐκλογίζε-
σθαί τε καὶ παραβάλλειν ἀλλήλοις τὰ φανέντα· κἂν μὲν
ἰσχυρότερά τε καὶ πλείω φαίνηται τῶν ἀγαθῶν τὰ μοχθηρά,

per fe malum eſt, nedum ſi omnia convenerint. Nam ex
repentinis dejectionibus deficere animum periculoſum eſt,
ut et mutum fieri et faſtidiis jactatum eſſe, partibus vero
tum faciei tum capitis duntaxat ſudare non bonum.
Quo igitur modo haec tum multa tum prava ſymptomata
exiſtunt, ſic et alia quae in prognoſtico ſcripta ſunt.
Poteſtque aliquis haec inter ſe connectens, videri novum
quid docere. Quod ſi et dictionem obſcuram veluti
aenigma ſermoni miſcuerit, jam plebejis et ex ea ſapien-
tior eſſe videbitur. Admirantur ſiquidem, quae non intelligunt. Viro autem qui ſupervenientia ſymptomata a
pathognomonicorum concurſu diſtinguere novit, ſermo is
varius quidem deprehendetur, ſed inutilis, nam pathognomonica ſyndrome morbi ſpeciem demonſtrat, ſupervenientia
vero ſymptomata, manſuetudinem ipſius et malignitatem.
Eumque qui ſingulorum horum ſymptomatum vires didicit, quae apparent, tum aeſtimare tum inter ſe compa-

γινώσκειν ἐν κινδύνῳ τὸν ἄνθρωπον ὑπάρχειν· εἰ δὲ τὰ
ἀγαθὰ τῶν φαύλων ἰσχυρότερά τε εἴη καὶ πλείω, καλὴν
προσδοκίαν ἔχειν ἐπὶ τῷ κάμνοντι. τοῦτο δέ σε καὶ αὐτὸς
Ἱπποκράτης ἀξιοῖ πράττειν· ἐν γοῦν τῷ προγνωστικῷ πάντων τῶν συμπτωμάτων καὶ τῶν σημείων ἑκάστου καταμό-
νας ἐδίδαξε τὴν δύναμιν, ἐπὶ τῇ τελευτῇ δὲ τούτου τοῦ
συγγράμματός φησι· χρὴ δὲ τὸν μέλλοντα ὀρθῶς προλέγειν
τούς τε περιεσομένους καὶ τοὺς ἀποθανουμένους, οἷς τε ἂν
μέλλοι πλέονας ἡμέρας παραμένειν τὸ νόσημα καὶ οἷς ἂν
ἐλάσσους, τὰ σημεῖα ἐκμανθάνοντα πάντα, κρίνειν ἐκλογι-
ζόμενον τὰς δυνάμεις αὐτῶν πρὸς ἀλλήλας, ὥσπερ διαγέ-
γραπται. [153] τὰς δυνάμεις ἀξιοῖ τῶν σημείων ἐκλογι-
ζόμενον προγινώσκειν ἐξ αὐτῶν τὸ ἀποβησόμενον· ἔνθα μὲν
οὖν ἀγαθὰ μοχθηροῖς μέμικται παρισούμενά πως ταῖς δυνάμεσι, γεγυμνασμένου μὲν ἀνδρὸς δεῖται, τεθεωρηκότος
ἐπὶ τῶν ἔργων αὐτὰ πολλάκις· ἔνθα δ᾽ ἐστὶν ἤτοι πάντα
κακά, καθάπερ νῦν, ἢ πάντα καλά, κατάδηλον ἅπαντι τὸ
γενησόμενον. ὄντος γὰρ καὶ καθ᾽ αὐτὸ σημείου κακοῦ τοῦ

rare oportet   Atque fane fi mala tum validiora tum
plura videantur quam bona, hominem in periculo verfari
fciendum.   Verum fi bona malis et fortiora et plura fuerint, de aegro bene fperandum.   Id autem te facere jubet
et ipfe Hippocrates.   Nam in prognoftico fingulorum tum
fymptomatum tum fignorum vires particulatim docuit,
atque circa libri finem ita ait: *oportet autem eum qui
recte fit tum convalituros tum morituros praedicturus,
praeterea et in quibus morbus pluribus diebus et in quibus
paucioribus permanfurus fit, figna omnia perdifcere,
atque aeftimatis eorum inter fe viribus, ut fcriptum eft,
ferre fententiam.*   Signorum autem vires aeftimari praecipit, atque ex ipfis praenofcere quidnam futurum fit.
Ubi ergo bona malis permixta fuerint, viribus quodam
modo paria, exercitato eft opus viro, qui in operibus ea
faepenumero fuerit contemplatus.   Ubi vero omnia vel
mala, ut nunc, fuerint, vel bona, cuivis patet quod futurum fit.   Quum enim dejiciente alvo deficere animum,

διαχωρούσης τῆς κοιλίας λειποψυχῆσαι, κακοῦ δ᾽ ὡσαύτως
καὶ τῆς ἀφωνίας, ἐὰν πρὸς τούτοις καὶ σπασμώδης ἢ λυγμώδης ἢ ἀσώδης ὁ κάμνων γίνεται, σαφέστερον ἐνδείξεται
τὸν κίνδυνον· ἐὰν δὲ καὶ ἄλλο τι μοχθηρὸν αὐτῷ σημεῖον
ἐπιγένηται, καθάπερ οἱ περὶ τὸν αὐχένα καὶ τὸ πρόσωπον
ἱδρῶτες, ἔτι καὶ μᾶλλον· ἅπερ εἴρηται νῦν ὑπ᾽ αὐτοῦ τοῦ
γράψαντος τὸ βιβλίον, οὐδενὸς ἀγαθοῦ σημείου μεμιγμένου
τοῖς κακοῖς. ὅτι μὲν ὁ τοιοῦτος ἐξ ἀνάγκης τεθνήξεται
πρόδηλον ἐκ τοῦ τῶν κακῶν ἀθροίσματος σημείων· τὸ δὲ
καὶ πνευματωθήσεται τῇ τελευτῇ τῆς ῥήσεως ὥσπερ αἴνιγμα προσέῤῥιπται ταύτης, ὥς τι τῶν ἐξ ἀνάγκης ὡμολογη-
μένων ἔσεσθαι ὅ τί περ ἂν σημαίνῃ τὸ πνευματωθήσεται,
εἴτε τὸ τῶν κατὰ τὴν γαστέρα πνευμάτων πλῆθος, ὡς ἐνὸν
γαστέρα φυσηθῆναι πᾶσαν αὐτὴν, εἴτε τὴν μεγάλην καὶ πυκνὴν ἀναπνοήν· ἀλλὰ καὶ ταύτην ἐμάθομεν, αἷς ἔσεσθαι
διαθέσεσιν οὐκ ἀγαθὸν, ὥσπερ γε καὶ τὴν τῆς γαστρός.
ὥστ᾽ οὐ χρὴ ζητεῖν ἄλλα σημεῖα, τούτων ἐξ ἀνάγκης προη-
γουμένων· ἐπὶ τούτοις γὰρ οὐκέτι, ὡς ἐπ᾽ ἐνίοις τοῖς κατὰ

fignum per fe malum fit, pari modo et malum vocis privatio; fi praeterea aeger convulfione aut fingultu aut
jactatione vexetur, manifeftius indicabit periculum. Si
praeter haec et aliud quoddam malum fupervenerit fignum,
ut circa faciem cervicemque fudores, atque adhuc magis,
quae nunc a fcriptore hujus libri dicuntur, nullo quod
bonum fit, malis permixto figno, quod talis de neceffitate
ex fignorum malorum acervatione morietur, notum evadit.   Adjectum autem in fine hujus dictionis πνευματωθήσεται tanquam aenigma, ceu quippiam eorum quae de
neceffitate fore conceduntur, quicquid fignificet, five fpirituum copiam quibus venter inflari poffit, five magnam
et frequentem refpirationem, quam fane iis quas comita-
tur affectionibus haudquaquam bonam effe didicimus, veluti et eam quae ventris eft. Quapropter inveftiganda
alia figna non funt, his de neceffitate antecedentibus.

τύχην γενομένοις, ἢ τῶν ἀποβησομένων ἀσφαλής τις γίγνεται πρόγνωσις.

_____

νστ'.

Ὁκόσοισι δὲ ἐν πυρετοῖσι τὰ σκέλεα γίγνεται φυματώδεα καὶ ἐγχρονιζόμενα μὴ ἐκπεπαίνεται ἔτι ἐόντων ἐν πυρετοῖσιν καὶ προσπέσῃ πνιγμὸς ἐν φάρυγγι, ἰσχνῶν ἐόντων τῶν περὶ φάρυγγα καὶ μηδὲ πεπαίνηται, ἀλλὰ σβεσθῇ, φιλέει τῷ τοιῷδε αἷμα ἐκ τῶν ῥινῶν ῥέειν· κἢν μὲν πολὺ ῥυῇ, λύσιν σημαίνει τῆς νούσου· ἢν δὲ μὴ, μακρήν· ὁκόσῳ δ' ἂν ἔλασσον ῥυῇ, τοσῷδε χεῖρον καὶ μῆκος. ἢν δὲ τἄλλα ῥήϊστα γένηται, προσδέχεσθαι τῷ τοιῷδε ἐς πόδας ἀλγήματα· ἢν δ' ἅψηται τοῦ ποδὸς καὶ ἐπώδυνος γενόμενος παραμένει, πυριφλεγὴς γενόμενος καὶ μὴ λυθῇ, κατὰ σμικρὸν ἥξει καὶ ἐς αὐχένα ἀλγήματα καὶ ἐς κληῖδα καὶ ἐς ὦμον καὶ ἐς στῆθος καὶ ἐς ἄρθρον καὶ τοῦτο δεήσει qυ- (104) ματῶδες γενέσθαι. σβεννυμένων δὲ τούτων, ἢν αἱ χεῖρες ἐφέλκωνται ἢ τρομεραὶ γένωνται, σπασμὸς

_____

Neque enim amplius ex his, veluti ex nonnullis quae casu eveniunt, futurorum firma quaedam fit praenotio.

_____

LVI.

Quibus autem per febres crura ſcatent tuberculis, quae diu immoranti, febribus etiamnum perſeverantibus non maturantur faucibusque irruit ſuffocatio, macentibus circa fauces partibus, neque tubercula maturuerint, ſed extincta fuerint, iis ſanguis e naribus fluere conſuevit, qui ſi copioſus fluxerit, morbi ſolutionem portendit, ſin minus, longitudinem. Quo vero parcius fluxerit, eo deterius et longitudo. Quod ſi et caetera facillima fuerint, huic dolores ad pedes expectandi ſunt, qui ſi pedem attigerint isque dolere perſeveret, inflammetur et non levetur, dolores paulatim ad cervicem pervenient et ad claviculam, ad humerum, ad pectus et ad articulum, huncque tuberculoſum fieri oportebit. His vero extinctis, ſi manus contrahantur, vel tremulae fiant,

τὸν τοιόνδε ἐπιλαμβάνει καὶ παραφροσύνη· ἀτὰρ καὶ φλυζάκια ἐπὶ τὴν ὀφρὺν καὶ ἐρυθήματα ἴσχει καὶ βλέφαρον
τὸ ἕτερον παρὰ τὸ ἕτερον παραβλαστάνει καὶ σκληρὴ
φλεγμονὴ κατέχει καὶ οἰδέει ἰσχυρῶς ὁ ὀφθαλμὸς καὶ
παραφροσύνη μέγα ἐπιδιδοῖ· αἱ δὲ νύκτες μᾶλλον ἐπιση-
μαίνουσιν ἢ αἱ ἡμέραι τὰ περὶ τὴν παραφροσύνην. τὰ
δὲ σημεῖα μάλιστα γίνεται πολλὰ ἐπὶ τὸν περισσὸν ἀριθμὸν ἢ ἐπὶ τὸν ἄρτιον· ὁκοτέρῳ δ᾽ ἂν τούτων τῶν ἀριθμῶν γίνηται, ὀλέθριοι ἐπιγίνονται.

[154] Καὶ πάντα ταῦτα τὰ νῦν εἰρημένα δοκεῖ μοι τεθεαμένος ἐφεξῆς ἀλλήλων ὁ συνθεὶς τὸ γράμμα τουτὶ, καθολικόν
τινα ἐκ τῆς ἐν μέρει τηρήσεως λόγον πεποιηκέναι προπε-
τῶς· ἄμεινον μὲν γὰρ, ὡς Ἱπποκράτης ἐν τοῖς τῶν ἐπιδημιῶν εἰώθει γράφειν, οὕτω καὶ αὐτὸν πεποιηκέναι, προει-
πόντα μὲν ἐν ἀρχῇ τὸ τοῦ παθόντος ὄνομα καὶ μετὰ ταῦτα
καὶ τὰς ἡμέρας ἐν αἷς ἕκαστον ἐγένετο, καθάπερ ἐπ᾽ αὐτῶν τῶν νῦν εἰρημένων συμπτωμάτων ἔνεστι ποιῆσαι. γε-

eum convulfio prehendit ac delirium, quin etiam in
fuperciliis puftulas ferventes et rubores habet et palpe-
bra altera ad alteram progerminat, dura decumbit
phlegmone, tumet vehementer oculus et delirium valde
increfcit. At noctes magis quam dies delirii fignifi-
cationem praebent. Multa vero figna ad numerum
imparem magis quam parem contingunt. Utro tamen
horum numerorum contingant, lethales morbi fuccedunt.

Qui librum hunc confecit, is haec omnia quae jam
dicta funt deinceps inter fe contemplatus, univerfalem
quendam particulari ex obfervatione fermonem temere
feciffe mihi videtur. Melius fiquidem, ut Hippocrates
in epidemiis fcribere confuevit, ita quoque feciffet, praefatus quidem ab initio affecti nomen, ac deinde dies in
quibus fingula facta fint, *narratione affequutus*, ut et
in ipfis quae nunc dicta funt fymptomatis facere potuit.

γενήσθω γάρ τινι φυματώδη τὰ σκέλη καὶ μὴ πεπαινέσθω,
προσυποκείσθω δὲ καὶ πυρετώδης εἶναι καὶ πνιγώδης γενόμενος παυσάσθω· προσδοκήσειεν ἄν τις ἄνω γεγονέναι μετάστασιν τῶν ἐν σκέλεσι χυμῶν, ἥτις ἐν ταῖς παρόδοις
πνιγώδη τὸν ἄνθρωπον ἐποίησεν. ἐὰν οὖν ὁ τοιοῦτος, ὡς
Ἱπποκράτης εἶπεν, ἐστὶ περιεστηκὼς, αἱμοῤῥαγῆσαι δυνήσεται διὰ ῥινῶν· καὶ ἐὰν πολὺ ᾖ τὸ αἷμα, λύσει τὴν νόσον·
εἰ δ' οὐ, χρονίσει, καὶ εἰ τἄλλα καλῶς γένοιτο, πάλιν εἰς
τοὺς πόδας ἀλγήματα τούτῳ κατασκῆψαι δυνατόν ἐστιν.
ὑποκείσθω δὲ καὶ τοῦτο γεγονέναι, καθάπερ καὶ τὸ πυρι-
φλεγῆ τὸν ἄνθρωπον ἐπὶ τούτοις γενέσθαι, ὅπερ ἤτοι θερμασίαν πολλὴν περὶ τὸν πόδα δηλοῦν εἴωθεν ἢ πυρετὸν πολὺν καὶ πυρώδη· καὶ εἰ ἐπὶ τούτοις μὴ λυθείη τὰ συμπτώματα, πάλιν ἀναχωρῆσαν ἄνω μᾶλλον τὸ πλῆθος, ἀλγήματα γεννήσει κατὰ τοὺς αὐχένας καὶ κλεῖς καὶ τὸν ὦμον
καὶ τὸ στῆθος. ὡς δὲ πάντα συνέβη ταῦτα αὐτῷ ἀλόγως
(τοῦτο γὰρ ἦν τὸ σβεσθῆναι) τὰς χεῖρας ὑποκείσθω γενέσθαι τρομώδεις, ἔπειτα σπασμὸν ἐπακολουθῆσαι, τοῦ πλή-

Nam in cujusdam cruribus orta fint tubercula, eaque non
maturuerint, febriculofus quoque is effe fubjiciatur et
fuffocatione affectus liberetur *tuberculis*, exiftimabit profecto quis furfum factam humorum crus obfidentium
translationem, quae in tranfitu fuffocationem homini pe-
perit. Si ergo talis (ut Hippocrates dixit) evafurus fit,
profluere per nares fanguis poterit, qui fi multus fuerit,
morbum folvet, fi non, diuturnus evadet *morbus*. Atque
fi caetera bene fiant, rurfum ad pedes decumbere huic
dolores poterunt. Id vero et ita factum effe ftatuatur,
veluti ex his hominem igne flagrantem factum effe, quod
vel calorem multum circa pedem manifeftare confuevit,
vel febrem multam ac igneam. Et fi poft haec foluta
non fuerint fymptomata, reverfa iterum ad fuperiores
partes humorum copia, dolores pariet in cervice, clavicu-
lis, humero et pectore. Ut autem huic omnia haec absque ratione contigerunt (nam id *extincta effe* fuit) ita
manus tremulas factas effe ftatuatur, deinde convulfio

θους ἀποσκήψαντος εἰς τὰ νευρώδη μόρια καὶ αὐτὴν τὴν
ἀρχὴν αὐτῶν καταλαβόντος, ἐντεῦθεν γὰρ αἱ παραφροσύναι.
θεασάμενος οὖν ὁ γράψας τῶν οὕτως τινὰ νοσησάντων φλυ-
κταίνας ἔχοντα κατὰ τὴν ὀφρὺν (τοῦτο γὰρ σημαίνει τὰ
φλυζάκια) προπετῶς ἀπεφήνατο πᾶσι τοῖς οὕτως ἔχουσιν
ἐσόμενον τοῦτο τὸ σύμπτωμα· καὶ περὶ τῶνδε τῶν ἐφεξῆς
γεγραμμένων ὁ αὐτὸς λόγος· ὃ γὰρ ἐγένετό τινι τῶν οὕτω
νοσούντων εἴτε δυοῖν, ἐπὶ πάντας ἐκτείνων, ἔφη καὶ ἐρυθήματα ἴσχειν αὐτοὺς καὶ τὸ βλέφαρον ἕτερον παρὰ τὸ ἕτερον
παραβλαστάνειν καὶ ξηρὰν γίνεσθαι τὴν φλεγμονὴν καὶ οἰ-
δεῖν ἰσχυρῶς τοὺς ὀφθαλμοῖς. τούτων δὲ τὰ μὲν ἄλλα
σαφῆ, τὸ δὲ παραβλαστάνει τὸ βλέφαρον τὸ ἕτερον, ἀσαφές
ἐστι πότερον ἐκ μέρους αὐτῶν τινα γινομένην σύμφυσιν ἢ
σαρκῶδές τι βλάστημα, θατέρου μὲν ἐκφυόμενον, ἐπὶ δὲ
θάτερον ἐκτεινόμενον ἠβουλήθη δηλῶσαι. εἰ δέ τι χρήσιμον
ἦν τῆς εὑρέσεως αὐτοῦ σχεῖν, πλέον ἂν περὶ αὐτοῦ διασκε-
ψαίμην.

---

nem, quod ad nervofas partes decubuerit humorum copia,
principiumque ipforum prehenderit, unde certe deliria,
fubfequutam effe.   Contemplatus igitur auctor quendam
ita aegrotantium phlyctaenas in fuperciliis habentem (id
enim fignificat phlyzacia) omnibus ita habentibus futurum
hoc fymptoma temere pronunciavit.   Idemque de iis
quae deinceps fcripta funt fermo exiftit.   Nam quod
uni ita affectorum vel duobus factum eft, id ad omnes
extendens, ait et ipfos rubores habere et ex palpebris
alteram ad alteram germinare, duram quoque fieri phlegmonem et vehementer tumere oculos.   Quorum caetera
quidem cuivis patent, fed ex palpebris alteram germinare
eft ambiguum, utrum fignificare voluerit quandam ex
parte earum exurgentem confertionem, vel carnofum quendam furculum, ab altera quidem enafcentem, fed ad alteram fefe extendentem. At rei hujus inventio fi quid utile
afferret, de ea amplior foret fcrutatio.

838 ΓΑΛΗΝΟΥ ΕΙΣ ΤΟ ΙΠΠΟΚΡΑΤΟΥΣ

Ed. Chart. XI. [154. 155.]　　　　　Galen. V. (104.)

νζ΄.

Τοὺς τοιούτους δὲ ἦν μὲν ἐξ ἀρχῆς φαρμακεύειν προαιρῇ,
πρὸ τῆς πέμπτης ἢν βορβορύζῃ ἡ κοιλίη· ἢν δὲ μὴ, ἐᾶν
ἀφαρμακεύτους εἶναι· ἢν δὲ διαβορβορύζῃ καὶ τὰ ὑποχωρήματα χολώδεα ᾖ, σκαμ- [155] μωνίῳ ὑποκάθαιρε
μετρίως. τῇ δὲ ἄλλῃ θεραπείῃ, ὡς ἐλάχιστα προσφέρειν
ποτὰ καὶ ῥοφήματα, ἵνα βελτιόνως ἔχῃ, ἢν μὴ ὑπερβῶσι
τὴν τεσσαρεσκαιδεκάτην ἐπανέντες.

Θεραπείαν γράφει προειρημένης τῆς συνδρομῆς· ὀνομάζειν δ᾽ αὐτὴν ἐμοὶ μὲν, ὡς εἴρηκα, οὐδὲ τοῦτο δοκεῖ· καὶ ἡ
θεραπεία δὲ οὐδὲν κοινὸν ἔχει παρὰ τὰ πρόσθεν ἤδη εἰρημένα
πολλάκις· προσεπισκεψάμενον γὰρ εἰρήκει καὶ τὰ ἐν τῇ γαστρὶ καὶ γνωρίσαντα ταῦτα διὰ τῶν βορβορυγμῶν καθαίρειν.
εἰ δὲ καὶ χολώδη τὰ κάτω ῥέποντα εἴη, σκαμμωνίαν δίδωσι
φάρμακον χολώδη καθαίρον. ἐν δὲ τῇ ἄλλῃ θεραπείᾳ κελεύει
προσφέρειν ἐλάχιστα ῥοφήματα, μέχρις ἂν ἐπανιῶσιν ὑπερ-

LVII.

*Hos vero ſi per initia quidem medicamentis purgare vo-
lueris, id ante quintum facito, ſi venter murmuraverit, ſi non, impurgatos ſinito. Verum ſi murmuraverit
alvique dejectiones bilioſae fuerint, ſcammonio moderate ſubpurgato. In reliqua vero curatione potus ac
ſorbitiones parciſſime exhibeto, quo melius aeger habeat,
niſi remiſſione facta decimum quartum transgreſſus
fuerit.*

Curationem praedicti concurſus ſcribit; eam vero ſic
nominare ſane mihi, ut dixi, non placet, curatio namque
nihil commune habet praeter ea quae ſupenumero ante
enarrata ſunt. Ait ſiquidem conſiderandam alvum, quam
murmurillis cognitam purgandam eſſe praecipit, at ſi et
bilioſa deorſum repant, ſcammonium medicamentum bilioſa
purgans exhibet. In reliqua vero curatione ſorbitiones

βαίνοντες την τεσσαρεσκαιδεκάτην ημέραν· τούτῳ δὲ τῷ λόγῳ συνενδείκνυται πρὸ τῆς ιδ΄ μὴ δύνασθαι πεφθῆναι την
νοσον.

νή.

Ὁκόταν πυρέσσοντι τεσσαρεσκαιδεκαταίῳ ἐόντι ἀφωνίη προσγένηται, οὐ φιλέει λύσις ταχείη, οὐδ᾽ ἀπαλλαγὴ τοῦ νοσήματος γίγνεσθαι, ἀλλὰ χρόνον τῷ τοιῷδε σημαίνει· ὑκόταν
δὲ φανῇ ἐπὶ τῇ ἡμέρῃ ταύτῃ, μακρότερον ξυμπίπτει.

Οὗτος ὁ λόγος περιττός ἐστι τοῖς μεμαθηκόσι τὰ μοχθηρὰ συμπτώματα μείζονα δύναμιν ἔχειν ἐν κρισίμοις ἡμέραις φαινόμενα· τούτῳ γὰρ τῷ καθόλου κέχρηται καὶ νῦν ὁ
γράψας τὸ βιβλίον, ἐφ᾽ ἑνὸς τῶν κατὰ μέρος πραγμάτων τῆς
ιδ΄ ἡμέρας. ὡς γὰρ ἐν ταῖς ἄλλαις κρισίμοις, οὕτω καὶ ἐν
ταύτῃ εἰ φανῇ τι μοχθηρὸν σύμπτωμα, μείζονα την δύναμιν

perquam exiguas miniſtrari praecipit quousque decimum
quartum remiſſione facta diem pertranſierint, qua oratione
morbum ante decimumquartum diem coctum eſſe non
poſſe ſignificatur.

LVIII.

Quum febricitanti decimoquarto die vocis interceptio ac-
ceſſerit, non cita morbi fieri ſolutio, neque liberatio
ſolet, ſed tali temporis diuturnitatem indicat. Quum
itaque hoc die apparuerit, diuturnior morbus con-
fligit.

Haec oratio ſupervacanea eſt his qui prava ſymptomata majori praedita eſſe facultate didicerunt, quum in
diebus judicatoriis apparent.   Nam qui librum hunc ſcripſit, nunc in re una, quae decimoquarto diei particularis
eſt, hoc uſus eſt univerſali.   Ut enim diebus caeteris judicatoriis, ſic et hoc *decimoquarto*, ſi malum aliquod
ſymptoma apparuerit, id majores habet vires.   Annotare

ἔχει. χρὴ δὲ τὴν ἀπόφασιν τοῦ γενησομένου μηδ᾽ ἁπλῶς, μηδ᾽
ὡς ἔτυχεν, ἀλλὰ μετὰ διορισμοῦ ποιεῖσθαι· εἰ μὲν γάρ τινα
τῶν ἀγαθῶν σημείων, μείζονα δύναμιν ἔχοντα παρείη τῷ
κάμνοντι, νοσήσας πλειόνως δυνηθήσεται σωθῆναι· μηδενὸς
δὲ ὄντος τοιούτου τεθνήξεται, μὴ δυναμένης τῆς δυνάμεως
ἐξαρκέσαι τῇ πέψει τοῦ νοσήματος. κακῶς οὖν ὁ ταῦτα γράψας ἔφη, μακρότερον πάντως ἔσεσθαι τὸ νόσημα· δύναται
γὰρ καὶ διὰ ταχέων ἀποθανεῖν ὁ τὴν ἀφωνίαν ἐν τῇ ιδ᾽ σχὼν
ἡμέρᾳ, μετὰ τῶν χαλεπῶν ἄλλων σημείων γενομένου τοῦ συμπτώματος.

νθ'.

(105) Ὁκόταν δὲ πυρέσσοντι τεταρταίῳ ἡ γλῶσσα ἐκτετα-
ραγμένα διαλέγεται καὶ ἡ κοιλίη χολώδεα ὑποχωρέει ὑγρὰ,
φιλέει παραληρεῖν ὁ τοιόσδε· ἀλλὰ χρὴ παραφυλάσσειν
παρεπόμενον τοῖσιν ἀποβαίνουσι.

[156] Ἀλλὰ καὶ ἐν ἄλλῃ τινὶ τῶν ἡμερῶν· ἐὰν δὲ καὶ

autem oportet quod futurum eſt, neque ſimpliciter, neque
ut res tulerit, ſed cum diſtinctione. Nam ſi ex ſignis
bonis quae majores habent vires, laboranti quaedam affuerint, longiori tempore ſalvari aeger poterit. At ſi nullum tale fuerit, morietur, nequeuntibus morbi concoctioni
ſatisfacere viribus. Qui igitur haec ſcripſit, longiorem
omnino fore morbum male pronunciavit. Nam et is cito
mori poteſt, cui vox decimo quarto die interrupta eſt, ſi
cum ſaevis aliis notis factum fuerit hoc ſymptoma.

LIX.

*Quum febricitanti lingua quarto die obturbata ſermoci-
natur et alvus bilioſa liquida dejieit, is delirare conſuevit. Sed ex eventis quid conſequatur, obſervandum.*

Sed id quoque in alio quodam die *apparet.* Verum

τεταρταία φανῇ πρῶτον, κινδυνωδεστέραν εἶναι τὴν ζ΄ δηλοῖ,
τουτέστι τὰ ἐκείνῃ γενησόμενα.

ϛ.

Θερινῆς καὶ μετοπωρινῆς ὥρης ἐπὶ τῶν ὀξέων, αἵματος ἀπόσταξις ἐξαπίνης, συντονίην καὶ πολλὴν φλεγμασίην κατὰ
τὰς φλέβας δηλοῖ καὶ ἐς τὴν ὑστεραίην λεπτῶν οὔρων ἐπι-
φάσιας· καὶ ἢν ἀκμάζῃ τῇ ἡλικίῃ καὶ τὸ σῶμα ἐκ γυμνασίων ἢ εὐσαρκώσιος ἔχῃ ἢ μελαγχολικὸς ἢ ἐκ πόσιος χεῖρες τρομεραὶ, καλῶς ἔχει παραφροσύνην προειπεῖν ἢ σπασμόν.

Καὶ αὕτη πάλιν ἡ ῥῆσις ἐπιπλοκὴν ἔχει συμπτωμάτων
πολλῶν οὐ συγγινομένων ἐν ἅπαντι ἀνθρώπῳ νοσοῦντι, διὸ
καὶ ἄχρηστα τὰ οὕτως γραφόμενα, τῆς χρησίμου διδασκαλίας
διὰ τῶν καθόλου γινομένης, ὡς Ἱπποκράτης εἴωθε ποιεῖν.
εἴρηται δ᾽ ὅτι τῶν καθόλου τὰ μὲν διηνεκῆ τὴν πρώτην

fi quarto apparuerit, in primis periculofiorem feptimum
fore demonftrat, hoc eft quae illo die futura funt.

LX.

Aeftiva ac autumnali tempeftate in acutis repentina fan-
guinis deftillatio, venarum contentionem multumque fer-
vorem fignificat, ac poftero die tenuium urinarum fa-
cies. Et fi aeger aetate viguerit fueritque corpore ob
exercitationes bene carnofo aut melancholico, vel ex
potatione manus tremulae fuerint, delirium aut convul-
fionem praedicere decet.

Hic quoque textus fymptomatum multorum non in
omni aegrotante homine fimul exiftentium implicationem
habet, proindeque inutilia funt quae ita fcribuntur, quum
utilis doctrina ab univerfalibus oboriatur, qualem Hippocrates aftruere confuevit. Dictum autem eft univerfalia,
quae quidem perpetua funt, primam habere tum faculta-

ἔχει δύναμίν τε καὶ χρείαν, τὰ δ' ὡς τὸ πολὺ τὴν δευτέραν·
εἴ τι δ' ἀμφίδοξον ἢ σπάνιόν ἐστιν, ἄχρηστον ἐς τὴν διδασκαλίαν. ἃ γοῦν εἶπεν, ἐπισκεψόμεθα κατὰ μέρος· καὶ
πρῶτόν γε τὸ πρῶτον εἰρημένον. θερινῆς καὶ μετοπωρινῆς
ὥρης ἐπὶ τῶν ὀξέων αἵματος ἀπόσταξις ἐξαπίνης συντονίην
καὶ πολλὴν φλεγμασίην κατὰ τὰς φλέβας δηλοῖ καὶ ἐς τὴν
ὑστεραίην λεπτῶν οὔρων ἐπιφάσιας· καὶ ἢν ἀκμάζῃ τῇ ἡλικίῃ καὶ τὸ σῶμα ἐκ γυμνασίων ἢ εὐσαρκώσιος ἔχῃ ἢ μελαγχολικὸς ἢ ἐκ πόσιος χεῖρες τρομεραὶ, καλῶς ἔχει παραφροσύνην προειπεῖν ἢ σπασμόν. βέλτιον οὖν ἦν εἰπεῖν τὴν
συντονίαν ἐνδείκνυσθαι, θεραπείας χρήζειν τὰς φλέβας·
ἐπιστάμεθα δ' ὅτι τὰς στάξεις τοῦ αἵματος ἐκ τῶν μυκτήρων μοχθηρὸν ἀεί τί φησιν εἶναι, διὰ τὸ τὴν φύσιν μὲν
ἐφίεσθαι ἐκκρίνειν τὸ περιττὸν, ἀδυνατεῖν δὲ δι' οἰκείαν ἀρρωστίαν ἢ πάχος τοῦ αἵματος ἢ πύκνωσιν τῶν μορίων, ἤ
τινα τούτων ἢ πάντα συνελθόντα. μοχθηροῦ δ' ὄντος ἀεὶ
τοῦ σημείου, μᾶλλον δέ τι καὶ κατὰ θέρους καὶ φθινοπώ-

tem tum uſum, quae vero ut plerunque, ſecundam. Quod
ſi quid anceps aut rarum ſit, id ad doctrinam inutile.
Quae igitur recenſuit, particulatim contemplemur, atque
primum quod primo dictum eſt. *In acutis aeſtiva ac*
autumnali tempeſtate repentina ſanguinis deſtillatio con-
tentionem ac multum in venis fervorem prodit, ac poſtero
die tenuium urinarum facies. Quod ſi aeger aetate flo-
ruerit fueritque corpore ob exercitationem corpulento aut
melancholico, aut ex potatione manus tremulae huic fue-
rint, delirium aut convulſionem decet praedicere. Melius
ſiquidem erat pronunciare, quod contentio venas curatione
egere indicaret. Novimus enim, quod ait, ſanguinis e
naribus ſtillationes quoddam malum ſemper eſſe, quod
natura quidem velit, quod ſuperfluum eſt, excernere, ſed
ob propriam imbecillitatem nequeat, vel ob ſanguinis
craſſitiem aut partium denſitatem aut quaedam ex his,
aut propter omnium concurſum. Quum autem malum
ſemper hoc ſignum ſit magisque quod primis tum aeſta-

ρου τὰ πρῶτα, τὴν δύναμιν αὐτοῦ συμβέβηκεν ἐπιτείνεσθαι·
ἐν ταύταις γὰρ ταῖς ἡμέραις ἥ τε ξανθὴ πλεονάζει χολὴ
καὶ τὸ περιέχον θερμόν ἐστιν, ὥστε εὔρουν ἐχρῆν δι' ἄμφω
εἶναι τὸ αἷμα· μέγεθος οὖν αἰτίας δηλοῦται, δι' ἣν κωλύεται ῥεῖν, ἣν τὴν συντονίαν εἶναί φησιν, ἴσως τὴν πύκνωσιν
οὕτως ὀνομάζων. τό γε μὴν θεραπείας δεῖσθαι κατὰ φλέβας τοὺς οὕτως ἔχοντας οὐδὲν οὐδέπω διδάσκει, πρὶν εἰπεῖν ἥντινα λέγει θεραπείαν· οὐ μὴν εἶπε, πρόρρησιν δὲ
μόνην πρώτην ἔγραψε, λεπτῶν οὔρων ἐπιφάσιας γίνεσθαι
κατὰ τὴν ὑστεραίαν, οὐ κατὰ μόνην ταύτην ἐξ ἀνάγκης
φαινομένων αὐτῶν ἀπέπτων, ἀλλὰ καὶ κατὰ τὰς ἔμπροσθεν
αὐτῆς. καὶ σπασμὸν φησι καὶ παραφροσύνην ἔσεσθαι τοῦ
κάμνοντος ἀκμάζοντος κατὰ τὴν ἡλικίαν οὕτως· ἔτι πρὸς
τούτοις καὶ γυμναστικοῦ καὶ τῆς εὐσαρκίας αὐτοῦ μέμνηται
καὶ τῆς κράσεως (οἱ γὰρ μελαγχολικοὶ κράσεως ὄνομα) καὶ
μέντοι καὶ ἐκ πόσεώς φησιν αὐτὸν χεῖρας ἴσχειν τρομεράς.
τὰ μὲν οὖν συμπτώματα ταῦτα δυνατά ἐστιν ἀλλήλοις ἐπι-

tis, tum autumni temporibus vires ipſius intendi contingat; his enim diebus flava redundat bilis ambiensque nos
aër calidus eſt, quare ſanguinem utranque ob cauſam bene
fluentem eſſe oportebat, causae igitur magnitudo indicatur, ob quam fluere prohibetur, quam contentionem eſſe
ait, forte denſitatem ita appellans. Quod porro ita affecti venarum curatione egeant nondum docet, priusquam
aſtruat, quam dicat curationem, nec tamen dixit. Praedictionem autem ſolam primam ſcripſit, poſtero die urinas tenues apparituras, non ſolo eo *die* de neceſſitate in-
coctis illis apparentibus, verum etiam aliis praecedenti-
bus. Convulſionem quoque et delirium fore ait, ſi laborans ſic aetate viguerit. Praeterea et exercitati et bonae
ipſius corpulentiae meminit et temperamenti (nam melancholicus nomen eſt temperamenti) huc adde quod ex
potatione eum manus habere tremulas ait. Haec ergo
ſymptomata poſſunt inter ſe complicari, non tamen de

πλακῆναι, οὐ μὴν ἐξ ἀνάγκης γε ἢ ὡς τὸ πολὺ τούτοις ἐπα-
κολουθήσει παραφροσύνη καὶ σπασμός.

ξα'.

[157] Κἢν μὲν ἐν ἀρτίῃσιν ἐπιγένηται, βέλτιον· ἐν κρισί-
μῃσι δὲ, ὀλέθριον, ἢν μὴ πολὺ ἅλις ἀποσσυθὲν αἷμα
ἐξόδους ποιήσηται τῆς πλεονεξίης κατὰ ῥῖνας ἢ καθ᾽ ἕδρην
ἐμπυήσεις ἢ μεταστάσεις ἢ ἀποστάσεις ἢ πόνους τῶν
ὑποχονδρίων ἢ ἐς ὄρχιας ἢ ἐς σκέλεα· πεφθέντων δὲ
τουτέων ἔξοδοι γίγνονται πτυσμῶν, παχέων οὔρων ἢ λείων
λευκῶν.

Δύο γραφαί εἰσι τῆς ἐπιγίνεσθαι λέξεως· μία μὲν διὰ
τοῦ τ στοιχείου τῆς τρίτης συλλαβῆς γεγραμμένης, ἄλλη δὲ
διὰ τοῦ γ. ἀλλ᾽ ἐάν τε κατὰ τὴν προτέραν ἐπιτείνεσθαι λέγῃ τοὺς κάμνοντας ἐν ἀρτίαις ἡμέραις, ἐάν τε κατὰ τὴν
δευτέραν ἐπιγίνεσθαι τὰ εἰρημένα συμπτώματα κατὰ τὰς
ἀρτίας ἡμέρας, οὐκ εὐθέως ἐστὶ καὶ βέλτιον (τοῦτο δ᾽ αὐ-

necessitate aut plerumque his succedent delirium et con-
vulsio.

LXI.

Et si paribus quidem diebus supervenerint, melius, judicatoriis vero, perniciosum, nisi copiosus cumulate concitatus sanguis redundantiae vias fecerit per nares aut per
sedem puris excretiones aut abscessus aut humorum
translationes aut hypochondriorum dolores aut ad te-
stes aut ad crura. His autem concoctis viae patent
sputis urinisque crassis, laevibus, albis.

Duae sunt hujus dictionis ἐπιγίνεσθαι scripturae,
una quidem, scripta per τ elementum tertia syllaba, altera
vero per γ. Verum sive per priorem scripturam aegros
diebus paribus ἐπιτείνεσθαι intendi dixerit, sive secundum posteriorem, praedicta symptomata diebus paribus
ἐπιγίνεσθαι supervenire affirmaverit,   non continuo exsistit

τὸς εἶπεν) οὐδὲ γὰρ εἰ ἄρτιοι προσήκει σκοπεῖν, ἀλλ᾽ εἰ
καὶ κρίσιμοι· τὴν γοῦν τετάρτην ἡμέραν ἀρτίαν οὖσαν καὶ
αὐτὸς ἑξῆς ὀλίγον ἔμπροσθεν εἶπεν, ὅτι μεγίστην δύναμιν
ἔχει. τό γε μὴν ἐφεξῆς εἰρημένον ἀληθές· ἐὰν γὰρ αἷμα
πολὺ καθ᾽ ὁντιναοῦν τρόπον ἐκκριθῇ, σωτηρίας ἔχειν ἐλπίδα. καὶ δι᾽ ἀποστάσεως αὐτοὺς καὶ μεταστάσεώς φησι
σώζεσθαι, τὴν μὲν ἀπόστασιν ἄντικρυς διὰ τῆς ἰδίας προσηγορίας δηλώσας, τὴν δὲ μετάστασιν διὰ τοῦ φάναι πόνους ἐν ὑποχονδρίῳ ἢ ἐς ὄρχιν ἢ σκέλεα. διαφέρει δ᾽ ἀλλήλων τῷ τὴν μὲν ἀπόστασιν αὐτὴν τὴν κρίσιν ἐπιφέρειν
καὶ ἀπαλλάττειν ἁπάντων τῶν ὀχληρῶν τὸν κάμνοντα, τὴν
δὲ μετάστασιν ἑτέρων ἴσχειν ἀρχὴν παροξυσμῶν τε καὶ πόνων, ὡς δεῖσθαι πάλιν ἄλλου χρόνου πρὸς τὴν πέψιν τὸν
τόπον τοῦ σώματος, εἰς ὃν ἡ μετάστασις ἐγίνετο τῶν λυπούντων χυμῶν· διὸ καὶ προσέθηκε, πεφθέντων δὲ τούτων,
αἱ διέξοδοι γίγνονται πτυσμῶν ἢ παχέων οὔρων, λείων, λευ-
κῶν· σημεῖα διδάσκων τοῦ πεπέφθαι τὴν μετάστασιν ἐκ
τῶν πεπεμμένων πτυσμάτων τε καὶ οὔρων.

et melius (id autem ipfe dixit); neque enim fi pares
fuerint, intueri oportet, fed fi et judicatorii. Quartum
igitur diem, qui par eſt et ipfe ex ordine paulo ante maximam habere facultatem aſſeruit. Caeterum quod deinceps dicitur verum exiſtit. Nam fi fanguis copiofus quovis modo excretus fuerit, falutis fpem habet. Praeterea
et per abfceſſum ipfos et per translationem fervari ait,
abfceſſum quidem fere fua peculiari appellatione decla-
rans, fed translationem, quum ait: *hypochondriorum dolores aut ad teſtes aut ad crura.* Differunt autem inter
fe, quod abfceſſus judicationem inferat aegrumque a mo-
leſtiis omnibus liberet, translatio vero humorum aliarum
habeat principium tum acceſſionum tum laborum, ut alio
rurfum egeat tempore ad coctionem corporis locus, ad
quem infeſtantium humorum facta fit translatio. Ideoque
adjecit: *his autem coctis, exitus fiunt fputorum aut craf-
farum urinarum, laevium et albarum,* figna coctae trans-
lationis edocens ex coctis tum fputis tum urinis.

ξβ'.

Πυρετῷ λυγγώδει ὀπὸν σιλφίου, ὀξύμελι, δαῦκον τρίψας,
πιεῖν δίδου καὶ χαλβάνην ἐν μέλιτι καὶ κύμινον ἐκλεικτι-
κὸν καὶ χυλὸν πτισάνης ἐπὶ τουτέοισι ῥοφέειν. ἄφυκτος
δ' ὁ τοιοῦτος, ἢν μὴ ἱδρῶτες κριτικοὶ καὶ ὕπνοι ὁμαλοὶ
ἐπιγένωνται καὶ οὖρα παχέα καὶ δριμέα καταδράμῃ ἢ εἰς
ἀπόστασιν στηρίζῃ.

Τὰς λύγγας εἰώθασι καὶ λυγμοὺς ὀνομάζειν· εἰσὶ δὲ
κινήσεις τινὲς τοῦ στομάχου σπασμώδεις· γίνεσθαι δέ φασι
δι' ἄμετρον κένωσιν ἢ πλήρωσιν. οἱ μὲν οὖν διὰ κένωσιν
γιγνόμενοι σχεδὸν ἀνίατοι τυγχάνουσιν ὄντες· οἱ δὲ διὰ
[158] πλήρωσιν ὑπὸ τῶν τεμνόντων καὶ ῥυπτόντων τὰ
ἐμπεπλασμένα βοηθημάτων θεραπεύονται· τοιαῦτα δέ εἰσι
καὶ τὰ νῦν γεγραμμένα. φαίνεται δὲ νῦν ἡ δῆξις αὕτη
γιγνομένη καὶ διὰ δριμύτητα δάκνουσαν τὸν στόμαχον, ὡς
ἐπειδάν τις πέπερι πλέον ἤ τι (106) τοιοῦτον καταπίῃ·
καὶ μέντοι καὶ τῶν πυρεσσόντων ἔνιοι λύγξαντες ἤμεσαν

LXII.

*Febri singultuosae laseris succum, acetum mulsum, daucum
tritum potui dato, galbanumque ex melle et cuminum
in eclegmate, posteaque ptisanae cremorem sorbendum.
Is autem evadere non potest, nisi judicatorii sudores et
somni aequales accesserint urinaeque crassae et acres
decurrerint, aut in abscessum morbus decubuerit.*

Λύγγας et λυγμοὺς *singultus* appellare consueverunt.
Sunt autem motus quidam stomachi convulsivi. Hos quidem fieri ajunt propter immoderatam inanitionem vel
repletionem. Qui si propter inanitionem fiant, fere sana-
tionem non recipiunt, si vero ob repletionem fuerint, ab
incidentibus ac detergentibus praesidiis infarcta curantur,
talia vero sunt quae nunc scripta sunt. Videtur autem
nunc morsus is fieri et propter acrimoniam stomachum
mordentem, ut quum quis piperis plus vel quid simile
devoraverit. Et sane febricitantium nonnulli singultien-

διαβρωτικὸν καὶ δριμύτατον χυμὸν, ἐφ᾽ ᾧ τελέως ἐπαύσαντο
τοῦ συμπιώματος· ἀλλ᾽ ὅ γε τοιοῦτος πυρετὸς οὐ καλεῖται
λυγγώδης, ἐπὶ πλέον γὰρ δεῖ παραμένειν τὸν λυγμὸν ἢ καὶ
δι᾽ ὅλου τοῦ νοσήματος εἶναι συμπαροξυνόμενον τοῖς πυρετοῖς, ἵνα λυγγώδης ὀνομασθῇ. τὸν τοιοῦτον πυρετὸν ὑφ᾽
ἱδρώτων κρισίμων καὶ ὕπνων ὁμαλῶν καὶ οὔρων δριμέων
καὶ παχέων ἐκκενωθέντων θεραπεύεσθαί φησιν, ἤτοι γε ἐκ-
κριθέντων τῶν τοιούτων ἢ εἰ εἰς ἀπόστημα στηριχθῇ.

ξγ΄.

Κόκκαλος καὶ σμύρνα ἐκλικτόν· πίνειν δὲ τοῖσι τοιουτέοισιν
ὀξύμελι δίδου ὡς ἐλάχιστον· ἢν δὲ διψώδεες ἔωσι σφόδρα, τοῦ κριθίνου ὕδατος.

Ἀτάκτως τοῦτο γέγραπται· βέλτιον γὰρ ἦν αὐτὸ μικρῷ πρόσθεν γεγραφέναι κατ᾽ ἐκεῖνο τοῦ λόγου τὸ μέρος,
ἔνθα ἐθεράπευσε τοὺς δεομένους τὸν θώρακα καὶ πνεύμονα
διὰ πτυσμάτων ἐκκαθαίρεσθαι, οὐ πρὸς τὸν λυγγώδη πυρε-

tes erodentem acerrimumque humorem vomuerunt, a quo
tandem fymptomate funt liberati. Verum febris hujusmodi nequaquam fingultuofa appellatur, nam ut fingultuofa vocitetur, permanere amplius debet fingultus, vel
etiam per totum morbum fimul cum febre exacerbari.
Febrem hanc per fudores judicatorios fomnosque aequales vacuatasque urinas tum craffas tum acres fanari ait,
talibus quidem vel excretis vel in abfceffum firmatis.

LXIII.

Nux pinea et myrrha in eclegmate exhibeantur; his vero
acetum mulfum quam paucifimum potui dato. Sed fi
vehementer fiticulofi fuerint, aquam hordei.

Id inordinate fcriptum eft. Satius enim erat eum
paulo ante in ea orationis parte, qua eos curavit quibus
tum thorax tum pulmo per fputa expurgari debent, id
praefcripfiffe, non febri fingultuofae. Verum quod dici-

τόν· ἀλλὰ καὶ αὐτὸ τὸ εἰρημένον ἀσαφές. ὁ μὲν γὰρ κόκκαλος ὑπ᾽ αὐτοῦ λελεγμένος οὐχ οὕτως, ἀλλὰ κῶνος μᾶλλον
ὑπὸ τῶν παλαιῶν Ἑλλήνων ὠνομάζετο, καθάπερ ὑπὸ τῶν
νεωτέρων ἰατρῶν σχεδὸν ἁπάντων στρόβιλος· εἴωθε δὲ ἐξ
αὐτοῦ σκευάζειν ἐκλικτὸν, ὅταν ᾖ λιπαρὸς μάλιστα, τουτέστι πολλὴν ἐκ κύκλῳ περικεχυμένην ἔχῃ τὴν ἰδίαν ῥητίνην.
ἑψόμενοι δ᾽ αὐτὸν ἐν ὕδατι μετὰ πρασίου πρόσφατον, εἶτα
τῷ ἀφεψήματι μιγνύντες μέλι σύμμετρον, ἕψοντές τε πάλιν
τοῦτο μέχρι μελιτώδους συστάσεως, οὕτω τῷ γενομένῳ φαρμάκῳ χρώμεθα πρὸς τὰς ἐκ θώρακος καὶ πνεύμονος πτύ-
σεις. ὥσπερ δὲ καὶ ἄλλα τινὰ προσεπεμβάλλομεν τούτῳ τῷ
φαρμάκῳ πολλάκις, οὕτως ἐστὶν εἰκὸς καὶ τὸν ταῦτα γράψαντα σμύρναν ἐπεμβάλλειν, εἶτα διὰ συντόμων ἐδήλωσε καὶ
τοῦτο, κόκκαλον καὶ σμύρναν ἐκλικτὸν εἰπών. δύναται δὲ
καὶ αὐτοὺς τοὺς ἐσθιομένους κώνους μετὰ σμύρνης διδόναι,
τάχα κἀνταῦθα πάλιν ὑπακουσάντων ἡμῶν οὐ κακῶς μί-
γνυσθαι μέλι τῷ φαρμάκῳ. τινὲς μὲν οὖν χωρίσαντες τῆς

tur, id obfcurum eſt. Nam coccalus ab ipſo dictus, non
ita, fed conus magis ab antiquis Graecis appellitatur, veluti a recentioribus medicis propemodum omnibus ſtrobi-
lus. Confuevit autem ex eo eclegma conficere, quum
maxime pinguis fuerit, id eſt ubi multam circumfuſam
habuerit peculiarem refinam. Coquunt autem fructum
hunc in aqua cum marrubio recentem, mox decocto mellis exiguum miſcent coquuntque iterum adusque mellis
craſſitudinem, quo ad hunc modum confecto medicamento
utimur ad thoracis pulmonisque expuitiones. Ut autem
et alia quaedam medicamento huic faepius immittimus,
ita et auctorem libri hujus myrrham immittere verifimile
eſt, quod poſtea velut compendio manifeſtavit, inquiens:
coccalus et myrrha in eclegmate exhibeantur. Poteſt autem et ipfos, qui eduntur, conos cum myrrha exhibere,
atque hic fortaſſis nos mel non male medicamento miſceri
intellexerimus. Quidam fane hanc ipfam dictionem ab
ante ſcripta feparant feorfumque ſcribunt, nonnulli vero

προγεγραμμένης ῥήσεως ταύτην, αὐτὴν καθ᾽ ἑαυτὴν γρά-
φουσι· τινὲς δὲ τὸ πέρας αὐτῆς ἀρχὴν ποιοῦσι κατὰ τύνδε
τὸν τρόπον· ἢν δὲ ἀποστήματα στηρίξῃ, κόκκαλος καὶ σμύρνα
ἐκλικτόν· ἵνα τῶν εἰς ἀπόστημα στηριζόντων νοσημάτων
ἀκούωμεν αὐτὸ φάρμακον ὑπάρχειν. ἔστι δὲ ἄλογον τοῦτο
καὶ μάλιστα διὰ τὸ ἐπιφερόμενον, ἐν ᾧ φησι, πίνειν δὲ τοῖσι
τοιουτέοισιν ὀξύμελι δίδου ὡς ἐλάχιστον· ἐπὶ μὲν γὰρ τοῦ
λυγγώδους πυρετοῦ λόγον ἔχει δεδιέναι τὸ ὄξος, ἐπὶ δὲ τῶν
εἰς ἀπόστημα στηριζόντων, οὐδένα. καὶ διὰ τοῦτό τινες
ἄλλοι κατὰ τὶ μὲν συνάπτουσι τὴν ῥῆσιν ταύτην τῇ προγε-
γραμμένῃ, κατὰ τὶ δὲ διαζευγνύουσι, προστιθέντες τὸν δὲ
σύνδεσμον καὶ γράφοντες οὕτως· ἢν δὲ εἰς ἀπόστημα στηρίξῃ. περὶ τοῦ λυγγώδους πυρετοῦ τοῦ προειρημένου καὶ
τοῦτ᾽ ἔστι λεγόμενον, συμβουλεύσαντος τοῦ γράψαντος τὸ
βιβλίον, [159] ἐὰν εἰς ἀπόστημά ποτε συμβῇ στηρίξαι τὸν
λυγγώδη πυρετὸν, κόκκαλον μετὰ σμύρνης διδόναι καὶ φυλάττεσθαι τὴν δαψιλῆ πόσιν τοῦ ὀξυμέλιτος. τὸ δ᾽ εἴτε διὰ
τοῦ ζ γράμματος ἡ τελευταία συλλαβὴ τοῦ στηρίξῃ γρά-

finem ante fcriptae principium hujus efficiunt hoc pacto.
Si autem abfceffus firmentur, coccalus et myrrha in ecleg-
mate exhibeantur, ut morbis in abfceffum firmatis id medicamentum effe intelligamus.   Id autem a ratione alienum, maxime propter id quod ita infertur, in quo dicit:
his vero acetum mulfum quam pauciffimum potui dato.
Nam in fingultuofa febre formidandum acetum praecipit
ratio, in iis vero quae in abfceffum firmantur, nequaquam.
Eam ob caufam quidem alii dictionem hanc quadantenus
quidem antea fcriptae copulant, quadantenus vero feparant, atque adjecta conjunctione *autem* ita fcribunt: *Si*
autem in abfceffum firmetur.   De fingultuofa ante dicta
febre id dictum fit, volente libri auctore, fi in abfceffum aliquando firmari contigerit fingultuofam febrem,
coccalum cum myrrha exhibere et copiofam aceti mulfi
vitare potionem.   Syllaba autem ultima verbi hujus στηρίξῃ, five per ζ literam fcribatur, five per ξ, nullam in-

φοιτο, εἴτε διὰ τοῦ ξ, μεγάλην οὐδεμίαν ἐξαλλαγὴν ὁ λόγος
ἕξει. ἢν δὲ διψώδεες σφόδρα ἔωσι, τοῦ κριθίνου ὕδατος.
ὅτι μὲν ὡς ἄδιψον πόμα εὔδηλόν ἐστιν· ἄμεινον δ᾽ ἦν εἰρῆσθαι πρὸς αὐτοῦ πῶς χρὴ σκευάσαι τὰς κριθὰς, πότερον ἀποβρέξαντας ἁπλῶς ἢ ὡς οἱ νῦν ἐξ αὐτῶν τὸν ζυθὸν
ποιοῦντες ἢ κατ᾽ ἄλλον τινὰ τρόπον.

ξδ´.

Τὰ δὲ περιπνευμονικὰ καὶ πλευριτικὰ ὧδε χρὴ σκέπτεσθαι·
ἢν ὀξύς τε ὁ πυρετὸς ᾖ καὶ τὰ ὀδυνήματα τοῦ πλευροῦ
τοῦ ἑτέρου ἢ καὶ ἀμφοῖν καὶ τοῦ πνεύματος ἄνω φερομένου, ἢν πονέῃ καὶ βῆχες ἐνέωσι καὶ πτύσματα ἀνείη
πυῤῥὰ ἢ πελιὰ ἢ καὶ λεπτὰ καὶ ἀφρώδεα καὶ ἀνθηρὰ
καὶ εἴ τι ἄλλο διαφέρον ἔχῃ παρὰ τὰ μεμαθηκότα τούτοι-
σιν· οὕτω χρὴ διάγειν.

Τὰ μεγάλα καὶ ἀξιόλογα πλευρίτιδος καὶ περιπνευμονίας

fignem facit fermonis mutationem.　　*Sed fi vehementer
fiticulofi fuerint aquam hordei.*　Quod potum hunc tanquam fitim adimentem exhibeat manifeftum eft.　Sed
melius feciffet, fi quo pacto parare hordeum oporteat,
enunciaffet, utrumne fimpliciter madefacere, vel ex eo
zythum, ut hujus temporis homines, conficere, vel quovis parare alio modo.

LXIV.

*Peripneumonicos et pleuriticos affectus ita confiderare
oportet, an febris acuta fit et dolores lateris alterius
aut utriusque, et quum furfum fertur fpiritus, num laboret, tuffes adfint et fputa educantur rufa aut livida
aut etiam tenuia et fpumofa et florida, et fi quid aliud
diverfum habeant ab iis quae didicimus.　Ita degere
oportet.*

Pleuritidis peripneumoniaeque tum magna tum effatu

διώρισται ἅπαντα κατὰ τὸ γνήσιον μέρος τοῦ βιβλίου, τὰ
δὲ πᾶσιν ἰατροῖς γινωσκόμενα παραλέλειπται· τοιαῦτα δέ
ἐστιν ἃ νῦν οὗτος γράφει· καὶ πρῶτον μὲν τὴν συνδρομὴν
ὀνομαζομένην ὑπὸ τῶν παλαιῶν ἐμπειρικῶν, οἱ παλαιοὶ δὲ
συνεδρεύοντα τοῖς πάθεσιν ἐκάλουν τὰ τοιαῦτα συμπτώματα.
πυρετὸς οὖν ὀξὺς καὶ ὀδύνη πλευροῦ θατέρου ἢ ἀμφοιέρων,
μάλιστα κατὰ τὴν ἐκπνοὴν γιγνομένη (τοῦτο γάρ ἐστι καὶ
τοῦ πνεύματος ἄνω φερομένου, ἢν πονέῃ) καὶ βῆχες καὶ
πτύελα πυῤῥὰ ἢ πελιδνὰ καὶ λεπτὰ καὶ ἀφρώδη καὶ ἀνθηρὰ καὶ ὑπωσοῦν ἄλλως ἐξηλλαγμένα παρὰ τὰ εὐήθη (τοῦτο
γὰρ δηλοῖ λέγων καὶ εἴ τι ἄλλο διαφέρον ἔχει παρὰ τὰ μεμαθηκότα) ταῦτα πάντα τοῖς πλευριτικοῖς τε καὶ περιπνευμονικοῖς ἐμφαίνεσθαί φησι συμβαίνοντα. τουτέοισιν οὕτω
χρὴ διάγειν.

ξε΄.

Ἢν μὲν ὀδύνη ἄνω περαίνῃ πρὸς κληῖδα ἢ περὶ μαζὸν καὶ

digna quidem omnia in legitima libri hujus parte diſtincta ſunt, ſed quae a medicis omnibus cognoſcuntur, praetermiſſa ſunt. Talia autem ſunt quae nunc hic ſcribit.
Et primum quidem a veteribus empiricis appellatam ſyn-
dromen, veteres autem affectibus aſſidentia haec ſymptomata appellabant. Febris igitur acuta, dolor lateris alterius vel utriusque, potiſſimum qui in expiratione fit (nam
id eſt *et quum ſurſum fertur ſpiritus, num laboret*) tuſſes
et ſputa rufa vel livida et tenuia et ſpumoſa et florida,
et quovis aliter modo praeter ſolitum evariantia (hoc
enim ſignificat inquiens: *et ſi quid aliud diverſum habeant ab iis quae didicimus*). Haec omnia tum in pleuriticis tum peripneumonicis apparere ait, ſi contingant.
Sed hos ita degere ac curare oportet.

LXV.

Si dolor quidem ſurſum ad claviculam aut circa mam-

βραχίονα, τέμνειν χρὴ τὴν ἐν τῷ βραχίονι φλέβα τὴν εἴσω, ἐφ' ὁκότερον ἂν ᾖ τῶν μερῶν, κατὰ τόδε.

Κἀνταῦθα πάλιν ἐξεργάζεται τὴν τοῦ γνησίου μέρους
γνώμην· ἐπεὶ παρελέλειπτο τὸ συνεπινοούμενον τοῖς [160]
εἰρημένοις αὐτῷ, προστιθεῖ, οἷον καὶ τοῦτο, κατ' εὐθὺ τῆς
πεπονθυίας πλευρᾶς ποιεῖσθαι τὴν φλεβοτομίαν, ὅπερ ἐδήλωσεν εἰπών· τέμνειν χρὴ τὴν ἐν τῷ βραχίονι φλέβα τὴν
εἴσω, ἐφ' ὁκότερον ἂν ᾖ τῶν μερῶν, κατὰ τόδε. προδήλως
συντέμνων τῆς ἑρμηνείας ἀμελεῖ· δέον γὰρ εἰπεῖν τὴν κατ'
ἀγκῶνα φλέβα, τὴν ἐν τῷ βραχίονι λέγει.

ξστ'.

Ἀφαιρέειν δὲ κατὰ τὴν τοῦ σώματος ἕξιν καὶ ὥρην καὶ
ἡλικίην καὶ χροιὴν πλέον· καὶ θαρσέων, ἢν ὀξὺ τὸ ἄλγημα ᾖ, ἀγαγεῖν πρὸς λειποψυχίην· ἔπειτα ὑποκλύζειν
μετὰ τοῦτο.

mam et brachium feratur, internam brachii venam fecare oportet utracunque fuerit parte, ea in ipfa.

Rurfus et in praefenti loco partis legitimae fententiam elaborat, quoniam in ea praetermiffum eft quod
fimul cum dictis intelligitur, adjicitque illud, venam fecan-
dam e directo lateris affecti, quod expofuit inquiens: *Venam brachii internam fecare oportet utracunque dolor afficit parte.* Sed manifefta ufus brevitate orationem negligentius percurrit, nam venam cubiti dicere debuit, quum
venam brachii dixit.

LXVI.

*Sanguinem detrahere pro corporis habitu, anni tempeftate,
aetate et colore copiofius et vero audacter, fi dolor
acutus fuerit, ad animi usque deliquium ducere. Poftea clyftere alvum fubducere.*

Ἐνταῦθα πάλιν πλέον τοῦ μέτρου τοὺς σκοποὺς τῆς
φλεβοτομίας ἅπαντας εἰπεῖν φιλοτιμηθείς, ὅμως παραλέλοι-
πέ τινας· οὔτε γὰρ τῆς δυνάμεως ἐμνημόνευσεν οὔτε τῆς
μεταβολῆς τοῦ αἵματος, ἀλλ᾽ οὐδὲ χώρας ἢ καταστάσεως.
πλέον δ᾽ ἀφαιρεῖν κελεύων καὶ θαῤῥεῖν μέχρι λειποθυμίας
ἄγειν, ἥμαρτεν ἐν τῇ λέξει προσθεὶς δι᾽ ὃ θαῤῥεῖν προσή-
κει· διὰ μὲν γὰρ τὴν ὀξύτητα τοῦ ἀλγήματος ἐπὶ τὸ πλέον
ἐκκενοῦν τοῦ αἵματος ἀφικνούμεθα· τὸ δ᾽ ἐᾶν ῥεῖν, οὐκ ἐκ
τῆς ὀξύτητος, ἀλλ᾽ ἐξ ἄλλων ἔχομεν, ἐὰν ἥ τε δύναμις ἐῤῥω-
μένη καὶ ἡ τῶν ἀκμαζόντων ἡλικία καὶ τὸ πλῆθος αἱματικὸν (107) καὶ ἡ τοῦ κάμνοντος φύσις πυκνοτέρα τε καὶ
σκληροτέρα καὶ δυσδιαφορητοτέρα καὶ πολύαιμος, ἥ τε ὥρα
τοῦ ἔτους καὶ ἡ κατάστασις εὔκρατος, οὕτω γὰρ καὶ ἡ χώ-
ρα· τὸ γὰρ ἄχρι λειποθυμίας ἄγοντα θαῤῥεῖν, ἐκ τούτων
ἡμῖν προσγίνεται. ἔπειτα ὑποκλύζειν μετὰ τοῦτο. μετὰ τὴν
φλεβοτομίαν κλύζειν κελεύει, βέλτιον δὲ ἦν προστεθεικέναι
τὸν Ἱπποκράτειον διορισμὸν, ἢν μὴ αὐτόματα διεξίῃ καλῶς.

Rurfum hic plus quam mediocriter fcopos detractio-
nis fanguinis omnes recenfere conatus, quosdam tamen
filentio praeteriit. Neque enim virium meminit, neque
fanguinis mutationis, imo neque regionis aut conftitutionis. Plus autem detrahere atque ad animae usque defectionem id audacter agere praecipiens, deliquit in dictione, quum adjecit quam ob caufam audere conveniat.
Nam quod dolor acutus fit, plus quidem fanguinis vacua-
mus, fed fluere finimus, non quia acutus fit, fed ob alia,
fi vires robuftae fuerint, viguerit aetas, fanguis abunda-
verit et laborantis natura tum denfior, tum durior, atque
aegre magis perfpirabilis et fanguinis copiofi fuerit, anni
etiam tempus et conftitutio bene temperata, fic fane et
regio. Nempe quod ad animae usque defectionem fanguinem auferre non vereamur, nobis ex his accidit. *Clyftere poftea alvum fubducere.* A fanguinis miffione clyftere alvum proluere jubet. Sed melius erat Hippocra-
ticam diftinctionem adjeciffe, fi non fponte probe dejecerit alvus.

854 *ΓΑΛΗΝΟΥ ΕΙΣ ΤΟ ΙΠΠΟΚΡΑΤΟΥΣ*

Ed. Chart. XI. [160. 161.]
Galen. V. (107.)

ξζ΄.

Ἦν δὲ ὑποκάτω τοῦ θώρακος τὸ ἄλγημα ᾖ καὶ συντείνῃ
λίην, τῷ πλευριτικῷ τὴν κοιλίην ὑποκάθαιρε· μεσσηγὺ δὲ
τῆς καθάρσεως μηδὲν δίδου, μετὰ κάθαρσιν δὲ ὀξύμελι.
φαρμακεύειν δὲ τεταρταῖον· τὰς δὲ ἐξ ἀρχῆς τρεῖς ὑπο-
κλύζειν· κἂν μὴ κουφίζῃ οὕτως, ὑποκάθαιρε. φυλακὴ δὲ
ἔστω ἕως ἀπυρέτου καὶ ἑβδόμης· ἔπειτα ἢν ἀσφαλὴς ἐὼν
φαίνηται, οὕτω χυλῷ ὀλίγῳ καὶ λεπτῷ τὸ πρῶτον, σὺν
μέλιτι μίσγων δίδου· ἢν δὲ ἀνάγηται ῥηϊδίως καὶ εὔπνοος
ᾖ καὶ ἀνώδυνος ᾖ τὰ πλευρά, κατὰ σμικρὸν παχυτέρῳ τε
καὶ πλείονι καὶ δὶς τῆς ἡμέρης.

[161] Πλευριτικὸν ὠνόμασε τὸ εἰρημένον ὑφ᾽ Ἱπποκράτους ἐν τῷ γνησίῳ μέρει βιβλίου, ἐν ᾧ καθαίρει τοὺς
οὕτως ἔχοντας πλευριτικούς· σκευάζει δὲ αὐτὸ διττῶς. τὸ
φαρμακεύειν δὲ τεταρταῖον, ἀδιορίστως εἴρηκε καὶ τοῦτ᾽
αὐτό. τὴν γὰρ ἀρχὴν οὐδὲν τῶν τοιούτων βοηθημάτων

LXVII.

*Si vero deorſum ſub thorace dolor fuerit valdeque urgeat,
pleuritico alvum ſubpurgato, at medio purgationis tempore nihil dato, poſt purgationem autem acetum mulſum. At quarto die purgandum, verum per tres ab initio
dies alvus ſubluenda, quod ſi ita non levetur, ſubpurgato. Cuſtodia vero imperetur aduſque febris deceſſio-
nem ac ſeptimum diem. Deinde ſi in tuto eſſe videatur, in primis exiguum ac tenuem cremorem admiſto
melle dato. Quod ſi facile ſputum educatur, facile
ſpiret et laterum dolore careat, paulo craſſiorem et co-
pioſiorem, ac bis die dato.*

Pleuriticum nominavit, quod ab Hippocrate in legitima libri hujus parte dictum eſt, ubi ita affectos pleuriticos purgat. Id autem facit duobus modis. Quarto vero
die purgandum, indiſtincte etiam hoc ipſum pronunciavit. Nullum enim per initia hujusmodi remediorum aegro

προσακτέον τῷ κάμνοντι, σκοπὸν ποιησάμενον ἡμερῶν ἀριϑ-
μόν· ἀλλ᾽ ὅπερ ῾Ιπποκράτης εἶπεν, ἤτοι κατὰ τὴν ἀρχὴν εὐθέως πρὶν στηριχθῆναι τοὺς χυμούς, κέλευε φαρμακεύειν
ἢ ὕστερον, ὅταν πεφθῶσιν· ὥστε καὶ περὶ τὴν πρώτην ἡμέραν, ἐνίοτε δὲ καὶ β᾽ καὶ δ᾽, ἐνίοτε δὲ καὶ ε᾽, ἐφαρμακεύσα-
μεν οὐκ ἐν τῇ τετάρτῃ μόνον, καθάπερ οὗτος ἔγραψεν.

ξή.

῟Ην δὲ μὴ ῥηϊδίως ἀπαλλαγῇ, ἔλασσόν τε τὸ πόμα καὶ τὸ
ῥόφημα ὀλίγον, χυλὸν λεπτὸν καὶ ἅπαξ, ἐν ὁκοτέρῃ ἂν
ὥρῃ βέλτιον διάγῃ· γνώσῃ δὲ ἐκ τῶν οὔρων. δεῖ δὲ ῥόφημα προσφέρειν τοῖσιν ἐκ τῶν νοσημάτων μὴ πρότερον
ἢ πέπονα τὰ οὖρα ἢ πτύσματα ἴδῃς γεγενημένα. ἢν δὲ
φαρμακευθεὶς συχνὰ καθαρθῇ, ἀναγκαῖον διδόναι, ἔλασσον δὲ καὶ λεπτότερον· οὐ γὰρ δυνήσεται ὑπὸ κενεαγγείης
ὑπνώσσειν, οὐδὲ πέσσειν ὁμοίως, οὐδὲ τὰς κρίσιας ὑπο-

admovendum eſt, deſumpto a numero dierum ſcopo. Verum quod Hippocrates recenſuit, vel ſtatim in principio,
priusquam in partem aliquam decubuerint humores, medicamento purgandum eſſe impera, vel poſtea, quum concocti fuerint. Quare et primo interdum die et ſecundo
et quarto et interdum quinto, medicamento purgavimus
et non in quarto ſolum, quemadmodum ipſe ſcripſit.

LXVIII.

*Quod ſi non facile liberetur, pauciorem potionem, mo-
dicam ſorbitionem, cremorem tenuem et ſemel* exhibeto,
*eo quo melius degit tempore, quod ex urinis deprehen-
des. Sorbitionem autem his in morbis prius afferre
non oportet, quam coctas urinas aut ſputa matura facta videris. Quod ſi medicamento purgatus* multum
*dejecerit, dare neceſſe eſt, verum pauciorem ac tenuio-
rem. Non enim poterit prae vaſorum vacuatione dormire neque concoquere ſimiliter neque judicationes ſuſti-*

μένειν· ἀλλ᾽ ἐπειδὰν ξυντήξιες ὠμῶν γένωνται καὶ τὰ ἀντέχοντα ἀποβάλλῃ, ἀνθέξει οὐδέν.

Περὶ τοῦ κατὰ μέρος καιροῦ τῆς τροφῆς ἐπισκοπούμενος ὁ Ἱπποκράτης καὶ αὐτὸς δὲ οὗτος ὁ ταῦτα γράψας
ἐν τοῖς ἀνωτέρω γεγραμμένοις αὐτῷ θερμασίᾳ προσέχειν
ἠξίου τῇ κατὰ τὸν θώρακα καὶ τοὺς πόδας. ἡ γὰρ τῶν
οὔρων ἐπίσκεψις εἰς τὴν καθόλου δίαιταν, οὐκ εἰς τὴν τοῦ
μερικοῦ μέρους τῆς τροφῆς ἐστι χρήσιμος· ὥστε οὐκ ὀρθῶς
εἶπε νῦν, χυλὸν λεπτὸν ἅπαξ διδόναι καθ᾽ ἣν ὥρην βέλτιον
διάγει, γνώσεσθαι δ᾽ ἐκείνην ἐκ τῶν οὔρων· εἰ γὰρ καὶ ὅτι
μάλιστα βραχεῖαν ῥοπὴν ἐπὶ τὸ βέλτιον ἴσχει τὰ οὖρα κατὰ
τοὺς μερικοὺς παροξυσμούς, ἀλλ᾽ οὐχ οὕτως γε μακρὸς ὁ
χρόνος ἐκεῖνός ἐστιν, ὡς ἀποθέσθαι ταῦτα ἡμᾶς καὶ περι-
μεῖναι, πότερον νεφέλας ἐπαιωρουμένας ἢ κάτω χωρούσας
ἴσχει· ταῦτα γὰρ ἐν πολλῷ χρόνῳ γίγνεται, τρέφεσθαι δ᾽ ἐν
τοῖς ὀξέσι νοσήμασι τοὺς κάμνοντας ἐνίοτε ἀναγκαῖόν ἐστι
καὶ ἐν ἀρχῇ τῆς παρακμῆς.

*nere, verum ubi crudorum colliquationes factae fuerint
et quae renituntur rejecerit, nihil obſtabit.*

De particulari cibi exhibendi occaſione agens Hippocrates et libri hujus auctor in iis quae ſuperius ſcripta
ſunt, eum qui tum in thorace tum in pedibus eſt calorem animadvertendum eſſe voluerunt.　Nam urinarum
conſideratio ad univerſalem victum, non ad particularem,
utilis eſſe videtur.　Quare non recte dieit hic, cremorem
tenuem ſemel exhibendum eo quo melius degit tempore,
idque deprehendendum ex urinis.　Nam etiamſi breviſſi-
mam in particularibus acceſſionibus ad melius inclinatio-
nem urinae habuerint, illud tamen tempus non uſque-
adeo protrahitur, ut has recondamus expectemusque dum
nebulas vel ſublimes vel ſubſidentes habuerint, haec ſiquidem
multo fiunt tempore.　Atqui in acutis morbis interdum
aegri in declinationis principio de neceſſitate ſunt alendi.

ξθ'.

Πέπονα δέ ἐστι τὰ μὲν πτύελα, ὁκόταν γένηται ὅμοια πύῳ·
τὰ δὲ οὖρα τὰς ὑποστάσιας ἔχοντα ὑπερύθρους, ὁκοῖον
ὀρόβων. οὐδὲν δὲ κωλύει καὶ πρὸς τὰ ἄλλα ἀλγήματα
τῶν πλευρέων χλιάσματα προστιθέναι καὶ κηρώματα·
ἀλείφειν δὲ τὰ σκέ- [162] λη καὶ ὀσφὺν θερμῷ καὶ λί-
πος ἐγκαταλείφειν· ἐπὶ δὲ ὑποχόνδρια λίνου σπέρμα κα-
ταπλάσσειν ἕως μαζῶν. ἀκμαζούσης δὲ τῆς περιπλευμο-
νίης, ἀβοήθητον μὴ ἀνακαθαιρομένου καὶ πονηρὸν ἦν
δύσπνοος ᾖ καὶ οὖρα λεπτὰ καὶ δριμέα καὶ ἱδρῶτες περὶ
τράχηλον καὶ κεφαλὴν γίγνονται· οἱ τοιοῦτοι γὰρ ἱδρῶτες
πονηροί, ὑπὸ πνιγμοῦ καὶ ῥωγμῆς καὶ βίης ἐπικρατεόντων
τῶν νουσημάτων, ἢν μὴ οὖρα πολλὰ καὶ παχέα ὁρμήσῃ
καὶ πτύσματα πέπονα ἔλθῃ· ὅ τι δ' ἂν τούτων αὐτομα-
τήσῃ, λύει τὸ νόσημα.

Οὔτε αὐτοῦ μέμνηται διὰ τῶν ἔμπροσθεν οὕτω γράψαντος ὑπὲρ τῶν πεττομένων οὔρων οὔθ' Ἱπποκράτους

LXIX.

Concocta autem ſputa quidem ſunt, quum puri ſimilia extiterint.   Urinae vero, ubi ſedimenta ſubrubra habuerint, quale ervum eſt.   Caeteris autem laterum doloribus tepefactoria ac cerata admovere nihil prohibet, crura
et lumbos oleo calido inungere et pinguedine illinere,
hypochondriis autem aduſque mammas ex lini ſemine
cataplaſma imponere.   Quum autem peripneumonia ad
ſtatum pervenerit, niſi repurgetur, auxilium non admit-
tit, ac prava eſt ſi aeger difficile ſpiraverit, urinae tenues
et acres ſint ſudoresque circa cervicem et caput oboriantur.   Hi enim ſudores pravi ſunt, prae ſuffocatione,
impetu et violentia morbis ſuperantibus, niſi urinae co-
pioſae ac craſſae procurrerint et ſputa cocta prodierint.
Horum autem quodcunque ſua ſponte evenerit, morbum ſolvit.

Neque ſui ipſius eſt memor, qui non ita de coctis
urinis ſupra ſcripſerit, neque Hippocratis, qui aliter dixe-

ἄλλως εἰπόντος· οὖρον δὲ ἄριστον, ὁκόταν ὑπόστασις λευκή
τε καὶ λείη καὶ ὁμαλή. τὰ δ᾽ ἄλλα τῆς ῥήσεως τὰ περὶ
τῶν πλευριτικῶν τε καὶ περιπνευμονικῶν εὔδηλα καὶ χωρὶς
τῆς ἐμῆς ἐξηγήσεως, ὅπη τε τῶν ὑφ᾽ Ἱπποκράτους εἰρημένων ὁ ταῦτα γράψας ἀποχωρεῖ καὶ ὅπη μάλιστα πάντη ἢ
ἐκ μέρους γέ τινος ἔπεται.

ο'.

Περιπνευμονίης ἐκλικτόν. κόκκαλον, χαλβάνην ἐν μέλιτι Ἀτ-
τικῷ· ἀβρότονον ἐν ὀξυμέλιτι· πέπερι, ἐλλέβορον μέλανα
ἀποζέσας καὶ πλευριτικῷ ἐν ἀρχῇσι περιωδύνῳ ἐόντι πίνειν δίδου. ἀγαθὸν δὲ καὶ τὸ πάνακες ἐν ὀξυμέλιτι ἀναζέσαντα καὶ διηθέοντα διδόναι πίνειν καὶ ἡπατικοῖσι καὶ
τῇσι ἀπὸ τῶν φρενῶν περιωδυνίῃσιν. καὶ ὁκόσα δεῖ ἐς
κοιλίην ἢ (108) ἐς οὔρησιν, ἐν οἴνῳ καὶ μέλιτι· τὰ δὲ
ἐς κοιλίην ξὺν ὑδαρεῖ μελικρήτῳ πίνειν πλεῖον δίδου.

---

rit: *Urinam optimam esse, quum sedimentum est tum album, tum laeve, tum aequale.* Quae caetera de pleuriticis ac peripneumonicis in textu narrantur, etiam citra meam
explicationem conspicua sunt, tum ubi libri hujus auctor
ab Hippocratis recedit sententia, tum ubi maxime vel
prorsus vel aliqua ex parte huic astipulatur.

LXX.

*Peripneumoniae eclegma. Galbanum et nucleum pineum
ex melle Attico* dabis, *abrotonum ex aceto mulso. Piper et veratrum nigrum fervefacta pleuritico etiam per
initia perdolenti bibenda dato. Confert etiam panacem
ex aceto mulso fervefactum percolatumque propinare
tum hepaticis, tum septi transversi dolore plurimum affectis. Et quaecunque ad alvum aut ad mictionem
impellenda sunt, haec ex vino et melle* dabis. *Quae
ad alvum, illa cum mulsa aquosa copiosiore propinato.*

Καὶ τὸ τῶν φαρμάκων πρῶτον καὶ δεύτερον ἀναγωγὰ πτυέλων ἐστί· τὸ δὲ διὰ τοῦ μέλανος ἐλλεβόρου, γαστρὸς ὑπακτικόν· τὸ δὲ διὰ τοῦ πάνακος, οὗτος εἶπεν εἰς ὃ ἂν χρήσιμον ὑπάρχῃ.

οα'.

Δυσεντερίη ἀπόστημα ἢ ἔπαρμά τι παυσαμένη ποιήσει, ἢν μὴ ἐς πυρετοὺς ἢ ἱδρῶτας καὶ οὖρα παχέα καὶ λευκὰ καὶ λίαν ἐπιφανῆ ἢ ἐς τριταίους ἢ ἐς κιρσὸν ἢ ἐς ὄρχιν ἢ ἐς σκέλεα ἢ ἐς ἰσχίον στηρίξῃ ὀδύνη.

Καὶ οὗτος ὁ λόγος ἀδιόριστός ἐστιν, οὔθ' ὁποίαν λέγει δυσεντερίαν ἐνδειξαμένου τοῦ συγγραφέως, οὔτε πᾶσα ἐπαύσατο ταῦτ' ἐπιφέρουσα.

οβ'.

[163] *Ἐν πυρετῷ χολώδει πρὸ τῆς ἑβδόμης ἡμέρας μετὰ*

Medicamentorum primum et fecundum fputa educunt. Sed quod ex elleboro nigro conficitur, alvum fubducit. Quod vero ex panace eft, quibusnam utile fit
ipfe recenfuit.

LXXI.

Dyfenteria fedata abfceffum aut tumorem aliquem faciet,
nifi defierit *aut in febres aut fudores aut urinas craf-*
fas et albas valde perfpicuas, aut in tertianas aut in
varices aut in tefticulum aut in crura aut in coxam
dolor decubuerit.

Hic quoque fermo fine diftinctione eft, quod neque
qualem dicat dyfenteriam auctor demonftraverit, et quod
neque omnis quae ceffaverit haec inferat.

LXXII.

In biliofa febre morbus regius ante feptimum diem cum

ῥίγους ἴκτερος ἐπιγινόμενος λύει τὸν πυρετόν· ἄνευ δὲ
ῥίγεος ἢν ἐπιγένηται ἔξω τῶν καιρῶν, ὀλέθριον.

Οὐ δήπου πρὸ τῆς ζ' μετὰ ῥίγους ἐπιγενόμενος ἴκτερος λύει τὸν πυρετὸν, οὐχὶ δὲ μετὰ τὴν ζ', ἀλλ' ὁ διορισμός ἐστι τοιόσδε· τοῖς πυρέττουσιν ἴκτερος ἐπιγίγνεται,
ἐνίοτε μὲν ὡς σύμπτωμα τῆς κατὰ τὸ ἧπαρ διαθέσεως,
ἐνίοτε δὲ τὴν χολὴν τῆς φύσεως ἐκκρίνειν διὰ τοῦ δέρματος
ἐπιχειρησάσης, εἶτα μὴ δυνηθείσης αὐτὸ, καθάπερ εἴωθεν
ἐπὶ πάντων γίνεσθαι τῶν ἀποστημάτων· εἴρηται δὲ περὶ
τῶν τοιούτων ἰκτέρων ἐν ἀφορισμοῖς.

ογ'.

Τέτανος δὲ ὀσφύος καὶ ἐπὶ μελαγχολικῶν διὰ φλεβῶν πνευμάτων ἀπολήψιες ὁκόταν ἔωσι, φλεβοτομίη λύεται.

Ὅταν δὲ, φησὶ, διὰ μελαγχολικὸν αἷμα πλεονάζον ἐν

rigore fuccedens febrem folvit, citra rigorem vero in-
tempeftive obortus lethale.

Neque fane ante feptimum diem cum rigore fuccedens morbus regius febrem folvit, neque poft feptimum.
Sed ita diftinguere oportet. Febricitantibus morbus regius
fupervenit, interdum quidem tanquam affectionis hepatis
fymptoma, interdum quoque natura bilem per cutim excernere contendente, fed id nequeunte, velut in abfceffibus omnibus fieri confuevit. Verum in aphorismis de
hujusmodi morbis regiis enunciatum eft.

LXXIII.

Lumborum tetanus atque in melancholicis per venas fpi-
rituum interceptiones quum fuerint, venae fectione fol-
vuntur.

Quum, inquit, ob melancholicum fanguinem in venis

ταῖς ἀλεψὶ πνευμάτων ἀπολήψιες γίνωνται, φλεβοτομία ταῦτα λύει. πνευμάτων δὲ ἀπόληψιν εἰ μὲν τῶν κατὰ τὰς ἀρτηρίας λέγει (καὶ γὰρ καὶ ταύτας φλέβας ὠνόμαζον οἱ παλαιοὶ) τί ἄλλο ἢ ἀσφυξία γένοιτ᾽ ἂν τὸ πάθος; εἰ δὲ τῶν
κατὰ τὸν πνεύμονα, πάλιν ἐνταῦθα τὴν καλουμένην ἄπνοιαν
αἰνίττεται. δύναται δὲ καὶ πλῆθός τε καὶ πάχος αἵματος
οὐ μόνον τὰς ἀρτηρίας πνευματῶσαί ποτε καὶ διέξοδον οὐκ
ἔχειν, ἀλλὰ καὶ ταύτας τὰς ἰδίως ὀνομαζομένας φλέβας.

οδ'.

Ὁκόταν δὲ ἀπὸ τῶν τενόντων σφοδρῶς ἔμπροσθεν ἀντισπῶνται καὶ περὶ τὸν τράχηλον καὶ πρόσωπον ἱδρῶτες, ὑπὸ
τοῦ πόνου δακνομένων καὶ ξηραινομένων τῶν τενόντων
καὶ τῶν οὐρωδέων, οἱ παχύτατοι μὲν τὴν ῥάχιν ξυνέχου-
σιν, ᾗ οἱ μέγιστοι σύνδεσμοι καταπεφυκότες, ἕως εἰς πόδας ἀποτελευτῶσι· τῷ τοιῷδε ἢν μὴ πυρετὸς καὶ ὕπνος
ἐπιγένηται καὶ ἑπόμενα οὖρα πέψιν ἔχοντα ἔλθῃ καὶ ἱδρῶ-

redundantem fpirituum interceptiones fiunt, venae fectio
haec folvit; fi interceptionem dicat fpirituum, qui in arteriis funt (etenim et arterias antiqui venas appellabant)
quaenam alia fuerit affectio quam pulfus defectio? fi vero
eorum, qui in pulmone funt, *fpirituum interceptionem dicat*, rurfum et appellatam refpirationis privationem obfcure fignificat. Poteft quoque fanguinis tum copia tum
craffitudo non arterias modo inflare, ut permeare non
poffit, verum quoque et proprie appellatas venas.

LXXIV.

Quum autem a tendonibus vehementer in anteriorem par-
tem revelluntur fudoresque circa cervicem et faciem
oriuntur, dum prae dolore mordentur ac refiecantur
tendines adusque offis facri extremum exporrecti, qui
quidem craffiffimi fpinam continent, qua parte maxima
ligamenta exorta ad pedes usque definunt. Huic nifi
febris et fomnus fuccefferit et quae fequuntur coctionem
habentes urinae fudoresque judicatorii prodierint, vinum

862   ΓΑΛΗΝΟΥ ΕΙΣ ΤΟ ΙΠΠΟΚΡΑΤΟΥΣ

Ed. Chart. XI. [163. 164.]   Galen. V. (108.)
τες κριτικοὶ, πίνειν οἶνον Κρητικὸν οἰνώδεα καὶ ἄλητον
ἐφθὸν ἐσθίειν καὶ κηρωτῇ ἀλείφειν καὶ ἐγχρίειν, τά τε
σκέλεα περιελίσσειν ἕως τῶν ποδῶν, θερμῷ προσβρέχων
[164] ἐν σκάφῃ καὶ βραχίονας ἕως δακτύλων κατελίσ-
σειν καὶ ὀσφὺν ἀπὸ τοῦ τραχήλου ἕως τῶν ἰσχίων, σία-
λον ἐγκηρώσας μαλακῷ δέρματι, ὅκως καὶ τὰ ἔμπροσθεν
περιέξῃ καὶ διαλείπων πυρία τοῖσιν ἀσκίοισι θερμὸν ὕδωρ
ἐγχέων καὶ περιτείνων σινδόνιον, ἐπανάκλινε αὐτόν. κοιλίην δὲ μὴ λίην λύσῃς ἢν μὴ βαλάνῳ, ἢν μὴ πολὺν χρόνον ᾖ ἀδιαχώρητος ἐοῦσα. καὶ ἢν μέν τί σοι ἐπιδιδῷ
ἐπὶ τὸ βέλτιον· εἰ δὲ μὴ, τοῦ μόδου τῆς ῥίζης τρίβων
ἐν οἴνῳ εὐώδει καὶ δαῦκον πίνειν δίδου πρωῒ νήστει πρὸ
τοῦ βρέχειν καὶ ταχὺ ἐπὶ τούτοισι τὸ ἄλευρον ἐφθὸν
χλιαρὸν ἐσθιέτω ὡς πλεῖστον καὶ οἶνον ὁκόταν βούληται
εὔκρητον ἐπιπινέτω. καὶ ἢν μέν σοι ἐπιδιδῷ ἐπὶ τὸ βέλ-
τιον· ἢν δὲ μὴ, προλέγειν.

---

*Creticum vinofum bibendum et pultem feu farinam co-
ctam edendam exhibeto.   Cerato quoque perungere
atque illinere convenit et crura ad pedes usque calida
in pelvi madefacta, velamentis contingere, ac brachia
ad digitos usque involvere lumbosque ac fpinam a
cervice ad coxas usque, molli pelle cerato ex axungia
et cera illita obducere, ita ut anteriora etiam contineat. Et ex intervallis per utriculos calida aqua affufa
foveto ac linteo obvoluto, ipfum decumbere jubeto.
Alvum autem ne admodum nifi balano folveris, nifi
ex longo tempore non dejecerit, et fi quid tibi procefferit in melius, fatis; fin minus, modi radicem in vino
odorato tritam et daucum mane jejuno ante calidae
perfufionem propina et poft haec cito farinam coctam
tepidam quam plurimam edat vinumque quum voluerit
bene temperatum fuperbibat, et fi res quidem in melius
tibi procefferit, bene habet, fin minus, praedicere te
oportet.*

Καὶ οὗτος ὁ λόγος ἀδιορίστως εἴρηται μετὰ τοῦ καὶ
ἀκύρως ἔνια τῶν ὀνομάτων γεγράφθαι· τὸ γὰρ ὑπὸ τοῦ
πόνου δάκνεσθαι τοὺς τένοντας ἀκύρως λέλεκται, δριμέσι
χυμοῖς πρέποντος τοῦ δάκνειν ῥήματος, οὐ τοῖς πόνοις. καὶ
μέντοι καὶ κατὰ τὴν ἀρχὴν τῆς ῥήσεως ἐπὶ τοῦ σφοδρῶς
ἔμπροσθεν ἀντισπῶνται, μετὰ ταῦτά φησι, ξηραινομένων
τῶν τενόντων οὐρωδέων, οἳ παχύτεροι τὴν ῥάχιν συνέχουσι·
τοὺς ἄχρι τοῦ οὐραίου καλέσας οὕτως, ὀνομάζουσι δὲ οὐραῖον τὸ πέρας τοῦ ὀστέου. εἰ δ᾽ ἀμφότερα τὰ μέρη δηλῶσαι βούλεται τεινόμενα καὶ περὶ τὰ πρόσω καὶ ὀπίσω,
τέτανον ἐπιτείνασθαι δυνατὸν, καθάπερ ὀλίγον ἔμπροσθεν
ἔφη, τετάνοισι δὲ ὀσφύος. οὐκ ἀσφαλῶς δὲ οὐδὲ τῇ πέψει
τῶν οὔρων, τὴν ῥαστώνην τῶν παθῶν προγινώσκει· πυρετώδους γὰρ νοσήματος ἀπεψίαι διὰ τῶν οὔρων δηλοῦνται
σαφῶς, τῶν δὲ κατὰ τοὺς μῦς οὐκ ἀσφαλὴς ἡ διὰ τῶν οὔρων σημείωσίς ἐστιν. ἀλλὰ τοῦτο μὲν μικρόν· τὸ δ᾽ οἶνον
αὐτοῖς διδόναι χωρὶς τοῦ διορίσασθαι πότερον ὑπὸ ψύξεως

Atque hic fermo indiftincte prolatus eft, praeter id
quod et nomina quaedam improprie fcripta fint. Nam
ob labores morderi tendones, improprie dictum eft, verbo
hoc *mordere* acribus humoribus et non doloribus qua-
drante. Praeterea et quod in principio dictionis dicitur:
Vehementer in anteriorem partem revelluntur. Deinde
ait: *dum reficcantur tendones ad offis facri extremum exporrecti, qui craffiores fpinam continent*, eos qui usque
ad extremum protenduntur, ita vocans. Appellant autem
οὐραῖον offis extremum. Quod fi partem utramque tendi
manifeftare velit, atque tum in anteriora tum in pofteri-
ora, tetanus intendi fane poteft, quomodo paulo ante dixit: *Tetani lumborum.* Non tuto autem morbi facilitatem ex urinarum concoctione praenofcit. Nam morbi
febrem excitantis cruditates per urinas manifefte declarantur, morborum autem mufculis infidentium fecura non
eft per urinas fignificatio, fed hoc quidem exiguum. Vinum autem his exhibere, diftinctione non facta utrumne

ἔπαθον ἢ δι᾽ ἄλλην τινὰ αἰτίαν οὐ σμικρὸν ἁμάρτημά ἐστιν,
ἀλλὰ καὶ πάνυ προπετές. ἀλόγως δ᾽ εἴρηται καὶ τὸ, κοιλίην δὲ μὴ λύειν, εἰ μὴ βαλάνῳ· λυθείη γὰρ ἄν ποτε ἐπὶ
τοῖς τοιούτοις ὠφελίμως. τὰ δ᾽ ἄλλα τῆς ῥήσεως δῆλα.

οε΄.

Τὰ δὲ νοσήματα πάντα λύεται ἢ κατὰ στόμα ἢ κατὰ κοιλίην ἢ κατὰ κύστιν ἢ τινος ἄλλου τοιοῦδε ἄρθρου· ἡ δὲ
τοῦ ἱδρῶτος ἰδέη κοινὸν ἁπάντων.

(109) Οὐκ ἔστιν ὁ λόγος καθόλου, οὐδὲ κοινὸς ἁπάν-
των· οὐ γὰρ διὰ τούτων μόνον, ἀλλὰ καὶ διὰ μήτρας καὶ
διὰ τῆς ἐκ τῶν ῥινῶν αἱμορραγίας γιγνομένης αἱ λύσεις
γίνονται τῶν νοσημάτων.

ob frigiditatem paffus aeger fuerit, an aliam ob caufam,
non exiguum eft delictum, imo fane praeceps. Citra quoque rationem dictum eft, ventrem folvendum non eſſe,
niſi balano. Nam in hujusmodi morbis commode interdum folvitur. Caetera textus manifeſta funt.

LXXV.

*At morbi omnes folvuntur aut per os, aut per alvum, aut
per veſicam aut alterum quendam ejusmodi articulum.
Sudoris autem ſpecies morbis omnibus communis eſt.*

Non eft fermo univerfalis, neque omnibus communis;
non enim per haec folum, verum etiam per uterum et
per obortam fanguinis e naribus eruptionem fiunt morborum folutiones.

οστ'.

[165] Ἑλλεβορίζειν δὲ χρὴ οἷσιν ἀπὸ κεφαλῆς φέρεται
ῥεῦμα.

Οὐκ ἀναγκαῖον, ὅσοις ἀπὸ κεφαλῆς φέρεται ῥεῦμα πάντας ἑλλεβορίζειν, ἀλλ' ἐνίοτε τῆς κεφαλῆς μόνης ποιεῖσθαι
πρόνοιαν εἰθίσμεθα.

οζ'.

Ὁκόσοι δ' ἐξ ἀποστημάτων ἢ φλεβοῤῥαγίης ἢ δι' ἀκρησίην
ἢ δι' ἄλλην τινὰ ἰσχυρὰν αἰτίαν ἔμπυοι γίνονται, μὴ δίδου ἑλλέβορον τοῖσι τοιουτέοισιν· οὐδὲν γὰρ ὠφελήσει,
καὶ ἤν τι πάθῃ, αἴτιον δόξειεν εἶναι ὁ ἑλλέβορος. ἢν δὲ
διαλύηται τὸ σῶμα ἢ πόνος ἐν κεφαλῇ ἢ ἐμπεπλασμένα
τὰ οὔατα ἢ ῥὶς ἢ πτυαλισμὸς ἢ τῶν γονάτων βάρος ἢ
σώματος ὄγκος παρὰ τὸ ἔθος, ὅ τι ἂν συμβαίνῃ, μήθ'
ὑπὸ πότων, μήθ' ὑπὸ ἀφροδισίων, μήθ' ὑπὸ λύπης, μήθ'

LXXVI.

Quibus a capite fluxio fertur, his veratrum dare oportet.

Non eſt neceſſarium, quibus a capite fluxio fertur,
omnibus veratrum exhibere, imo interdum capiti ſoli pro-
videre conſuevimus.

LXXVII.

Quicunque vero ex abſceſſibus aut venae ruptura, aut ob
intemperantiam aut ob aliam vehementem quandam
cauſam ſuppurati fiunt, his ne elleborum dederis, nihil
enim proderit et ſi quid patiatur aeger, in cauſa eſſe
videbitur elleborus. Si vero corpus diſſolvatur, aut do-
lor in capite ſit, aut oppletae aures aut nares aut ſpu-
tatio aut genuum gravitas aut corporis praeter con-
ſuetudinem tumor, quodcunque horum contigerit, dabis,
ſi haec neque a potibus fiant, neque a rebus venereis,
neque a moerore, neque a curis, neque a vigiliis obo-

ὑπὸ φροντίδων, μήθ᾽ ὑπὸ ἀγρυπνιῶν· κῆν μέν τι τού-
τέων ἔχῃ αἴτιον, πρὸς τοῦτο ποιέεσθαι τὴν θεραπείαν.

———

Φλεβορραγίην μὲν λέγει τὴν ῥῆξιν τῶν φλεβῶν. ὅτι
δ᾽ οὔτε τοὺς ἐκ τοιαύτης αἰτίας ἐμπύους γενομένους ἐλλεβορίζειν προσῆκεν οὔτε τοὺς ἐξ ἀποστημάτων οὔτε τοὺς ἐξ
ἄλλης αἰτίας εὔδηλον· οἱ δὲ δι᾽ ἀκρασίαν ἔμπυοι, κακῶς ἐν
τῷ νῦν εἴρηται καταλόγῳ, τῆς ἀκρασίης αὐτῆς καθ᾽ ἑαυτὴν
βλαπτούσης τοὺς ἀκρατεῖς, οἷον πλησμονῆς, ἀπεψίας, οἰνο-
φλυγίας, ἀφροδισίων πολλῶν καὶ ἀγρυπνιῶν, ὅσα τε ἄλλα
τοιαῦτα. προειπὼν δὲ τίσιν ἐλλέβορον οὐ χρὴ διδόναι φη-
σίν· ἢν διαλύηται τὸ σῶμα, τουτέστιν ἐὰν ἔκλυτον ἱκανῶς
γίνηται, χωρὶς προφάσεως δηλονότι ἢ πόνος ἐν κεφαλῇ
χρόνιος καὶ δύσλυτος (ὑπακοῦσαι γάρ σε τοῦτο κἂν τῷ τῆς
κεφαλῆς χρὴ πόνῳ καὶ τοῖς ἐφεξῆς εἰρημένοις ἅπασι, τοῖς
ἐμπεπλασμένοις ὠσὶ καὶ ῥινὶ καὶ τῷ πτυαλισμῷ) προστίθησι δὲ γονάτων βάρος καὶ πόνον καὶ σώματος ὄγκον παρὰ

———

*riantur. Et fi quid fane horum caufam fecerit, ad id
curationem inflituere oportet.*

———

Phleborrhagiam venarum ruptionem dicit. Quod autem neque iis qui ex hujusmodi caufa, neque iis qui ex
abfceffibus, neque iis qui ex caufa alia fuppurati facti
funt, dare elleborum oporteat, perfpicuum eft. Sed qui
ob intemperantiam fuppurati funt, male in hoc catalogo
recenfentur, intemperantia ipfa per fe intemperantes lae-
dente, ut redundantia, cruditate, crapula, venere multa,
vigiliis et quibusdam fimilibus. At ubi praedixit, quibus
elleborum exhibere non oporteat, inquit: *Si vero corpus
diffolvatur,* hoc eft, fi viribus fractum admodum reddatur,
citra manifeftam caufam nimirum, aut *dolor in capite*
diuturnus et folutu difficilis fuerit (nam et id te fubaudire oportet in capitis dolore, ac deinceps in iis quae
ferie continuata dicuntur omnibus, oppletis auribus, naribus et fputatione). Adjicit et genuum gravitatem, dolorem et corporis praeter confuetudinem tumorem. In

τὸ ἔθος· ἐπὶ πάντων γὰρ τούτων ἄνευ φανερᾶς αἰτίας γενομένων ἐλλεβορίζειν συμβουλεύει, διελών τε τὸν καθόλου
τοῦτον λόγον εἰς τὰ κατὰ μέρος ἔφη, μήθ᾽ ὑπ᾽ ἀφροδισίων,
μήθ᾽ ὑπὸ λύπης, μήθ᾽ ὑπὸ φροντίδος ἢ ἀγρυπνιῶν, τῶν εἰρημένων γεγονότων· εἰ γὰρ ἐκ τούτων τινὸς εἴη γεγονότα,
πρὸς τὸ ποιῆσαν αἴτιον ἁρμόττεσθαι κελεύει. τίνα δ᾽ ἐκ
τούτων ἁπάντων ὧν εἶπεν ἀληθῶς ἀκριβῶς εἴρηται καὶ τίνα μὴ μεμαθήκατε κἀκ τῶν Ἱπποκράτους βιβλίων καὶ τῶν
ἡμετέρων πραγματειῶν.

οη΄.

[166] Τὰ δὲ ἐκ πορείης ἀλγήματα πλευρέων, νώτου,
ὀσφύος, ἰσχίων καὶ ὁκόσα ἀναπνέοντες ἀλγέουσι πρόφασιν ἔχοντες· πολλάκις γὰρ μεμάθηκε φοιτᾷν ἐκ κραιπαλέων καὶ βρωμάτων φυσωδέων ἀλγήματα καὶ εἰς ὀσφὺν
καὶ ἐς ἰσχίον. οἷσι δ᾽ ἂν αὐτέων ᾖ τοιάδε δυσουρέεται·
τούτων δὲ πορείη αἰτίη καὶ κορυζέων καὶ βράγχων.

---

his enim omnibus quae fine manifefta caufa facta funt,
vult elleborum exhibere. Ac divertens hunc fermonem
univerfalem ad particularia, inquit: *Modo neque a venereis, neque a moerore, neque a curis, neque a vigiliis,
dicta facta fint.* Si enim ex horum aliquo facta fint,
adverfus efficientem caufam idoneam praefcribere jubet.
Quae vero ex omnibus his quae recenfuit vere diligenter
dicta fint et quae non, didiciftis tum in Hippocratis libris
tum in commentariis noftris.

LXXVIII.

*Dolores autem laterum, dorfi, lumborum, coxarum, qui ex
itinere contingunt et quaecunque inter fpirandum ex
caufa manifefta dolent. Saepius enim dolores ex crapulis cibisque flatulentis ad lumbos et coxas veni e
confueverunt. Quibus vero ipforum talia fuerint, his
urinae difficultas accedit. Horum autem iter caufa eft
gravedinis quoque et raucedinis.*

Οὐ τεταγμένως ἡρμήνευσε ταῦτα· προειπὼν γὰρ τὰ
ἐκ πορείης ἀλγήματα, πλευρῶν, νώτου, ὀσφύος, ἰσχίων, ἔμφασιν ἐποίησεν ὡς μέλλων ἐρεῖν ὅπως τὰ τοιαῦτα θερα-
πεύηται· κἄπειτα παρενθεὶς, πολλάκις γὰρ μεμάθηκε φοι-
τᾶν ἐκ κραιπαλέων καὶ βρωμάτων φυσωδέων, μετὰ ταῦτα
ἐπήνεγκεν, ὅσα ἂν ᾖ τοιάδε δυσουρέεται. καὶ μετὰ τοῦτο
πάλιν ἐφεξῆς ἔφη, τούτων δὲ πορείη αἰτίη καὶ κορυζέων
καὶ βράγχων ἀκέφαλον, ὡς ἂν εἴποι τις, ἐργασάμενος τὸν
λόγον.

οθ'.

Ὁκόσα δὲ ἀπὸ διαιτημάτων, τὰ μὲν πολλὰ ἕκαστος, ὡς ἂν
παρὰ τὸ ἔθος διαιτηθῇ, μάλιστα ἐπισημαίνει· καὶ γὰρ
ὁκόσοι ἂν μὴ μεμαθηκότες ἀριστᾶν, ἢν ἀριστήσωσιν, ὄγκος
πολὺς αὐτοῖσι τῆς γαστρὸς καὶ νυσταγμὸς καὶ πληθώρη·
ἢν δὲ ἐπιδειπνήσωσι, κοιλίη ἐκταράσσεται. ξυμφέρει δὲ
τουτέοισιν ἐκλουσαμένοισι καθεύδειν, κοιμηθέντας δὲ περιπατῆσαι βραδέως συχνὴν περίοδον· καὶ ἢν μὲν λαπαχθῇ,

Non ordine haec interpretatus eſt. Nam praedicens
dolores ex itinere, laterum, dorſi, lumborum et coxarum,
rei inanis exhibitionem fecit, perinde atque quonam modo
haec curentur eſſet dicturus. Deinde facto ita additamento: *Saepius enim ex crapulis cibisque inflantibus ve-*
nire folent, poſtea intulit, quibus talia fuerint, urinae
difficultas accedit. Poſt haec rurſum inquit: *Horum iter*
cauſa eſt, coryzae item, ac raucedinis; acephalum, ut
quispiam dixerit, rei faciens fermonem.

LXXIX.

Quaecunque ex victus ratione contingunt, multa quidem
unusquisque, prout praeter confuetudinem victu uſus fu-
erit, maxime obſervat. Etenim qui prandere non con-
fueverunt, fi pranſi fuerint, his ingens ventris tumor
oboritur, tum dormitatio, tum plenitudo. Si vero ſu-
percoenaverint, alvus exturbatur. His a balneo dor-
mire confert et a ſomno lenta deambulatione multos

δειπνῆσαι καὶ πιεῖν οἶνον ἐλάσσονα ἀκρητέστερον· ἢν δὲ
μὴ λαπαχθῇ, ὑποχρίσασθαι τὸ σῶμα θερμῷ· κἢν διψῇ,
ὑδαρέα οἶνον λευκὸν ἢ γλυκὺν ἐπιπιόντα, ἀναπαύεσθαι·
ἢν δὲ μὴ ἐγκοιμηθῇ, πλείω ἀναπαύεσθαι, τὰ δὲ ἄλλα
ὁμοίως τοῖσιν ἐκ κραιπάλης διαιτάσθω. τὰ δὲ ἀπὸ πομάτων, ὁκόσα μὲν ὑδαρέα βραδυπορώτερά ἐστι καὶ ἐγκυ-
κλέεται καὶ ἐπιπολάζει περὶ ὑποχόνδρια καὶ εἰς οὔρησιν
οὐ καταρρέχει· τοιούτου δὲ πόματος πληρωθεὶς μηδὲν
ἔργον ὀξέως διαπρήξῃ, ὁκόσα τῷ σώματι ξυντaθέντι βίῃ
ἢ τάχει πονέειν ξυμβαίνει· ὡς μάλιστα δὲ ἡσυχαζέτω,
μέχρι καταπεφθήτω μετὰ τῶν σιτίων. ὁκόσα δὲ τῶν
πομάτων ἀκρητέστερά ἐστιν ἢ αὐστηρότερα, παλμὸν ἐν
τῷ σώματι καὶ σφυγμὸν ἐν τῇ κεφαλῇ ἐμποιέει· τούτοισι
καλῶς ἔχει ἐπικοιμᾶσθαι καὶ θερμόν τι ῥοφέειν πρὸς
ἅπερ μάλιστα ἥδιστα ἔχουσι· νηστείη δὲ πονηρὸν πρὸς
τὴν κεφαλαλγίην καὶ κραιπάλην. ὁκόσοι δὲ μονοσιτέουσι,

conficere circuitus.   Quod fi quidem alvus evacuata
fuerit, coenare et paucum vinum, fed meracius bibere.
Si vero alvum non exorneraverint, corpus oleo calido
illinere.   Et fi fitis urgeat, epoto vino aquofo albo
aut dulci quiefcere, fi vero non dormierint, amplius
quiefcere.   In reliquis his fimilis victus ratio, qualis
crapula gravatis, inftituatur.   Ex potionibus autem quae
quidem aquofiores funt, tardioris funt tranfitus, ac velut in orbem actae circum hypochondria fluitant et ad
mictionem non decurrunt.   His vero potionibus repletus nullum celeriter ex iis abfolvet opus, quae contendenti corpori vi et celeritate elaborare accidit.   Quam
maxime autem quiefcat, donec cum cibis concoctae fuerint.   Quaecunque vero potiones meraciores et aufte-
riores funt, palpitationem in corpore atque in capite
pulfationem efficiunt.   His belle fuerit, fi fuperdor-
miant et calidum quid ex iis quae potiffimum fuaviffima ipfis funt forbeant.   At vero jejunium ad capitis
dolorem et crapulam malum eft.   Qui femel tantum

Ed. Chart. XI. [166. 167.]　　　　Galen. V. (109. 110.)

κεῖνοι καὶ ἀδύναιοί εἰσιν καὶ οὐρέουσι θερμὸν παρὰ τὸ
ἔθος κενεαγγέοντες· γίνεται δὲ καὶ στόμα ἁλικὸν καὶ πικρὸν καὶ τρέμουσιν ἐν παντὶ ἔργῳ καὶ κροτάφοις ἐπιξυν-
τείνονται καὶ τὸ (110) δεῖπνον οὐ δύνανται πέσσειν,
ὅκωσπερ ἦν ἠριστηκότες ἔωσιν. τούτους δὲ χρὴ πίνειν
[167] ἔλασσον ἢ μεμαθήκασιν καὶ ὑγροιέρην μάζαν ἀντὶ
ἄρτου· καὶ λαχάνων, λάπαθα ἢ μαλάχην ἢ πτισάνην καὶ
σεῦτλα. πίνειν δὲ κατὰ τὸ σιτίον οἶνον ὁκόσον σύμμετρον καὶ ὑδαρέστερον· καὶ ἀπὸ δείπνου περιπατῆσαι ὀλίγον, ἕως οὖρα καταδράμῃ καὶ οὐρήσει. χρήσθω δὲ καὶ
ἰχθύσιν ἐφθοῖσι· βρώματα δὲ μάλιστα ἐπισημαίνει.

Μεμνήμεθα δήπου τοῦτον ἅπαντα τὸν λόγον ἐπὶ τῷ
γνησίῳ μέρει τοῦ συγγράμματος ἱκανῶς ἐξειργασμένον· ἐξ
ἐκείνων οὖν δυνήσῃ ὡσαύτως εἰρημένα καὶ ταῦτα διαγνῶναί
τε καὶ κρῖναι, ἐμοὶ δ᾽ οὐκ ἀναγκαῖον ἐν τοῖς τοιοῖσδε μηκύνειν. βρώματα δὲ μάλιστα ἐπισημαίνει. οὐκ ἐκ λόγου

---

*die cibum affumunt, hi et imbecilli funt et calidum
mejunt, praeter confuetum vafis vacuatis, os ipfis tum
falfum tum amarum efficitur, in omni opere tremurt,
tempora diftenduntur coenamque perinde ac fi pranfi
fuiffent, concoquere nequeunt. Hos autem minus bibere
oportet quam confueverunt liquidioremque mazam pro
pane affumere, atque ex oleribus rumicem aut malvam
aut ptifanam et betas. At vinum in cibis, quantum li-
ceat moderatum ac dilutius bibendum eft, atque a coena
paululum deambulandum, donec excurrat urina minxe-
rintque. Pifcibus etiam coctis utantur. Edulia vero
de fe potiffimum praebent indicia.*

Totum hunc fermonem in legitima libri hujus parte
abunde elaboratum effe fcimus. Ex illis igitur quae dicuntur modo fimili, potueris et haec tum difcernere tum
judicare. Neque mihi diutius morari in his neceffe eft.
Edulia vero de fe potiffimum praebent indicia. Edulio-

τινός, ἀλλ᾽ ἐμπειρίας προσήκει κρίνεσθαι τῶν ἐδεσμάτων
τὴν δύναμιν· οὐ διοίσει δὲ νῦν βρώματα λέγειν ἢ ἐδέσματα.
καὶ μέντοι καὶ ὁ γράψας ταυτὶ τοιοῦτόν τι δηλοῖ διὰ τοῦ
ἐπισημαίνειν ἐπίσημον γὰρ, φησὶ, τοῖς σώμασι γίνεται καθ᾽
ἑκάστην ἀλλοίωσιν ἐξ ἰσχυρῶν ἐδεσμάτων. εἶθ᾽ ἑξῆς αὐτὰ
καταλέγει.

π΄

Σκόροδον φῦσαν καὶ θέρμην περὶ τὸν θώρηκα καὶ κεφαλῆς
βάρος καὶ ἄσην καὶ εἴ τι ἄλλο ἄλγημα εἴη μεμαθηκὸς πρόσθεν, παροξύνειεν ἄν· οὐρητικὸν δὲ καὶ τοῦτο ἔχει ἀγαθόν. ἄριστον δ᾽ αὐτοῦ φαγέειν ἢ μέλλοντι ἐς πόσιν ἰέναι ἢ μεθύοντι.

<hr>

Εἰ τῇ πείρᾳ χρὴ κρίνειν ἓν ἕκαστον τῶν ἐσθιομένων,
οὐκ ἂν ὀρθῶς λέγοιτο φυσῶδες εἶναι τὸ σκόροδον, οὐδὲ θέρμης πλείονος ἢ κατὰ κρόμμυον, αἴσθησιν φέρον τοῖς φα-
γοῦσιν, οὔτ᾽ ἐν ἄλλῳ τινὶ μέρει τοῦ σώματος οὔτ᾽ ἐν τῷ

rum facultates non ex ratione aliqua, fed experientia judicari convenit. Neque hic refert cibos vel edulia dicere.
Caeterum qui haec fcripfit, tale quiddam oftendit per *de*
fe indicia praebere. Nam indicium corpori fit, inquit,
fecundum unamquanque, quae ex cibis valentibus fit, mutationem. Confequenter autem ea enumerat.

LXXX.

Allium flatum et calorem circa thoracem, capitis gravita-
tem et jactationem et fi quis alius dolor antea fieri con-
fueverit, eum exacerbaverit. Urinas autem ciet, idque
habet bonum. At ipfum edere aut ad compotationem
profecturo, aut inebriato optimum eft.

<hr>

Si unumquodque eduliorum experientia judicandum
fit, non recte dictum effe videtur flatulentum effe allium,
neque caloris majoris fenfum quam caepam comedentibus
inferre, neque in ulla alia corporis parte, neque etiam

θώρακι· κατὰ δὲ τὸν αὐτὸν τρόπον οὐδ' ἄσης, καὶ μάλιστα,
ἄν τις αὐτὸ βραχὺ προαποζέσας προσάρηται. τὰ δὲ πολλὰ
τῶν ἐδεσμάτων, ὅταν μὲν πληθωρικὸν ᾖ τὸ σῶμα, θερμαίνει, ὅταν δὲ προκεκενωμένον ᾖ, ξηραίνει γε ἱκανῶς. ἡμάρ-
τηκεν οὖν ὁ συγγραφεὺς τοῦ βιβλίου, χωρὶς διορισμοῦ τὴν
ἀπόφασιν ποιησάμενος· ἄμεινον γὰρ ἦν διορίσαι, καθὸ λέλεκται, νυνὶ δὲ ἁπλῶς εἰπὼν ἀπεφήνατο περὶ σκορόδου·
βέλτιον δ' ἦν εἰπεῖν ξηραίνειν καὶ θερμαίνειν αὐτὸ καὶ ἄφυσον εἶναι οὐ κατὰ γὰρ ἀδιορίστου ἀποφαίνεσθαι ἔθος ἐστίν.
προσυπακούειν δ' ὅταν ἐν καιρῷ δοθῇ, ὃ τῷ προπαρεσκευα-
σμένῳ τῷ σώματι δηλοῖ· προπαρασκευάζεται δὲ μήτε πληθωρικὸν μήτε κακόχυμον ὄν. οὐκ ὀρθῶς οὖν οὐδὲ κεφαλῆς βάρος ὑπ' αὐτοῦ γίνεσθαί φησιν· ἐὰν γὰρ προκενώσας
τὸ σῶμα προσενέγκῃ σκόροδον καὶ κεφαλῆς βάρος ἰάσῃ καὶ
παντὸς ἄλλου μορίου. θαυμάζω δὲ πῶς ἃ μέχρι τοῦ νῦν
διῆλθεν ἐπ' αὐτοῦ προειπὼν ἐφεξῆς φησιν· ἄριστον δ' αὐτὸ
φαγεῖν μέλλοντι ἐπὶ πόσιν ἰέναι ἢ μεθύοντι. φαίνεται δὲ

in thorace, neque fimili modo jactationem et potiffimum
ubi quis ipfum parum ante fervefactum affumpferit. Eduliorum autem multa, quum corpus plethoricum fuerit,
calefaciunt, quum vero ante vacuatum fuerit, ficcant
abunde.   Peccavit igitur libri hujus auctor, qui citra
diftinctionem enunciationem fecit, nam melius erat
ut dictum eft definire. Nunc autem fimpliciter de allio
cenfuit, fed melius feciffet, fi et exiccare et calefacere
ipfum dixiffet et non flatulentum effe.   Nam adverfus
rem indiftinctam ferre fententiam confuetudo non eft.
Subaudire autem oportet, ubi tempeftive datum fuerit,
quod parato ante corpore manifeftat.   Ante autem paratur, fi neque plethoricum, neque cacochymum fuerit.
Non recte igitur capitis gravitatem ab eo fieri ait, nam
fi praevacuato corpore allium obtuleris, capitis gravitatem
fanabis partisque alterius omnis.   Demiror autem quonam pacto quae hucusque percurrit, de eo praefatus deinceps dixerit: *At ipfum edere, aut ad compotationem pro-*
fecturo aut inebriato optimum eft.   Videtur autem ex his

ἐκ τούτων οὔτε κραιπάλην οὔτε μέθην ἐργαζόμενον, ἀλλὰ
καὶ προφυλακτικὸν αὐτῶν ὑπάρχον, ὡς καὶ βάρος ὦσαι δύνασθαι καὶ θεραπευτικὸν γενέσθαι φυσῶν. ἀληθῆ μὲν
ταῦτα εἶπε καὶ προσέτι τῶν οὐρητικῶν εἶναι [168] φαρμάκων αὐτό· ψευδῶς δὲ τἆλλα προσέθηκεν, ἅμα καὶ τῷ
μαχόμενα λέγειν αὐτά.

πα΄.

Τυρὸς δὲ φῦσαν καὶ στεγνότητα καὶ σιτίων ἔξαψιν ποιέει,
ὠμὸν καὶ ἄπεπτον· κάκιστον δ᾽ ἐν τῷ ποτῷ φαγεῖν πε-
πληρωμένοισιν.

Φυσώδης μᾶλλόν ἐστι τοῦ ξηροῦ ὁ μαλακὸς καὶ νέος
τυρὸς καὶ ἧττον στεγνοῖ, τουτέστιν ἵστησι τὴν γαστέρα τοῦ
ξηροῦ· τούτῳ γὰρ ὑπάρχει φυσῶδεϊ μὲν ἧττον εἶναι, μᾶλλον δ᾽ ἱστάναι τὴν γαστέρα· καὶ μέντοι καὶ διψώδης μᾶλλόν
ἐστιν, ὅπερ ἐδήλωσεν εἰπὼν, σιτίων ἔξαψιν ποιεῖ· τὸ δὲ
ὠμὸν καὶ ἄπεπτον μεταξὺ παρέγκειται κατὰ τὴν ῥῆσιν οὐκ

neque crapulam neque ebrietatem efficere, fed ab his ita
praefervare, ut et gravitatem expellere poffit et flatus fanare.   Vera quidem haec dixit, atque adhuc ex cientibus
urinas medicamentis unum effe allium.   Sed alia falfo
adjecit fimulque et pugnantia, fi dicantur.

LXXXI.

*Cafeus flatum et adftrictionem et ciborum incendium fa-
cit, crudum et incoctum edulium. Repletos autem in
potu edere deterrimum eft.*

Cafeus recens et mollis duro ac ficco magis flatulentus exiftit minusque ficco adftringit, hoc eft ventrem fiftit.
Siccus etenim flatulentus minus eft, fed ventrem magis
fiftit, praeterea et fiticulofus magis exiftit, quod oftendit
quum inquit: *ciborum incendium facit. Crudum autem
et incoctum*, in dictionis jacet medio, quod exacta enun-

ἐπιμελῶς ἑρμηνευόμενον· ἐμφαίνει γοῦν ὅτι τὸ κατὰ τὸ σῶμα συνιστάμενον πᾶν ὠμὸν καὶ ἄπεπτον ἐν χυμοῖς, ἐκ τοιούτων ἐδεσμάτων πέφυκε γίνεσθαι, ὁποῖός ἐστι καὶ ὁ τυρός,
ὠμὸν καὶ ἄπεπτον ἔδεσμα, ὡς εἰ καὶ οὕτως ἔλεγε· τυρὸς
δὲ καὶ φῦσαν καὶ στεγνότητα τῆς γαστρὸς ἐργάζεται καὶ
καυσώδης ἐστὶν, ἔτι δ᾽ ὠμὸν καὶ ἄπεπτόν ἐστιν ἔδεσμα
καὶ χυμῶν τοιούτων γεννητικόν. κάκιστον δὲ, φησὶ, καὶ πε-
πληρωμένον μετὰ πόματος φαγεῖν αὐτὸ, ὅπερ εὔδηλόν ἐστι
καὶ τοῖς ἰδιώταις· ἔστι μὲν γὰρ καὶ ἄλλως οὐκ ἀγαθὸν
ἔδεσμα τυρὸς, ὡς ἂν παχύχυμος καὶ δύσπεπτος ὑπάρχων·
εἰ δ᾽ ἐν τῷ πίνειν αὐτῷ τις χρήσαιτο πεπληρωμένος ὢν,
χείριστος ἁπάντων τῶν ἐδεσμάτων γίνεται, βαρύνων τε τὸ
στόμα τῆς γαστρὸς, αὐτός τε πρῶτος διαφθειρόμενος, εἶθ᾽
ἑαυτῷ συνδιαφθείρων καὶ τἄλλα.

πβ'.

Ὄσπρια δὲ πάντα φυσώδεα καὶ ὠμὰ καὶ ἐφθὰ καὶ πε-
φρυγμένα, ἥκιστα δὲ βεβρεγμένα ἢ χλωρά· τουτέοισι δὲ

ciatione caret. Oftendit autem quod crudum omne inco-
ctumque in corporis humoribus fiftens ex hujusmodi eduliis fieri confuevit, cujusmodi eft cafeus, crudum et incoctum edulium, quafi ita diceret, cafeus flatum parit,
atque adftrictionem ventris, aeftuofusque eft, praeterea
crudum et incoctile eft edulium, talesque fuccos generat.
Ait praeterea et deterrimum effe iis qui fe potu reple-
verunt, quod et idiotis ipfis patet. Neque fiquidem alias
bonum eft edulium cafeus, ut qui craffum humorem et
coctu difficilem pariat. Si vero inter bibendum eo quis
utatur repletus, deterrimum omnium eduliorum redditur,
gravat fiquidem os ventriculi primusque ipfe corrumpitur
et alia deinceps fecum corrumpit.

LXXXII.

Legumina omnia flatulenta funt et cruda et elixa et frixa,
minime vero vel macerata vel viridia. His autem nifi

Ed. Chart. XI. [168.]   Galen. V. (110.)

μὴ χρέεσθαι, εἰ μὴ μετὰ σιτίων. ἔχει δὲ καὶ ἰδίας μοχθηρίας ἕκαστον αὐτίων.

Ἐμπίπλησι τὴν κοιλίαν πάντα τὰ ὄσπρια, πρὸς τούτοις δὲ καὶ δυσπεπτότατα αὐτῶν ἐστι τὰ ὠμά· τὰ δὲ πε-
φρυγμένα φυσώδη μὲν ἧττον, ἄπεπτα δ' οὐδὲν ἧττον· ὅσα
δὲ πλεῖστον ἥψηται, μετριώτερα. τὸ δ' ἐφεξῆς ἔν τισι μὲν
τῶν ἀντιγράφων γέγραπται καὶ βεβρεγμένα καὶ χλωρά, ὡς
καὶ τῶν τοιούτων τὰς προειρημένας κακίας ἐχόντων· ἐν
τοῖς πλείστοις δὲ οὐχ οὕτως, ἀλλ' ἐφ' ἑτέρας ἀρχῆς· ἥκιστα
δὲ βεβρεγμένα ἢ χλωρά. χλωρὰ μὲν οὖν λέγεται τὰ μὴ
ξηρὰ μηδὲ ἀκριβῶς ἤδη τέλεα· βεβρεγμένα δὲ τὰ ὕδατι
βρεχθέντα. συμβουλεύει τοίνυν ἄνευ σιτίων ὀσπρίοις μὴ
χρέεσθαι· σιτία δηλονότι μάλιστα μὲν τοὺς ἐκ πυρῶν ἄρτους λέγων ἢ ἁπλῶς ἅπαντα τὰ ὁποιοῦν σκευαζόμενα, τάχα δὲ καὶ τἄλλα πάντα ἐξ ὅσων ἄρτοι γίνονται, ζειὰς καὶ

---

*cum cibariis utendum non eſt. Sed horum ſingula ſuum
vitium habent.*

Ventrem implent legumina omnia, praeterea coctu
difficillima ſunt cruda.   Frixa, flatuoſa minus, ſed concoctioni non minus renituntur.   Quae autem plurimum
elixa ſunt, ea exiſtunt moderatiora.   Quod autem ſequitur, in exemplaribus nonnullis ſcriptum eſt ita *et macerata et viridia*, ut et talia praefatis vitiis ſint praedita.
In quamplurimis vero non ita ſcriptum reperitur, ſed
principio altero in hunc modum: *Minime autem macerata vel viridia.*   Viridia dicuntur quae neque ſicca ſunt,
neque exquiſite jam perfecta, macerata vero, quae in aqua
fuerint madefacta.   Caeterum leguminibus haudquaquam
ſine cibariis utendum eſſe praecipit, cibaria nimirum maxime quidem eos, qui ex tritico panes ſunt, affirmans,
vel ſimpliciter omnia, quae quovis modo parantur, forſi-
tam vero et alia omnia, ex quibus panes conficiuntur,

Ed. Chart. XI. [168. 169.]   Galen. V. (110. 111.)

τίφας καὶ κριθάς· οἱ δ' ἀγροῖκοι καὶ ἀπὸ τῶν κέγχρων ἄρτους ποιοῦνται.

πγ'.

[169] Ἐρέβινθος φῦσαν μὲν ὠμὸς καὶ πεφρυγμένος καὶ
πόνον ἐμποιέει.

Τινὲς γράφουσι διὰ τοῦτ' αὐτὸν φυσώδη, ὡς ἐντείνοντα
τὰ αἰδοῖα, τὸν ἐρέβινθον· διὰ μέντοι τὸν ὑπογεγραμμένον
τῆς λέξεως τὸν πόνον φέρομεν ἐπὶ τὴν διὰ τὴν ἐμφύσησιν
ὀδύνην.

πδ'.

(111) Φακὸς δὲ στύφει καὶ ἄραδον ἐμποιέει, ἢν μετὰ τοῦ
φλοιοῦ ᾖ.

Τὴν ἄραδον φωνὴν ἔφην σημαίνειν ταραχήν τινα καὶ
οἷον μάχην ἐν τῇ γαστρὶ γινομένην ἐκ τῶν διαφόρων ταῖς

zeam, tipham et hordeum, ruſtici autem et ex milio paneſ
conficiunt.

LXXXIII.

*Cicer quidem flatum tum crudum tum frixum et labo-
rem inducit.*

Quidam cicer ſcribunt ob id flatulentum eſſe quod
pudenda intendat. Quod autem in fine dictionis laborem
dixerit, id ad eum referre oportet qui propter inflationem fit dolorem.

LXXXIV.

Lens aſtringit, ac turbationem inducit, ſi cum cortice fit.

Hanc vocem ἄραδον turbationem quandam ac veluti
pugnam in ventre ex diſcrepantibus facultate cibariis con-

δυνάμεσι σιτίων· ὥσπερ καὶ νῦν ὅταν μετὰ τοῖ φλοιοῦ
προσενέγκηται, πολὺ τῆς σαρκὸς αὐτῆς ἐστι δυσπεπτοτέρα.

πέ.

Θέρμος δὲ ἥκιστα τουτέων κακὰ ἔχει.

    Τὸ ἥκιστα τοὐναντίον ἐνταῦθα σημαίνει τῷ μάλιστα·
δηλονότι τὸν θέρμον ἐλάχιστα τῶν προειρημένων ἔχειν φησὶ
τὰ κακά.

πστ'.

Σιλφίου δὲ καυλὸς καὶ ὀπός ἐστι μὲν οἷσι μάλιστα, τοῖσι
δὲ ἀπείροισιν οὐ διέρχεται τῇ κοιλίῃ· ἀλλὰ καλέεται ξηρὴ χολέρη, μάλιστα δὲ γίνεται, ἢν μετὰ πολλοῦ τυροῦ
μιχθῇ ἢ κρεηφαγίης βοείων κρεῶν.

    Τὴν ῥίζαν τοῦ σιλφίου καλεῖν ἔθος ἐστὶ τοῖς ἀνθρώ-
ποις ὁμωνύμως ὅλῃ τῇ βοτάνῃ. ταύτην δέ φησι καὶ προσέτι

citatam, fignificare dixi, quo modo et nunc fi cum cortice affumatur, ipfius carne longe coctu difficilior exiftit.

LXXXV.

Lupinus autem horum malorum habet minima.

    Vocabulum *minime* huic *maxime* omnino contra-
rium indicat. Lupinum autem minime praedictorum ait
habere mala.

LXXXVI.

Laferpitii tum caulis tum fuccus nonnullis quidem ma-
xime, inexpertis vero per alvum non defcendit. Verum
arida cholera hoc malum vocatur, fit autem maxime,
fi cum multo cafeo aut bubularum carnium edulio mix-
tus fuerit.

    Laferpitii radicem homines aequivoce cum tota herba
vocare confueverunt, hanc et praeterea herbae fuccum,

878 ΓΑΛΗΝΟΥ ΕΙΣ ΤΟ ΙΠΠΟΚΡΑΤΟΥΣ

Ed. Chart. XI. [169. 170.] Galen. V. (111.)
τὸν ὀπὸν τῆς πόας τοῖς ἀπείροις, τουτέστι τοῖς ἀήθεσι, ξηρὰν ἐργάζεσθαι χολέραν· ἥτις δ᾽ ἐστὶν αὕτη μετ᾽ ὀλίγον
αὐτὸς διδάξει γράφων ὡδί· χολέρης δὲ ξηρῆς ἡ γαστὴρ πεφύσηται καὶ ψόφοι ἔνεισιν. εὔδηλον οὖν ὅτι πνεῦμα φυσῶδες ἀθροίζεται κατὰ τὴν κοιλίην ἐκ τῆς τοῦ σιλφίου προσφορᾶς, ἔστι δὲ δριμὺ καὶ καυσῶδες τοῦτο. τί δὴ οὖν σημαίνει τὸ ἔστι μὲν οἷσιν, οὐδὲν ἐκ τῆς λέξεως σαφὲς καὶ
διὰ τοῦτο ἐξηγούμενός τις ἕκαστον τούτων ἐρεῖ τὸ πιθανώ-
τατον ἑαυτῷ φαινόμενον· ἄπορον γὰρ τὸ κατὰ λόγον ἐρεῖν
ἐν τοῖς [170] τοιούτοις. μάλιστα δὲ γίγνεται, ἢν μετὰ
πολλοῦ τυροῦ μιχθείη ἢ κρεηφαγίης βοείων κρεῶν. τὴν
ξηρὰν χολέρην αὐτῷ κεκλημένην μάλιστα γίγνεσθαί φησι
τοῖς τὸ σίλφιον ἅμα τῷ τυρῷ πλέον προσενεγκαμένοις ἢ
βοείοις κρέασιν· ἡ γὰρ ἐκ τοῦ σιλφίου γεννωμένη φῦσα τοῖς
ἐμπλαστικοῖς καὶ βραδυπόροις ἐδέσμασι μιχθεῖσα μένει
κατὰ τὴν γαστέρα μὴ διεξερχομένη.

---

inexpertis, i. e. inaſſuetis, ſiccam generare choleram ait.
Sed quaenam ea ſit poſt paulo ipſe docebit ita ſcribens:
Ab arida cholera venter inflatur et ſtrepitus inſunt. Patet ergo ſpiritum flatuoſum ex laſerpitii ingeſtione colligi
in ventre, eſt enim acre et aeſtuoſum. Quid autem ſigni-
ficet vocabulum hoc, *nonnullis*, nihil ex dictione eſt manifeſtum, atque ob id explanaturus quiſpiam horum ſingula, quod maxime probabile ſibi videbitur, dicet. Nam
in talibus dicere quod ex ratione eſt, difficile exiſtit.
*Fit autem maxime, ſi cum multo caſeo aut bubularum
carnium edulio mixtus fuerit.* Siccam ab eo vocatam
choleram ait maxime iis fieri, qui laſerpitium ſimul cum
caſeo copioſius aſſumpſerunt, aut cum carne bubula. Nam
qui flatus ex laſerpitio oritur, cum emplaſticis et tarde
penetrantibus eduliis mixtus, in alvo non percurrens moratur.

πζ'.

Τὰ μὲν γὰρ μελαγχολικὰ καὶ παροξυνθείη ἂν παθήματα
ὑπὸ βοείων κρεῶν ἐδωδῆς· ἀνυπέρβλητος γὰρ ἡ φύσις
αὐτέων καὶ οὐ τῆς τυχούσης κοιλίης καταπέψαι· βέλτιστα δὲ ἂν ἀπαλλάσσοιεν, εἰ διάφθοισί τε χρέοιντο καὶ ὡς
παλαιοτάτοισι.

Ἦν μὲν αὐτῷ περὶ σιλφίου δυνάμεως ὁ λόγος, ἐπέμιξε
δὲ τούτῳ τὴν τῶν βοείων κρεῶν ἐδωδὴν καὶ μετὰ ταῦτα
ἑξῆς ἐπ' αὐτὰ μεταβὰς τὰ μελαγχολικὰ πάθη παροξυνθή-
σεσθαί φησιν ὑπ' αὐτῶν· εἶθ' ἑξῆς ὡς ἂν ἐπαναδιπλοῦς αἰτίας ἀποδιδοὺς τοῦτό φησιν· ἀνυπέρβλητος γὰρ ἡ φύσις
αὐτῶν. ἐχρήσατο μὲν οὖν τῷ γὰρ συνδέσμῳ, καθάπερ οἱ
τὰς αἰτίας ὧνπερ εἰρήκασι λέγοντες· οὐ μὴν αὐτοῦ γε τοῦ
παροξύνεσθαι τὰ μελαγχολικὰ πρὸς τῶν βοείων κρεῶν εἶπεν
αἰτίαν, τινὰ δὲ ἄλλην κοινοτέραν τὴν κατὰ τὸ δυσκατέργα-
στον τῆς φύσεως καὶ ἰσχυρόν· ἡ γὰρ ἀνυπέρβλητος φύσις
ἐστίν, ἣν οὐκ ἄν τις ὑπερβάλλοιτο. βέλτιστα δὲ ἂν ἀπαλ-

LXXXVII.

Nam et melancholicae affectiones bubularum carnium efu
ingravefcunt, quod earum natura minime fuperari
queat, neque omnis eas ventriculus concoquere. At
optime liberabuntur qui perelixis et perquam vetuſtis
utentur.

Erat quidem ipfi de laferpitii facultatibus fermo, fed
bubularum carnium efum cum eis fupermifcuit, ac poftea
deinceps facto ad eas tranfitu pathemata melancholica
ab ipfis proritari ait. Deinde geminas referens caufas,
hoc ait: Nam harum natura infuperabilis eſt. Ufus eft
igitur hac conjunctione nam eorum modo, qui dictorum
caufas referunt. Non tamen cur a bubulis melancholica
roritentur pathemata caufam dixit; quanquam aliam
quandam communiorem dixerit, qua natura aegre conficiatur et valida fit; natura enim ea infuperabilis eft, quam
nullus fuperaverit. At optime liberabuntur qui perelixis

λάσσοιεν, εἰ διεφθοισί τε χρέοιντο καὶ οἷς παλαιοτάτοισι.
καὶ τοῦτο καθολικωτέραν ἔχει τὴν συμβουλὴν, οὐ κατὰ τὰ
μελαγχολικά· τοῖς γὰρ βοείοις κρέασιν ἄμεινον χρῆσθαι διε-
φθοις τε καὶ παλαιοῖς, ὥσπερ τοῖς ἄλλοις ἅπασι δυσπέπτοις.
οὐ κυρίως δὲ ἐχρήσατο τῇ βέλτιστα λέξει· οὔτε γὰρ οἱ
μελαγχολικῶς νοσοῦντες οὔτ' ἄλλος τις ἄνθρωπος ὑγιαίνων
ἢ νοσῶν βέλτιστα ἂν ἀπαλλάσσοι βόεια δίεφθα καὶ παλαιὰ
προσφερόμενος, τῶν γὰρ ἐσθιόντων εἰσὶν αὐτὰ πάντων οὐκ
ἀγαθὴ τροφή· ἀλλ' ἧττον τῶν ἄλλων οἱ τὰ τοιαῦτα προσφε-
ρόμενοι βλάπτονται. μεταθεὶς οὖν τὸ βέλτιστα καὶ ποιήσας
ἥκιστα τὸν λόγον ἄμεμπτον ἐργάσῃ.

πη'.

Αἴγεια δὲ κρέα ὅσα τε ἐν βοείοισιν ἔνι κακὰ, ἅπαντ' ἔχει
τήν τε ἀπεψίην· καὶ φυσωδέστερα καὶ ἐρυγματωδέστερα
καὶ χολέρην ποιέει. ἔστι δὲ τὰ εὐωδέστατα στερεὰ καὶ
ἥδιστα, ταῦτ' ἄριστα δίεφθα καὶ ψυχρά· τὰ δ' ἀηδέστατα

et perquam vetuſtis utentur. Id quoque univerſaliorem
habet admonitionem, non in melancholicis. Nam bubulis
carnibus et perelixis et vetuſtis uti praeſtat, quemadmodum et aliis omnibus quae difficulter concoquuntur. At
improprie voce hac optime eſt uſus. Neque enim melancholico laborantes morbo, neque homo alius quispiam
vel ſanus vel aeger optime liberatur, bubulas carnes et
perelixas et vetuſtas ingerens. Nam inter omnia quae
eduntur, hae non bonam praeſtant alimoniam, alia tamen
ingerentes caeteris minus laeduntur. Si ergo pro voce
hac optime dixeris maxime, ſermonem reddes integrum.

LXXXVIII.

At caprinae carnes, quae bubulis inſunt vitia, habent
   omnia et cruditatem flatusque et ructus magis movent
   et choleram generant. Verum quae odoratiſſimae, ſolidae et ſuaviſſimae ſunt, hae optimae ſunt tum pereli-
   xae tum frigidae, quae vero inſuaviſſimae, graveolen-

Ed. Chart. XI. [170. 171.]   Galen. V. (111.)

καὶ δυσώδεα καὶ σκληρὰ, ταῦτα κάκιστα καὶ τὰ πρόσφατα. βέλτιστα δὲ ἐπὶ τῇ θερινῇ, μετοπωρινῇ δὲ κάκιστα.

---

[171] Κἀνταῦθα πάλιν εἶπε τὴν αἰτίαν τοῦ τῶν βοείων κρεῶν εἶναι φαυλότερα τὰ αἴγεια· δύσπεπτα γὰρ ὁμοίως ὄντα τὰ αἴγεια, φυσωδέστερα τῶν βοείων εἰσὶν, ἐρυγάς τε πολλάκις ποιεῖ μοχθηρὰν ἐχούσας ποιότητα. δριμύτερα δ᾽ ὄντα καὶ θερμότερα τῶν βοείων, εἰ ἀπεπτηθῇ καὶ χολέραν ἐργάζεται· διὸ καὶ ψυχρὰ μᾶλλον ἢ θερμὰ δεῖ ἐσθίειν αὐτά. βέλτιστα δ᾽ ἐστὶ τῇ θερινῇ, μετοπωρινῇ δὲ κάκιστα. βέλτιστα δ᾽ εἶναί φησι σφῶν αὐτῶν τὰ κρέα τῶν αἰγῶν, οὐ γὰρ δὴ τῶν ἄλλων γε κρεῶν. ἐχρῆν μὲν οὖν ὅσον ἐπὶ τῇ ὥρᾳ φαυλότατα διὰ τὴν κρᾶσιν εἶναι συμβαίνει δὲ βελτίονα τὴν τροφὴν αὐταῖς κατὰ τὸ θέρος εἶναι καθάπερ τὰ ποηφάγα τῶν ζώων μοχθηρὰ, διὰ τὸ μηκέτι ἔχειν τὴν πόαν χλωράν· ταῖς δ᾽ αἰξὶν ἐπιτηδειοτάτη τροφή τῶν δένδρων οἱ βλαστοὶ καὶ καυλοί ἐστιν, οὓς ἐπὶ τῇ τελευτῇ τοῦ ἦρος ἔχει δαψιλεῖς κατὰ τὸ θέρος. ὅτι δὲ τροφὴ

---

tes et durae, hae deterrimae, imo etiam quae recentes. Optimae autem funt aeſtate, autumno vero peſſimae.

Cur caprinae carnes bubulis vitioſiores ſint cauſam hic rurſus dixit. Nam quum caprinae coctu difficiles bubularum modo exiſtant, flatuoſiores etiam ſunt et ſaepius movent ructus, pravam habentes qualitatem. Quum igitur bubulis et acriores et calidiores ſint, ſi incoctae fuerint, etiam choleram pariunt. Proptereaque ipſae frigidae magis quam calidae ſunt comedendae. *Optimae autem aeſtate, autumno vero peſſimae.* Optimas eſſe ait caprinas carnes, inter ſe quidem, non cum caeteris carnibus comparatas; oportebat igitur pro anni tempeſtate temperamento vitioſiſſimas eſſe. Contingit autem *capris* aeſtate meliorem eſſe alimoniam, quomodo prava ſunt quae herbas vorant animalia, quod viridem herbam non habeant. Capris autem maxime idoneam praebent alimoniam arborum germina caulesque, quos a ſine veris aeſtas largi-

πλεῖστον δύναται πρὸς τὴν τῶν κρεῶν ἐπιτηδειότητα κἀκ
τῶν ἀλωπέκων ἔνεστί σοι μαθεῖν ἐν φθινοπώρῳ μάλιστα
καλλίστην ἐχουσῶν διὰ τὰς σταφυλὰς σάρκα· οὕτως δὲ καὶ
τὸ στρουθίον ἡ συκαλὶς καλλίστην ἔχει τὴν σάρκα. φθινοπώρου τοίνυν αἱ αἶγες ἀπορῦσαι τροφῆς ἐπιτηδείου χειρί-
στην καὶ ἰσχνοτάτην ἔχουσι τὴν σάρκα· κατὰ δὲ τὸν χειμῶνα πάλιν ἀμείνω τὴν τοῦ σώματος ἕξιν ἴσχουσι, τὴν
φυσικὴν δυσκρασίαν ὑπὸ τῆς κατὰ τὴν ὥραν κράσεως ἐπα-
νορθούμεναι.

<hr>

πθ'.

Χοίρου δὲ πονηρὰ, ὁκόταν ᾖ ἐνωμότερα καὶ περικαῇ· χο-
λερώτερα δ' ἂν εἴη καὶ ἐκταρακτικά. ὕεια βέλτιστα τῶν
κρεῶν ἀπάντων· κράτιστα δὲ τὰ μήτ' ἰσχυρῶς πίονα
μήτε πάλιν ἰσχυρῶς λεπτά, μήθ' ἡλικίην φέροντα ἱερείου
παλαιοῦ. ἐσθίειν δὲ ἄνευ τῆς φορίνης ἢ καὶ ὑπόψυχρα.

<hr>

ter habet. Quod autem alimonia ad carnium bonitatem
plurimum poſſit potes ex vulpibus certior fieri, quae autumno probatiſſimam ob uvas habent carnem. Sic paſſer
et ficedula maxime laudabilem carnem obtinent. Autumno igitur caprae nutrimento idoneo deſtitutae tum
deterrimam tum perquam tenuem habent carnem. Hieme autem meliorem corporis conſequuntur habitum, naturalem intemperiem a temperamento temporis emen-
dantes.

<hr>

LXXXIX.

Porcelli carnes *pravae, quum crudiusculae et ambuſtae
fuerint. Magis autem tum choleram tum turbationem
efficiunt. Suillae autem carnium omnium optimae ſunt,
praeſtantiſſimae vero quae neque vehementer pingues,
neque contra vehementer graciles ſunt, neque veteris
victimae aetatem aſſequutae. Edendae vero ſunt citra
pellem ac frigidiuſculae.*

Χοῖρον ἐξαιρέτως ὠνόμαζον οἱ παλαιοὶ τὸν μικρὸν λίαν,
ὥσπερ παρὰ τῷ ποιητῇ ἔστιν εὑρεῖν·

Ἔσθιε νῦν ὦ ξεῖνε, τὰ δὴ δμώεσσι πάρεστι
Χοίρε᾽, ἀτὰρ συάλους γε σύας μνηστῆρες ἔδουσιν.

οἱ δὴ μνηστῆρες οὐκ οἶδ᾽ ὅπως (112) τοὺς συάλους ἤσθιον
(τοὺς γὰρ ὑπὲρ τοὺς τελείους οὕτως ὠνόμαζον) ἀναισθητό-
τατοι πάντων ἦσαν οἱ μνηστῆρες εἰς διάγνωσιν εὐπέπτων
τε ἅμα καὶ ἡδέων ἐδεσμάτων, ὥσπερ κἂν τῷ τὰς γαστέρας
τῶν αἰγῶν ἐσθίειν, τὰς ἐμπλησθείσας αἵματος καὶ λίπους,
οὗ δυσπεπτότερον τί ἂν εὕροις ἔδεσμα; κάλλιστον δὲ κρέας
εἰς ἡδονὴν καὶ πέψιν ἐστὶ τὸ τῶν μέσων κατὰ τὴν ἡλικίαν,
τὸ δὲ καὶ γεννητικόν ἐστιν αἵματος χρηστοῦ· χείριστον δέ
ἐστι τὸ τοῦ παλαιοτάτου καὶ τὸ τοῦ μετὰ τὴν ἀποκύησιν
εὐθέως ἐσθιομένου. τοῦτο γὰρ σχεδὸν ἁπάντων ὧν ἄνθρωπος ἐσθίει ζώων χερσαίων ὑγροτάτην ἔχει τὴν σάρκα καὶ
διὰ τοῦτο ὑπερβαλλόντως ὑγρὰ ἡ σὰρξ τῶν ἀρτιγενῶν οὖσα
φλέγμα γεννᾷ πλεῖστον· [172] ἐὰν δὲ καὶ ἐνωμοτέρα τύχῃ,

Χοῖρον potiſſimum appellabant veteres porcum valde
parvum, ut apud poetam reperitur:

Nunc epulare hoſpes, ſunt porcelli eſca miniſtris,
Porcos namque ſues epulatur turba procorum.

Non ſane video quo pacto ederent ſyalos proci (eos enim
veteres ita appellabant ſues perfectis majores) quum proci omnium maxime eſſent hebetes ad eduliorum tum
coctu facilium tum ſimul ſuavium dignotionem, quemadmodum quum ventres caprarum ſanguine ac pinguedine
impletos eſitarent, quo ſane quod difficilius concoquatur,
edulium reperies nullum. Caro autem optima tum ad
ſuavitatem, tum ad concoctionem eorum eſt, qui mediam
aetatem ſunt aſſequuti; haec etiam ſanguinem bonum
gignit, at deterrima eſt porci vetuſtiſſimi, atque ejus, qui
confeſtim a partu voratur porcelli. Nam hi terreſtrium
fere‑ omnium, quae vorant homines, animalium maxime
humidam obtinent carnem, atque ob eam rem, quum nuper genitorum caro ſupra modum humida ſit, plurimam
generat pituitam, quod ſi ſubcrudior fuerit, multo magis.

Ed. Chart. XI. [172.]　　　　　　　　Galen. V. (112.)

πολὺ μᾶλλον. τῷ δ᾽ αὐτῷ τούτῳ λόγῳ καὶ τὴν τῶν ὑῶν
λιπαρωτάτην οὖσαν σάρκα χείρονα νομίζει τῆς τῶν μέσων
εὐσάρκων, ὑποπτεύων αὐτῆς τὴν ὑγρότητα, δι᾽ ἣν καὶ πᾶσα
πιμελὴ τῆς ὁμογενοῦς σαρκὸς χείρων ἐστὶν, εἰς πέψιν τε
καὶ θρέψιν. καὶ τὰ περικεκαυμένα δὲ κατὰ τὴν ὄπτησιν
ἀνεπιτήδεια πρὸς εὐχυμίαν τε καὶ πέψιν ἐστὶ καὶ χολέρας
ποιητικὰ, διὰ τὴν προσελθοῦσαν αὐτοῖς δριμύτητα· κοινὴ
γὰρ αὕτη κακία τῶν χολερωδῶν ἐδεσμάτων ἐστὶν, ὅταν ὑγρά
τε εἴη καὶ δριμέα. διαφθείρεται γὰρ ὁμοίως τὰ τοιαῦτα
καὶ τῇ δριμύτητι τὰ στόματα τῶν καθηκόντων εἰς τὴν κοιλίαν ἀγγείων ἀναδάκνοντα, τῶν ἐξ ὅλου τοῦ σώματος εἰς
αὐτὴν ῥευμάτων αἴτια γίνεται. τὸ δ᾽ ἄνευ τῆς φορίνης
δεῖν ἐσθίειν τὰ χοίρεια, τουτέστιν ἄνευ τοῦ δέρματος, πρό-
δηλον· οὐ γὰρ ὁμοίως τῇ σαρκὶ τοῦ ζώου τὸ δέρμα πέττεσθαι πέφυκεν, οἷς ἂν ψυχρότερον ὑπάρχον. ὑπόψυχρα δὲ
καὶ ταῦτα ἀξιῶν ἐσθίειν δῆλός ἐστι τὰ θερμὰ πάντα εὐλαβούμενος κρέα, νομίζων ἴσως αὐτὰ καυσωδέστερα καὶ φυ-

Hac autem quoque ratione pinguiſſimam ſuum carnem ea,
quam medii et bene carnoſi habent, deteriorem exiſtimat,
ſuſpicionem humiditatis habens, ob quam pinguedo omnis
carne ſui generis deterior tum ad concoctionem tum nutritionem exiſtit. Quae autem ob aſſationem ambuſtae
ſunt, tum ad ſucci bonitatem tum ad concoctionem ſunt
ineptae, choleramque pariunt propter eam quae his accedit acrimoniam, nam ea choleraceorum eduliorum communis eſt malitia, quum et humida et acria fuerint. Talia ſiquidem ſimiliter corrumpuntur ſuaque acrimonia vaſorum, quae ad ventrem decumbunt, ora remordent, atque humorum a toto corpore in eum confluentium cauſae efficiuntur. Quod autem porcelli absque pelle, hoc
eſt absque cute, edendi ſint manifeſtum, non enim cutis
auimalis carni ſimiliter concoqui nata eſt, quod frigidior
exiſtat. Frigidiuſculos autem et hos manifeſte edendos
praecipit, calidas omnes carnes veritus, ac fortaſſe calidas
frigidiuſculis tum aeſtuoſiores tum magis flatulentas eſſe

σωδέστερα τῶν ὑποψύχρων εἶναι. ἐγὼ δ᾽ ἐπὶ μὲν τῶν αἰ-
γείων κρεῶν, ὅσα τε ἄλλα φύσει θερμὰ, προσίεμαι τὸν λό-
γον· ἐπὶ δὲ τῶν εὐκράτων κατὰ θερμότητα καὶ ψύξιν, οἷα
τῶν ὑῶν ἐστιν, ἁπλῶς οὕτως λεγόμενον ἀδιορίστως, οὐ
προσίεμαι· διορισαμένῳ γὰρ ἐπιτηδειότερα γένοιτο τὰ θερμὰ τῶν ψυχρῶν.

γʹ.

Χολέρης δὲ ξηρῆς ἡ γαστὴρ πεφύσηται καὶ ψόφοι ἔνεισι καὶ
ὀδύνη πλευρέων καὶ ὀσφύος· διαχωρέει δὲ οὐδὲν κάτω,
ἀλλ᾽ ἀπεστέγνωται.

Τὴν ἁπλῶς ὀνομαζομένην ὑπὸ τῶν ἀνθρώπων χολέραν
ὑγρότητι διορίζει τῆς ξηρᾶς· ὀνόματι δὲ κοινῷ κατ᾽ ἄμφω
κέχρηται, πρὸς τὸν τῆς γενέσεως τρόπον ἀποβλέπων ὄντα
κοινόν. ὡς γὰρ ὑγρὴ χολέρα γίνεται δριμέων χυμῶν ἐκ τῆς
διαφθορᾶς τῶν ἐδηδεσμένων γεννηθέντων, οὕτως ἡ ξηρὰ
πνεύματος φυσώδους δριμέος· διὸ καὶ τὰ πλησιάζοντα τῇ

exiſtimans. Ego vero in caprinis carnibus et quaecunque
calidae ſunt natura ſermonem admitto, in moderatis autem tum caliditate tum frigiditate, cujusmodi ſuillae *car-*
nes ſunt, ſimpliciter indiſtincte ita dici non admitto, nam
ei qui diſtinxerit, calidae frigis idoneae magis erunt.

XC.

Ab arida cholera venter inflatur, ſtrepitus inſunt et do-
lor tum laterum tum lumborum, nihilque alvus dejicit,
ſed adſtricta eſt.

Choleram ab hominibus ſimpliciter appellatam ab
arida per humiditatem diſtinguit. In utraque autem nomine communi eſt uſus, generationis modum, qui communis eſt, reſpiciens. Ut enim cholera humida ex acribus
oritur humoribus, ex eduliorum corruptione procreatis,
ſic arida ex ſpiritu flatuoſo acri. Quo fit ut quae prope

γαστρὶ νευρώδη σώματα δακνόμενά τε καὶ τεινόμενα πόνον
ποιοῦσι. δυναμένων δὲ τῶν πνευμάτων τούτων ποτὲ μὲν
ἴσχεσθαι, ποτὲ δὲ διεξιέναι, διὰ τὰ ἰσχόμενα πνεύματα τὴν
ξηρὰν χολέραν ἐπιγεννᾶσθαι, οὐκ ἔχω φάναι· πιθανώτερον
γὰρ ἦν οὕτως ὀνομάσαι τὰ διεξερχόμενα.

ϟα'.

Τὸν τοιόνδε διαφύλαξον, ὅκως μὴ ἐμέσηται, ἀλλὰ κοιλίη
ὑπελεύσηται. κλύσον οὖν ὅτι τάχος θερμῷ καὶ ὡς λι-
παρωτάτῳ καὶ ἐς ὕδωρ ἀλείφων ὡς πλεῖστον κάθιζε θερμὸν, ἐν σκάφῃ κατακλίνων καὶ τοῦ θερμοῦ κατὰ μικρὸν
παράχεε· καὶ ἢν θερμαινομένῳ αὐτέῳ ἡ κοιλίη ὑπίῃ, λέλυται. ξυμφέρει δὲ [173] καὶ ἐγκοιμᾶσθαι τῷ τοιῷδε·
καὶ πίνειν οἶνον λεπτὸν καὶ παλαιὸν καὶ ἀκρητέστερον·
καὶ ἔλαιον δίδου, ὥστε ἡσυχίη καὶ ἡ κοιλίη ὑπίῃ καὶ λέ-
λυται· σιτίων δὲ καὶ τῶν ἄλλων ἀπεχέσθωσαν. ἢν δὲ
μὴ ἀνῇ ὁ πόνος, ὄνου γάλα δίδου πίνειν, ἕως καθαρθῇ.

ventrem fint nervofa corpora mordeantur intendanturque
et dolorem pariant. At quum fpiritus poffint interdum
quidem retineri, interdum vero exire, aridam propter re-
tentos fpiritus generari choleram afferere non poffum,
nam probabilius fuerit ita appellare eos qui permeant.

XCI.

Ita affectum ne vomat fervato, verum alvus fubducatur.
Clyfterem itaque calidum ac pinguiffimum celeriter in-
jice perunctumque in aquam calidam et quam plurimam, in folio collocatum et calida fenfim affufa de-
mittito, ac fi calefacto ipfi alvus fubducatur, morbus
folutus eft. Huic etiam dormire confert ac vinum
tenue et vetus et meracius bibere. Oleum quoque dato,
ut quiefcat et alvus fubducatur et folvatur morbus. A cibis
autem atque caeteris abftineat, verum fi dolor non remiferit,
lac afininum bibendum, donec purgatus fuerit, exhibeto.

Τὸ μὲν ὅτι τάχιστα κλύζειν καὶ κωλύειν ἐμεῖν, κοινὰ
παραγγέλματα πάντων τῶν ἐν κοιλίᾳ περιεχομένων παρὰ
φύσιν, ἃ σπουδάζομεν ἐκκριθῆναι κάτω· κατὰ δὲ τὸν αὐτὸν
τρόπον καὶ τὸ θερμῷ κλύζειν κλύσματι, προκλητικὸν γὰρ
τὸ θερμὸν, ὥσπερ ἀποκρουστικὸν τὸ ψυχρόν· τὸ δὲ λιπαρὸν
εἶναι τὸ κλύσμα τῆς ξηρᾶς ἴδιον ἅμα, διότι καὶ τὴν δύναμιν ἐναντίον ἐστὶν, ὑγραῖνον τὴν ξηρότητα, παρηγοροῦν
τε τὴν δῆξιν. τῶν αὐτῶν ἔχεται σκοπῶν καὶ τὸ δι᾽ ὕδατος
καὶ δι᾽ ἐλαίου θερμαίνειν τε καὶ παρηγορεῖν, ἐν τῇ σκάφῃ
πυριῶντα. ξυμφέρει δὲ καὶ ἐγκοιμᾶσθαι τῷ τοιῷδε. ἄδηλον
πότερον ἐν τῇ σκάφῃ πυριώμενον αὐτὸν ἢ καὶ χωρὶς ἐκείνης κοιμᾶσθαι κελεύει· αὐτὸ δὲ καθ᾽ ἑαυτὸ σκοπουμένῳ
πρόδηλον, ὅτι πᾶσι τοῖς ἐξ ἀπεψίας ὠφελιμώτατόν ἐστιν.
καὶ πίνειν οἶνον λεπτὸν καὶ παλαιὸν καὶ ἀκρητέστερον. οἶνον μὲν ὡς τῇ πέψει συντελοῦντα δίδωσι· λεπτὸν δὲ ὡς μὴ
μένοι κατὰ τὴν γαστέρα· παλαιὸν δὲ καὶ ἀκρατέστερον ἕνεκα
τοῦ θερμαίνειν μᾶλλον· ἅπας γὰρ οἶνος θερμαίνει τὴν ἕξιν,
μᾶλλον δὲ ὁ παλαιός. καὶ ἔλαιον δίδου, ὥστε ἡσυχίη καὶ

Quam citiffime clyfterem injicere et vomitum prohibere praecepta funt communia omnium, quae in ventre
praeter naturam continentur, quae ut deorfum excernantur vehementer contendimus. Simili modo et calidum
exhibere clyfterem; provocat fiquidem calidum, ut frigidum reprimit. Clyfma autem pingue aridam proprie fanat, quoniam et facultate contrarium eft, ficcitatem humectans morfusque leniens. Eundem habes fcopum, fi in
fcapha fovendo tum aqua tum oleo et calefacias et miti-
ges. *Huic etiam dormire confert.* An eum, dum in
fcapha fovetur, dormire jubeat, an fine illa, non conftat.
Quod autem ipfum *dormire* per fe cruditatibus omnibus
maximo remedio fit, confideranti maxime patet. *Ac vi-*
num tenue, vetus et meracius bibere. Vinum quidem
exhibet, ut concoctioni conducat, fed tenue, ut in ventre
non moretur, vetus vero et meracius, ut calefaciat magis. Vinum fiquidem omne habitum calefacit magisque
quod vetus eft. *Oleum quoqae dato, ut quiefcat et alvus*

ἡ κοιλίη ὑπίη καὶ λέλυται. τῶν δριμέων δὲ πραϋντικὸν τὸ
ἔλαιον καὶ τῆς ξηρότητος ἐπανορθωτικὸν, ὑπάγει δὲ μετρίως
τὴν κοιλίην· ὧν ἁπάντων δεῖ τῷ θεραπευομένῳ. σιτίων
δὲ καὶ τῶν ἄλλων ἀπεχέσθωσαν. οἷς ἔνδεια μὲν οὐδεμία
ἐστὶ κατὰ τὸ σῶμα, οὐδὲ χρεία προσθέσεως, ἄπεπτα δέ τινα
περιέχεται πέψεως δεόμενα, τούτοις ἡσυχίας μέν ἐστι χρεία,
σιτίων δὲ οὔ, πρὶν πεφθῆναι μετρίως τὰ περιεχόμενα. ἢν
δὲ μὴ ἀνῇ ὁ πόνος, ὄνου γάλα δίδου πίνειν ἕως καθαρθῇ.
εἰ δὲ τὸ προειρημένον ποιοῦντός σου ὁ πόνος μὴ λύοι,
πλείων ἐστὶν ἡ δριμύτης τοῦ λυποῦντος αἰτίου καὶ διὰ
τοῦτο καθᾶραι προσήκει τὸ σῶμα. ὄνου δὲ χρῆσθαι γάλακτι προσιάττει, τῶν μὲν καθαιρόντων ἁπάντων φαρμάκων ὄντι πραϋτέρῳ καὶ ἀπρακτοτέρῳ· τοῦτο δὲ τῶν ἄλλων
γαλάκτων ὑγρότερόν τ᾽ ἐστὶ καὶ ὑπακτικώτερον.

β'.

Ἢν δὲ ὑγρὴ ἡ κοιλίη ᾖ καὶ χολὴ ὑποχωρέῃ καὶ στρόφοι

ſubducatur et ſolvatur morbus. Oleum quae acria ſunt
lenit et ſiccitatem emendat ventremque moderate ſubducit, quibus omnibus ei, qui curatur, opus eſt. *A cibis
autem atque caeteris abſtineat.* Si corpori nihil deſit
nullaque apponendi quippiam premat neceſſitas et cruda
quaedam concoctionis indiga contineantur, his requie eſt
opus et non cibariis, priusquam contenta mediocriter concoquantur. *Verum ſi dolor non remiſerit, lac aſininum
bibendum, donec purgatus fuerit, exhibeto.* Si feceris
quod dictum eſt et dolor non ſolvatur, laedentis cauſae
majorem eſſe acrimoniam exiſtimandum, atque ob id corpus purgare oportet. Lacte aſinae utendum praecipit,
quod purgantia inter medicamenta omnia mitius tran-
quilliusque exiſtat; id quoque et lacte omni humidius eſt
et ventrem magis ſubducit.

XCII.

At ſi alvus liquida fuerit, ac bilis dejiciatur vexentque

Ed. Chart. XI. [173. 174.]   Galeu. V. (112. 113.)
καὶ ἔμετοι καὶ πνιγμοὶ, τούτοισι κράτιστον ἀτρεμίζειν,
πίνειν δὲ μελίκρητον καὶ ἐξεμέειν.

Ἄδηλον εἴτε περὶ τῆς ξηρᾶς χολέρας ἔτι καὶ νῦν ἐστιν
ὁ λόγος ἢ τούτων ἀκούειν χρὴ καθ᾽ ἑαυτά· ὁποτέρως δ᾽ ἂν
ἔχῃ, (113) φαίνεται δὴ χολὴ δριμεῖα δυσεκνιπτοτέρα περιέχεσθαι κατὰ τὴν γαστέρα· ταύτην δὲ ὑπάγειν πειρᾶται μετρίως, ἅμα τῷ συμπίττειν τὰ περιεχόμενα κατ᾽ αὐτήν· ὑπα-
χθήσεται μὲν οὖν μετρίως τῷ μελικράτῳ, πεφθήσεται δὲ τῇ
ἡσυχίῃ. πολλάκις δὲ ἐπὶ τῶν τοιούτων διαθέσεων ἀγωνιστικῶς βοηθῶν ἀθρόως ἐκκαθαίρει τὴν κακοχυμίαν ἰσχυρῷ φαρμάκῳ, προσεπισκεψάμενος τὴν δύναμιν καὶ τὴν [174] ἕξιν τοῦ
νοσοῦντος καὶ τὴν ὥραν καὶ τὴν ἡλικίαν καὶ τὴν κατάστασιν.
τὸ δ᾽ ἐπὶ τέλει τῆς ῥήσεως εἰρημένον, πίνειν δὲ μελίκρητον
καὶ ἐξεμέειν, ὡς βουλομένου τοῦ συγγραφέως ἐκκαθᾶραι τὴν
ἄνω κοιλίαν εἴρηται ἀμείνων δὲ ἡ ἑτέρα γραφὴ ἡ μετὰ τοῦ
μή. ῥυπτικὸν γὰρ ὂν τὸ μελίκρατον ἐπὶ τὴν κατὰ φύσιν

---

*tormina, vomitus et suffocationes, quiescere his est opti-
mum, mulsam bibere et vomere.*

An de arida adhuc cholera fit sermo, an per se haec
intelligenda sint, non constat. Sed utrocunque modo se
res habuerit, contineri in ventre videtur bilis, quae acris
et elui contumax sit. *Ventrem* autem ipsum moderate
subducere, atque ea, quae in ventre continentur, concoquere molitur. Subducetur autem mediocriter aqua mulsa
et quiete concoctio fiet. Qui autem in affectionibus hujusmodi saepius valenter auxiliatur, is cacoohymiam vehementi medicamento affatim expurgat, vires aegri et habitum contemplatus, anni tempus, aetatem et constitutio-
nem. Quod autem in fine dictionis dicitur, *mulsum bibere et vomere*, quasi superiorem ventrem expurgari
auctor voluerit, melius cum adverbio *non* dicetur. Nam
mulsa detergendi pollens facultate, quae corrupta sunt, in

ὁδὸν προτρέπεται τὰ διεφθαρμένα χωρὶς τοῦ βλαβῆναι καὶ
κινδυνεῦσαι τὸ στόμα τῆς κοιλίας κατὰ τοὺς ἐμέτους.

ϙγʹ.

Ὑδρώπων δύο φύσιες, ὧν ὁ μὲν ὑποσαρκίδιος ἐγχειρέων
γίνεσθαι ἄφυκτος, ὁ δὲ μετ᾽ ἐμφυσημάτων, πολλῆς εὐτυ-
χίης δεόμενος, μάλιστα δὲ ὑπὸ ταλαιπωρίης καὶ πυρίης
καὶ ἐγκρατείης· ξηρὰ δὲ καὶ δριμέα ἐσθιέτω, οὕτω γὰρ
ἂν οὐρητικώτατος εἴη καὶ ἰσχύοι μάλιστα. ἢν δὲ δύσπνοος εἴη καὶ ἡ ὥρη θερινὴ ἐοῦσα τύχῃ καὶ ἡ ἡλικίη
ἀκμάζῃ καὶ ῥώμη ᾖ, ἀπὸ τοῦ βραχίονος αἷμα ἀφαιρέειν,
εἶτα θερμοὺς ἄρτους ἐξ οἴνου μέλανος καὶ ἐλαίου ἀποβά-
πτων ἐσθιέτω καὶ ὡς ἐλάχιστα πίνων ὡς πλεῖστα πο-
νείτω καὶ κρέα ὕεια σαρκώδεα ἐσθιέτω μετὰ ὄξους ἐφθά,
ὅκως πρὸς τοὺς προσάντεας περιπάτους ἀντέχῃ.

naturalem praevertit viam, citra oris ventriculi tum laefionem tum periculum, quae per vomitus oboriuntur.

XCIII.

Hydropum duae naturae funt, quorum alter quidem hy-
pofarcidius, qui procreari incipiens vitari non poteft,
alter vero cum flatibus, multum profperam curationem
expoftulat, maxime autem laboribus, fotu et temperan-
tia. Sicca autem et acria edat, fic enim maxime tum
urinam excreverit tum viribus praepolluerit. Si vero
difficulter fpiraverit fueritque aeftiva anni tempeftas,
aetas viguerit et virium robur adfit, fanguinem e brachio detrahere oportet, deinde calidos panes vino nigro
et oleo intinctos edat et quam pauciffimum bibat et
quam plurimum laboret, fuillasque carnes carnofas ex
aceto coctas edat, ut adverfus acclives ambulationes
obnitatur.

Τινὲς οὐχ ὑποσαρκίδιον, ἀλλ᾽ ἐπισαρκίδιον γράφουσιν,
οὐ μὴν ἀνὰ σάρκα τε καὶ κατὰ σάρκα γεγραμμένον εὑρόν
που, καίτοι καὶ τῶν νεωτέρων οὕτως ὀνομαζόντων· εἰπόντος
δ᾽ αὐτοῦ δύο φύσιας εἶναι ὑδρώπων καὶ περὶ μὲν τοῦ δευτέρου τὰ ἐμφυσήματα γράψαντος, ἄλλο δ᾽ οὐδὲν σύμπτωμα
προσθέντος, ἐπὶ δὲ τοῦ προτέρου οὐδὲν παντάπασιν εἰπόντος, δῆλόν ἐστιν ὅτι κατά τι συγκέχυται καὶ σφάλλεται
κατὰ τὴν τῶν ὑδέρων διαφοράν. ἔνιοι μὲν οὖν τῶν ἰατρῶν
τέτταρας λέγουσιν εἶναι διαφορὰς τῶν ὑδέρων, ὑπερβαίνον-
τες τὸ προσῆκον, ἀλλ᾽ οὐ νῦν καιρὸς ἐλέγχειν αὐτούς· ὁ δὲ
ταῦτα γράψας ἐλλείπει φανερῶς. ἔστι γὰρ τῶν ὑδέρων ὁ
μέν τις ὑγροῦ λεπτοῦ κατὰ τὴν σύστασιν ἀθροίζων πλῆθος
ἐν τῷ κάτω τοῦ θώρακος χωρίῳ παντὶ, ὃ παρακεντοῦντες
ἐνίοτε τὸ ὑγρὸν ἐκκενοῦμεν· ἄλλος δ᾽ οὐχ ὕδατος, ἀλλὰ
πνεύματος ἔχει τὸ χωρίον τοῦτο μεστὸν καὶ σχεδὸν τὰ ἄνω
πάντα διοιδισκόμενα, τοῦτον τυμπανίαν προσαγορεύουσιν·
ὁ δέ τις φλέγματος ἔχει τὴν ὅλην ἕξιν μεστὴν, τοῦτον ὑποσαρκίδιον ἔνιοι προσαγορεύουσιν. ὥστε ἐλλιπῶς εἶπε τῶν

Quidam non hypofarcidium, fed epifarcidium fcribunt. Non tamen et anafarca et catafarca alicubi fcriptum reperi, quanquam recentiores ita nominent. Quum
autem hydropum naturas duas effe ftatuerit, atque
de pofteriore flatus citra quodvis aliud additum fymptoma fcripferit, de priore autem nihil omnino protulerit, manifeftum eft aliqua ex parte confufum ipfum effe
ac falli in hydropum differentia. Quidam ergo ex medicis quatuor hydropum differentias effe dicunt, a jufto re-
cedentes, fed nunc eos arguere tempeftivum non eft. Verum qui haec fcripfit, manifefte defecit. Nam hydropum
unus quidem humidi confiftentia tenuis copiam, in tota
inferiore thoracis regione acervat, quam aliquando per-
pungentes, humidum evacuamus. Alter vero locum hunc
non aqua fed fpiritu flatulento plenum habet et fere fuperiora omnia tumentia; hunc tympaniam appellant.
Alius autem habitum totum pituitae plenum habet, eum
hypofarcidium nonnulli appellant. Quare cum defectu

892 ΓΑΛΗΝΟΥ ΕΙΣ ΤΟ ΙΠΠΟΚΡΑΤΟΥΣ

Ed. Chart. XI. [174. 175.]   Galen. V. (113.)
ὑδέρων εἶναι δύο φύσεις· οὐ μὴν οὐδ᾿ ὀρθῶς εἶπε, τὸ ἐγχειρέων γίγνεσθαι, ἀληθέστερον γὰρ ἂν εἶπεν, οὕτω γράψας·
ἀποκτείνει δ᾿ εὐθὺς ὁ ὕδερος, ἐπὴν γένηται· γέγραπται δ᾿ ἡ
λέξις οὕτω, κακῶς γεγραμμένη παρὰ τοῦ πρῶτον γράψαντος. τοῦ γε μὴν ἑτέρου τῶν ὑδρώπων, ὃν μετ᾿ ἐμφυσημάτων
φησὶ γίγνεσθαι, θεραπείαν γράφει, τὸ μέν τι κοινὸν ἔχουσαν πάντων ὑδέρων, ὡς κατὰ τὴν ἀρχὴν ἔγραψε ταλαιπω-
ρίαν καὶ πυρίαν καὶ ἐγκράτειαν, συμβουλεύων ἐσθίειν θερμὰ
καὶ ξηρά   τὸ δέ τι μόνου τοῦ ἀνὰ σάρκα, ὃν ὡς ἀθερά-
πευτον ἀπέλιπεν· οὗτος γὰρ μόνος ἀρχόμενος, ἐνίοτε δεῖται
φλεβοτομίας, ὅταν γ᾿ ἐξ αἱμοῤῥοΐδος ἐπισχέσεως ἢ καταμηνίων ταῖς γυναιξὶν ἤ τινος οὕτω πληθωρικῆς αἰτίας ἀρξάμενος συνίσταται· τὸν δὲ τυμπανίαν ἢ τὸν ἀσκίτην ὕδερον,
[175] οὐδεὶς ἐτόλμησε διὰ φλεβοτομίας ἰάσασθαι· ἐπὶ γοῦν
τοῦ δεομένου τῆς φλεβοτομίας ἡ ἐφεξῆς θεραπεία θερμαί-
νουσα καὶ ξηραίνουσα γίγνοιτ᾿ ἄν. ταῦτα μὲν οὖν γράψας
τοῦ προσήκοντος ἐστοχάσθαι φαίνεται καὶ ὁ ταῦτα γράψας·

duas hydropum effe naturas dixit.   Neque etiam recte
protulit, qui procreari incipiens, nam verius dixiffet ita
fcribens, interficit autem protinus hyderus, poftquam pro-
creatus fuerit.   Scripta eft autem ita dictio, male fcripta
ab eo qui primum fcripfit.   Alterius fane hydropum,
quem ex flatu conftare ait, curationem fcribit, quae profecto hydropum omnium aliquid commune habet, ut in
principio fcripfit, labores, fotum et temperantiam, calida
et ficca edere confulens, aliquid vero folius anafarca,
quem ut infanabilem praetermifit.   Nam hic folus quum
incipit, eget interdum fanguinis detractione, quum fcilicet
ex retentione vel haemorrhoidum vel muliebrium men-
ftruorum vel ex aliqua, quae ita plethorica fit, caufa inceperit.   Tympaniam vero et afcitem nullus per fanguinis miffionem curare aufus eft.   In eo igitur qui venae
fectione opus habet, fiat fubfequens curatio, quae calefacit et ficcat.   Sane qui haec fcripfit, ad id quod expedit,
intentionem direxiffe videtur.   Non tamen recte auctor

οὐ μὴν ὀρθῶς γε εἶπεν, ἢν δὲ δύσπνοος ᾖ ὁ κάμνων, φλεβοτομίας χρῄζει, μὴ διὰ πληθώραν ὄντως ἰσχυρὰν εἰς τὸν
ὕδερον ἐμπίπτων, κινδυνευούσης δηλονότι σβεσθῆναι τῆς ἐμφύτου θερμασίας ὥσπερ τὸ πῦρ. ὡς γὰρ τὸ πῦρ κινδυνεύει
σβεσθῆναι, ἐπιβληθέντων αὐτῷ ξύλων ὑγρῶν πολλῶν, εἰ μή
τις τοῦ πλήθους ὑφέλοιτο, οὕτω καὶ ἐπὶ τοῦ διὰ πλῆθος
αἵματος ψυχροτέρου σβεσθῆναι κινδυνεύοντος ἐμφύτου θερμοῦ μέγιστόν ἐστιν ἴαμα ἡ φλεβοτομία, καθ᾽ ἣν ὥραν ὁ
κίνδυνος οὕτως καταλάβῃ. κακῶς οὖν πρόσκειται τῷ λόγῳ
καὶ ὥρα θερινὴ ἐοῦσα. τοῦ μὲν γὰρ πλέον ἢ ἔλασσον ἀφελ-
λεῖν, ἄλλα τέ τινα εἴρητ᾽ ἂν ὥσπερ καὶ ἡ ὥρα σκοπὸς, αὐτοῦ δὲ τοῦ βοηθήματος ἢ τοῦ πάθους φύσις σκοπός ἐστιν.
ἔνιοι δὲ ὥσπερ καὶ Διοσκορίδης οὐ θερινὴν ὥραν, ἀλλ᾽
ἐαρινὴν ἔγραψαν, ὑποπτεύοντες τῆς μὲν θερινῆς τὴν διάλυσιν τῆς δυνάμεως, τῆς δὲ χειμερινῆς τὴν προσγενησομένην
τῷ πάθει ψύξιν. ἰδιωτικῶς δὲ καὶ ἀρχαίως πάνυ θερμοὺς
ἄρτους ἐξ οἴνου μέλανος καὶ ἐλαίου δίδωσιν ἐσθίειν τῷ φλε-
βοτομηθέντι, σκοπὸν μὲν ἔχων ἀληθῆ ῥωννύναι τὴν δύνα-

libri dixit: *Si difficile ſpiraverit aeger, eget phlebotomia,* non re vera ob plethoram vehementem in hyderum
incidit, periclitante ſcilicet extinctionem innato calore,
ut igni contingit. Nam ut ignis prope extinguitur, in-
jectis in eum lignis tum humidis, tum multis, niſi quis
multitudinem ſuſtulerit, ſic et in frigidiore ob copiam
ſanguine, ubi calor nativus prope extinguitur, maximum
eſt remedium phlebotomia, quo tempore periculum ita
prehenderit. Prave quoque orationi apponitur: *Fueritque anni tempus aeſtivum.* Nam uberius aut parcius ſanguinis detrahendi, alia quaedam ſcopi eſſe dicta ſunt,
ſicuti et anni tempus, auxilii vero hujus affectionis natura ſcopus eſt. Nonnulli vero quemadmodum Dioſcorides non aeſtivum anni tempus ſcripſerunt, ſed vernum,
virium exolutionem aeſtate affuturam ſuſpicati, hieme
vero affectionis refrigerationem. Ruſtice autem ac inepte
admodum panes calidos ex vino nigro et oleo ei cui
ſanguis eſt detractus, exhibet, ſcopum quidem verum vi-

μιν, ὅπως ἐξαρκέσῃ ταῖς κατὰ τὰ γυμνάσια ταλαιπωρίαις,
οὐχ εὑρὼν δὲ τὴν ὕλην ἀξίαν τοῦ σκοποῦ. μέλας γὰρ οἶνος
πλεῖστον αἷμα γεννᾷ, τοσοῦτον δὲ ὡς περιττὸν καὶ μελαγχολικὸν γενέσθαι ἐκείνῳ· βέλτιον δ᾽ ἐστὶ κιῤῥὸν οἶνον διδόναι,
λεπτὸν μὲν τὴν σύστασιν, ὅπως καὶ τὴν οὔρησιν κινῇ, τὴν
δ᾽ ἡλικίαν μὴ νέον, ὥσπερ οὖν καὶ τὰ πολλὰ συμβαίνει·
τῶν νέων γὰρ οἴνων οὐδεὶς ἔσται κιῤῥός, ἀλλ᾽ ἤτοι λευκὸς
ἢ ἐρυθρὸς ἢ μέλας, παλαιούμενοι δὲ κιῤῥοί τε γίνονται καὶ
ξανθοί. τό γε μὴν ὡς ἐλάχιστον πίνοντα πλεῖστον πονεῖν
ὀρθότατα εἴρηται· ξηραίνει γὰρ ἡ τοιαύτη δίαιτα καὶ θερμαίνει. τὰ δ᾽ ὕεια κρέα καθ᾽ ὃν εἴρηται τρόπον ἐσθιόμενα,
ἀκμάζουσι καὶ ἰσχυροῖς οὐ κακῶς ἂν δοθείη· τῶν δ᾽ ἄλλων
οὐδεὶς ἂν δύναιτο πέψαι καλῶς αὐτά, ἤδη κινδυνεύων σβεσθῆναι τὴν ἔμφυτον θερμασίαν· ἄμεινον οὖν ὅσα καλῶς
πέψουσι, διδόναι τοῖς ἔχουσιν οὕτως.

---

rium roborandarum habens, ut magnis exercitationum
laboribus fufficere poffit.　Sed materiam fcopo dignam
non invenit; vinum etenim nigrum fanguinem plurimum
generat, fed tantum, ut et fupervacaneus et melancholicus fiat.　Verum huic melius eft vinum dare fulvum,
tenue quidem confiftentia, ut urinas moveat, fed non
aetate novum, quo modo fane multis contingit.　Vinorum
etenim novorum nullum eft fulvum, fed vel album vel
rubrum vel nigrum, vetuftate autem fiunt et fulva et
flava.　Atqui quamminimum bibere, quamplurimum laborare, rectiffime dictum eft, nam talis vivendi modus cal-
facit et ficcat.　Suillae carnes, fi quo dictum eft modo
edantur, vigentibus aetate et validis non male dari poffunt, caeterorum autem nullus utique eas probe coquere
poteft, ut qui jam prope eft, ut caloris nativi patiatur
extinctionem.　Melius ergo ita affectis dare quae probe
coquent.

ϟδʹ.

Ὁκόσοι κοιλίας τὰς κάτω θερμὰς ἔχουσι καὶ δριμέα τὰ ὑποχωρήματα καὶ ἀνώμαλα διέρχεται ὑπὸ συντήξεως αὐτέοι-
σιν· ἢν μὲν δυνατοὶ ἔωσιν, ἐλλεβόρῳ τῷ λευκῷ ἀντισπά-
σαι· ἢν δὲ μὴ, ὁ χυλὸς τῶν σιτανείων πυρῶν παχὺς,
ψυχρὸς καὶ τὸ φάκινον ἔτνος καὶ ἄρτοι ἐγκρυφίαι καὶ
ἰχθύες, πυρέσσοντι μὲν ἑφθοὶ, ἀπυρέτῳ δ᾿ ἐόντι ὀπτοί·
καὶ οἶνος μέλας ἀπυρέτῳ. ἢν δὲ μὴ, ὕδωρ ἀπὸ μεσπίλων
ἢ μύρτων ἢ μήλων ἢ οὔων ἢ φοινικοβαλάνων ἢ οἰνάν-
θης ἀμπέλων.

---

(114) Κυριώτερον ἂν εἰρήκει, τὰ διαχωρήματα τούτοις ὑπὸ συγκαύσεως, οὐχ ὑπὸ συντήξεως διέρχεσθαι· σύν-
τηξις μὲν γὰρ ἐν αὐτῷ γίνεται διὰ πυρετὸν [176] κακοήθη τηκομένης τῆς πιμελῆς ἢ καὶ σαρκὸς τῆς ἁπαλῆς·
σύγκαυσις δὲ ἐν τῇ γαστρὶ τῶν ἐδηδεσμένων, ὑπὸ θερμασίας
δριμείας, δι᾿ ἣν καὶ πυρέττειν συμβαίνει. τούτῳ οὖν ἐλλέβορον διδόναι κελεύει λευκὸν, ἐνεδείξατο γὰρ τοῦτο διὰ τοῦ

XCIV.

*Quicunque ventres inferiores calidos habent, ipſis et acres
et inaequales dejectiones a colliquatione prodeunt. Quibus quidem ſi vires validae fuerint, revelles elleboro
albo, ſin minus, tritici cremor ſitanii craſſus et frigidus
exhibendus et lenticulae pulmentum panesque ſubcinericii
ac piſces, febricitanti quidem elixi, non febricitanti vero
aſſi. Vinum etiam non febricitanti nigrum, ſin minus,
aqua ex meſpilis aut myrti baccis aut malis aut ſorbis
aut palmulis aut vitium oenanthe.*

Dejectiones his ob combuſtionem, non ob colliqua-
tionem deorſum prodire proprie magis dixiſſet. Nam
colliquatio in eo fit, liquata ob febrem malignam pinguedine aut molli carne. Combuſtio vero in ventre *ori-*
tur propter acrem eorum quae ingeſta ſunt calorem, quo
et febrire contingit. Elleborum ergo huic album exhiberi imperat, id enim indicavit per hoc verbum *revellere,*

Ed. Chart. XI. [175.] Galen. V. (114.)

ἀντισπάσαι ῥήματος, ἐπειδὴ διὰ τῆς ἄνω γαστρός. ἢν δὲ
μὴ δύναιτο δι᾽ ἡντιναοῦν αἰτίαν ἐλλέβορον λαμβάνειν δριμύτητος ἐπικρατούσης ὁ ἄνθρωπος, ἐδέσματα κελεύει διδόναι καὶ πόματα στύφοντα καὶ ψύχοντα· προστίθησι δὲ τοῖς
ἐδέσμασι καὶ τὰ ξηραίνειν δυνάμενα, καθάπερ τοὺς ἐγκρυ-
φίας ἄρτους καὶ τοὺς ὀπτοὺς ἰχθύς. τούτων οὕτως εὐλόγως εἰρημένων ἐπισκεπτέον τίνα λέγει τὴν ἄνω κοιλίαν·
ἐνίοτε μὲν γὰρ οἱ παλαιοὶ τὸν θώρακα τὴν ἄνω κοιλίαν ὀνομάζοντες, τὸ μετὰ τὸ διάφραγμα πᾶν τῆς τροφῆς ἀγγεῖον
κάτω κοιλίαν προσαγορεύουσιν· ἐνίοτε δ᾽ ἄνω κοιλίαν ὀνομάζοντες, εἰς ἣν καταπίνομεν τὰ σιτία, ποτὲ μὲν τὰ μετ᾽
αὐτὴν ἅπαντα, κοιλίαν μὲν οὖν καλοῦσι κάτω, ἐνίοτε δὲ μόνα
τὰ παχέα τῶν ἐντέρων· εἰσὶ δ᾽ οἳ τὸ κῶλον μόνον ὀνομάζουσι τὴν κάτω κοιλίαν. ἴσως μὲν οὖν ἂν ἐζητήσαμεν, τί
τῶν εἰρημένων μορίων ἢ τίνα, πιθανώτερον καὶ νῦν ἀκοῦσαι ἐλπίζομεν, εἰ μέγα τι κερδαίνειν ἐμέλλομεν· ἐπεὶ δ᾽ ἡ
τῶν τοιούτων εὕρεσις οὐδὲν μὲν ἡμᾶς διδάσκει πλέον ὧν

quia per ventrem fuperiorem. Si vero aeger quavis ex
caufa non poffit elleborum affumere viceritque acrimonia,
edulia dare jubet et pocula tum aftringentia tum refrigerantia. Adjicit autem eduliis *et quae ficcare poffunt*, veluti panes fubcinericios atque affos pifces. His ita optima
ratione enunciatis, quem ventrem fuperiorem dicat con-
templandum. Veteres enim thoracem interdum ventrem
fuperiorem appellantes, alimenti receptaculum omne, quod
poft feptum transverfum eft, ventrem inferiorem nominant. Interdum autem ventrem fuperiorem appellantes,
in quem cibos devoramus, interdum quae poft eum funt
omnia ventrem inferiorem vocitant, interdum quoque et
fola quae craffiora funt inteftina. Sunt qui colon folum
ventrem inferiorem vocant. Forfan igitur quaefiviffemus,
quam vel quas ex praedictis partibus probabilius in praefentia intelligere deberemus, fi quid effatu dignum per-
cepturi fuiffemus. Sed quoniam horum inventio nihil
nos admonet magis quam ea quae ipfi et fcimus et dis-

Ed. Chart. XI. [176.]   Galen. V. (114.)

ἴσμεν τε καὶ κρίνομεν αὐτοὶ περὶ τοῦ τίνα μὲν ὀρθῶς εἴρηται, τίνα δ᾽ οὔ, περιεργίαν δὲ ἔχει μᾶλλον γνώσεως ἤπερ
ὠφέλειαν, ἄμεινον ἀπολιπεῖν διὰ ταχέων καὶ μάλιστα ὅπου
μηδὲ γνήσιον αὐτοῦ ἐστι τὸ σύγγραμμα.

<hr/>

Ϟέ.

Ἢν δὲ πυρετὸς μὴ ἔχῃ καὶ στρόφοι ἔωσι, γάλα ὄνειον θερμὸν ὀλίγον τὸ πρῶτον, ἔπειτα ἐκ προσαγωγῆς πλεῖον καὶ
λινόσπερμον καὶ πύρινα ἄλφιτα καὶ τῶν Αἰγυπτίων κυά-
μων ἐξελὼν τὰ πικρά, καταλεπίσας, ἐπιπάσσων πινέτω·
ἢ ὠὰ ἡμιπάγεα ἐσθιέτω ὀπτὰ καὶ σεμίδαλιν καὶ κέγχρον
καὶ χόνδρον ἐφθὸν ἐν γάλακτι, ἐφθὰ ψυχρὰ ἐσθίειν· καὶ
τὰ τούτοισιν ὅμοια καὶ ποτὰ καὶ ἐδέσματα προσφερέσθω.

<hr/>

Οἱ μὲν πλεῖστοι τῶν ἐξηγουμένων βέλτιον τοῖς προειρημένοις συντάττουσι ταῦτα, περὶ τῶν θερμὴν ἐχόντων τὴν
κάτω κοιλίην ἡγούμενοι καὶ νῦν ἔτι γίγνεσθαι τὸν λόγον·

cernimus, quod nonnulla quidem recte dicta funt, nonnulla vero non, cognitionisque curiofitatem magis quam
commoditatem habent, melius eſt cito relinquere et potiſſimum quum hujusmodi liber Hippocratis legitimus
non ſit.

<hr/>

XCV.

*Si vero febris non detineat adfintque tormina, lac afininum
calidum, modicum primum, deinde ſenſim progreſſu facto amplius bibat et lini ſemen et triticeam polentam
et fabas Aegyptias, detracto cortice amaro inſpergèns,
potui exhibeto. Aut ova ſemiconcreta edat aſſa et
fimilam et milium et alicam ex lacte coctam. Haec
cocta frigida edenda hisque fimilia tum pocula tum
edulia aſſumenda.*

<hr/>

Plurimi interpretes melius haec praedictis contexunt,
praefentem fermonem adhuc de iis, qui calidum habent
ventrem inferiorem, fieri exiſtimantes. Quidam vero ſe-

ὀλίγοι δέ τινες ἀποχωρίσαντες ἰδίᾳ ταῦτα ἐξηγοῦνται· σκοπὸς δέ ἐστιν αὐτοῖς τὸ μέν τι καθᾶραι τῆς κακοχυμίας, τὸ δ᾽ ἐπικεράσαι, τὸ δ᾽ ἐπιξηρᾶναι, τὸ δ᾽ ἐμψῦξαι. τὸ μὲν οὖν γάλα τὸ ὄνειον καθαίρειν δύναται καὶ ἐπικεραννύναι, τὸ δὲ τοῦ λίνου σπέρμα ξηραίνειν τε καὶ ψύχειν· τὰ δ᾽ ἐκ τῶν πυρῶν ἄλφιτα τὸ ἐπικεραστικὸν ἔχει· καλῶς· δ᾽ αὐτοῖς ἀναμέμικται καὶ τὰ κρίθινα, ξηραίνοντά τε καὶ ψύχοντα. οἱ δὲ Αἰγύπτιοι κύαμοι μετρίως ψῦξαι δύνανται· τὰ δὲ ᾠὰ καὶ ἡ σεμίδαλις καὶ ὁ χόνδρος παχύχυμα καὶ εὔχυμα καὶ ἐπικρατητικά· καὶ ξηραίνει δὲ ἱκανῶς ὡς ἐν ἐδίσμασιν ἡ κέγχρος, ὥσπερ γε καὶ ψύχει. ταῦτα δὲ πάντα δίδωσι ψυχρά, διὰ τὴν δριμύτητα καὶ θερμότητα τῶν τὸ πάθος ἐργαζομένων χυμῶν.

̔στ᾽.

[177] Τῆς διαιτητικῆς ἐστι μέγιστον παρατηρεῖν καὶ φυλάσσειν, ὥσπερ ἐν τοῖς ὀξέσι καὶ ἐν τοῖσι μακροῖσιν ἀῤῥωστήμασι καὶ τὰς ἐπιτάσιας τῶν πυρετῶν καὶ τὰς

parant et feorfum exponunt, fcopusque his eſt partim quidem cacochymiam expurgare, partim vero contemperare partimque reficcare et partim refrigerare. Lac ergo afininum expurgare poteſt et contemperare. Lini femen tum ficcare tum refrigerare. Quae autem ex triticio conficiuntur polentae contemperant, quibus probe remifcentur hordeaceae, ut quae et ficcant et refrigerant. Fabae Aegyptiae mediocriter refrigerare poſſunt. Ova autem et fimila et chondrus craſſi funt fucci et boni et humorum acrimoniam infrenant. Siccat autem in edulio milium, quemadmodum et refrigerat. Haec autem omnia frigida exhibet, propter humorum affectum procreantium tum acrimoniam tum caliditatem.

XCVI.

Diaetetices maximum eſt febrium tum intentiones, tum remiſſiones ut in acutis, ſic et longis morbis obſervare, ac cavere ut tempora quibus cibi offerendi non funt,

ἀνέσιας, ὥστε τοὺς καιροὺς διαφυλάττειν, ὁκότε μὴ δεῖ τὰ
σιτία προσενεγκεῖν καὶ ἀσφαλέως, ὁκότε δέῃ προσενεγκεῖν εἰδέναι· ἔτι δὲ] ὁκότε πλεῖστον ἀπέχωσι τῆς ἐπιτάσεως.

___

Τῆς διαιτητικῆς τέχνης μέγιστον εἶναί φησι τὸ τὸν
κατὰ μέρος καιρὸν γνῶναι τῆς τροφῆς· αὐτὸς οὖν ἕνα σκοπόν φησι πλεῖστον ἀπέχειν τὸν καιρὸν ἐκεῖνον, ἐν ᾧ τὴν
τροφὴν δεῖ διδόναι τῆς ἐπιτάσεως· εἴη δ᾽ ἂν ἐπίτασιν λέγων τὴν ἀρχὴν τοῦ παροξυσμοῦ. τοῦτο δ᾽ οὐ μόνον ἐπὶ
τῶν χρονιζόντων, ἀλλὰ καὶ τῶν ὀξέων ἀληθὲς εἶναι δοκεῖ·
διὰ τί οὖν προσέθηκε τοῖς μακροῖς ἀῤῥωστήμασιν; ὅτι μᾶλλον ἐπὶ τούτων ἐναργὴς ὁ σκοπὸς ἢ τάχα καὶ μόνον. ἐπὶ
γὰρ τῶν ὀξέων αὐταρκὲς ἦν γνώρισμα καιροῦ τροφῆς κα-
ταλαβεῖν τὴν θέρμην εἰς τοὺς πόδας, οὐ μὴν ἐπὶ τῶν χρονίων γε θρεπτέον οὕτως, ἀλλὰ περιμένειν προσήκει τὰ βέλτιστα τῆς ἀνέσεως· κατὰ γὰρ τὰς ὀξείας νόσους ἀναμένειν
οὐκ ἐγχωρεῖ, φόβῳ τῆς μελλούσης διὰ ταχέων ἐπιτάσεως
ἔσεσθαι. ἔνιοι δὲ τὴν λέξιν γράφουσιν οὕτω· τῆς διαιτητι-

___

*ferves et quando tuto offerendi fint cognofcas, atque
etiam quando plurimum ab intentione abfuerint.*

___

Artis diaeteticae maximum effe ait, particulare cibi
exhibendi opportunum tempus noffe. Ipfe igitur fcopum
unum ait, tempus illud, quo cibus exhiberi debet, quamplurimum ab intentione febris abeffe, quam intentionem
effe dicit acceffionis principium. Id autem non in diuturnis folum, fed et in acutis verum effe videtur. Sed
quare longis in morbis adjecit? Quod in his magis et
forfan folis evidens fit fcopus. In acutis enim *morbis*
deprehenfus in pedibus calor cibi tempeftive offerendi
fignum fufficiens fuit, non tamen in longis ita nutrire
oportet, fed melior remiffionis pars eft expectanda, quod
in acutis haudquaquam expectari poteft, timore cito futurae intentionis. Nonnulli dictionem hanc ita fcribunt:

Ed. Chart. XI. [177.]   Galen. V. (114.)

κῆς ἐστι μέγιστον τὸ παρατηρεῖν καὶ παραφυλάσσειν ὥσπερ
ἐν τοῖς ὀξέσιν, οὕτω καὶ ἐν τοῖς χρονίοις, τὸ ἐπίστασθαι
ὁπηνίκα χρὴ τρέφειν. ἔνιοι δὲ τὴν τελευτὴν ταύτης τῆς
ῥήσεως οὕτω γράφουσιν· ἔτι δὲ ὅταν πλεῖστον ἀπέχωσι τῆς
ἐπιτάσεως εἰδέναι· ὡς πρὸς τοῖς ἄλλοις οἷς ἐκέλευσεν ἡμᾶς
ἐπισκέψασθαι περὶ τὸν ἄρρωστον καὶ τοῦτο συμβουλεύοντος
αὐτοῦ. φαίνεται δὲ, εἰ αὐτό τις ἐξετάζει τοῦτο, μὴ συνάπτων τῇ κατὰ μέρος εὑρέσει τοῦ καιροῦ τῆς τροφῆς ἄκαιρον τὸ περὶ τῆς τροφῆς παράγγελμα καὶ οὐδενὸς ἄξιον.

ϟϛ′.

Εἰδέναι δὲ τοὺς κεφαλαλγικοὺς ἐκ γυμνασίων ἢ δρόμων ἢ
πορειῶν ἢ κυνηγεσιῶν ἢ ἄλλου τινὸς πόνου ἀκαίρου ἢ
ἐξ ἀφροδισίων· τοὺς ἀχρόους, τοὺς βραγχαλέους, τοὺς σπλη-
νώδεας, τοὺς λειφαίμους, τοὺς πνευματώδεας καὶ ξηρὰ
βήσσοντας καὶ διψώδεας, τοὺς φυσώδεας καὶ φλεβῶν ἀπο-
λήψιας, ἐντεταμένους ὑποχόνδρια καὶ πλευρὰ καὶ μετάφρενον καὶ τοὺς ἀπονεναρκωμένους καὶ ἀμαυρὰ βλέποντας

*Diaetetices maximum eſt ut in acutis, ita et in longis,
obſervare et ſcire quando cibum dare oporteat.* Alii
finem dictionis ita ſcribunt: *Atque adhuc, quum plurimum a febris intentione aberunt, ſcire oportet*, ut praeter
caetera, quae nos in aegro contemplari voluit et id ad-
moneat. Quod ſi quis perquirat et non particulari tempeſtive cibandi inventioni copulet, id importunum eſſe de
alimonia praeceptum atque re nulla dignum videtur.

XCVII.

*At noſſe eos oportet, quibus caput dolet ob exercitationes
aut curſus aut itinera aut venationem aut quemvis alium
intempeſtivum laborem aut res venereas, decolores etiam,
raucedinoſos, lienoſos exangues, difficile ſpirantes, ſicca
tuſſi laborantes, ſiticuloſos, flatulentos et venarum interceptiones et eos quibus intenta ſunt tum hypochondria,
tum latera, tum dorſum, ae corpore detentos et ob-*

καὶ οἷς ἦχοι τῶν ὀνάτων ἐμπίπτουσι καὶ τὰς οὐρήθρας
ἀκρατῶς διακειμένους, τοὺς ἱκτερώδεας καὶ ὧν αἱ κοιλίαι ὠμὰ ἐκβάλλουσιν, αἱμορραγέοντας ἐκ ῥινῶν ἢ καθ᾽
ἕδρην σφοδρῶς ἢ ἐν ἐμφυσήμασιν ἐόντας, ἢν πόνος αὐτοῖς ἐπιτρέχει σφοδρὸς καὶ μὴ ἐπικρατέωσι· τῶν τοιούτων μηδένα φαρμακεύειν· κίνδυνόν τε γὰρ ἕξεις καὶ οὐδὲν ὀνήσεις, τάς τε ἀπὸ ταυτομάτου ἀπαλλάξιας καὶ κρι-
σίας ἀφαιρήσεις.

[178] (115) Ὅτι μὲν ἀτάκτως καὶ τρόπον ὑπομνήσεως
παρασκευῆς ἅπαντα τὰ κατὰ τὸ βιβλίον τοῦτο γέγραπται
πρόδηλον οἶμαι παντί· πολλὰ δ᾽ οὖν, ὡς ἔφην, ἐν αὐτῷ καλῶς εἴρηται, δι᾽ ἃ καὶ τοῖς εἰρημένοις οὐκ ὀρθῶς ἐπείσθη-
σαν ἔνιοι καὶ μᾶλλον ὅσοι συνῄδεσαν ἑαυτοῖς, ὡς οὐκ ἔχουσιν ἐπιστήμην κριτικὴν τῶν γεγραμμένων. τὰ δ᾽ οὖν ἐν
τῇδε τῇ ῥήσει λεγόμενα κατάλογον ἔχει τῶν ἀνεπιτηδείων
φαρμακεύεσθαι· τὸ καθαίρεσθαι δὲ τῷ φαρμακεύεσθαι συμβαίνει ἐς ταὐτὸν, ὥσπερ γε καὶ φαρμακεύειν ἐν τῷ καθαί-

*ſcure videntes et eos quibus aurium tinnitus incidunt et
qui urinas non continent, morbo regio laborantes, quorum alvi cruda dejiciunt, quibus ſanguis e naribus aut
ſede vehementer erumpit aut inflationibus obfeſſos, ſi his
vehemens dolor incurſet, neque ſuperiores exiſtant. Horum nullus medicamento purgandus eſt. Etenim periculum invehes nihilque juvabis ſpontaneasque tum libe-
rationes, tum judicationes adimes.*

Quod inordinate et praeparationis ad commentatio-
nem modo omnia hoc in libro ſcripta ſint cuivis patere
arbitror. Multa ſane, ut dixi, in hoc probe dicta ſunt,
ob quae et iis, quae dicta ſunt non recte, nonnulli ſidem
adhibuerunt magiſque qui ſibi conſcii fuerunt, ut critica
ſcriptorum ſcientia non praediti. Quae ergo hoc in textu
dicuntur, catalogum habent eorum, qui ut purgentur idonei non ſunt. At purgari et medicari in idem concidunt,
ut et medicamentum dare et purgare. Videamus ergo

Ed. Chart. XI. [178.]   Galen. V. (115.)

ρειν. ἴδωμεν οὖν τίνας ἀπ᾽ ἀρχῆς ἀπαγορεύει καθαίρειν·
τοὺς κεφαλαλγικοὺς φησιν ἐκ γυμνασίων ἢ ἄλλου τινὸς πόνου ἀκαίρου· συντόμως οὖν ἀκούσας τοὺς ἐξ ἀκαίρων πόνων
κεφαλαλγικοὺς γενομένους μὴ κάθαιρε   ἄκαιροι πόνοι πάντως εἰσὶν οὓς ἡ παροῦσα κατ᾽ ἐκεῖνον τὸν χρόνον διάθεσις
τοῦ σώματος οὐ δύναται φέρειν. ἀναμνήσω δέ σε νῦν εἰς
πολλὰ χρησίμου πράγματος, οὗ διὰ παντὸς ἀξιῶ μεμνῆσθαι·
τοῦ σώματος ἡμῶν παρασκευῆς μετέχοντος, ἐγγὺς τοῦ συμ-
πληρωθῆναι, τῶν ἔξωθέν τι προσιὸν ἐξήλεγξε τὴν διάθεσιν
αὐτοῦ, πυρετὸν ἀνάψαν ἢ κεφαλαλγίαν ἢ κατάρῥουν ἢ βῆ-
χα κινῆσαν, ἤ τι τοιοῦτον ἄλλο· κἄπειτα ἐκ τούτου κατὰ
τὸ συνεχὲς ἐπὶ τὴν παρασκευὴν τῆς νοσώδους διαθέσεως
ἀσθενοῦσιν ἐπικινδύνως, οὔτε δρόμου τὴν νόσον γεννήσαντος
ἢ ὅλως τῆς ἰσχυρᾶς κινήσεως, ὥσπερ οὐδὲ τῆς ἀκρασίας ἢ
τῆς ψύξεως ἤ τινος ἄλλου τῶν τοιούτων. οὐδὲν γὰρ αὐτῶν ἱκανόν ἐστι κατὰ τὴν ἑαυτοῦ φύσιν ἀσθένειαν ἐργάζεσθαι σφοδρὰν, ἀλλ᾽ εἴτε πυρετὸς ὑπό τινος αὐτῶν γένοιτο,
τῶν ἐφημέρων ὀνομαζομένων ὁ τοιοῦτός ἐστι πυρετὸς, εἴτ᾽

quos ab initio purgare prohibet.   Capite dolentes recenfet ob exercitationes aut alium quemvis intempeſtivum
laborem, ſummatim eos intelligens qui ex intempeſtivis
laboribus capite dolent, minime purgandos.   Labores autem intempeſtivi omnino ſunt quos praeſens hoc tempore
corporis affectio ferre non poteſt.   Admonebo autem te
nunc rei ad multa utilis, cujus ſemper te memorem eſſe
velim.   Corpore noſtro praeparationem ad morbum ine-
unte eamque integram prope ſubeunte, externum quid
obveniens, ipſius affectionem manifeſtavit, febrem accen-
dens vel capitis dolorem vel catarrhum vel tuſſim exci-
tans vel aliud ejusmodi.   Deinde ex eo continenter ad
morboſae affectionis praeparationem periculoſe aegrotant,
neque curſu morbum generante aut vehementi omnino
motione, ut neque intemperantia aut refrigeratione aut
alia quadam ſimili cauſa.   Nihil etenim eorum ſuapte
natura vehementem morbum generare poteſt.   Nam ſi
febris ab horum aliquo fiat, haec ex diariarum nomina-

Ed. Chart. XI. [178.]   Galen. V. (115.)

ἄλλο τι σύμπτωμα, ὀλιγοχρόνιον ἔσται πολλάκις· καὶ τοῦτό
γε, ὡς ἔφην, διὰ τὴν τοῦ σώματος διάθεσιν ἕκαστον τῶν
τοιούτων οὐκ αἴτιον τοῦ νοσήματος, ἀλλὰ πρόφασις γίγνεται. κυρίως γὰρ ἄν τις μάλιστα τὰς τοιαύτας αἰτίας ὀνο-
μάζοι προφάσεις, οὐχ ἁπλῶς φανερὰς, ὡς πολλάκις εἰώθασιν αὐτοὶ καλεῖν, ὅταν ὑπό τινος τῶν φανερῶν αἰτίων βλάβη γένηται σαφὴς ἐν τῷ σώματι· μηδεμιᾶς γὰρ ἑτέρας διαθέσεως νοσώδους ὑποκειμένης οὔτε νόσος ἀξιόλογος ἀκολουθήσει καὶ τῆς γινομένης ἐν τῷ σώματι βλάβης τὸ ποιῆσαν αὐτὴν αἴτιόν ἐστι. ἴσθι τοίνυν αὐτῷ τὸν ἐνεστῶτα
λόγον ἐπὶ τοῖς τοιούτοις αἰτίοις γενόμενον, ἃ μὴ κατὰ τὸν
ἑαυτῶν λόγον βλάπτει τὸ σῶμα· κεφάλαιον δ' αὐτῶν ἐστιν
ἕν μὲν καὶ πρῶτον οἱ πόνοι, πολυειδεῖς κατὰ μέρος ὄντες,
δρόμοι καὶ πάλαι καὶ παγκράτια, ἀφροδίσια, τρίψεις, ἔγκαυ-
σις, ψύξις, ἀγρυπνία, θυμοὶ, λῦπαι, φόβοι. τῶν μὲν οὖν
ἀφροδισίων ἐμνημόνευσε, τὰ δ' ἄλλα παρέλιπε, καίτοι τὴν
αὐτὴν δύναμιν ἔχοντα· τὰ γὰρ, ὡς εἴρηται, τὸ πνεῦμα τα-

tarum genere erit, aut fi fymptoma aliquod aliud generetur, id faepius pauco durabit intervallo. Et id fane faepius, ut retuli, propter corporis difpofitionem unumquodque horum non morbi caufa, fed occafio redditur.
Nam hujusmodi caufas proprie quis appellaverit προφάσεις, non fimpliciter evidentes, ut hi faepe vocare confueverunt, quum ab aliqua manifeftarum caufarum noxa
in corpore evidens fuerit. Si enim nulla alia corporis
difpofitio morbofa affuerit, neque morbus effatu dignus
fubfequetur, ac ejus quae in corpore fit laefionis, quod
ipfam fecit, caufa eft. Sciveris itaque hoc in loco praefentem fermonem de his fieri caufis, quae non fua ratione
corpus laedunt. Summa autem horum eft una quidem
et prima labores varii particulares, curfus, luctae, pan-
cratia, venerea, frictiones, aeftuatio, frigus, vigilia, ira,
moeror, timor. Venereorum quidem meminit, verum
caetera fubticuit, quanquam facultate eadem praedita forent. Nam quae, ut dictum eft, fpiritum perturbant, ea

Ed. Chart. XI. [178. 179.]   Galen. V. (115.)

ράττοντα καθάρσεως οὐ δεῖται διὰ τὸ μηδ᾽ ὑπὸ κακοχυμίας γεγονέναι τὴν νόσον ταύτην. μεταβὰς δὲ ἀπὸ τούτων
τῶν γνωρισμάτων αὐτὸς ἐδήλωσεν οὓς πρότερον εἶπεν· ἰδίως
δὲ καλοῦσιν ἀχρόους τοὺς λειφαίμους, ἔτι τε δι᾽ ἄλλην διάθεσιν οὐ κατὰ τὴν φύσιν ἔχοντας τὸ σῶμα κακοχρόους
ὀνομάζουσιν· οὗτοι τοίνυν οἱ ἄχροοι θερμαίνεσθαι δέονται
διά τε γυμνασίων καὶ πόσεων οἴνου θερμοῦ τῇ δυνάμει καὶ
σιτίων παραπλησίων. ἀλλὰ καὶ τοὺς βραγχαλέους φησί·
καὶ γὰρ καὶ τούτων τὴν ὑγρότητα καὶ ψύξιν τοῦ κατασκή-
ψαντος εἰς τὸν λάρυγγα ῥεύματος, ἰάσασθαι προσήκει τὴν
κεφαλὴν ξηραίνοντας καὶ τὰ πεπονθότα μόρια [179] διὰ
τῶν τοπικῶν βοηθημάτων. ἀλλὰ καὶ τοὺς σπληνώδεάς φησιν οὐ δεῖσθαι καθάρσεως· τοῦτό μοι δοκεῖ μὴ λέγειν ὀρθῶς, δέονται γάρ, εἴπερ τινὲς ἄλλοι καὶ οὗτοι καθαίρεσθαι
μέλανα. τούτοις ἐφεξῆς τῶν λειφαίμων μνημονεύει, τουτέστι τῶν ἐνδεὲς ἐχόντων αἷμα, κἂν μηδέπω σαφῶς ὦσιν
ἄχροοι. μετ᾽ αὐτοὺς δ᾽ ἐμνημόνευσε τῶν πνευματωδῶν καὶ
ξηρὰ βησσόντων καὶ διψωδῶν, ἀσαφῶς ἑρμηνεύσας, ὡς μὴ

purgatione non egent, quod morbus hujusmodi a cacochy-
mia contractus non fit.   Ab his autem digreffus indiciis
quos prius dixit declaravit.   Proprie autem decolores
exangues vocant eosque praeterea qui propter aliam affectionem corpus non fecundum naturam affectum habent
pravo colore infectos appellant.   Hi ergo decolores calefieri expostulant tum exercitationibus tum vini facultate
calidi potu et cibis facultate fimilibus.   Sed et raucedi-
nofos enunciat.   Etenim et horum humiditatem et frigiditatem ob delapfum ad guttur rheuma fanare convenit,
exiccatis fcilicet topicorum auxiliorum ufu tum capite
tum caeteris quae affectae funt partibus.   Praeterea et
lienofos purgatione haudquaquam egere inquit, quod non
recte dictum arbitror.   Nam his, fi aliis quibusdam, nigra purganda funt.   Post lienofos meminit exanguium,
hoc eft eorum qui fanguinis inopiam habent, etfi nondum
aperte fuerint decolores.   Deinde mentionem de difficile
fpirantibus facit, ficce tuffientibus et fiticulofis, obfcure

δηλῶσαι πότερον ἑκάστου κατὰ μόνας ἀκουστέον ἐστὶν ἢ τῶν
τριῶν ἅμα γενομένων. ἔστι δ' οὐδὲ καθ' ἓν ἕκαστον αὐτῶν
λεγόμενον σαφές, ὡς καὶ πρόσθεν ἤδη λέλεκται· πνευματώ-
δεις γὰρ ὡς πολὺ μόνον ὀνομάζουσι τοὺς κατὰ τὴν εἰσπνοὴν
ἀέρος δεομένους, ἔστι δ' ὅτε καὶ τοὺς ἐμπνευματουμένους·
ἀλλ' ἑκάτερον αὐτῶν πολλὰς αἰτίας ἔχει, καὶ εἰ πάσας ἐπεξ-
ίω, μακρότερος ὁ λόγος ἔσται πρὸς τῷ καὶ φανῆναί τινας
μὲν αὐτῶν φλεβοτομίας δεομένους, τινὰς δὲ καθάρσεως, τινὰς δ' ἄλλου βοηθήματος. οὕτω δὲ καὶ οἱ ξηρὰ βήσσοντες
οὐ κατὰ μίαν γίγνονται διάθεσιν, οὐδ' οἱ διψώδεις αὐτῶν.
οὕτως δὲ οὐδ' εἰ περὶ τῶν πυρεσσόντων διψωδῶν ὁ λόγος
ἐστὶν αὐτῷ, ἐπίστασθαι νῦν ἡμᾶς ἢ περὶ τῶν ἀπυρέτων ἢ
ἀμφοτέρων· κἂν γὰρ ἑνὸς αὐτῶν μνημονεύσω κατὰ τοὺς
ἀφορισμοὺς εἰρημένου, τὸ καθόλου διαβεβλήσεται· λέλεκται
δὲ ἐν ἀφορισμοῖς ὧδε· ἀπυρέτῳ ἐόντι ἀποσιτίη καὶ καρδιωγμὸς καὶ σκοτόδινος καὶ στόμα ἐκπικρούμενον, ἄνω φαρ-

ita loquutus, ut non conſtet utrumne ſinguli horum feor-
ſum intelligendi veniant, an hi tres una comprehendendi.
Neque adhuc in ſingulis horum ſeorſum intellectis per-
ſpicuus eſt ſermo, ut et antea jam enunciatum eſt. Nam
ſpirituoſos faepius eos duntaxat nominant, qui in inſpiratione aëris indigent, interdum vero et inflatos.　　Verum
eorum utrique multas habent cauſas, quas omnes ſi per-
currero, prolixior ſermo futurus eſt, praeter id quod
eorum quidam venae ſectionem exigere videntur, alii purgationem et remedium aliud alii.　　Sic autem et ſicce
tuſſientes non affectione una fiunt, neque inter eos ſiti-
culoſi.　　Sic neque etiam nunc certiores fieri poſſumus
anne de febricitantibus ſiticuloſis ſermo ſit, an de non
febricitantibus *ſiticuloſis*, an de utrisque.　　Si etenim
unius horum, quae in aphoriſmis recenſentur, memeri-
mus, quod univerſale eſt tolletur.　　Dictum autem ita in
aphoriſmis: *Non febricitanti cibi faſtidium, oris ventriculi
morſus, tenebricoſa vertigo et oris amaror, purgatione per*

μαχείης δεῖσθαι σημαίνει· ἐὰν δὲ ἐκπικροῦται τὸ στόμα, διψώδεις εἰσίν. οὕτως δὲ καὶ οἱ φυσώδεις πρῶτον μὲν οἵτινες ὑπ᾿ αὐτοῦ λέγονται ἀγνοῶ, εἰ σὺν τῷ φλεβῶν ἀπολή-
ψιας τοὺς γεγονότας φυσώδεις ἀκούωμεν, ἐνίων ἀναγιγνω-
σκόντων καθ᾿ ἑαυτό· κἂν μεταβάλλειν εἶχον τῆς λέξεως
ταύτης ἕκαστον, ἐδυνάμην ἂν ἅπαντα, ὅσα γιγνώσκειν χρήσιμόν ἐστι, διδάξαι μὴ πολλὰ πληρῶν βιβλία, καθάπερ καὶ
περὶ τῶν ἑξῆς λεγομένων. φησὶ γὰρ ἐκτεταμένους ὑποχόνδρια καὶ πλευρὰ καὶ μετάφρενον καὶ ἀμαυρὰ βλέποντας καὶ
οἷς ἦχοι τῶν ὤτων εἰσὶ καὶ ὅσοι τὰς οὐρήθρας ἀκρατῶς
διάκεινται· καθ᾿ ἕκαστον γὰρ τούτων τῶν παθημάτων αἰτίαι τε καὶ διαθέσεις εἰσὶ πολλαὶ καὶ θεραπειῶν διαφερου-
σῶν δεόμεναι· αὐτῶν γοῦν ἐσθ᾿ ὅτε καὶ καθάρσεως δεηθή-
σονταί τινες τῆς διὰ χολαγωγοῦ φαρμάκου. περὶ πάντων
οὖν τούτων, ἔτι τε τῶν ἐφεξῆς εἰρημένων, οὐκ ἀποφάσεις
ἀδιορίστους, ἀλλὰ διορισμούς τε καὶ σαφεῖς διδασκαλίας τῇ
τε μακρᾷ πείρᾳ κεκριμένας ἐν ταῖς ἡμετέραις ἔχεις πρα-
γματείαις, ἃς ἀναλεξάμενος ἱκανὸς ἔσῃ κρίνειν ἅπαντα τὰ

superiora opus effe fignificant. Si autem os amarefcat,
fiticulofi funt. Ita vero et flatuofi primum quinam ab
ipfo dicantur ignoro, an cum venarum interceptione flatuofi effecti intelligendi fint, quum nonnulli per fe legant.
Atque adeo fi fingula dictionis hujus poffem tranfmutare,
poffem omnia quae cognofcere utile fit, citra librorum
multitudinem docere, veluti et de iis, quae deinceps dicuntur. Ait enim: *Et eos quibus extenta funt tum hypochondria, tum dorfum, tum latera, obfcure videntes, eos
quibus aurium tinnitus funt et qui urinas non continent.*
Nam in fingulis his pathematis et caufae et affectiones
funt multae, variisque egentes curationibus, quarum profecto nonnullae eam quae per bilis eductorium medicamentum fiat, purgationem expoftulabunt. De his ergo
omnibus atque adhuc de iis quae deinceps dicuntur, non
enunciationes indiftinctas, fed diftinctiones doctrinasque
tum claras tum longo rerum ufu probatas habes in noftris tractationibus, quas fi legeris, omnia quae ab auctore

Ed. Chart. XI. [179.]   Galen. V. (115.)

τούτῳ λεγόμενα, μετὰ τοῦ μεμνῆσθαι τοῦ μέρους, ὃ γνήσιον ὡμολόγητο καὶ παρ' ἡμῶν, διδασκαλίας ἔχον ὠφελούσας·
ἅπαντα γὰρ ἐν αὐτῷ γέγραπται σὺν ἀποδείξει τε καὶ σα-
φηνείᾳ καὶ διορισμοῖς τοῖς προσήκουσι. τὰ δ' οὕτως ἐσπαρ-
μένα, καθάπερ ἡ νῦν ὑποκειμένη ῥῆσις, οὐδὲν ὀνίνησιν.
ἐὰν μὲν γὰρ νῦν ἀκούῃ τις ἁπλῶς ἑκάστου τούτων ἄνευ τοῦ
διορίσασθαι, πολλὰ κακῶς πράξει κατὰ τὴν τέχνην· ἐὰν δὲ
ἕκαστον ὡς χρὴ διορίσηται, γνώσεται πρῶτον μὲν οὐδὲν
ἐντεῦθεν εἰς τὴν εὕρεσιν αὐτῶν ὠφελούμενος, εἶτα πολλῶν
βιβλίων δεόμενος εἰς τὴν περὶ τῶν προκειμένων σκέψιν.
ἀλλὰ γὰρ οὐκ ἔστι πεῖσαι τοὺς πολλοὺς τῶν ἀνθρώπων
ἐπέρχεσθαι μὲν τὰ σαφῆ τῶν γραμμάτων μόνα, καταλιπεῖν
δὲ τοῖς γράψασι τὰ μὴ τοιαῦτα· καὶ γὰρ δίκαιόν ἐστιν, εἰ
μηδεμίαν ἐκεῖνοι φροντίδα τοῦ γινώσκειν ἡμᾶς ἃ γεγράφασιν
ἐποιήσαντο, μηδ' ἡμᾶς λιπαρῶς προσκεῖσθαι, ζητοῦντάς τε
καὶ καταμαντευομένους ἃν λέγουσιν.

––––––

hoc recitantur, difcernere valebis, fi fimul partis memineris, quam et legilimam et commodae doctrinae plenam
faffi fumus.   In ea fiquidem parte cum demonftratione et
perfpicuitate congruentibusque diftinctionibus fcripta funt
omnia.   Sed quae ita diffeminata funt, ut praefens oratio,
nihil juvare poffunt.   Nam fi quis nunc fingula horum
fimpliciter et indiftincte audierit, is multa in arte perperam molietur.   Quod fi fingula ut oportet diftinxerit,
primum quidem nihil inde ad eorum inventionem juvari
fe deprehendet, deinde ad eam, quae de praefentibus fit,
contemplationem multis egere libris.   Enimvero plerisi-
que hominum fuaderi non poteft, ut aggrediantur quidem
fola ea fcripta, quae manifefta funt, quae vero talia non
funt, iis qui ea fcripferunt relinquant.   Etenim fi nullam illi curam habuere, ut nos ea, quae fcripferunt, iń-
telligeremus et nos haudquaquam diligenter adhaereamus,
ea quae dicuntur tum quaerentes tum divinantes, par eft.

––––––

ᴅή.

[180] Ἢν δὲ αἷμά τινι ξυμφέρῃ ἀφαιρέειν, στερεὴν πρότερον
ποιέειν τὴν κοιλίην καὶ οὕτως ἀφαιρέειν· καὶ λιμοκτονέειν
καὶ οἶνον ἀφαιρέειν αὐτῷ, ἔπειτα τῇ διαίτῃ τῇ προσηκούσῃ τὰ ἐπί- (116) λοιπα αὐτέων καὶ πυρίῃσιν ἐνίκμοισι
θεράπευε.

Μὴ ῥεούσης τῆς κοιλίης ἀφελεῖν τοῦ αἵματος· ἐὰν
γὰρ ἐπιμένῃ μετὰ τὴν ἀφαίρεσιν ἀπορρέουσα, καταλύει τὴν
δύναμιν. τό τε λιμοκτονεῖν ὧν ἀφέλῃς τοῦ αἵματος, οἴνου
τε ἀπέχειν, ὀρθῶς εἴρηται, καθάπερ καὶ τὸ τῇ διαίτῃ τῇ
προσηκούσῃ χρῆσθαι. τὸ δὲ καὶ ταῖς πυρίαις ταῖς ἐνίκμοις
θεραπεύειν, εἰ μὲν ἐπὶ πάντων λέγοιτο τῶν ἀφαιρουμένων
αἷμα, ψεῦδός ἐστιν· εἰ δ' ἐπί τινων, ἐχρῆν εἰπεῖν.

XCVIII.

*At ſi cui ſanguinem detrahere conferat, firmam prius al-
vum facere oportet, atque ita detrahere et aegrum inedia macerare, eique vinum demere, poſtea congruenti
victu et fotibus humidis reliquam curationem peragere.*

Fluente alvo ſanguinem non detrahes. Nam ſi poſt
detractionem perſeveret fluor, vires proſternit. Inedia
autem eos macerare, quibus detractus fuerit ſanguis et
vino abſtinere, recte dictum eſt, ut et congruenti uti
victu. Sed fotibus humidis curare, ſi de omnibus quidem, quibus detractus fuerit ſanguis, dicatur, id falſum
eſt; ſi vero de aliquibus, dicere oportuit.

ҁθ'.

Ἢν δέ σοι κατάπυκνος ἡ κοιλίη δοκῇ εἶναι, μαλθακῷ κλύσματι ὑπόκλυζε.

———

Οὐκ ἄξιον συγγράμματος τοῦτο, πρόδηλον γάρ ἐστιν
ἅπασιν.

———

ρ'.

Ἢν δέ φαρμακεῦσαι δόξῃ, ἐλλεβόρῳ ασφαλέως ἄνω κάθαιρε,
κάτω δέ μηδενὶ τῶν τοιούτων.

———

Ὡς προειρηκὼς τὸ πάθος ἐφ' οὗ κελεύει ταῦτα πράτ-
τεσθαι τὸν λόγον ποιεῖται, καίτοι οὐδὲν προείρηκεν· ἢ
οὖν ἀπόλωλέ τις ῥῆσις, ἐν ᾗ τὸ πάθος ἐδηλοῦτο, ἢ ἐπιλή-

XCIX.

At fi conftricta alvus effe tibi videatur, eam molli clyftere
fublue.

———

Dignum conſcriptione, quod omnibus pateat, hoc
non eſt.

C.

Si vero purgandum effe vifum fuerit, tuto per veratrum
furfum purga, deorfum vero talium neminem.

———

Tanquam affectum praedixerit, in quo haec fieri jubet, ſermonem facit, etiamſi nihil praedixerit. Vel ergo
exempta eſt quaedam oratio, in qua oſtendebatur affectus,

σμων ἦν ὁ ταῦτα γράψας καὶ τοιοῦτος οἷος ὁ νῦν ὀνομα-
ζόμενος ὑπὸ τῶν πολλῶν μετέωρος.

_____

ρα΄.

Κράτιστον δὲ ἐς οὔρησιν καὶ ἐς ἱδρῶτας καὶ ἐς περιπάτους ἄγειν, καὶ τρίψει ἡσύχῳ χρέο, ἵνα μὴ πυκνώσῃς
τὴν ἕξιν· ἢν δὲ κλινοπετὴς ᾖ, ἄλλοι τριβέτωσαν αὐτόν.

Καὶ ταῦθ᾽ οὕτως, ὡς προειρηκὼς τὸ πάθος ἔγραψεν.

_____

ρβ΄.

[181] Κἢν μὲν ἐν τῷ θώρακι ὑπὲρ τῶν φρενῶν λυπέῃ τὸ
πάθος αὐτὸν, ἀνακαθίζειν ὡς πλειστάκις καὶ ὡς ἥκιστα

vel obliviofus fuit, qui haec fcripfit, vel talis qualis nunc
a multis fublimis appellatur.

_____

CI.

Optimum autem eft, ad urinas, ad fudores et ad deam-
bulationes adducere et leni frictione uti, ut ne habitum
denfum efficias. Si vero in lecto decumbat, alii eum
fricent.

_____

Scripfit quoque et haec ita, tanquam affectum prae-
nunciatum fcripferit.

_____

CII.

Et fi in thorace quidem fupra feptum tranfverfum affe-
ctus laeferit, eum ut plurimum defidere convenit et

προσκλινέσθωσαν ἐς ὅτε δυνατοί εἰσι καὶ καθίζοντα ἀνα-
τρίβειν μιν πολὺν χρόνον πολλῷ θερμῷ· ἢν δὲ ἐν τῇ
κάτω κοιλίῃ ὑπὸ φρένας ἔχῃ τὰ ἀλγήματα, ἀνακέεσθαι
ξυμφέρει καὶ μηδεμίαν κίνησιν κινέεσθαι τῷ τοιῷδε σώματι ξυμφέρει, ἔξω τῆς ἀνατρίψεως.

Ἐκ ταύτης τῆς ῥήσεως τεκμαίροιτ᾽ ἄν τις ταῦτα καὶ
τὰ πρὸ τούτων ἅπαντα περὶ ἀλγημάτων γεγράφθαι. τὰ οὖν
ἐν ἀρχῇ τῆς ῥήσεως παραλέλειπται, ἁμαρτόντος τοῦ πρώτου βιβλιογράφου καὶ μετὰ ταῦτα μεινάσης τῆς ἁμαρτίας.
ὥστ᾽ οὐδ᾽ ἐξετάζειν τὴν ἐν τοῖς εἰρημένοις ἀλήθειαν οἷόν τε,
μή τινι κἂν τοῖς τοιούτοις ἐπὶ πλέον εἰκῇ κατατρίβεσθαι
δόξωμεν.

ργ'.

Τὰ δ᾽ ἐκ τῆς κάτω κοιλίης λυόμενα δι᾽ οὔρων καὶ ἰδρώτων,
ἢν ὀλισθῇ μετρίως, ὑπὸ αὐτοματισμοῦ λύεται τὰ σμικρά·

---

quam minimum reclinari, dum vires valeant fedentem-
que longo tempore oleo multo calido perfricari. Si
vero in inferiore alvo fub fepto tranfverfo dolores offi-
ciant, decumbere confert nulloque motu moveri, prae-
terquam frictione, tali corpori conducit.

Ex hac oratione quis conjecerit tum haec, tum quae
praecedunt omnia de doloribus fcripta effe. Praetermiffa
igitur in principio dictionis funt haec, aberrante primo
libri hujus fcriptore et manente poftea errore. Quamobrem fieri non poteft ut aliquis in his veritatem per-
veftiget, ne cui plus temporis temere in hujusmodi con-
terere videamur.

CIII.

Qui vero ex inferiore alvo folvuntur dolores, per urinas
et fudores, fi moderate delabantur qui parvi funt fua

τὰ σφοδρὰ δὲ πονηρόν· οἱ τοιοίδε γὰρ ἢ ἀπόλλυνται ἢ
ἄνευ κακῶν ἄλλων οὐ γίνονται ὑγιέες, ἀλλ᾽ ἀποστηρίζει
καὶ τὰ τοιουτότροπα.

___

Καὶ διὰ ταύτης τῆς ῥήσεως ἔνεστι τεκμαίρεσθαι περὶ
ἀλγημάτων θεραπείας ἅπαντα αὐτῷ τὰ προγεγραμμένα λελέχθαι.

___

ρδ´.

Πόμα ὑδρωπιῶντι. Κανθαρίδας τρεῖς, ἀφελὼν τὴν κεφαλὴν ἑκάστης καὶ πόδας καὶ πτερὰ, τρίψας ἐν τρισὶ κυά-
θοις ὕδατος τὰ σώματα· ὁκόταν δὲ πονέῃ ὁ πιὼν, θερμῷ
βρεχέσθω, ὑπαλειφόμενος δὲ πρότερον, νῆστις δὲ πινέτω,
ἐσθιέτω δὲ ἄρτους θερμοὺς ἐξ ἀλείφατος.

___

*ſponte ſolvuntur. Vehementes autem pravi ſunt, his
enim affecti aut intereunt aut aliorum malorum expertes ſani non evadunt, verum qui ejusmodi ſunt, decumbunt.*

___

Per talem quoque dictionem conjicere licet, de dolorum curatione omnia ab ipſo praeſcripta dicta eſſe.

___

CIV.

*Potio hydropi idonea. Cantharidas tres ablatis cujus-
que capite, pedibus et alis, earum nimirum corpora in
tribus aquae cyathis trita* exhibe, *atque quum exepoto
medicamento laboraverit, calida perfundatur, ungatur
prius, jejunus bibat et ex oleo panes calidos edat.*

___

Ed. Chart. XI. [181. 182.]   Galen. V. (116.)

Ταύτην τις ἀναγνούς τὴν ῥῆσιν ἰατρὸς τολμηρὸς ἀφελὼν τὰ προειρημένα μύρια τῶν κανθαρίδων ἔδωκεν ὑδρωπιῶντι· καὶ μετὰ μίαν ἡμέραν ἀπόστημά τι σχὼν ὁ ἄνθρωπος εἰς τὴν γαστροκνημίαν, εἶτα μετὰ τρεῖς ἄλλας τμηθεὶς ὑπ' αὐτοῦ, πλείστου ῥυέντος ὕδατος, ἔδοξε τεθεραπεῦσθαι· προσεστάλη γὰρ ἐν τῷ παραυτίκα τὸ πλεῖστον τοῦ παρὰ φύσιν ὄγκου· ἀλλ' ὅμως ἀπέθανεν οὐ μετὰ πολλὰς ἡμέρας. ἐπετίμησεν οὖν τις τῷ ἰατρῷ, κακῶς φάσκων δεδόσθαι τὰ σώματα τῶν κανθαρίδων· ἐχρῆν γὰρ ἀφελόντα τὰ σώματα δοῦναι πιεῖν τὴν κεφαλὴν [182] καὶ τοὺς πόδας καὶ τὰ πτερὰ καὶ τοῦτ' εἶναι τὸ κατὰ τὸ βιβλίον εἰρημένον. οὐκ ὀκνήσας οὖν ὁ εὐτολμος ἰατρὸς ἐπ' ἄλλου πάλιν δέδωκεν οὕτως, εἶτ' ἀποστήματος ὁμοίως κατὰ τὸν μηρὸν γενομένου καὶ τμηθέντος αὐτοῦ καὶ ῥυέντος ὁμοίως τοῦ ὑγροῦ παραχρῆμα, μετὰ πολλὰς ἡμέρας ἀποθανεῖν συνέβη καὶ τοῦτον. ἔστι γε μὴν οὐρητικῷ φαρμάκῳ διὰ κανθαρίδων σκευαζομένῳ κεχρημένους τινὰς εὑρεῖν ἄνευ βλάβης τῶν πινόντων αὐτό.

Quum quidam hunc textum legiſſet audax medicus, praedictas partes cantharidum amputavit deditque hydero laboranti, qui poſtridie quendam abſceſſum in ſura conſequutus, poſt tres alios dies ab eo ſectus eſt effuſaque copioſa aqua curatus eſſe viſus eſt, quod pars tumoris praeter naturam plurima ſtatim ad moderationem redacta ſit, verumtamen non multis poſt diebus obiit. Quam ob cauſam mediço quidam crimen ingeſſit, prave data eſſe cantharidum corpora inquiens, nam propinanda ablatis corporibus, tum caput, tum pedes, tum alas, idque eſſe quod in libro enunciaretur. Quare non cunctatus audax ille medicus hydropi alteri ita propinavit moxque facto ſimiliter in femore abſceſſu eoque ſecto atque fluente ſtatim ſimiliter humore multis poſt diebus hominem mori contigit. Quanquam diuretico medicamento ex cantharidibus confecto quidam citra bibentium laeſionem uſi ſunt.

ϱε'.

Ἴσχαιμον. Ὀπὸν συκῆς ἐν εἰρίῳ προσθεῖναι ἔσω πρὸς τὴν φλέβα. ἢ πιτύην συστρέψαντα ἐμβῆσαι εἰς τὸν μυκτῆρα. ἢ χαλκίτιδος τῷ δακτύλῳ προσεπισπασάμενος πίεσον καὶ τοὺς χόνδρους ἔξωθεν προσπίεζε ἑκατέρωθεν καὶ τὴν κοιλίην λῦσον ὄνου γάλακτι ἑφθῷ καὶ τὴν κεφαλὴν ξυρῶν, ψυκτικὰ πρόσφερε, ἢν ὥρη θερμὴ γίγνηται. σησαμοειδὲς ἄνω καθαίρει, ἡ πόσις ἡμιόλιον δραχμῆς ὁ σταθμὸς ἐν ὀξυμέλιτι τετριμμένον· ξυμμίσγεται δὲ καὶ τοῖσιν ἐλλεβόροισιν καὶ ἧσσον πνίγει, τὸ τρίτον μέρος τῆς πόσιος. τριχώσιος. ὑποθεὶς τὸ ῥάμμα τῇ βελόνῃ τῇ τὸ κύαρ ἐχούσῃ, κατὰ τὸ ὀξὺ τῆς ἄνω τάσιος τοῦ βλεφάρου ἐς τὸ κάτω διακεντήσας, δὶς καὶ ἄλλο ὑποκάτω τούτου· ἀνατείνας δὲ τὰ ῥάμματα ῥάψον καὶ κατάδει ἕως ἂν ὑποπέσῃ. κὴν μὲν ἱκανῶς ἔχῃ· εἰ δὲ μὴ, ἢν ἐλλείπῃ, ὀπίσω ποιέειν τὰ αὐτά. καὶ τὰς αἱμοῤῥοΐδας τὸν αὐτὸν τρόπον διώσεις τῇ βελόνῃ ὡς παχύτατον εἰρίου οἰσυπη-

CV.

Sanguinem fiftens medicamentum. Fici fuccum lana exceptum intus ad venam appone. Aut coagulum involutum in nares immitte. Aut chalcitidem digito prius efformatam apprime et cartilagines utrinque foris comprime alvumque lacte afinae cocto folve et caput rade et refrigerantia, fi anni tempeftas calida fuerit, admove. Sefamoides furfum purgat, fefquidrachmae pondere ex aceto mulfo tritum et potui datum, commifcetur autem et veratris tertia potionis pars, ac minus fuffocat. Ad Trichiafin. Subjectum ubi aeui foramen habenti filum in fumma fuperioris palpebrae margine deorfum verfus facta perpunctione tranfmiferis aliudque fub hoc inferne trajeceris, extenfa fila confue, ac colliga, quoad deciderit. Et fi fatis quidem habuerit, bene cedat, fin minus, fi quid deficiat, rurfus eadem facienda. Haemorrhoidas quoque eodem modo impulfo per acum craffiffimo et quam maximo lanae fuccidae filo deliga-

ροῦ ῥάμμα καὶ ὡς μέγιστον ἀποδήσας, (ἀσφαλεστέρη γὰρ
γίνεται ἡ θεραπείη) εἶτα ἀποπιέσας τῷ σηπτῷ χρέο καὶ
μὴ βρέχε πρὶν ἀποπέσῃ καὶ ἀεὶ μίαν καταλίμπανε· καὶ
μετὰ ταῦτα ἀναλαβὼν ἐλλεβορίσαι, εἶτα γυμναζέσθω καὶ
ἀφιδρούτω, γυμνασίου τε τρίψις πολλὴ ἀπὸ ὄρθρου·
δρόμου δὲ ἀπεχέσθω καὶ μέθης καὶ (117) τῶν δριμέων
ἔξω ὀριγάνου. ἐμεέτω δὲ δι᾽ ἑπτὰ ἡμερέων ἢ τρὶς ἐν τῷ
μηνί· οὕτω γὰρ ἂν ἔχοι ἄριστα τὸ σῶμα. οἶνον δὲ κιρρὸν, αὐστηρὸν, ὑδαρέα τε καὶ ὀλίγον πινέτω. τοῖσι δὲ
ἐμπύοισι σκίλλης κατατάμων κυκλίσκους ἑψεῖν ὕδατι
καὶ ἀποζέσας εὖ μάλα ἀπόχεον καὶ ἐπιχέας ἄλλο ἕψεε,
ἕως ἂν ἀπτομένῳ δίεφθον καὶ μαλθακὸν φανῇ. εἶτα
τρίψας λεῖον ξύμμισγε κύμινον πεφρυγμένον καὶ λευκὰ
σήσαμα καὶ ἀμυγδάλας νέας τρίψας, ἐν μέλιτι ἐκλεικτὸν
δίδου καὶ ἐπὶ τούτῳ οἶνον γλυκύν. ῥοφήματα δὲ, μήκωνος τῆς λευκῆς ὑποτρίψας ὁκόσον λεκίσκιον, ὕδατι διεὶς
σητανίου πλύματι ἀλεύρου, ἑψήσας, μέλι ἐπιχέας, χλιηρὸν
ἐπιῤῥοφέων, οὕτω διαγέτω τὴν ἡμέρην· εἶτα ἐς τὰ ἀπο-

bis, (*fecurior enim evadit haec curatio*) deinde iis com-
preffis feptico medicamento utere, neque priusquam
deciderit perfunde unamque perpetuo relinque et poftea
refectis viribus, elleboro purgandum, deinde exercentur
et exudet, et ante exercitationem mane frictio multa
fiat, curfu abftineat, ebrietate et acribus, excepto ori-
gano. Vomat feptem diebus aut ter in menfe. Sic
enim optime corpus habuerit. Vinum fulvum bibat,
aufterum et aquofum et paucum. Purulentis diffectos
fcillae orbiculos ex aqua coquito, aquamque valde fer-
vefactam effunde, alia effufa coquito, quoad tactui per-
cocti et molles apparuerint. Deinde laeviter tritis cuminum frixum commifce, alba fefama et amygdalas
recentes tritas atque ex his melle exceptis eclegma facito datoque et poftea vinum bibat dulce. Sorbitiones
autem, papaveris fubtriti parvum acetabulum, aqua
loturae farinae fetaniae maceratum melleque affufo
coctum, tepidum forbeat fieque diem tranfigat, deinde

βαίνοντα λογιζόμενος τὸ δεῖπνον δίδου. δυσεντερίης. κυά-
μων καθαρῶν τεταρτημόριον καὶ ἐρυθροδάνου δυοκαίδεκα
κάρφεα λεῖα ξυμμίξαντα καὶ ἐψήσαντα λιπαρὰ διδόναι
ἐκλείχειν. ὀφθαλμῶν. σποδὸς πεπλυμμένη, λιπαρῶς πε-
φυρημένη ὡς στέαρ, μὴ ὑγρὸν, λεῖον τρίψας, ὀμφακίῳ
τῷ τῆς πικρῆς ὄμφακος ἀνυγρήνας, ἐν ἡλίῳ τε [183]
ἀναξηράνας ὑγραίνειν ὡς ἐνάλειπτον· ὁκόταν δὲ ξηρὸν
γένηται, λείῳ τετριμμένῳ ξηρῷ ὑπάλειφε τοὺς ὀφθαλμοὺς καὶ παράπασσε τοὺς κανθούς. Ὑγρῶν. Ἐβένου
δραχμὴν, χαλκοῦ κεκαυμένου ἐννέα ὀβολοὺς ἐπ' ἀκόνης
τρίβων, κρόκου τριώβυλον, ταῦτα τρίψας λεῖα, παράχιε
οἴνου γλυκέος κοτύλην Ἀττικὴν, κἄπειτα ἐς τὸν ἥλιον
θεὶς, κατακαλύψας, ὁκόταν συνεψηθῇ, τούτῳ χρέο. πρὸς
τὰς περιωδυνίας. ἔστω χαλκίτιδος δραχμὴ, σταφυλῆς
ὁκόταν δύο μέρεα λειφθῇ, ἐκπιέσας, σμύρναν καὶ κρόκον
τρίψας, ξυμμίξας τὸ γλεῦκος, ἔψησον ἐν τῷ ἡλίῳ καὶ
τούτῳ ἐπάλειφε τοὺς περιωδυνέοντας· ἔστω δὲ ἐν χαλκῷ

quae contingunt expendens ratione coenam dato. Ad
dyſenteriam.   Fabarum purarum quadrantem accipe
ſurculosque rubiae duodecim tritos commiſceto et coquito, ac opime delingenda haec porrigito. Ad oculos.   Spodium lotum, tanquam farinae maſſam probe
ſubactum, non liquidum, laeviter teras, acerbo uvae
immuturae et amarae ſucco humectatum et in ſole
reſiccatum, ut illini queat humectato.   Quum autem
ſiccum evaſerit, laeviter tritum ſiccum oculis illine eorumque angulis inſperge.   Ad eosdem humidos. Ebeni
draehmam, aeris uſti obolos novem, in cote terito croci
obolos tres, his laeviter tritis, vini dulcis heminam
Atticam affundito, deinde ſoli exponito et contegito,
atque ubi cocta exaruerint, his utere. Ad vehementes
eorum dolores.   Chalcitidis drachmam, uvae expreſſae
reliquas partes duas, myrrham crocumque terito, muſto
admixto, in ſole coquito et eo vehementer dolentes oculos illinito, fit autem in vaſe aeneo.   Earum quae ab

ἀγγείῳ. ὑπὸ ὑστερικῶν πνιγομένων γνῶσις· πιέσαι τοῖσι
δυσὶ δακτύλοισι καὶ ἢν αἴσθηται, τὰ ὑστερικά ἐστιν, ἢν
δὲ μὴ, σπασμώδεα. τοῖσιν ὑδρωπιώδεσιν. μηκώνειον λεκίσκιον Ἀττικὸν στρογγύλον πόσις. λεπίδος μηλαὶ τρεῖς
τῷ πλάτει καὶ ἀλεύρου σητανίου, κολλήσαντα ταῦτα, λεῖα
τρίψας, καταποτὰ ξυστρέψας, δίδου· κάτω ὕδωρ καθαίρει καὶ κοιλίην ἐκκοπροῖ. ἐς ἰσχάδας, ὁποῦ τοῦ τιθυ-
μάλλου ἀπόσταζε ὁκόσον ἑπτάκις ἐς ἑκάστην τῷ εἰρημένῳ, εἶτα ἐς καινὸν ἄγγος συνθεὶς ταμιεύεσθαι, δίδου τῷ
εἰρημένῳ πρὸ τῶν σιτίων. τοῖς ὑδρωπικοῖς τὸ μὲν κώ-
νιον τρίβων, ὕδωρ ἐπιχέας, δίδου ἐσθίειν καὶ ἐπιπίνειν.
καὶ τὸ μηκώνειον τρίβων, ὕδωρ ἐπιχέων καὶ διηθέων,
ἄλευρον φύρων, ἴτριον ὀπτῶν, μέλι ἑφθὸν παραχέων, τοῖσιν ὑδρωπικοῖσι τρώγειν δίδου, καὶ ἐπιπίνειν γλυκὺν ὑδαρέα, ἢ μελίκρητον ὑδαρές. τὸ δὲ ἀπὸ τῶν κοπρίων μηκώνειον ξυλλέγων ταμιεύου καὶ θεράπευε.

---

*utero fuffocantur cognitio.   Digitis duobus comprime,
quod fi fenferit, uteri ftrangulatio eft, fi non, convulfio.
Ad hydropicos.   Meconii feu peplii rotundi acetabulum parvum Atticum rotundum potui dato.   Catapotia.
Squamae aeris fpecilla tria latitudine cum farina feta-
nia agglutinentur, haec laeviter trita in catapotia con-
volvantur denturque, deorfum aquam purgant et ex alvo
ftercus deturbant.   Aliud.   In caricas fingulas fucci
tithymalli guttas feptem inftilla, deinde in vas novum
compofitas reconde, atque ante cibum exhibe.   Hydropicis cicutam tritam, aqua affufa, dato edendam et
fuperbibendum.   Aliud.   Meconium peplum terito, aqua
affufa percolato et farina fubactum in placentam co-
que, mel coctum affundens, hydropicis edendum exhibe,
ac fuperbibendum vinum dulce aquofum, vel dilutam
mulfam porrige.   Quod autem ab excrementis meconium
colligis, afferva et cura.*

Φανερῶς ἐκ τῶν τοιούτων δηλοῦται τοῦτο τὸ βιβλίον
ὑπόμνημα συμμίκτων εἶναι θεωρημάτων, ἀτάκτως τῆς μετα-
βάσεως ἀπ᾽ ἄλλων πρὸς ἄλλα γιγνομένης, ὥσπερ καὶ
νῦν ἐπὶ τῆς ἐκ τῶν μυκτήρων αἱμοῤῥαγίας γέγραπται βοηθήματα, τὰ μὲν αὐτῷ τῷ μέρει τῷ αἱμοῤῥαγοῦντι προσφερόμενα, τὰ δὲ ἀντισπαστικά, καθάπερ ἡ γαστὴρ λυομένη,
τὰ δὲ τῆς κεφαλῆς πυκνωτικὰ καὶ στυπτικὰ, καθάπερ τὰ
ψύχοντα. τὰ δ᾽ ἐφεξῆς τούτων ἅπαντα φαρμάκων ἔχει
γραφὰς καί τινα παραμεμιγμένα βοηθήματα. περὶ πρώτου
μὲν οὖν τὸν λόγον ποιεῖται καλουμένου σησάμου, ἐφεξῆς δὲ
τριχῶν ἐν τοῖς βλεφάροις χειρουργίαν ἔγραψεν, ἣν ὀνομάζουσιν ἀναβρογχισμόν. καὶ μετὰ ταῦτα πάλιν ὁμοίως αἱμορ-
ῥοΐδων καὶ τῆς ἄλλης ἰάσεως, εἶτ᾽ ἐμπύων φάρμακά τε καὶ
ῥοφήματα καὶ μετὰ ταῦτα σκευασίας φαρμάκων ὀφθαλμι-
κῶν. εἶτα περὶ τῶν ὑστερικῶν γινομένων, εἶτα περὶ τοῦ
μηκωνείου, εἶθ᾽ ἑξῆς ὑδραγωγὸν φάρμακον, εἶτ᾽ ἐκκοπρωτι-
κὸν, εἶθ᾽ ἑδρικοῖς, ὑδερικοῖς τε δίδωσι διὰ μηκωνείου καὶ

Hic liber ex his plane oftenditur commentarius effe
commixtorum theorematum, quod in eo inordinate ab
aliis in alia fiat tranfitus, quomodo et hic in ea, quae
per nares fit, fanguinis profufione, fcripta funt auxilia.
Nam alia quidem parti ipfi fanguinem profundenti conferentia, alia vero revellentia, ut alvi folutio, alia denique,
quae caput addenfant aftringuntque ut refrigerantia. Quae
deinceps funt omnia, medicamentorum fcriptiones habent
et quaedam commixta auxilia. De appellato igitur fefa-
mo fermonem in primis facit. Mox pilorum in palpebris manualem operationem fcribit, quam illaqueationem
vocant. Poftea quoque rurfum pari modo haemorrhoidum
alteriusque fanationis meminit. Poftea purulentorum,
tum medicamenta tum forbitiones fcripfit. Atque ab his
compofitiones eorum, quae ad oculos deputata funt, medicamentorum. Praeterea de fuffocationis uteri dignotione
egit, mox et de meconio, poftea de aquae eductorio medicamento et fubinde faecis. Et demum hedricis et hyde-
ricis ex meconio et itriis exhibet. Sunt autem eorum,

ἰτρίων. ἔστιν οὖν ἐφεξῆς τῶν εἰρημένων τὰ μὲν πλεῖστα σαφῆ, παρέγκειται δέ τινα καὶ ἀσαφῆ, περὶ ὧν ἐφεξῆς ποιήσομαι τὸν λόγον.

quae ferie continuata dicta funt, plurima quidem manifefta, alia obfcura funt, de quibus deinceps faciam fermonem.

Printed in the United States
By Bookmasters